广州市科学技术协会
广州市南山自然科学学术交流基金会　资助出版
广州市合力科普基金会

Diagnosis and Treatment of Childhood Lymphoma

儿童淋巴瘤诊断与治疗

名誉主编　管忠震
主编　孙晓非　甄子俊
副主编　夏云飞　林素暇　刘　强

SPM 南方出版传媒
广东科技出版社｜全国优秀出版社
·广　州·

图书在版编目（CIP）数据

儿童淋巴瘤诊断与治疗 / 孙晓非，甄子俊主编. —广州：广东科技出版社，2016.8
ISBN 978-7-5359-6535-6

Ⅰ. ①儿…　Ⅱ. ①孙…②甄…　Ⅲ. ①小儿疾病—淋巴瘤—诊疗　Ⅳ. ①R733.4

中国版本图书馆CIP数据核字（2016）第136861号

责任编辑：李旻
装帧设计：友间文化
责任校对：盘婉薇　冯思婧　谭　曦　罗美玲
责任印制：彭海波
出版发行：广东科技出版社
（广州市环市东路水荫路11号　邮政编码：510075）
http: //www.gdstp.com.cn
E-mail：gdkjyxb@gdstp.com.cn（营销中心）
E-mail：gdkjzbb@gdstp.com.cn（总编办）
经　　销：广东新华发行集团股份有限公司
排　　版：广州市友间文化传播有限公司
印　　刷：广州市岭美彩印有限公司
（广州市荔湾区花地大道南海南工商贸易区A幢　邮政编码：510385）
规　　格：889mm×1 194mm　1/16　印张31.75　字数800千
版　　次：2016年8月第1版　2016年8月第1次印刷
定　　价：260.00元

本　书　承

广东省优秀科技专著出版基金会推荐并资助出版

广东省优秀科技专著出版基金会

编委会

名誉主编 管忠震

主　　编 孙晓非　甄子俊

副 主 编 夏云飞　林素暇　刘　强

编　　委 （以姓氏笔画为序）

王　芳　王　娟　王自峰　冯沿芬　朱　佳　刘　强
池沛冬　阮超美　孙晓非　孙斐斐　李　卉　李鹏飞
肖子正　陈　晨　陈跃琼　林素暇　饶慧兰　夏云飞
夏忠军　郭晓芳　黄　薇　黄俊廷　黄慧强　甄子俊
路素英　蔡清清　蔡瑞卿　樊　卫

序

PREFACE

淋巴瘤是起源于淋巴造血系统的恶性肿瘤，是儿童最常见的恶性肿瘤之一。儿童淋巴瘤仅次于白血病与神经系统肿瘤，位于儿童恶性肿瘤发病率的第3位。

淋巴瘤是一大类异质性疾病，按照WHO分类，包含数十种不同的病理类型。发生于儿童的淋巴瘤多为高度恶性类型，其进展迅速，有较高的病死率，但在现代规范治疗情况下仍可有较高的治愈率。因此，提高儿童淋巴瘤的诊治水平，对挽救患儿的生命具有重要意义。

作者所在单位中山大学肿瘤防治中心率先在国内肿瘤医院设置儿童肿瘤专科；主要作者长期从事儿童肿瘤包括儿童淋巴瘤的诊治，积累了丰富的临床经验；共同作者包括该院化疗、放疗、病理诊断学、检验学、影像诊断学及分子医学等相关学科专家。相信本专著的出版对提高我国儿童淋巴瘤的诊治和研究水平，定将做出有益的贡献。

管忠震

2016年5月

前言

PREFACE

恶性淋巴瘤是儿童常见的恶性肿瘤，发病率仅次于儿童白血病和脑瘤，位于儿童恶性肿瘤的第3位。随着医学进步，免疫学、细胞遗传学、分子生物学、病理学和影像学等研究及技术的更新和发展，淋巴瘤分类更为完善明确，促进了临床研究和诊疗水平的提高，研究成果涌现，患儿生存率获得改善。

儿童淋巴瘤在病理类型、临床分期、治疗策略和治疗方案以及预后与成人淋巴瘤有所不同。同一种病理亚型，成人和儿童淋巴瘤治疗方案不同，生存率不同。儿童淋巴瘤治疗策略中，贯穿了治愈疾病的同时降低治疗所致远期副作用的精髓。采用现代标准治疗，儿童淋巴瘤生存率达80%以上。然而，临床实践中发现国内不少医生对儿童淋巴瘤各种亚型的治疗选择存在困惑，国内也缺乏以临床医生为对象，系统阐述儿童淋巴瘤诊断和治疗的专著。为了更好地帮助临床医生掌握儿童淋巴瘤诊断和治疗，亟须一本完整、系统、全面地介绍儿童淋巴瘤的现代理论和最新治疗准则的专著，为临床医生提供治疗参考。

《儿童淋巴瘤诊断与治疗》一书，是中山大学肿瘤防治中心从事儿童淋巴瘤临床和基础研究的相关专家，参考国内外在儿童淋巴瘤诊治方面的最新进展，结合各自多年的临床经验和研究成果编撰而成的力作。全书共16章，内容涵盖了儿童淋巴瘤的每个亚型，包括流行病学、免疫学、分子生物学、病理学、影像学、临床分期、治疗策略、危险度分层、化疗、放疗和展望等内容。同时还介绍了有关儿童淋巴瘤常见并发症的处理、临床操作规程、护理和心理等内容以及难治病例的处理和常见化疗方案等。本书完整、系统、全面地介绍了儿童淋巴瘤的现代理论和最新诊断治疗策略和方案。相信本书对从事儿童淋巴瘤诊治的临床医生掌握儿童淋巴瘤理论和实践大有帮助。

恶性淋巴瘤基础研究和临床研究进展迅速，基于作者的学识和时间等限制，本书内容难免有错误和疏漏之处，敬请大家批评指正。

孙晓非

主任医师、教授

中山大学肿瘤防治中心儿童肿瘤科

2016年5月

目录 CONTENTS

1 第一章

总　　论

第一节 概　述

恶性淋巴瘤（malignant lymphoma，ML）是原发于淋巴结和其他器官淋巴组织的恶性肿瘤，占儿童恶性肿瘤的15%，其发生率仅次于白血病和中枢神经系统肿瘤，位于儿童恶性肿瘤的第3位。恶性淋巴瘤主要分为两大类：霍奇金淋巴瘤（Hodgkin lymphoma，HL）和非霍奇金淋巴瘤（non-Hodgkin lymphoma，NHL）。我国非霍奇金淋巴瘤发生率高于霍奇金淋巴瘤。霍奇金淋巴瘤约占儿童恶性淋巴瘤的40%，非霍奇金淋巴瘤约占儿童恶性淋巴瘤的60%。儿童淋巴瘤年龄范围为0~14岁，青少年淋巴瘤年龄段为15~18岁。患者年龄跨度较大，从幼儿到青少年（0~18岁），生理和心理状况大不相同。幼年时期器官发育和心理均未成熟，儿童和青少年时期器官处于迅速发育阶段，并逐渐成熟。事实上儿童和青少年淋巴瘤患者身体器官代谢、功能、病理亚型、生物学特点和预后等方面与成人不同，需要采用与成人不同的治疗策略。20世纪70年代后期，美国、法国和德国等发达国家根据儿童淋巴瘤病理和生物学的特点，同时结合儿童患者处于生长发育阶段的特殊性，制订了一系列与成人淋巴瘤有所不同的临床分期、治疗策略和方案，经过大量的临床试验和治疗上不断地改进，取得了令人鼓舞的进步。采用现代标准治疗方案，儿童霍奇金淋巴瘤生存率达90%以上，儿童非霍奇金淋巴瘤生存率达80%以上。

一、流行病学和病因学

恶性淋巴瘤最常好发于10岁以上青少年，3岁以下少见。随着年龄增长，其发生率逐渐增高。男性多于女性。霍奇金淋巴瘤占儿童癌症的6%，其发生率随着年龄增长逐渐增高，15~19岁发病率最高。非霍奇金淋巴瘤占儿童癌症的7%。美国20岁以下非霍奇金淋巴瘤年发生率大约为10/100万。儿童非霍奇金淋巴瘤最常发生在10岁左右，3岁以下不常见，婴儿罕见，仅占1%。男性发病率高于女性。不同年龄段非霍奇金淋巴瘤病理亚型和发生率不同。德国BFM协助组统计分析2 084例初诊儿童霍奇金淋巴瘤资料显示：不同NHL病理亚型的中位年龄不同，B淋巴母细胞淋巴瘤8岁，T淋巴母细胞淋巴瘤8.8岁，伯基特淋巴瘤8.4岁，弥漫大B细胞淋巴瘤11.4岁，原发纵隔弥漫大B细胞淋巴瘤13.2岁，间变性大细胞淋巴瘤10.8岁。

儿童恶性淋巴瘤发病原因未明，研究显示EB病毒感染、原发免疫缺陷和继发免疫缺陷等疾病与霍奇金淋巴瘤发生有一定相关性。某种特殊儿童人群发生非霍奇金淋巴瘤的风险增高，如先天性免疫缺陷疾病，Wiskott-Aldrich 综合征、毛细血管扩张性运动失调综合征、X-连锁淋巴增生综合征（X-linked lymphoproliferative disease，XLP）。XLP男孩患致死性传染性单核细胞增生症和B细胞淋巴瘤的风险增加。获得性免疫缺陷综合征，如骨髓移植或器官移植的接受者、人免疫缺陷病毒感染者（HIV）患非霍奇金淋巴瘤的风险增加。

二、病理

1. 儿童霍奇金淋巴瘤　病理分类与成人霍奇金淋巴瘤相同。分为经典型霍奇金淋巴瘤（classical

Hodgkin lymphoma，CHL）和结节性淋巴细胞为主型霍奇金淋巴瘤（nodular lymphocyte predominant Hodgkin lymphoma，NLPHL）两大类。经典型霍奇金淋巴瘤又分4种亚型：①富于淋巴细胞经典型霍奇金淋巴瘤。②结节硬化型霍奇金淋巴瘤。③混合细胞型霍奇金淋巴瘤。④淋巴细胞削减型霍奇金淋巴瘤。

2. 儿童非霍奇金淋巴瘤 儿童非霍奇金淋巴瘤病理类型和发生率与成人非霍奇金淋巴瘤明显不同。主要病理类型为淋巴母细胞淋巴瘤（lymphoblastic lymphoma，LBL）、伯基特淋巴瘤（Burkitt lymphoma，BL）、弥漫大B细胞淋巴瘤（diffuse large B cell lymphoma，DLBCL）和间变性大细胞淋巴瘤（anaplastic large cell lymphoma，ALCL），上述4种病理类型占儿童非霍奇金淋巴瘤的90%。而且，随着年龄增长病理亚型发生率也发生变化，伯基特淋巴瘤最常见于14岁以下，随着年龄增长发生率逐渐下降；而弥漫大B细胞淋巴瘤则随着年龄增长发生率逐渐增高，最常见于15~19岁青少年（图1-1、图1-2）。儿童非霍奇金淋巴瘤4种主要的病理亚型各自有不同的临床表现和生物学特点，均为独立的疾病，见表1-1。

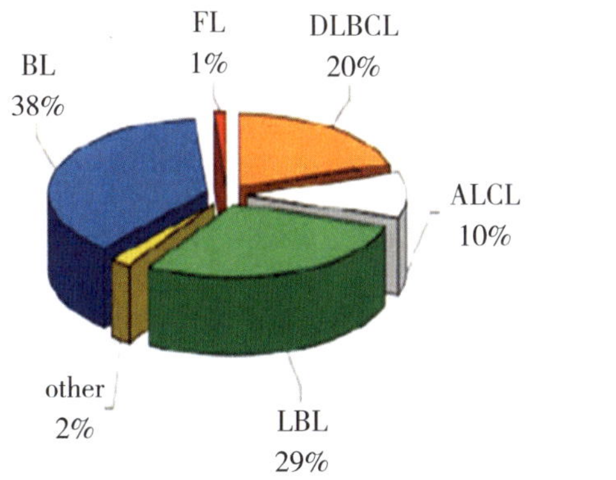

图1-1 0~14岁年龄段NHL病理亚型发生率

BL：伯基特淋巴瘤；FL：滤泡性淋巴瘤；LBL：淋巴母细胞淋巴瘤；DLBCL：弥漫大B细胞淋巴瘤；ALCL：间变性大细胞淋巴瘤；other：其他

（图片来源于BJH2008，144，24-40）

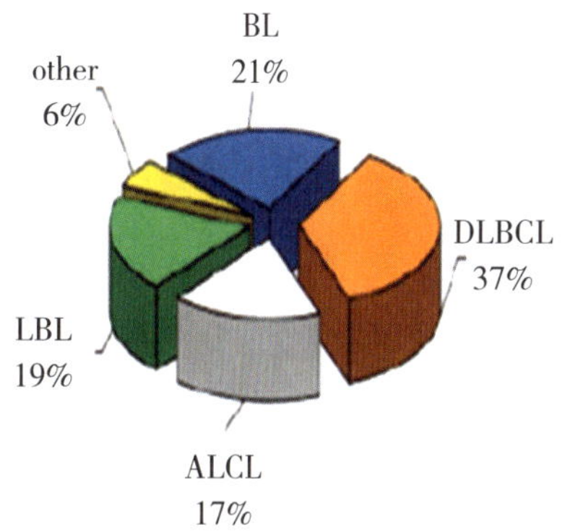

图1-2 15~19岁年龄段NHL病理亚型发生率

LBL：淋巴母细胞淋巴瘤；DLBCL：弥漫大B细胞淋巴瘤；ALCL：间变性大细胞淋巴瘤；BL：伯基特淋巴瘤；other：其他

（图片来源于BJH2008，144，24-40）

表1-1 常见儿童非霍奇金淋巴瘤组织病理分类和临床特点

分类（WHO/REAL）	免疫表型	临床表现	染色体异位	涉及基因
伯基特和伯基特样淋巴瘤	成熟B细胞	腹腔肿块，头颈部淋巴结、下颌部、骨髓、中枢神经系统侵犯	t（8;14）（q24;q32），t（2;8）（p11;q24），t（8;22）（q24;q11）	*C-MYC*，*IGH*，*IGK*，*IGL*
弥漫大B细胞淋巴瘤	成熟B细胞	淋巴结、腹部、骨、原发中枢（与免疫缺陷相关）、纵隔侵犯	尚无一致确认的细胞遗传学异常	
原发纵隔B细胞淋巴瘤	成熟B细胞，常CD30$^+$	纵隔，但也可有其他淋巴结和结外病变	9p 和 2p 获得	*JAK2*，*C-rel*，*SOCS1*
T淋巴母细胞淋巴瘤/前T-白血病 B淋巴母细胞淋巴瘤/前B-白血病	前-T细胞 前-B细胞	纵隔、骨髓侵犯 皮肤、骨、头颈侵犯	MTS1/p16ink4a; Deletion TAL1 t（1;14）（p34;q11），t（11;14）（p13;q11）LOH6q	*TAL1*，*TCRAO*，*RHOMB1*，*HOX11* *Notch 1*

（续表）

分类（WHO/REAL）	免疫表型	临床表现	染色体异位	涉及基因
系统性间变性大细胞淋巴瘤	CD30$^+$（Ki-1$^+$）T细胞或裸细胞	多样性，但常伴明显的系统性症状	t（2;5）（p23;q35）	*ALK*，*NPM*
皮肤间变性大细胞淋巴瘤	CD30$^+$ T细胞	仅局限皮肤单个或多个病灶	缺乏 t（2;5）	

三、分期

临床分期有助于了解肿瘤侵犯的范围和疾病的预后，是现代淋巴瘤进行危险度分层治疗的基本因素之一，需要熟悉和掌握。儿童霍奇金淋巴瘤采用与成人霍奇金淋巴瘤相同的分期系统，即Ann Arbor分期系统。而儿童非霍奇金淋巴瘤则采用与成人非霍奇金淋巴瘤不同的分期系统，目前广泛被接受的是St. Jude Children's Research Hospital Staging System（Murphy分期系统）。此分期系统将原发部位和肿瘤侵犯范围结合起来共同考虑，更能客观反映儿童非霍奇金淋巴瘤的预后。近年来国际儿童淋巴瘤专家组在St. Jude非霍奇金淋巴瘤分期基础上进行完善修改，制订了“国际儿童非霍奇金淋巴瘤分期系统（PNHLSS）”。新的分期系统将对儿童非霍奇金淋巴瘤进行更准确的分期，同时有助于比较不同研究、不同的治疗策略和方案之间的疗效。具体分期定义和临床应用见第一章第九节。

四、治疗

儿童患者本身具有与成人不同的生理代谢功能和心理状况。儿童淋巴瘤的生物学特点与成人淋巴瘤也有所不同。针对儿童淋巴瘤生物学特点，国外一些发达国家进行了几十年的摸索和临床试验研究，已制订了独立于成人淋巴瘤的治疗策略和化疗方案。

（一）儿童霍奇金淋巴瘤

儿童霍奇金淋巴瘤病理类型和生物学特点与成人霍奇金淋巴瘤相似。20世纪60年代，儿童霍奇金淋巴瘤采用与成人霍奇金淋巴瘤相似的治疗策略和方案。斗篷野或倒Y野或扩大野放疗+高剂量放疗（40~50Gy）和/或MOPP方案化疗，尽管获得较好的疗效，但是治疗伴随了难以接受的远期副作用，如骨骼肌生长发育障碍、心血管疾病、不育和第二肿瘤等。20世纪70年代后，发达国家进行大量儿童霍奇金淋巴瘤多中心临床试验研究，包括按危险因素对儿童霍奇金淋巴瘤进行分层治疗，低危患者减少化疗疗程，采用较少毒性化疗方案，降低放疗剂量和范围等研究，取得极好的结果。儿童霍奇金淋巴瘤采用的危险度分层因素主要包括临床分期、B症状、巨大肿块和早期化疗疗效。现代儿童霍奇金淋巴瘤根据不同危险因素采用不同强度治疗，以化疗为主和/或侵犯野低剂量（15~25Gy）放疗，化疗方案尽可能采用远期毒性低的化疗药物和缩短化疗疗程。采用现代标准治疗策略和方案，儿童霍奇金淋巴瘤长期生存率达80%~90%，而且伴随较少远期副作用。

（二）儿童非霍奇金淋巴瘤

20世纪70年代以前，儿童非霍奇金淋巴瘤几乎是不可治愈的疾病，5年生存率5%～33%。20世纪七八十年代以后，随着医学的进步和淋巴瘤病理亚型诊断改进，人们发现儿童非霍奇金淋巴瘤在许多方面与成人非霍奇金淋巴瘤不同：①病理组织类型明显与成人不同，以高度恶性病理类型为主，淋巴母细胞淋巴瘤、伯基特淋巴瘤和弥漫大B细胞淋巴瘤和间变性大细胞淋巴瘤是4种主要的组织学类型。②肿瘤增长迅速，结外侵犯为主，早期广泛播散和非邻近扩散。易侵犯骨髓，中枢神经系统侵犯常见。③其他类型淋巴瘤，例如外周T细胞淋巴瘤、T/NK淋巴瘤、皮肤淋巴瘤、惰性B细胞淋巴瘤（如滤泡性淋巴瘤）多见于成人，儿童罕见。基于儿童非霍奇金淋巴瘤临床特点更具有侵袭性，成人淋巴瘤的分期系统（Ann Arbor 分期系统）不适用于儿童非霍奇金淋巴瘤的临床分期。因此，美国制订了适合儿童非霍奇金淋巴瘤的分期系统（St. Jude Children's Research Hospital Staging System / Murphy分期系统），同时国外一些发达国家为了改善儿童非霍奇金淋巴瘤生存率，开展大量的多中心临床研究，获得很好的结果。

现代儿童非霍奇金淋巴瘤治疗上主要是根据不同的病理类型和危险因素，采用不同的治疗策略和方案。淋巴母细胞淋巴瘤采用急性淋巴细胞白血病方案，代表性方案是NHL-BFM-90/95方案（淋巴母细胞淋巴瘤方案），5年无事件生存率达85%以上，T淋巴母细胞淋巴瘤与B淋巴母细胞淋巴瘤的疗效和生存无差别，Ⅲ期与Ⅳ期的疗效和生存无差别。儿童伯基特淋巴瘤和弥漫大B细胞淋巴瘤是成熟B细胞淋巴瘤，国际上采用相同的治疗策略和方案，按临床分期、乳酸脱氢酶水平和治疗疗效等因素进行危险度分层，治疗采用短疗程、高强度、多药联合和中枢神经系统预防等策略。疗效最好的代表性方案是德国-奥地利-瑞士NHL-BFM（Berlin-Frankfurt-Münster）方案、法国LMB（lymphoma Malins de Burkit）方案和法国-美国-英国恶性B细胞淋巴瘤方案FAB/LMB96（French-American-British/lymphoma malignancy B）等。5年无事件生存率80%～90%。儿童间变性大细胞淋巴瘤则采用类似成熟B细胞淋巴瘤的方案（NHL-BFM-90），但是危险度分层标准有所不同，5年无事件生存率达75%。除了某些选择性的局限期患者外，成人非霍奇金淋巴瘤常用的CHOP方案很少用于儿童非霍奇金淋巴瘤。采用现代标准治疗方案，儿童、青少年非霍奇金淋巴瘤的长期生存率已达到80%以上，早期患者可达95%以上，广泛期患者也可达75%以上。

回顾近三四十年来儿童非霍奇金淋巴瘤生存率从30%提高至80%而获得巨大改善的历史，人们发现20世纪70年代前和现在所采用的化疗药物都是常用药物，并无新的化疗药物加入，生存率的巨大改善主要得益于临床分期制订，细分病理亚型，改进化疗药物用法，大剂量化疗和多种化疗药物的联合应用；得益于根据临床特点、危险因素、病理亚型和生物学特点进行分层治疗，多中心的临床试验和转化研究等方面的进步。这些治疗策略的改善促进了治愈率的提高。

（三）中国儿童淋巴瘤治疗现状

我国儿童淋巴瘤治疗在20世纪90年代前基本上是采用成人淋巴瘤治疗策略和方案。20世纪90年代末后国内发达地区的各大医院逐步借鉴国外发达国家的治疗经验，建立准确的病理亚型分类，改良和更新儿童淋巴瘤的治疗策略和方案，生存率获得明显改善。在1998年前，中山大学肿瘤防治中心所有儿童非霍奇金淋巴瘤不考虑病理亚型和危险因素，全部采用类似成人非霍奇金淋巴瘤的治疗方案（CHOP）治疗，生存率30%～40%。1998年后逐步借鉴和改良德国NHL-BFM-90/95方案的治疗策略，对所有儿童非霍奇金淋巴瘤患者进行病理亚型分类，临床分期（St Jude分期），建立甲氨蝶呤（MTX）血药浓度检测，建立流式细胞术骨髓免疫表型检测，建立大剂量MTX（5g/m^2）24h持续静脉输注和36h救援的治疗常规。并在此基础上对儿童非霍奇金淋巴瘤患者进行危险度分层，采用NHL-BFM-90/95方案进行治疗，大大改善儿童非霍奇金淋巴瘤患者生存率，特别是晚期患者生存率。现该中心儿童非霍奇金淋巴瘤生存率从1998年前30%升高至目前85%以上，接近国外发达国家水平。

鉴于儿童恶性淋巴瘤的病理类型、临床分期、治疗策略、化疗方案和预后与成人恶性淋巴瘤有所差别，儿童患者本身生理特点与成人不同。要成功治疗儿童恶性淋巴瘤，首先需要了解儿童淋巴瘤每种亚型的特点和治疗策略。本章主要介绍儿童淋巴瘤的生物学特点、病理诊断、骨髓细胞学诊断、流式细胞学诊断、分子诊断、影像学CT和MRI的诊断、临床表现、临床分期、化疗和放疗的策略、造血干细胞移植、治疗疗效和毒性的评价标准等，使大家对儿童淋巴瘤的特点有初步的认识，在随后各章中再进一步具体讨论每种儿童淋巴瘤亚型的诊断和治疗。

（孙晓非）

第二节 淋巴细胞的发育、分化和恶变

一、淋巴细胞的组成

淋巴细胞（lymphocyte）是白细胞中体积最小的一类细胞，细胞核呈圆形，细胞质很少，直径6~8μm。淋巴细胞几乎分布于机体所有组织中，成人体内数量约为10^{12}个，占人体白细胞的20%~30%。淋巴细胞由淋巴器官产生，具有免疫识别功能，是构成机体免疫系统重要的组成部分，参与机体免疫应答的各个环节。根据细胞表面分子及功能的不同，淋巴细胞主要分为B细胞、T细胞、自然杀伤细胞（NK 细胞）和杀伤细胞（K细胞）等。其中，B细胞和T细胞称为免疫活性细胞或抗原特异性淋巴细胞，表达特异性抗原受体，接受机体内外抗原刺激后经活化、增殖和分化等阶段，产生特异性或非特异性免疫应答。

二、淋巴细胞的发育和分化

（一）B淋巴细胞的发育和分化

人类B淋巴细胞起源于骨髓多能造血干细胞（hematopoietic stem cell，HSC），骨髓多能造血干细胞源于胚胎发育最初的原始血淋巴先驱细胞，依次经历祖B细胞（pro-B cells）、前B细胞（pre-B cells）、未成熟B细胞（immature B cells），最终分化为成熟B细胞（mature B cells）。成熟B细胞经活化后转化为浆细胞（plasma cells）。

淋巴细胞分化的最早部位是在胚胎早期的卵黄囊，后进入胎肝。个体出生后进一步在骨髓中发育，最终在外周淋巴器官中成熟。B细胞一旦成熟，便可以在机体内外抗原或配体的刺激下转化为浆细胞并产生、分泌抗体，执行体液免疫。

1. 早期B细胞髓内发育和分化 造血干细胞（HSC）由3种细胞群体组成，包括静息状态HSC、自我更新HSC及各系祖细胞。其中，标记$Thy1.1^{low}$ $LIN^{-}Sca^{-}1^{+}$的淋巴样干细胞最终发育为B细胞。淋巴样干细胞属于造血干细胞发育后的前体B细胞。

早期骨髓依赖阶段，B细胞发育经历不连续功能性免疫球蛋白基因（*VH*、*DH*、*JH*）特征性有序重排。*VH*、*DH*、*JH*重链有序重排，随后与VL-JL有序重排的轻链结合，组合产生的多样性B细胞库能表达针对5×10^{13}种抗原的特异性抗体。根据重链与轻链重排顺序的不同，早期B细胞髓内发育分为3个阶段。第一阶段：祖B细胞阶段，*VH*、*DH*、*JH*的不连续免疫球蛋白基因片段的特征性重排，首先*DH*-*JH*重排，随之*VH*、*DH*、*JH*重排。细胞表面标志为RAG-1^+、Vpre-5^+、IL-$7R^+$、c-kit^+、$CD43^+$。第二阶段：随着μ链功能性重排，B细胞发育进入前B细胞阶段。细胞表面标志为CD45R $^+$、c-kit^+、$CD25^-$、$CD43^-U^-L^-$，此时，末端脱氧核苷酸转移酶（TdT）和CD10开始表达。第三阶段：前B细胞经过1~2次细胞分裂后，κ链、λ链重排并与μ链共同形成H_2L_2SIgM分子表达于细胞膜表面，称为未成熟的B细胞。此时，前B细胞表达的TdT、CD10消失，而CD21开始表达，同时CD19、CD20、CD40表达量增加。

2. 成熟B细胞的形成和分化 骨髓中未成熟B细胞进一步发育成熟，经血运迁移至外周淋巴器官，主要贮存于脾脏，最终分化成幼稚的B细胞、滤泡性B细胞或边缘区B细胞。大麻素受体2（CNR2）的表达参与介导该过程。CNR2的拮抗剂能阻断未成熟B细胞进入淋巴滤泡；反之，CNR2过度表达则促进未成熟B细胞进入淋巴滤泡。CNR2的拮抗剂能诱导未成熟B细胞出脾血窦。此外，缺乏CNR2将引起骨髓中未成熟B细胞没有充分时间进行L链二次重排，导致外周λ+ B细胞数量减少。人类边缘区B细胞表达IgM，其可变区携带体细胞超突变（SHMS）。研究结果表明，人类边缘区B细胞的IgM的SHMS独立起源于生发中心抗原驱动克隆扩增。此外，另有研究提示，边缘区B细胞的发育成熟可能独立于免疫应答。

3. B细胞发育的调控 B细胞发育受多种因素调控，B细胞发育异常引起的功能缺陷会导致自身免疫性疾病、肿瘤、免疫缺陷性疾病等的发生。早期B细胞发生过程中Ets转录家族参与了重要调控：PU.1（Spi-1）通过调控祖细胞活素依赖性（cytokine-dependent）的增殖与分化来调节淋巴系和髓系细胞发育，在PU.1高表达条件下通过抑制IL-7R，促进向髓系细胞分化；反之，低表达激活IL-7R，促进向淋系细胞分化。类似地，在分化选择方向上，Notch信号通路也起到重要作用。抑制Notch1，早期淋巴祖细胞向B细胞方向分化；反之，活化Notch1，则向T细胞分化。

最近研究表明，人类边缘区B细胞分化强烈依赖于髓样分化初级应答基因88（MyD88）IL-1受体相关激酶4（IRAK4）和Toll-IL-1受体结构域的接头蛋白（TIRAP），它们都是许多Toll样受体的下游信号传导组件（TLRs）。然而，在边缘区B细胞数量减少的个体并没有发现TIRAP基因突变。细胞骨架调节成分在B细胞发育过程中起到至关重要的功能。例如，鸟嘌呤交换因子DOCK8可与Rho GTP酶细胞分裂调控蛋白42（cdc42）直接作用，cdc42是调节细胞形态和分化的信号通路上的重要分子。缺乏DOCK8会导致机体细菌感染易感性增加，机制为缺乏DOCK8导致边缘区B细胞缺乏，后者直接导致机体接受免疫接种后不能产生免疫性抗体，同时也不能产生记忆性B细胞。与DOCK8类似，L-plastin作为一种肌动蛋白结合蛋白，在诱导B细胞进入边缘区，以及BCR信号通路调节中也起着重要作用。B细胞外周分化成熟依赖于B细胞激活因子（B-cell activating factor，BAFF）与BAFF受体（BAFF-R）的结合。BAFF属于肿瘤坏死因子（TNF）家族成员，可诱导肿瘤细胞凋亡。BAFF-R最初是由骨髓中未成熟B细胞表达，有3种类型：亲环蛋白配体相互作用因子（TACI）、B细胞成熟因子（BCMA）、BR3。三者形成配体-受体系统，包括同源配体增殖诱导配体（APRIL）。APRIL不同于BAFF，其与TACI 、BCMA结合。当BAFF-R的表达增加时，B细胞向滤泡B细胞和边缘区B细胞分化。BAFF-R不仅调节B细胞发育方向，而且参与维持B细胞活化状态和延长细胞存活等方面。BAFF与anti-IgM协同作用可促进B细胞增殖；而与CD40协同作用可抑制B细胞凋亡。然而，BCMA对浆细胞存活状态的影响至今尚不明确。目前认为BCMA可能具有双重作用：在生发中心，活化的B细胞上BCMA与Fas迅速上调，协同地控制B细胞增殖和选择；但在骨髓中，BCMA可能作为存活因子延长浆细胞寿命。

4. 浆细胞和记忆细胞的发育、分化及调控 B淋巴细胞最终在外周免疫器官及组织中发育成熟。在脾脏，未成熟B细胞形成μ重链和δ重链并与κ轻链或λ轻链结合形成mIgM和mIgD，此时细胞处于静息状态。无抗原刺激条件下$mIgM^{+}$和$mIgD^{+}$B细胞逐渐凋亡，当受到抗原刺激时，B细胞将发生活化，演变为浆细胞，并分泌特异性抗体。浆细胞表面标志为MHCⅡ、CD19、CD20、CD23、CD25、CD30以及CD69。

抗原诱导的T细胞依赖性B细胞在脾脏和淋巴结生发中心活化后，发育成为浆细胞或转变为少量记忆细胞。流行病理学研究发现，人类抗原特异性记忆B细胞可以在无再次抗原刺激的情况下维持数十年。通过IgM与IgG，IgA或IgE之间恒定区的相互取代实现免疫球蛋白功能的转变等一系列过程，最终使得B细胞转变为长期存活的记忆细胞或浆细胞。这类细胞可以停留在淋巴结或外周淋巴器官，也可重返骨髓。但某些防御性基因，如CVID（common variable immunodeficiency）的缺失，可导致患者发生浆细胞发育受损同时不能产生记忆细胞，这表明浆细胞与记忆细胞发育之间存在密切联系，但确切机制目前尚不清楚。目前认为记忆B细胞存在3种起源，$CD27^{-}IgG^{+}$和$CD27^{+}IgM^{+}$ B细胞来源于原始生发中心反应；$CD27^{+}IgA^{+}$和$CD27^{+}IgG^{+}$ B细胞来源于继发的生发中心应答；而$CD27^{-}IgA^{+}$ B细胞既非来源于原始生发中心反应，也非来源于继发的生发中心应答。

浆细胞发育成熟依赖于转录因子 Blimp-1（B lymphocyte-induced maturation protein 1）（浆细胞发育的管家基因）的表达。Blimp-1可抑制Bcl-6、E2A、EBF、PAX-5、Sox4、Ikaros、PU.1、Spi-B、Oct2、STAT6等多个转录因子。Blimp-1可通过抑制PAX-5（paired-box protein 5），间接诱导关键转录因子XBP1（X-box binding protein 1）调节浆细胞分化。组织特异性趋化因子变化，可诱导浆细胞进入脾血窦。通过下调生发中心相关组织因子受体CXCR5或上调CXCR4表达，与由骨髓间充质细胞产生的CXCR4配体CXCL12结合，引导淋巴细胞归巢。浆细胞属于终末分化细胞，不再进行分裂。浆细胞长期存活需要一系列生存信号的刺激，包括CD44、IL-6以及透明质酸等。最近研究发现，浆细胞表达CD28及其配体B7.1和B7.2。当CD28表达缺乏时，浆细胞分泌抗体增加；CD28表达时，浆细胞分泌抗体减少，同时分泌抗体的浆细胞所占比例下降；然而，浆细胞发生恶变时，CD28表达明显减少，对抗由细胞生长抑制剂所诱导的细胞凋亡，以维持生存，这表明CD28对维持浆细胞长期存活有重要作用，但详细机制尚不清楚。

5. 细胞表面受体（BCR）的形成及功能 B细胞对抗原的应答主要由B细胞表面受体BCR介导，其几乎参与到B细胞功能的各个过程中。BCR结构由两部分构成：Ig-α、Ig-β和mIg。由于抗体特异性存在差异，免疫系统必须处于平衡状态，既要针对病原体产生特异性应答，同时避免机体自身免疫反应发生。因此，B细胞发育过程中需要经过功能筛选。首先，当祖B细胞分化为前B细胞时，M-H-链的L-链和信号转导组件Ig-α和Ig-β共同表达，形成前B细胞抗原受体复合物（pre-BCR）。pre-BCR功能有两方面：第一，关闭酶机械性催化重排的H-链基因片段的活化和表达，防止2条具有不同特异性的H-链共表达于同一B细胞，此过程称为等位基因排斥；第二，启动的L链的基因片段重排，当B细胞由pre-BⅠ进入pre-BⅡ阶段时，细胞体积增大、分裂明显加快，*VH*、*DH*、*JH*重排受抑，80%以上细胞浆内表达μH，并发生选择性重排。此时细胞表面标志为$CD45R^{+}$、$c\text{-}kit^{-}$、$CD43^{+}$或$u^{+}L^{-}$。

人类某些遗传缺陷会导致pre-BCR的组成或其下游蛋白合成受到影响，从而影响前B细胞发育。

例如：Bruton酪氨酸激酶（BTK）是pre-BCR和BCR下游重要的信号蛋白，功能涉及pre-BCR和BCR上Ca^{2+}通道激活，丝裂原蛋白激酶级联的活化，转录因子NF-kB活性的改变。因此，人类骨髓中B细胞发育强烈依赖于BTK的活性，BTK功能障碍会导致B细胞发育停滞。与BTK功能相似，B细胞连接蛋白（BLNK；SLP65）缺陷同样会导致B细胞发育停滞在前B细胞阶段。当IL-7信号级联编码基因重要组件发生突变，如IL-2受体γ链、IL-7受体α链、辅助性激酶-Janus激酶等，将最终导致严重的B^+T^-联合免疫缺陷。尽管B细胞前体不依赖于IL-7作为前B细胞生长因子，然而前B细胞基因编码的下游组件的突变可导致其在骨髓中发育停滞。此外，人类BCR复合物μ链缺失会造成早期B细胞发育停滞，导致严重的低丙种球蛋白血症。Ig-α（CD79a）和 Ig-β（CD79b）编码基因的无义突变，同样会导致B细胞发育停滞在祖B细胞阶段。最近研究发现，BCR下游信号组件CARD11（构成半胱-天冬氨酸结合结构域）的纯合缺失，通过阻断B细胞分化，导致B细胞失去产生抗体的功能。

（二）T细胞的胸腺发育及分化

1. $CD4^-CD8^-$胸腺细胞的发育 T细胞发育首先经历前体细胞从骨髓迁移至胸腺。研究发现，造血干细胞具有向胸腺迁移的自然特征，这一过程主要是由前体细胞产生的趋化因子CCR与胸腺产生的趋化因子CCL25、CCL19以及CCL217相互作用介导的。$CD4^-CD8^-$（double-negative）胸腺细胞为T淋巴细胞最原始阶段。其起源于胚胎的造血细胞前体，在胸腺表皮细胞和辅助细胞的作用下向成熟T细胞发育。小鼠卵黄囊干细胞经过10~11天形成最初胸腺雏形。与此同时，干细胞贮存于胎肝雏形，开始向各系发育。根据其表面CD44和CD25的表达情况，将$CD4^-CD8^-$胸腺细胞划分为4类，按照其成熟顺序依次经历：$CD44^{high}CD25^-$、$CD44^{high}CD25^+$、$CD44^{low}CD25^+$、$CD44^{low}CD25^-$。当$CD4^-CD8^-$胸腺细胞发育到$CD44^{low}CD25^+$时，将发生TCR β链基因重排，同时伴有细胞体积缩小、增殖减低等改变。胸腺细胞发育到$CD44^{low}CD25^-$时，细胞表面标记c-kit消失，同时伴有细胞体积增大、增殖加速，此时胸腺细胞数量达到之前的10倍。

2. T细胞发育的阳性/阴性选择 人类胸腺$CD4^-CD8^-$胸腺细胞继续分化为$CD4^-CD8^+$、$CD4^+CD8^+$、$CD4^+CD8^-$或$CD4^-CD8^+$T细胞。CD44低表达细胞$CD44^{low}$占全部胸腺细胞的0.05%，低表达Thy-1，高表达H-2K和Pgp-1，在胚胎阶段携带TCR基因。$CD4^-CD8^-$胸腺细胞7天后分化为$CD4^+CD8^+$，而$CD4^{low}$细胞仍停留在$CD4^-CD8^-$阶段，2天后才进入$CD4^+CD8^+$胸腺细胞阶段。这一过程中，$CD4^{low}$细胞增殖数量为$CD4^-CD8^-$胸腺细胞的50倍以上。因此，$CD4^{low}$细胞可能是T细胞发育过程中处于造血干细胞和$CD4^-CD8^-$胸腺细胞之间的过渡时期。体外悬浮培养实验证明：单个胸腺前体细胞经14天培养后可以形成完整胸腺大小的胸腺组织。分化后的胸腺细胞包含多重TCR表达和TCR β基因重排。研究表明，TCR β链基因重排可以发生在上述阶段的任何时期。TCR β链结合surrogate α链形成前体BCR。α链的基因重排直到其构象能与之前形成的前体BCR结合，同时TCR复合物能与自身MHC分子结合之后，才发生基因重排。此后$CD4^+$、$CD8^+$T细胞将继续发育成熟，如果没有发生MHC分子结合，T细胞将走向凋亡（即细胞阳性选择）。CD4受体与MHC Ⅰ类分子结合，CD8受体则与MHC Ⅱ类分子结合。此外，如果TCR复合物与自身MHC分子发生强烈结合反应，同样会导致细胞凋亡。经阳性选择的T细胞若识别树突状细胞（DC）或巨噬细胞表面自身抗原与MHC复合物，则发生自身免疫耐受，从而终止继续发育，反之则继续发育为$CD4^+$、$CD8^+$和$CD4^-$、$CD8^-$细胞进入外周循环。阳性/阴性选择同时保证了免疫系统正常功能发挥，同时避免自身免疫反应发生。成熟功能型TCR由完整α链和β链基因重排共同构成，与CD3分子组成TCR/CD3复合体，TCR参与特异性抗原识别，CD3参与调控细胞信号转导。以上发现表明，TCR重排发生在胚胎胸腺细胞分化阶段，胚胎形成14天内胸腺前体细胞已经开始活化并向胸腺发育。

3. T细胞发育成熟阶段 T细胞胸腺发育分化主要受Notch1转录因子和细胞因子IL-7的调控。人类与小鼠之间调控方式有所不同，主要体现在调控时相以及对因子不同浓度水平的反应程度的差异。其最重要的作用在于T细胞发育的早期，在前体细胞阶段抑制向B细胞或其他细胞发育分化的信号通路，开放T细胞发育相关的细胞信号通路。然而干细胞贮存于胸腺后，是否最终发育成T细胞仍存争议。前体T细胞脱离胸腺环境后，仍部分保留向B细胞、NK细胞以及其他淋巴细胞分化的潜能。体外实验证实，小鼠胚胎胸腺T细胞体外培养每30个细胞中仍有一个会发育成B细胞。

成熟的$CD4^+CD8^+$T细胞离开胸腺后，随着淋巴血液循环进入脾脏、淋巴结等外周免疫组织器官。此时，T细胞尚无免疫活性，只有经抗原呈递细胞（APC）呈递，通过MHC分子介导与暴露抗原表位相结合才能激活，活化后的T细胞将大量增殖和分化。$CD4^+$T细胞，即通常认为的辅助性T细胞，主要作用为分泌大量细胞因子，适应T细胞活化的不同周围环境分泌相应类型的细胞因子。$CD4^+$T细胞根据功能分为辅助性T细胞（Th）、诱导性T细胞（Ti）、迟发型超敏反应性T细胞（Td）。Th细胞根据分泌细胞因子的差异分为Th1、Th2、Th3和Th17辅助T细胞。Th1主要分泌IFN-γ、IL-2和TNF-α，参与细胞内病原体免疫应答，如病毒杀伤。Th2主要分泌IL-4、IL-5、IL-10和IL-13，参与细胞外病原体免疫应答。IFN-γ、IL-4参与调控Th细胞分化方向，向Th1或是Th2细胞分化。Th3分泌TGF-β和IL-10，促进细胞膜表面IgA分子形成。Th17分泌TGF-β和IL-6，参与机体炎症反应。$CD8^+$T细胞根据功能分为抑制性T细胞（Ts）和细胞毒性T细胞（CTL或Tc），后者又称为杀伤性T细胞。Ts细胞膜表面表达CD11分子，抑制B细胞活化及其他T细胞增殖。细胞毒性T细胞活化后，可分泌大量Th1细胞因子，通过向细胞外分泌细胞毒颗粒（颗粒酶和穿孔素），裂解病原体感染的宿主细胞，发挥杀伤靶细胞功能。

（三）γδT细胞的发育

胸腺细胞的γδ链基因在胚胎第14天开始表达，β链基因第16天开始表达，α链基因第17天开始表达。*Vγ*、*Vδ*基因在胚胎胸腺与成人胸腺转录存在差异。Vγ3、Vγ4在胚胎胸腺细胞第16天开始转录，成人胸腺细胞则检测到Vγ1、Vγ2转录而未发现Vγ3、Vγ4转录。Vδ1作为Vδ最主要成员，在胚胎胸腺细胞高表达，而成人胸腺细胞几乎不表达。此外，V（D）J重排表现在成人胸腺细胞比胚胎胸腺细胞更加复杂多样。胚胎胸腺γδT细胞最初阶段为$V\gamma3^+$T细胞，仅仅从第14天维持到第17天。由于皮肤$Thy\text{-}1^+$树突状表皮细胞多数表达$V\gamma3^+$T细胞受体（$V\gamma3^+$TCR），因此推测胚胎胸腺发育最初的$V\gamma3^+$T细胞可能是皮肤$Thy\text{-}1^+$树突状表皮细胞的前体。$V\gamma3^+$T细胞再分化为$V\gamma4^+$T细胞，最终可能分化为口腔、女性生殖器官等的黏膜上皮细胞。两种表皮T细胞，$V\gamma3^+$和$V\gamma4^+$T细胞均表达Vδ1T细胞受体（Vδ1TCR）。两者表达同质γδTCRs，这类γδTCRs具有单一物种Vγ-Jγ1连接序列（常规序列），呈现生殖细胞Vγ-Jγ眶移重排，连接处无核苷酸插入或缺失。研究发现，胚胎肝脏干细胞最后在胚胎胸腺发育为$V\gamma3^+$和$V\gamma4^+$T细胞，而成人骨髓干细胞在成人胸腺发育为$V\gamma2^+$和$V\gamma5^+$T细胞。研究发现，末端核苷酸转移酶（TDT）的表达水平在T细胞发育分化选择上起到了重要作用。造血干细胞只有在胚胎胸腺微环境中才能发育为$V\gamma3^+$和$V\gamma4^+$T细胞，个体发育过程中造血干细胞可能丢失了部分分化潜能。

（四）NKT细胞的发育

1. NKT细胞的组成及起源 自然杀伤T淋巴细胞（natural kill T cell，NKT），按照细胞表面表达CD4、CD8分子不同，分为$CD4^-CD8^-$、$CD4^-CD8^+$、$CD4^+CD8^-$、$CD4^+CD8^+$ 4种NKT细胞。目前认为$CD4^+CD8^+$可能是最早出现的NKT细胞形式。NKT细胞前体细胞表型至今尚未明确，可能来源于Lin^-CD34^+

细胞。体外实验发现，Lin$^-$CD34$^+$细胞可诱导分化形成CD3$^-$CD161$^+$CD56$^-$NKT细胞，经IL-2和IL-12共同刺激，发育为CD56$^+$NKT细胞。当CD4与CD8同时阳性表达时，CD4$^+$水平往往保持恒定并减少CD8$^+$表达。CD4$^+$之后出现CD4$^-$NKT细胞，因此体内CD4$^+$CD8$^+$ 数量较少。NK1.1分子通常只在成熟NK细胞表达，作为NK细胞成熟标志。因此根据NK1.1表达情况，将NKT细胞分为NK1.1$^-$未成熟NKT细胞和NK1.1$^+$成熟NKT细胞。

人类NK细胞起源于胸腺，占胸腺淋巴细胞0.01%~0.1%。研究发现，体外培养的人胚胎胸腺细胞经EB病毒感染后，可诱导分化出CD8$^+$NK细胞，证实CD8$^+$NKT细胞发育分化场所在胚胎胸腺。随着发育成熟，最终贮存于外周淋巴器官、脾脏和外周血。

2. NK细胞发育的阳性/阴性选择 细胞分化发育的调控细胞的发育过程同样经历了分化选择。NKT细胞根据发育时所处微环境，差异性表达细胞表面MHC分子抑制性受体，形成MHC分子受体多样性。这些抑制性受体主要作用在于维持机体免疫耐受。当NK细胞之间接触时，通过自身MHC分子识别介导抑制NK细胞活化信号开放，从而保持NK细胞处于免疫静止状态。然而，当病原体感染时，NK细胞通过信号传导通路下调MHC分子表达水平，启动NK细胞细胞毒作用激活。CD1d 分子作为调控NK细胞阳性选择过程中必需的抗原递呈分子，同时参与了NKT 细胞的成熟。胸腺细胞对自身糖脂类抗原进行加工后呈递给CD1d分子，共定位于细胞膜表面，同时胸腺NKT前体细胞TCR基因随机重排，并与前者结合，决定了胸腺细胞向NKT细胞分化。这一过程中，α-GalCer、β-GalCer、糖脂类抗原iGb3和神经节苷脂GD3等分子作为选择性抗原参与了选择调控。

细胞发育过程中TCR β链随机化基因重排产生TCR多样性，与APC表面CD1d分子之间因亲和力差异，导致亲和力较高容易形成抗原复合物分子，从而分化成熟。反之，亲和力低的细胞则发育停止或凋亡。此外，当膜表面分化选择抗原过量表达时，或结合反应过强时，细胞同样发生凋亡。

许多NKT细胞长期贮存于胸腺，最终分化成熟为NK1.1$^+$表型，但是NK1.1$^+$ NKT细胞是否继续分化或凋亡，具体机制至今尚不清楚。CD56高表达的NK细胞与CD16高表达的NK细胞，组织分布存在明显差异，前者主要在淋巴结和肠道，后者主要在外周血和脾脏。两者功能上也存在差异，CD56高表达NK细胞以分泌细胞因子为主，而CD16高表达NK细胞主要为细胞毒性效应细胞。

3. NK细胞发育的调控 多种细胞因子受体、信号转导分子（如 Fyn和SAP）、共刺激分子（如CD28和ICOS）以及转录因子（如AP1、Ets1、NF-κB、T-bet、Runx1和RORC等）参与了NK细胞发育分化的调控。其中转录因子D1x、IRF-2、Gata3、Tbx21在NKT细胞的分化成熟过程中发挥了关键性作用。NF-κB通路介导了NKT前体细胞分化的调控信号。NF-κB家族成员对于器官生成和次级淋巴组织的维持是必需的，通过经典（RelA/p50）途径和非经典（RelB/p50 或RelB/p52）途径调控NKT细胞的增殖和分化。此外，NF-κB参与TRAIL和转录因子p53介导的细胞凋亡通路，进而参与调控NKT细胞凋亡。 NF-κB 诱导性激酶（ NIK）通过调节RelB的DNA结合能力而调控NKT细胞的发育。

三、淋巴细胞的恶变

作为人体的健康卫士，从婴儿诞生开始，在遍布全身的淋巴结和淋巴组织中，淋巴细胞都在为保护人类与外来的病原体做着激烈的厮杀。长期处在这种紧张的环境下，淋巴细胞在增殖过程中自身“严重出错”，就可能会导致恶变，形成淋巴瘤。

依据病理学特征，国际上统一将恶性淋巴瘤分为霍奇金淋巴瘤（Hodgkin lymphoma，HL）和非霍奇金淋巴瘤（non-Hodgkin lymphoma，NHL）两大类。霍奇金淋巴瘤主要发生在淋巴结、脾脏、胸腺等淋巴器官，具有很强异质性，瘤组织内含有淋巴细胞、嗜酸性粒细胞、浆细胞和特异性的里-斯（Reed-Steinberg）细胞。非霍奇金淋巴瘤主要发生在颈部淋巴结和锁骨上淋巴结，按照病理类型分为结节性淋巴细胞为主型和经典型；霍奇金淋巴瘤包括富含淋巴细胞的经典型、结节硬化型、混合细胞型和淋巴细胞消减型。依据细胞来源的不同，恶性淋巴瘤主要分为B细胞淋巴瘤、T细胞淋巴瘤和NK细胞淋巴瘤。

（一）B淋巴细胞的恶变

在B细胞体突变过程中，由于高频率碱基缺失或错配而导致DNA链发生断裂，这些事件将诱发各种类型B细胞淋巴瘤的形成。不同类型B细胞淋巴瘤细胞膜表面特征性表达不同蛋白分子标志（表1-2）。

表1-2　B细胞来源的恶性肿瘤细胞膜表面特征性表达分子标志

B 细胞来源的恶性肿瘤	起源部位	分子标志
急性淋巴细胞白血病（ALL）	骨髓	CD10，CD19，CD24，TdT
慢性粒细胞白血病/淋巴母细胞淋巴瘤（CML/LBL）	骨髓	CD10，CD19，CD24，TdT
慢性淋巴细胞白血病（CLL）	外周血	CD19，CD20，CD21，CD24，BCR，μ，CD5
小淋巴细胞淋巴瘤（SLL）	淋巴滤泡	CD19，CD20，CD21，CD22，CD24，BCR，μδ
套细胞淋巴瘤（MCL）	淋巴滤泡	CD19，CD20，CD21，CD22，CD24，BCR，μδ
滤泡性淋巴瘤（FL）	生发中心	CD10，CD19，CD20，CD24，BCR，μδ
弥漫大B细胞淋巴瘤（DLBCL）	生发中心	CD10，CD19，CD20，CD24，BCR，μδ
伯基特淋巴瘤（BL）	生发中心	CD10，CD19，CD20，CD24，BCR，μδ
霍奇金淋巴瘤（HL）	生发中心	CD10，CD19，CD20，CD24，BCR，μδ
多发性骨髓瘤（MM）	post-germinal center	CD19，CD138
华氏巨球蛋白血症（Waldenstrom macroglobulinemia）	post-germinal center	CD19，CD138
边缘区淋巴瘤（MZL）	post-germinal center	CD19，CD138
毛细胞白血病（HCL）	post-germinal center	CD19，CD138
浆母细胞淋巴瘤（PBL）	post-germinal center	CD19，CD138

研究表明，细胞周期异常和细胞凋亡异常在淋巴瘤的发病中起着重要的作用。据此，可将B细胞淋巴瘤分为低生长比例（low-growth fraction，LGT）B细胞淋巴瘤和高生长比例（high-growth fraction，HGF）B细胞淋巴瘤2种类型。

LGF B细胞淋巴瘤主要包括B细胞慢性淋巴细胞白血病（B-CLL）、滤泡性淋巴瘤（FL）、套细胞淋巴瘤（MCL）和边缘区淋巴瘤（MZL）。这类患者的淋巴结肿大明显，呈大块型，细胞体积小，增殖指数较低，侵袭性低。细胞凋亡受到抑制与这类型淋巴瘤的发病有关。细胞凋亡可由外源性和内源性2条途径引起：外源性途径由肿瘤坏死因子（TNF）受体或Fas等死亡受体与各自配体结合，从而激活胱冬肽酶8（Caspases-8）；内源性或线粒体途径主要通过Bcl-2家族成员易位至线粒体，使线粒体膜渗透性改变而释放细胞色素C引起。Caspases-8和Caspases-9作为凋亡因子，均与淋巴瘤的发病有关。

HGF B细胞淋巴瘤主要包括大B细胞淋巴瘤（LBCL）和伯基特淋巴瘤（BL）。这类患者的的细胞增殖指数高，以大细胞增殖为主，侵袭性高。*Bcl*-6、*MYC*等细胞周期相关基因异常，与这一类型淋巴瘤发病有关。细胞凋亡受到抑制也与这一类型淋巴瘤发病有一定关系。

（二）T淋巴细胞和NK淋巴细胞的恶变

T淋巴细胞和NK淋巴细胞的恶性克隆增殖相对少见，占非霍奇金淋巴瘤（NHL）的 10%~15%。在2008年的WHO分类中，包含有20多个亚型，最常见的是外周T细胞淋巴瘤-非特指型（PTCL-NOS）、血管免疫母细胞性T细胞淋巴瘤（AITL）、成人T细胞白血病/淋巴瘤（ATLL）、间变性大细胞淋巴瘤（ALCL）、NK/T细胞淋巴瘤、皮下脂膜炎样T细胞淋巴瘤、肠型T细胞淋巴瘤和原发性皮肤T细胞淋巴瘤。

流行病学调查表明，T细胞淋巴瘤和NK细胞淋巴瘤具有明显的地理和种族差异。有研究表明，部分亚型与人类嗜T细胞病毒（HTLV）和Epstein-Barr病毒（EBV）感染相关，但是关于这些淋巴细胞的恶变机制至今尚不清楚。

（李鹏飞　王自峰　刘　强）

第三节 病理诊断

一、概论

对于恶性淋巴瘤的患者，病理学诊断的准确性无疑是最重要的，因为病理诊断是后续一切治疗的基础，如果没有准确的诊断，正确的治疗无从谈起。大多数淋巴瘤病例的诊断主要依靠活检组织来确立，包括淋巴结、骨髓及结外病灶等活检，其中以淋巴结活检为最常见和最重要。为了保证病理诊断和分型的准确性，要保证有足够的组织进行组织学、免疫组织化学、分子生物学和流式细胞学检查。对于淋巴结活检，尽量取完整的肿大淋巴结送检，并且一般要选择肿大淋巴结所在区域的最大淋巴结，还应尽量避免取腹股沟淋巴结送检，因为腹股沟淋巴结常由于慢性炎症和纤维化而影响诊断。

从20世纪70年代以来，淋巴瘤的分类经历了巨大的变化，淋巴瘤的分类已经从单纯的组织病理学阶段，发展到以临床表现、组织学形态、免疫表型检测（包括免疫组织化学和流式细胞术）以及分子生物学检测（包括基因重排分析、FISH和基因表达谱分析）等结合的分类。目前最新的分类依据2008年WHO淋巴瘤和白血病分类第四版。

与成人淋巴瘤相比较，儿童淋巴瘤有所不同。儿童淋巴瘤中以霍奇金淋巴瘤、淋巴母细胞淋巴瘤、伯基特淋巴瘤和间变性大细胞淋巴瘤4种类型最常见。霍奇金淋巴瘤占儿童淋巴瘤的25%~30%。在非霍奇金淋巴瘤中，B细胞淋巴瘤以伯基特淋巴瘤最多见，占儿童非霍奇金淋巴瘤的30%~50%，T细胞淋巴瘤又多来源于未成熟/前驱T细胞（即T淋巴母细胞淋巴瘤/白血病），而来源于成熟T细胞的儿童淋巴瘤最常见的类型为间变性大细胞淋巴瘤，占儿童非霍奇金淋巴瘤的10%~20%。成人淋巴瘤中最常见的弥漫大B细胞淋巴瘤这一类型在儿童淋巴瘤中所占的比例并不太高。儿童滤泡性淋巴瘤和牛痘水疱样淋巴瘤作为2008年WHO淋巴瘤和白血病分类第四版中新增加的类型，主要发生在儿童，是儿童特有的淋巴瘤类型。

二、常见儿童淋巴瘤

（一）霍奇金淋巴瘤

霍奇金淋巴瘤是一种特殊类型的淋巴瘤，它具有以下几个特点：①通常发生于淋巴结，尤其是颈部淋巴结。②多见于年轻人。③组织学表现为在大量非肿瘤性的反应性细胞的背景中可见少数散在分布体积大的单核和多核瘤细胞。④瘤细胞常被T细胞围绕形成花环样图案。

霍奇金淋巴瘤分为经典型霍奇金淋巴瘤（classical Hodgkin lymphoma，CHL）和结节性淋巴细胞为主型霍奇金淋巴瘤（nodular lymphocyte predominant Hodgkin lymphoma，NLPHL）这2种独立类型。它们在临床特征、组织学、免疫表型、B细胞基因表达程序的保留等方面都有不同。

1. 经典型霍奇金淋巴瘤（classical Hodgkin lymphoma，CHL） 由单核的霍奇金细胞和多核的Reed–Sternberg细胞（HRS）与背景中大量非肿瘤性的反应性细胞组成。Reed–Sternberg细胞（HRS）也称镜影细胞，是霍奇金淋巴瘤的肿瘤细胞，见图1–3A 。反应性细胞包括小淋巴细胞、嗜酸性粒细胞、中性粒细胞、组织细胞、浆细胞和成纤维细胞等。根据背景细胞的成分和瘤细胞（HRS）的形态，经

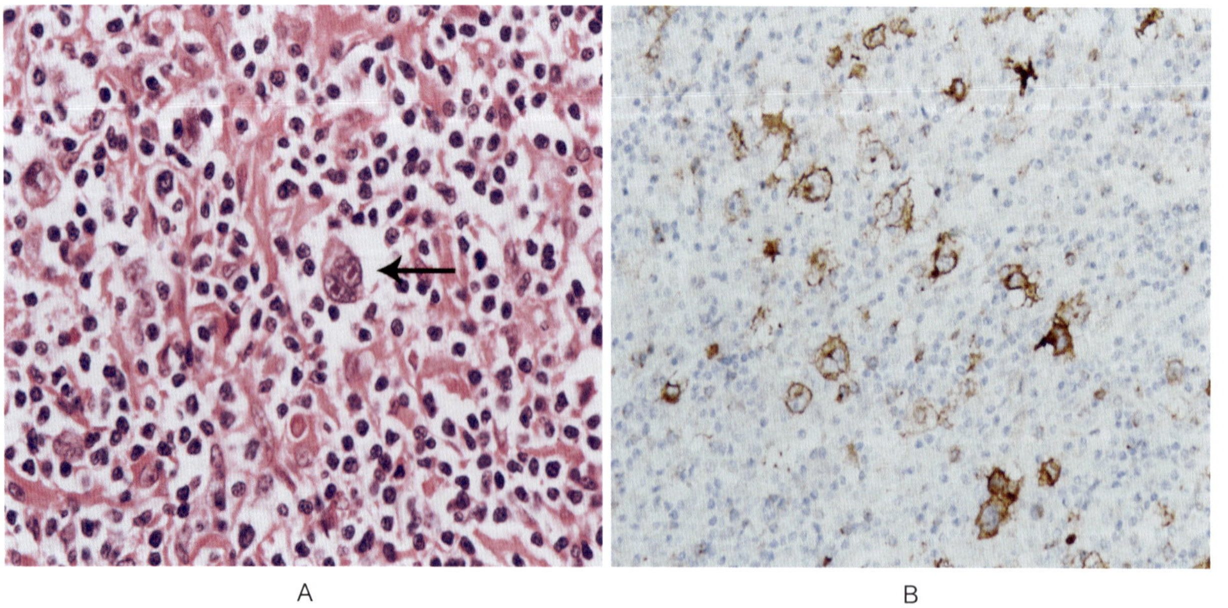

A B

图1–3 霍奇金淋巴瘤病理组织学特点和免疫组织化学染色

A. 霍奇金淋巴瘤HRS细胞（镜影细胞） B. 免疫组织化学CD30阳性

典型霍奇金淋巴瘤可分为 4 个亚型：结节硬化型霍奇金淋巴瘤（NSHL）、混合细胞型霍奇金淋巴瘤（MCHL）、淋巴细胞丰富型霍奇金淋巴瘤（LRCHL）和淋巴细胞消减型霍奇金淋巴瘤（LDHL）。

（1）病理组织学特点　淋巴结结构部分或全部破坏。可见数量不等的HRS细胞和混杂的大量炎性反应性背景细胞。经典的诊断性RS细胞体积大，直径超过3个淋巴细胞，胞浆丰富，弱嗜碱性，核大，至少有2个核或分叶状核，染色质淡，可见嗜酸性大核仁，核仁周围有空晕，类似病毒包涵体。

结节硬化型霍奇金淋巴瘤（NSHL）这一亚型最常见，它的组织学特征是淋巴结被增生的纤维组织或胶原条带分隔成结节状，淋巴结包膜增厚，瘤细胞主要为陷窝型HRS细胞，背景细胞中嗜酸性粒细胞和组织细胞常常较多，中性粒细胞稍少。有时结节中央可见坏死和组织细胞反应，类似于坏死肉芽肿改变。陷窝型HRS细胞胞核分叶更多，分叶较小，核仁亦较小，胞浆更丰富，因甲醛固定而导致HRS细胞收缩，使这些细胞看起来像位于陷窝中，故称为陷窝细胞。

混合细胞型霍奇金淋巴瘤（MCHL）较常见，它的组织学特征是在弥漫性或模糊结节的混合性炎症细胞背景中散在分布经典HRS细胞，HRS细胞数量多，诊断性RS细胞易见。背景由混合性炎症细胞组成，包括中性粒细胞、嗜酸性粒细胞、组织细胞、浆细胞和小淋巴细胞，可以其中一种为主。组织细胞可出现明显的上皮样细胞形态，尤其在EB病毒相关的病例中，并能形成肉芽肿样小簇或肉芽肿。另外，不能归入其他亚型的病例也归入这一亚型。

淋巴细胞丰富型霍奇金淋巴瘤（LRCHL）较少见，它的组织学特征是在大量的小淋巴细胞背景中散在分布少量HRS细胞。常见结节性生长方式，少数为弥漫性生长。结节由小淋巴细胞组成，HRS细胞主要见于结节内，部分HRS细胞形似爆米花（popcorn）细胞或单核型陷窝细胞。背景细胞中嗜酸性粒细胞和嗜中性粒细胞通常缺乏或仅有极少量。

淋巴细胞消减型霍奇金淋巴瘤（LDHL）是最罕见的亚型，常累及腹膜后淋巴结、腹腔器官和骨髓，而浅表淋巴结则较少受累及。它的组织学特征是HRS细胞相对多于背景中的淋巴细胞。肿瘤呈弥漫性生长，HRS细胞数量明显增多，背景淋巴细胞明显减少。有的病例以多形性HRS细胞为主，呈肉瘤样表现；还有的病例表现为弥漫性纤维化，伴有或不伴有成纤维细胞增生，只有少量HRS细胞。

（2）免疫组织化学　各种亚型的经典型霍奇金淋巴瘤病例中的HRS细胞都呈CD30阳性，见图1-3B，CD15部分阳性，约95%的病例表达PAX-5（B细胞特异活化因子），并且阳性强度较背景中的反应性B细胞弱。30%~40%的病例可见CD20阳性，但阳性强度不均一，且阳性细胞数量不多。少数病例可见CD79a部分阳性。LCA常阴性，EMA罕见阳性，ALK、J链、CD75、CD68均阴性。OCT2和BOB.1一般都阴性或只有一项阳性。绝大多数HRS细胞表达Ki-67。背景中的淋巴细胞大多以T细胞为主。

（3）分子生物学　98%以上的病例有*IG*基因的克隆性重排，很少病例有TCR重排。克隆性重排通常仅见于单个HRS细胞提取的DNA。重排的*IG*基因重链可变区内包含高负荷的自身突变，但通常没有正在突变的信号，这支持B细胞源性HRS细胞起源于生发中心B细胞的观点。

EB病毒在HRS细胞的感染率与组织学亚型和流行病学因素有关。混合细胞型霍奇金淋巴瘤感染率最高，约75%；结节硬化型霍奇金淋巴瘤最低，为10%~40%。在经济落后的地区和HIV感染的人群中EB病毒的感染率高得多，接近100%。EB病毒的亚型也随地区不同而不同，在发达国家主要为1型，在发展中国家主要为2型，并且两种类型的双重感染亦较普遍。

（4）病理诊断要点　经典型霍奇金淋巴瘤的各个亚型都有它们的组织学特征，如前所述。HRS细胞的免疫组织化学表型主要为$CD30^{+}$、$CD15^{+/-}$、$PAX\text{-}5^{+}$、LCA^{-}。当肿瘤细胞较多时，需与间变性大细胞淋巴瘤相鉴别。如PAX-5⁺、EMA⁻和ALK⁻时，则支持经典型霍奇金淋巴瘤的诊断。结节性生长方式的淋巴细胞丰富型霍奇金淋巴瘤（LRCHL）有时需与结节性淋巴细胞为主型霍奇金淋巴瘤（NLPHL）相鉴别。如$CD30^+$，$CD15^{+/-}$，CD20阴性或部分不均一阳性，OCT2和BOB.1都阴性或只有一项阳性，尤其EB病毒阳性时，则支持淋巴细胞丰富型霍奇金淋巴瘤（LRCHL）的诊断。

2. 结节性淋巴细胞为主型霍奇金淋巴瘤（nodular lymphocyte predominant Hodgkin lymphoma，NLPHL） 这一类型的霍奇金淋巴瘤是单克隆B细胞肿瘤，其特征是在由非肿瘤性淋巴细胞和组织细胞等形成结节或结节与弥漫混合的背景形态中散在分布肿瘤性大细胞。这些肿瘤性大细胞称为爆米花（popcorn）细胞或淋巴细胞为主细胞（LP细胞），以前又称为L&H细胞（淋巴细胞和/或组织细胞性RS细胞变异型）。这一类型主要见于成年人，儿童较少见。

（1）病理组织学特点 淋巴结结构部分或全部被结节或结节与弥漫混合的病变所取代。病变主要由小淋巴细胞、组织细胞等背景细胞和散在其中的少数LP细胞构成。LP细胞体积大，胞浆较少，核大，核常重叠或分叶，甚至呈爆米花样，核仁多个，嗜碱性，较典型HRS细胞的核仁小。在结节区和弥漫区都几乎不见中性粒细胞。部分患者在病变附近可见反应性滤泡增生并伴有进行性转化生发中心（PTGC），PTGC表现为滤泡明显增大，生发中心被套区的小B淋巴细胞为主的细胞所取代。PTGC也许与结节性淋巴细胞为主型霍奇金淋巴瘤有关，但目前还不能确定PTGC是否为结节性淋巴细胞为主型霍奇金淋巴瘤的前驱病变。大多数反应性增生和PTGC并不发展为结节性淋巴细胞为主型霍奇金淋巴瘤。

（2）免疫组织化学 几乎所有LP细胞都表达CD20、CD79a、PAX-5等B细胞标记，LCA和Bcl-6阳性，与经典型霍奇金淋巴瘤中的HRS细胞不同，LP细胞同时表达OCT-2和BOB.1。多数病例J链阳性。几乎所有LP细胞都缺乏CD30和CD15，偶尔LP细胞可以出现CD30弱阳性，而笔者在结节性淋巴细胞为主型霍奇金淋巴瘤病例的切片中所看到的CD30阳性的细胞绝大多数是反应性的免疫母细胞，而非肿瘤细胞。LP细胞周围常被CD3阳性细胞呈花环状围绕，而CD57阳性细胞围绕的现象少见一些，但更具有特征性。结节性淋巴细胞为主型霍奇金淋巴瘤的背景结构是由滤泡树突细胞构成的球形大网，其中充满了大量的小B细胞和$CD4^+$/$CD57^+$ T细胞。单一CD8、TIA1和CD40L阳性的细胞不存在，但CD4和CD8同时阳性的细胞相对较多。CD20染色有助于将HE切片中弥漫性病变区域中的结节显示出来。弥漫性病变区域的T细胞数量多，并有随着时间推移而增加的趋势。

（3）分子生物学 LP细胞有单克隆*IG*基因重排。克隆性重排通常仅见于单个LP细胞提取的DNA。*IG*基因具有很多自身突变点，并且存在突变正在进行的信号。IGH-Bcl-6易位见于5/24的结节性淋巴细胞为主型霍奇金淋巴瘤病例，Bcl-6重排（涉及IG、IKAROS、ABR等）在结节性淋巴细胞为主型霍奇金淋巴瘤中较常见（48%）。

（4）病理诊断要点 结节性淋巴细胞为主型霍奇金淋巴瘤的形态学特征是在由小淋巴细胞、组织细胞等非肿瘤细胞构成的结节或结节与弥漫混合的病变背景中散在分布少数LP细胞。LP细胞CD20、CD79a、PAX-5等B细胞标记均一强阳性，OCT-2和BOB.1同时阳性，CD30和CD15几乎都阴性，偶尔可以出现CD30弱阳性。免疫组织化学CD21、CD23和CD35等滤泡树突细胞的标记显示结节性淋巴细胞为主型霍奇金淋巴瘤的背景结构为由滤泡树突细胞构成的球形大网是结节性淋巴细胞为主型霍奇金淋巴瘤的特征之一。在以结节为主的结节性淋巴细胞为主型霍奇金淋巴瘤病例，有时需与结节性生长方式为主的淋巴细胞丰富型霍奇金淋巴瘤（LRCHL）相鉴别，如果瘤细胞CD20均强阳性，OCT-2和BOB.1同时阳性，而CD30阴性或少数弱阳性，这时应诊断为结节性淋巴细胞为主型霍奇金淋巴瘤。如果弥漫性区域较明显时，需与富于T细胞/组织细胞弥漫大B细胞淋巴瘤相鉴别。当存在很多小B细胞和CD4/CD57阳性T细胞时，较支持结节性淋巴细胞为主型霍奇金淋巴瘤的诊断；而没有小B细胞，但有较多CD8和TIA1阳性的T细胞时，较支持富于T细胞/组织细胞弥漫大B细胞淋巴瘤。

（二）非霍奇金淋巴瘤

1. 淋巴母细胞淋巴瘤 淋巴母细胞淋巴瘤是来源于未成熟/前驱淋巴细胞的肿瘤，其中包括B淋巴母细胞淋巴瘤/白血病和T淋巴母细胞淋巴瘤/白血病两种不同免疫表型。

（1）B淋巴母细胞淋巴瘤/白血病（B lymphoblastic lymphoma/leukaemia） B淋巴母细胞淋巴瘤/白血病是一种定向于B淋巴细胞系的淋巴母细胞肿瘤。B淋巴母细胞淋巴瘤和B淋巴母细胞白血病是同一肿瘤的两种不同的临床表现。如果患者主要表现为结内或结外瘤块，外周血及骨髓无或仅轻度受累时诊断为B淋巴母细胞淋巴瘤较合适；而表现为广泛骨髓、外周血受累时则应视为B淋巴母细胞白血病。

1）病理组织学特点 瘤细胞形态较一致，小至中等大小，细胞核圆形或卵圆形，染色质细腻，粉尘状，核仁通常不明显，细胞浆稀少。核分裂象多见，部分病例可见灶性“星空”现象。受累淋巴结结构部分或全部破坏，可见残存滤泡或淋巴组织成分（图1-4A）。

2）免疫组织化学 CD79a、CD19、PAX-5等B细胞标记常为阳性，而CD20只有部分病例为阳性。TdT、CD99等标记常为阳性（图1-4B）。CD10常为阳性；CD45、CD34部分病例可呈阳性；表面免疫球蛋白（sIg）为阴性。要注意有少部分T淋巴母细胞淋巴瘤病例可表达CD79a，这时需结合PAX-5等B细胞标记和CD7、CD3等T细胞标记的表达情况综合考虑。部分病例CD13、CD33可呈阳性，这时需加做MPO等髓细胞标记来鉴别诊断。

3）分子生物学 根据细胞遗传学异常可分为两组，即非特殊性（not otherwise specified，NOS）与伴重现性遗传学异常（with recurrent genetic abnormalities）。除了*IGH*克隆性基因重排，还有相当部分病例（高达70%）也可伴有*TCR*基因重排，因此基因重排对区分T淋巴细胞或B淋巴细胞的意义不大。

4）病理诊断要点 当瘤细胞具有典型的组织学形态（瘤细胞形态较一致，小至中等大小，细胞核

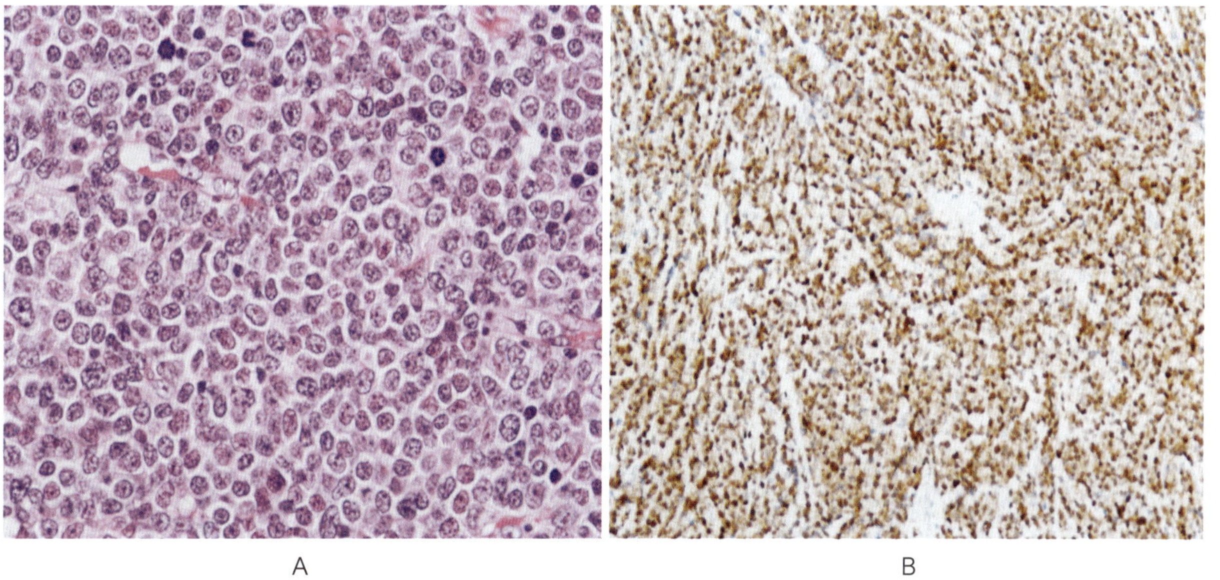

A　　　　B

图1-4 淋巴母细胞淋巴瘤病理组织学特点和免疫组织化学染色

A．病理组织学特点　B．免疫组织化学染色TdT阳性

染色质细腻，核仁不明显，细胞浆稀少，分裂象多见），免疫组织化学染色显示B细胞标记和TdT阳性时，诊断为B淋巴母细胞淋巴瘤是毫无疑问的。当某些病例TdT阴性时，如果瘤细胞具有典型的组织学形态（瘤细胞形态较一致，小至中等大小，细胞核染色质细腻，核仁不明显，细胞浆稀少，分裂象多见），CD99和/或CD34阳性，并且排除伯基特淋巴瘤的可能后，亦可考虑为B淋巴母细胞淋巴瘤。如果组织切片免疫组织化学染色欠满意，影响诊断，可重新取新鲜组织送流式细胞学检测。

（2）T淋巴母细胞淋巴瘤/白血病（T lymphoblastic lymphoma/leukaemia） T淋巴母细胞淋巴瘤/白血病是一种定向于T淋巴细胞系的淋巴母细胞肿瘤。T淋巴母细胞淋巴瘤和T淋巴母细胞白血病是同一肿瘤的2种不同的临床表现。它们具有相同的组织学形态、免疫表型和细胞遗传学特征。如果患者只表现为瘤块不伴或仅有轻微外周血及骨髓受累时，应诊断为T淋巴母细胞淋巴瘤；而表现为广泛骨髓、外周血受累时，则应视为T淋巴母细胞白血病。

1）病理组织学特点 瘤细胞形态较一致，小至中等大小，细胞浆稀少，细胞核圆形或卵圆形，核膜有不同程度的皱褶，染色质细腻，粉尘状，核仁通常不明显。核分裂象多见，部分病例可见灶性“星空”现象。受累淋巴结结构部分或全部破坏，可见残存滤泡或淋巴组织成分（图1–4A）。

2）免疫组织化学 CD7和cCD3常为阳性，而CD2、CD4、CD5和CD8等T细胞标记只有部分病例为阳性。TdT、CD99等标记常为阳性（图1–4B）。CD1a和CD34部分病例为阳性。除了TdT外，CD99、CD1a和CD34也可作为T淋巴母细胞淋巴瘤的辅助标记。CD4和CD8部分病例共表达，CD45部分病例可呈阳性，CD10可为阳性，约10%的T淋巴母细胞淋巴瘤病例可表达CD79a，这时需结合PAX–5等B细胞标记和CD7、CD3等T细胞标记的表达情况综合考虑。部分病例CD13、CD33可呈阳性，这时需加做MPO等髓细胞标记来鉴别诊断。

3）分子生物学 T淋巴母细胞淋巴瘤通常有T细胞受体基因（TCR）单克隆重排，但有将近20%的病例同时出现IGH克隆性基因重排。

4）病理诊断要点 当瘤细胞具有典型的组织学形态（瘤细胞形态较一致，小至中等大小，细胞核染色质细腻，核仁不明显，细胞浆稀少，分裂象多见），免疫组织化学染色显示T细胞标记和TdT阳性时，诊断为T淋巴母细胞淋巴瘤是毫无疑问的。当某些病例TdT阴性时，如果瘤细胞具有典型的组织学形态（瘤细胞形态较一致，小至中等大小，细胞核染色质细腻，核仁不明显，细胞浆稀少，分裂象多见），CD99、CD1a、CD34等至少一项阳性，尤其是临床发现纵隔大肿块时，亦可考虑为B淋巴母细胞淋巴瘤。如果组织切片免疫组织化学染色欠满意，影响诊断，可重新取新鲜组织送流式细胞学检测。

2. 伯基特淋巴瘤（Burkitt lymphoma，BL） 伯基特淋巴瘤是一种高度侵袭性B细胞淋巴瘤，常发生于结外部位，形成巨大肿物，有时可表现为白血病。临床上伯基特淋巴瘤可分为地方性伯基特淋巴瘤、散发性伯基特淋巴瘤和免疫缺陷性伯基特淋巴瘤3类。

地方性伯基特淋巴瘤好发于非洲赤道附近地区，发病高峰年龄为4～7岁，是当地儿童最常见的恶性肿瘤。男女发病率之比约为2∶1。最常累及颌骨，其次为腹部，包括回盲部、网膜、卵巢、肾等。几乎所有的病例都有EB病毒感染。

散发性伯基特淋巴瘤于世界各地均有病例发生，好发年龄为儿童和青少年，占所有儿童淋巴瘤的30%~50%。老年人亦可见。男性好发，男女发病率之比为（2~3）∶1。常表现为腹部肿物，最常累及回盲部，其次为腹腔淋巴结、卵巢、肾脏等；乳腺亦可累及，尤其在青春期、妊娠期和哺乳期。外周淋巴结受累并不常见。EB病毒感染率约为30%。

免疫缺陷性伯基特淋巴瘤常见于HIV感染患者，常累及淋巴结，常合并EB病毒感染。

（1）病理组织学特点 瘤细胞形态较一致，弥漫性生长，中等大小，少至中等量胞浆，淡染，细胞核圆形，染色质细颗粒状，可见多个嗜碱性小核仁。可见大量核分裂象，每个高倍视野超过10个。由于大量瘤细胞凋亡，被巨噬细胞吞噬，形成“星空”现象（图1-5A）。有些病例伴有浆细胞分化，表现为胞浆丰富、嗜碱性，核偏位，可见单个核仁居中；伴有浆细胞分化的病例常见于免疫缺陷性伯基特淋巴瘤；还有些病例的细胞核多形性较明显，核仁较显著，这些病例被称为不典型伯基特淋巴瘤。

（2）免疫组织化学 CD20、CD22、CD79a、PAX-5等B细胞标记阳性，CD10、Bcl-6、CD43、CD38等阳性，Bcl-2阴性或弱阳性，Ki-67>90%（图1-5B）。CD2、CD3、CD5和CD7等T细胞标记为阴性。TdT、CD34为阴性。

（3）分子生物学 瘤细胞*IGH*基因重排阳性。几乎所有的病例都有*MYC*基因易位，但并不合并Bcl-6和/或Bcl-2的易位。大部分病例表现为t（8；14）（q24；q32），即*MYC*基因易位到免疫球蛋白重链基因内；少部分病例表现为t（2；8）（q11；q24）或t（8；22）（q24；q11）。*MYC*基因易位后，受免疫球蛋白重链或轻链启动子调控而过表达，促进细胞通过细胞周期调控点，并激活凋亡相关因子。但*MYC*基因易位并不是特异的，在某些灰区淋巴瘤和弥漫大B细胞淋巴瘤等也可见到。

（4）病理诊断要点 当瘤细胞具有典型的组织学形态（瘤细胞形态较一致，中等大小，少至中等量胞浆，淡染，细胞核圆形，染色质细颗粒状，可见多个嗜碱性小核仁。核分裂象很多，细胞凋亡明显，可见“星空”现象）；免疫组织化学染色显示B细胞标记、CD10和Bcl-6阳性，Bcl-2阴性或弱阳性，Ki-67>90%，TdT、CD34为阴性；同时分子检测结果为*MYC*基因易位阳性，而Bcl-2、Bcl-6等基因易位阴性。此时诊断为伯基特淋巴瘤毫无疑问。但当瘤细胞体积较大，多形性较明显，或伴有浆样分化时（即所谓的非典型伯基特淋巴瘤），结合免疫组织化学结果：B细胞标记、CD10和Bcl-6阳性，Bcl-2阴性或弱阳性，Ki-67>90%，TdT、CD34为阴性；同时分子检测结果为*MYC*基因易位阳性，而Bcl-2、Bcl-6等基因易位阴性。其亦可诊断为伯基特淋巴瘤。

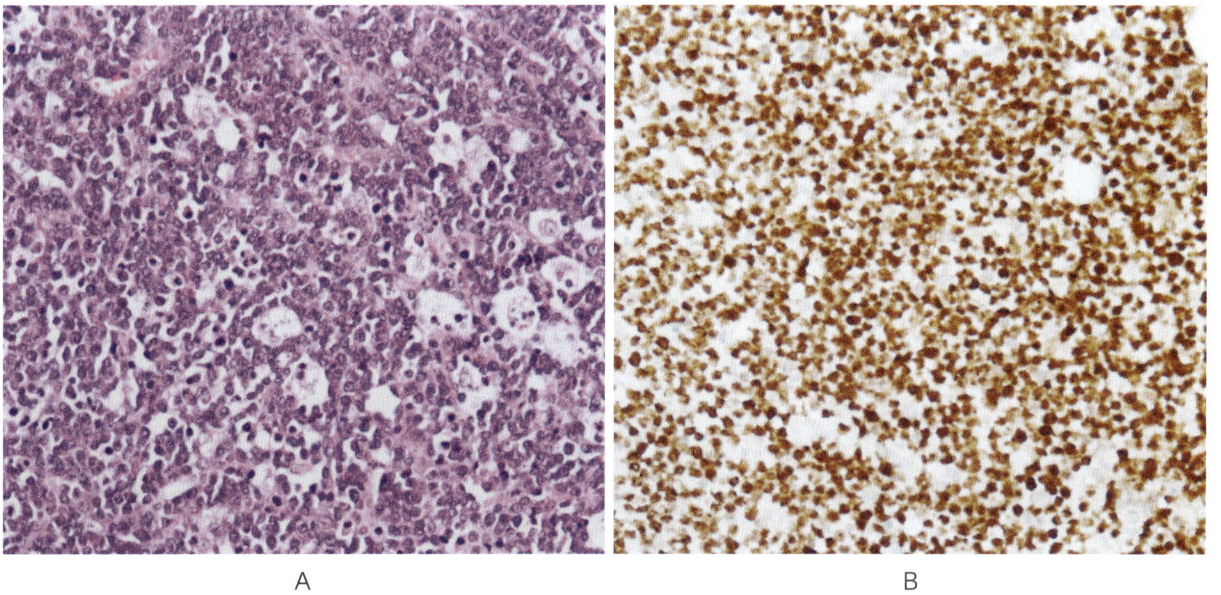

A B

图1-5 伯基特淋巴瘤病理组织学特点和免疫组织化学染色

A. 病理组织学特点 B. 免疫组织化学染色Ki-67阳性

3. 弥漫大B细胞淋巴瘤（diffuse large B-cell lymphoma，DLBCL） 弥漫大B细胞淋巴瘤是一组异质性肿瘤，是由大B淋巴细胞弥漫增生所形成的肿瘤，淋巴结结内及结外均可发生。肿瘤细胞的核等于或大于正常巨噬细胞的核，或瘤细胞的体积超过正常淋巴细胞的2倍。

最常见的大B细胞淋巴瘤为弥漫大B细胞淋巴瘤-非特殊型（DLBCL-NOS），其他类型包括原发性纵隔（胸腺）大B细胞淋巴瘤、血管内大B细胞淋巴瘤、慢性炎症相关性大B细胞淋巴瘤、淋巴瘤样肉芽肿、ALK阳性大B细胞淋巴瘤、浆母细胞淋巴瘤、起源于HHV8相关多中心性Castleman病的大B细胞淋巴瘤、原发性渗出性淋巴瘤等。

儿童较常见的大B细胞淋巴瘤主要有弥漫大B细胞淋巴瘤-非特殊型（DLBCL-NOS），有时可见原发性纵隔（胸腺）大B细胞淋巴瘤，其他类型的大B细胞淋巴瘤较罕见。

弥漫大B细胞淋巴瘤可发生于淋巴结结内及结外，约40%的病例发生于结外。结外以胃肠道最常见，亦可见于骨、睾丸、脾、Waldeyer咽淋巴环、涎腺、肝、肾、肾上腺、肺、女性生殖系统、中枢神经系统等。

（1）弥漫大B细胞淋巴瘤-非特殊型（DLBCL-NOS） 根据形态学、免疫表型、分子生物学及临床表现等不同，可分为若干变异型和亚型。普通形态学变异型包括中心母细胞型、免疫母细胞型、间变型，少见形态学变异型包括黏液或纤维间质、假菊形团排列、印戒样、梭形等。分子亚型包括生发中心B细胞样（GCB）、活化B细胞样（ABC），免疫组织化学亚型包括CD5阳性弥漫大B细胞淋巴瘤、生发中心B细胞样（GCB）、非生发中心B细胞样（non-GCB）。

1）病理组织学特点 瘤细胞体积大（细胞核等于或大于正常巨噬细胞的核，或瘤细胞的体积超过正常淋巴细胞的2倍），形态多样，可见中心母细胞、免疫母细胞及间变性大B细胞等形态的瘤细胞。瘤细胞的体积在不同的病例（甚至在同一病例）中可以差别很大。中心母细胞型的瘤细胞胞浆中等量或丰富，嗜酸性或嗜双色性，核大，染色质空泡状，常见一个或多个核仁，少数可见分叶状核。免疫母细胞型的瘤细胞胞浆丰富，嗜碱性，核大，单个中位核仁，有时可伴有浆细胞分化。间变型的瘤细胞体积非常大，细胞核明显多形性，可见高度奇异状核、马蹄形核或花环样核，有时还可见R-S样细胞，瘤细胞黏附性强，可见癌巢状或窦内生长方式（图1-6）。

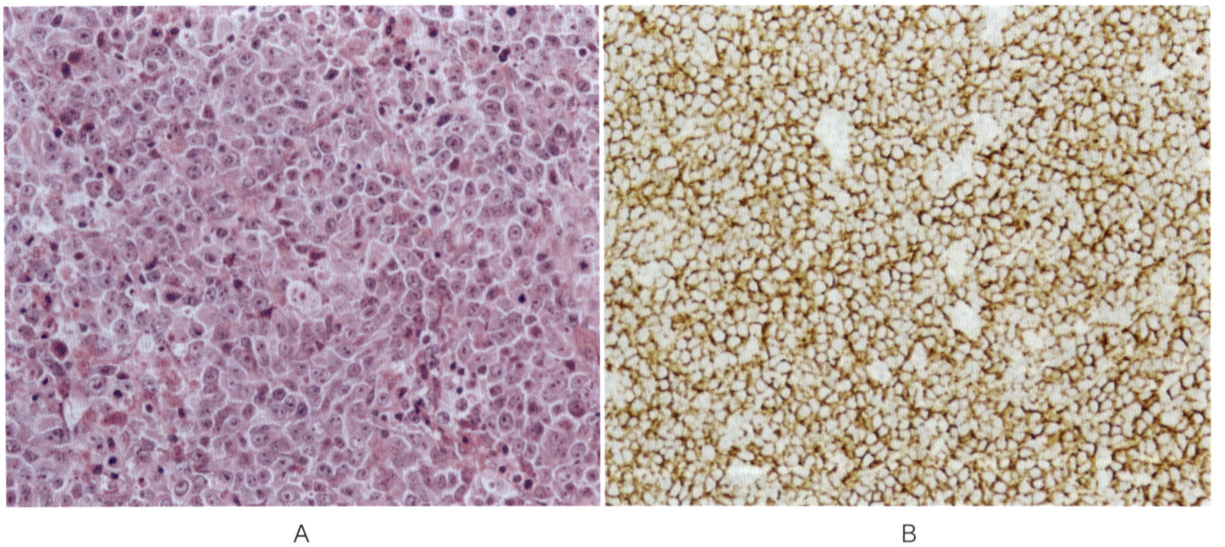

A B

图1-6 弥漫大B细胞淋巴瘤病理组织学特点和免疫组织化学染色

A. 病理组织学特点 B. 免疫组织化学染色CD20阳性

2）免疫组织化学　CD20、CD22、CD19、CD79a、PAX-5等B细胞标记阳性，生发中心B细胞样（GCB）的瘤细胞：$CD10^+$、$Bcl-6^+$、$MUM1^{-/+}$，非生发中心B细胞样（non-GCB）的瘤细胞：$CD10^-$、$Bcl-6^{-/+}$、$MUM1^+$。间变型的瘤细胞CD30弥漫阳性，ALK^-。部分病例$Bcl-2^+$，少数病例$CD5^+$。Ki-67指数高低不等。

3）分子生物学　大多数病例可检测到免疫球蛋白重链、轻链基因克隆性重排。弥漫大B细胞淋巴瘤是一种多基因作用的肿瘤，可检测到多种分子遗传学改变，包括*Bcl*-2、*Bcl*-6、*Bcl*-10、*C-MYC*等基因易位，非整倍体核型（+5、+6、+7、+18）及6q等。

4）病理诊断要点　瘤细胞体积大（细胞核等于或大于正常巨噬细胞的核，或瘤细胞的体积超过正常淋巴细胞的2倍），弥漫性生长。免疫组织化学显示B细胞标记阳性，同时根据CD10、Bcl-6、MUM1的表达情况来区分GCB样亚型和non-GCB样亚型。

（2）原发性纵隔（胸腺）大B细胞淋巴瘤［primary mediastinal（thymic） large B-cell lymphoma］　原发性纵隔弥漫大B细胞淋巴瘤是原发于纵隔（胸腺）的弥漫大B细胞淋巴瘤，推测来源于胸腺髓质星状的B淋巴细胞。它具有独特的临床、免疫表型和分子遗传学特征。

1）病理组织学特点　不同病例的形态学表现不一，瘤组织中常见纤细的硬化纤维条索分隔。瘤细胞中等至大形，胞浆丰富、淡染，核圆形或卵圆形。部分病例瘤细胞较多形，可见类似R-S细胞的分叶状核。

2）免疫组织化学　CD20、CD22、CD19、CD79a、PAX-5等B细胞标记阳性，而Ig阴性。80%以上的病例可表达CD30，但CD30的表达较弱且不均一。70%的病例CD23阳性，75%的病例表达IRF4/MUM1，55%~80%的病例Bcl-2阳性，45%~100%的病例Bcl-6阳性，只有少数病例（8%~32%）CD10阳性。

3）分子生物学　IG克隆性重排，伴超体细胞突变，无进行性突变活性。原发性纵隔（胸腺）大B细胞淋巴瘤具有独特的与经典型霍奇金淋巴瘤共享的转录标记。原发性纵隔（胸腺）大B细胞淋巴瘤持续性激活NF-κB和JAK-STAT通路，灭活SOCS1突变。通常检测不到*Bcl*-2、*Bcl*-6、*C-MYC*等基因易位。

4）病理诊断要点　病灶主要位于纵隔（胸腺），瘤组织中常见纤细的硬化纤维条索分隔，瘤细胞中等至大形，胞浆丰富、淡染，瘤细胞较多形。CD20、CD22、CD19、CD79a、PAX-5等B细胞标记阳性，而Ig阴性。CD23常阳性。虽然80%以上的病例可表达CD30，但CD30的表达较弱且不均一，CD15常阴性。

4. 间变性大细胞淋巴瘤（anaplastic large cell lymphoma，ALCL）　间变性大细胞淋巴瘤可分为ALK阳性间变性大细胞淋巴瘤、ALK阴性间变性大细胞淋巴瘤和原发性皮肤间变性大细胞淋巴瘤 3 种类型。ALK阳性间变性大细胞淋巴瘤多见于儿童和青少年，占儿童淋巴瘤的10%~20%。ALK阴性间变性大细胞淋巴瘤主要见于中老年人，罕见于儿童。原发性皮肤间变性大细胞淋巴瘤有时亦可见于儿童及年轻人。

（1）ALK阳性间变性大细胞淋巴瘤　ALK阳性间变性大细胞淋巴瘤是具有*ALK*基因易位及表达ALK蛋白和CD30的成熟T细胞淋巴瘤。瘤细胞通常体积大，多形性明显，经典的肿瘤由马蹄形核、胞浆丰富的多形性大细胞组成。ALK阳性间变性大细胞淋巴瘤必须与原发性皮肤间变性大细胞淋巴瘤及其他各种具有间变特征并且伴有或不伴CD30阳性的T细胞或B细胞淋巴瘤相鉴别。

ALK阳性间变性大细胞淋巴瘤常累及淋巴结与结外组织。最常累及的结外组织依次为皮肤、骨、软组织、肺、肝等，较少累及胃肠道和中枢神经系统，纵隔侵犯亦少见。

1）病理组织学特点　肿瘤组织形态较多样，早期病例可从淋巴结皮质区和淋巴窦浸润开始，进而累及整个淋巴结。瘤细胞通常体积大，多形性明显，可见单核、多核瘤巨细胞（马蹄形、胚胎样、花环状、R-S细胞样、破骨细胞样），部分瘤细胞体积较小。特征性瘤细胞有以下特点：胞浆丰富，核旁可见一嗜酸性区（相当于高尔基体），核偏位，核呈马蹄形、肾形或胚胎样（图1-7A）。根据瘤细胞体积的大小、形态特点及反应性背景细胞的数量，可分为以下几种形态学类型：普通型、淋巴组织细胞型、小细胞型、霍奇金样型、肉瘤样型、少细胞型、混合型等。

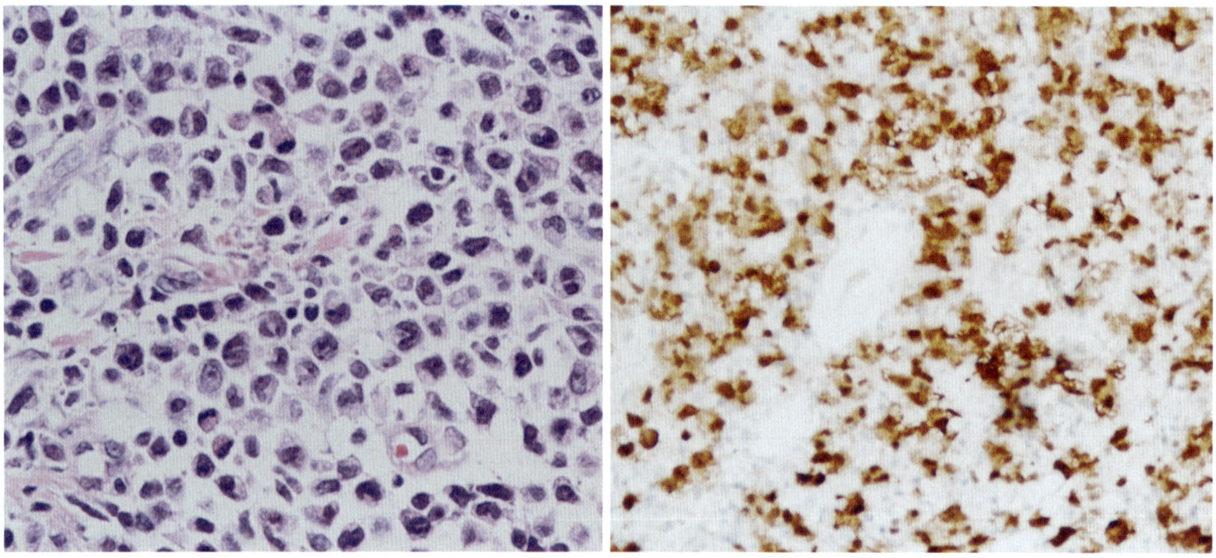

A　　B

图1-7　间变性大细胞淋巴瘤病理组织学特点和免疫组织化学染色

A．病理组织学特点　B．免疫组织化学染色ALK阳性

普通型最常见，约占60%，主要由特征性瘤细胞并混有多形性瘤巨细胞组成。

淋巴组织细胞型约占10%，瘤组织中混杂大量反应性组织细胞和淋巴细胞，这些反应性组织细胞和淋巴细胞可能会掩盖肿瘤细胞。瘤细胞体积较小，成团或散在分布，常围绕小血管周围排列。

小细胞型占5%~10%，主要由小至中等大小的瘤细胞组成，胞浆丰富，部分瘤细胞胞浆透亮，部分红染，核形不规则。易见瘤细胞围绕血管排列。

少细胞型可见明显的水肿或纤维黏液背景，瘤细胞较小，散在分布于水肿或纤维黏液背景，易被误诊为炎症性病变。

霍奇金样型可见纤维组织增生成束状，将瘤组织分隔成结节状，类似于结节硬化型霍奇金淋巴瘤。

2）免疫组织化学　瘤细胞CD30胞膜与胞浆高尔基体阳性，体积较大的瘤细胞阳性较强，而体积小的瘤细胞阳性较弱甚至阴性。在淋巴组织细胞型和小细胞型病例常可见到CD30强阳性的体积较大的瘤细胞围绕在血管周围，呈袖套状或铁轨状排列。瘤细胞ALK阳性（图1-7B），绝大部分病例（80%以上）瘤细胞表现为胞浆与胞核同时阳性，少数病例表现为仅有胞浆阳性。全T细胞抗原CD2、CD3、CD5和CD7常部分或全部丢失，如果全T细胞标记都丢失的话，可称为“裸细胞”表型。约2/3的病例

CD4和CD43阳性，绝大部分病例表达细胞毒相关抗原（TIA-1、颗粒酶B、穿孔素），大部分病例表达EMA。B细胞标记，尤其是PAX-5为阴性。CD15常为阴性，仅在个别病例的少数细胞可见阳性表达。EB病毒阴性。

3）分子生物学 约90%的病例（不论免疫组织化学T细胞标记为阴性或阳性）*TCR*基因重排阳性，其余病例均无*TCR*基因或*IG*基因的重排。大部分病例（80%以上）为t（2；5）（p23；q35），是位于2号染色体的*ALK*基因与5号染色体的*NPM*基因之间易位。其余可见2号染色体的*ALK*基因与其他染色体（如1、3、17、19、22、x等）的基因易位。

4）病理诊断要点 对于普通型的病例，诊断要点：由特征性瘤细胞并混有多形性瘤巨细胞组成，免疫组织化学显示CD30和ALK均为阳性、PAX-5阴性、细胞毒相关抗原（TIA-1、颗粒酶B、穿孔素）阳性。对于淋巴组织细胞型的病例，诊断要点：在大量反应性组织细胞和淋巴细胞的背景中认真寻找异型的瘤细胞，虽然瘤细胞体积较小，成团或散在分布，但常围绕小血管周围排列，而免疫组织化学CD30和ALK染色阳性使诊断进一步明确。对于小细胞型的病例来说，虽然瘤细胞体积小至中等大小，胞浆丰富，部分透亮，部分红染，核形不规则，瘤细胞形态不是很典型，但易见瘤细胞围绕血管排列的特点，结合免疫组织化学CD30和ALK染色阳性，即可确诊。少细胞型也是易被误诊为炎症性病变的类型之一，要注意在明显的水肿或纤维黏液背景中仔细寻找散在分布的体积较小的瘤细胞，同时也见到瘤细胞围绕在血管周围呈袖套状或铁轨状排列的这一特征性现象，结合免疫组织化学CD30和ALK染色阳性，即可确诊。霍奇金样型由于纤维组织增生而将瘤组织分隔成结节状，形态上与结节硬化型霍奇金淋巴瘤易混淆，但是免疫组织化学标记CD30和ALK均为阳性、细胞毒相关抗原（TIA-1、颗粒酶B、穿孔素）阳性、PAX-5阴性及CD15阴性时即可排除霍奇金淋巴瘤。

（2）原发性皮肤间变性大细胞淋巴瘤（primary cutaneous anaplastic large cell lymphoma） 原发性皮肤间变性大细胞淋巴瘤是属于原发性皮肤CD30阳性T细胞淋巴组织增生性疾病这一大类中的一种皮肤T细胞淋巴瘤类型，由间变性、多形性或免疫母细胞性形态学特征的瘤细胞所组成。儿童少见，好发于躯干、面部、四肢及臀部皮肤，大多数为孤立性结节，可发生溃疡。约20%为多发性病灶。其临床过程为惰性，预后好。必须与系统性间变性大细胞淋巴瘤侵犯皮肤相鉴别。

1）病理组织学特点 瘤细胞表现为非亲表皮性弥漫浸润，主要浸润真皮和皮下，病灶常呈楔形。瘤细胞多形、间变明显，形态与系统性间变性大细胞淋巴瘤相类似。

2）免疫组织化学 >75%的瘤细胞CD30阳性，ALK阴性，CD4常阳性，细胞毒相关抗原（TIA-1、颗粒酶B、穿孔素）阳性，全T标记CD2、CD3、CD5、CD7常有不同程度的丢失，EMA阴性。

3）分子生物学 大部分病例TCR基因重排阳性，未见包括ALK基因在内的易位。

4）病理诊断要点 病变主要局限于皮肤，临床过程为惰性，这两点是非常重要的临床特点。免疫组织化学显示ALK阴性、EMA阴性。

5. NK/T细胞淋巴瘤（extranodal NK/T cell lymphoma，nasal type） 结外NK/T细胞淋巴瘤，鼻型主要发生在结外，最常见于鼻腔，亦可见于鼻咽、腭部、皮肤、软组织、胃肠道和睾丸等。肿瘤具有形态多样，常有噬血管性并多伴血管破坏、明显坏死等形态学特点。绝大部分病例为$CD56^+$和EB病毒阳性的NK细胞表型，少部分病例为$CD56^-$、细胞毒相关抗原阳性和EB病毒阳性的毒性T细胞表型。NK/T细胞淋巴瘤多发生于亚洲、南美洲以及墨西哥，常发生于成年男性，儿童少见。

（1）病理组织学特点 发生于黏膜者常见溃疡形成，凝固性坏死很常见。瘤细胞弥漫性浸润，常见血管中心浸润和血管破坏现象。瘤细胞形态多样，可以是小细胞、中等细胞、大细胞或间变细胞。多数病例为中等细胞或大小混合细胞。胞浆中等量，淡染或透亮，胞核圆形或不规则形，染色质颗粒状，核仁不明显或有小核仁。核分裂象易见。瘤组织（尤其是小细胞和混合细胞为主的病例）中常见大量反应性炎性细胞（包括小淋巴细胞、浆细胞、组织细胞、嗜中性粒细胞、嗜酸性粒细胞等）混杂，有时候这些病例易误诊为炎性疾病。有些病例可见鳞状上皮呈假上皮瘤样增生，可误诊为鳞状细胞癌。

（2）免疫组织化学　最典型的免疫表型为CD2^{+}、CD56^{+}、表面CD3^{-}、胞浆CD3ε^{+}、EB病毒阳性。少数病例为CD56^{-}、细胞毒相关抗原阳性和EB病毒阳性的毒性T细胞表型。细胞毒颗粒相关抗原（如TIA1、颗粒酶B、穿孔素）常阳性，其中以TIA1的阳性率为最高。其他T细胞和NK细胞的相关抗原为阴性，包括CD57、CD4、CD5、CD8、TCRδ、βF1和CD16。而CD43、CD45RO、HLA-DR和CD25等常阳性。不少病例中可见数量不等的瘤细胞（特别是体积较大的瘤细胞）呈CD30阳性，偶尔可见CD7阳性。

（3）分子生物学　大多数病例T细胞受体和免疫球蛋白呈胚系构型，少数病例可检测到TCR单克隆重排，这些病例极有可能是毒性T细胞来源。EB病毒常呈克隆性附加染色体存在。已有多种细胞遗传学异常的报道，但至今仍无特异染色体易位被发现。

（4）病理诊断要点　NK/T细胞淋巴瘤在儿童中少见，在诊断时要相当慎重，特别要与由EB病毒感染所致的炎症性疾病（如传染性单核细胞增多症）相鉴别。NK/T细胞淋巴瘤瘤细胞弥漫性浸润，常见血管中心浸润和血管破坏现象。免疫组织化学标记显示CD2^{+}，CD56^{+}，CD5^{-}，常常CD7^{-}。如果CD56阴性时，诊断NK/T细胞淋巴瘤要慎之又慎。传染性单核细胞增多症常好发于儿童和青少年，发病早期常有发热和上呼吸道感染的症状，此时如果取鼻咽或扁桃体组织活检，就有可能误诊为NK/T细胞淋巴瘤。鉴别要点是传染性单核细胞增多症临床上有发热、咽峡炎、淋巴结肿大“三联征”及可伴有肝、脾肿大。临床病程急而短，为自限性疾病，肿大的淋巴结可于数周内消退。血中淋巴细胞增多并有异型淋巴细胞，但骨髓涂片未见异型淋巴细胞；实验室检查嗜异性凝集试验和EB病毒早期特异性抗体（IgM）阳性具有诊断意义。

三、少见儿童淋巴瘤

（一）儿童滤泡性淋巴瘤（paediatric follicular lymphoma）

儿童滤泡性淋巴瘤是滤泡性淋巴瘤的一种变异型，是2008年WHO淋巴瘤和白血病分类第四版中提出来的新亚型。它与传统的成人滤泡性淋巴瘤在临床表现和预后等方面有很大不同。儿童滤泡性淋巴瘤通常累及颈部淋巴结，亦可累及其他部位淋巴结和Waldeyer咽淋巴环甚至结外组织。患者的病变较局限，临床分期为Ⅰ期或Ⅱ期，预后好。

儿童滤泡性淋巴瘤的病理特点：①组织学方面，滤泡形态大小不一，常见膨胀的大滤泡，中心母细胞样细胞数量较多，分级通常为Ⅲ级。②免疫组织化学显示CD20、CD79a、PAX-5等B标记阳性，CD10和Bcl-6阳性，而Bcl-2常为阴性。有报道Bcl-2阳性的儿童滤泡性淋巴瘤与Bcl-2阴性的患者相比较，临床分期较高，预后较差。③分子生物学方面，存在*IG*克隆性基因重排，但常缺乏t（14；18）（q32；q21）易位和*Bcl*-2基因重排。

（二）结外黏膜相关淋巴组织边缘区淋巴瘤（extranodal marginal zone lymphoma of mucosa-associated lymphoid tissue，MALT lymphoma）

这是一种结外淋巴瘤，占所有B细胞淋巴瘤的7%~8%，占原发性胃淋巴瘤的50%，大多数病例为成年人，儿童少见。MALT淋巴瘤最常发生于胃肠道，尤其是胃，其他依次为涎腺、肺、头颈部、眼附属器、皮肤、甲状腺、乳腺等。

MALT淋巴瘤的病理特点：①组织学方面，由包括边缘区细胞（中心细胞样细胞）、单核样细胞或小淋巴细胞等形态多样的小B细胞组成，瘤组织中常见数量不等的瘤细胞呈浆样分化，部分病例可出现明显的浆样分化，甚至与浆细胞瘤难以区分。当瘤细胞浸润上皮时，可见淋巴上皮病变。②免疫组织化学：CD20、CD79a、PAX-5等B标记阳性，IgM^{+}，IgA和$IgG^{+/-}$，$CD23^{-}$，$CyclinD1^{-}$，$CD10^{-}$，$Bcl\text{-}6^{-}$，CD5一般为阴性，极少数病例CD5可阳性。③分子生物学方面，存在*IG*轻链、重链基因克隆性重排。

（三）种痘样水疱病样淋巴瘤（hydroa vacciniforme-like lymphoma）

这是一种发生于儿童的EB病毒阳性的皮肤T细胞淋巴瘤，与昆虫叮咬过敏和日晒过敏有关。好发于亚洲以及中南美洲和墨西哥的土著居民。一般先累及阳光暴露部位的皮肤，尤其是面部。临床上常表现为皮肤先出现水疱样丘疹，逐渐发展为溃疡，随后结痂形成瘢痕。部分病例（特别是在疾病的晚期）可出现全身症状，比如发热、消瘦、淋巴结肿大和肝脾肿大。

牛痘水疱样淋巴瘤的病理特点：①组织学方面，瘤细胞小至中等大小，轻度异型。瘤细胞浸润皮肤表皮、真皮直至皮下组织。病灶中可见坏死、血管浸润和血管中心性生长，病灶的披覆上皮常见溃疡。②免疫组织化学：大多数病例瘤细胞为毒性T细胞表型：$CD3^{+}$、$CD8^{+}$、细胞毒颗粒相关抗原（如TIA1、颗粒酶B、穿孔素）阳性，少数病例瘤细胞为NK细胞表型：$CD56^{+}$、EB病毒阳性。③分子生物学方面，大部分病例可检测到*TCR*基因克隆性重排，而来源于NK细胞的病例无*TCR*基因克隆性重排。

（四）组织细胞和树突细胞肿瘤

组织细胞和树突细胞肿瘤是淋巴组织肿瘤中最少见的类型。组织细胞肿瘤是来源于单核性吞噬细胞/组织细胞。树突细胞肿瘤则与几种不同的辅助抗原呈递细胞系相关，这些细胞有吞噬、处理并呈递抗原给T细胞和B细胞的功能。这一类肿瘤主要包括组织细胞肉瘤、朗格汉斯细胞组织细胞增生症、朗格汉斯细胞肉瘤、指状树突细胞肉瘤、滤泡树突细胞肉瘤、其他少见树突细胞肿瘤及播散性幼年性黄色肉芽肿，其中朗格汉斯细胞组织细胞增生症多发生于儿童。因此以下主要介绍朗格汉斯细胞组织细胞增生症、组织细胞肉瘤和滤泡树突细胞肉瘤。

1\. 朗格汉斯细胞组织细胞增生症（langerhans cell histiocytosis） 是来源于朗格汉斯细胞的肿瘤。朗格汉斯细胞来源于骨髓，可将抗原呈递给T淋巴细胞。最早被发现于皮肤，但也分布于其他器官。过去称为组织细胞增生症X、嗜酸性肉芽肿、Hand-Schuller-Christian病和Letterer-Siwe病的病变都属于朗格汉斯细胞组织细胞增生症的不同临床表现。朗格汉斯细胞组织细胞增生症多数病例发生于儿童，男性多见。

朗格汉斯细胞组织细胞增生症的病变可表现为单个病灶、局限于单个系统（通常为骨）的多发病灶及累及多个系统的播散性病灶。出现单灶性病变的患者多为年长的儿童或成年人，常表现为溶骨性病变并破坏骨皮质。发生于其他部位的孤立性病灶可表现为肿块或肿大的淋巴结。单系统的多灶性病变患者多为幼儿，表现为多灶性的骨破坏性病损，常伴有周围软组织包块。颅骨和下颌骨常被累及，颅骨病变常伴发糖尿病性尿崩症。多灶性多器官病变的患者常为婴儿，表现为发热、皮损、肝脾肿大、淋巴结肿大、骨的病变和全血细胞减少。

朗格汉斯细胞组织细胞增生症的病理特点：①组织学方面，肿瘤由特征性的背景和朗格汉斯细胞构成，朗格汉斯细胞的特点是有核沟、核折叠、凹陷或呈分叶状，染色质细，核仁不明显，核膜薄。特征性的背景常包括数量不等的嗜酸性粒细胞、组织细胞、中性粒细胞和小淋巴细胞。②免疫组织化学：CD1a、Langerin和S100恒定阳性，CD68、vimentin和HLA-DR阳性，CD45和溶菌酶的表达不定或弱阳性，T细胞标记（除CD4外）和B细胞标记为阴性，MPO、CD30、CD21和CD35亦为阴性。③分子生物学方面，X染色体连锁的雄激素受体基因试验（HUMARA）显示，除一些成人肺病变外，朗格汉斯细胞组织细胞增生症呈克隆性。免疫球蛋白重链和T细胞受体基因均为胚系构型。

2. 组织细胞肉瘤（histiocytic sarcoma） 是来源于单核性吞噬细胞/组织细胞的肿瘤，而单核性吞噬细胞/组织细胞来自循环外周血内单核细胞池，并穿过血管壁到达作用部位。因此有时单核细胞源性白血病与组织细胞肉瘤形态上不易区分，但由于组织细胞/巨噬细胞并不是循环细胞，多数组织细胞肉瘤表现为孤立性肿块。组织细胞肉瘤绝大多数病例发生于成年人，儿童罕见。

患者常表现为孤立性肿块，常伴有发热、体重减轻等全身症状，可伴有肝、脾肿大及各类血细胞减少。

组织细胞肉瘤的病理特点：①组织学方面，瘤细胞呈弥漫性非黏附性生长，瘤细胞体积大，圆形或多形，可见局灶性肉瘤样区域，胞浆丰富，嗜酸性，常见微空泡，有时可见嗜血细胞现象，核大，圆形或不规则折叠状，核常偏位，常见大的分叶核。②免疫组织化学：瘤细胞表达一种或多种组织细胞标记，包括CD163、CD68（KP1和PGM1）及溶菌酶。CD68和溶菌酶表现为胞浆颗粒状染色，溶菌酶的阳性着色主要集中于高尔基体区，CD163阳性定位于细胞膜和/或细胞浆。CD45、CD4、CD45RO及HLA-DR常为阳性，少数病例瘤细胞CD15弱阳性，S100可为弱阳性或局灶阳性。朗格汉斯细胞标记（CD1a、Langerin）、滤泡树突细胞标记（CD21、CD35）及髓细胞标记（CD13、CD33及MPO）均为阴性，特异性T细胞和B细胞标记均为阴性。HMB45、EMA及CK均为阴性。③分子生物学方面，组织细胞肉瘤常缺乏IGH或TCR基因克隆性重排。

3. 滤泡树突细胞肉瘤（follicular dendritic cell sarcoma） 是来源于淋巴滤泡树突细胞的肿瘤，是一种罕见的肿瘤，多数病例为成年人。

滤泡树突细胞肉瘤的病理特点：①组织学方面，瘤细胞呈卵圆形或梭形，束状、席纹状、漩涡状、弥漫片状或模糊的结节状排列。瘤细胞胞界欠清，中等量嗜酸性胞浆，核卵圆形或梭形，核膜薄，染色质空泡状或细颗粒状，可见小核仁。大多数病例瘤细胞异型性不明显，但部分病例瘤细胞可见明显的异型性。②免疫组织化学：瘤细胞表达一种或几种滤泡树突细胞标记，如CD21、CD23、CD35、KiM4P及CAN.42，Clusterin几乎总是阳性。EMA、S100、CD68表达不定。③分子生物学方面，免疫球蛋白及TCR基因均为胚系构型。

（林素暇）

第四节 骨髓细胞学诊断

临床上，恶性淋巴瘤主要分为两大类，即霍奇金淋巴瘤（Hodgkin lymphoma，HL）和非霍奇金淋巴瘤（non-Hodgkin lymphoma，NHL）。疾病晚期淋巴瘤细胞可侵犯骨髓，探讨骨髓侵犯对指导淋巴瘤的分期、治疗方案及预后监测均有重要意义。

所有淋巴瘤患者均应行骨髓穿刺和/或活检，骨髓肿瘤侵犯提示患者为Ⅳ期。淋巴瘤骨髓侵犯的骨髓像大多处于增生活跃或明显活跃水平，淋巴瘤细胞多少不一，甚至可达白血病标准，细胞形态视淋巴瘤病理类型而定。淋巴瘤骨髓侵犯与病理类型有关，非霍奇金淋巴瘤骨髓侵犯率明显高于霍奇金淋巴瘤。

本节主要讨论儿童淋巴瘤的主要病理类型骨髓侵犯的细胞学诊断。

一、霍奇金淋巴瘤

霍奇金淋巴瘤骨髓诊断在于确认骨髓是否存在各种类型的R- S 细胞，典型的R-S细胞胞体较大，呈圆形或类圆形，其直径为15~60μm；胞浆丰富，呈蓝灰色，常见空泡；核膜厚；核内有巨大的圆形或椭圆形的核仁。最具特征性的R-S细胞是镜影核、双核及具有巨大包涵体样核仁的R-S细胞，称为诊断性R-S细胞，见图1-8。其他尚有变异的R-S细胞，包括单核的霍奇金细胞、多核细胞及畸形核细胞，见图1-9。

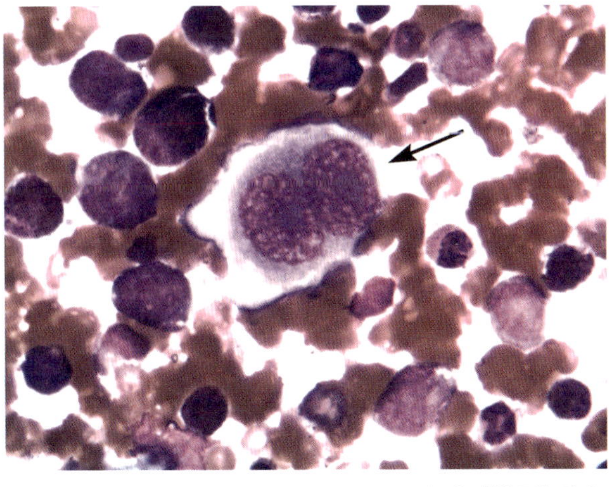

图1-8 霍奇金淋巴瘤骨髓侵犯典型R-S细胞（镜影细胞）

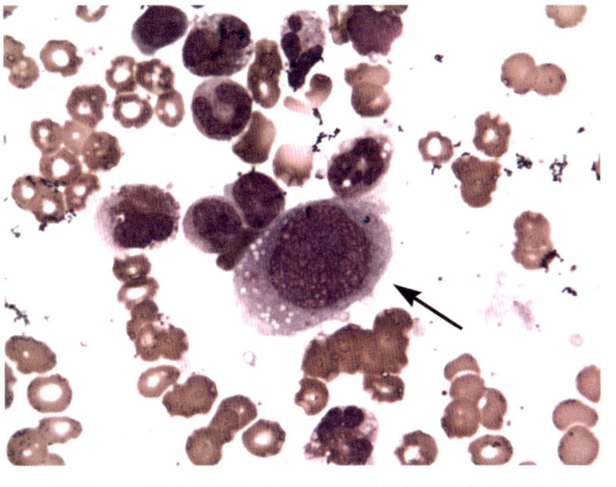

图1-9 霍奇金淋巴瘤骨髓侵犯单核的霍奇金细胞

1. **血像** 霍奇金淋巴瘤的血像一般无特殊，部分患者可有轻度至中度贫血，血涂片中往往出现幼稚红细胞。白细胞及血小板计数往往正常，疾病晚期可降低。嗜酸性粒细胞比例往往增高，少数可出现类白血病反应，但罕见有R-S细胞。

2. **骨髓像** 霍奇金淋巴瘤的骨髓涂片呈增生活跃或明显活跃，骨髓像嗜酸性粒细胞比例往往增高，因霍奇金淋巴瘤细胞较少侵犯骨髓，骨髓涂片仅有3%的病例找到具有诊断价值的R-S细胞，较骨髓活检阳性率低，罕见有R-S细胞白血病。

二、非霍奇金淋巴瘤

儿童非霍奇金淋巴瘤病理组织类型明显与成人不同，是以高度恶性、侵袭性强的病理类型为主，主要有4种组织类型：淋巴母细胞淋巴瘤、伯基特淋巴瘤、弥漫大B细胞淋巴瘤和间变性大细胞淋巴瘤。每种亚型骨髓侵犯均有各自的形态学特点。

（一）淋巴母细胞淋巴瘤

淋巴母细胞淋巴瘤占儿童青少年非霍奇金淋巴瘤的30%，常有骨髓、肝脾、中枢神经系统的侵犯。在WHO分类中将淋巴母细胞淋巴瘤与急性淋巴细胞白血病归属于同一种疾病。淋巴母细胞淋巴瘤骨髓侵犯在骨髓细胞形态学和免疫表型上与急性淋巴细胞白血病相似。当只表现为瘤块不伴或仅有轻微血液和骨髓受累时（即骨髓原幼淋巴细胞＜25%），应诊断为淋巴瘤；当广泛血液和骨髓受累时（即骨髓原幼淋巴细胞≥25%），诊断为急性淋巴细胞白血病较为合适。这只是比较武断的人为划分，还不清楚这种划分的生物学及临床意义。淋巴母细胞淋巴瘤根据免疫表型不同又分为T淋巴母细胞淋巴瘤（T-LBL）和B淋巴母细胞淋巴瘤（B-LBL）。T淋巴母细胞淋巴瘤和B淋巴母细胞淋巴瘤原始淋巴细胞增殖的形态学特征相似，因此，细胞形态学检查不能用于区分他们的免疫表型，需要采用流式细胞学检查才能鉴别两者免疫表型。

1. 血像 早期无肿瘤细胞侵犯时，血像一般无特殊。当进展为淋巴瘤白血病期时，血像中白细胞总数大多明显增高，分类易见原幼稚淋巴细胞，涂抹细胞易见，此时血红蛋白和血小板数往往会减少。

2. 骨髓像 淋巴母细胞淋巴瘤侵犯骨髓时往往骨髓有核细胞增生明显活跃或极度活跃，增生低下者少见。淋巴母细胞形态多样，从胞体小、胞浆量量少、染色质较粗、核仁显隐不一的小原始淋巴细胞到胞体大、胞浆量中等、蓝色或灰蓝色、偶见空泡、染色质疏松、多个清晰核仁的原始淋巴细胞。前者倾向于急性淋巴细胞白血病FAB-L1型（图1-10A），而后者倾向于急性淋巴细胞白血病FAB-L2型（图1-10B，图1-10C）。淋巴母细胞淋巴瘤和急性淋巴细胞白血病两者细胞在形态学上无明显差异。

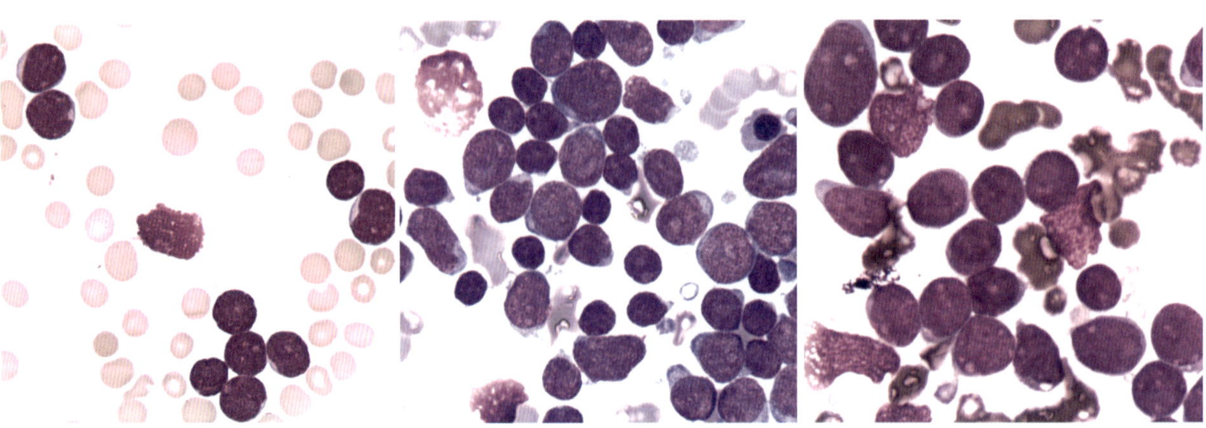

A B C

图1-10 淋巴母细胞淋巴瘤骨髓侵犯肿瘤细胞形态学图像

3. 细胞化学染色 淋巴母细胞的过氧化物酶（POX）染色呈阴性反应（图1-11A），偶见阳性反应（图1-11B），这可能和淋巴母细胞往往会伴有髓系表达有关。过碘酸-席夫（PAS）染色多呈红色粗颗粒状或块状强阳性反应（图1-11C），且围绕胞核呈环状排列，胞质背景清晰，但有少量病例淋巴母细胞PAS染色呈阴性反应。当诊断为急性粒细胞白血病（ALL）时，中性粒细胞碱性磷酸酶（NAP）积分值明显增高，这是与急性髓细胞白血病（AML）相区别的重要方法之一。

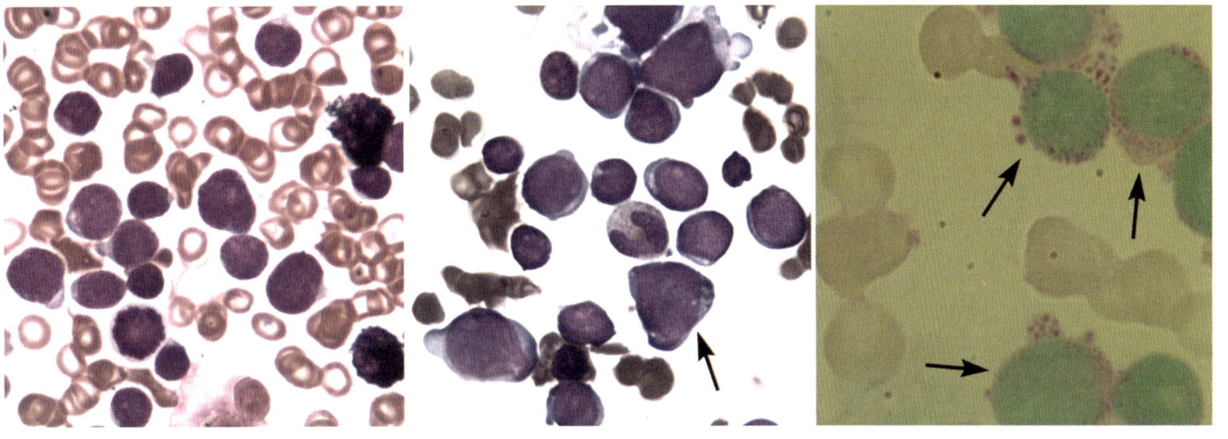

A B C

图1-11 淋巴母细胞淋巴瘤骨髓组织化学染色

A. POX染色阴性反应 B. 偶见阳性反应 C. PAS强阳性反应

4. 鉴别诊断 临床上，小圆细胞肿瘤，例如转移性神经母细胞瘤、横纹肌肉瘤、尤文氏肉瘤等发生骨髓侵犯时，与急性淋巴细胞白血病十分相似，但一般转移性小圆细胞瘤胞体较原始淋巴细胞大，且成堆分布，必要时通过流式细胞学检查鉴别。另外，极微分化急性髓细胞白血病（AML-M0）与急性淋巴细胞白血病细胞极其相似，但其PAS反应为阴性或弱阳性，两者主要通过流式细胞学检查鉴别。

5. 淋巴母细胞淋巴瘤骨髓侵犯诊断标准 当骨髓瘤细胞≥5.0%时，诊断为淋巴母细胞淋巴瘤侵犯骨髓；当骨髓瘤细胞≥25%时，诊断为淋巴母细胞白血病即急性淋巴细胞白血病。

（二）伯基特淋巴瘤

伯基特淋巴瘤占儿童非霍奇金淋巴瘤的40%，常有骨髓和中枢神经系统侵犯，骨髓侵犯肿瘤细胞形态学与急性淋巴细胞白血病FAB-L3型相同，当骨髓瘤细胞≥25%时，即为伯基特白血病。

1. 血像 本病早期无贫血，白细胞数正常或略高，血小板正常或降低，可有嗜酸性粒细胞不同程度的升高。当转化为伯基特白血病时，白细胞数大多明显增高，血涂片易见形态典型的原幼稚淋巴细胞（图1-12）。

2. 骨髓像 淋巴瘤侵犯骨髓时往往骨髓有核细胞增生明显活跃或极度活跃，增生低下者少见，可有嗜酸性粒细胞不同程度的升高。骨髓涂片可见形态典型的原幼稚淋巴细胞：细胞大小较均一；核形较规则，呈圆形或类圆形；染色质呈细点状；核仁明显1个或多个呈小泡状；胞浆丰富，深蓝色，浆中有数量不等的空泡，呈明显蜂窝状（图1-13）。伯基特淋巴瘤和急性淋巴细胞白血病FAB-L3型两者细胞在形态学上无明显差异。

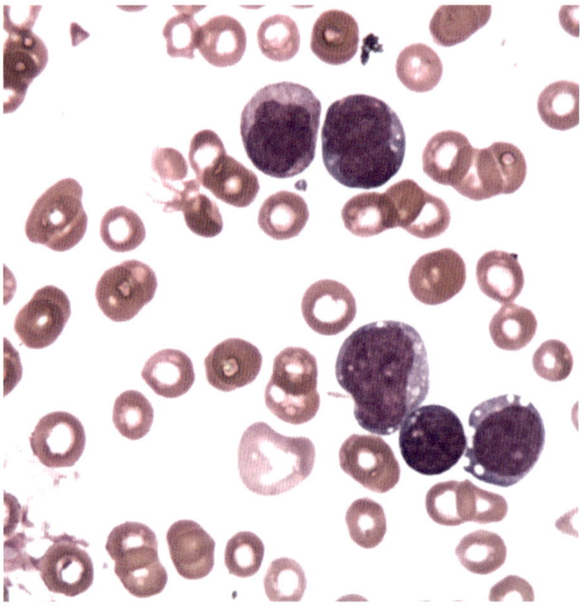

图1-12　伯基特白血病外周血血像

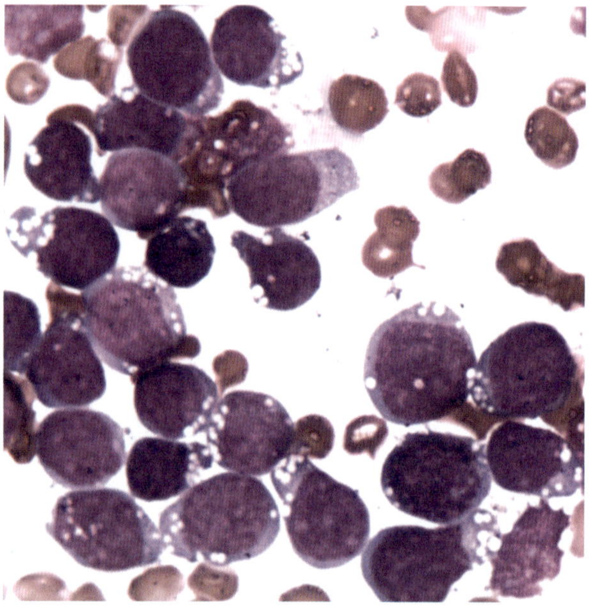

图1-13　伯基特白血病骨髓像

3. 细胞化学染色　伯基特淋巴瘤细胞过氧化物酶（POX）染色呈阴性反应（图1-14A），过碘酸-席夫（PAS）染色多呈红色粗颗粒状或块状强阳性反应（图1-14B）。

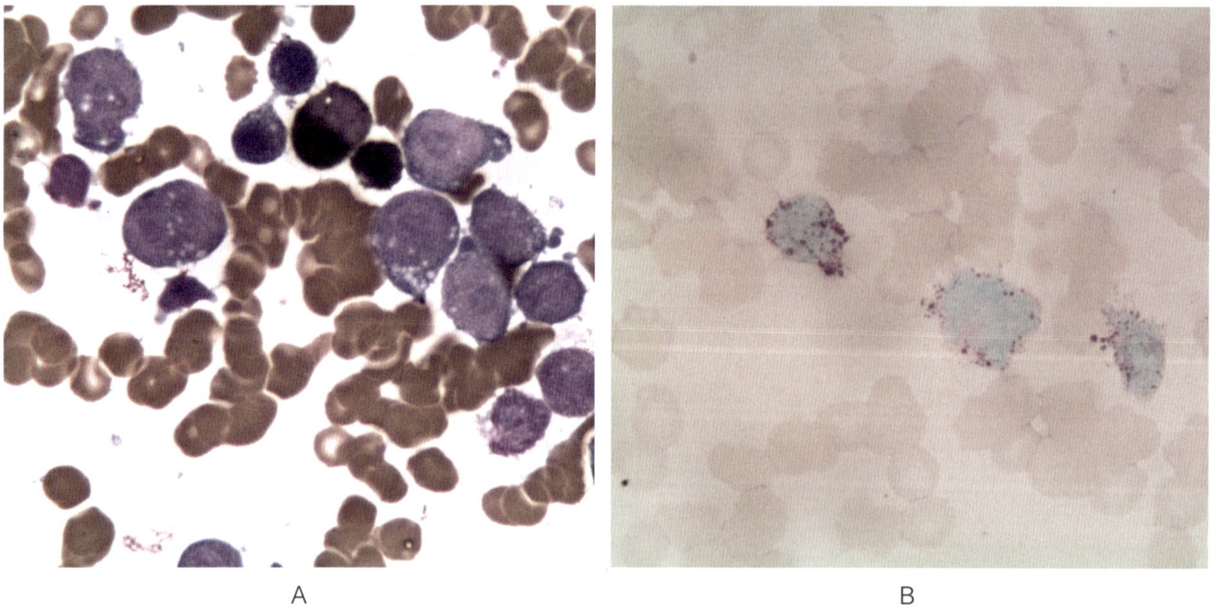

A　　B

图1-14　伯基特淋巴瘤骨髓肿瘤细胞化学染色

A. POX染色呈阴性反应　B. PAS染色呈强阳性反应

4. 鉴别诊断　临床上，当淋巴母细胞淋巴瘤和弥漫大B细胞淋巴瘤侵犯骨髓时，有时瘤细胞也易见空泡，但两者只是部分瘤细胞出现空泡，而该型淋巴瘤侵犯骨髓时，瘤细胞几乎都有空泡。当然，这只是主观经验上的判断，需要通过流式细胞学及病理学检查鉴别确诊。

5. 伯基特淋巴瘤骨髓侵犯诊断标准　当骨髓瘤细胞≥5.0%时，诊断为淋巴瘤侵犯骨髓；当骨髓瘤细胞≥25%时，诊断为伯基特白血病。

（三）弥漫大B细胞淋巴瘤

弥漫大B细胞淋巴瘤占儿童青少年非霍奇金淋巴瘤的10%~20%，更常见于10岁以上儿童，较少侵犯骨髓和中枢神经系统。

1. 血像 早期无肿瘤细胞侵犯时，血像一般无特殊。当进展为淋巴瘤白血病期时，血像中白细胞总数大多有不同程度增高，分类易见原幼稚淋巴细胞，此时血红蛋白和血小板数往往会减少。

2. 骨髓像 弥漫大B细胞淋巴瘤侵犯骨髓时，往往骨髓有核细胞增生明显活跃或极度活跃，增生低下者少见。瘤细胞的形态呈多形性，大小不定，一般来讲，此型瘤细胞体积较大；胞浆量多少不定，染蓝色，部分浆中也出现数量不等的空泡；核圆形或类圆形；染色质粗细不定，多数有大而明显核仁（图1-15A，图1-15B）。

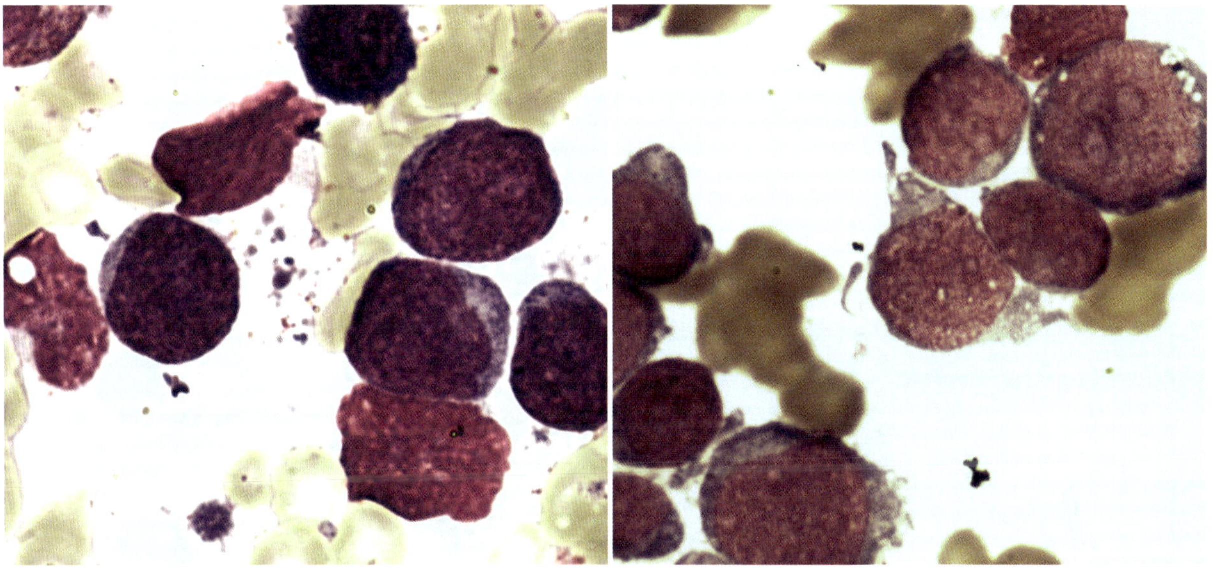

A B

图1-15 弥漫大B细胞淋巴瘤骨髓侵犯图像

3. 细胞化学染色 弥漫大B细胞淋巴瘤细胞过氧化物酶（POX）染色呈阴性反应（图1-16A），过碘酸-席夫（PAS）染色多呈红色颗粒状阳性反应（图1-16B）。

4. 鉴别诊断 临床上，当弥漫大B细胞淋巴瘤侵犯骨髓时，需要和淋巴母细胞淋巴瘤鉴别，但单纯靠细胞形态学无法正确区分两者，需要结合流式细胞学及病理学检查鉴别确诊。

5. 弥漫大B细胞淋巴瘤骨髓侵犯诊断标准 当骨髓瘤细胞≥5.0%时，诊断为淋巴瘤侵犯骨髓；当骨髓瘤细胞≥25%时，诊断为淋巴瘤白血病。

（四）间变性大细胞淋巴瘤

间变性大细胞淋巴瘤占儿童青少年非霍奇金淋巴瘤的10%，较少侵犯骨髓和中枢神经系统。但是如果骨髓侵犯，则预后差。

1. 血像 患者可有不同程度的贫血，白细胞数正常或减少，血小板减少者常见，可能和此病易发生肿瘤-相关性噬血细胞综合征有关。

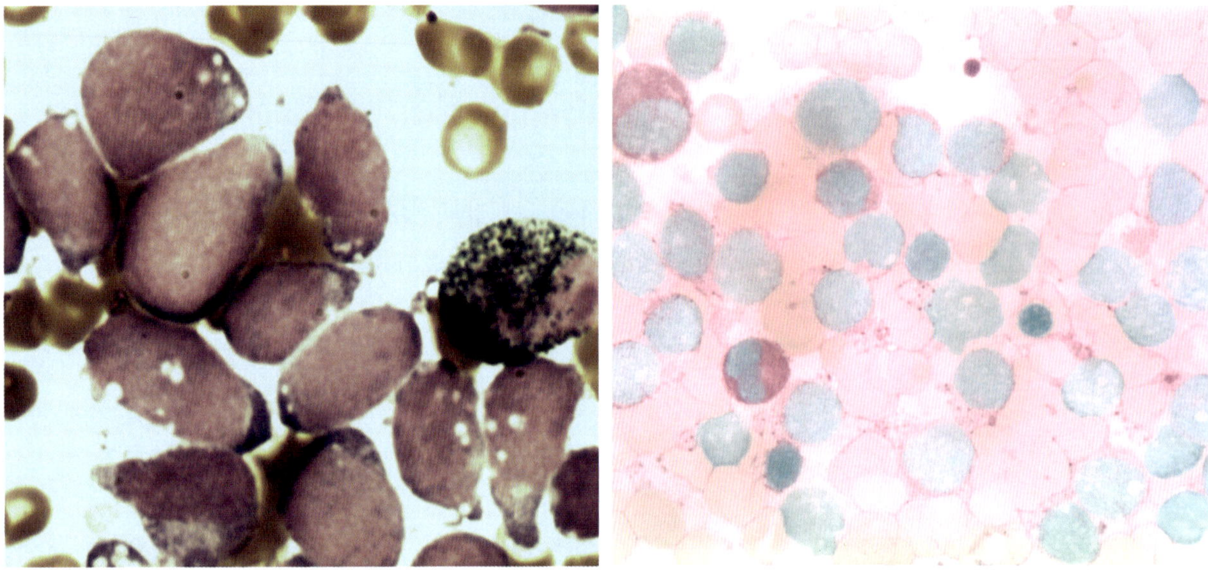

A B

图1-16 弥漫大B细胞淋巴瘤骨髓肿瘤细胞化学染色

A. POX染色阴性 B. PAS染色阳性

2. 骨髓像 当间变性大细胞淋巴瘤侵犯骨髓时，骨髓涂片可见胞体大且形态异形的瘤细胞：胞体巨大，外形不规则；胞浆丰富，灰蓝色，可见空泡；核形多变如多叶、马蹄形、卷曲、凹陷折叠等；染色质呈粗网状，核仁明显或不显；易见双核（R-S样）细胞（图1-17A，图1-17B）。

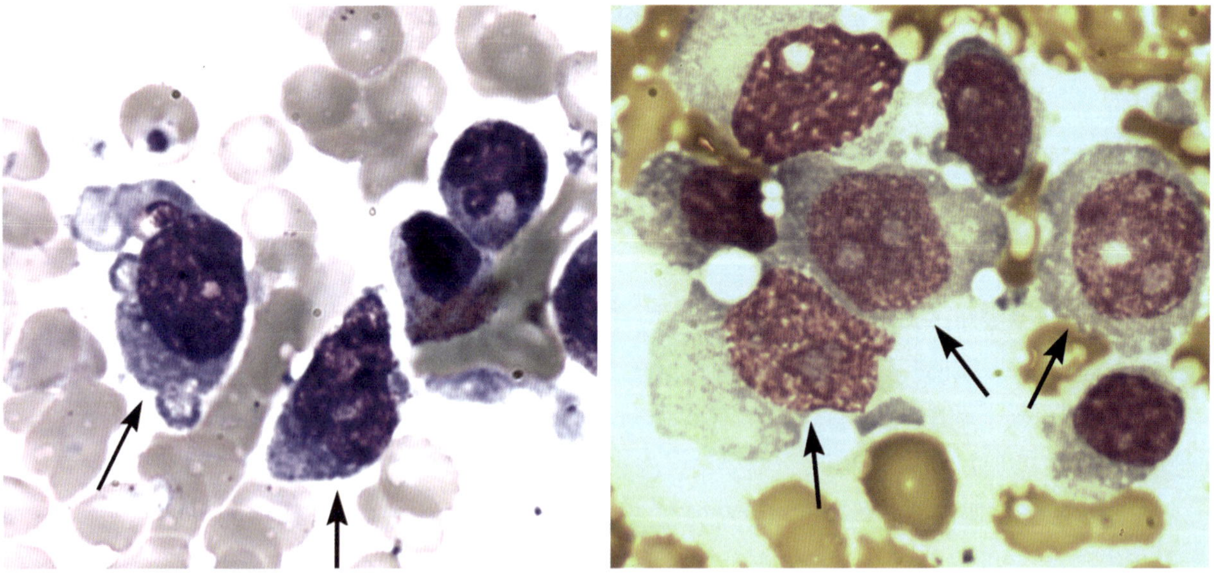

A B

图1-17 间变性大细胞淋巴瘤骨髓侵犯图像

3. 细胞化学染色 间变性大细胞淋巴瘤细胞过氧化物酶（POX）染色呈阴性反应（图1-18A），过碘酸-席夫（PAS）染色多呈红色粗颗粒状阳性反应（图1-18B）。

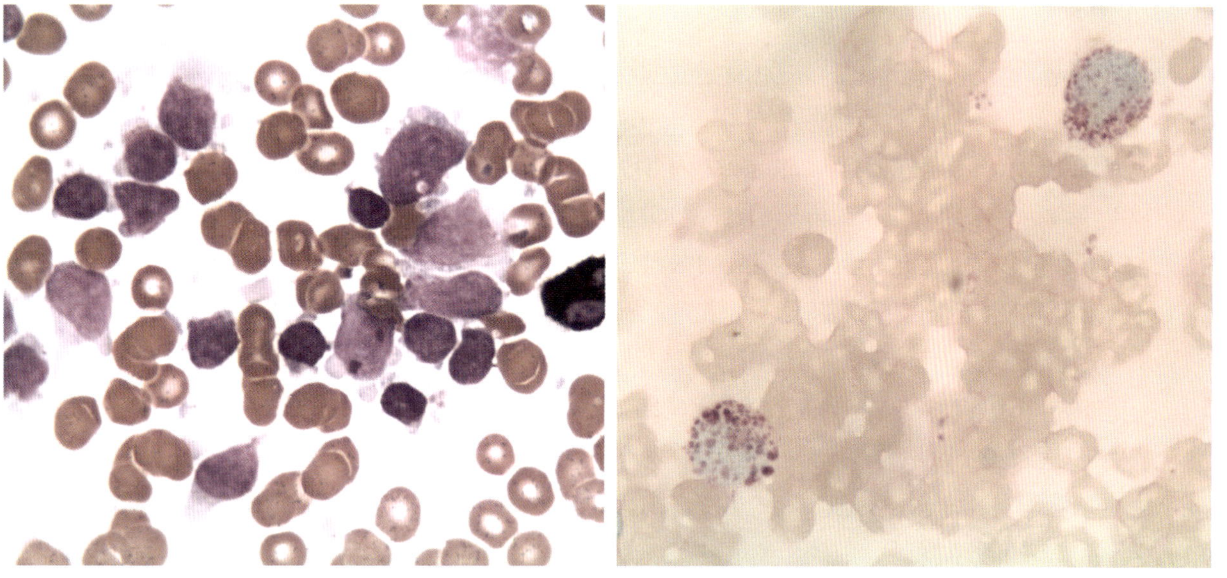

A　　　　B

图1-18 间变性大细胞淋巴瘤骨髓肿瘤细胞化学染色

A. POX染色阴性　B. PAS染色阳性

4. 鉴别诊断 间变性大细胞淋巴瘤侵犯骨髓时与恶性组织细胞极易混淆，两者过氧化物酶（POX）染色均呈阴性反应，但两者免疫表型不同，可以通过流式细胞学检测加以鉴别。另外，胞体巨大且形态异形较严重的瘤细胞需要和霍奇金细胞鉴别，这时病理学检查非常重要。

5. 间变性大细胞淋巴瘤骨髓侵犯诊断标准 当骨髓瘤细胞≥5.0%时，诊断为淋巴瘤侵犯骨髓；当骨髓瘤细胞≥25%时，诊断为淋巴瘤白血病。

（陈跃琼）

第五节 骨髓和腔积液流式细胞学的诊断

儿童淋巴瘤可侵犯骨髓、腹腔、胸腔和蛛网膜下腔。诊断骨髓侵犯的主要手段是骨髓细胞形态学结合流式细胞术免疫分型或骨髓病理活检。腹腔、胸腔和蛛网膜下腔等腔积液细胞形态学结合流式细胞术免疫分型也有助于淋巴瘤的诊断。

WHO淋巴系统肿瘤的分类首先要求明确细胞起源：B细胞、T细胞或NK细胞，再根据细胞的成熟度将细胞分为2个主要分化阶段，即发生于前驱细胞的白血病/淋巴瘤和发生于成熟（周围）细胞的白血病/淋巴瘤。流式细胞术免疫分型在判断细胞起源、分期方面具有独特的优点，已成为临床诊断淋巴瘤的重要辅助手段。流式细胞术免疫分型首先依据B细胞、T细胞、NK细胞特异性标志和/或泛系标志确定病理细胞群的系列，然后根据阶段性标志和常见的伴系表达标志进一步判断细胞的阶段，同时结合其他系别标志的表达情况做鉴别诊断，最后根据淋巴瘤诊断标准做出疾病的诊断。

一、淋巴瘤骨髓流式细胞术免疫分型概述

流式细胞术免疫分型在判断细胞起源、分期方面具有独特的优点，已成为临床诊断上述淋巴瘤的重要辅助手段。在介绍儿童常见淋巴瘤的免疫分型特点之前，首先了解B细胞、T细胞正常发育过程的抗原表达规律，以便更好地理解上述疾病的白血病相关免疫分型。

（一）正常B淋巴细胞抗原的表达规律

B细胞的泛系标志有cCD79a、CD19、CD22，原始标志是CD34、TdT，阶段标志有CD10、CD20、CD23、FMC7、CD79b、cIgM。各正常发育阶段B细胞的标志表达特点见表1-3。一般将B细胞在骨髓中分化成熟的阶段分为Ⅳ期：

第Ⅰ期：早前B细胞，表达CD34、TdT、HLA-DR、CD38、CD22，高荧光强度的CD10。CD19、CD45较弱，CD20阴性。

第Ⅱ期：前B细胞，CD34、TdT变为阴性，CD22、CD38强度不变，仍为中等强度。CD10强度减少，CD19、CD45强度增加，CD20开始表达，胞浆IgM阳性。

第Ⅲ期：过渡期B细胞，CD38强度仍然不变，CD10弱阳性，CD20、CD45的强度继续增加达到最高值，FMC7及胞膜IgM开始出现。

第Ⅳ期：成熟B细胞，CD38、CD10变为阴性，CD19、CD20和CD45保持高水平表达，CD22强度明显增加，表达CD23和膜轻链Kappa或Lambda。

表1-3　各正常发育阶段B细胞标志

标志	早前B细胞	前B细胞	过渡阶段	成熟阶段
CD19	+	+	+	++
cCD79a	+	+	+	+
CD22（PE或胞浆）	+	+	+	++
CD34	+	–	–	–
TdT	+	–	–	–
CD10	++	+	+/–	–
cIgM	–	–/+	+	+
CD20	–	–/+	+	++
胞膜轻链	–	–	–/+	+

（二）正常T淋巴细胞抗原的表达规律

正常T系细胞起源于骨髓祖细胞，但其成熟和形成有功能的细胞是在胸腺和淋巴结内。正常T细胞分化发育分为5期（表1-4），因为胸腺髓质T细胞与外周成熟T细胞的表达谱相同，故在表中合二为一，并在一起介绍。一般认为泛T系标志有cCD3、CD7、CD2、CD5，原始阶段标志有TdT、CD34、CD99bri，胸腺皮质阶段T细胞表达CD1a、CD4/CD8 双阳性、TCRdim。

表1-4 各正常发育阶段T细胞标志

标志	T系祖细胞	前体胸腺细胞	胸腺皮质T细胞	胸腺髓质T细胞/成熟T细胞
cCD3	+	+	+	+
CD7	+	+	+	+
CD2	–	+	+	+
CD5	–	+	+	+
CD34	+/–	+/–	–	–
TdT	+	+	+	–
CD99	++	++	+/–	–/+
CD1a	–	–	+	–
CD4/CD8	–	–	双阳性	单阳性
TCR	–	–	+	++
CD3	–	–	–/+	+

（三）淋巴瘤骨髓和腔积液细胞流式细胞术免疫分型的临床诊断思路

免疫分型对淋巴瘤诊断最大的帮助就是定系别和定阶段，首先得明确细胞的起源，是B细胞、T细胞还是NK细胞，再根据细胞的成熟度将细胞分为2个主要分化阶段，即发生于前驱细胞的白血病/淋巴瘤和发生于成熟（周围）细胞的白血病/淋巴瘤。因此，免疫分型首先依据B细胞、T细胞、NK细胞特异性标志和/或泛系标志确定病理细胞群的系列，然后根据阶段性标志和常见的伴系表达标志进一步判断细胞的阶段，同时结合其他系别标志的表达情况做鉴别诊断，最后根据淋巴瘤诊断标准做出疾病的诊断。

大量研究结果表明各种肿瘤细胞分化抗原的系列特异性程度不一致，只有极少数是细胞系列特异性抗原，如CD3（胞浆或者胞膜）–T系、CD22–B系、MPO–髓系。其余抗原均在不同程度上与一种以上的血细胞发生交叉反应，如CD7、CD19、CD13分别为T系、B系和髓系细胞各分化阶段广谱表达的抗原，但CD7的表达也见于20%～40%急性髓系白血病病例，CD19有时表达于髓系白血病细胞，10%～20%急性淋巴细胞白血病白血病细胞也表达CD13。此外，白血病是一种高度异质性疾病，其抗原表达并不完全遵循正常细胞分化发育阶段的消长规律，常常表现出各式各样抗原紊乱表达现象。基于以上原因，进行白血病免疫分型时必须同时选择适量的系列特异性和系列相关性抗体配套应用，并在对结果进行综合分析的基础上确定白血病/淋巴瘤的免疫学表型。

二、几种儿童常见淋巴瘤骨髓免疫分型特点

（一）B淋巴母细胞白血病/淋巴瘤（B lymphoblastic leukemia/lymphoma，B–ALL/B–LBL）

B–ALL/B–LBL是前体B细胞肿瘤，急性淋巴细胞白血病与淋巴母细胞淋巴瘤有相似的生物学、形态学、免疫表型、基因型，WHO将这2种疾病归为一类。以广泛骨髓和外周血累及定义为急性白血病（B acute lymphoblastic leukemia，B–ALL）。以局部肿块为主，无或者很少外周血、骨髓浸润的定义为淋巴母细胞淋巴瘤（B lymphoblastic lymphoma，B–LBL）；如果局部肿块伴骨髓或外周血侵犯，界定就比较武断，目前公认骨髓原始幼稚淋巴细胞占有核细胞25%以上定义为急性淋巴细胞白血病，<25%定义为LBL。

1. B-ALL/B-LBL骨髓流式细胞术免疫分型特征 表达全B细胞标志：CD19、cCD79a、CD22（胞浆或者PE），此外B-ALL/B-LBL的细胞几乎均表达HLA-DR、CD81，大多数表达CD38、TdT、CD34，其他B系分化标志如CD10、CD20、cIgM表达不一，因此免疫分型习惯上根据CD10、TdT、是否存在免疫球蛋白（Ig）及Ig出现在胞浆（cIg）还是胞膜（sIg）将B-ALL/B-LBL分为不同亚型，见表1-5。B-ALL/B-LBL可以伴髓系标志或伴T系标志异常表达。绝大多数B-ALL/B-LBL不表达膜免疫球蛋白，但是少数病例可以表达，此时若免疫表型特点（如同时表达TdT或者CD34）、形态学和细胞遗传学都支持原始幼稚细胞，则可以诊断为B-ALL/B-LBL。因此，若免疫分型怀疑是B-ALL/B-LBL时，一定要检测到B细胞的成熟标志CD20、Kappa、Lambda。图1-19为B-ALL的免疫分型结果。

表1-5 B-ALL/B-LBL各亚型的免疫表型特征

亚型	CD19	cCD79a	CD22	CD34	TdT	CD10	cIgM	sIg
pro-B-ALL	+	+	+	+	+	–	–	–
Common-B-ALL	+	+	+	+	+	+	–	–
pre-B-ALL	+	+	+	–/+	+	+	+	–
成熟B-ALL*	+	+	+	–	–	+/–	+	+

* 2008版WHO分类将成熟型B-ALL从急性白血病中剔除，归属周围型白血病/淋巴瘤。

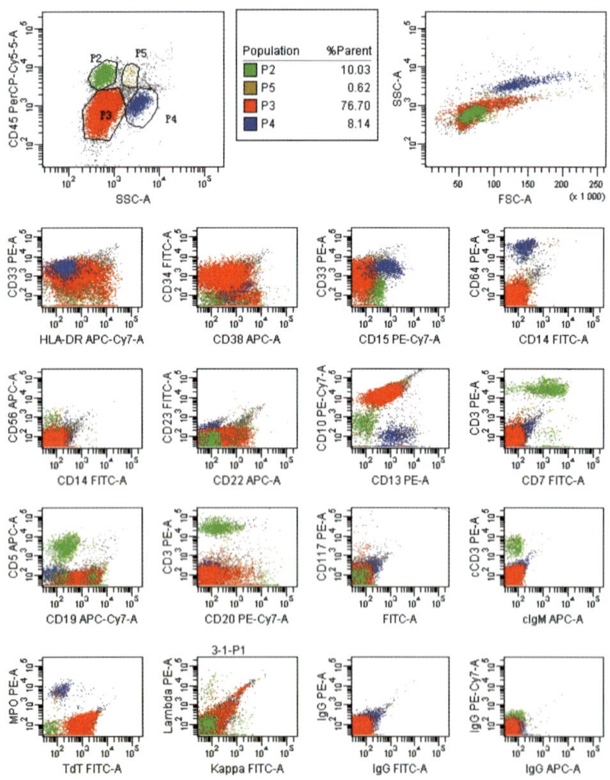

图1-19 Common B-ALL免疫分型结果

P3细胞群（红色）占有核细胞76.70%，表达CD45dim、CD22、CD19、CD34、TdT、CD10bri、CD13，部分表达CD38、HLA-DR、CD33，不表达CD20、cIgM、CD23、Kappa、Lambda、CD15、CD14、CD64、CD56、CD3、cCD3、CD7、CD5、CD117、MPO，为恶性原始B淋巴细胞伴髓系表达，符合B-ALL（Common-B）免疫表型。

2. 鉴别诊断 B-ALL/B-LBL需要与良性B祖细胞增殖、Burkitt白血病/淋巴瘤鉴别诊断。因为正常骨髓中也可以有不同阶段的B祖细胞，形态学上见幼稚淋巴细胞，表型与Common-B-ALL和pre-B-ALL相似，尤其是在儿童、治疗后、病毒感染或者增生性贫血等原因造成骨髓B祖细胞增殖，比例甚至可以高达40%，因此需要与白血病细胞鉴别。正常增生的B祖细胞不会表现CD45阴性，不表达髓系标志，FSC、SSC偏小，随着成熟，CD45、CD22、CD19表达逐渐增强，TdT、CD34、CD38、CD10逐渐减弱至消失，CD20、cIgM、sIg逐渐梯次出现并增强。Burkitt白血病/淋巴瘤细胞较大，有胞浆空泡，因此流式上表现为FSC和SSC均较大。免疫表型特点为CD45中等到强表达，单克隆表达膜免疫球蛋白强阳性，Ki-67>90%，CD10强表达，不表达TdT、CD34等原始细胞标志。因此，若免疫分型怀疑是CD10$^+$的B淋巴瘤时，则必须加做CD34、TdT，以鉴别是

B-ALL还是相对成熟的B-NHL。

（二）T淋巴母细胞白血病/淋巴瘤（T lymphoblastic leukemia/lymphoma，T-ALL/T-LBL）

T-ALL/T-LBL是前体T细胞肿瘤，T-ALL与T-LBL有相似的生物学、形态学免疫表型、基因型，WHO将这2种疾病归为同类疾病。

1. 免疫分型特征 T-ALL/T-LBL常TdT阳性，CD1a、CD2、CD3、CD4、CD5、CD7、CD8 表达不一。CD7和胞浆CD3（cCD3）阳性率最高，但是只有CD3（胞膜、胞浆）具有系别特异性。除了TdT，其他提示前体T淋巴细胞的标志还有CD34、CD99、CD1a。但是CD34在T-ALL/T-LBL的阳性率并不高；CD99在成熟淋巴细胞也表达，只是表达较弱，原始T细胞表达则较强；CD1a仅见于胸腺皮质阶段。T-ALL/T-LBL可见CD4、CD8共表达。19%～32%的病例异常表达髓系标志CD13和/或CD33，有的病例CD117阳性。T-ALL/T-LBL亦可表达HLA-DR、cCD79a，但阳性率不是很高。由于NK前体细胞也可以表达CD7、CD2，甚至CD5、cCD3，加上CD56也可以见于T-ALL/T-LBL，因此免疫分型鉴别罕见的真正的NK前体细胞ALL与T-ALL非常困难。TCR是在胸腺阶段出现的偏成熟标志，但是可以有TCRγδ⁺的T-ALL/T-LBL。

WHO诊断标准中根据抗原表达情况将T-ALL/T-LBL按照胸腺内分化阶段分为不同亚型，pro-T、pre-T、皮质-T、髓质-T。需注意髓质-T阶段仅表达CD4或CD8，与成熟T细胞淋巴瘤很难区分。T-ALL/T-LBL各亚型的免疫表型特征见表1-6。图1-20为pro-T-ALL的免疫分型结果。

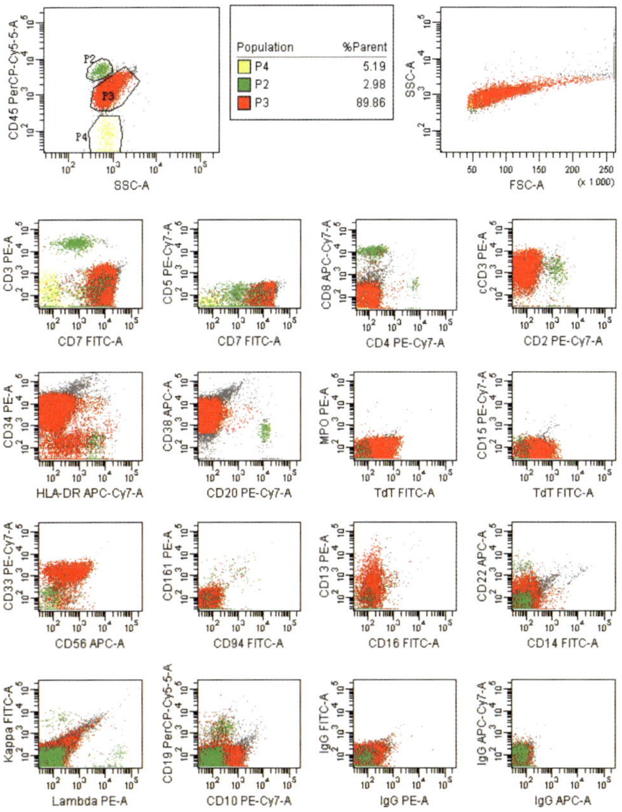

图1-20 pro-T-ALL免疫分型结果

P3细胞群（红色）占有核细胞89.86%，表达CD7、cCD3、CD34、TdT、CD38、CD33，部分表达CD56、CD10，少数细胞表达CD13，不表达CD3、CD5、CD2、CD4、CD8、CD161、CD94、CD19、CD20、CD22、HLA-DR、Kappa、Lambda、CD14、CD15、CD16、MPO，为恶性原始T淋巴细胞伴髓系表达，符合T-ALL（pro-T）免疫表型。

表1-6 T-ALL/T-LBL各亚型的免疫表型特征

亚型	cCD3	CD7	CD2	CD5	TdT	CD34	CD1a	CD99	CD4/CD8	TCR	CD3
pro-T	+	+	–	–	+	+/–	–	++	–	–	–
pre-T	+	+	+	+	+	+/–	–	++	–	–	–
皮质-T	+	+	+	+	+/–	–	+	++	双阳性	+	–
髓质-T	+	+	+	+	–	–	–	+	单阳性	++	+

2. 鉴别诊断 T-ALL/T-LBL需要与成熟外周T细胞淋巴瘤鉴别。在CD45/SSC图中，T-ALL幼稚细胞

的CD45荧光强度一般恰恰低于正常淋巴细胞，CD45阴性的T-ALL十分罕见，其SSC值与淋巴细胞相似，一般不会超过淋巴细胞的界限。免疫分型的特点为表达TdT和/或CD34、CD1a，强表达CD99。严格来讲，对于每一例怀疑是T-ALL的样本均需进行cCD3、TdT和CD34的检测，必要时需加测CD1a和CD99。

成熟外周T细胞在CD45/SSC图中一般位于正常成熟淋巴细胞的位置，对于某些颗粒性大的T细胞会位于SSC偏大的位置，但CD45的荧光强度一般不低于正常成熟淋巴细胞的位置，甚至会略高于正常淋巴细胞（位于正常淋巴细胞的右上方）。成熟外周T细胞淋巴瘤的免疫分型特点为不表达TdT、CD34、CD1a等幼稚T细胞标志，CD99弱表达或不表达；常缺失一个或多个泛T抗原，偶见全部T细胞相关抗原缺失而显示“裸细胞（null）”表型；T抗原表达量产生变化，反映在流式点图上，则是与正常对照相比，病变细胞的荧光强度增强或减弱；出现CD4和CD8双阳性或双阴性，但需通过TdT、CD34、CD1a等参数与T-ALL/T-LBL相鉴别；异常表达非T系抗原CD13、CD33、CD15、CD117、CD19、CD20、CD10等；正常情况下少量表达或者不表达的抗原出现一致性表达，如CD30、HLA-DR、CD25、CD57、CD56、CD16、Ki-67等；TCRVβ出现单一性表达。

（三）伯基特淋巴瘤（Burkitt lymphoma，BL）

伯基特淋巴瘤是一种生长快速、倍增时间短的侵袭性成熟B细胞肿瘤，常累及结外或者表现为急性白血病，累及MYC的易位是其典型特点。

1. 免疫分型特点 伯基特淋巴瘤的肿瘤细胞表达B细胞相关抗原：CD19、CD20、CD22、CD10、CD79b、cCD79a，中等到强表达膜IgM和Kappa或者Lambda轻链，此外还表达Bcl-6、CD38，Ki-67几乎百分百细胞阳性。原始细胞标志TdT和CD34阴性，Bcl-2常阴性或者弱阳性（图1-21）。

2. 鉴别诊断 伯基特淋巴瘤细胞需要与B-ALL/B-LBL细胞、骨髓中的B祖细胞、滤泡性淋巴瘤细胞、淋巴结中正常生发中心细胞、生发中心的弥漫大B细胞淋巴瘤（diffuse large B-cell lymphoma，DLBCL）细胞等表达CD10的B细胞做鉴别。伯基特淋巴瘤与B-ALL/B-LBL、骨髓中的B祖细胞鉴别要点详见B-ALL/B-LBL的介绍。滤泡性淋巴瘤为成熟的小B细胞，表达成熟B系相关抗原：CD22、CD20、CD19、cCD79a，膜轻链呈限制性表达。因为是生发中心来源，所以虽然是成熟细胞也表达CD10。典型病例表达Bcl-2，不表达Ki-67。正常生发中心细胞虽然会表达CD10，但轻链不会限制性表达，Bcl-2阴性。少数滤泡性淋巴瘤可以Bcl-2阴性，这时轻链限制性

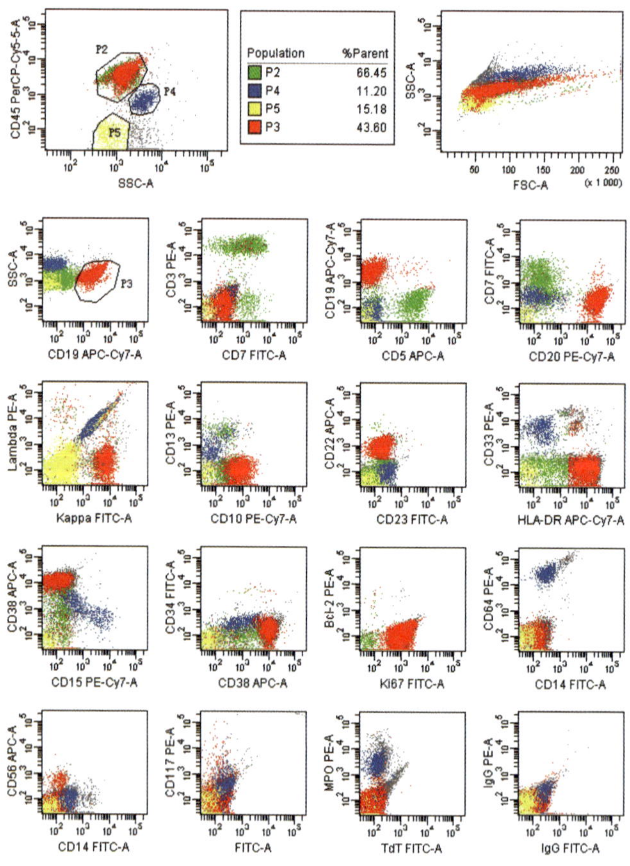

图1-21 伯基特淋巴瘤骨髓免疫分型结果

P3细胞群（红色）占有核细胞43.60%，表达CD19、CD20bri、CD22、Kappa、CD10、Ki-67（99.2%）、HLA-DR、CD38，不表达Lambda、CD23、CD34、TdT、Bcl-2、CD56、CD3、CD5、CD7、CD13、CD33、CD15、CD64、CD14、CD117、MPO。FSC及SSC中等大小，为中等大小成熟B淋巴细胞，符合BL免疫表型。

的判断对于鉴别滤泡性淋巴瘤及正常生发中心细胞很重要。有时候伯基特淋巴瘤与生发中心的弥漫大B细胞淋巴瘤很难区分，FSC、Ki-67、CD44、CD54、典型形态和遗传学表现可能有助于鉴别（表1-7）。

表1-7　CD10$^+$B细胞淋巴瘤的免疫分型鉴别要点

分类	名称	原始标志	膜轻链	FSC	Ki-67	其他
幼稚	B-ALL/B-LBL	+	*	小	-/+	可表达髓系标志
成熟	FL	-	单克隆	小	-（<20%）	Bcl-2$^+$
	Burkitt	-	单克隆	中等	+（>90%）	CD10bri、Bcl-2$^-$、CD44$^-$、CD54dim
	DLBCL	-	单克隆	大	+（30%~70%）	CD5$^{-/+}$CD44$^+$CD54bri

* B-ALL/B-LBL一般不表达膜轻链，限制性表达膜轻链的B-ALL（即成熟的B-ALL）除外。

（四）弥漫大B细胞淋巴瘤（diffuse large B-cell lymphoma，DLBCL）

弥漫大B细胞淋巴瘤是一种由大B细胞形成的侵袭性成熟B细胞肿瘤，细胞核大小类似于正常巨噬细胞核，或者更大一些，细胞大小相当于正常淋巴细胞的2倍，呈弥漫性生长。病变细胞CD45表达较强，常达到正常成熟淋巴细胞CD45表达的强度，因细胞体积较大，可呈现较大的FSC和SSC，借此可与成熟的小B细胞淋巴瘤相鉴别。

1. 免疫表型特点　弥漫大B细胞淋巴瘤肿瘤细胞表达B系标志：CD19、CD20、CD22、cCD79a、CD79b，但是可能丢失一个或者更多。大多数病例有胞膜和胞浆免疫球蛋白表达（IgM>IgG>IgA），并有轻链限制性，部分病例不表达胞膜及胞浆轻链。Ki-67表达通常在40%以上（多为30%~70%），少数病例超过90%。部分病例表达CD10、Bcl-6，原始细胞标志TdT和CD34阴性。根据CD10/Bcl-6/MUM1抗原表达可将弥漫大B细胞淋巴瘤分为非生发中心型（non-germinal centre-like，non-GCB）和生发中心型（germinal centre-like，GCB）。以下表型属于GCB亚型：①CD10表达率>30%；②CD10/Bcl-6$^+$/MUM1$^-$。其他表型均属于non-GCB亚型。约10%病例表达CD5，CD5阳性的弥漫大B细胞淋巴瘤与CD5阳性的套细胞淋巴瘤相鉴别，最重要的是后者CyclinD1（周期素D1）阳性。图1-22为弥

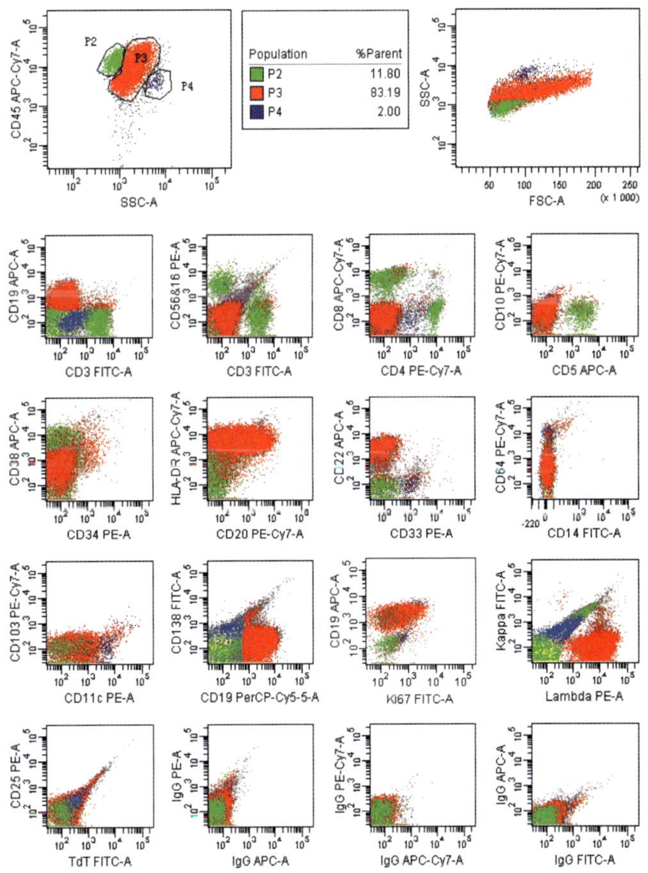

图1-22　弥漫大B细胞淋巴瘤骨髓免疫分型结果

P3细胞群（红色）占有核细胞83.19%，表达CD19、CD22、Lambda、HLA-DR，部分表达CD20、CD11c、CD38dim、Ki-67（40.7%），不表达Kappa、CD10、CD5、CD103、CD25、CD34、TdT、CD138、CD64、CD14、CD33、CD3、CD4、CD8、CD56&CD16。细胞大，颗粒性大，为膜轻链单克隆表达的成熟大B淋巴细胞，符合DLBCL免疫表型。

漫大B细胞淋巴瘤骨髓免疫分型结果。

2. 鉴别诊断 生发中心的弥漫大B细胞淋巴瘤细胞表达CD10，需要与B-ALL/B-LBL细胞、伯基特淋巴瘤细胞、滤泡性淋巴瘤细胞等表达CD10的B细胞做鉴别，鉴别要点详见伯基特淋巴瘤部分。需注意某些罕见B-ALL/B-LBL病例会表达胞膜轻链，易与弥漫大B细胞淋巴瘤混淆。但B-ALL/B-LBL表达TdT和/或CD34，多数不表达CD20，形态呈现典型ALL-LBL表现，上述特征有助于两者的鉴别。生发中心的弥漫大B细胞淋巴瘤、伯基特淋巴瘤、滤泡性淋巴瘤均是成熟B淋巴细胞淋巴瘤，不表达原始细胞标志，胞膜轻链均呈单克隆表达，典型病例均表达CD10。弥漫大B细胞淋巴瘤、伯基特淋巴瘤、滤泡性淋巴瘤三者的鉴别要点主要是FSC和SSC大小、Ki-67表达水平及Bcl-2表达与否，具体描述请参看表1-7。

（五）间变性大细胞淋巴瘤（anaplastic large cell lymphoma，ALCL）

间变性大细胞淋巴瘤起源于成熟T淋巴细胞或null（丢失全T细胞抗原，裸表型）细胞，其中T细胞型占80%，null型占20%。2008年版的WHO淋巴瘤分类中将间变性大细胞淋巴瘤划分为ALK阳性和ALK阴性两类。ALK阳性和ALK阴性的间变性大细胞淋巴瘤免疫分型上除了ALK表达不同外，其余标志表达相差不大。

1. 免疫分型主要特点 典型间变性大细胞淋巴瘤肿瘤细胞$CD4^{+}CD8^{-}$；CD3、CD5、CD7常丢失，但$cCD3^{+}$、$CD30^{+}$；CD56可阳性；部分病例可表达CD13、CD33、CD15等髓系抗原，易与AML混淆。*TCR*基因重排检出率为50%~60%。80%的ALK阳性间变性大细胞淋巴瘤病例存在染色体t（2；5）（p23；q35）易位，而ALK阴性的间变性大细胞淋巴瘤则无原发性细胞遗传学异常。

需要注意的是，少数$CD30^{+}$的间变性大细胞淋巴瘤肿瘤细胞丢失全T细胞抗原，显示出裸表型。由于$CD30^{+}$的表达可见于其他胸腺后T细胞肿瘤，因此需要其他更具特征性的标准来界定$CD30^{+}$的淋巴瘤。因此，骨髓FCM一般不能确诊间变性大细胞淋巴瘤，病理检查及细胞遗传学是确诊间变性大细胞淋巴瘤的依据。图1-23为间变性大细胞淋巴瘤骨髓侵犯的免疫分型结果。

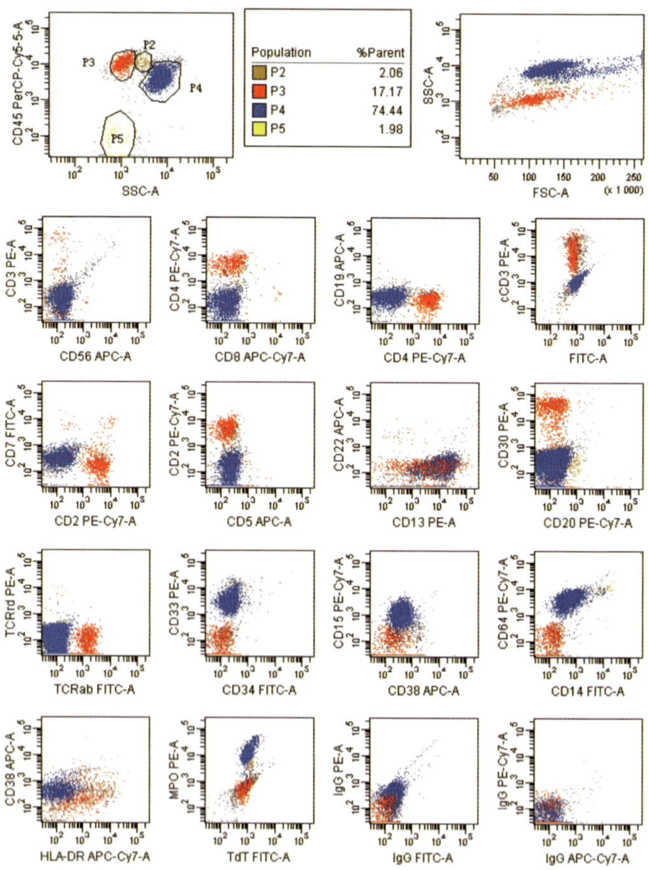

图1-23 间变性大细胞淋巴瘤骨髓侵犯免疫分型结果

P3细胞群（红色）占有核细胞17.17%，表达CD4、cCD3、CD2、CD30、TCRαβ、CD13，部分表达HLA-DR，不表达CD3、CD5、CD7、CD8、CD56、TCRγδ、CD19、CD20、CD22、CD15、CD33、CD34、CD38、CD64、CD14、MPO、TdT。为恶性成熟T淋巴细胞，符合间变性大细胞淋巴瘤免疫表型。

2. 鉴别诊断 成熟外周T细胞淋巴瘤需要与T-ALL/T-LBL鉴别，鉴别要点主要有TdT、CD34、CD1a是否表达及CD99是否为强表达。成熟外周T细胞淋巴瘤不表达

TdT、CD34、CD1a，CD99弱表达或不表达，T-ALL/T-LBL至少表达TdT、CD34、CD1a其中的一个或更多，CD99是强表达（与正常淋巴对比）。其他鉴别要点请参看T-ALL/T-LBL的介绍。

（六）腔积液淋巴瘤细胞流式细胞术免疫分型检测

淋巴母细胞淋巴瘤或伯基特淋巴瘤进展快、病情重。有时肿瘤仅局限在纵隔或者腹膜后淋巴结，难以获取肿块活检明确病理诊断。如果患者伴随有胸水或腹水，则抽取腔积液细胞行细胞形态学诊断和流式细胞术细胞免疫分型检测，有助于临床诊断。如果腔积液细胞原始标记抗原TdT和CD34阳性，根据T/B系列标记表达可以诊断为T/B-LBL。如果原始标记阴性，免疫球蛋白单克隆轻链阳性，结合形态学可诊断为伯基特淋巴瘤或弥漫大B细胞淋巴瘤等。如果患者脑脊液细胞流式细胞术检测显示细胞表达原始标记如TdT和CD34，或者成熟B细胞单克隆表达胞膜轻链，则有助于诊断肿瘤侵犯中枢神经系统。

清楚了解体液标本（胸腹水、脑脊液、心包积液等）与血液骨髓标本的异同点，能帮助大家更好地分析体液标本免疫分型结果。两者相同之处：所含血细胞成分的表达谱相同；各淋巴亚群占淋巴细胞比例相似；所用抗体相同；除脑脊液外，处理方法大致相同；诊断标准相同（比例除外）。不同之处（尤其是脑脊液）：体液标本细胞量少，易死亡，需尽快送检尽快处理；含有大量内皮、间皮细胞和碎片；选择抗体的机会少；脑脊液尽量避免使用胞浆抗体；对于标记、获取过程要求高。

因为体液标本尤其是脑脊液所含细胞数少，多数情况下只能成功做1~2管，所以体液标本检测的关键是选对抗体。选择抗体的原则：细胞系别定性比其异常表达更重要，首先要定细胞的系别；比例相对不可靠，质比量重要。在流式细胞术免疫分型检测中，按照重要程度，一般将抗体分为5个等级，一级：系别标志（MPO、cCD79a、CD19、cCD3），脑脊液时换用胞膜标志（CD33和/或CD13、CD19和/或CD22、CD7和/或CD3）；二级：原始细胞标志（CD34、CD117、HLA-DR、TdT等）；三级：发育阶段标志（AML选CD15、CD11b、CD11c、CD16等，B-ALL选CD10、CD20，成熟B细胞肿瘤选Kappa、Lambda，T-ALL选CD4、CD8、CD3等）；四级：伴系表达标志（AML选CD7、CD19、CD56等，ALL选CD13、CD33等）；五级：治疗的靶标记，如CD19、CD20、CD33、CD52等。对于含有大量细胞的标本（如血液、骨髓、胸水、腹水），初治者需将上述5个等级的抗体全做，若是检测残留的标本，则第四级和第五级的标志比较重要（前提是初治时免疫分型正确）。对于细胞数少的标本，如CSF标本，第一级和第二级的抗体是检测的关键。

在体液标本检测中，需注意脑脊液和骨髓标本可能有标志差别，多数情况下脑脊液与骨髓相比会丢失标志。胸水的细胞大、颗粒性大，背景染色高，非特异性强，很难鉴别阴阳性，因此建议特殊标本、特殊细胞必须做同型对照。现在关于不做同型对照而采用内对照的说法，前提是熟悉的骨髓标本，熟悉的疾病类型，熟悉的细胞，对于胸水、腹水及脑脊液这类特殊的标本，笔者认为必须同时做同型对照。

图1-24为一名4岁的男童，发现腹部包块1个月，因腹痛10天入院检查的结果。发现脐旁右侧有一约4cm×5cm的包块，行胸水流式细胞术检查。胸水流式细胞术检查发现成熟B淋巴细胞轻链呈单克隆表达，病理活检支持伯基特淋巴瘤。

图1-25为1例伯基特淋巴瘤患儿，MR提示白血病脑膜侵犯，行脑脊液检查的结果。

图1-26为1例B-ALL/B-LBL怀疑侵犯中枢，抽取脑脊液行流式细胞术检查的结果。

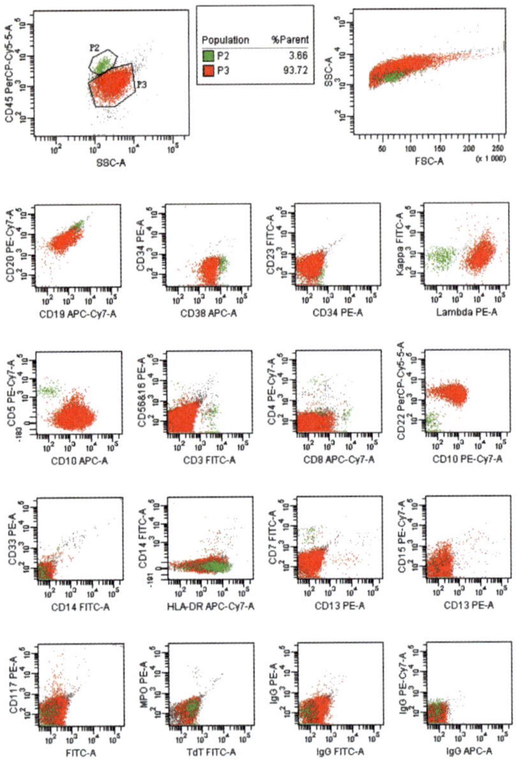

图1-24 伯基特淋巴瘤胸水流式细胞术免疫分型结果

P3细胞群（红色）占有核细胞93.72%，表达CD19、CD20bri、CD22、Lambda、CD10、CD38、HLA-DR，不表达Kappa、CD23、CD34、TdT、CD3、CD4、CD8、CD56&CD16、CD5、CD7、CD13、CD33、CD15、CD14、CD117、MPO，为胞膜轻链单克隆表达的成熟B淋巴细胞。

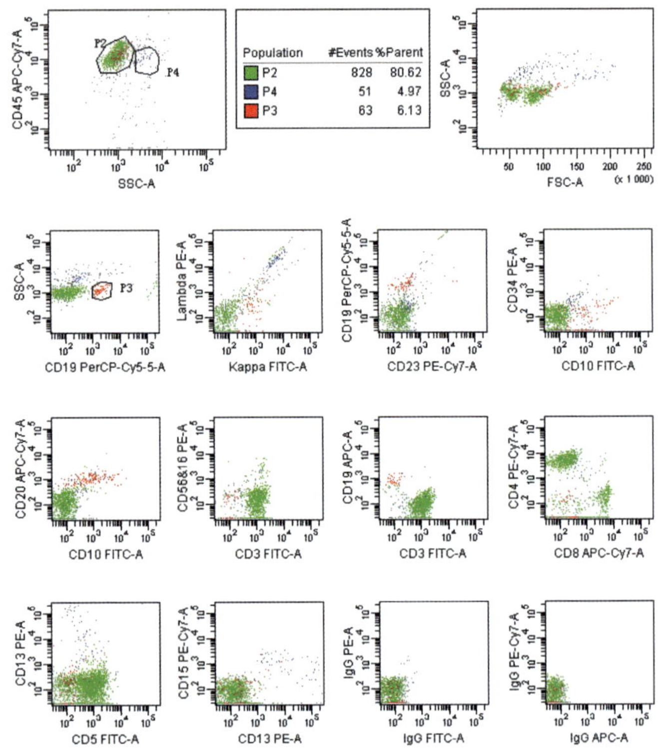

图1-25 伯基特淋巴瘤中枢侵犯脑脊液免疫分型结果

P3细胞群（红色）占有核细胞6.13%（63个细胞），表达CD19、Kappa、CD20、CD10，不表达Lambda、CD23、CD34、CD3、CD4、CD8、CD56&CD16、CD5、CD13、CD15，为胞膜轻链单克隆表达的成熟B淋巴细胞。

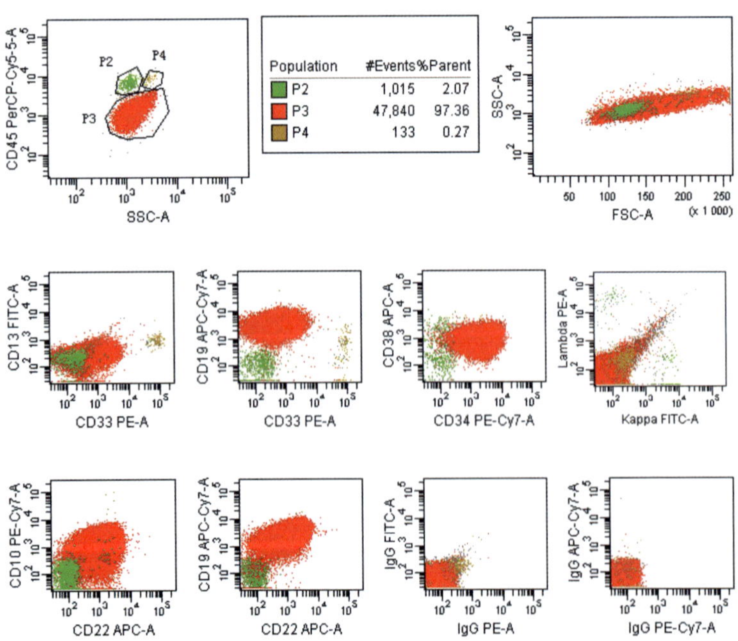

图1-26 B-ALL/B-LBL中枢侵犯脑脊液免疫分型结果

P3细胞群（红色）占有核细胞97.36%（47 840个细胞），表达CD19、CD22、CD34、CD38、CD10，部分表达CD33，不表达Kappa、Lambda、CD13，为恶性幼稚B淋巴细胞伴髓系表达。

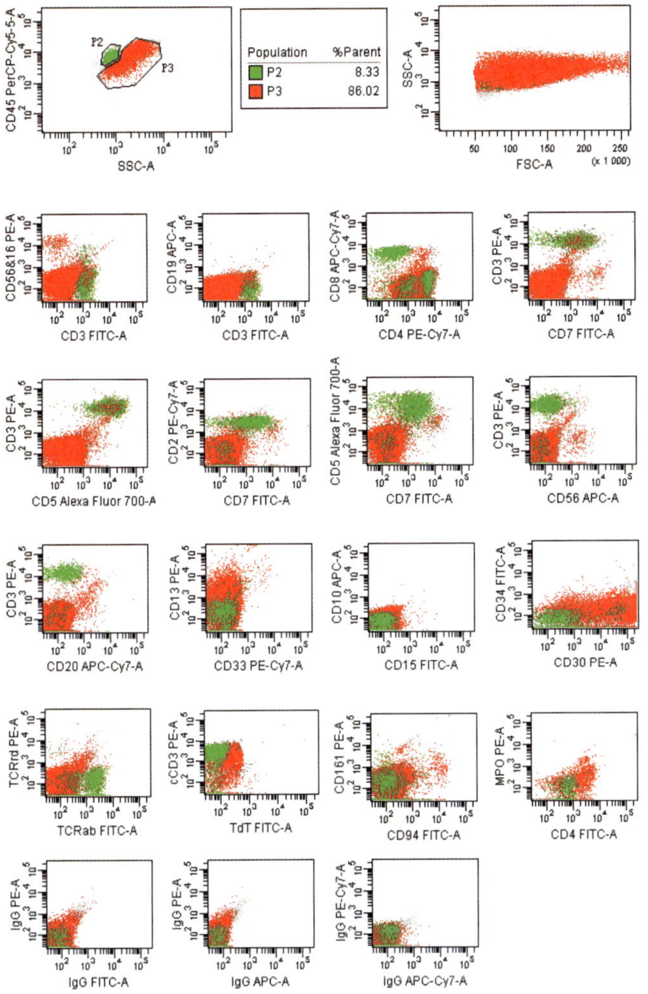

图1-27 间变性大细胞淋巴瘤中枢侵犯脑脊液免疫分型结果

P3细胞群（红色）占有核细胞86.02%，表达cCD3、CD4、CD30，部分表达CD13，不表达MPO、CD34、TdT、CD3、CD56&CD16、CD8、CD7、CD2、CD5、CD94、CD161、TCRαβ、TCRγδ、CD19、CD20、CD10、CD33、CD15，为表型表达异常的成熟T淋巴细胞。

图1-27为1例确诊为间变性大细胞淋巴瘤ALK⁺的患者，化疗6个疗程后复发，近2天抽搐，外院CT提示左额叶肿瘤转移，行脑脊液检查的结果。流式细胞学检查发现有两群SSC及CD45荧光强度不一致的异常成熟T细胞，表型表达差异不大，只是个别标志表达强度有差别，提示肿瘤中枢侵犯。细胞形态学检查发现有大量有核细胞，细胞结构较模糊，无法准确分类，易见原幼稚型细胞，考虑淋巴瘤中枢侵犯。

（七）淋巴瘤骨髓微小残留病灶检测

微小残留病（minimal residual disease，MRD）是指治疗后骨髓中存在的少量和微量淋巴瘤/白血病细胞，数量＜5%。微小残留病的存在是导致淋巴瘤/白血病复发、影响淋巴瘤/白血病患者长期存活的主要因素，因此，微小残留病检测在淋巴瘤/白血病的预后判断、危险度评估及预防复发等方面均具有重要意义。不同技术检测微小残留病的灵敏度不同，表1-8为临床上常用的微小残留病几种检测方法的优缺点及灵敏度比较。流式技术检测微小残留病具有灵敏度高、适用广泛、简单易操作等优点，是临床开展微小残留病的常用方法之一。

表1-8 微小残留病几种检测方法的比较

技术类型	优点	缺点	灵敏度
形态学	—	灵敏度低	1%~5%
细胞遗传学	—	费力，时间长，需要制备间期染色体	5%
FISH*	无须分裂期细胞，可以短时间处理大量细胞	费力，灵敏度有限	0.3%~5%
PCR†	快速、相对简单、高灵敏度，特异性强	可能有假阳性结果，AML中适用比例＜50%，相对昂贵	10^{-4}~10^{-5}
流式	适用于大多数病例（＞80%），特异性较强，快速简单	不如PCR特异，诊断和复发时可能会出现表型转变	10^{-4}~10^{-5}

* fluorescent in situ hybridization，荧光原位杂交技术；

† polymerase chain reaction，聚合酶链式反应。

流式细胞术检测微小残留病变是指在已知明确免疫分型的基础上，选择特定的有别于正常该发育阶段相应细胞的免疫学标志，检测低比例残留病变的诊断技术。在用流式开展微小残留病检测前最好有该患者初诊时明确的免疫分型（正确的诊断，注意异常表达标志），检测时关键是要正确选择标志。对于没有特异性标志，则可观察正常标志可能出现的改变（包括荧光强度的增强、减弱或表达缺失），但灵敏度会降低。

1. 流式细胞仪检测微小残留病的基础 正确鉴别骨髓正常再生祖细胞和白血病细胞是微小残留病检测的关键，而流式细胞仪检测微小残留病的基础就是白血病免疫相关表型（leukemia-associated immunophenotype，LAIP）。LAIP是指白血病细胞表达而正常骨髓细胞上不存在或表达较低的免疫分型，目前利用流式细胞仪检测微小残留病的方法，基本上依赖于多种不同的LAIP组合以区分白血病细胞和正常再生的骨髓细胞，并根据患者初诊表型特征选择适当的标志进行检测。白血病细胞可能会出现下述异常：

（1）标本中出现异常细胞 比例明显升高；细胞大小或者颗粒性发生变化。

（2）抗原表达异常 与正常该阶段细胞相比，抗原表达过强、过弱或者丢失；抗原的跨系表达；抗原的跨期表达；原本表达异质性的抗原，变得表达均匀一致。

（3）成熟淋巴细胞出现单克隆性 B细胞单克隆表达膜免疫球蛋白轻链，如只表达Kappa或者Lambda；浆细胞单克隆表达胞浆免疫球蛋白轻链，如只表达Ckappa或者Clambda；NK细胞单克隆表达NK细胞免疫球蛋白样受体（killer cell immunoglobulin-like receptor，KIR）；T细胞单克隆表达TCRVβ（某T亚群细胞50%以上表达单一Vβ抗原，或者70%以上不表达检测的所有Vβ抗原）。

2. 目前流式检测微小残留病常用的方法 流式检测微小残留病有2种方法，一种是根据初治免疫表型选择射门抗体和特殊标志。射门抗体一般为系别标志或者原始细胞标志，特殊抗体可能为伴系表达标志；不同阶段标志；异常表达标志（包括表达过强、过弱、丢失）；细胞单克隆性标志。此方法的优点是特异性强、灵敏度高；缺点是覆盖率低，需要有全面的初治表型。微小残留病的另一种流式检测方法是根据正常细胞发育过程设计，着重观察抗原相继出现的早晚，特定阶段表达强度。此方法的优点是通用性强，每个患者都适用。缺点是不特异，灵敏度相对较低；有些标志治疗后会缺失（如CD56、CD20等），因此判断是否为异常细胞时需考虑到临床药物治疗的影响；人为主观性强，要求仪器、抗体稳定。对于没有初治表型的患者，也可以根据正常发育过程选择标志，尤其是急性B淋巴细胞白血病/淋巴瘤更为适用。

3. 临床流式检测微小残留病普遍存在的问题 存在问题：一是之前没有做过免疫分型，或者之前免疫分型不准确，或者临床医生不提供临床资料或资料不完整。有时临床医生只注明患者为急性淋巴细胞白血病（ALL），但没说明系别（B-ALL还是T-ALL），沟通后还是不能明确免疫初型的情况下只能根据发病概率选择抗体（重B轻T）。由于没有初治免疫表型，可疑病变不敢报告，导致灵敏度减低。二是常规免疫残留检测8个抗体，除去2~3个设门抗体，有效抗体有限。三是由于检测抗体数量减少，如果之前诊断错误或者不明，可能会漏诊。四是由于治疗过程中抗原会发生漂移（antigen shift），检测抗体数量过少，会降低检测灵敏度。所谓抗原漂移，是指抗原的表达随着治疗而发生了改变，包括表达模式改变和表达强度改变。据文献报道，B-ALL初治时每例2~3个抗原表达异常，微小残留病检测时73%病例会丢失至少一个异常表达（大多数由异常变为正常）。急性髓系白血病更加不稳定，88%病例至少一个表达改变，多数复发时更不成熟。

4. 儿童常见淋巴瘤疾病微小残留病检测的方案设计思路 同免疫表型分析一样，微小残留病检测时，所选用的抗体数量越多或同时标记的荧光抗体越多，微小残留病的检出率就越高。目前国内微小残留病的检测有些医院选用三色或四色同时标记，有些则同时标记六色或八色，中山大学肿瘤防治中心是同时标记六色。下面介绍几种儿童常见淋巴瘤微小残留病检测的方案设计思路：

（1）B-ALL/B-LBL 检测B-ALL/B-LBL微小残留病的关键是鉴别正常增生的B系原始细胞与恶性白血病细胞，因为在正常儿童及成人化疗和移植后的恢复期，骨髓内可出现相当数量的正常B系前体细胞。中山大学肿瘤防治中心常用的搭配方案为 CD38-FITC/CD34-PE/CD45-PerCP-Cy5.5/CD10-PE-cy7/CD19-APC/CD20-APC-cy7，这个组合能较易区分正常增值的B祖细胞与恶性B淋巴细胞，但每个标志所在的荧光素可以适当调整。若患者免疫初型有伴系表达（如伴有CD13、CD33、CD15等），则可增加一管，同时标上CD45、CD19和伴系表达标记。两管均用CD19设门抗体，看门内细胞表达趋势。正常B祖细胞表型表达特点可参看B-ALL/B-LBL的鉴别诊断。

（2）T-ALL/T-LBL 正常骨髓中不存在或存在微量（10^{-4}）的$CD34^+$ TdT^+前体T淋巴细胞、少量$CD4^+CD8^+$ T细胞、少量$CD4^-CD8^-$ T细胞，不能有$CD1a^+$CD99bri细胞和伴系表达的T细胞。T-ALL/T-LBL的白血病相关免疫表型主要是异位性抗原表达，如增多的$CD34^+TdT^+$原始T淋巴细胞、$CD4^+CD8^+$T细胞、$CD4^-CD8^-$ T细胞；出现$CD1a^+$或CD99bri细胞；出现伴系表达的T细胞。CD45dim同时表达T系标志是T-ALL/T-LBL最具有特征的LAIP，能满足绝大多数该疾病的微小残留病检测。中山大学肿瘤防治中心常用的T-ALL/T-LBL微小残留病检测方案为TdT^--FITC/$cCD3^-$-PE/$CD45^-$-PerCP-Cy5.5/$CD4^-$-PE-cy7/$CD3^-$-APC/$CD8^-$-APC-cy7和TdT^--FITC/$CD34^-$-PE/$CD45^-$-PerCP-Cy5.5/$CD7^-$-PE-cy7/$CD56^-$-APC，用TdT、CD34、cCD3之中的1个或/和2个抗体设门。若患者初诊时CD34阳性，可以用CD34代替TdT与其他T系抗原组合来检测微小残留病，原因是CD34为胞膜标记，操作简单可靠。若患者初诊时有伴系表达标记（如伴有CD13、CD33、CD117），则可在第二管加上该标记或再增加一管检测。

（3）伯基特淋巴瘤 中山大学肿瘤防治中心伯基特淋巴瘤微小残留病检测方案常为Kappa-FITC/Lambda-PE/CD45-PerCP-Cy5.5/CD10-PE-cy7/CD19-APC/CD20-APC-cy7，用CD19设门，观察是否还有胞膜轻链单克隆表达的B淋巴细胞。

微小残留病检测的样本操作步骤与免疫分型一样，但需要注意的是因为微小残留病检测需要收集的细胞数较多（一般获取细胞10万~30万个，若发现极少量微小残留病细胞，则需获取100万个细胞），需根据实际情况调整加入标本的量。下面介绍 3 个不同类型淋巴瘤的微小残留病检测结果。

图1-28为1例B淋巴母细胞白血病/淋巴瘤的治疗临床缓解后骨髓微小残留病结果，该患者2013年12月病理活检、免疫分型及形态学均支持B-ALL/B-LBL的诊断。2014年1月、3月、5月行流式微小残留病检测，3次均提示有残留肿瘤细胞。

图1-29为2014年5月6日流式检查结果，图中显示有一群正常增生的B祖细胞，同时有一群SSC较大的异常B系幼稚细胞，提示有残留。2014年7月4日复发，骨髓出现一群43.11%（占有核细胞）的恶性B系幼稚细胞，表型与初诊时类似。

图1-30为1例T淋巴母细胞白血病/淋巴瘤的治疗临床缓解后骨髓微小残留病结果（2014年2月），2014年1月病理活检、免疫分型及形态学均支持T-ALL/T-LBL的诊断。2014年2月、4月行流式微小残留病检测均提示骨髓有残留肿瘤细胞。

图1-31为1例伯基特淋巴瘤患者治疗临床缓解后骨髓行流式微小残留病检测的结果，图中显示仍

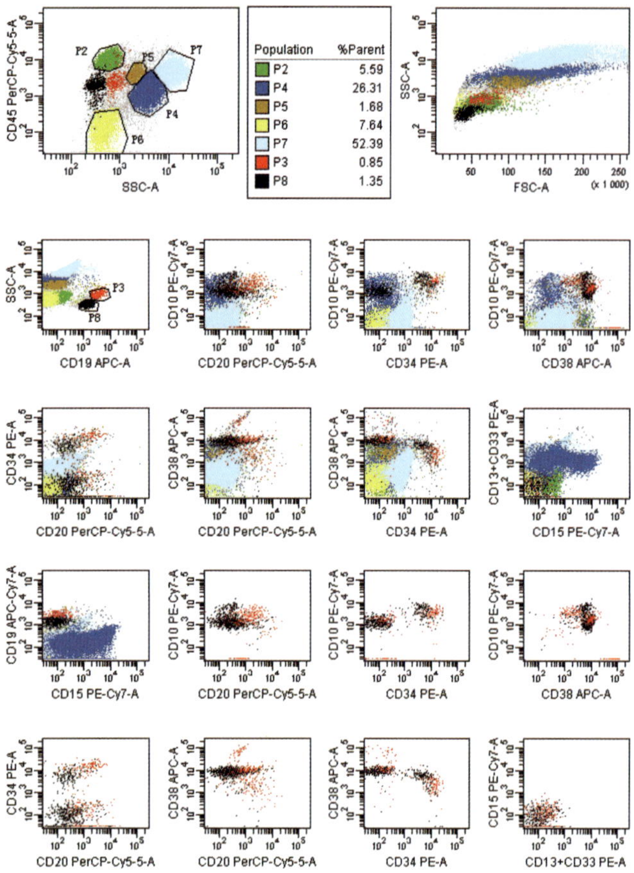

图1-28 B-ALL/B-LBL患者治疗临床缓解后骨髓微小残留病免疫分型结果

P3细胞群（红色）占有核细胞的0.85%，表达CD10、CD20、CD38，部分表达CD34bri，不表达CD15、CD13+CD33，SSC较大，为恶性幼稚B淋巴细胞。P8细胞群（黑色）占有核细胞的1.35%，FSC及SSC均较小，且符合正常B细胞发育规律，为正常增生的B祖细胞。嗜酸性粒细胞（P7）比例增加，占有核细胞的52.39%。

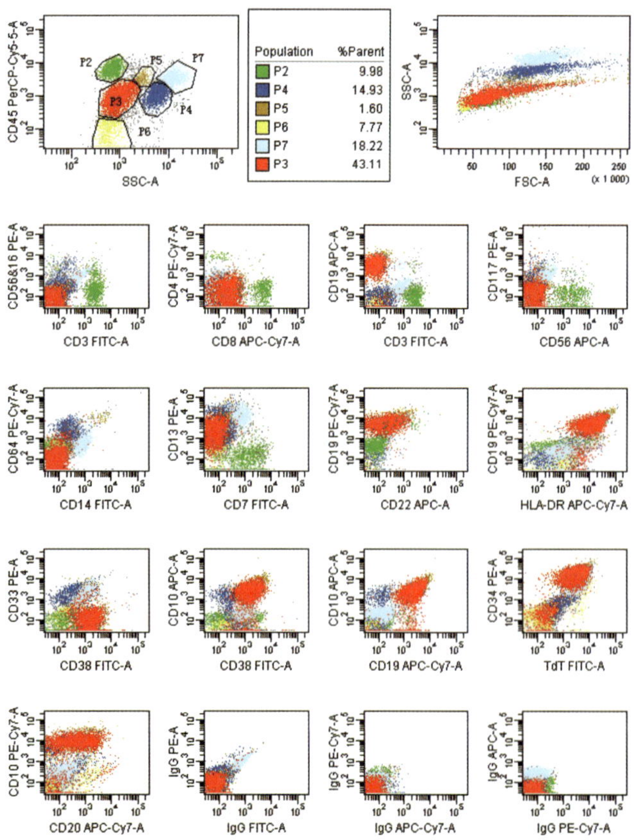

图1-29 B-ALL/B-LBL骨髓复发免疫分型结果

P3细胞群（红色）占有核细胞的43.11%，表达CD45dim、CD19、CD10bri、CD34、TdT、CD38、HLA-DR、CD13，部分表达CD22、CD20，不表达CD33、CD14、CD64、CD56&CD16、CD3、CD4、CD8、CD7、CD117，为恶性原始B淋巴细胞伴髓系表达。嗜酸性粒细胞（P7）比例增加，占有核细胞的18.22%，提示B-ALL/B-LBL复发。

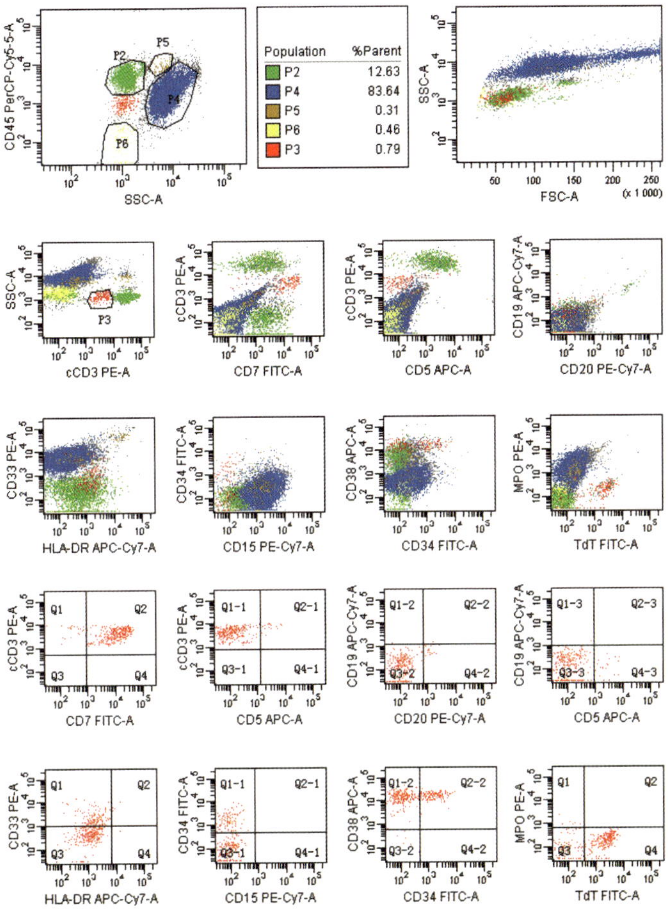

图1-30 T-ALL/T-LBL患者治疗临床缓解后骨髓微小残留病结果

P3细胞群（红色）占有核细胞0.79%，表达CD45dim、cCD3、CD7、CD38、TdT，部分表达CD34、CD33，不表达CD5、CD19、CD20、HLA-DR、CD15、MPO，为恶性幼稚T淋巴细胞伴髓系表达。

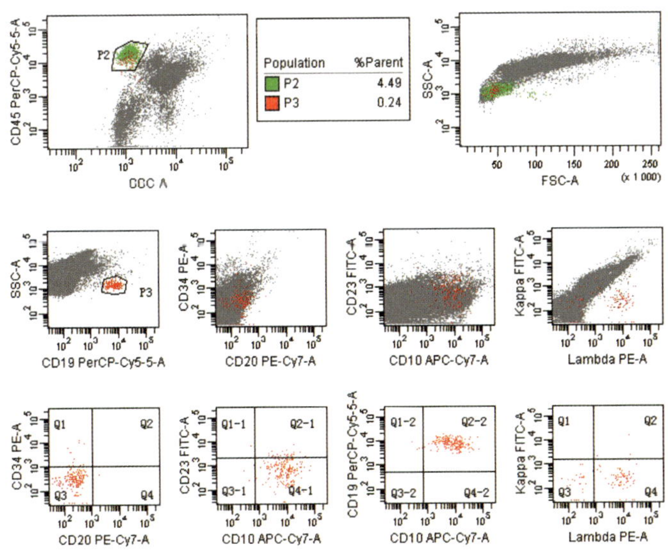

图1-31 伯基特淋巴瘤患者治疗临床缓解后骨髓行流式微小残留病检测的结果

P3细胞群（红色）占有核细胞的0.24%，表达CD19、CD10、Lambda，不表达Kappa、CD20、CD34、CD23，为胞膜轻链单克隆表达的成熟B淋巴细胞。

有0.24%（占有核细胞）成熟B淋巴细胞呈轻链单克隆表达。

（八）流式细胞术检测标本要求

免疫分型的标本为所有含有活细胞的标本，包括外周血、骨髓穿刺标本、骨髓活检标本、组织活检标本、浆膜液、脑脊液、皮肤、黏膜（内镜活检）、肿物针刺标本，不同标本有不同的储存和运输条件。

（1）外周血和骨髓标本可用肝素或EDTA 2种抗凝剂，肝素抗凝最多保存48～72h，EDTA抗凝标本最多保存24～48h。

（2）组织标本需要在采集后立即放入含有血清的培养基中，尽快冷藏送检。

（3）脑脊液标本建议加入适量血清（2%～10%），立即冷藏送检。

（4）体液标本如果非血性，直接尽快送检。血性体液加肝素1U/mL抗凝，尽快送检。

（5）收到的标本先肉眼观察有无凝块、沉淀等，不合格标本应通知临床医生，液体标本混匀后显微镜下计数，组织标本制备成单细胞悬液后计数。

（池沛冬）

第六节 儿童淋巴瘤分子诊断

20世纪80年代后期，随着分子生物学的发展，人们对于淋巴造血系统肿瘤的认识进入了一个新的阶段。从传统的临床、形态学及免疫组织化学蛋白表达水平进入到分子遗传学水平，分子遗传学的检测可以提供更多传统病理学所不能提供的信息，有助于肿瘤的诊断、预后判断、治疗指导、微小残留病灶检测。本节将从临床检测应用角度进行简述。

分子遗传学的检测主要包括细胞遗传学及分子生物学2种技术，在淋巴瘤的日常检测中则主要针对染色体易位及基因重排。

淋巴瘤，尤其是非霍奇金淋巴瘤（non-Hodgkin lymphoma，NHL），表现出与形态学和不同临床亚型联系密切的非随机染色体异常。非霍奇金淋巴瘤中的染色体异常包括易位、缺失和突变，而后两者通常较少见。染色体易位是指位于不同染色体上的DNA片段的并置，并通过影响断裂点（或融合点）附近的某个或某些基因的功能或结构而发挥致癌基因效应。累及免疫球蛋白（immunoglobulin，Ig）或T细胞受体（T-cell receptor，TCR）基因的、非随机发生的染色体易位是非霍奇金淋巴瘤的特征性改变，也是鉴别诊断的主要手段。在儿童非霍奇金淋巴瘤中，染色体易位产生2种独特的结果：一为一个染色体上的部分序列与其他染色体上的一个无关基因融合，产生一个嵌合基因并合成有效致癌作用的蛋白质，如发生于40%~60%的间变性大细胞淋巴瘤（anaplastic large cell lymphoma，ALCL）的t（2；5）（p23；q35）。另一为基因被易位到一个具有高度活性的启动子或增强子附近（通常在Ig或TCR基因位点），启动该基因的表达，导致该基因功能的失控，如发生于75%伯基特淋巴瘤（Burkitt lymphoma，BL）的t（8，14）（q24，q32）及发生于30%的弥漫大B细胞淋巴瘤（diffuse large B-cell lymphoma，DLBCL）的t（14；18）（q32；q21）。表1-9列出了儿童非霍奇金淋巴瘤常见的临床应用的染色体易位。染色体核型分析是检测染色体易位的经典方法，但需要包含肿瘤细胞的骨髓、血液或组织样本，可以观察完整的染色体，可以发现大多数的染色体异常，对于复杂核型异常尤其有用，但不适用于保存的标本，且敏感性不高（5%~10%）。在实际临床应用中，染色体核型分析在淋巴瘤的鉴别诊断中作用非常有限。多色荧光光谱核型分析（spectral karyotyping，SKY）技术能够提高确认异常染色体的能力。除了对特殊病例的研究，在淋巴瘤的日常鉴别诊断中，通常较少使用到染色体核型分析。在分子水平上，Southern印迹杂交（Southern blot）、聚合酶链式反应（polymerase chain reaction，PCR）和荧光原位杂交（fluoresence in situ hybridization，FISH）是3种常用的描述易位的手段。逆转录-PCR方法，是使用特定的引物扩增染色体易位断裂两端的cDNA而获得染色体易位的条带。此法敏感、快速，少量肿瘤细胞即可被检测。由于石蜡包埋组织中mRNA广泛降解，故一般建议使用新鲜标本。但由于使用的引物可能无法全面覆盖断裂点，也可能造成假阴性的结果。FISH技术主要使用特定的荧光标记DNA探针来明确特定的染色体异常，可检测小于几百万碱基的DNA片段缺陷，还可以在染色体的任何部位，其灵敏度比核型分析要高。不需要进行细胞培养获取分裂象细胞，可以在处于细胞分裂间期的肿瘤细胞进行分析，而且耗时短，操作相对简单，可用于检测的样本包括新鲜组织、培养细胞、石蜡包埋组织及其切片、细胞悬液等。对于病理医生，可以明确观察到组织学形态及信号状态，而且随着商业化探针的出现，相对于另两种技术，FISH技术在诊断实践中得到较为广泛的应用。

表1-9 FISH技术检测的儿童非霍奇金淋巴瘤染色体易位及基因异常

染色体易位	累及靶基因	疾病（主要亚型）
t（14；18）（q32；q21）	*IGH/Bcl-2*	DLBCL
t（3q27）	*Bcl-6*	DLBCL
t（8；14）（q24；q32）	*IGH/MYC*	BL、DLBCL
t（2；5）（p23；q35）	*NPM-ALK*	ALCL

用于辅助淋巴瘤诊断的FISH探针主要有用于计数基因或染色体的探针、融合探针及双色分离探针，常用的为后两种。融合探针，用于检测是否有特定基因的平衡易位，为了减少假阳性信号的出现，在双色单融合探针的基础上发展出双色双融合探针，如*IGH/Bcl-2*双色双融合探针及*IGH/MYC*双色双融合探针，其杂交位点分别覆盖不同染色体上两个基因断裂点的两端，在对称平衡易位时，两个融合探针互相交叉产生两个融合信号（图1-32）；在非对称易位或有继发性变异时，其融合信号减少。双色分离探针，用于已知断裂位点的多重易位检测，如*IGH*基因、*MYC*基因、*ALK*基因及*Bcl-6*基因的断裂，其特点是两种不同颜色的探针杂交在一个断裂点的两端（图1-33），其检测的是基因的断裂情

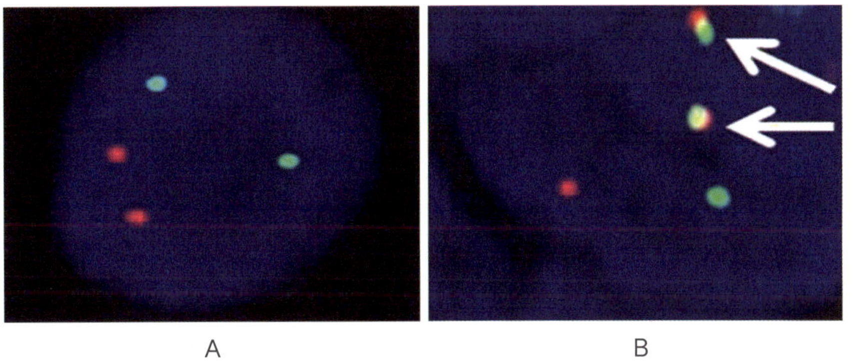

A　　　　B

图1-32 FISH检测t(14;18)(q32;q21)

荧光探针：*Bcl-2*基因标记橙色，*IGH*基因标记绿色。图A为阴性细胞，显示为2橙2绿。图B为染色体易位阳性细胞，显示为2黄1橙1绿；黄色信号为橙色（*Bcl-2*基因）与绿色（*IGH*基因）信号合并的结果。

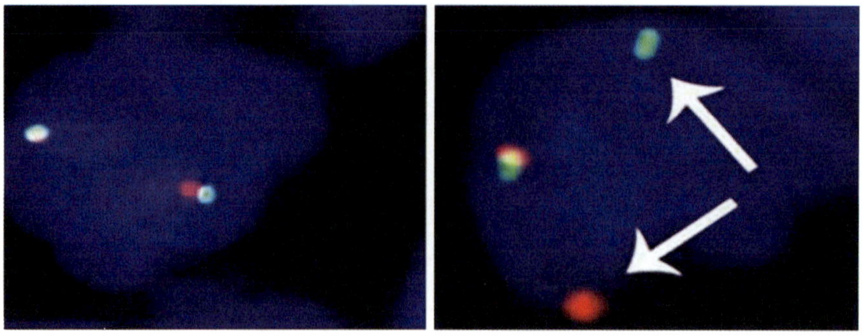

A　　　　　B

图1-33　FISH检测*ALK*基因断裂

荧光探针：*ALK*基因5′标记橙色，3′标记绿色。图A为阴性细胞，显示为2黄信号；图B为染色体易位阳性细胞，显示为1黄1橙1绿，1橙1绿为*ALK*基因断裂后信号分离的结果。

况，而非与融合伙伴的融合状态。对于FISH探针的组合应用，根据临床病史、形态学和免疫组织化学结果，病理医生可以利用单个探针或是组合探针进行辅助分类。例如，所有伯基特淋巴瘤均有8q24上的*MYC*基因相关的染色体易位，如占85%左右的t（8；14）（q24；q32）为*IGH/MYC*基因拼接，较为少见的t（8；22）（q24；q11）为*IGL/MYC*基因拼接，t（2；8）（q12；q24）为*IGK/MYC*基因拼接。临床应用时，可根据需要选用用于诊断的*MYC*断裂探针或加入了8号染色体着丝粒探针，对预后有提示作用的*IGH/MYC/CEP*8双色双融合探针。虽然，FISH检测的应用得到极大的普及，但对于分析复杂核型异常以及筛选分子异质性遗传则没有价值。

人的外周B、T淋巴细胞克隆谱系是以编码构成免疫球蛋白和T细胞受体多肽亚单位的氨基酸序列的抗原受体基因的出现为特征的。在多能干细胞向B、T淋巴细胞的早期分化过程中，其相应的受体蛋白基因即*Ig*和TCR的胚系V区、D区、J区片段要发生分子重排，成为具有表达功能的基因。在B淋巴细胞中，*Ig*重排的发生具有阶段性，首先是功能性*Ig*重链基因，其次是*Igκ*，只有当功能终产物两个等位基因重排均失败后，*Igλ*等位基因的重排才发生。这样，已经发生V–D–J区重排的前体淋巴样细胞的遗传构型将不变地遗传给其子代，因此，若一群B淋巴细胞的*IgH*、*IgK*或*IgL*的重排一致，这些B淋巴细胞一定来自同一克隆。*TCR*基因重排机制与*IgH*基因重排非常相似，*TCR*基因按照*TCRδ*、*TCRν*、*TCRβ*和*TCRα*的顺序发生V区、D区、J区或V区、J区的重排。用PCR分析*Ig/TCR*基因重排的原理是基于所有引物特异性结合*Ig/TCR*基因的V区和J区。在胚系状态下，V区和J区片段是由数百碱基对所分隔开的；当基因发生重排，V区和J区靠近在一起时，能得到有效扩增。在反应性淋巴组织增生，各基因克隆在发生重排时于V–D–J区接合部所插入的核苷酸数量有所不同，扩增片段长度不均一，而且每一克隆的细胞数较少，故电泳上见不到克隆性条带，为弥漫一片现象。而淋巴瘤具有单一性*Ig/TCR*基因重排形式，经PCR扩增后可获得对此肿瘤特异的克隆性重排条带（图1–34）。这些抗原受体基因的重排是淋巴瘤最主要的分子诊断标记。长期以来，主要采用Southern blot技术对淋巴细胞的*Ig*和*TCR*基因进行克隆性重排检测，是分子克隆分析研究的金标准，但由于使用放射性物质，耗时长、成本昂贵，需要10~20μg高质量的DNA等缺陷，在很大程度上已经被PCR检测所取代。PCR反应，相对敏感性高（1%~5%），仅需从骨髓、全血、新鲜组织或石蜡包埋组织及其切片中提取的纳克（ng）级的基因组DNA作为模板，而且可以使用小的活检组织，通过利用特异的或通用的寡核苷酸引物对通过V区、D区、J区连接点的DNA序列进行指数级的扩增，随后使用电泳条带对反应产物进行分离。2003年，欧洲

7国47个机构参与了BIOMED-2方案的制订，发展出107条引物，采用聚丙烯酰胺凝胶电泳或毛细管电泳建立了用于*Ig*和*TCR*基因重排的标准多重PCR法。在病理诊断上可有助于区分淋巴瘤和淋巴组织反应性增生，有助于区分B细胞系或T细胞系来源；在临床治疗中有助于微小残留病灶（MRD）的检测，用基因重排来检测MRD，可检测到超过10^6个正常细胞中的一个淋巴瘤细胞，无论是初始治疗还是移植后，MRD的存在对于非霍奇金淋巴瘤的诊断、预后及治疗均有意义。在近几年的发展中，BIOMED-2系统的使用日趋完善及规范，也出现了商业化的检测试剂盒，为临床病理检测提供了极大的帮助。

在大多数怀疑为淋巴组织增生异常的患者中，组织形态学、细胞形态学、免疫组织化学和流式细胞免疫表型可以区分恶性克隆性增生和良性反应性增生病变。但仍然有一部分（5%~10%）的病例很难做出最终的诊断。理论上，在淋巴瘤中所有的细胞都有一个共同的克隆来源，因此可以通过克隆性重排分析来诊断淋巴瘤。但不可避免地仍然会出现因为无效的引物结合和体细胞超突变产生假阳性，及引物无法覆盖所有的重排位点而出现的假阴性等，所以在病理诊断中，结合形态学及免疫组织化学，并适当地联合应用基因分型和FISH有助于对疑难临床病例进行最佳的诊断及分类。采用遗传分析仪（ABI 3500XL）Genescan分析显示免疫球蛋白重链基因重排产物，可鉴别单克隆和多克隆扩增（图1-35）。

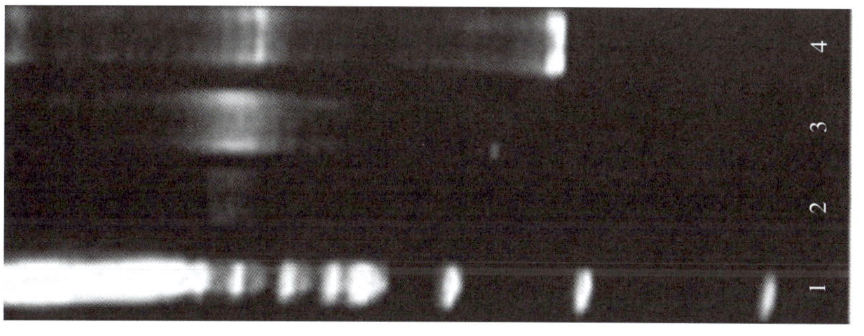

图1-34 聚丙烯酰胺凝胶电泳异源化双链分析显示免疫球蛋白重链基因重排产物

泳道1所示为标准碱基对的DNA片段标记；泳道2及泳道3所示为多克隆B淋巴细胞免疫球蛋白重链基因涂抹式的扩增条带；泳道4所示为单克隆B淋巴细胞免疫球蛋白重链基因的单一、清晰的扩增条带。

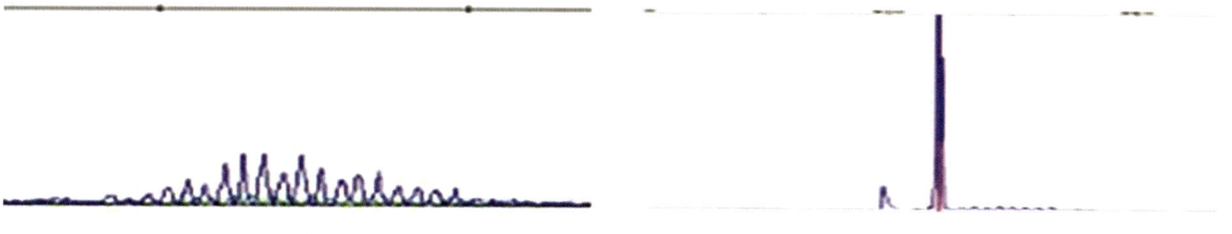

A B

图1-35 遗传分析仪（ABI 3500XL）Genescan分析显示免疫球蛋白重链基因重排产物（B淋巴细胞克隆性检测）

A. 多克隆B淋巴细胞免疫球蛋白重链基因高斯（Gaussian）分布的扩增 B. 单克隆B淋巴细胞免疫球蛋白重链基因的单一目的峰扩增

随着人类基因组计划的完成，分子水平的基因检测技术平台不断发展和完善，从第一代以Sanger测序为代表的直接检测技术到DNA芯片进行基因表达谱的研究，再到新一代测序（next generation sequencing，NGS）技术，对淋巴瘤分子生物学的了解将越发深入。例如，利用Sanger测序检测Notch1

基因及FBXW7基因突变对T淋巴母细胞瘤/白血病的预后判断已逐步开始应用于临床，利用DNA芯片基因表达谱的研究对DLBCL进行分子类别的划分。尤其是近几年，利用NGS技术在血液肿瘤及淋巴瘤中的飞速应用发展，对淋巴瘤更深层次的遗传学通路的理解、新的分子标记物的识别、MRD监测及个体化治疗方案的选择将会出现新的篇章。

（王　芳）

第七节　儿童淋巴瘤CT与MR诊断

初诊儿童淋巴瘤患者的分期对确定最佳治疗方案非常重要。分期主要根据受累淋巴结部位的数目，是否存在结外病变而决定。临床上，颈、胸、腹、盆的CT扫描是淋巴瘤分期的常规检查手段。MR主要应用于明确淋巴瘤中枢神经系统浸润和评估骨、骨髓和乳腺的浸润。

CT和MR影像学检查在现代淋巴瘤诊断和治疗方面发挥重要作用，淋巴瘤的诊断、分期、治疗疗效评估和随访均需要行CT和MR检查。

一、CT和MR的作用原理

CT是利用X射线对人体进行断层扫描后，由探测器收到的模拟信号后转换成数字信号，经电子计算机计算出每一个像素的衰减系数，通过重建图像来显示出人体各部位的断层结构的装置。它以断层的图像形式，较清晰地显示人体组织的细微差别。CT具有良好的密度分辨力，相当于普通X线图像的10～20倍。CT检查很好地显示淋巴结肿大、淋巴瘤对实质性或空腔脏器的浸润，是淋巴瘤治疗前分期的首选影像学检查手段。CT检查的扫描部位应包括颈部、胸部、腹部以及盆腔，一般需要进行增强检查。增强扫描与平扫对比能更好地区分肿大淋巴结与血管断面，更清晰地显示病灶对临近血管的包绕或侵犯，并能明显提高肝、脾和肾脏等实质脏器淋巴瘤浸润的诊断敏感性。淋巴瘤治疗前CT检查能全面、有效地对患者进行治疗前分期，明确病灶位置、大小或范围，为临床治疗手段的选择以及治疗后疗效观察提供依据。通过CT复查，对比治疗前后病灶大小的变化，能为临床以及影像医生对淋巴瘤疗效评估提供客观依据。

MR是利用磁共振现象从人体中获得电磁信号，并重建出人体断层灰阶图像的扫描技术。与CT不同的是MR图像上的灰度并非表示组织和病变的密度，而是代表它们的MR信号强度，反映的是弛豫时间的长短。MR图像具有多个成像参数的特点，即有反映T1弛豫时间和反映T2弛豫时间的参数。人体不同组织以及病变具有不同的T1和T2密度，因此，T1WI和T2WI图像上产生不同的信号强度，具体表现为不同的灰度。MR检查就是根据这些灰度的变化进行疾病诊断。MR检查具有良好的组织分辨率，可以多平面多方位成像，安全、无辐射。在淋巴瘤的诊断中，特别对中枢神经系统和骨骼肌肉系统淋巴瘤具有独特的优势。

儿童生殖器官尚未发育成熟，青春期前，男性的精囊腺和前列腺，女性的乳腺、子宫和卵巢均未发育成熟呈幼稚型。此外，儿童期的骨骼处于生长发育阶段，在影像解剖上与成人骨骼有所不同。与成人管状骨由骨端和骨干两部分组成不同，儿童四肢管状骨是由骨骺、骺板及骨干3部分组成。骨骺位于长骨骨端或某些骨突部位（如股骨大粗隆），是发生骨化的骺核，初期表现为一个或多个点状致密骨化影，随年龄增长逐渐增大形成骨松质，最后与骨干融合。骺板是干骺端和骨骺直接的软骨投影，儿童期显示为较宽的透亮带，随年龄增长，骺板逐渐变窄。随着脊柱的生长发育，从婴儿期至25岁成年后，继发性骨化中心的相继出现和骨化，椎体的形态也有一定差别并有相应规律可循。

二、儿童淋巴瘤的影像学表现

淋巴瘤是起源于淋巴结和淋巴组织的恶性肿瘤。肿瘤可遍布全身，临床表现为体表淋巴结肿大或者胸腹腔内肿块等。通过CT或MR可以较准确发现淋巴瘤的病灶，通过造影剂增强能更准确地测量病灶大小。儿童淋巴瘤包括霍奇金病和非霍奇金淋巴瘤，后者包括淋巴母细胞淋巴瘤、伯基特淋巴瘤、弥漫大B细胞淋巴瘤和间变性大细胞淋巴瘤。最常侵犯部位包括体表淋巴结、鼻腔、颌面部、纵隔、腹腔淋巴结、肾脏、卵巢、脾脏、骨、骨髓和中枢神经系统等。不同部位肿瘤伴有相应的CT或MR影像学表现。

（一）淋巴结肿大

在影像学上，淋巴结长径＞15mm或者短径＞10mm，注射造影剂后均匀或不均匀强化，均可视为淋巴结受累。增大的淋巴结密度或信号较均匀一致，中央坏死少见，未治疗前一般不会出现钙化。

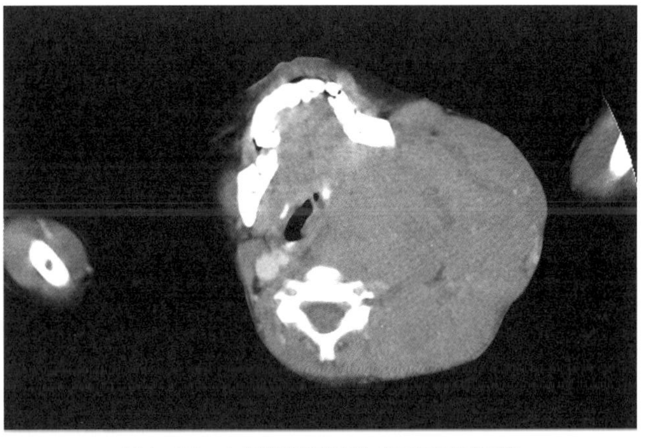

图1-36 左侧颈部霍奇金病CT增强图像

左侧颈动脉鞘区见多发肿大淋巴结，呈相互融合状，淋巴结密度均匀，未见明显坏死及钙化，增强扫描呈中度较均匀强化。

CT是目前淋巴瘤诊断、分期及治疗后随访最常用的影像检查手段。在CT平扫图像上，肿大淋巴结密度与肌肉密度相近，密度较均匀，边界基本清楚，部分淋巴结可以出现相互融合，形态多呈圆形或卵圆形（图1-36）。淋巴结坏死并不常见，多见于非霍奇金淋巴瘤。增强扫描后，多表现为较均匀一致强化，强化程度与周围肌肉相近或略低于周围肌肉组织，部分中心坏死淋巴结会表现为环形强化。部分淋巴结包膜外浸润时则表现为病变边缘不规则，与周围结构间脂肪间隙消失，或病变直接与邻近组织粘连，没有分界。钙化在淋巴瘤浸润淋巴结中很少见，但在化疗或局部放疗后可以出现淋巴结钙化，这种钙化常表现为斑点状、球状或不定型表现。

在MRI上，淋巴瘤浸润的淋巴结病变常表现：在T1WI上呈与肌肉相等或稍低信号，在T2WI上信号与邻近肌肉对比呈高信号。注射造影剂增强后淋巴结强化方式与CT相近，常表现为均匀一致强化，强化程度高于邻近肌肉，若淋巴结内出现坏死则表现为环形强化。

淋巴瘤的淋巴结浸润引起淋巴结肿大，在影像学上需要与其他淋巴结病变进行鉴别诊断。在儿童，则需要与淋巴结反应性增生和淋巴结结核这两种常见良性疾病进行鉴别，正确的诊断有利于减少有创性活检比例和多次复查对患儿及家人带来的负担。淋巴结反应性增生是由于细菌、病毒、毒物、代谢的毒性产物、变性的组织成分及异物等，成为抗原或致敏原刺激淋巴组织而引起反应，同样表现为区域性淋巴结肿大。在影像表现上，淋巴结反应性增生多表现为区域淋巴结肿大，淋巴结相互融合较少，淋巴结中心多会出现坏死，增强后呈环形强化；而淋巴瘤累及范围较广泛，淋巴结常相互融合并包绕血管，中心坏死较少，增强后中度较均匀强化。诊断时还应结合患者病史和体格检查，特别近期感染病史，病灶区域有无红、肿、热、痛等感染表现。淋巴结结核多发生于颈部，好发于儿童和青年，临床上最常表现为无痛性颈部肿块，颈内静脉链和颈后三角是最常见受累区域。在早期，结核性淋巴结炎可以表现为边界清楚的肿大淋巴结，增强后强化均匀。若病变进一步发展则可出现中心坏死，在增强后表现为环形强化，这是最特征性淋巴结结核表现，有助于病变的诊断和鉴别诊断。

（二）结外浸润与原发结外的淋巴瘤

淋巴瘤常见的结外侵犯部位有咽淋巴环、鼻咽、鼻腔、鼻窦、肺、胸膜、胸腺、乳腺、脾脏、肝脏、胃肠道、肾、骨和骨髓、中枢神经系统。以下简介几种常见部位结外浸润与原发结外淋巴瘤的影像特点。

1. 韦氏环淋巴瘤 韦氏环是包括鼻咽、舌根、扁桃体及软腭在内的局部环绕淋巴组织网，由内环和外环组成。内环前为舌扁桃体，顶部为咽扁桃体，两侧为沿咽弓在软腭的后面到咽隐窝的淋巴组织组成的侧束。外环是由咽鼓管、鼻咽、口咽和喉的淋巴组织构成的连续的淋巴网络，直接与邻近的咽后淋巴结、下颌角淋巴结以及颌下淋巴结联合并相互沟通。

影像学上韦氏环淋巴瘤常表现为团块状软组织密度肿块，可以累及整个韦氏环或部分累及。肿块常与肌肉密度相近，边缘较规则，密度较均匀，常沿黏膜下浸润生长，黏膜表面较少出现溃疡改变，经常会同时出现颈部淋巴结浸润。鉴别诊断方面，在儿童该部位最常见咽旁及咽后炎性病变，炎性病变早期同样表现为颈前或咽旁间隙软组织密度病灶，需要与淋巴瘤进行鉴别。但是当进行性发展脓肿形成时，表现为肿胀软组织内出现偏心性水样密度或信号区，边界清楚或不清楚，增强扫描脓肿壁及周围软组织明显强化，液化坏死区不强化等特点时，再结合患儿急性炎症的临床表现，则可以与淋巴瘤浸润鉴别。

2. 纵隔淋巴瘤 纵隔淋巴瘤在CT图像上主要表现为以下特点：①纵隔淋巴结肿大：在CT图像上表现为多个结节状或团块状软组织肿块，部分相互融合，病灶密度较均匀，少见坏死，一般无钙化，增强后呈轻度到中度强化。②前纵隔软组织肿块：起源于胸腺淋巴瘤，病灶主要位于前上纵隔，病灶边界尚清楚，密度一般比较均匀，有时可以出现小片状囊变，伴或不伴有纵隔淋巴结肿大。③病灶占位效应较轻，常包绕邻近血管，但是当病灶较大时同样可以压迫邻近组织器官如气管及上腔静脉（图1-40）。④邻近组织的浸润：原发于纵隔淋巴瘤，可浸润侵犯邻近组织器官如肺、胸膜及心包，表现为肺内斑片状致密影，胸膜及心包增厚、积液。

在MR图像上，纵隔淋巴瘤与邻近肌肉对比，在T1WI上呈较均匀稍低信号，在T2WI上呈较均匀高信号，增强扫描后呈轻度到中度强化。由于纵隔脂肪衬托，MR能通过病灶与气管、纵隔血管及心包等重要组织器官之间脂肪间隙存在与否进行比对，比CT扫描更能清晰、准确地分析病灶对邻近组织器官的侵犯情况。因此对于纵隔病变，MR为首选影像检查方法。

在鉴别诊断方面，儿童纵隔淋巴瘤需要与未退化胸腺组织和纵隔畸胎瘤进行鉴别。胸腺位于前上纵隔，在婴幼儿、儿童时期为重要的淋巴器官，其大小、形态随年龄不同而有所改变，至青春期逐渐退化。未退化胸腺组织表现为前纵隔软组织密度影，边界欠清楚，增强后轻度强化，临近纵隔血管一般不会受压或包绕。而淋巴瘤则表现为边界较清楚的软组织肿块影，增强后强化较明显，包绕纵隔血管较常见，病灶周围常可见肿大淋巴结。纵隔畸胎瘤多位于前纵隔，组织学上含3个胚层结构，CT是诊断畸胎瘤的最佳影像手段，脂肪成分在CT上表现为CT值是负值的极低密度，钙化或骨骼成分则表现为明显高密度，增强扫描明显不均匀强化。而纵隔淋巴瘤密度多较均匀，凭借影像表现可以与纵隔畸胎瘤鉴别。

3. 脾脏 脾脏作为一个淋巴造血器官，是腹部最容易受淋巴瘤累及的实质脏器，脾脏可以作为淋巴瘤首发部位，也可以继发于其他部位的淋巴瘤。原发性或继发性脾脏淋巴瘤的影像表现相似，其诊断和鉴别诊断主要依靠CT和MR检查。

淋巴瘤脾浸润在CT上可以表现为：①弥漫浸润改变：多表现为脾肿大，脾脏大小个体差异较大，通常在CT横断面图像上以5个肋单元作为标准，超过者为脾肿大。若肝下缘消失的层面上，脾下缘仍能见到也可诊断为脾肿大。平扫增大脾脏密度多较均匀，CT值与正常脾脏相近或略低于正常脾脏密度，增强扫描多可呈明显均匀或不均匀强化。②肿块样改变：平扫时表现为脾脏单发或多发结节状或团块状病灶，边界可清楚或不清楚，增强扫描呈均匀或不均匀强化，强化程度低于周围脾脏组织（图1-44）。

在MRI上，淋巴瘤脾浸润表现与CT相近，同样可以表现为脾脏弥漫性增大，或脾脏内单发或多发结节状、团块状病灶。脾脏内结节状病灶，在T1WI上多与脾脏信号相近呈等信号，而在T2WI上通常表现为高信号脾脏信号背景下结节样稍低信号灶，增强扫描多呈轻度强化，呈低信号。

当脾脏病变同时伴有腹腔、腹膜后淋巴结肿大时，结合肿大淋巴结少见坏死，一般无钙化及包绕血管等特点，可以有助于脾脏淋巴瘤浸润的诊断。

4. 中枢神经系统 发生于脑内的中枢神经系统淋巴瘤大多位于幕上，以深部脑白质为常见发病部位，多数病灶与脑室邻近。病灶可以单发或多发，在CT平扫时与正常脑白质对比呈等密度至稍高密度，边界多较清楚，病灶的占位效应及瘤周水肿通常较轻，出血、坏死及钙化少见，增强扫描病灶呈均匀强化。

MR检查具有良好的组织分辨率，可以进行多方位成像，能很好地了解病灶部位、数目、大小、对周围组织的压迫与侵犯情况以及周围脑组织的水肿，是中枢神经系统淋巴瘤诊断与鉴别诊断的首选影像检查方法。病灶在T1WI上与脑白质对比呈稍低信号，在T2WI上呈稍低信号或等信号，T2WI上低信号与肿瘤组织内细胞排列密集、细胞间质水分少、核浆比例高有关。增强扫描病灶多呈明显强化，表明肿瘤造成血脑屏障的破坏。此外，中枢神经系统淋巴瘤病灶周围水肿较轻，占位效应较小，与脑内常见的星形细胞瘤和转移瘤对比，淋巴瘤通常表现为肿瘤体积较大，而瘤周水肿范围相对较小和占位效应相对较轻的特点，对鉴别诊断有一定的提示作用。

尽管中枢神经系统淋巴瘤影像表现具有一定的特征性，但其影像表现与脑膜瘤和脑内星形细胞瘤有类似和重叠之处，需要进行鉴别诊断。①脑膜瘤：位于脑表面邻近脑膜部位，通常呈类圆形，边界清楚，与脑膜呈宽基底相连，周围脑灰质呈受压改变，病灶在CT平扫上呈稍高密度，在MRT1WI、T2WI上呈等信号，增强后呈明显均匀强化，有时可见脑膜强化出现“脑膜尾征”。脑膜瘤的平扫和增强特征与淋巴瘤有一定的相似之处，但是根据脑膜瘤部位、与脑膜关系及“脑膜尾征”等特征性表现，可以与淋巴瘤进行鉴别。②脑星形细胞瘤：脑内最常见原发肿瘤，在CT上通常表现为低密度，在

MRI上通常呈长T1、长T2信号，低级别胶质瘤在影像学上表现为类圆形、边界清楚，增强后无明显强化，瘤周通常无明显水肿，高级别胶质瘤影像学上则表现为明显不规则病灶，边界不清楚，增强后明显不均匀强化，病灶有明显占位效应，瘤周水肿明显。根据病灶的密度或信号特点以及强化方式，可以与淋巴瘤进行鉴别。

常见儿童淋巴瘤侵犯部位CT增强图像见图1-37至图1-50。

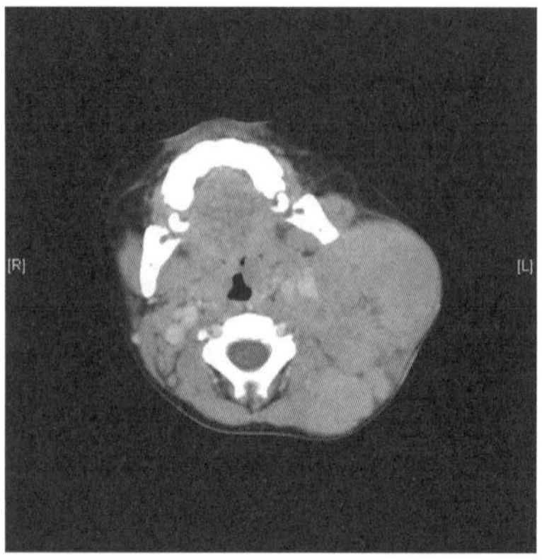

图1-37 男性，6岁，霍奇金病颈部淋巴结肿大CT增强图像

双颈淋巴结肿大，以左颈更为显著，部分病灶相互融合，较大病灶内见坏死液化，注射造影剂后明显强化。

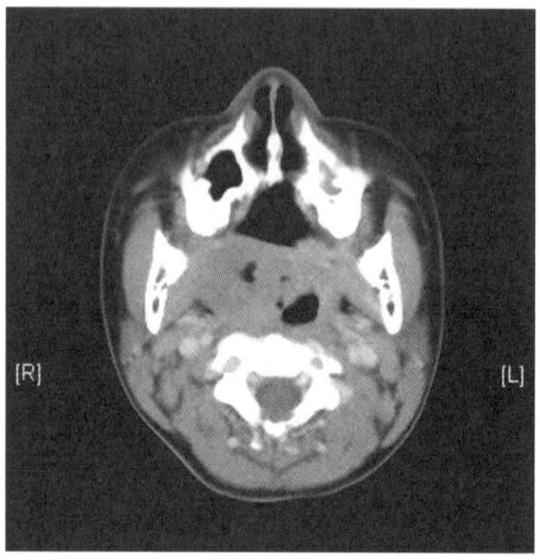

图1-38 男性，13岁，伯基特淋巴瘤扁桃体口咽侵犯CT增强图像

右扁桃体肿物，累及软腭，表面溃疡，注射造影剂后轻度强化。

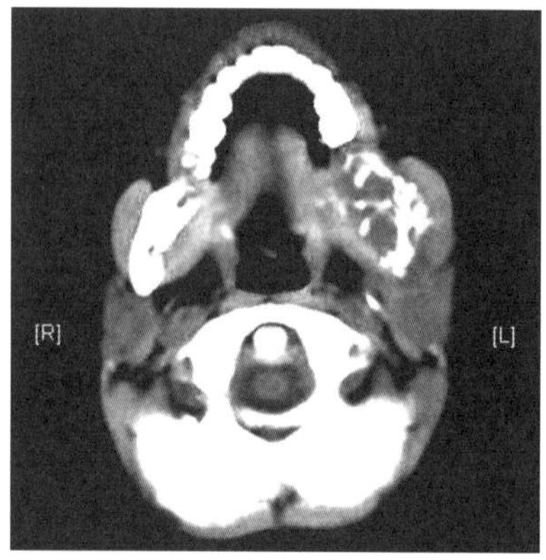

图1-39 男性，4岁，伯基特淋巴瘤侵犯左侧下颌骨CT增强图像

左下颌骨外支骨质溶骨性破坏，局部形成软组织肿块，注射造影剂后边缘轻度强化。

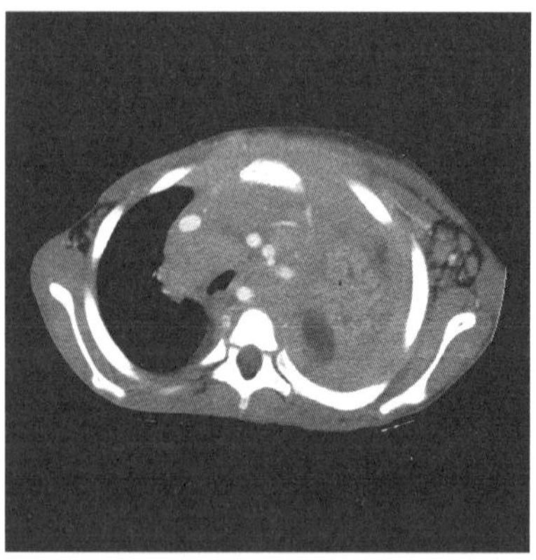

图1-40 男性，10岁，纵隔T淋巴母细胞性淋巴瘤纵隔侵犯CT增强图像

前、中纵隔见软组织肿物影，边界不清楚，密度尚均匀，未见明显坏死及钙化，增强后中度较均匀强化，病灶包绕纵隔大血管。左肺组织透亮度减低，呈大片软组织密度影。左侧胸膜广泛增厚，左侧胸腔大量积液。纵隔及左侧腋窝可见多发肿大淋巴结。

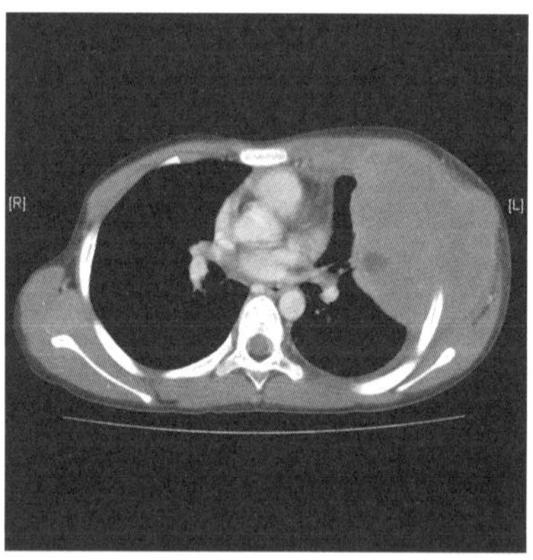

图1-41 男性，11岁，间变性大细胞淋巴瘤侵犯胸壁CT增强图像

左胸壁巨大软组织肿物，包绕左侧第4前肋，肿物边界不清，密度不均匀，内见囊变坏死区，增强扫描不均匀强化，向内突入左侧胸腔，向外侵犯左侧胸壁肌，左胸壁皮下脂肪间隙模糊。

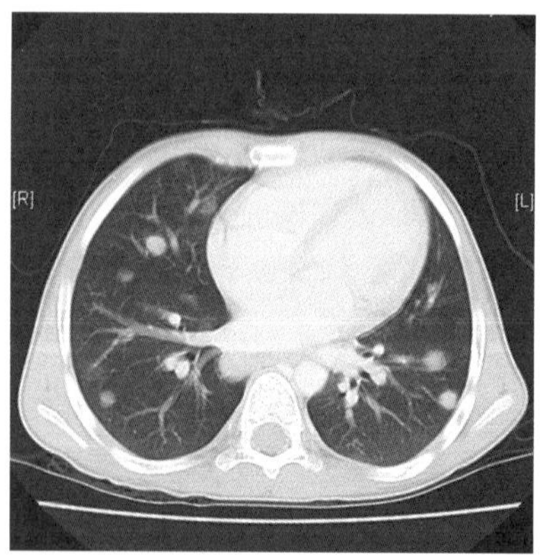

图1-42 男性，8岁，霍奇金病双肺浸润CT增强图像

双肺散在大小不等的结节影，边界清楚，密度均匀。

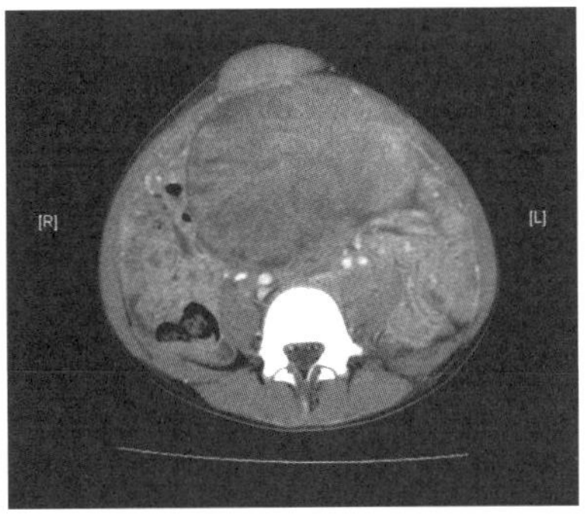

图1-43 女性，10岁，伯基特淋巴瘤腹腔腹壁侵犯CT增强图像

腹腔内巨大软组织肿块，边界不清，密度不均匀，推移腹腔内肠管及血管，前腹壁皮下肿瘤侵犯，少量腹水。

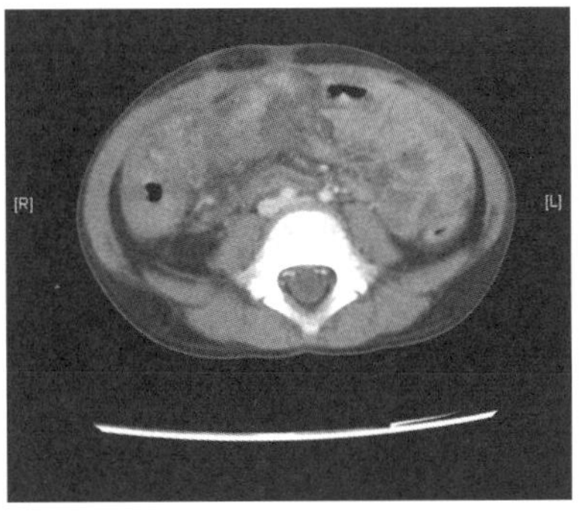

图1-44 女性，6岁，腹部伯基特淋巴瘤CT增强图像

升结肠管壁增厚，管腔狭窄，大网膜、肠系膜增厚、紊乱。

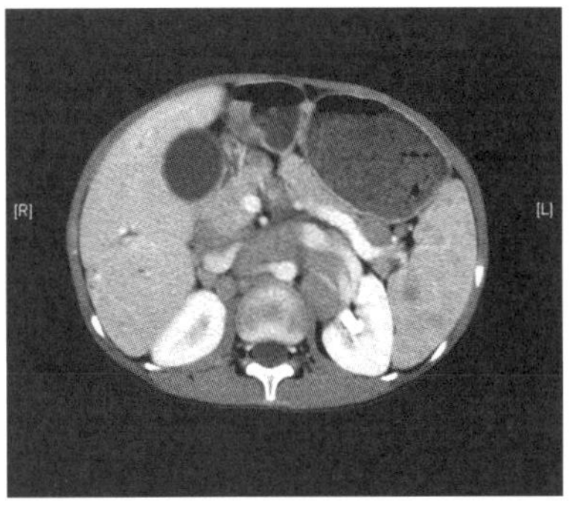

图1-45 男性，10岁，霍奇金淋巴瘤脾脏浸润CT增强图像

脾脏增大，密度不均匀，内见散在片状低密度区，边界不清，脾门区、腹主动脉旁淋巴结肿大。

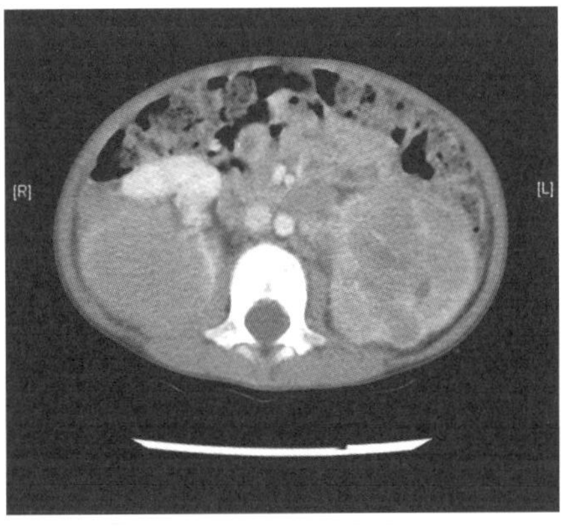

图1-46 男性，5岁，弥漫大B细胞淋巴瘤双肾浸润CT增强图像

双肾实质内多发不规则低密度肿块，边界不清，密度不均匀，增强扫描不均匀强化，肠系膜、腹主动脉旁淋巴结肿大。

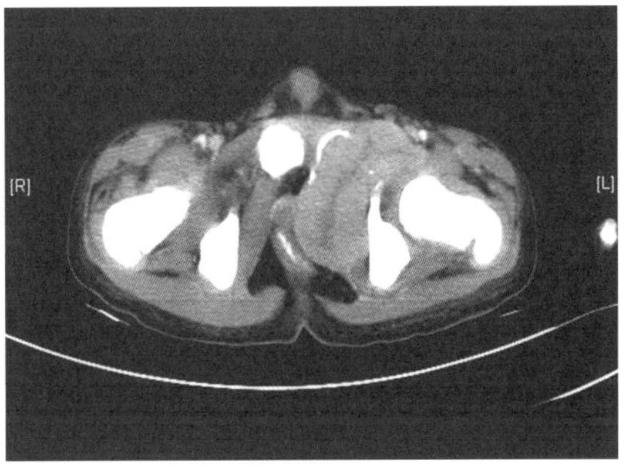

图1-47 男性，9岁，间变性大细胞淋巴瘤侵犯左侧髋关节CT增强图像

肿瘤破坏左侧耻骨，侵犯左侧髋关节，向右推移直肠及尿道。

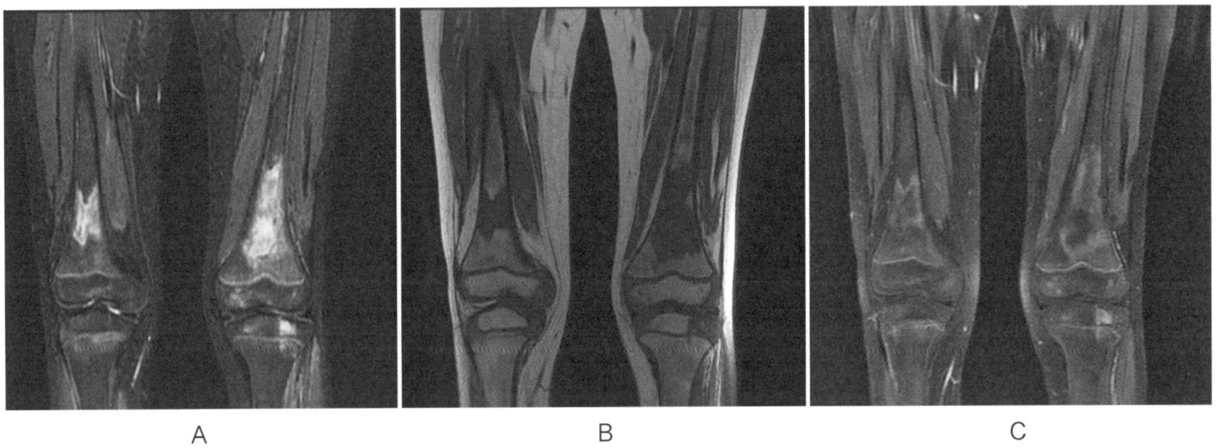

A B C

图1-48 男性，5岁，B淋巴母细胞性淋巴瘤骨骼侵犯MR增强图像

A、B、C分别为双侧膝关节T2加权压制成像、T1加权成像及T1加权压脂增强图像。双侧股骨下端及左侧胫骨上段见片状异常信号灶，在T2WI上呈高信号，在T1WI上呈低信号，增强后不均匀强化。

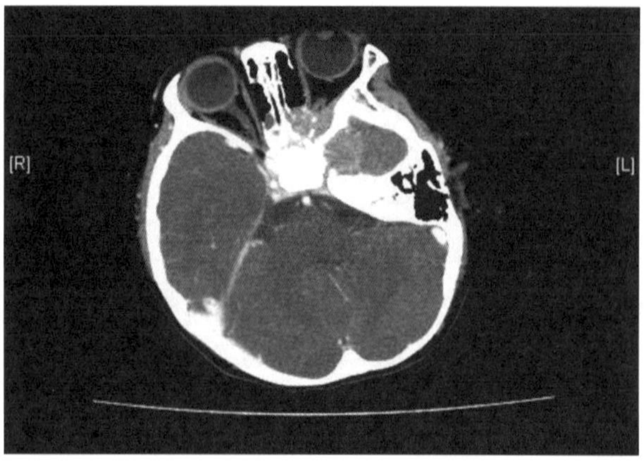

图1-49 男性，1岁，伯基特淋巴瘤海绵窦侵犯CT增强图像

左侧海绵窦区软组织肿物，向前侵犯左侧翼腭窝、左侧颞尖、左侧后组筛窦及蝶窦。

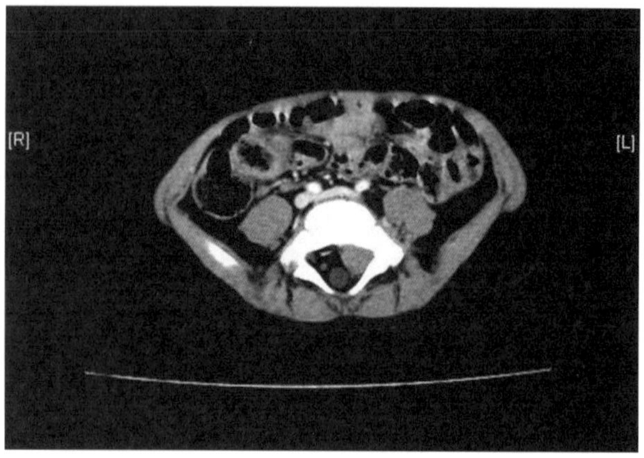

图1-50 男性，1岁，伯基特淋巴瘤腰椎椎管侵犯CT增强图像

L_5水平椎管左侧软组织肿物。

三、儿童CT或MR检查要求

CT检查是儿童淋巴瘤患者重要的检查手段，无论是检查前诊断、鉴别诊断以及治疗后疗效评估，都需要进行CT检查。由于儿童还处在生长发育阶段，在进行CT扫描时，应在保证图像质量的同时通过扫描参数的调整（如降低KV和mAs）来避免患儿接受过多X线辐射，最大程度保护患儿。MR检查虽然安全无辐射，但由于成像时间长，腹部扫描需要患儿配合呼吸等原因，在儿童主要应用于中枢及骨骼系统淋巴瘤的诊断及疾病范围评估。

无论是CT还是MR检查，都需要患儿保持安静状态，以避免或减少运动伪影的影响。一般对于5岁以下不配合检查的婴幼儿，检查前均需要实施药物镇静，儿童常用药物包括水合氯醛、戊巴比妥和咪达唑仑等。其中水合氯醛是儿童最常用的镇静药物，常用剂量为50～100mg/kg，口服或灌肠，口服宜配制成10%的溶液或胶浆使用，灌肠宜将10%的溶液再稀释1～2倍灌入，最大限量一次2g。

（阮超美 李 卉）

第八节 PET/CT在儿童淋巴瘤诊断及治疗中的应用

一、概述

（一）^{18}F-FDG PET/CT显像方法

正电子发射断层显像（positron emission tomography，PET）是一种基于体内示踪原理显示活体生物分子功能代谢分布的分子医学影像技术。目前PET显像多是利用正电子放射性核素（如^{18}F 、^{11}C、^{13}N、^{15}O等）标记葡萄糖、氨基酸、胆碱、胸腺嘧啶、受体的配体及血流显像剂等药物作为示踪剂，根据组织细胞摄取放射性示踪剂的特性和能力，通过病灶对示踪剂的摄取程度了解病灶的功能代谢状态。CT

即计算机发射断层成像术，PET/CT是PET和CT的同机融合，它集合两者的特征，提供正常和异常组织的功能代谢特点及解剖结构信息，是一种能解释临床功能与症状的基于形态结构的生物影像。

目前，临床上PET/CT检查最常用的显像药^{18}F-FDG是葡萄糖的类似物，静脉注射^{18}F-FDG后，在细胞膜葡萄糖转运蛋白的帮助下进入细胞，细胞内的^{18}F-FDG在己糖激酶（hexokinase）作用下磷酸化，生成6-PO_4-^{18}F-FDG，由于6-PO_4-^{18}F-FDG与葡萄糖结构的差异（2-位碳原子上的羟基被^{18}F取代），不能进一步代谢，而且因为带负电荷，6-PO_4-^{18}F-FDG分子不能通过细胞膜而集聚于细胞内；同时细胞内葡萄糖磷酸酶催化6-PO_4-^{18}F-FDG脱磷酸，再次生成^{18}F-FDG。在葡萄糖代谢平衡状态下，组织细胞的6-PO_4-^{18}F-FDG浓聚量与其葡萄糖代谢水平呈正相关。

绝大多数恶性肿瘤细胞具有高代谢特点，特别是恶性肿瘤细胞的分裂增殖比正常细胞快，需要大量生命基础分子合成肿瘤细胞增殖所要的核酸和蛋白质等，同时消耗大量ATP能量。葡萄糖作为组织细胞能量和核糖分子的主要来源，肿瘤细胞增殖分裂时必然消耗大量的葡萄糖。因此，绝大多数恶性肿瘤^{18}F-FDG摄取增加，肿瘤细胞内可积聚大量^{18}F-FDG，肿瘤本底值增高，经PET/CT显像可显示肿瘤的部位、形态、大小、数量。同时肿瘤细胞的原发灶和转移灶具有相似的代谢特性，一次注射^{18}F-FDG就能方便地进行全身显像，明确肿瘤的全身累及范围，对肿瘤的临床分期具有独特价值。在肿瘤临床上，^{18}F-FDG主要用于肿瘤良性、恶性诊断和临床分期、疗效评价、预后评估、指导放疗靶区勾画与靶向治疗及寻找肿瘤原发灶等方面。PET/CT作为一种药物依赖性分子影像技术，除^{18}F-FDG外还可以使用其他正电子药物（如核苷酸、氨基酸、胆碱、激素等）进行PET/CT显像，反映肿瘤组织细胞的不同生物学特征。

由于肿瘤细胞的类型和克隆源性不同，并非所有的恶性肿瘤都表现为葡萄糖高代谢特征，且不同分化程度和不同细胞周期的细胞对葡萄糖的利用程度也有差别；另外，组织器官的炎症或生理状态改变也会伴有葡萄糖代谢的变化，也能摄取大量^{18}F-FDG分子，造成与肿瘤相似的^{18}F-FDG高摄取特点，尽管利用PET/CT的CT形态学特征可以鉴别部分病变，但仍有少部分缺乏形态学特点的疑难病变无法获得准确诊断。当然可以根据肿瘤细胞代谢特点选择其他显像药物进行弥补。

（二）儿童组织器官的解剖结构与^{18}F-FDG摄取特点

儿童组织器官的解剖结构与成人不同。皮肤、肌肉和内脏器官组织水分含量高，脏器周围脂肪不足，对比度差，致使许多患者的解剖结构显示不清。从解剖生理结构上看，儿童颅脑、肝脏、脾脏等实质性脏器相对体积较大，躯干和四肢相对比例较小；肝、脾厚且脆，血管丰富；红骨髓含量高，造血细胞增生活跃；咽部腺样体和扁桃体多明显增大，FDG摄取多，多呈对称性分布，这些均属正常生理性变化。

（三）儿童淋巴瘤细胞的^{18}F-FDG代谢特征

儿童组织细胞存在不同程度的分化不全，功能也不成熟，随年龄增大，不断接近成人。婴幼儿期肿瘤多起源于胚胎细胞及间叶组织细胞，5岁以后向成人过渡，15岁后接近于成人，基本表现为上皮组织起源的肿瘤。因此，儿童肿瘤的发生具有明显的年龄段特点。

儿童淋巴瘤可分为霍奇金淋巴瘤（HL）和非霍奇金淋巴瘤（NHL），儿童霍奇金淋巴瘤在临床表现、病理类型、临床分期、自然病程和疗效方面与成人相似，霍奇金淋巴瘤的5个亚型的瘤细胞均表现为FDG高摄取；而儿童非霍奇金淋巴瘤与成人不同，有其自身特点。儿童非霍奇金淋巴瘤多表现高度恶性，以淋巴结外侵犯为主，与成人非霍奇金淋巴瘤比较存在临床分期与治疗强度的差异。儿童非霍奇金淋巴瘤的主要类型有伯基特淋巴瘤、弥漫大B细胞性淋巴瘤、滤泡性淋巴瘤和淋巴母细胞性淋巴瘤等，均呈高FDG代谢特征。因此，^{18}F-FDG PET/CT是儿童淋巴瘤分期诊断和疗效评价的重要方法。

二、^{18}F-FDG PET/CT在儿童淋巴瘤诊断及治疗中的应用

儿童霍奇金淋巴瘤和非霍奇金淋巴瘤发病率分别约占40%及60%。婴幼儿极少被诊断为淋巴瘤，但随着年龄的增长，淋巴瘤发病率增加。儿童霍奇金淋巴瘤的发病年龄高峰在14岁，而非霍奇金淋巴瘤发病年龄高峰在7岁。儿童淋巴瘤的生存率高于成人，90%~95%的儿童霍奇金淋巴瘤能治愈，70%~90%的儿童非霍奇金淋巴瘤可被治愈，治疗率和病理组织亚型及分期相关。因此，早期诊断、准确分期、选择合理的治疗方案以及适当的疗效检测对儿童淋巴瘤预后至关重要。

自从Pau l在1987年首次将PET用于淋巴瘤的诊断，到目前为止，PET/CT已经广泛应用于儿童霍奇金淋巴瘤的诊断、分期、再分期、残存病灶良恶性判断、疗效评价以及预后评估等方面。

（一）儿童淋巴瘤^{18}F-FDG PET/CT影像表现

儿童处于生长发育阶段，其解剖、生理及疾病谱等与成人相比不完全相同，有其特殊性。儿童淋巴瘤尤其是非霍奇金淋巴瘤的好发部位、常见病理类型以及治疗后反应等许多方面与成人不同。

1. 淋巴结病变 人体全身共有800多个淋巴结，其中约300个位于头颈部，儿童正常淋巴结分布与成人相似，沿血管分布，形态呈蚕豆状，^{18}F-FDG分布呈本底水平。正常情况下，儿童头颈部、双侧腋窝及腹股沟可见小淋巴结分布，且较容易发生炎症反应，当发生炎症时淋巴结可增大，^{18}F-FDG摄取轻度至中度升高，但炎性淋巴结一般形态结构正常，不伴坏死。正常情况下儿童纵隔、肺门、腹腔、腹膜后及双侧髂血管旁不易出现直径＞1cm的淋巴结。

儿童霍奇金淋巴瘤多发于淋巴结，约80%儿童淋巴瘤患者以无痛性淋巴结肿大为主要表现，一般形态呈圆形或椭圆形，直径多为＜3cm，较少见坏死常出现在锁骨上及颈部，其次为纵隔淋巴结，少见淋巴结外组织侵犯，病灶呈^{18}F-FDG高摄取。淋巴细胞为主型和结节硬化型常呈多发、孤立的淋巴结病变；而混合细胞型霍奇金淋巴瘤既可呈孤立性，也可发生融合。儿童霍奇金淋巴瘤常见纵隔病变，如前纵隔和气管旁淋巴结肿大等，可见多组淋巴结同时肿大，并常累及邻近区域淋巴结，病变淋巴结^{18}F-FDG呈高代谢。儿童霍奇金淋巴瘤纵隔没有受累而肺门淋巴结受累者极为少见，因此单纯肺门淋巴结^{18}F-FDG呈高代谢，不能诊断为淋巴瘤浸润。儿童非霍奇金淋巴瘤以淋巴结外侵犯为主，侵犯淋巴结时常呈跳跃性，可侵犯腮腺、枕后、肘三角及腘窝等很少发生转移瘤的淋巴结，病变淋巴结^{18}F-FDG呈高代谢，孤立或融合分布，病灶可形成巨大肿块，包绕或直接侵犯周围血管或其他组织，较CT更易区分病灶与受累及组织。

2. 脏器浸润

（1）中枢神经系统　儿童淋巴瘤中枢神经系统浸润一般发生在非霍奇金淋巴瘤，病灶多位于幕上，常见于大脑白质中线区域，可表现为单个或多发等密度/稍高密度或混杂密度结节，呈FDG高摄取，周边可伴有轻度至中度水肿带。

（2）鼻咽和口咽　鼻咽和口咽是头颈部的结外淋巴瘤好发部位，扁桃体非霍奇金淋巴瘤最多见，且多为B细胞来源，病变组织呈^{18}F-FDG高代谢；病灶多发生在黏膜下，病变虽然可以很大，但一般不浸润邻近组织及咽旁脂肪间隙，可累及单侧或双侧，以单侧多见，多伴有同侧颈部淋巴结肿大，也可

见远处淋巴结或结外器官浸润。正常情况下，儿童扁桃体FDG呈轻度至中度生理性摄取，对称性，6~8岁摄取达最高，随着年龄增长逐渐减少。鼻咽是继扁桃体后的第二好发部位，可累及鼻咽各壁，表现为鼻咽区软组织肿块，^{18}F-FDG高代谢。需要注意的是，儿童鼻咽顶后壁腺样体可呈轻度至中度生理性摄取，多在12岁后消失，个别也可见于12~18岁。

（3）胸部　胸部是儿童淋巴瘤较常见累及部位，可累及纵隔淋巴结，其次还有胸腺、胸膜、心包、胸壁和肺组织。儿童淋巴瘤大约占纵隔肿块中的70%，其中霍奇金淋巴瘤较非霍奇金淋巴瘤更多见，一般起病隐匿，病灶增大后可压迫气管、食管、上腔静脉等，部分出现心包积液及胸腔积液。胸膜、胸壁及心包受累好发于霍奇金淋巴瘤，累及胸膜时可出现胸膜不规则增厚，呈^{18}F-FDG高摄取，可伴胸腔积液；累及胸壁时可表现为胸壁软组织肿块或骨质破坏，前胸壁病变多为纵隔病变的直接蔓延，不伴有低密度坏死区，骨质破坏可为溶骨性，也可见骨质硬化，无骨膜反应，病灶^{18}F-FDG呈高代谢；累及心包时还可见心包膜不规则增厚及心包积液。需要注意的是儿童前纵隔的胸腺摄取FDG，为倒V字形，化疗后胸腺摄取可明显升高。儿童肺淋巴瘤较少见，可见于霍奇金淋巴瘤，多为继发性病变，由肺门淋巴结直接蔓延入肺，或是经淋巴或血行传播，^{18}F-FDG PET/CT表现多种多样，可表现为大片状肺实变影、结节肿块影或粟粒样结节影等，^{18}F-FDG代谢程度不等。

（4）胃肠道　胃肠道是儿童结外非霍奇金淋巴瘤的常见原发部位，而儿童霍奇金淋巴瘤较少见胃肠道侵犯。在整个消化道中，儿童淋巴瘤好发部位依次为远端回肠、盲肠、阑尾及升结肠，累及胃及十二指肠较成人少见。胃肠道淋巴瘤多先在黏膜固有层和黏膜下层沿器官长轴蔓延，再向腔外浸润，可以是局部单发或多发，主要表现为弥漫性或弥漫性肠壁和胃壁增厚，可伴腔内肿块形成。儿童胃肠道淋巴瘤绝大多数为B细胞来源，病灶^{18}F-FDG呈高代谢。部分患者肠道因生理性摄取或炎症，可出现肠管呈阶段性或连续性^{18}F-FDG高摄取，但多不伴有肠壁增厚或软组织肿块，必要时延迟扫描可见生理性摄取或炎症代谢程度明显降低，而淋巴瘤病灶延迟扫描后一般仍呈高代谢或代谢程度无明显减低。

（5）脾脏　脾脏属于结外淋巴组织，是淋巴瘤的好发器官，可分为原发性和继发性，继发性多见。检出脾脏病变即提示患者属于Ⅲ期，对制订治疗方案及预后评估有重要意义。脾脏淋巴瘤^{18}F-FDG PET/CT可表现为脾脏大小正常或增大，密度无明显改变，呈弥漫性^{18}F-FDG高代谢，也可表现为脾脏内^{18}F-FDG高代谢的单发或多发低密度结节影。

（6）肾脏　正常肾脏没有淋巴组织，原发性肾脏淋巴瘤少见，绝大多数是继发性。儿童淋巴瘤以伯基特淋巴瘤累及肾脏相对多见，可以是肾周病灶直接蔓延或血性播散方式侵犯肾脏，多表现为双肾多发类圆形等密度或稍高密度结节、单发肿块或肾脏弥漫性^{18}F-FDG高摄取。

（7）骨髓和骨　淋巴瘤可侵犯骨髓和骨皮质，原发性骨淋巴瘤罕见，多为继发性。骨髓受侵犯多见于非霍奇金淋巴瘤，儿童霍奇金淋巴瘤侵犯骨髓较少。霍奇金淋巴瘤骨受累通常是直接蔓延，胸骨和胸椎是最常见的发病位置，一般表现为骨质硬化或骨质硬化中混有溶骨性改变。儿童原发性骨非霍奇金淋巴瘤大部分表现为溶骨性改变，可穿破骨骺板，直接侵犯关节软骨，发生在长骨骨髓腔内时，并可伴软组织肿块形成，临床表现为病灶部位疼痛、肿胀，可出现骨病变范围广泛，但临床症状较轻的分离现象，是原发性骨淋巴瘤的重要临床特点。

^{18}F-FDG PET/CT显像淋巴瘤骨髓浸润主要有2种表现：①弥漫性骨髓^{18}F-FDG 高代谢，代谢活跃程度高于正常肝组织，一般不伴有骨质破坏；②单发或多发局灶性骨髓^{18}F-FDG高代谢，伴或不伴骨质破坏。需要注意的是：正常儿童骨生长中心特别是长骨干骺端可见高摄取；另外，由于化疗药和升白

细胞药引起骨髓反应性增生，化疗后患者^{18}F-FDG PET-CT显像表现为全身骨髓弥漫性、对称性轻度至中度^{18}F-FDG摄取，而骨质结构未见明显改变。

皮肤、肝脏、眼眶、甲状腺、乳腺、胰腺、性腺等部位淋巴瘤浸润相对较少见，这些器官可单独发生淋巴瘤浸润，但一般常伴有其他器官的浸润，^{18}F-FDG PET/CT表现为浸润病灶^{18}F-FDG高代谢。

^{18}F-FDG PET/CT显示弥漫大B细胞淋巴瘤患儿淋巴结、肝脾、双肾和骨骼侵犯见图1-51 。

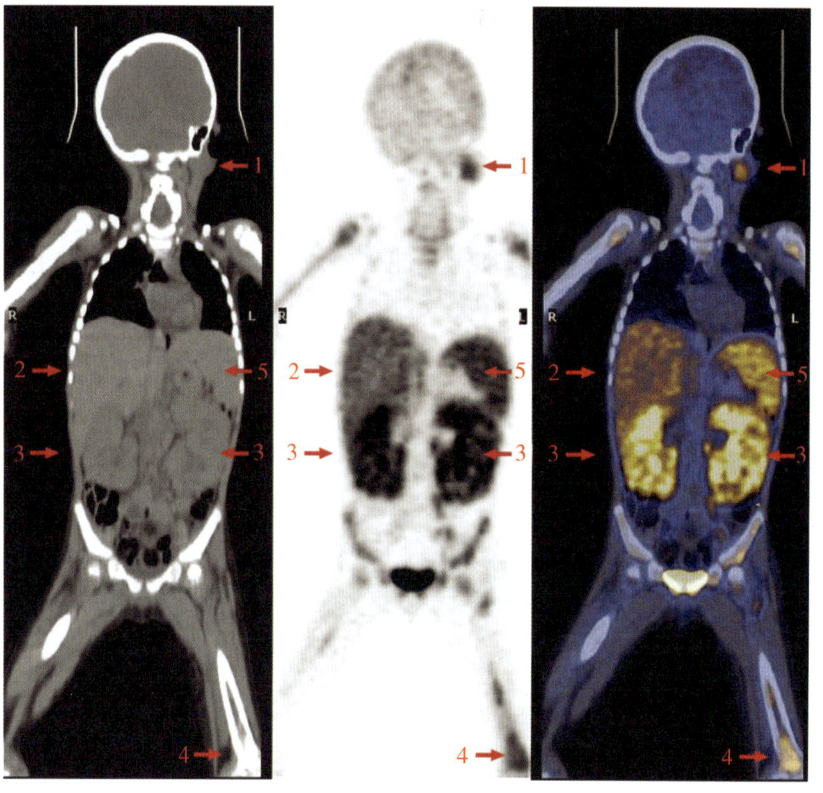

图1-51　患者（13岁），弥漫大B细胞淋巴瘤淋巴结、肝脾、肾和骨骼侵犯的PET/CT图像

箭头1示肿大淋巴结，箭头2示肝浸润，箭头3示双肾浸润，箭头4示骨浸润，箭头5示脾浸润。

（二）^{18}F-FDG PET/CT在儿童淋巴瘤诊断、分期方面的应用

1. 诊断　淋巴瘤的诊断主要包括以下2个方面：①明确是否为淋巴瘤及组织类型，即淋巴瘤的肯定诊断（病理诊断）；②通过各种影像学检查明确病变的部位和范围，确定临床分期，以制订治疗方案。^{18}F-FDG PET/CT显像结合了形态结构和功能代谢特点，在鉴别病灶的良性、恶性和寻找远处转移病灶方面具有独特的价值。

淋巴瘤是一组异质性疾病，根据组织病理学和免疫学分为多个亚型，治疗前不同亚型的儿童淋巴瘤组织的葡萄糖代谢水平不同，表现为^{18}F-FDG浓聚的程度不同。通过对不同亚型霍奇金淋巴瘤和非霍奇金淋巴瘤的葡萄糖代谢研究发现，霍奇金淋巴瘤的5个亚型与非霍奇金淋巴瘤中的弥漫大B细胞淋巴瘤、AIDS相关性淋巴瘤、滤泡性淋巴瘤、NK/T细胞淋巴瘤、套细胞淋巴瘤、蕈样真菌病等亚型属于^{18}F-FDG敏感型，病灶呈^{18}F-FDG高摄取。小细胞淋巴瘤、边缘区淋巴瘤、黏膜相关性淋巴样组织淋巴瘤及外周T细胞淋巴瘤等多数情况下呈^{18}F-FDG高摄取，但摄取程度存在不确定性。Weiler-Sagie等在一项包含儿童与成人的淋巴瘤研究中发现：100%伯基特淋巴瘤（18/18）、100%间变性大B细胞淋巴瘤

（14/14）、100%淋巴母细胞淋巴瘤（6/6）及97%弥漫大B细胞淋巴瘤呈^{18}F-FDG高摄取，仅一些少见的间变性T细胞淋巴瘤（间变性小细胞T细胞淋巴瘤）呈^{18}F-FDG假阴性显像。儿童非霍奇金淋巴瘤的主要病理类型为伯基特淋巴瘤、前驱B淋巴母细胞淋巴瘤或前驱T淋巴母细胞淋巴瘤、弥漫大B细胞淋巴瘤和间变性大细胞淋巴瘤。总的来说，几乎所有儿童霍奇金淋巴瘤及绝大部分儿童非霍奇金淋巴瘤呈^{18}F-FDG高摄取，≥1cm病灶基本显影清晰，临床上对这类淋巴瘤治疗前需要行FDG PET/CT基线扫描，以便于治疗后对比分析。

2. 分期和再分期 常规影像手段如CT、MR等提供的解剖信息，可以显示病灶大小、形态等。但在淋巴瘤患者中，CT对正常大小的淋巴结病灶难以准确定性，对骨髓、肝脏、脾脏等结外器官病变作用有限。MR在显示中枢神经系统及骨髓淋巴瘤浸润方面有其独特优势，但难以鉴别治疗后的残余肿瘤病灶与纤维灶。PET/CT全身扫描，一次显像能显示全身状况，能弥补常规显像的不足，往往发现一些小病灶及容易被忽略的病灶，并且在检测脾脏、肝脏及骨髓等病灶方面有其明显优势。

Hutchings M等在一项最近的^{18}F-FDG PET/CT与传统分期方法对比研究发现：前者的敏感性为98%，特异性为99.6%；而后者的敏感性为77%，特异性为98.7%。Stauss等对22例儿童霍奇金淋巴瘤的105个浸润病灶进行了PET、CT和PET/CT的对比研究，发现其敏感性分别为91%、89%及95%，特异性分别为88%、36%和83%，提示PET/CT显像可提高诊断准确性。PET/CT能发现常规方法未能探查到的病灶，改变分期和治疗方案。分期上调的主要原因是PET/CT探测到常规影像方法未能发现的骨髓、肝脏及脾脏等病灶。分期下调的常见原因是常规显像常将肺部炎症误诊为淋巴瘤浸润，PET/CT扫描未见明显高摄取可以区分。

Schoder H等采用对临床医生问卷调查的方式，调查到了PET检查后淋巴瘤临床分期改变和治疗方案更改的情况。结果表明，PET使44%的患者的分期得到调整，其中上调21%，下调23%。在治疗方面，42%的患者的治疗方案得到调整，10%的患者在同种治疗方法内部调整，10%的患者的联合治疗方案被更改。

（三）^{18}F-FDG PET/CT在儿童淋巴瘤疗效评估中的应用

淋巴瘤治疗后常有残留肿块或结节，这是由于淋巴瘤细胞被选择性杀死，而肿瘤中的结缔组织和基质未受影响，以及治疗反应所造成的纤维化和坏死组织等所致。虽然有40%~60%的淋巴瘤患者治疗结束后仍残留肿块或结节，但其中只有不到20%会最终复发。MR对残留肿块或结节性质判断的敏感性较高，但特异性较低。^{18}F-FDG PET/CT可以显示淋巴瘤细胞代谢活性变化情况，肿瘤对^{18}F-FDG 摄取减少或消失是肿瘤临床或亚临床治疗有效的早期标志（图1-52）。研究表明，儿童霍奇金淋巴瘤化疗早期（2程化疗后/总共6

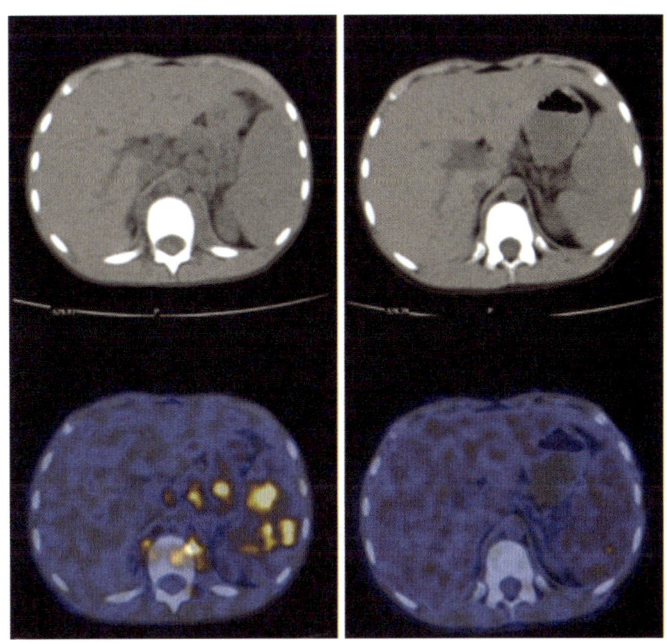

A　　B

图1-52 霍奇金淋巴瘤2程化疗前后PET/CT图像

A. 化疗前腹腔、腹膜后及脾脏病灶　B. 化疗后病灶较前消退程化疗）^{18}F-FDG PET/CT阴性结果者预后较好，而^{18}F-FDG PET/CT仍呈阳性结果者复发率明显升高。Riad报道51例儿童霍奇金淋巴瘤^{18}F-FDG PET/CT化疗早期疗效评价，^{18}F-FDG PET/CT的敏感性、特异性、准确性、阳性预测值、阴性预测值分别为100%、97.9%、98%、85.7%、100%。CT、MR及超声等传统影像方法的敏感性、特异性、准确性、阳性预测值、阴性预测值分别为83%、66.6%、68.6%、25%、96.7%。因此PET/CT显像对儿童淋巴瘤残留肿块或结节活性评价有其独到的价值，可以及时调整治疗方案以达到最佳疗效，又能最大限度降低化疗、放疗引起的副反应。非霍奇金淋巴瘤肿块中肿瘤细胞负荷重，超过85%为肿瘤细胞。由于PET的分辨率限制，在治疗早期扫描，只要残留肿块，即便PET/CT为阴性结果（评价为CR），肿块中肿瘤细胞仍有残留可能，仍需完成整个疗程的治疗。在最新的NCCN淋巴瘤治疗指南中，PET/CT显像已成为淋巴瘤治疗后复查的重要指标。

总体来说，PET/CT在儿童霍奇金淋巴瘤及大部分非霍奇金淋巴瘤诊断、分期及疗效评价等方面发挥着重要作用，在分期和疗效评价优于传统影像检查。

（樊　卫　肖子正）

第九节　儿童淋巴瘤诊断和分期

恶性淋巴瘤（malignant lymphoma）是起源于淋巴结及其他器官淋巴组织的恶性肿瘤，是淋巴造血系统恶性疾病之一。淋巴组织遍布全身，淋巴细胞恶变形成的肿瘤可发生在身体的任何部位，包括浅表淋巴结、内脏实质器官、骨髓和中枢神经系统等。淋巴瘤临床上表现多样化，易与各种疾病相混淆。诊断淋巴瘤需要结合临床表现、实验室检查、影像学检查和病理结果综合考虑，确诊淋巴瘤后需要进行准确的临床分期以明确肿瘤侵犯范围。

一、临床表现

淋巴瘤可发生在身体的任何部位，临床表现各种各样。儿童患者的年龄特点使淋巴瘤的临床表现易被忽视。监护人需要密切观察，及早发现淋巴瘤的症状和体征，及早治疗。

（一）浅表淋巴结肿大

以浅表淋巴结肿大为首发症状者占60%以上，发生在颈部者占60%～80%，腋下占6%～20%，腹股沟占6%～12%。淋巴结肿大常不对称，质韧而有弹性，无疼痛。早期互不相连。可互相融合形成巨大淋巴结肿块。

（二）纵隔淋巴结及胸部器官受累

前中纵隔淋巴结肿大常伴随上腔静脉综合征（superior vena cava syndrome，SVCS）、肺浸润、肺不张、胸腔积液、心包积液、头面部肿胀、颈静脉怒张、结膜充血、口唇发绀、胸壁静脉曲张、端坐卧位、咳喘、声音嘶哑和呼吸困难等症状。患者常不能平卧，可见胸前区隆起。这种患者多见于T淋巴母细胞淋巴瘤、霍奇金淋巴瘤或原发纵隔弥漫大B细胞淋巴瘤等亚型。

（三）腹腔淋巴结受累

腹痛、腰痛、腹块、大小便困难，也可无症状。消化道黏膜下淋巴组织受累：腹痛、腹泻、肠梗阻、便血、肠穿孔、吸收不良综合征。可触及腹部包块，有些患者因为肠套叠急诊手术而被发现回盲部肿块，手术切除病理确诊为非霍奇金淋巴瘤，多见于伯基特淋巴瘤或弥漫大B细胞淋巴瘤。

（四）肝、脾肿大

脾脏肿大和受累多见于霍奇金淋巴瘤，占1/3，可伴腹腔淋巴结病变。常可触及肿大脾脏。肝脏肿大更多见于晚期淋巴瘤患者，可伴有肝功能异常或黄疸。

（五）骨骼病变

占1%～2%，主要为非霍奇金淋巴瘤。最常见于胸椎和腰椎，肋骨和颅骨次之。骨痛、病理性骨折。常表现为不愿下地行走、哭闹。儿童非霍奇金淋巴瘤最常侵犯骨骼的病理亚型为间变性大细胞淋巴瘤、B淋巴母细胞淋巴瘤，也可见于其他亚型。

（六）皮肤病变

特异性病变发生在真皮内，表现多样化，如肿块、结节、浸润性斑块、溃疡、丘疹、斑疹、水痘样改变。非特异皮肤病变仅为普通炎症改变，瘙痒、痒疹、带状疱疹。儿童淋巴瘤侵犯皮肤最常见的病理亚型为间变性大细胞淋巴瘤、B淋巴母细胞淋巴瘤、种痘样皮肤T细胞淋巴瘤、NK/T细胞淋巴瘤、皮肤gamma delta T细胞淋巴瘤和霍奇金淋巴瘤等。

（七）中枢神经系统侵犯

头痛、呕吐、颅内压增高、颅神经瘫痪、癫痫发作、椎旁肿块可导致脊髓压迫及截瘫。起病时中枢神经系统侵犯最常见于非霍奇金淋巴瘤，以伯基特淋巴瘤和淋巴母细胞淋巴瘤最多见。BFM协助组分析2 500名初诊儿童非霍奇金淋巴瘤患者，中枢神经系统侵犯发生率为6%，其中伯基特淋巴瘤/白血病为8.8%，B淋巴母细胞淋巴瘤为5.4%，T淋巴母细胞淋巴瘤为3.7%，间变性大细胞淋巴瘤为3.3%，弥漫大B细胞淋巴瘤为2.6%，原发纵隔弥漫大B细胞淋巴瘤为0。

（八）泌尿生殖系统病变

肿块可侵犯肾脏、睾丸和卵巢，表现为腰痛、肾区肿块、睾丸肿块、子宫或卵巢肿块。多见于伯基特淋巴瘤。

（九）骨髓侵犯

多见于非霍奇金淋巴瘤，骨髓肿瘤细胞在25%以下认为是淋巴瘤侵犯骨髓，＞25%则定为白血病。表现为贫血、发热、感染、出血。最常见侵犯骨髓的病理亚型为淋巴母细胞淋巴瘤和伯基特淋巴瘤。

（十）眼眶病变

淋巴瘤可侵犯眼眶，表现为眼睑肿胀、眼球突起、视力下降、眼眶胀痛和头痛等。多见于非霍奇金淋巴瘤。

（十一）全身症状

（1）发热，体温＞38℃，不规则热型，或特征性周期热型——回归热。

（2）盗汗。

（3）体重下降，无特殊原因半年内体重减轻10%以上。

上述3种中有其中之一者被定为有B症状。

霍奇金淋巴瘤和非霍奇金淋巴瘤的临床表现有许多相似之处，但也各有不同之处。临床上，霍奇金淋巴瘤相对非霍奇金淋巴瘤而言，进展较慢。两者的临床表现比较见表1–10。

表1–10 霍奇金淋巴瘤和非霍奇金淋巴瘤的主要特点比较

	霍奇金淋巴瘤	非霍奇金淋巴瘤
病理学特点		
疾病单元	单一疾病	一组疾病
肿瘤细胞	R–S细胞	各类各阶段淋巴细胞、组织细胞
反应性成分	较多	少
临床特点		
首发表现	常为浅表淋巴结肿大	常有结外病变
发展速度	较慢	除低度恶性外，均较快
扩展方式	淋巴道向邻近淋巴结扩散	淋巴道/血道向邻近或远处组织扩散
侵犯范围	常局限于淋巴结	侵犯较广
B症状	30%～35%	10%～15%
全身衰弱	少见	多见
受侵部位		
咽淋巴环	少见	多见
滑车上淋巴结	少见	多见
纵隔	较多见	可见（淋巴母细胞淋巴瘤和原发纵隔弥漫大B细胞淋巴瘤）
结外病变	较少，发生较晚	较多，发生较早
肝	较少	较多
脾	较多	较少
肠系膜淋巴结	少见	多见
胃肠道	很少	常见
腹部包块	少见	多见
中枢神经系统	很少	有（主要淋巴母细胞淋巴瘤和伯基特淋巴瘤）
皮肤	很少	有
治疗反应	比较恒定	存在差异
复发部位	邻近区域再发	远处播散
预后	较好	视恶性程度和疗效而异

二、实验室和影像学检查

有助于诊断的实验室和影像学检查主要包括血常规、生化常规、骨髓和腔积液细胞形态学、流式细胞术、CT/MR、PET/CT等。

（一）血常规

淋巴瘤外周血常规早期常正常。霍奇金淋巴瘤和间变性大细胞淋巴瘤血常规常表现为外周血白细胞数增高，以中性粒细胞升高为主，类似类白血病反应。晚期淋巴母细胞淋巴瘤或伯基特淋巴瘤侵犯骨髓可伴随有白血病血像，如白细胞数增高，以淋巴细胞为主；血小板和血色素下降等。

（二）生化常规

早期淋巴瘤患者生化常规往往正常。晚期患者肿瘤扩散负荷增大，特别肝脏广泛侵犯可出现转氨酶升高和/或胆红素升高，乳酸脱氢酶升高提示肿瘤负荷高和肿瘤细胞代谢快。伯基特淋巴瘤患者常伴有电解质紊乱和肾功能受损，血钾升高、血磷升高、血钙下降、尿酸升高、肌酐和尿素氮升高等。晚期HL常伴有血沉升高。

（三）骨髓和腔积液细胞形态学与流式细胞术

淋巴瘤骨髓检查非常重要，有助于临床分期。侵犯骨髓即分期为Ⅳ期。淋巴瘤侵犯骨髓与白血病不同，常为骨髓灶性侵犯。建议多部位穿刺和/或活检。骨髓侵犯可做流式细胞术行免疫分型检测。淋巴瘤骨髓细胞形态学和流式细胞学免疫分型与白血病有所不同。淋巴瘤患者胸腔积液或者腹腔积液或者脑脊液等细胞学和流式细胞术检查有助于诊断和鉴别诊断。

各个亚型骨髓细胞学和骨髓流式细胞术免疫表型请见本章第四节和第五节。

（四）影像学检查

淋巴瘤影像学检查非常重要，一旦病理确诊为淋巴瘤，则需要行全身CT或MR或PET/CT检查，进一步明确肿瘤侵犯部位和临床分期。有关淋巴瘤CT/MR和PET/CT诊断详见本章第七节和第八节。

三、病理诊断和鉴别诊断

淋巴瘤确诊需要病理组织学诊断。现代淋巴瘤病理诊断需要包括形态学诊断+免疫组织化学诊断+分子生物学诊断，同时还需要结合临床特点进行全面评估。现代标准治疗是根据不同病理亚型采用不同的治疗策略，因此准确的病理诊断非常重要，获取高质量的肿瘤标本是确保病理诊断正确的先决条件。

（一）活检

淋巴瘤患者常表现为浅表淋巴结肿块或者腹部或者胸部或者体表肿块。活检是确诊的必要途径，必须获取足够量的肿瘤组织行病理形态学、免疫组织化学诊断和分子生物学诊断。活检要求如下：

（1）尽可能取1个以上肿大的外周淋巴结，最好能获取整个淋巴结进行病理检查。不推荐穿刺细胞学检查，因为细胞学标本无间质组织，肿瘤细胞数量少，影响淋巴瘤病理分类诊断。

（2）影像学指引下穿刺活检。位于胸腔或腹腔或盆腔等内脏肿块，可在B超或CT引导下穿刺活检获取足够诊断所需的肿瘤组织，也可根据肿瘤位置采用胸腔镜或纵隔镜或腹腔镜行肿块活检。不推荐开胸术或剖腹手术行肿瘤活检。

（3）对于儿童患者而言，常需要在全身麻醉下活检，这时需要准确判断患者能否耐受麻醉。特别是巨大前纵隔肿块患者，全麻可使气管肌松弛导致前纵隔肿块向后压迫气管窒息死亡。需要小心评估。

（4）霍奇金淋巴瘤患者骨髓侵犯少见，仅是晚期患者（临床分期Ⅲ期或Ⅳ期）和/或伴有B症状患者需要行双侧骨髓活检。非霍奇金淋巴瘤则需要行骨髓活检（无论何种分期）。

（二）病理诊断

淋巴瘤病理诊断包括形态学诊断、免疫组织化学诊断和分子生物学诊断。

1. 形态学诊断 根据淋巴结结构、肿瘤细胞大小、形态和周围细胞关系获得初步诊断。淋巴结结构破坏是淋巴瘤的标记。不同淋巴瘤亚型伴有不同细胞形态学改变。

2. 免疫组织化学诊断 采用多种单克隆抗体，鉴别肿瘤细胞的来源，明确是否淋巴造血系统来源、T细胞或B细胞来源、早期或后期肿瘤。

3. 分子生物学诊断 伯基特淋巴瘤常伴有*C-MYC*基因阳性，间变性大细胞淋巴瘤常伴*ALK*基因阳性等。分子生物学检测有助于淋巴瘤亚型的诊断。

有关各个亚型的病理和免疫组织化学诊断请参考本章第三节。

（三）鉴别诊断

淋巴瘤临床表现多样化，除淋巴结肿大外，常伴有发热、盗汗和体重下降，需要与多种疾病相鉴别。

（1）淋巴结感染 淋巴结是机体抵御外来感染的屏障，各种感染可引起淋巴结肿大，包括急性和慢性淋巴结细菌感染、病毒感染和结核感染等，而且感染也可伴有发热、盗汗等症状，临床上症状和体征常与淋巴瘤相似。但是，感染往往有感染病史，而且肿大淋巴结可伴有疼痛，抗感染治疗症状好转，淋巴结可缩小。

凡直径＞1cm的肿大淋巴结、积极抗感染治疗无效、观察6周以上仍不消退者，应做淋巴结活检，获得明确诊断。

（2）白血病或淋巴结转移癌 白血病同样可伴随浅表淋巴结肿大，白血病淋巴结肿大多数在3cm以下，常伴随肝、脾肿大，发热、贫血和出血。起病时血常规显示白细胞数异常、血红蛋白和血小板下降，骨髓可见白血病细胞。而淋巴瘤起源于淋巴结，淋巴结常较大而且互相融合。早期血像和骨髓像正常。儿童淋巴结转移癌多见于神经母细胞瘤、软组织肉瘤、生殖细胞瘤和鼻咽癌等，然而，转移癌的淋巴结质地较硬和固定，全面检查可以发现转移癌的原发部位。淋巴结活检有助于进一步明确诊断。

（3）纵隔生殖细胞瘤或胸腺癌 淋巴瘤可侵犯前中纵隔淋巴结，淋巴结肿大互相融合形成前纵隔巨肿块，此时需要与纵隔生殖细胞瘤或胸腺癌相鉴别。生殖细胞瘤可检测到血清肿瘤标记物AFP和/或HCG升高。胸腔积液找肿瘤细胞和流式细胞术免疫分型有助于鉴别诊断。纵隔肿块在CT或B超引导下穿刺活检可确诊。

（4）腹部和盆腔其他肿瘤 淋巴瘤侵犯腹部淋巴结或者肠道淋巴结或者卵巢或者肾脏可表现为腹部和盆腔肿块，此时需要与生殖细胞瘤、横纹肌肉瘤、神经母细胞瘤和肾母细胞瘤等肿瘤相鉴别。检测AFP和HCG有助于生殖细胞瘤的诊断，检测尿VMA和HAV有助于神经母细胞瘤的诊断。神经母细胞瘤更多侵犯肾上腺和腹膜后淋巴结转移，肾母细胞瘤肿瘤更多局限肾脏。卵巢生殖细胞瘤则表现为卵巢增大伴盆腔或腹腔淋巴结转移。当然，淋巴瘤也可以侵犯上述部位。如果腹部肿块不可能通过手术完全切除，则需要行B超引导下肿块活检明确诊断。

（5）骨或软组织肉瘤 淋巴瘤可单独侵犯骨和软组织，无淋巴结肿大。此时需要与尤文氏肉瘤和横纹肌肉瘤相鉴别。这些肿瘤与淋巴瘤均为小圆蓝细胞肿瘤，单靠细胞学也不能确诊，需要行软组织肿块和/或骨肿瘤活检，同时行免疫组织化学检测才能明确诊断。

四、临床分期

疾病分期的目的是明确疾病侵犯范围，并根据分期的信息采用统一的治疗。明确定义的分期系统可容许治疗方案之间对分期进行比较，决定特殊疾病部位和分期对预后的重要性。临床分期主要是采用CT或MR或PET/CT或骨扫描等影像学和骨髓穿刺、腰穿脑脊液检查等手段，根据肿瘤侵犯范围将疾病进行分期，指导临床分层治疗。早期和晚期采用不同强度的治疗。临床分期需要包括详细病史、体检、实验室检查和影像学评估。结合国际上制定的标准分期系统，需要在治疗前对每个患者进行准确分期。

（一）分期评估

1. 详细询问病史 了解有无全身症状，如B症状：发热、盗汗和体重下降。

2. 体检 认真检查全身浅表淋巴结大小、数量、质地和淋巴结区域。胸部和腹部触诊，检测体表肿块，记录肿块大小和质地。

3. 实验室检查 血常规、生化常规、肝肾功能、电解质和乳酸脱氢酶水平（LDH）。骨髓穿刺或活检和骨髓流式细胞术、脑脊液细胞学检查（NHL）、常规心电图和超声心电图等检查。

4. 影像学检查 胸片、B超、全身CT或MR，最好能行PET/CT（功能影像学）检查，能够较准确了解肿瘤侵犯范围。

（二）分期系统

儿童霍奇金淋巴瘤分期与成人相同，采用Ann Arbor分期系统；儿童非霍奇金淋巴瘤临床分期与成人不同，采用St. Jude分期系统。下面详细阐述这两种分期系统。

1. 儿童霍奇金淋巴瘤分期系统（Ann Arbor分期） Ann Arbor分期系统制定于1971年，1989年进行修改，具体见表1-11。

表1-11 Ann Arbor分期系统

分期	侵犯范围
Ⅰ期	侵犯单个淋巴区域（即单个淋巴结区域、韦氏咽环、胸腺或脾脏）（Ⅰ）；或单个结外器官局限侵犯，不伴有任何淋巴结侵犯（ⅠE）
Ⅱ期	侵犯2个或更多淋巴结区域，但均在膈肌的同侧（Ⅱ）；或局限性单个结外器官侵犯伴区域淋巴结侵犯，有或无膈肌同侧其他区域淋巴结侵犯（ⅡE）
Ⅲ期	膈肌上下淋巴结区域侵犯（Ⅲ），可伴有结外器官侵犯和邻近淋巴结侵犯（ⅢE）或脾脏侵犯（ⅢS），或两者均有（ⅢES）
Ⅳ期	一个或多个结外器官弥漫性或播散性侵犯，有或无淋巴结侵犯；或孤立结外器官侵犯和无邻近区域淋巴结侵犯，但伴随远处疾病；Ⅳ期包括肝脏或骨髓或肺或脑脊液侵犯

注：（1）各期再按有无B症状分为A、B两类。B症状定义：不可解释的发热伴体温>38℃超过3天，盗汗，体重下降（无特殊原因半年内体重减轻10%以上）。上述3种有其一者被定为有B症状。

（2）由区域淋巴结直接侵犯所致的淋巴结以外疾病定义为E。E定义不适用于弥漫性或播散性结外疾病（如大量胸水伴阳性细胞学应定义为Ⅳ期）。非邻近结外侵犯获得病理证实应定为Ⅳ期。

2. 儿童非霍奇金淋巴瘤分期系统

（1）St. Jude Children's Research Hospital Staging System（Murphy分期系统） 成人非霍奇金淋巴瘤目前仍然沿用Ann Arbor分期系统。儿童非霍奇金淋巴瘤恶性度高，侵犯范围广。如果沿用Ann Arbor分期系统，淋巴母细胞瘤孤立纵隔侵犯将定义为Ⅰ期，不符合淋巴母细胞瘤的生物学特点。伯基特淋巴瘤侵犯腹腔部位淋巴结但局限膈肌同侧，将定义为Ⅱ期，不符合伯基特淋巴瘤生物学特点。因此，国际上儿童非霍奇金淋巴瘤分期系统与成人非霍奇金淋巴瘤分期系统有所不同。目前广泛接受的是

St. Jude Children's Research Hospital Staging System（St. Jude分期系统）。此分期系统将原发部位和肿瘤侵犯范围结合起来共同考虑，更能客观反映儿童非霍奇金淋巴瘤的预后和指导治疗。自1980年启用以来，在儿童非霍奇金淋巴瘤中获得广泛应用，具体分期见表1-12。但在临床实践中仍发现此分期系统有不足之处。特别对于间变性大细胞淋巴瘤或者某些特殊侵犯部位，如肝脏、肺、多发骨和皮肤侵犯等内脏侵犯难以根据此分期系统进行分期。因此，中山大学肿瘤防治中心结合Ann Arbor分期系统，将弥漫性或播散性结外侵犯定义为Ⅳ期，包括骨髓、中枢、肝脏、肺、多发骨、肾脏和皮肤等内脏侵犯。

表1-12　St. Jude分期系统

分期	肿瘤侵犯范围
Ⅰ期	单个结外肿瘤或单个淋巴结区域病变，无纵隔或腹部病变
Ⅱ期	单个结外肿瘤伴区域淋巴结侵犯；膈肌同侧≥2个淋巴结区域侵犯；膈肌同侧2个单一结外肿瘤±区域淋巴结侵犯；原发于胃肠道（常在回盲部）±相关肠系膜淋巴结侵犯，肿瘤肉眼完全切除
Ⅲ期	膈肌上下2个单一结外肿瘤；膈肌上下≥2个区域淋巴结侵犯；原发瘤位于胸腔内（纵隔、胸膜、胸腺）；广泛的原发腹内病变；任何位于脊柱旁或硬脑膜外病变，不考虑其他肿瘤部位
Ⅳ期	肿瘤侵犯中枢神经系统和/或骨髓

注：骨髓侵犯定义为骨髓≥5%的恶性肿瘤细胞。淋巴母细胞淋巴瘤骨髓恶性细胞>25%定义为白血病。淋巴母细胞淋巴瘤中枢侵犯标准相似于急性淋巴细胞白血病，即：脑脊液白细胞数至少5/μL并伴有恶性细胞。其他非霍奇金淋巴瘤中枢侵犯定义：脑脊液发现恶性细胞不考虑细胞计数，或者存在临床证据（颅神经瘫痪、脊髓压迫、颅内局灶包块）定义为中枢侵犯。

（2）修订国际儿童非霍奇金淋巴瘤分期系统（international pediatric non-Hodgkin lymphoma staging system，IPNHLSS）　St. Jude非霍奇金淋巴瘤分期系统自1980年启用以来，在儿童非霍奇金淋巴瘤中获得广泛应用，促进儿童非霍奇金淋巴瘤预后和生存率改善。但在临床实践中仍发现有不足之处，如缺少考虑儿童非霍奇金淋巴瘤新的组织学独特亚型，缺少识别常见的皮肤、骨、肾、卵巢和其他器官侵犯，缺少新的精确方法检测骨髓和中枢神经系统侵犯，缺少定量检测微小病灶方法和高度敏感的影像学技术。因此，St. Jude分期系统需要进一步改进。随着医学发展，儿童非霍奇金淋巴瘤新的病理亚型增加，细胞遗传学、分子生物学和免疫表型方面的进步，新的诊断方法在检测微小扩散病灶或微小残留病灶的临床应用和影像学方面的重要进展，均进一步促进和改善儿童非霍奇金淋巴瘤治疗。各个儿童肿瘤研究组在制订儿童非霍奇金淋巴瘤治疗方案时常需要结合临床分期确定不同的危险度分层系统，因此一个符合现代标准治疗的儿童非霍奇金淋巴瘤临床分期系统非常重要。

国际儿童淋巴瘤多学科专家小组在2009年德国法兰克福召开的第三届国际儿童、青少年和年轻成人非霍奇金淋巴瘤研讨会上提出制订和修订国际儿童非霍奇金淋巴瘤分期系统（IPNHLSS），解决目前St. Jude分期系统的局限性和创建一个修订的分期系统。此项分期系统是在St. Jude非霍奇金淋巴瘤分期系统的基础上，以儿童非霍奇金淋巴瘤特殊亚型的疾病分布和行为特点为依据，并根据5个儿童非霍奇金淋巴瘤多中心合作的临床研究结果为基础进行修订。在2012年国际儿童、青少年和年轻成人非霍奇金淋巴瘤研讨会上通过，并在2015年10月第5届国际儿童、青少年和年轻成人非霍奇金淋巴瘤研讨会上进行解读。此修订国际儿童非霍奇金淋巴瘤分期系统包括了新的病理亚型、结外扩散定义、新的诊断方法和先进的影像学技术（表1-13）。

Ⅰ期：将单个淋巴结，单个结外骨或单个结外皮肤病灶（除外纵隔或腹部病变）定为Ⅰ期。这对某些特殊亚型非常重要，如间变性大细胞淋巴瘤孤立皮肤侵犯，单个骨病灶非霍奇金淋巴瘤患者有极高的生存率。

Ⅱ期：将单个结外肿瘤伴区域淋巴结侵犯；膈肌同侧≥2个淋巴结区域侵犯；原发于胃肠道肿瘤（常在回盲部）±相关肠系膜淋巴结受累，但肿瘤完全切除定义为Ⅱ期。明确说明伴有恶性腹水或肿瘤扩散到邻近器官应定为Ⅲ期。

Ⅲ期：2个以上结外病灶应该定为Ⅲ期。即只要肿瘤侵犯2个以上结外部位，尽管在膈肌同侧也定为Ⅲ期。任何胸腔内肿瘤（纵隔、肺门、肺、胸膜或胸腺），腹腔内或腹膜后病变，包括肿瘤侵犯肝、脾、肾和/或卵巢，不考虑是否切除均应定为Ⅲ期。任何位于脊柱旁或硬脑膜外病变，不考虑其他部位是否有侵犯应定为Ⅲ期。单个骨病灶同时伴随结外侵犯和/或非区域淋巴结侵犯也都定义为Ⅲ期。比St. Jude分期更加清楚明确具体肿瘤侵犯的部位和范围与分期的关系。

Ⅳ期：中枢神经系统（CNS）侵犯或者骨髓侵犯定为Ⅳ期。这是以形态学诊断为标准。随着检测技术的进步，临床上已应用各种敏感性不同的检测方法检测骨髓（BM）和中枢神经系统肿瘤细胞，这有可能影响Ⅳ期的定义和危险度分层界定。因此新修订分类中增加分期信息，主要是特指骨髓和中枢神经系统侵犯以及检测方法的敏感性。但是，目前临床上Ⅳ期定义仍然是以骨髓和中枢神经系统肿瘤细胞形态学阳性作为标准，而其他采用细胞遗传学或荧光原位杂交技术（FISH）或免疫学方法或分子生物学技术检测骨髓或中枢神经系统肿瘤细胞阳性则需要特指。因此，有可能一名Ⅱ期患者分子生物学检测骨髓阳性和中枢神经系统阴性；也有可能Ⅲ期患者骨髓细胞遗传学或FISH阴性，但是分子生物学阳性。此新增分期信息将有助于更好地了解患者骨髓和中枢神经系统侵犯程度，为将来进一步危险度分层治疗提供信息。

表1-13 修订国际儿童非霍奇金淋巴瘤分期系统（IPNHLSS）

分期	肿瘤侵犯范围
Ⅰ期	单个肿瘤（淋巴结、结外骨或皮肤），除外纵隔或腹部病变
Ⅱ期	单个结外肿瘤伴区域淋巴结侵犯；膈肌同侧≥2个淋巴结区域侵犯；原发于胃肠道肿瘤（常在回盲部）±相关肠系膜淋巴结受累，肿瘤完全切除。如果伴随恶性腹水或肿瘤扩散到邻近器官应定为Ⅲ期
Ⅲ期	膈肌上和/或膈肌下≥2个结外肿瘤（包括结外骨或结外皮肤）；膈肌上和/或膈肌下≥2个淋巴结区域侵犯；任何胸腔内肿瘤（纵隔、肺门、肺、胸膜或胸腺）；腹腔内或腹膜后病变，包括肝、脾、肾和/或卵巢，不考虑是否切除；任何位于脊柱旁或硬脑膜外病变，不考虑其他部位是否有病变；单个骨病灶同时伴随结外侵犯和/或非区域淋巴结侵犯
Ⅳ期	任何上述病变伴随中枢神经系统侵犯（Ⅳ期CNS），骨髓侵犯（Ⅳ期BM）或中枢神经系统和骨髓侵犯（Ⅳ期BM+CNS）。采用常规形态学方法检测

注：新增分期信息。对每一分期，骨髓和中枢神经系统侵犯的程度和检查方法均需要特定简称描述。

骨髓侵犯定义：

骨髓穿刺细胞形态学：骨髓幼稚细胞或淋巴瘤细胞≥5%：适用于所有组织学亚型；

BMm：骨髓形态学阳性（特指淋巴瘤细胞百分比）；

BMi：骨髓免疫表型方法阳性（免疫组织化学或流式细胞术分析：特指淋巴瘤细胞百分比）；

BMc：骨髓细胞遗传学或FISH分析阳性（特指淋巴瘤细胞百分比）；

BMmol：骨髓分子生物学技术阳性（PCR基础：特指侵犯水平）；

外周血侵犯同样采用相同方式表达（PBm、PBi、PBc、PBmol）；

需要行双侧骨髓穿刺和活检进行分析定义骨髓侵犯。

中枢神经系统（CNS）侵犯定义：

影像学技术证实CNS肿瘤包块（如CT、MR）；

不能用硬膜外病变解释的颅神经瘫痪；

脑脊液细胞形态学检测到幼稚细胞；

CNS侵犯应特指为CNS阳性/包块、CNS阳性/瘫痪、CNS阳性/幼稚细胞；

脑脊液（CSF）状况：CSF阳性（以脑脊液淋巴瘤细胞形态学为依据）；

CSF检测到任何数量的幼稚细胞均应考虑CSF阳性；

CSF状况不明（未做，技术困难）；

与骨髓相似，尽可能描述脑脊液侵犯的检测方法；

CSFm：脑脊液形态学阳性（特指幼稚细胞数/μL）；

CSFi：脑脊液免疫表型方法阳性(免疫组织化学或流式细胞术分析：特指淋巴瘤细胞百分比）；

CSFc：脑脊液细胞遗传学或FISH分析阳性（特指淋巴瘤细胞百分比）；

CSFmol：脑脊液分子生物学技术阳性（PCR基础：特指侵犯水平）；

PET在分期中应谨慎使用，PET结果应该结合其他影像学的结果进行综合分析。

（孙晓非）

第十节 儿童淋巴瘤常用化疗药物

一、药物分类

化疗药物有3种不同的分类方法。①传统分类方法：根据药物的来源、化学结构和作用机制，一般将化疗药物分为几大类，主要包括烷化剂、抗代谢类、激素类、抗生素类、微管蛋白抑制剂、拓扑异构酶抑制剂。其中，抗生素类、微管蛋白抑制剂、拓扑异构酶抑制剂又可统称为天然类。②根据药物对细胞增殖动力学影响的不同，分为细胞周期特异性药物和细胞周期非特异性药物。③根据疗效机制分为直接作用于肿瘤细胞本身的药物和通过增强机体的免疫功能或内分泌系统等间接起效的药物，如扶正中药、免疫刺激剂、激素等。

在充分认识到药物代谢动力学及药物的选择性作用的情况下，了解化疗药物的分类有助于制订合理的联合化疗方案。化疗药物的分类也有助于预测药物之间的交叉耐药性，分类系统并不能帮助预测多药耐受性。考虑到以上分类方法较为繁琐，为了方便起见，目前一般将细胞周期非特异性药物和时相非特异性药物合称为细胞周期非特异性药物，包括传统分类中的多数烷化剂及抗癌抗生素；而将第3类药物称为细胞周期特异性药物，包括传统分类中的大部分抗代谢药和植物抗癌药。

（一）烷化剂

1. 概述 烷化剂是一类可以与核酸、蛋白及许多小分子物质相结合的化合物。烷化剂类药物具有活泼的烷化基因，在生理条件下能形成正碳离子的亲电子基团，以攻击生物大分子中富含电子位点的物质，结果与各种亲核基因包括生物学上有重要功能的磷酸基、氨基、巯基和咪唑基等形成共价键。烷化剂的细胞毒作用主要通过其直接与DNA分子内鸟嘌呤碱基上N7或腺嘌呤N3的分子形成交叉联结或在DNA分子和蛋白质之间形成交联，导致细胞结构破坏而死亡。使用具有诱导有机体突变的烷化剂，具有诱发产生畸形及致癌的潜在危险。由于烷化剂可以与DNA、RNA和蛋白质发生相互作用，因此，至少部分烷化剂为细胞周期非特异性化疗药。

2. 种类

（1）氮芥类　与易感分子富含电子的区域作用，产生具有高度活性的正碳离子。该类药物作用的差异较大，氮芥呈不稳定的水溶液，为双功能烷化剂的代表；而环磷酰胺必须经过肝脏代谢才能转化成具有生物活性的化学物质。

（2）氮丙胺衍生物　三胺硫磷（噻替哌）是该类化疗药中唯一常用于临床的药物。氮丙胺衍生物的作用机制与氮芥相似。

（3）烷基磺酸盐　白消安是该类药物中唯一用于临床的药物。白消安主要与细胞的硫醇基产生相互作用，其次是与核酸相互作用。

（4）三氮杂苯　达卡巴嗪是该类药的唯一药物。该药与5-氨基亚胺唑-4-咪唑羧酰胺（AIC）相似，因此，最初归类于抗代谢类药。达卡巴嗪现在被认为是从活性的重氮甲烷分离出5-氨基亚胺唑-4-咪唑羧酰胺后的烷化剂。

（5）亚硝脲类药物　因为是脂溶性，可顺利通过血脑屏障，常用于中枢神经系统恶性肿瘤的治疗。该类药物可产生延迟性骨髓抑制作用（6~8周）。

（6）金属类　顺铂与DNA双链形成义矛状的交叉联结，作用与烷化剂相似。卡铂为第二代抗肿瘤药，肾毒性和胃肠道反应均较轻。草酸铂为第三代抗肿瘤药，对耐受的肠癌有效，亦无肾毒性。

（二）抗代谢类

1. 概述　抗代谢类药物是一类分子质量小的化合物。该类药物与人体核酸合成代谢物的分子结构及功能相似，通过影响核酸代谢而发挥抗肿瘤作用。该类药物主要通过干扰核酸代谢而影响DNA、RNA和蛋白质大分子的合成。当细胞正常代谢过程中误摄取该类化疗药物后，该类化疗药物即可抑制核酸合成的关键酶或与核酸结合嵌入核酸分子，产生异常编码。这两方面的作用机制都将导致DNA合成受到抑制，最终导致细胞死亡。由于抗代谢类药物主要影响DNA的合成，因此，抗代谢类药物主要作用于生长活跃的细胞。抗代谢类药物也归属于细胞周期特异性化疗药物。

2. 种类

（1）叶酸拮抗剂　甲氨蝶呤（MTX）是该类化疗药物中唯一常用于临床的药物。甲氨蝶呤抑制二氢叶酸还原酶，使四氢叶酸合成障碍，最终抑制DNA的合成。在超大剂量MTX应用后6~24h内给予醛氢叶酸（CF）救援，可使肿瘤细胞，尤其是中枢神经系统内的肿瘤细胞受较大杀伤而正常组织损害减少，这就是大剂量甲氨蝶呤-醛氢叶酸救援（HD-MTX-CFR）疗法的原理。Raltitrexed（tomudex）属于一种喹唑啉叶酸盐类似物，一种胸苷酸合成酶抑制剂。培美曲塞是以多靶点吡咯嘧啶为基础的抗叶酸制剂，当多聚谷氨酸化时，该药将抑制二氢叶酸还原酶、胸腺嘧啶合成酶和甘酰胺核糖核苷酸甲酰基转移酶的活性，这些酶都是合成叶酸所必需的，参与胸腺嘧啶核苷酸和嘌呤核苷酸的生物再合成过程。

（2）嘧啶类　该类化合物抑制核酸合成必需的关键性酶，该类化疗药也可与DNA和RNA结合。氟尿嘧啶（5-FU）在体内活化成为氟尿嘧啶脱氧核苷（FdUMP）后抑制胸苷酸合成酶，从而阻止尿嘧啶脱氧核苷转变为胸腺嘧啶脱氧核苷，干扰DNA的生物合成。

（3）嘌呤类　巯基嘌呤（6-MP）和硫鸟嘌呤（6-TG）能阻断次黄嘌呤转变为腺嘌呤核苷酸而抑制核酸的合成。喷司他丁为一种极强的腺苷脱氨酶（ADA）抑制剂。ADA是一种参与嘌呤救援代谢途径的酶，可使腺苷脱氨变成次黄苷，此酶为淋巴细胞正常功能所必需。本品与ADA的亲和力很高，可与ADA紧密结合，抑制ADA的活性，使细胞脱氧腺苷三磷酸（dATP）水平增高，dATP通过抑制核糖核苷酸还原酶阻断DNA合成。本品还能抑制RNA合成和增强对DNA的损伤。因此，对淋巴细胞和其他细胞有细胞毒作用。

（三）激素类

1. 概述 用于临床抗癌治疗的激素和激素拮抗剂包括雌激素、孕激素、肾上腺皮质激素及其合成衍生物、具有甾体类激素或甾体类激素拮抗剂活性的非甾体类合成物、下丘脑垂体激素、甲状腺素，每一种制剂都有其独特的作用。药物与细胞浆内特异性受体结合，在细胞水平上直接介导产生某些作用，抑制或刺激激素的产生及激素的活性。这些药物也可刺激或抑制机体自身内分泌或旁分泌生长因子［如上皮生长因子、转化生长因子（TGF-α、TGF-β）］。人们并未完全弄清楚各种激素及激素拮抗剂的相关作用，其作用与肿瘤的不同类型有关。大多数情况下，激素与肿瘤的发生相关，激素对肿瘤的生长产生直接或间接的作用。皮质类固醇激素用于治疗淋巴瘤、白血病和多发性骨髓瘤等癌症，对于具有大量糖皮质激素受体的异常淋巴细胞，肾上腺皮质激素似乎可以产生直接溶解作用。性激素用于减缓乳腺癌、前列腺癌和子宫内膜癌的生长。它包括雌激素、抗雌激素、黄体酮和男性激素。性激素的作用方式不同于细胞毒素药物，属于特殊的化疗范畴。

2. 激素和激素拮抗剂的分类

（1）雄激素　通过影响垂体功能或直接作用于肿瘤细胞而产生抗肿瘤作用。

（2）抗雄激素　抑制细胞核雄激素结合。

（3）肾上腺皮质激素　对于富含特异性细胞质受体的淋巴细胞产生溶解作用或产生间接抗肿瘤作用。

（4）雌激素　用于抑制男性患者的睾酮产生（通过对下丘脑的反馈作用）或改变乳腺癌细胞对泌乳素的反应。

（5）孕激素　直接作用于恶性肿瘤细胞的受体，促进细胞产生分化作用。

（6）雌激素受体　与雌激素竞争性结合癌细胞的雌激素受体。雌激素受体与激素形成复合物，从而影响细胞生长的基因启动区域产生控制作用。

（7）芳香化酶抑制剂　是非甾体类芳香化酶抑制剂，抑制雄激素向雌激素转化。

（8）下丘脑激素释放激素类似物　促黄体激素释放激素的类似物，如亮丙瑞林和戈舍瑞林，可以抑制促黄体生成素和促卵泡生长释放激素的作用，从而抑制性腺产生睾酮或雌激素。

（9）甲状腺激素　抑制促甲状腺释放激素的释放，用于治疗分化良好的甲状腺肿瘤。

（四）天然类

1. 概述 天然类化疗药不是依据药物的作用分类，而是依据其天然来源分类。临床常用的天然化疗药物包括植物类、真菌类及链霉菌属类发酵产物、细菌的产物。

2. 种类

（1）有丝分裂抑制剂　长春新碱（VCR）、长春碱、半合成长春碱类衍生物、长春地辛、长春瑞滨都源于长春花植物（夹竹桃科）。该类药物主要与肿瘤细胞核的微管蛋白结合，阻止微管的聚合和形成。

（2）鬼臼类衍生物　依托泊苷和替尼泊苷是源于鬼臼盾叶植物的根半合成鬼臼毒素。该类药物作用于拓扑异构酶Ⅱ。拓扑异构酶Ⅱ是DNA修复所必需的酶。该类药物作用导致DNA链断裂，干扰DNA

的合成和复制，细胞周期中止于晚S期及早G_2期。

（3）喜树碱类　该类药物是从中国喜树中提取的喜树碱（CPT）类衍生物。伊立替康和托泊替康是目前应用于临床的两种喜树碱类化疗药。这两种喜树碱类化疗药主要有抑制拓扑异构酶Ⅰ的作用，阻止DNA复制时双链解旋后的重新接合，造成DNA双链断裂。

（4）抗生素类　抗生素类抗肿瘤药物是一类链霉菌素属培养的抗生素类化合物。抗生素类抗肿瘤药的细胞毒性作用，对许多类型的癌症治疗有重要应用价值。所有抗生素类抗肿瘤药通过影响核酸的功能与合成而发挥抗肿瘤作用。

1）放线菌素、蒽环类（多柔比星、柔红霉素、表柔比星和去甲氧基柔红霉素、米托蒽醌）　这类药物插入DNA双链邻近的碱基对，引起DNA双链的解离，干扰了DNA的转录和mRNA的生存。脂质体阿霉素由于采用了聚乙烯甘醇外衣微球包裹的双层磷脂脂质体技术（stealth聚合化技术），避免了药物的外漏和机体免疫系统的识别，保证血浆阿霉素长期稳定的低水平，减少了心脏毒性。

2）博莱霉素　作用机制是直接引起DNA单链断裂。DNA碎片的形成与药物的细胞毒活性有关。

3）丝裂霉素　可与DNA形成交叉联结，干扰RNA损伤的修复。

4）酶类　门冬酰胺酶是酶类抗肿瘤药。门冬酰胺酶使门冬酰胺水解形成门冬氨酸和氮，选择性消耗恶性肿瘤细胞生存所必需的氨基酸。

二、化疗药物选择的基本原则

（1）根据患者的病理诊断和分期　不同病理细胞类型对化疗药的敏感性不同，不同的病理分期决定了不同的治疗目的，显然应选择不同的药物和剂量。

（2）根据肿瘤细胞的分裂周期　因为化疗药主要分成两类，一类叫细胞周期性特异性药物，另一类叫细胞周期非特异性药物。这两类药具有各自不同的特点，若把这两类药进行有机地组合，则作用的效果增强，能对不同周期时段的细胞起最大的杀伤效果。

（3）根据患者的身体状况、主要脏器的功能和病变范围，制订合理的治疗方案。

（4）在化疗药物中加入适当的化疗增敏药物和预防化疗副作用的药物，如止吐药、抗过敏药。

（5）选择化疗方案的同时需考虑患者的经济情况。

三、抗肿瘤药物的毒副作用

目前临床使用的抗肿瘤化学治疗药物均有不同程度的毒副作用，有些严重的毒副作用是限制药物剂量或使用的直接原因。它们在杀伤肿瘤细胞的同时，又杀伤正常组织的细胞，尤其是杀伤人体中生长发育旺盛的血液、淋巴组织细胞等。而这些细胞与组织是人体重要的免疫防御系统，破坏了人体的免疫系统，癌症就可能迅速发展，造成严重后果。化疗的毒副作用分近期毒性作用和远期毒性作用。近期毒性作用又分为局部作用（如局部组织坏死、栓塞性静脉炎等）和全身性作用（包括消化道、造血系统、免疫系统、皮肤和黏膜、神经系统、肝功能损害、心脏毒性、肺毒性、肾功能障碍及其他等）。远期毒性作用主要是生殖功能障碍及致癌作用、致畸作用等。此外，化疗由于其毒副作用，有时还可出现并发症，常见的有感染、出血、穿孔、尿酸结晶等。

（一）近期毒性

1. 局部作用 当静脉注射时，一些刺激性较强的化疗药物可引起严重的局部作用。

（1）静脉炎 表现为所用静脉部位疼痛、发红，有时可见静脉栓塞和沿静脉皮肤色素沉着等。

（2）局部组织坏死 当刺激性强的药物漏入皮下时可造成局部组织化学性炎症，红、肿、疼痛甚至组织坏死和溃疡。

2. 骨髓抑制 大多数化疗药物除了激素、博来霉素、门冬酰胺酶以外，均有不同程度的骨髓抑制，而骨髓抑制又常为抗肿瘤药物的剂量限制性毒性。骨髓抑制在早期可表现为白细胞尤其是总细胞减少，严重时血小板、红细胞、血红蛋白均可降低，不同的药物对骨髓作用的强弱、快慢和长短不同，所以反应程度也不同，其中，亚硝脲药物可引起延迟性的骨髓抑制长达6~8周。出现骨髓抑制的患者同时还可有疲乏无力、抵抗力下降、易感染、发热、出血等表现。

3. 胃肠道反应 大多数化疗药物可引起胃肠道反应，表现为口干、食欲不振、恶心、呕吐，有时可出现口腔黏膜炎或溃疡，便秘、麻痹性肠梗阻、腹泻、胃肠出血及腹痛也可见到。

4. 肝损伤 化疗药物引起的肝脏反应可以是急性而短暂的肝功能损害，包括坏死、炎症，也可能由于长期用药，引起肝慢性损伤，如纤维化、脂肪性变、肉芽肿形成、嗜酸性粒细胞浸润等。临床可表现为肝功能检查异常、肝区疼痛、肝大、黄疸等。

5. 肾毒性 部分化疗药物可引起肾脏损伤，大剂量环磷酰胺（CTX）、异环磷酰胺（IFO）可引起出血性膀胱炎。大剂量MTX从肾脏排泄，主要代谢物沉积在肾小管，导致急性肾功能不全。而肾功能减退使MTX的清除率下降，血MTX浓度升高进一步加重肾脏损害，形成恶性循环，可引起少尿、尿毒症。肾损伤主要表现为肾小管上皮细胞急性坏死、变性、间质水肿、肾小管扩张，严重时出现肾功能衰竭。患者可出现腰痛、血尿、水肿、小便化验异常等。

6. 心脏毒性 阿霉素、柔红霉素可引起剂量相关的心脏毒性。临床可表现为心律失常、心力衰竭、心肌病综合征（患者表现为无力、活动性呼吸困难，发作性夜间呼吸困难，心力衰竭时可有脉搏快、呼吸快、肝大、心脏扩大、肺水肿和胸水等），心电图出现异常。

7. 肺毒性 少数化疗药物如博来霉素、白消安的长期使用可引起肺毒性，表现为肺间质性炎症和肺纤维化。临床可表现为发热、干咳、气急，多急性起病，伴有粒细胞增多。

8. 神经毒性 部分化疗药物如VCR、顺铂（PDD）、草酸铂、紫杉醇等可引起周围神经炎，表现为指（趾）麻木、腱反射消失、感觉异常，有时还可发生便秘或麻痹性肠梗阻。有些药物可产生中枢神经毒性，主要表现为感觉异常、振动感减弱、肢体麻木、刺痛、步态失调、共济失调、嗜睡、精神异常等。

9. 过敏反应 少数化疗药物如博来霉素、门冬酰胺酶、紫杉醇、泰素帝等可引起寒战、发热、过敏性休克、水肿等过敏反应，可进行适当的预处理，采取相应的措施进行防治。

10. 脱发 有些化疗药物可引起不同程度的脱发，有时其他毛发也可受影响，这是化疗药物损伤毛囊的结果。脱发的程度通常与药物的浓度和剂量有关。

11. 免疫抑制 化疗药物一般多是免疫抑制药，对机体的免疫功能有不同程度的抑制作用，机体免疫系统在消灭体内残存肿瘤细胞上起着很重要的作用，当免疫功能低下时，肿瘤不易被控制，反而加快复发或转移进程。

12. 其他 如听力减退、皮疹、面部或皮肤潮红、指甲变形、骨质疏松、膀胱及尿道刺激征、闭经、性功能障碍、男性乳腺增大等。

（二）远期毒性

1. 第二肿瘤 有些抗癌药物如HN2、甲基苄肼、美法兰等在使用数月或数年后明显增加第二种肿瘤发生的机会。

2. 不孕、不育 大多数抗癌药物可以抑制精子和卵巢的功能，导致生育能力的下降。因此，对生长发育中的儿童应注意避免过度治疗。

四、儿童化疗药物的常用剂量选择

（一）推荐用药剂量

虽然以下化疗药物的用药剂量和方案都得到了人们的肯定，但使用前还是应该查阅药物的使用说明，包括查阅药物是否通过食品药物管理委员会（FDA）的许可。对于未允许广泛使用的药物，可参考FDA-美国国立癌症研究所（NCI）指南及当前的任何医学文献。

（二）剂量选择及计算

大部分化疗药物都是按体表面积（平方米）计算用药剂量，婴幼儿的化疗药物可根据千克体重计算剂量。由于许多药物是与其他药物联合用药，因此列出的剂量一般为联合用药剂量。不能孤立看书本中提供的有关药物信息，而应将其作为选择用药剂量、方案及预测潜在问题的指南。

（三）药物毒性反应

每一例患者化疗不良反应发生的概率与患者的身体和心理状态有关，也与既往治疗、化疗方案、用药途径及其他同时接受的治疗相关。

（四）剂量调整

1. 原理 药物的最佳剂量和方案是指在毒性反应可耐受的情况下达到最佳的治疗效果。大多数化疗药物的剂量-效益曲线较陡峭。因此，一般来说，如果不出现毒性反应，化疗药物剂量越高，治疗的效果就越好。然而，如果毒性反应越重，患者的生命就会受到威胁。此外，患者可能会认为治疗比癌症本身更可怕，因此拒绝继续治疗。患者和医生愿意承受多大的毒性反应，取决于多大剂量可能达到最大的治疗效果（如根治性与非根治性），还取决于患者身体和心理对药物不良反应的耐受性。儿童淋巴瘤为根治性肿瘤，故儿童淋巴瘤患者采用的化疗为根治性化疗，相应的毒性也就比较大。

毒性反应的分级如下：

0级：无毒性反应。

1级：轻度毒性反应。

2级：中度毒性反应。

3级：重度毒性反应。

4级：威胁生命的毒性反应。

2. 指南

（1）非血液毒性反应

1）急性毒性反应 化疗药物的急性毒性反应是指化疗1~2天发生且无蓄积的毒性反应。急性毒性反应一般不作为调整用药剂量的原因，但如果出现3级或4级毒性反应则除外。美国国立癌症中心制订的常见不良反应分级标准（CT-CAE）可在http://ctep.cancer.gov/reporting/ctc.html上查阅。少数情况下，对于可能引起严重恶心、呕吐或体温高于40℃的用药剂量，仍可重复原来的剂量。但是大多数的3~4级毒性反应，应该减少用药量的25%~50%；如果急性毒性反应（严重的感觉异常或肝、肾功能异常）持续48h以上，则应该减少剂量的35%~50%。减少用药后再次出现3~4级不良反应，提示应该再减量25%~50%或中断用药。如果毒性反应与用药剂量无关，如过敏反应，提示应中断用药。程度不严重的过敏反应可通过增加保护性药物的用药剂量（如地塞米松或苯海拉明），或减缓化疗药物输注速度而减轻或避免。

2）慢性不良反应　博来霉素引起的肺功能改变，多柔比星引起的心功能减退等慢性或蓄积性毒性反应，这些毒性反应提示中断使用该化疗药。长春新碱、顺铂、紫杉醇等化疗药引起慢性或蓄积性神经毒性反应，应根据神经毒性反应的严重程度及患者的耐受程度来决定是否维持原用药剂量，或减量或中断用药。

（2）血液学系统毒性反应　化疗引起骨髓抑制的严重程度，导致合并感染及出血的程度与癌症的类型、骨髓抑制的持续时间、治疗的目的及患者的一般情况有关。此外，还必须权衡考虑一般治疗与积极治疗可能获得的利益。例如：急性非淋巴细胞白血病患者如不接受足够剂量的治疗，几乎不可能达到缓解。而对于该疾病的足够剂量的治疗，可能引起至少持续1周的严重性全血细胞减少症。如果治疗不足，则难以获利，因此，在这种情况下，4级白细胞减少和血小板减少也是可接受的毒性反应。

五、儿童淋巴瘤临床常用的化疗药物

门冬酰胺酶（Asparaginase）

其他名：爱施巴，L-门冬酰胺酶，天冬酰胺酶，天门冬酰胺酶，左旋门冬酰胺酶，Colaspase，Crasnitin，Elsoar，Elspar，Erwinase，Kidrolase，L-Asparaginase，Laspar，Leucigen，培门冬酶（Pegaspargase，Oncaspar）。

作用机制：本品为取自大肠杆菌的酶制剂类抗肿瘤药物，能将血清中的门冬酰胺水解为门冬氨酸和氨，而门冬酰胺是细胞合成蛋白质及增殖生长所必需的氨基酸。该药对正常细胞影响小，其原因是正常细胞一般都具备自我合成门冬酰胺的能力，而急性白血病和淋巴瘤等肿瘤细胞则无此功能，因而当用本品使门冬酰胺急剧缺失时，肿瘤细胞因既不能从血中取得足够门冬酰胺，亦不能自身合成，使其蛋白质合成受障碍，增殖受抑制，细胞大量破坏而不能生长、存活。本品亦能干扰细胞DNA、RNA的合成，可能作用于细胞G1增殖周期中，为抑制该期细胞分裂的细胞周期特异性药。

培门冬酶是门冬酰胺酶的一种衍生物，它与单甲羟基聚乙二醇（PEG）形成共轭左旋门冬酰胺酶。该衍生物的血浆半衰期延长到4~5.7天，可以减少被免疫系统识别，因此，该衍生物可用于曾经对门冬酰胺酶过敏的患者。本品的疗效已证实与天然门冬酰胺酶类似。对于天然门冬酰胺酶十分严重过敏反应的患者，也能耐受本品。

常用剂量及方案：常与其他药物联合治疗，以下只列出多种用药方法中的两种。

（1）门冬酰胺酶10 000 U/m^2，在淋巴母细胞淋巴瘤诱导治疗周期的第12天、第15天、第18天、第21天、第24天、第27天、第30天、第33天静脉注射，或在再诱导治疗周期的第8天、第15天、第22天、第29天静脉注射。主要用于急性淋巴细胞白血病和淋巴母细胞性淋巴瘤。

（2）培门冬酶2 500 U/m^2，肌内注射或静脉注射，每14天1次，用于一线治疗淋巴母细胞性淋巴瘤或对门冬酰胺酶过敏的患者。若肌内注射，在同一部位注射不能超过2mL；若静脉注射，本品应以100mL生理盐水或5%葡萄糖液稀释后连续滴注1～2h。

注意事项：

（1）由于不能排除本品有潜在的致畸胎、致突变和致继发性癌的作用，妊娠3个月内的孕妇避免使用。由于考虑到本品对婴儿的危害，在哺乳期间接受治疗的乳母应停止哺乳。

（2）下列情况禁用　①对本品有过敏史或皮试阳性者；②有胰腺炎病史或现患胰腺炎者；③过去使用门冬酰胺酶有出血史的患者；④患水痘、广泛带状疱疹等严重感染者等；⑤妊娠早期禁用。

（3）下列情况慎用　①糖尿病；②痛风或肾尿酸盐结石史；③肝病、肾病、骨髓功能抑制、合并感染患者；④以往曾用细胞毒药物或放疗的患者。

（4）肝、肾功能严重不全者忌用；本品在动物实验中可致畸，不用于孕妇或有可能怀孕的患者。哺乳期间使用的安全性尚未确定，哺乳妇女使用时应停止授乳。

（5）培门冬酶禁用于既往有严重过敏史的患者，如全身性荨麻疹、支气管痉挛、喉水肿、低血压或对培门冬酶不能接受的其他严重反应。有胰腺炎病史的患者、以前有明显出血史的患者禁用本品。肝功能不良或同时接受其他有强烈肝毒性药物的患者慎用本品。

（6）每次用药前要进行防治过敏反应的治疗。用肾上腺皮质激素、抗组胺药、皮质醇激素及生命监护装置。

（7）与长春新碱同时给药或在长春新碱后立即用药，可能增加长春新碱的毒性反应。

（8）培门冬酶最好肌内注射。与静脉用药相比较，肌内注射可减少肝脏毒性、凝血性病变、胃肠及肾脏功能不良反应。

（9）用药后注意监测凝血功能，主要是纤维蛋白原。

（10）用药期间注意低脂饮食，以免诱发胰腺炎。

（11）门冬酰胺酶用药期间可能发生高血糖，因而必须监测血糖及尿糖。

毒性反应：

（1）血液学毒性反应　偶发。

（2）恶心、呕吐　偶发，一般为轻度（见下文肝脏和胰腺反应部分）。

（3）皮肤、黏膜反应　除过敏者外，无皮肤、黏膜毒性反应。

（4）中枢神经系统血栓形成以及其他凝血功能异常少见。

（5）纤维蛋白原降低、白蛋白降低　常见。

（6）过敏反应　轻至中度过敏反应，发生率为20%~30%。过敏反应主要表现为突然发生的呼吸困难、关节肿痛、皮疹、皮肤瘙痒、面部水肿。过敏反应较少发生于用药的最初几天，常发生于间断用药时。在用肌内注射给药的晚期白血病儿童，虽其轻度过敏反应的发生率较高，但有报告认为其严重过敏反应的发生率较静脉注射给药为低。过敏反应一般在多次反复注射者易发生，但曾有在皮内敏感试验阴性的患者发生。另在某些过敏体质者，即使注射做皮试剂量的门冬酰胺酶时，偶然也会产生过敏反应。

如果患者对结肠埃希菌属酶过敏，用欧文菌属衍生物门冬酰胺酶则可能是安全的，因为这两种酶制剂无交叉反应。注意用欧文菌属衍生物门冬酰胺酶也可能发生过敏，因此，必须给予预防处理，以防止过敏反应。

如果是肌内注射给药，门冬酰胺酶应该从肢体的远端处给药。给药时，使用止血带可使门冬酰胺酶缓慢分布于全身，以减缓过敏反应的发生。

在曾经用门冬酰胺酶过敏的患者中，约30%的患者可能对培门冬酶也发生超敏反应。初次用药无过敏反应的患者中，约10%的患者对PEG类药物发生过敏反应。

（7）其他

1）轻度发热、不适感　常见。偶尔发生严重寒战或恶性发热。

2）肝脏毒性　常见，偶尔较严重。

3）碱性磷酸酶及直接胆红素水平升高；与肝脏功能相关的凝血因子降低，白蛋白减少；肝细胞脂肪变。

4）血氨过高　常见。

5）肾功能衰竭　罕见。

6）胰腺内分泌及外分泌功能异常、胰腺炎　偶发。

7）中枢神经系统反应（抑郁、嗜睡、乏力、精神错乱、激动不安、幻觉或昏迷）　偶发。这些症状在中断用药后常可缓解。

8）血糖过高　少见。非酮症高血糖症少见。

9）脱发　少见。

博来霉素（Bleomycin）

其他名：争光霉素，博莱霉素，硫酸博来霉素，硫酸博莱霉素，Blenoxane，Bleocin，BLM。

作用机制：本品与铁的复合物嵌入DNA，引起DNA单链和双链断裂，从而抑制DNA、RNA及蛋白质合成。它不引起RNA链断裂。

常用剂量及方案：

（1）10mg/m^2，静脉注射或肌内注射，每2周1次。常用于霍奇金淋巴瘤。

（2）肿瘤内注射（生理盐水稀释到2mg/mL），局部敷用。

注意事项：

（1）下列情况禁用　①对本品过敏者。②水痘患者。③白细胞计数$<2.5\times10^9$/L者。

（2）以下情况慎用　①孕妇与哺乳期妇女应谨慎给药，特别是妊娠初期的3个月。②肺功能损害、肝肾功能损害。

（3）终身用药剂量不超过400mg，以避免发生与用药剂量相关的严重的肺纤维化。建议经常评估患者有无咳嗽、呼吸困难、肺部有无啰音、胸片异常，评估肺功能情况，以免发生严重的肺炎及其后遗症。

（4）静脉持续滴注时，建议使用玻璃容器，以保证药物的稳定性，静脉注射应缓慢，每次时间≥10min。

（5）淋巴瘤患者易引起高热、过敏，甚至休克，用药前应做好充分准备。注射本药前，先服吲哚美辛可减轻发热反应。

（6）避免使用高FiO_2（吸入氧分数），手术治疗时可能吸氧量高，而吸氧量高可以加剧肺损伤，有时可能发生急性肺损伤。

毒性反应：

（1）血液学毒性反应 较少发生明显的骨髓抑制反应。因此，在与骨髓抑制药物联合应用时，博来霉素需足量用药。

（2）恶心、呕吐等 偶发和自限性。少数患者有食欲缺乏、恶心，少见呕吐、腹泻、口腔炎及口腔溃破。

（3）皮肤、毛发 可引起手指、脚趾、关节处皮肤肥厚和色素沉着，引起趾甲变色脱落、脱发。

（4）肺部反应 10%~23%的用药患者可出现肺毒性，表现为呼吸困难、咳嗽、胸痛、肺部啰音等，胸片表现为渗出性改变，进一步发展导致非特异性肺炎和肺纤维化，甚至快速死于肺纤维化。用药400mg的患者，肺功能失常发生率约为10%，1%～2%患者死于肺纤维化；用药500mg以上的患者死亡率可达3%～5%。应随时注意肺部纤维化，尤其注意肺活量、一氧化碳扩散容积、动脉内氧气分压等指标、胸部放射科照片检查，当发现肺部异常时，应立即停止用药，并适当对症治疗。急性类过敏反应或肺水肿样反应，偶发于淋巴瘤患者。

（5）发热 约1/3患者于用药后3~5h可出现发热，一般38℃左右，个别有高热，常在几小时后体温自行下降；还可出现肿瘤局部疼痛、头痛、头部沉痛感、恶性腹泻、残尿感、药物皮疹，偶见过敏性休克。用解热药有助于控制发热。

（6）静脉炎 长期静脉用药，可出现注射部位周围静脉壁变硬，此时应改成肌内注射；反复肌内注射会引起局部硬结，应经常改变注射部位。

（7）其他

1）嗜睡、头痛、关节肿胀 罕见。

2）肌内注射或皮下注射可能引起注射部位疼痛。

白消安（Busulfan）

其他名：马利兰，白消妥，白血福恩，二甲磺酸丁酯，马礼冷，马利南，买勒兰，麦里浪，米埃罗生，Myleran，Busulfex，BSF，BUS。

作用机制：双功能烷化剂，通过影响癌细胞DNA的交联来阻碍癌细胞的生长。对细胞硫醇基团的作用强于对核酸的作用。

常用剂量及方案：在淋巴瘤治疗中，主要用于高剂量与干细胞解救治疗。作为特殊研究方法，尚无推荐剂量。一般用药剂量为1mg/kg，口服，每6h1次，连用4天。另一种方法为静脉用药，0.8mg/kg，经中心导管滴注2h，每6h重复，连用4天（共16次滴注）。高剂量用药时，需在治疗前给予苯妥英钠。

注意事项：

（1）在妊娠初期的3个月内不用此药。

（2）患者在治疗期间每周进行一次血常规检查。如果白细胞迅速降至15×10^9/L以下，应中止治疗，直至恢复到能继续治疗的最低限度。

毒性反应：

（1）骨髓抑制 剂量限制毒性反应。白细胞减少可能不是出现于治疗开始后2周，而是在停药后2

周出现持续性白细胞减少。骨髓功能的恢复一般在停药后3~6周出现。大剂量用药需要干细胞解救（如骨髓移植）。长期用药可并发药物性再生障碍性贫血，严重者需及时停药。

（2）恶心、呕吐及其他胃肠道反应　罕见。

（3）皮肤黏膜反应　色素沉着偶见，皮肤损伤的患者易发生。

（4）对肺功能的影响　长期用药或用药量过大可出现肺纤维化，间质性纤维化罕见，出现该反应提示停用本药。糖皮质激素可以改善症状，减轻肺损伤。

（5）对代谢的影响　罕见引起肾上腺功能不全综合征。高尿酸血症可能发生在白血病细胞迅速减少时。性功能减退、男性乳房女性化、睾丸萎缩、卵巢功能抑制和闭经常见。

（6）其他

1）可能出现第二肿瘤。

2）大剂量治疗时，偶见致命性肝静脉阻塞性病变。

3）大剂量治疗后偶见癫痫发作。

皮质激素（Corticosteroids）

其他名：泼尼松、地塞米松及其他皮质激素等。

作用机制：作用机制不明，但似乎与肿瘤存在糖皮质激素受体有关。

常用剂量及方案：

（1）泼尼松　用药剂量随不同类型肿瘤的联合治疗方案而不同。一般用于淋巴瘤的减瘤治疗，60mg/（m^2·d），第1~7天用药。

（2）地塞米松　①急性淋巴细胞白血病和淋巴母细胞性淋巴瘤诱导治疗，6mg/（m^2·d），第8~21天用药，第22天开始减量，每3天减半，共9天减完。②急性淋巴细胞白血病再诱导治疗，10mg/（m^2·d），第1~21天用药，第22天开始减量，每3天减半，共9天减完。③淋巴母细胞性淋巴瘤再诱导治疗，8mg/（m^2·d），第1~21天用药，第22天开始减量，每3天减半，共9天减完。

注意事项：监测高血糖症，监测血压，护胃补钙治疗。

毒性反应：

（1）骨髓抑制　无。

（2）恶心、呕吐及其他胃肠道反应　无急性恶心、呕吐反应。可有上腹部疼痛、明显饥饿感，也可能出现胃溃疡。建议预防性用抗酸制剂或胃酸分泌抑制剂。

（3）皮肤黏膜反应　痤疮；发生口疮、直肠和阴道溃疡的危险性增加。持续用药可出现皮肤变薄、皮纹变细。

（4）肾上腺-垂体轴抑制　当停用糖皮质激素时可引起撤退性肾上腺皮质功能不全的表现。间断用药时，该反应并不常见。

（5）对代谢的影响　钾减少、水钠潴留、糖尿病、食欲增强、肌肉萎缩、肌肉病、体重增加、骨质疏松及出现库欣样表现。该影响的发生率与用药剂量及治疗时间有关。长时间使用时股四头肌萎缩常见。

（6）其他

1）对中枢神经系统的影响　欣快感、抑郁、失眠等症状常见，可能发展为智力减退或精神病。

2）感染概率增加　常见。

3）囊内白内障　少见。

环磷酰胺（Cylophosphamide）

其他名：CTX，Cytoxan，Neosar。

作用机制：环磷酰胺经肝脏微粒体酶作用，产生具有烷化剂活性的代谢物。环磷酰胺是双功能烷化剂及细胞周期非特异性药物，可干扰DNA及RNA功能，尤以对前者的影响更大，它与DNA发生交叉联结，抑制DNA合成，对S期作用最明显。

常用剂量及方案：

（1）$1g/m^2$，静脉注射，第1天，每3~4周重复。注意用美司钠解救。常用于淋巴母细胞性淋巴瘤的诱导和再诱导化疗。

（2）$200mg/m^2$，静脉注射，第1~5天，每3周重复。常用于B细胞淋巴瘤。

（3）大剂量用药方案（$4\sim7g/m^2$，分4天以上给药），尚处在研究中，仅在给予某种干细胞解救治疗（如骨髓移植）和膀胱保护剂（美司钠）的情况下用药。

注意事项：上午给药，保证摄入足够水量，排空膀胱以减少药物毒性作用所致的膀胱炎。

毒性反应：

（1）骨髓抑制　剂量限制性毒性反应，主要为白细胞减少。血小板计数减少症相对较少发生。骨髓抑制达最低状态出现于静脉用药后10~14天，用药后21天恢复。

（2）恶心、呕吐及其他胃肠道反应　大剂量用药时较常出现恶心、呕吐，大量静脉注射后3 ~ 4h即可出现，口服用药后较少发生。恶心、呕吐常于用药后数小时开始出现，常可持续几天。

（3）皮肤黏膜反应　可逆性脱发常见，常开始于用药后2~3周，但停药后可再生细小新发。皮肤、指甲可能变黑。黏膜炎少见。

（4）膀胱毒性　出血性及非出血性膀胱炎发生率为5%~10%，主要表现尿频、尿急、膀胱尿感强烈、血尿，甚至排尿困难。停药后，该反应为可逆性病变，但也可能呈持续性，导致纤维化或死亡。应多饮水，增加尿量以减轻症状，早上给药亦可减少膀胱炎的发生。美司钠可预防膀胱炎的发生。

（5）其他

1）免疫抑制　常见。

2）闭经和精子缺乏症　长期应用，男性可致睾丸萎缩及精子缺乏；妇女可致闭经、卵巢纤维化或致畸胎。孕妇慎用。

3）抗利尿激素的抑制　见于大剂量用药时。

4）间质性纤维化　罕见。

5）第二原发肿瘤　可能出现。

6）急性和潜在致命性心脏毒性　常规剂量的环磷酰胺不产生心脏毒性，但当高剂量时可产生心肌坏死，心脏毒性反应包括心包积液、充血性心力衰竭、心电压降低、伴心内膜损伤及出血性坏死的心脏毛细血管蛋白微血栓形成。

7）肝功能　偶可影响肝功能，出现黄疸及凝血酶原减少。肝功能不良者慎用。

阿糖胞苷（Cytarabine）

其他名：胞嘧啶阿拉伯糖苷（Cytosine arabinoside），赛德萨，Ara-C，Cytosar-U。

作用机制：本品为主要作用于细胞S增殖期的嘧啶类抗代谢药物，通过抑制细胞DNA的合成，干扰细胞的增殖。阿糖胞苷进入人体后经激酶磷酸化后转为阿糖胞苷三磷酸及阿糖胞苷二磷酸，前者能强有力地抑制DNA聚合酶的合成，后者能抑制二磷酸胞苷转变为二磷酸脱氧胞苷，从而抑制细胞DNA聚合及合成。本品为细胞周期特异性药物，对处于S增殖期细胞的作用最敏感，对抑制RNA及蛋白质合成的作用较弱。

常用剂量及方案：

（1）诱导治疗　75mg/m^2，静脉注射，连续4天（与其他化疗药物联合治疗）。

（2）鞘内注射　①阿糖胞苷12mg、24mg或30mg，用0.9%生理盐水稀释后用药，并联合甲氨蝶呤和地塞米松治疗。②阿糖胞苷脂质体50mg，鞘内注射。

（3）大剂量　巩固治疗：2.0~3.0 g/m^2，静脉滴注1~2h，每12h1次，连用2天。

注意事项：无标准用药剂量。大剂量用药，滴注1~3h，延长滴注时间会增加毒性反应。肌酐清除率降低的患者，出现中枢神经毒性反应的危险性增加。阿糖胞苷脂质体仅用于鞘内注射。

毒性反应（标准剂量用药时）：

（1）骨髓抑制　可发生剂量限制性骨髓抑制，主要表现为贫血、白细胞减少、血小板减少、巨幼红细胞增多和网织红细胞减少。这些反应的严重程度取决于剂量和疗程。最低值出现于用药结束后7~10天，2周后恢复，恢复情况取决于骨髓抑制的程度。巨噬细胞减少常见。

（2）恶心、呕吐及其他胃肠道反应　常见。静脉注射或快速滴注时尤易发生。

（3）皮肤、黏膜反应　口腔炎偶见。

（4）其他

1）阿糖胞苷综合征　其主要表现为发热、肌痛、骨痛、偶尔胸痛、斑丘疹、结膜炎和不适。通常发生于用药后6~12h。皮质类固醇能预防和治疗此综合征。如认为需要治疗此综合征，皮质类固醇可与本品同时应用。

2）暂时性轻度肝功能异常　偶见。

毒性反应（大剂量用药时）：

（1）骨髓抑制　很常见。

（2）恶心、呕吐及其他胃肠道反应　恶心、呕吐、腹泻常见。

（3）皮肤、黏膜反应　黏膜炎偶发或常见。

（4）神经毒性反应　小脑毒性反应常见，尤其在老年人，但一般是轻度可逆性反应。主要表现为昏迷、大脑和小脑功能失调，包括人格改变、嗜睡和惊厥；外周运动和感觉神经性病变。偶尔可见严重和持续性甚至致命性神经毒性反应。

（5）角膜毒性、出血性结膜炎　氢化可的松每次2滴滴眼，每天4次，连用10天，可以减轻症状或预防角膜炎。

（6）伴高胆红素血症的肝脏损害　少见。

（7）腹泻　常见。

（8）感染和侵染　身体任何部位的病毒、细菌、真菌、寄生虫或腐生生物感染，可能与使用阿糖胞苷单药或与其他免疫抑制性药物（其剂量已影响到细胞或体液免疫）联合使用有关。此类感染可能很轻微，也可能非常严重，甚至有时是致命的。

氮烯咪胺（Dacarbazine）

其他名：达卡巴嗪柠檬酸盐，达卡巴嗪，氮烯唑胺，枸橼酸达卡巴嗪，枸橼酸氮烯咪胺，甲氮咪胺，甲嗪咪唑胺，卡达巴抗黑瘤，抗黑瘤素，三氮烯咪唑胺，三嗪咪唑，三嗪咪唑胺，Biocarbazine-R，Da-c。简称DIC、DTIC。

作用机制：本品为嘌呤生物合成的前体，能干扰嘌呤的生物合成，进入体内后由肝微粒体去甲基形成单甲基化合物，具有直接细胞毒作用。主要作用于G2期，抑制嘌呤、RNA和蛋白质的合成，也影响DNA的合成，所以也有人认为是一种烷化剂。本品口服吸收不完全，个体差异较大，故均用静脉注射。因不能透过血脑屏障，故在对原发瘤有效时仍可出现脑转移。

常用剂量及方案：375mg/m^2，静脉注射或快速滴注30min，第1天、第15天用药，每4周重复。常用于霍奇金病。

注意事项：

（1）注射用药时小心，避免漏出血管外而出现组织损伤。静脉注射时如漏至血管外，应立即停止注射，并以1%普鲁卡因注射液局部封闭。

（2）用5%葡萄糖溶液100~200mL稀释，滴注30min以上，而不是迅速注射，以减少沿注射用药静脉血管的疼痛。冰敷也可减轻疼痛。

（3）因本品对光和热极不稳定，遇光或热易变红，在水中不稳定，放置后溶液变浅红色。需临时配制，溶解后立即注射，并尽量避光。

毒性反应：

（1）骨髓抑制　轻度至中度。这也是在与其他骨髓抑制药物联合用药时，允许氮烯咪胺全量用药的原因。白细胞减少发生于给药后16～20天，白细胞最低见于给药后21～25天，血小板减少发生于给药后16天。

（2）恶心、呕吐及其他胃肠道反应　常见，严重。有食欲不振、恶心、呕吐，一般发生于给药后1～12h，分次为几天用药可减轻其反应。偶有黏膜炎。

（3）皮肤黏膜反应

1）如果注射用药漏出血管外，可出现较严重的组织损伤。

2）脱发　少见。

3）红斑或荨麻疹、皮疹　少见。

（4）其他

1）流感样综合征　偶发，发生于给药后7大，持续1～3周。

2）肝脏毒性　少见。

3）面部麻木　少见。

柔红霉素（Daunorubicin）

其他名：红保霉素，红比霉素，红卫霉素，柔毛霉素，正定霉素，柔红霉素盐酸盐，Daunorubicin，

Carloerba，Cerubidin，Daunoblastin，Daunomycin，Rubidomycin，Rubomycin，DNR。

作用机制：本品为第一代蒽环类抗肿瘤抗生素。通过蒽环物作用于拓扑异构酶Ⅱ而介导产生DNA链断裂；与DNA交叉；抑制DNA多聚酶。其作用机制类似阿霉素。作为一种周期非特异性化疗药，柔红霉素的抗瘤谱远较阿霉素为窄，对实体瘤的疗效大不如阿霉素和表柔比星。主要用于急性淋巴细胞白血病和淋巴母细胞淋巴瘤诱导期。

常用剂量及方案：

（1）20mg/m^2，每周1次，2岁以下幼儿及体表面积小于0.5m^{2}者，其剂量应以体重为准，每次按体重0.5~1mg/kg，连用2~3次或每周1次，用3~4周。联合化疗时每次剂量酌减至单用常规量的2/3。

（2）30mg/m^2，静脉推注，每周1次，作为诱导和再诱导治疗与其他药物联合化疗4周期。

注意事项：

（1）静脉注射　该品仅能用作静脉注射，因对静脉有刺激，可致栓塞性静脉炎，所以不宜滴注。经手臂静脉持续数分钟以上，注意避免漏出血管外。如有红肿、疼痛或外溢，立即停用，并采取冷敷等相应措施。

（2）心功能明显改变（心排出量＜45%）、心绞痛、心律失常或近期有心肌梗死的患者禁用。

（3）总量不超过550mg/m^2；心脏区曾接受放疗者，总量不超过400mg/m^2。

（4）肝、肾功能异常者减量，见表1-14。

表1-14　肝肾功能异常减量

血清胆红素/（μmol·L^{-1}）	血清肌酐/（μmol·L^{-1}）	用药量为全量的百分比
20.5~51.3	—	75%
＞51	265.2	50%

毒性反应：

（1）骨髓抑制　剂量限制性，全身细胞减少，白细胞减少几乎不可避免，大多在一次用药后10~14天降至最低点而在3周内逐渐恢复。

（2）恶心、呕吐及其他胃肠道反应　约半数患者在用药当天出现恶心、呕吐反应。

（3）皮肤、黏膜反应　脱发常见。注射药物漏出血管外，可造成局部严重的组织损伤，进一步发展表现为皮肤溃烂和坏死。

（4）心脏毒性作用　较少见的毒副作用主要为心肌毒性，心电图变化多呈一时性和可逆性。如果出现心律异常、气急和下肢浮肿，则应警惕充血性心力衰竭的可能，后者常在总累积剂量达按体表面积400~500mg/m^{2}时发生；在2岁以上儿童则为200~300mg/m^{2}以上，而在2岁以下则为按体重10mg/kg；在60岁以上老人或本有心肌病变或以往接受过胸部放疗者更易发生。心肌病变和充血性心力衰竭的发生率取决于累计用药剂量。累计用药不超过550mg/m^2（心脏区域曾接受过放疗的患者用药总量不超过400mg/m^2）。可以通过检测左心室功能或心肌内膜活检术预测。如果临床出现心力衰竭或放射性核素图显示心排出量降低时：①射出量＜45%；②总射出量减少10%或10%以上（如降至59%~49%）的情况下，减少低于50%，此时应该反复检测心射出量，显示功能恢复时，可以谨慎地重新开始用药，但每次用药前都应该检测心脏射血量。暂时性心电图改变常见，一般不严重。心肌损害大多在开始治疗后1~6个月发生，有时可发生猝死，而常规心电图无明显改变，如及早诊治多可获救。

（5）其他

1）红色尿 药物及其他代谢物所致，较常见，多在用药后48h内发生。

2）注射部位的化学性静脉炎和静脉血栓，常见，静脉外溢可出现疼痛、组织坏死甚或蜂窝组织炎。

多柔比星（Doxorubicin）

其他名：14–羟基柔红霉素，14–羟基正定霉素，阿得里亚霉素，阿霉素–威力，多索柔比星，羟基红比霉素，羟基柔红霉素，威力阿霉素，亚德里亚霉素，亚法里亚霉素，阿霉素，14–羟正定霉素，14–羟柔红霉素，Adri，ADR，adriamycin，rubex，hydroxyldaunorubicin。

作用机制：本品是一种抗肿瘤抗生素，可抑制RNA和DNA的合成，对RNA的抑制作用最强，抗瘤谱较广，对多种肿瘤均有作用，属周期非特异性药物，对各种生长周期的肿瘤细胞都有杀灭作用。

常用剂量及方案：

（1）30mg/m^2，静脉注射，每周1次，作为诱导和再诱导治疗与其他药物联合化疗4周期。

（2）25mg/m^2，静脉注射，每2周1次。

注意事项：

（1）以下情况禁用 明显感染或发热、恶液质、失水、电解质或酸碱平衡失调、胃肠道梗阻、明显黄疸或肝功能损害者，心肺功能失代偿患者，水痘或带状疱疹患者。在进行纵隔或胸腔放疗期间禁用该品。

（2）经手臂静脉注射药物需要持续数分钟（静脉持续滴注除外），严防该品漏出血管外，一旦发生，应尽量抽出局部渗药，局部立即注射50～100mg氢化可的松，或碳酸氢钠及冷敷。

（3）患者如果出现心功能明显受损（射出量<45%）、心绞痛、心律失常或最近出现过心肌梗死，应避免使用多柔比星。

（4）用药累积剂量不应超过550mg/m^2（心脏区曾接受放疗或同时使用环磷酰胺，总量不超过450mg/m^2）。采取某些方法可以减轻药物的心脏毒性危险。例如，持续静脉滴注或每周给药1次，或同时给予心脏保护剂右丙亚胺，或监测左心室射血分数。

（5）在进行纵隔或胸腔放疗期间禁用该品，以往接受过纵隔放疗者，阿霉素的每次用量和总剂量亦应酌减。

（6）与大剂量的环磷酰胺合用，该品的分次和总量应酌减。

（7）肝功能受损时减量

1）如血清胆红素值20.5~51.3μmol/L，用药剂量为常规剂量的1/2。

2）如血清胆红素值>51.3μmol/L，用药剂量为常规剂量的1/4。

（8）用药期间需检查 ①用药前后要测定心脏功能、监测心电图、超声心动图、血清酶学和其他心肌功能试验；②随访检查周围血常规（每周至少1次）和肝功能试验；③应经常查看有无口腔溃疡、腹泻以及黄疸等情况，应劝患者多饮水以减少高尿酸血症的可能，必要时检查血清尿酸或肾功能。

（9）该品可用于浆膜腔内给药和膀胱灌注，但不能用于鞘内注射。

毒性反应：

（1）骨髓抑制 对大多数患者来说，这是剂量限制性毒性反应。白细胞和血小板降至最低的时间在第10~14天，大多在3周内逐渐恢复至正常水平，贫血和血小板减少较少见。

（2）恶心、呕吐及其他胃肠道反应　约1/2的患者出现轻度至中度食欲减退、恶心、呕吐反应。

（3）皮肤、黏膜反应

1）口腔炎　与用药剂量有关。

2）脱发　用药后2~5周开始出现脱皮，约见于90%的患者，结束治疗后可恢复。

3）皮肤记忆性反应　少数患者注射该品后原先的放射野可出现皮肤发红或色素沉着。

4）局部组织损伤　如注射处药液外溢，可导致红、肿、疼痛甚或蜂窝组织炎和局部坏死。

5）色素沉着　常见于化学性静脉炎，注射药物部位的皮肤色素沉着。

（4）心脏反应　阿霉素的心脏毒性多出现在停药后的1~6个月，应及早应用维生素B6和辅酶Q10以减低其对心脏的毒性。心肌病可能引起潜在不可逆的充血性心力衰竭。心脏毒性反应发生率取决于累积用药总量，总剂量不应超过550mg/m^2。如果患者胸部曾接受过放疗，或同时接受环磷酰胺治疗，总剂量应限制更低（450mg/m^2）。每周1次的给药，或96h连续滴注的给药方法可以减少心脏毒性作用，并允许耐受较高的给药剂量。左心室功能检测及心肌内膜活组织检查可以预测充血性心力衰竭。停药指标：如果临床出现充血性心力衰竭，或放射性核素血管图提示心脏射血量减低。

1）降至45%以下。

2）当左心室射血量减少≥10%（如降至49%~59%）时，射血量减少低于50%。如果心脏射血功能恢复，可慎重考虑重新开始给药，但是，每次用药前都应该检查心脏射出量。常见暂时性心电图改变，一般不严重。

（5）其他

1）红色尿　该品的肾排泄虽较少，但在用药后1～2天内可出现红色尿，这是药物代谢的常见表现，一般都在2天后消失。

2）化学性静脉炎和静脉硬化　发生于注射的血管，尤其是常见于反复注射的血管。

3）发热、寒战、荨麻疹　少见。

多柔比星脂质体（Doxorubicin，Liposomal）

其他名：楷莱注射液，Caelyx，doxil。

作用机制：本品是一种脂质体制剂，系将盐酸多柔比星包封于表面结合有甲氧基聚乙二醇（mPEG）的脂质体中，这一过程被称为聚乙二醇化（PEG化），可以保护脂质体免受单核巨噬细胞系统（MPS）识别，从而延长其在血液循环中的时间。与非脂质体制剂相比，血药浓度维持时间更长。药物进入肿瘤组织释放出具有活性的多柔比星。活性药物通过蒽环物作用于拓扑异构酶Ⅱ，从而介导引起DNA链断裂；与DNA相互作用，抑制DNA多聚酶。

常用剂量及方案：

（1）20mg/m^2，静脉注射，第 1 次给药速度为1mg/min，继后每2~3周重复，持续静脉滴注30min以上。

（2）40mg/m^2，静脉注射，第1次给药速度为1mg/min，继后每4周重复，持续静脉滴注1h以上。

注意事项：必须稀释于5%葡萄糖溶液中注射。剂量＜90mg：本品用250mL 5%（50mg/mL）葡萄糖注射液稀释。剂量≥90mg：本品用500mL 5%（50mg/mL）葡萄糖注射液稀释。多柔比星脂质体虽然不属于发泡性腐烂剂，但该药具有局部刺激作用。初始给药剂量速率为1mg/min，是为了避免输注反应。对有滴注反应的患者，滴注方法应作如下调整：总剂量的5%应在开始的15min缓慢滴注，如果患者可以耐受且无反应，接下来的15min内滴注速度可以加倍。如果仍能耐受，滴注可在接下来的1h内完成，总滴注时间90min。

毒性反应：化疗的不良反应有时难于判断是否为多柔比星脂质体的毒性作用，因为大多数患者同时接受几种具有骨髓毒性和其他毒性的联合化疗药。

（1）骨髓抑制 常见，白细胞减少是患者最常见的不良反应，也可见贫血和血小板减少。与用药剂量相关，可能严重。

（2）恶心、呕吐及其他胃肠道反应 大剂量治疗时，恶心、呕吐常见，便秘偶见，腹泻偶见，食欲减退偶见。

（3）皮肤、黏膜反应 在较大剂量时手足综合征常见，偶尔严重。黏膜炎常见。脱发偶发。皮疹偶发或常见。

（4）其他

1）心脏毒性 包括心肌病或充血性心力衰竭，发生率为5%~10%。该毒性反应与用药剂量相关，但无法完全预测。脂质体类药物的心脏毒性反应似乎少见。

2）急性注射反应 注射药物相关的急性反应表现为潮红、气短、面部水肿、头痛、寒战、腰背痛、胸部和喉部紧迫感、低血压等，单一症状或多种症状同时出现。该反应的发生率约7%，在多数情况下，不良反应发生在第1个疗程。采用某种对症处理，暂停滴注或减缓滴注速率后经过几个小时即可消除这些反应。如果第1次用药无注射反应，之后用药不太可能出现注射反应。注射反应一般在数小时至1天内缓解。

3）乏力 偶见。

4）发热 偶见。

5）疼痛 注射药物漏出，血管可出现注射部位疼痛。如果发生任何外渗的迹象（如刺痛、红斑），都应立即中止滴注，而从另一静脉重新开始。用冰敷外渗部位30min有助于减轻局部反应。

表柔比星（Epirubicin）

其他名：表阿霉素，法玛新，4-Epidoxorubicin，Ellence，EPB，ADM，EPI。

作用机制：本品属于抗生素类抗肿瘤药。为阿霉素的同分异构体，作用机制是直接嵌入DNA核碱基对之间，干扰转录过程，阻止mRNA的形成，从而抑制DNA和RNA的合成。此外，表柔比星对拓扑异构酶Ⅱ也有抑制作用。本品为一细胞周期非特异性药物，对多种肿瘤均有效。与阿霉素相比，疗效相等或略高，但对心脏的毒性较小。

常用剂量及方案：与阿霉素类似，可用于淋巴瘤各种方案的化疗。与阿霉素的剂量换算为阿霉素的1.2倍。

注意事项：

（1）以下情况禁用 孕妇、哺乳期妇女和对本品、多柔比星过敏者及用过足量多柔比星或表柔比星者禁用。发热或伴明显感染、恶液质、失水、出血、电解质或酸碱平衡失调、胃肠道梗阻、明显黄疸或肝肾功能及心肺功能不全者。

（2）注射药物时要小心，避免漏出血管　溢出静脉会造成组织的严重损伤甚至坏死。小静脉注射或反复注射同一血管会造成静脉硬化。建议以中心静脉输注较好。

（3）累积用药总量不超过900mg/m^2（曾经胸部放疗或接受过蒽环类化疗药治疗者，用药总量减低。在辅助治疗中，最大累积剂量为720mg/m^2）。

（4）肝功能受损时减量

1）如血清胆红素20.5~51.3μmol/L，用药剂量为常规剂量的1/2。

2）如血清胆红素＞51.3μmol/L，用药剂量为常规剂量的1/4。

毒性反应：与多柔比星相似，但程度较低，尤其是心脏毒性和骨髓抑制的毒性。

（1）骨髓抑制　为剂量限制毒性，白细胞减少，21天恢复。

（2）恶心、呕吐及其他胃肠道反应　恶心、呕吐常见。腹泻、腹痛偶见。

（3）皮肤、黏膜反应

1）口腔炎　用药的第5~10天出现，通常发生在舌侧及舌下黏膜，与用药剂量有关。

2）脱发　脱发常见（25%~50%），脱发于第1次用药后约10天开始出现，一般可逆，男性有胡须生长受抑。

3）潮红、皮肤和指（趾）甲色素沉着，光敏反应。

4）局部组织严重损伤　如果注射药物渗漏于皮下组织，可以发生局部皮肤溃疡和坏死。

（4）心脏反应

1）可导致心肌损伤、心力衰竭。动物实验和短期人体实验表明，表柔比星的心脏毒性比它的同分异构体阿霉素小。因心肌毒性所致病变可能导致不可逆的充血性心力衰竭。发生率取决于用药总量，用药总量不应超过900mg/m^2。过去接受过胸部放疗或接受过蒽环类药物化疗的患者，总量应低于此剂量。左心室射血功能或心肌内膜活检可以预测发生充血性心力衰竭的危险性。

2）对目前或既往接受纵隔、心包区合并放疗的患者，表柔比星心脏毒性的潜在危险可能增加。

3）在确定表柔比星最大蓄积剂量时，与任何具有潜在心脏毒性药物联合用药时应慎重。

4）在每个疗程前后都应进行心电图检查，多为暂时性心电图改变，类似多柔比星治疗后所观察到的变化。

（5）其他

1）橘红色尿　常见，在用药后24h内出现，因药物及其他代谢物所致。

2）荨麻疹和过敏反应　有报道表柔比星可发生荨麻疹和过敏反应，该反应可表现为皮肤红疹、瘙痒、发热、胃寒和休克。

依托泊苷（Etoposide）

其他名：足叶乙甙，鬼臼乙叉甙，表鬼臼毒素，VP16，VP16-213，VePesid，etopophos（etoposide phoshpate），Etopl，Vepeside。

作用机制：依托泊苷为细胞周期特异性抗肿瘤药物，作用于DNA拓扑异构酶Ⅱ，形成药物-酶-DNA稳定的可逆性复合物，导致DNA单链断裂，阻碍DNA修复，使细胞分裂停止于晚S期或G2期。实验发现该复合物可随药物的清除而逆转，使损伤的DNA得到修复，降低了细胞毒作用。因此，延长药物的给药时间，可能提高抗肿瘤活性。

常用剂量及方案：

在不同的联合方案中用法不同，可为100mg/m^2，静脉滴注，第4~5天，每3周重复；可为150mg/m^2，静脉滴注，第3~5天，每3周重复；也可为100mg/m^2，静脉滴注，第1~5天，每3周重复。

注意事项：

（1）依托泊苷静脉滴注，用药时间30~60min，以避免出现严重的低钠血症。该品易引起低血压，注射速度尽可能要慢，至少30min。滴注治疗期间监测血压。

（2）静脉注射或静脉滴注时小心勿漏出血管。

（3）依托泊苷必须以20~50倍体积稀释（100~250mL）后用药。不能与葡萄糖液混合使用，在5%葡萄糖注射液中不稳定，可形成微粒沉淀，应用生理盐水稀释溶解后尽可能及时使用。

（4）如果血清胆红素20.5~51.3μmol/L，则减少用药剂量50%；如果血清胆红素51.3~85.5μmol/L，则用药剂量减少75%；如果血清胆红素＞85.5μmol/L，则应该停药。

毒性反应：

（1）骨髓抑制　剂量限制性毒性为白细胞减少，或较严重的血小板减少，最低水平发生于用药第16天，恢复出现于第20~22天。

（2）恶心、呕吐及其他胃肠道反应　接受标准剂量依托泊苷治疗的患者，约1/3会出现轻度或中度恶心、呕吐反应；用大剂量化疗时恶心、呕吐反应常见。厌食常见，腹泻少见，偶有腹痛、便秘。

（3）皮肤、黏膜反应。

1）脱发　常见。有时发展至全秃，但具可逆性。

2）口腔炎　标准剂量时少见，大剂量治疗时常见。

3）疼痛性皮疹　见于大剂量治疗时。

4）化学性静脉炎　偶见。

（4）其他

1）发热　罕见。

2）心电图异常　罕见。

3）肝毒性　罕见。

4）周围性神经毒　罕见。

5）过敏反应　罕见。

6）出血性膀胱炎　可能发生于高剂量治疗时。

吉西他滨（Gemcitabine）

其他名：双氟脱氧胞苷，健择，GEMZAR，dFdC，泽菲。

作用机制：吉西他滨是一种胞嘧啶衍生物，在细胞内受去氧胞苷激酶催化后，活化成三磷酸化合物GCBTP，然后掺入DNA结构，干扰DNA聚合。此药磷酸化效率比Ara-c强6倍，且不易脱氨降解，其活化代谢物能在细胞内累积达高浓度且维持较长时间。

常用剂量及方案：1 000mg/m^2，静脉注射30min，也可延长滴注时间至100min，第1天，第8天，每3周重复一次，作为联合用药；或第1天，第15天，每4周重复一次，作为联合用药；或第1天，第8天，第15天，每4周重复一次，作为单药使用。多用于NK/T细胞淋巴瘤的一线化疗，或其他类型的淋巴瘤的挽救化疗。

注意事项：滴注药物时间的延长和增加用药频率可增大药物的毒性，滴注时间超过60min会增加毒性反应。

毒性反应：

（1）骨髓抑制　常见，与用药剂量有关。患者可出现贫血、白细胞降低和血小板减少。

（2）恶心、呕吐及其他胃肠道反应　约1/3的患者出现恶心和呕吐反应，20%的患者需要药物治疗，但偶见严重。腹泻、便秘偶发或常见。

（3）肾脏　约1/2的患者出现轻度蛋白尿和血尿，有部分病例出现不明原因的肾功能衰竭。

（4）过敏　约25%的患者出现皮痒，10%的患者出现瘙痒，少于1%的患者可发生支气管痉挛。

（5）其他　约20%的患者有类似于流感的表现；水肿/周围性水肿的发生率约30%；脱发、嗜睡、腹泻、口腔毒性及便秘发生率则分别为13%、10%、8%、7%和6%。

异环磷酰胺（Ifosfamide）

其他名：宜佛斯酰胺，Ifex。

作用机制：通过肝脏微粒酶作用转化成具有生物活性的代谢物，与DNA发生交叉联结。异环磷酰胺是细胞周期非特异性药物。给予异环磷酰胺后，细胞周期示G2+M比例增加，使细胞经过G2期延迟。

常用剂量及方案：0.5~1.8g/m^2，静脉滴注，持续30min以上，每天1次，连用5天，每3~4周重复。本品常与其他药物联合用药。应用异环磷酰胺的同时，应该用美司钠作泌尿系保护剂，每次用药剂量相当于异环磷酰胺量的20%，于注射异环磷酸胺的0、4h、8h注射。

注意事项：

必须与美司钠（mesna，mesnex）合用，以预防出血性膀胱炎。美司钠的用药剂量至少是异环磷酰胺用药剂量（以体重为基础计算）的20%。在用异环磷酰胺之前（或同时），开始（首先）用美司钠，在异环磷酰胺用药后4h或8h再次用美司钠，以便对引起出血性膀胱炎的尿代谢物进行解毒治疗。大剂量异环磷酰胺治疗时，需要的美司钠剂量更高，治疗的时间也更长。美司钠以及美司钠的唯一代谢物美司钠二硫化物影响异环磷酰胺及其抗肿瘤代谢物。美司钠二硫化物在肾脏内代谢成为三硫醇化合物，之后，该化合物与尿毒素代谢物产生作用，从而产生解毒作用。需要强水化治疗，饮水或静脉输液每天至少3 000mL/m^2。静脉注射应该缓慢，至少持续30min。

毒性反应：

（1）骨髓抑制　剂量限制毒性反应，血小板稍减少。粒细胞减少最低值出现于用药第10~14天，恢复出现于第21天。血小板通常轻度至中度减少。

（2）恶心、呕吐及其他胃肠道反应　常见于未进行标准抗呕吐治疗时。

（3）皮肤、黏膜反应　脱发常见；在标准用药剂量时黏膜炎罕见，皮炎罕见。

（4）出血性膀胱炎　常见。当异环磷酰胺剂量超过2.2g/m^2时更易发生，该反应为剂量限制性毒性反应，给予美司钠后，用美司钠时出血性膀胱炎的发生率为5%~10%，肉眼血尿的发生率下降至2%。增加美司钠的用药时间可能减轻后续化疗的问题。

（5）其他

1）中枢神经系统毒性反应　发生率为20%，主要表现为嗜睡、神志错乱、抑郁、幻觉、定向力障碍，少见癫痫发作、脑神经功能异常或昏迷。低剂量时少见；大剂量治疗时较常见。

2）不育　男性和女性都常见，同其他烷化剂。

3）肾功能受损　肾毒性发生率为6%，与异环磷酰胺/美司钠的剂量及输注时间有关，过去肾功能受损或一侧肾切除的病例肾毒性增加。应用异环磷酰胺后血清的尿素氮、肌酐增加及肌酐清除率下降为可逆的。

4）肝功能受损　少见。

5）静脉炎　少见。

6）发热　罕见。

7）周围神经病变　高剂量用药时少见。

氮芥（Mechlorethamine）

其他名： 恩比兴，双氯乙基甲胺，恩比新，恩经兴，盐酸氮芥，Mechlorethamine hydrochloride，Chlormethine，Nitrogen mustard，Mustargen，Embichin，Chloromethamine，2-Chloro-N-（2-chloroethyl）-N-methylethanamine，HN2。

作用机制： 氮芥是最早用于临床并取得突出疗效的抗肿瘤药物，为双氯乙胺类烷化剂的代表，它是一种高度活泼的化合物。本品进入体内后，通过分子内成环作用，形成高度活泼的乙烯亚胺离子，在中性或弱碱性条件下迅速与多种有机物质的亲核基团（如蛋白质的羧基、氨基、巯基，核酸的氨基和羟基、磷酸根）结合，进行烷基化作用。氮芥最重要的反应是与鸟嘌呤第7位氮共价结合，产生DNA的双链内的交叉联结或DNA的同链内不同碱基的交叉联结。G1期及M期细胞对氮芥的细胞毒作用最为敏感，由G1期进入S期延迟。大剂量时对各周期的细胞和非增殖细胞均有杀伤作用。

常用剂量及方案：

（1）6mg/m^2，静脉注射，第1天和第8天，每4周重复（霍奇金病MOPP方案中的药物）。

（2）8~16mg/m^2，腔内注射。

（3）10mg溶于60mL水中，用于全身体表治疗（避免接触眼睛）。

注意事项：

（1）手臂静脉注射推注几分钟，小心避免漏出血管。本药注射勿漏于血管外；一旦漏出血管外，应立即局部皮下注射0.25%硫代硫酸钠或生理盐水及冷敷6～12h。

（2）由于该药物具有局部发疱作用，配药和给药时应特别小心，避免外漏。建议配制药物时戴手套、眼镜。如果药物意外接触到眼睛，则立即用生理盐水冲洗，并请眼科医生会诊。如果皮肤意外接触到药物，则立即用水冲洗至少15min，随即用2.6%硫代硫酸钠溶液（1/6 mol/L）冲洗。

（3）氮芥溶解后极不稳定，应立即使用（15~30 min内），使用时需新鲜配制，溶入10mL生理盐水后立即静脉冲入。因为该药物具有腐蚀作用，故勿与其他任何药物配制于同一容器内。

毒性反应：

（1）骨髓抑制　剂量限制毒性反应。可引起白细胞、血小板明显减少，最低值出现在用药后7～15天，2～3周可恢复。

（2）恶心、呕吐及其他胃肠道反应　常见，其中呕吐较为突出。一般于用药最初3h开始，持续4~8h。

（3）皮肤、黏膜反应　氮芥对局部组织有较强刺激作用，反复注射的静脉可引起静脉炎和栓塞性静脉炎，药液漏于血管外可引起局部肿胀、疼痛，甚至组织坏死、溃疡。

（4）其他

1）静脉炎、血栓形成或两者同时出现　注射部位的常见并发症。

2）闭经和精子缺乏　常见。

3）伴随肿瘤迅速破坏分解时出现高尿酸血症。

4）乏力、嗜睡、头痛　少见。

5）严重过敏反应　罕见。

6）继发第二肿瘤包括脊髓发育不良、急性白血病以及癌症　可能发生。

美法仑（Melphalan）

其他名：L-苯丙氨酸氮芥，L-溶肉毒素（L-sarcolysin，L-PAM），爱克兰（Alkeran），美法兰，癌克安，苯丙氨酸氮芥，瘤克安，马尔法兰，马法兰，美法化，米尔法兰，盐酸美法仑，左旋苯丙氨酸氮芥，左旋溶肉瘤素，左旋溶血瘤素，Alanine Nitrogen M。

作用机制：烷化剂，主要作用于DNA。氨基酸类结构可以导致细胞转化，该作用不同于其他烷化剂。

常用剂量及方案：

（1）8mg/m^2，口服，第1~4天，每4周重复。

（2）10mg/m^2，口服，第1~4天，每6周重复。

（3）3~4mg/m^2，口服，第1~4天，每天1次，连服2~3周；之后1~2mg/m^2，口服，第1~4天，每天1次，持续用药。

（4）大剂量方案　140~200mg/m^2，静脉注射，随即进行干细胞解救治疗（如骨髓移植）。

（5）16mg/m^2，静脉注射，每2周1次，共4次，之后每4周1次。

注意事项：

（1）骨髓抑制可能是延迟性发生，持续4~6周。肌酐高于正常值1.5倍时，静脉用药减少50%。

（2）在早期骨髓瘤中使用时应确保事先预留了足够数目的用于自体移植的外周干细胞。

毒性反应：

（1）骨髓抑制　剂量限制性毒性反应。可致白细胞及血小板下降，白细胞及血小板在给药后2~3周最低，在4~8周恢复正常。

（2）恶心、呕吐及其他胃肠道反应　多数病例在服药后数小时出现恶心、呕吐及食欲减退等，严重者可持续2~4天。常规用药剂量时，恶心、呕吐及腹泻少见。高剂量方案时，这些反应常见。

（3）皮肤、黏膜反应　脱发、皮炎、口腔黏膜炎少见。大剂量方案治疗时，脱发和黏膜炎常见。

（4）其他

1）急性非淋巴细胞白血病以及脊髓发育不良罕见，但曾有报道过。

2）肺纤维化　罕见。

3）过敏反应　偶见。

巯嘌呤（Mercaptopurine）

其他名：6-巯基嘌呤，6-MP。

作用机制：嘌呤类抗代谢剂，能阻断次黄嘌呤转变为腺嘌呤核苷酸而抑制核酸的合成。本品进入体内，在细胞内必须由磷酸核糖转移酶转为6-巯基嘌呤核糖核苷酸后才具有活性。用巯嘌呤治疗白血病常产生耐药现象，其原因可能是体内出现了突变的白血病细胞株，因而失去了巯嘌呤转变为巯基嘌呤核糖核苷酸的能力。

常用剂量及方案：

（1）25mg/m^2，口服，每晚1次，联合甲氨蝶呤用于巩固治疗。

（2）50mg/m^2，口服，每晚1次，联合甲氨蝶呤用于维持治疗。

（3）60mg/m^2，口服，每晚1次，联合环磷酰胺和阿糖胞苷用于诱导治疗。

注意事项：

（1）与别嘌呤醇同时用药时，减低用药量的75%。

（2）对于肾功能衰竭的患者，应延长化疗间歇期的时间或减低用药剂量。

毒性反应：

（1）骨髓抑制　常见。在给予推荐用药剂量时，可有白细胞及血小板减少，常在服药后的第5~6天出现，停药后仍可持续1周左右。多为轻度反应。

（2）恶心、呕吐及其他胃肠道反应　恶心、呕吐少见，腹泻罕见。

（3）皮肤、黏膜反应：大剂量用药时出现口腔黏膜炎。色素沉着偶见皮疹。

（4）其他

1）肝内胆汁淤滞及病灶性中心小叶坏死伴黄疸少见。

2）高尿酸血症　白血病细胞迅速溶解时常见。

3）发热　少见。

4）间质性肺炎及肺纤维化：少见。

美司钠（Mesna）

其他名：巯乙磺酸钠，Mesnex。

作用机制：美司钠在肾脏中代谢成为游离巯基化合物，该化合物可以与异环磷酰胺或环磷酰胺产生的对膀胱有毒性作用的代谢物相互作用，从而发挥解毒作用。

常用剂量及方案：美司钠的用药剂量至少是异环磷酰胺用量（mg）的20%，在异环磷酰胺用药前给药（或与异环磷酰胺同时给药），在用异环磷酰胺后4h和8h重复给药，以预防异环磷酰胺代谢产物所致的出血性膀胱炎。大剂量异环磷酰胺治疗时，美司钠的用药剂量也应该相应增加，本品的用药总剂量应适当提高到IFO剂量的120%～160%，同时延长美司钠的用药时间。儿童用药时，可以缩短给药间隔或增加给药次数。药物用于儿童肿瘤的治疗经验表明，用药间隔时间以短（例如3h）为佳。

注意事项：

（1）禁用于对巯基化合物过敏的患者。自身免疫功能紊乱的患者使用美司钠发生过敏性反应的病例较肿瘤患者为多。过敏反应可能出现皮肤及黏膜反应（皮疹、风疹、黏膜疹）、肝脏转氨酶升高、发热、疲乏、恶心、呕吐等。也曾观察到低血压及心动过速现象。对该患者应先予以正确的评估后才可使用美司钠。

（2）除对异环磷酰胺或环磷酰胺的出血性膀胱炎有预防作用外，不能预防和改善异环磷酰胺的其他任何毒副作用。美司钠及其代谢产物巯基化合物都不会影响异环磷酰胺或环磷酰胺代谢及其抗肿瘤作用。

毒性反应：

（1）骨髓抑制 无。

（2）恶心、呕吐及其他胃肠道反应 恶心、呕吐、腹泻偶见。恶心、呕吐反应常是因异环磷酰胺所致。

（3）皮肤、黏膜反应 常诉口感差。

（4）其他

1）头痛、乏力、肢体痛 偶见。

2）低血压、过敏反应 罕见至少见。

3）尿酮试验 假阳性。

甲氨蝶呤（Methotrexate）

其他名：Amethopterin，MTX，Mexate，Trexall。

作用机制：甲氨蝶呤为抗叶酸类抗肿瘤药，主要通过抑制二氢叶酸还原酶，阻断二氢叶酸形成四氢叶酸，从而抑制胸腺嘧啶和嘌呤的合成。

常用剂量及方案：

（1）非霍奇金淋巴瘤采用大剂量甲氨蝶呤，低危组1g/m^2，中危组和高危组5g/m^2，需要用亚叶酸钙解救治疗。该药大剂量应用时需要严密监测，并需要有丰富经验，以保障安全用药。

（2）鞘内注射用药，分3个剂量组：9mg、12mg、15mg，依据年龄不同而选择不同。

（3）20mg/m^2，口服，淋巴母细胞性淋巴瘤患者联合巯嘌呤维持治疗。

注意事项：

（1）大剂量甲氨蝶呤（＞20mg/kg或0.5g/m^2）应由有经验的医疗单位及医务人员使用，该医疗单位应具备能够检测甲氨蝶呤血清水平的能力。

（2）鞘内注射甲氨蝶呤必须溶于不含防腐剂的生理盐水。

（3）避免使用阿司匹林、磺胺类药物、四环素、苯妥英钠和其他蛋白质结合的药物，这些药物可能替代甲氨蝶呤与蛋白质结合，引起游离甲氨蝶呤浓度增加。5-氟尿嘧啶（5-FU）、阿糖胞苷（Ara-c）和巯嘌呤（6-MP）与MTX同时应用都增加MTX的治疗作用和毒性。予以MTX前24h内使用5-FU和予以MTX后24h使用左旋门冬酰胺酶（L-ASP）都能增加MTX的细胞毒作用。非甾体类药物与MTX同时应用会增加MTX的毒性。吲哚美辛影响MTX的药代动力学，从而导致更严重的肾功能损害。苯并咪唑导致MTX和7-OH-MTX的血药浓度水平较高，增加MTX毒性的发生率，不建议苯并咪唑和HD-MTX同时应用。

（4）甲氨蝶呤可能对口服抗凝剂（如华法林）有影响，因此，应注意凝血酶原时间。

（5）口服抗生素可能减少甲氨蝶呤的吸收。青霉素和非甾体类抗炎药可能降低甲氨蝶呤的清除率。

（6）与茶碱联用时应检测药物浓度。

（7）肾功能不全的患者需要明显降低用药剂量或中止用药。

（8）恶性积液的患者不能使用此药，因为该药有蓄积作用。

（9）接受中枢神经系统放疗的患者不应同时接受甲氨蝶呤鞘内注射。

（10）肠梗阻患者慎用。

（11）脱水和酸中毒患者不推荐使用。

毒性反应：

（1）骨髓抑制 常发生。单次静脉注射后6~10天降至最低，恢复迅速。

（2）恶心、呕吐及其他胃肠道反应 标准剂量时偶见，大剂量时较常见。

（3）皮肤、黏膜反应

1）轻度口腔黏膜炎 患者达到最大耐受剂量后的常见征象。大剂量用药时可能引起出血性胃溃疡及出血性腹泻。

2）红斑性皮疹、荨麻疹及皮肤色素沉着 少见。

3）轻度脱发 常见。

（4）其他

1）急性肝细胞损伤 在标准剂量下用药少见，大剂量时多见，主要表现为一过性转氨酶、胆红素升高，停药后可恢复。

2）肝纤维化 少见，但是可以见于低剂量用药时。

3）肺炎 罕见。

4）多浆膜炎 罕见。

5）肾小管坏死 标准用药剂量时罕见。

6）心包炎、脉管炎、心包积液、低血压和血栓 少见。

7）眼刺激征 主要表现为眼烧灼感、痒、视力模糊，罕见。

8）在鞘内注射或大剂量使用甲氨蝶呤后可导致急性、亚急性和慢性神经中毒表现 ①化学性蛛网膜炎，表现为头痛、背痛、项强直和发热；②一般为暂时性的局部麻痹，表现为截瘫和脑脊髓压力增高累及一个或多个脊神经根；③治疗后数月至数年可出现一种迟发综合征，其特征为坏死性白质脑病，表现为意识错乱、木僵、易怒、嗜睡、共济失调、痴呆、偶尔和罕见的惊厥发作和死亡。上述反应均与剂量相关，而且当鞘内注射甲氨蝶呤剂量超过50mg并联合头颅照射及全身甲氨蝶呤治疗时容易发生。

米托蒽醌（Mitoxantrone Ma）

其他名：二羟蒽二酮，NVT，novantrone，dihydroxyanthracenedione，DHAD，DHAQ。

作用机制：米托蒽醌为一种抗生素类抗肿瘤药，其结构及抗癌作用与阿霉素相近，通过对拓扑异构酶Ⅱ的蒽环作用，使DNA链断裂。因其无氨基糖结构，不产生自由基，且有抑制脂质过氧化作用，故对心脏毒性较低。其作用机制表明，可视米托蒽醌为细胞周期非特异性药物，因它可杀灭任何细胞周期的癌细胞，增殖与非增殖细胞均受到抑制。分裂细胞比休止细胞对本品更敏感，S后期对本品最敏感。

常用剂量及方案：24mg/m^2，每3~4周1次。

注意事项：

（1）在极少数情况下外漏可引起血管外组织损伤。

（2）心脏毒性反应低于多柔比星。但是，如果曾使用过蒽环类药物，胸部曾接受过放疗，或曾患心脏疾病都使药物的心脏毒性危险性增加。

毒性反应：

（1）骨髓抑制 很常见，引起白细胞和血小板减少，为剂量限制性毒性。

（2）恶心、呕吐及其他胃肠道反应　恶心、呕吐常见，但与多柔比星相比，恶心、呕吐发生率较低，反应程度也较轻。腹泻少见。

（3）皮肤、黏膜反应　脱发常见，但发生率及程度都低于多柔比星。黏膜炎偶见。

（4）心脏毒性　可能低于多柔比星，尚不清楚最大剂量，累积用药剂量达125mg/m^{2}时危险性增加。

（5）其他

1）如果漏出血管会出现局部红斑、水肿，外观呈现蓝色，少数可能引起严重的损伤。

2）绿色或蓝色尿。

3）静脉炎少见。

奈拉滨（Nelarabine）

其他名： Arranon。

作用机制： 奈拉滨是脱氧鸟苷酸类似物（ara-G）的前体物。奈拉滨在腺苷脱氨酶作用下，去甲基转化ara-G，在脱氧鸟苷激酶和脱氧苷激酶作用下单磷酸化，接着转化为活性5-三磷酸盐Ara-GTP。Ara-GTP在白血病胚细胞中蓄积到一定程度后嵌合入DNA中（优先进入T细胞中），从而抑制DNA的合成，最终导致细胞死亡。

常用剂量及方案： 650mg/m^2，静脉滴注1h以上，每天1次，连续5天，每21天重复。

注意事项：

（1）骨髓抑制及其他血液学反应　贫血、中性粒细胞减少及血小板减少常见。中性粒细胞减少性发热偶见。

（2）恶心、呕吐及其他胃肠道反应　恶心、呕吐、腹泻及便秘常见，腹痛偶见。

（3）皮肤、黏膜反应　黏膜炎偶见。

（4）神经系统毒性

1）头痛偶见。

2）嗜睡及意识模糊偶见。

3）外周神经病变偶见，程度从麻木及感觉异常至运动乏力及瘫痪不等。

4）共济失调偶见。

5）失眠偶见。

6）惊厥及昏迷罕见。

7）白质脑病、脱髓鞘病及上行性外周神经病变罕见。

（5）免疫反应及输液反应。

（6）其他

1）乏力、虚弱及发热（偶伴寒战）常见。

2）咳嗽、呼吸困难及胸水常见或偶见。

3）肝功能异常偶见。

4）低钾血症、低镁血症。低钙血症及肌酐升高偶见。

5）水肿偶见。

6）窦性心动过速偶见。

7）肌肉骨骼疼痛偶见。

替尼泊苷（Teniposide）

其他名：维埃姆26，足叶毒硫花亚甲基葡萄糖苷，邦莱，鬼臼噻吩甙，Teniposide，Vumon，VM-26。

作用机制：拓扑异构酶Ⅱ介导的DNA双链断裂，使细胞通过S期延迟，造成S/G2晚期阻滞。

常用剂量及方案：

（1）单药治疗　恶性淋巴瘤。初始治疗：①30mg/（m^2·d），连续5天，然后停药10天。每15天为1个疗程，通常需要2~3个疗程。②40～50mg/m^2，每周2次，至少治疗6~9周。维持治疗剂量：推荐的维持治疗剂量为100mg/m^2，每10～14天1次。这种维持治疗应坚持数月。

（2）联合治疗　霍奇金病：用甲基苄肼和泼尼松的患者，在治疗的第1天、第4天、第8天、第11天和第14天用药40mg/m^2，随后停药14天。

注意事项：

（1）过敏反应　主要表现为寒战、发热、心动过速、支气管痉挛、呼吸困难以及低血压，一般可以通过中断注射用药缓解，或在治疗前用苯海拉明和氢化可的松预防。静脉缓慢滴注可以减轻低血压反应。该药具有腐蚀性作用。

（2）使用包装于药盒中的静脉输液装置。

毒性反应：

（1）骨髓抑制　常见，剂量限制性毒性反应。采用本品治疗7~14天后可发生白细胞减少和血小板减少症，通常2~3周内骨髓抑制可完全复原，白细胞减少较血小板减少更常见及更为严重。

（2）恶心、呕吐及其他胃肠道反应　恶心、呕吐及腹泻常见。

（3）皮肤、黏膜反应　脱发和黏膜炎常见。

（4）其他

1）肝功能、肾功能　罕见。

2）过敏反应伴荨麻疹和面颊潮红　偶见。过敏反应少见。

3）低血压　与药物输注速度有关，快速静脉注射后可以发生暂时性低血压，使用推荐用药剂量方案时偶见。

4）继发性白血病　少见。

5）化学性静脉炎　少见。

6）神经病变　少见。

长春花碱（Vinblastine）

其他名：硫酸长春碱，Vincaleukoblastine，Velban，VLB。

作用机制：长春花碱是有丝分裂抑制剂，可逆性阻止细胞分裂期微管和纺锤体蛋白的作用。长春花碱与秋水仙碱相似，可引起核碎裂，呈空泡状式固缩；但它也作用于细胞膜，干扰细胞膜对氨基酸的运转，使蛋白质的合成受抑制。它可通过抑制RNA合成酶的活力而抑制RNA的合成，将细胞杀灭于G1期。

常用剂量及方案： 6mg/m^2，静脉注射，第1天、第15天，与多柔比星、博来霉素、达卡巴嗪联合用于霍奇金淋巴瘤化疗。

注意事项： 缓慢静脉推注，注意避免漏出血管外，漏于血管外必须及时处理（参考氮芥外漏的处理方法），否则可发生局部组织坏死。

毒性反应：

（1）骨髓抑制　本品为剂量限制性毒性，第4~10天降至最低值，7~10天恢复。严重的血小板减少症少见。骨髓抑制作用强于长春新碱，停药后迅速恢复。

（2）恶心、呕吐及其他胃肠道反应　恶心、呕吐常见，但一般不严重。

（3）皮肤、黏膜反应

1）药物漏出血管外可能导致炎症、疼痛及组织损伤，局部注射1~6mL透明质酸（150U/mL）可能缓解。

2）轻度脱发　常见。

3）口腔黏膜炎　偶见严重。

（4）其他

1）神经毒性反应　大剂量治疗时，可能出现便秘、虚弱及腹痛；低剂量治疗时，出现感觉异常、外周神经病变、颌骨疼痛。长春花碱的神经毒作用比长春新碱少些。

2）一过性肝炎　少见。

3）抑郁、失眠、头痛、痉挛、直立性低血压　罕见。

长春新碱（Vincristine）

其他名： VCR，Oncovin，Vincasar，Vincristinum。

作用机制： 有丝分裂抑制期，可逆性阻止细胞分裂期微管和纺锤体蛋白的作用。

常用剂量及方案： 1.5mg/m^2，最大剂量不超过2mg，静脉注射，每周1次。

注意事项：

（1）缓慢静脉注射，勿漏出血管外。

（2）由于剂量累加性神经毒性，因此在每次用药前应该评估神经系统状态，了解是否有感觉异常、运动功能减弱或者其他严重异常表现。在已存在神经系统病变的基础上用药，将加重长春新碱的毒性反应。

（3）如果有明显的肝脏疾病，应该减低用药剂量。

（4）予粪便软化剂或粗纤维食物，可能避免出现严重的便秘。

（5）防止药液溅入眼内，一旦发生应立即用大量生理盐水冲洗，以后应用地塞米松眼膏保护。

毒性反应：

（1）骨髓抑制　轻度，并且有症状者罕见。

（2）恶心、呕吐及其他胃肠道反应　除麻痹性肠梗阻外，无恶心、呕吐反应。便秘常见。

（3）皮肤、黏膜反应　如果药物漏出血管外，会出现严重的局部炎症。脱发常见。

（4）神经毒性反应　剂量依赖性毒性反应，也是剂量限制性毒性反应。其主要引起外周神经症状，如手指、神经毒性等，与累积量有关。可能出现轻度感觉异常、深腱反射减低。出现较严重的周围神经病变，严重的便秘、肠梗阻时，提示应减低用药剂量或停止治疗。可能出现自发性功能障碍，伴直立性低血压或尿潴留。运动神经、感觉神经和脑神经也可受到破坏，并产生相应症状。神经毒性常发生于40岁以上者，儿童的耐受性好于成人，恶性淋巴瘤患者出现神经毒性的倾向高于其他肿瘤患者。

（5）其他

1）由肿瘤细胞迅速溶解剂尿酸释放所致的尿酸性肾病是初次治疗时可能出现的潜在问题。

2）抗利尿激素分泌异常综合征　罕见。

3）颌骨疼痛　少见。

长春地辛（Vindesine）

其他名：VDS，eldisine，Vindesine sulfate。

作用机制：有丝分裂抑制剂，可逆性阻止细胞分裂期微管和纺锤体的作用。

常用剂量及方案：$3mg/m^2$，最大剂量不超过5mg，静脉推注（2~3min），每3周1次。

注意事项：避免漏出血管外。

毒性反应：

（1）骨髓抑制　骨髓抑制较长春碱轻，但较长春新碱强。本品常引起白细胞减少，但严重的白细胞减少并不多见，对血小板影响不明显。

（2）恶心、呕吐及其他胃肠道反应　偶见，轻度。

（3）皮肤、黏膜反应　脱发常见，皮疹罕见。

（4）神经毒性反应　剂量依赖性及剂量累加性反应。神经毒性主要表现为感觉异常、深腱反射消失或降低、肌肉疼痛和肌无力。脑神经病变可能表现为下颌疼痛。不良反应的严重程度介于长春花碱和长春新碱之间，神经毒性只有长春新碱的1/2，神经毒性与剂量有关，停药后可逐渐恢复。

（5）其他

1）畏寒发热　偶见。

2）静脉炎　偶见。

3）痉挛及无力　罕见。

（路素英）

第十一节　儿童淋巴瘤分子靶向治疗

一、引言

由于儿童淋巴瘤整体治疗效果较好，目前的研究热点是在保持较好疗效的前提下，试图减轻化疗的强度，或开发新的治疗药物，以减轻患儿的治疗相关毒副反应。由于化疗药物既杀伤肿瘤细胞，也可杀伤机体正常细胞，因此化疗会导致一系列的毒副反应。机体生长旺盛的细胞尤其易受伤害，例如骨髓、胃肠道黏膜、心脏、肝脏、肾脏、生殖系统以及毛囊等器官组织细胞。早期副反应影响化疗的进行，远期副反应如心脏毒性、不孕不育、第二肿瘤等影响患者的生存质量。对于复发难治的患者，尽管给予强烈化疗，效果也欠佳，亟待发展新的治疗方法以提高疗效。

由于靶向治疗对肿瘤细胞的特异性比化疗药物高而且对正常细胞毒性较小，近年来发展较快。已有报道应用于成人恶性淋巴瘤的治疗，包括单克隆抗体、受体酪氨酸酶抑制剂、法尼基转移酶、蛋白酶体抑制剂、反义寡核苷酸等。但在儿童恶性淋巴瘤中，靶向治疗药物的应用仍处于研究阶段，尚未广泛应用于临床。

二、儿童霍奇金病的靶向治疗

目前治疗成人和儿童霍奇金病应用前景较好的靶向药物为抗CD30抗体。CD30是一种Ⅰ型跨细胞膜细胞因子受体、表面蛋白，可直接影响核转录因子NF-κB的活性，通过多种途径影响细胞增殖及凋亡。CD30在霍奇金淋巴瘤中表达较高，因此可成为抗体治疗的靶点。动物实验证明，抗人CD30抗体在体外通过抗体依赖细胞毒作用能抑制恶性淋巴瘤细胞的生长，还可激活NF-κB，并使淋巴瘤细胞对硼替佐米所致凋亡的敏感性提高。目前CD30抗体已被研发出来，用于霍奇金淋巴瘤的治疗。SGN-35（brentuximab vedotin，BV）是一种抗体-药物耦合抗体（ADC），是抗CD30单抗与微管蛋白聚合抑制剂（monomethyl auristatin E，MMAE）连接而成。SGN-35可特异性结合CD30阳性表达的肿瘤细胞，并在靶细胞内释放细胞毒药物MMAE，因此，既克服了抗CD30裸抗体有效率低的缺点，又降低了MMAE的系统性毒副反应。

Ⅱ期临床试验结果显示，SGN-35治疗自体干细胞移植（ASCT）后复发的102例霍奇金淋巴瘤患者，中位随访18.5个月，疾病控制率99%，完全缓解率34%，客观反应率76%。中位无进展生存时间为47周，其中完全缓解的患者的中位无复发生存时间为21.7个月，最常见治疗相关副作用为疲倦、恶心和外周神经病，但耐受性好。2011年8月美国FDA批准SGN-35用于治疗ASCT后复发，或2种多药化疗方案失败且无法行ASCT的霍奇金淋巴瘤。SGN-35现已应用到霍奇金淋巴瘤的一线治疗中。目前已有随机对照研究比较SGN-35+AVD方案与ABVD方案治疗初治高危型霍奇金淋巴瘤的疗效，研究正在进行，结果未出。

在儿童霍奇金淋巴瘤中，SGN-35的应用也初步显示较好的前景。在Fanale等开展的一项多中心Ⅰ期临床研究中，用SGN-35单药治疗44例CD30阳性的复发难治霍奇金淋巴瘤，其中5例为儿童患者。在28天内每周接受SGN-35 0.4～1.4mg/kg，共3周治疗后，全组总客观反应率达59%，完全缓解率达到了34%。5例儿童患者中有2例达完全缓解。但其确切的效果有待前瞻对照临床研究加以证实。在联合用药方面，美国儿童肿瘤组（COG）已开展SGN-35联合吉西他滨治疗儿童复发霍奇金淋巴瘤的研究，结果未出。

在成人霍奇金淋巴瘤中，已进入临床研究的靶向治疗药物还有帕比司他（panobinostat）、依维莫司（everolimus）和雷利度胺（lenalidomide）等。帕比司他是一种组蛋白脱乙酰酶抑制剂，在移植后的成人复发难治霍奇金淋巴瘤患者中的客观有效率为27%，中位无进展生存期为5.7个月。在儿童复发难治血液系统恶性肿瘤的Ⅰ期临床试验正在进行。依维莫司是一种mTOR通道抑制剂，在成人复发难治霍奇金淋巴瘤的客观有效率为47%，中位无进展生存期为7.2个月。本药在儿童的Ⅰ期临床试验已经完成，口服用药耐受性较好。雷利度胺可直接诱导B细胞恶性肿瘤死亡，或者改变肿瘤的微环境。在成人复发难治霍奇金淋巴瘤的客观有效率为19%。儿童Ⅰ期临床试验显示耐受性较好，但未见用于儿童霍奇金淋巴瘤的报道。

三、儿童非霍奇金淋巴瘤的靶向治疗

（一）抗CD20抗体

几乎所有儿童B细胞非霍奇金淋巴瘤均表达CD20。人鼠嵌合性抗CD20单抗——利妥昔单抗是第一个治疗性单克隆抗体，与CD20结合后，在效应细胞存在的情况下，通过补体依赖的细胞毒效应、抗体依赖的细胞毒效应及信号转导作用等机制，使肿瘤细胞溶解凋亡，发挥抗肿瘤作用。自1997年获美国FDA批准上市后，利妥昔单抗已经在成人B细胞非霍奇金淋巴瘤中获得广泛应用，该药联合化疗已成为B细胞非霍奇金淋巴瘤的一线治疗选择。

利妥昔单抗治疗儿童淋巴瘤的随机对照研究未见报道。在一项针对87例儿童成熟B细胞白血病和非霍奇金淋巴瘤的Ⅱ期窗口临床研究中，利妥昔单抗采用成人的常用剂量375mg/m^2，单药有效率为44%。Kumar等用利妥昔单抗联合化疗治疗6例儿童滤泡性淋巴瘤，中位随访31个月后，有5例获得长期缓解。Goldman等用利妥昔单抗联合法国的FAB/LMB96方案治疗45例Ⅲ/Ⅳ期的儿童青少年B细胞非霍奇金淋巴瘤，3年无事件生存率和总生存率均为95%，初步显示出较理想的效果。在已有的文献报道中，利妥昔单抗在儿童的应用安全性好，较少有严重反应的报道。

耦联放射性核素的抗CD20抗体90^{Y}-Ibritumomab tiuxetan （Zevalin）是一种可释放射线直接对肿瘤进行放疗的抗癌新药，通过抗CD20抗体携带放射性同位素与表达CD20的癌细胞结合，然后释放射线杀伤癌细胞，已获FDA批准用于非霍奇金淋巴瘤的治疗，是放射免疫治疗的一线药物。Zevalin治疗儿童复发难治B细胞非霍奇金淋巴瘤的Ⅰ期临床试验已完成，未出现剂量限制性毒性。Zevalin治疗儿童B细胞非霍奇金淋巴瘤的Ⅱ期临床试验正在进行。

（二）抗CD22抗体

CD22是一种跨膜唾液酸糖蛋白，分子质量为13.5万，属免疫球蛋白超家族成员。CD22仅表达于分化成熟期的B细胞表面，对B细胞的生长、存活和功能起重要作用。研究显示，99%的非霍奇金淋巴瘤细胞均有CD22表达。Epratuzumab为人源性IgG1抗CD22单抗。Ⅰ/Ⅱ期临床试验显示，Epratuzumab治疗复发性滤泡性淋巴瘤患者，剂量为360mg/m^{2}和480mg/m^{2}时，有效率分别为43%和27%，有效患者的中位无进展生存时间为23.7个月；治疗弥漫大B细胞淋巴瘤，剂量分别为240mg/m^2、360mg/m^{2}和600mg/m^{2}时，有效率分别为34%、16%和25%，中位无进展生存时间为8.1个月。Epratuzumab与Rituximab联用可提高抗CD20单抗的抗肿瘤活性。

在一项针对345例儿童B细胞淋巴瘤免疫表型的研究中，CD22在全部208例伯基特淋巴瘤和94例弥漫大B淋巴瘤中均表达，表达率100%；在43例高级别B细胞淋巴瘤中表达率为87%，提示儿童B细胞淋巴瘤中绝大部分患者均可适用抗CD22抗体治疗。已有报道将Epratuzumab应用于临床。有研究用Epratuzumab联合化疗治疗复发儿童急性淋巴细胞白血病，15例骨髓复发的CD22阳性的患者中，经诱导治疗后9例取得完全缓解，完全缓解率达60%，毒性可耐受。但未见Epratuzumab治疗儿童淋巴瘤的报道。

（三）抗CD30抗体

CD30在间变性大细胞淋巴瘤中表达也较高，因此抗CD30的抗体-药物耦合抗体SGN-35也适用于间变性大细胞淋巴瘤。SGN-35单药治疗复发难治成人间变性大细胞淋巴瘤的Ⅱ期试验结果显示，完全缓解率为59%，总的客观反应率为86%，中位无进展生存时间为14.6个月。SGN-35是第一个被美国FDA批准用于间变性大细胞淋巴瘤的靶向药物，现已进入一线治疗。SGN-35联合CHP方案治疗初治高危间变性大细胞淋巴瘤的多中心Ⅰ期研究结果已完成，完全缓解率为88%，总的客观反应率为100%。由于SGN-35治疗成人间变性大细胞淋巴瘤有效率较高，因此已推广应用于儿童间变性大细胞淋巴瘤，临床研究正在进行。

（四）蛋白酶体抑制剂

蛋白酶体抑制剂Bortezomib是细胞内26S蛋白体酶体的特异性抑制剂，能直接与20S核心部位的活性位点结合，干扰核心部分的类糜蛋白酶的活性，对其他蛋白水解活性也有微弱的抑制作用。通过阻止这种定向的蛋白质水解作用来影响细胞内多重信号的放大，从而能够导致细胞死亡。体外试验证明Bortezomib具有溶解各种癌症细胞的能力，是一种新型抗肿瘤药物。2003年5月13日获美国FDA批准用于治疗复发性和难治性多发性骨髓瘤的治疗。在成人的套细胞淋巴瘤中，Bortezomib单药有效率为33%，在非生发中心性弥漫大B细胞淋巴瘤中也获得较好的疗效。研究发现，Bortezomib与组蛋白脱乙酰酶抑制剂之间存在协同作用。Bortezomib联合抑制剂组蛋白脱乙酰酶抑制剂Panobinostat治疗复发难治外周T细胞淋巴瘤的一项多中心Ⅱ期研究结果显示，完全缓解率为18%，总反应率为54.5%，中位无进展生存时间为6个月。

Bortezomib在儿童的Ⅰ期临床试验已完成，耐受性较好。Bortezomib联合VXLD（长春新碱+地塞米松+培门冬酰胺酶+阿霉素）治疗儿童复发急性淋巴细胞白血病，完全缓解率达67%。Bortezomib治疗儿童淋巴瘤的临床试验正在进行。

（五）ALK酪氨酸激酶抑制剂

间变淋巴瘤激酶（*ALK*）基因的转位、扩增或突变存在于多种恶性肿瘤中，包括间变性大细胞淋巴瘤、非小细胞肺癌、神经母细胞瘤等。*ALK*基因异常导致癌症发生与生长。Crizotinib是一种口服药，可以抑制*ALK*基因的作用，并且能够遏制或逆转肿瘤的生长，在肺癌的治疗中已取得成功。一项三期临床试验对于347例*ALK*阳性的局部晚期或转移性肺癌患者比较Crizotinib和以铂为基础的化疗的疗效，发现Crizotinib组和化疗组反应率分别为65%和20%，中位无进展生存期分别为7.7个月和3.0个月，接受Crizotinib治疗的患者的生活质量明显优于化疗组，提示Crizotinib治疗*ALK*阳性的局部晚期或转移性肺癌疗效及毒副作用均优于常规化疗。2011年8月26日，Crizotinib胶囊获得美国FDA批准上市。

Crizotinib治疗儿童难治性实体瘤或间变性大细胞淋巴瘤的Ⅰ期临床试验已经完成，推荐用于Ⅱ期临床试验的剂量为280mg/m^2，每天2次。79例患者中14例有客观反应，反应率为17.7%。其中9例复发难治的间变性大细胞淋巴瘤患者中，有8例获得缓解，其中7例为肿瘤完全缓解，客观有效率为88.9%。主要副作用有粒细胞缺乏和肝功能损害，可耐受。因此，Crizotinib在间变性大细胞淋巴瘤的治疗中具有很好的应用前景，值得开展大规模的研究。

（六）雷利度胺

雷利度胺（Lenalidomide）是沙利度胺（Thalidomide）的类似物，具有抗血管生成和调节肿瘤浸润淋巴细胞免疫功能的多种抗肿瘤作用。雷利度胺单药治疗复发难治外周T细胞淋巴瘤的Ⅱ期临床试验结果显示，客观反应率为30%，中位总生存时间为241天。利妥昔单抗联合雷利度胺治疗惰性B细胞淋巴瘤的研究显示，客观反应率为90%，滤泡性淋巴瘤的客观反应率达98%，完全缓解率为87%，耐受性良好。雷利度胺于2005年被FDA批准用于治疗骨髓增生异常综合征，2006年被FDA批准用于治疗多发性骨髓瘤，2013年6月获FDA批准用于标准治疗后复发或进展的套细胞淋巴瘤。雷利度胺在儿童复发难治实体瘤和骨髓增生异常综合征的Ⅰ期临床试验显示耐受性较好，并明显上调NK和LAK等细胞的功能。雷利度胺在儿童淋巴瘤的治疗未见报道。

综上所述，靶向药物在淋巴瘤的治疗中发挥了重要的作用，展现出较为乐观的应用前景。合理、正确、有效的应用靶向治疗药物，在成人已经能够治愈部分淋巴瘤患者，或者让更多的淋巴瘤患者获得较高的生活质量和长期生存。但在儿童恶性淋巴瘤中，靶向药物治疗仍处于初步研究阶段，尚未取得可靠的循证医学依据，对其疗效以及近远期毒性仍然需要大规模的前瞻性临床研究加以验证。

（甄子俊）

第十二节 儿童淋巴瘤的放疗

儿童淋巴瘤是儿童常见的恶性肿瘤，放疗是儿童淋巴瘤的治疗手段之一。然而，放疗对于儿童肿瘤患者的副作用远大于成人患者，临床上需要正确选择放疗适应证、放疗剂量、范围以及对正常组织予以保护的放疗技术。本节主要对放疗原理以及在儿童淋巴瘤应用方面进行阐述。

一、放疗的原理

（一）放疗的定义

放疗是一种利用电离辐射对恶性肿瘤（偶尔用于良性肿瘤）患者进行治疗的临床手段。放疗的目的是给予肿瘤最大程度的精确照射，同时尽可能减少对正常组织的损伤，从而以较低的投入治疗肿瘤，获得较高的生存质量，并延长生存期。除了对于肿瘤的根治性治疗外，放疗还可以发挥有效的姑息治疗和预防疾病症状的作用：缓解疼痛，保留各种管腔的功能，保留骨骼完整，以最小的损害重建器官功能。

（二）放疗的计划和实施

当放疗医生对一位患者进行治疗时，必须回答6个基本问题，以确保综合治疗的正确开始，这6个基本问题如下：

（1）放疗的适应证是什么？

（2）放疗的目的是什么？

（3）计划放疗的体积是多少？

（4）计划使用的放疗技术是什么？

（5）放疗计划的肿瘤剂量和分割是多少？

（6）周围正常组织（危及器官）对放射的耐受性是多少？

现将这6个基本问题简述如下图1-53：

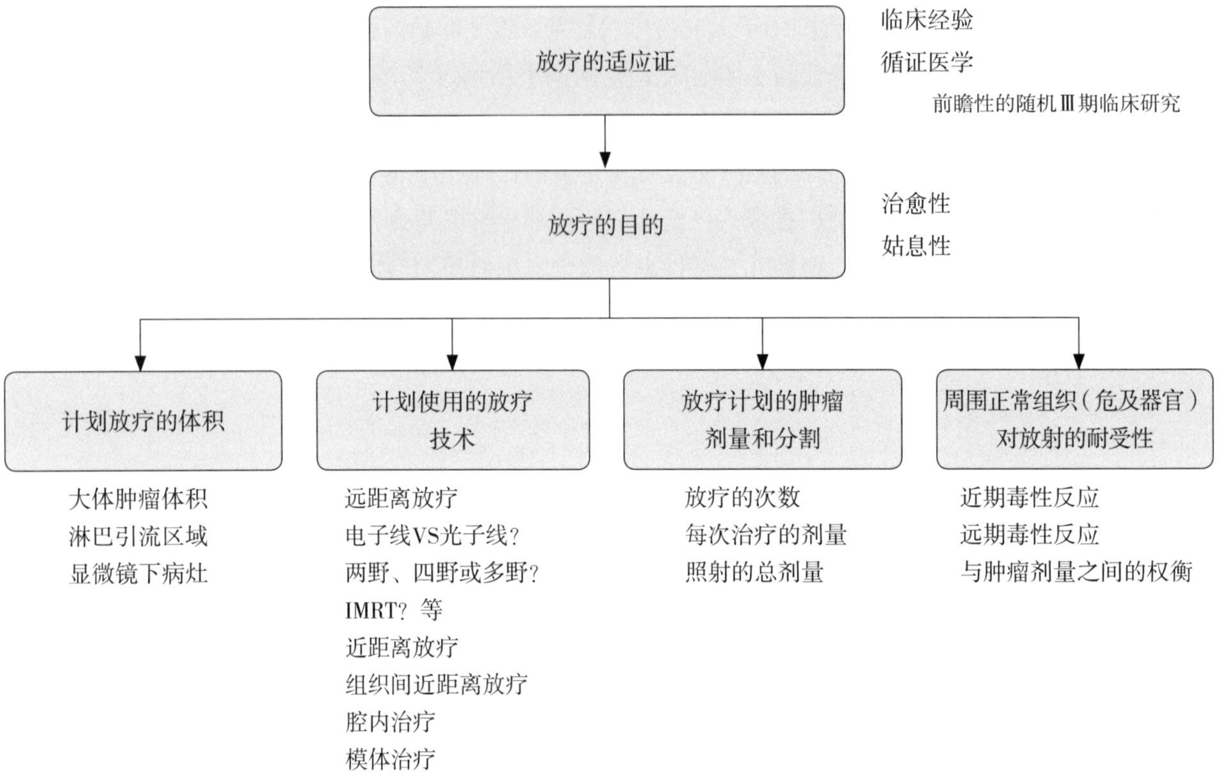

图1-53　放疗计划和实施的6个基本问题

对于放疗的6个基本问题并不仅仅是医生的问题，患者也有权利知道医生对这些问题的考虑，同时这些信息也需要根据患者的知识、社会、文化背景，以一种适当的方式来传达给他们，因为患者是自己治疗过程的始终参与者。

在儿童淋巴瘤的放疗中，对于这6个基本问题的回答将在后面的相关章节分别详述，现将放疗领域的基本概念简述如下，因儿童淋巴瘤的放疗主要采取外照射技术，故以下简述将围绕外照射计划展开。

（三）外照射治疗计划

放疗体积　放疗通过电离辐射杀伤肿瘤细胞是放疗剂量的指数函数，为了达到一定程度的肿瘤控制率（tumor control probability，TCP），放疗剂量往往与肿瘤中的克隆细胞数目的对数成比例。肿瘤亚临床病灶（也叫显微镜下病灶或者目前临床手段无法发现的病灶）也通常需要相对较低的剂量进行控制。相对于较大肿块的肿瘤，显微镜下肿瘤病灶所含的乏氧细胞更少，也就意味着更容易被放射线杀灭。

到目前为止，正常组织的耐受剂量与正常组织受照射的体积有关，给予相同的放疗剂量，小范围高剂量照射容易出现边缘复发，大范围低剂量照射容易出现中心复发，大范围高剂量容易引起周围正常组织损伤。因此可以得出这样的结论，根据不同的克隆细胞类型和数量，需要给予不同的放疗剂量。

缩野技术就是一种经常被用来解决肿瘤异质性问题的方法，见图1-54。Withers等人提出，在理想的病例中，照射剂量需要保证肿瘤各部位控制率相同而不是简单维持相同的物理学剂量。我们正进入到一个“剂量勾画”的时代，通过各种复杂的影像技术给予肿瘤各部分不同的剂量。放疗科医生对肿瘤的不同区域应用不同的照射剂量（肿瘤的中心区域与周边区域，或者CT/PET上有代谢活性与无代谢活性的病灶），或者对已经行手术切除肿瘤的病例应用不同的剂量。

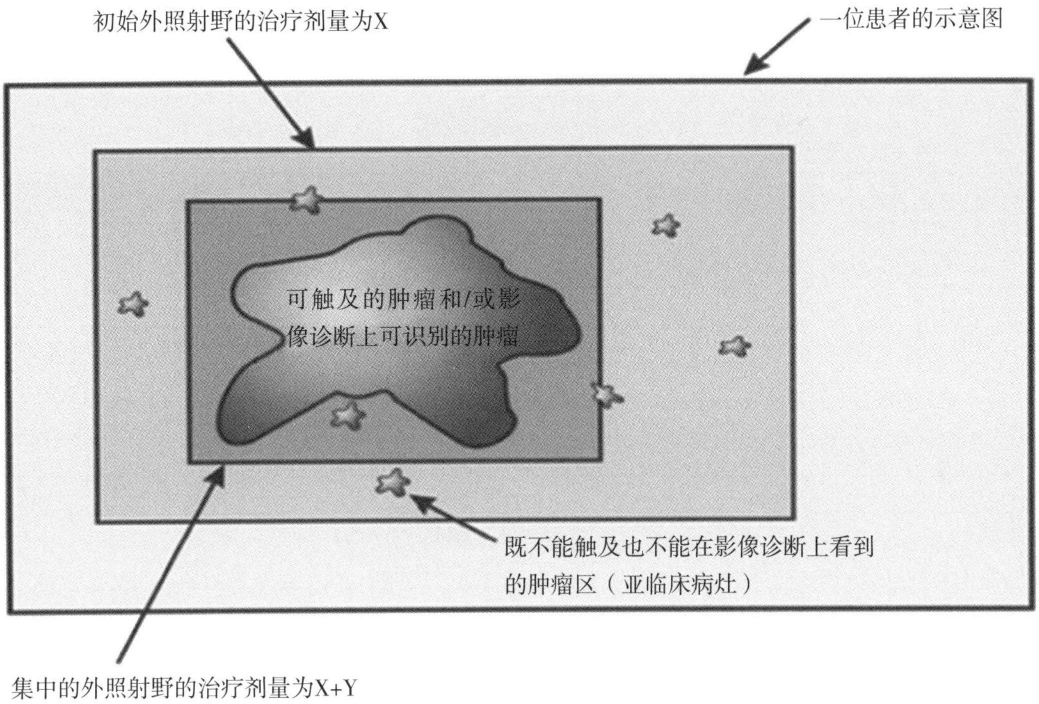

图1-54 缩野技术的理论构想

国际放射单位与测量协会（ICRU）50号报告，推荐放疗的治疗体积和边界的定义为：

（1）大体肿瘤体积（GTV）是指可以观察到的肿瘤，它包括肿瘤及异常肿大的局部淋巴结。在确定GTV时，非常重要的是使用适当的CT或者MR设置，如果可能的话，PET扫描可以提供潜在病灶的最大范围。

（2）临床靶体积（CTV）包括GTV和亚临床病灶（即疑似肿瘤的组织体积）。

（3）计划靶体积（PTV）包括了CTV以及几何学不确定性边缘，需要考虑摆位误差和器官的运动，例如呼吸运动等。

因为PTV没有考虑治疗机器的特点，所以实际的治疗体积是由放射肿瘤科医生为达到治疗目的的选择和确定的等剂量曲线围成的治疗体积。不可能设计一个仅仅照射PTV的放疗计划，围绕治疗靶区的正常周围组织也会受到等于处方剂量的照射。因此，治疗体积常常会大于PTV，而且会具有一定程度简化的形状。

（4）照射体积是指接受与组织耐受有密切关系的一定剂量的体积，它包括单野照射穿透的区域或射野半影区。

（5）计划危及器官体积是指由高危放射损伤器官周围边缘所界定的区域，例如，可以定义视交叉周围0.5cm的边界以避免失明的风险。

放疗人体各种正常组织对放疗的耐受量（cGy）见表1-15。

表1-15　正常组织对放疗的耐受量

器官	损伤	$TD_{5/5}$（1%~5%）	照射面积或长度
口腔黏膜	溃疡、黏膜炎症	5 500cGy	$100cm^2$
食管	食管炎、溃疡、狭窄、穿孔	6 000cGy	$50cm^2$
胃	溃疡、穿孔、出血	4 500cGy	$75cm^2$
小肠	溃疡、穿孔、出血、狭窄	5 000cGy	$100cm^2$
结肠	溃疡、狭窄	4 500cGy	$100cm^2$
直肠	溃疡、狭窄	6 000cGy	$100cm^2$
唾液腺	口腔干燥	5 000cGy	$50cm^2$
肝脏	急、慢性肝炎	2 500cGy	全肝
		1 500cGy	全肝条状照射
	肝功能衰竭、腹水	3 500cGy	全肝
肾脏	挛缩	6 000cGy	全肾
输尿管	狭窄	7 500cGy	5~10cm
睾丸	永久不育	100cGy	整个睾丸（5cGy/d，散射）
卵巢	永久不育	200~300cGy	整个卵巢
子宫	坏死、穿孔	>10 000cGy	整个子宫
阴道	溃疡、瘘管	9 000cGy	全部
乳腺（儿童） （成人）	不发育 萎缩、坏死	1 000cGy >5 000cGy	全部 全乳
肺	急、慢性肺炎	3 000cGy	$100cm^2$
		1 500cGy	全肺
毛细血管	扩张、硬化	5 000~6 000cGy	
心脏	心包炎、全心炎	4 500cGy	60%
骨及软骨（儿童） （成人）	生长受阻、侏儒 坏死、骨折、硬化	1 000cGy 6 000cGy	整块骨或$10cm^2$ 整块骨或$10cm^2$
脑	梗死、坏死	6 000cGy	全脑
	梗死、坏死	7 000cGy	25%
脊髓	梗死、坏死	4 500cGy	10cm
眼视网膜	全眼炎、出血	5 500cGy	全眼
角膜	角膜炎	5 000cGy	整个角膜
晶体	白内障	500cGy	整个或部分晶体
耳（中耳）	严重中耳炎	6 000cGy	整个中耳
前庭	美尼尔综合征	6 000cGy	整个前庭
甲状腺	功能低下	4 500cGy	整个甲状腺
垂体	功能低下	4 500cGy	整个垂体
肾上腺	功能低下	>6 000cGy	整个肾上腺
肌肉（儿童） （成人）	萎缩 纤维化	2 000~3 000cGy 6 000cGy	整块肌肉 整块肌肉
骨髓	再生不良	200cGy	全身骨髓
		3 000cGy	局部骨髓
淋巴结及淋巴管	萎缩、硬化	5 000cGy	整个淋巴结
胎儿	死亡	200cGy	整个胎儿
外周神经	神经炎	6 000cGy	$10cm^2$
大动脉	硬化	>8 000cGy	$10cm^2$
大静脉	硬化	>8 000cGy	$10cm^2$

二、淋巴瘤的放疗

一般来说，恶性淋巴瘤对电离辐射敏感。对绝大多数解剖部位，肿瘤比相应正常组织对放疗的敏感性要高很多，有别于大多数实体肿瘤中。因此，其放射野通常可以略大一些以覆盖潜在的显微病变区域。相比实体肿瘤，由于淋巴瘤应用的剂量较低，三维治疗计划和调强放疗可能不那么重要，但在许多情况下仍有一定的作用。

放疗是一种最有效的治疗霍奇金淋巴瘤的方法，已经被应用了一个多世纪。最佳的照射技术包括谨慎的治疗前病灶评价、精准的模拟定位和兆伏级光子束的使用、根据患者的解剖结构和肿瘤情况确定个体化的射野、适当的剂量、多野分割方案和治疗期间的射野影像验证。为达到最好的治疗效果并将风险降到最小，必须注意治疗中的每个细节。

随着联合化疗方案的引入，如ABVD方案、Stanford V方案和BEACOPP方案，化疗联合放疗的综合治疗已经成为霍奇金淋巴瘤患者最常用的治疗方式。综合治疗通常先做化疗。其优势在于开始就对全部病变进行治疗（对Ⅲ期或Ⅳ期尤其重要），并能使大肿块缩小而有利于随后的放疗（特别是对纵隔病变）。综合治疗中需要重点考虑治疗顺序；照射野的选择；决定是所有受累区域照射还是只进行大肿块区的照射，或者是只照射化疗后没有完全消退的区域；处方剂量；以及潜在毒性的叠加。

霍奇金淋巴瘤放疗的主要目的是给予受累淋巴结和病变高危区域尽可能的肿瘤根治剂量。对于大多数临床情况，三维适形治疗计划和对穿野治疗是合适的，但是偶尔需要做调强放疗（IMRT）。IMRT有更好的剂量适形性，改进了心脏、冠状动脉、食管和肺的剂量-体积直方图（DVH），以及更少的急性毒性反应等固有优势，但是其代价是低剂量“浴”，可能使更大体积的正常组织有发生继发性癌症的风险，例如肺、乳腺（女性）、甲状腺，因此，在使用IMRT时是一个重要的考虑因素。当病变在之前治疗部位复发时，需要再放疗的情况下，IMRT可能是最有效的。

单纯放疗治疗霍奇金淋巴瘤的经典射野包括斗篷野和倒Y野。然而，临床试验已经显示在综合治疗中受累野治疗（IFRT）和扩大野或次全淋巴结照射相比是等效的，受累野照射已经被用作是综合治疗中的标准方式。很多近期的研究正在检验更为受限的照射野的应用性，即受累区域或受累部位的受累淋巴结放疗（INRT）照射。

对于非霍奇金淋巴瘤，原发肿瘤体积加邻近淋巴结区域照射模式基本上已被废弃。因此，受累野照射似乎最合适。受累野是化疗前肿瘤体积还是化疗后肿瘤体积，很大程度上依赖于原发肿瘤位置以及周围正常组织的耐受性。例如胃的弥漫大B细胞淋巴瘤，无论化疗反应如何，都要进行全胃照射。对于单颈淋巴结受侵者，化疗后通常需要进行病变侧的全颈照射。对于颈部弥漫大B细胞淋巴瘤，不需要进行Waldeyer环预防照射。

扁桃体、舌根或鼻咽的弥漫大B细胞淋巴瘤化疗后达完全缓解者，需要对特定的原发部位进行恰当的三维适形放疗或调强放疗。通常不需照射全部Waldeyer环，而只照射特定的原发部位。若诊断时无颈部受累，则不需要进行颈部预防照射。实际上，这种情况下避免颈部照射可以更好地保护腮腺。

相反，对于大的纵隔肿块的病例，考虑到过多的肺毒性，通常在侧向上按照缩小的肿瘤体积或者若化疗后完全缓解按正常的纵隔和肺门结构治疗，而不是原发肿瘤体积。

相比IFRT，最近Vancouver研究组已经在探索使用受累淋巴结放疗。受累淋巴结放疗定义为仅包括受累的淋巴结组，边界外放至5cm，而受累野放疗定义为受累的淋巴结组和一个或多个直接相邻的未受累的淋巴结组。

对于淋巴结区，推荐受累部位照射（ISRT）作为非霍奇金淋巴瘤的合适的射野。ISRT计划需要现代的CT模拟，联合其他现代影像技术如PET和MR常可提高射野决策。ISRT仅照射原发受累淋巴结的部位，包括化疗前或术前可疑的原发体积，但当化疗后淋巴结肿大消退时应避免照射邻近未受累器官（如肺、骨、肌肉和肾）。化疗前或活检前大体肿瘤体积（GTV）提供了临床靶体积（CTV）决策的基础。可疑的亚临床病变和影像质量可导致CTV扩大，这可根据临床判断行个体化决策。4D-CT或X线透视检测到的因呼吸运动所致的靶目标的移动（内靶体积ITV）也可影响最终的CTV。计划靶体积（PTV）是CTV再外扩，仅代表计划误差。应该勾勒出危机器官用以优化治疗计划。治疗计划的设计可采用传统、3-D适形或IMRT技术。

对于结外部位，ISRT的原则大体与淋巴结区的相同。对于大多数器官，尤其是惰性病变时，单独整个器官即为CTV（例如胃、唾液腺、眼眶、甲状腺、乳腺、睾丸）。对于骨/脊髓、局部皮肤，仅照射器官的受累部分，包括适当的边界。对于大多数非霍奇金淋巴瘤亚型，未受累淋巴结不需要照射。

三、儿童淋巴瘤的放疗

（一）霍奇金淋巴瘤

儿童霍奇金淋巴瘤具有与成人类似病变的自然病程和生物学特性，但是，决定其最佳治疗方法的却是治疗相关不良反应的增加风险。特别是将用于成人的放疗剂量和照射野用于儿童，将会造成骨骼肌肉生长迟缓。在儿童霍奇金淋巴瘤中，不同的治疗方法能否取得成功，需要考虑其有效性和并发症，并受到患者发育状态的影响。现代儿童霍奇金淋巴瘤治疗限制放疗作为单一治疗方法，采用化疗和/或放疗相结合。根据危险因素和化疗后疗效选择放疗剂量和范围。儿童霍奇金淋巴瘤采用侵犯野低剂量（15~25.5Gy）放疗，并根据患者年龄、有无巨大肿块或化疗后有无肿瘤残留、相邻正常组织等因素进行剂量调整。关于儿童霍奇金淋巴瘤的放疗将在第二章具体介绍。

（二）非霍奇金淋巴瘤

对于儿童非霍奇金淋巴瘤，随着有效的多药联合化疗方案的发展，原发灶局部控制（除外骨转移）或中枢神经系统的预防放疗已经被摒弃。在纵隔病变或脊髓压迫的急症治疗、诱导化疗无法取得完全缓解的患者、姑息止痛或巨块占位、复发患者骨髓移植前的巩固治疗、初治时或复发中枢神经系统淋巴瘤和诊断时即白血病转化的治疗中还保留放疗。

下面简要介绍放疗在儿童非霍奇金淋巴瘤治疗中的作用：

1. 原发部位和累及野放疗（除外原发骨病变） 为了减少放疗相关的潜在不良反应，临床试验计划缩小了治疗野大小并将局部野剂量减至20Gy 。这些限制性试验结果表明，对于早期非霍奇金淋巴瘤来说，这种治疗和更积极的局部治疗在局部控制率和生存率上基本相似。在一项随机试验中，环磷酰胺、多柔比星、长春新碱、泼尼松（CHOP）单纯诱导化疗和CHOP联合受累野放疗27Gy，两者的治疗结果没有区别。大多数研究者不再对早期儿童非霍奇金淋巴瘤进行受累野的放疗。

关于进展期局部野放疗所起的作用还存在争议。一项已完成的研究化疗联合放疗或单纯化疗的随机试验中，两者的2年无事件生存率只有38%，由于全身治疗效果欠佳，以至于放疗的作用无法体现。

然而，由于放疗可能延误化疗并对儿童引起远期副作用，所以进展期患者不接受受累野放疗。近期单纯化疗试验结果倾向于支持该结论。

诱导化疗后局部残留病灶或复发病灶可考虑行放疗。放疗剂量取决于病理亚型和受累的部位，但通常在30~40Gy（例如，30Gy通常用于小淋巴细胞/淋巴母细胞，而更高的剂量可用于大细胞亚型）。在姑息治疗中，低至4Gy（分次剂量2Gy）的放疗总剂量即可使上腔静脉综合征、急性呼吸窘迫、脊髓压迫和突眼等症状迅速缓解。剂量20~30Gy的局部放疗更适于颅神经功能不全的姑息治疗。

2. 原发骨非霍奇金淋巴瘤 原发骨非霍奇金淋巴瘤（PBL）在诊断上是散发的疾病，全身转移率高，临床上易早期发现。早期化疗临床试验中包括对受累骨进行局部放疗。PBL总剂量（45~55Gy）要高于淋巴结内的疾病。然而，由于联合疗法导致第二原发骨肿瘤发生率增加及幼儿患者的生长迟缓或停滞，已成功研究出不做放疗来减少晚期死亡率。

3. 预防中枢神经系统疾病 在唯一一项已出版的关于儿童中枢神经系统在症状发生之前进行预防性治疗的随机临床试验中，随机进行颅脑放疗和鞘内注射甲氨蝶呤的儿童，1/18（6%）有孤立的中枢神经系统复发，而没有接受预防治疗的儿童有4/16（25%）复发。

由于儿童颅脑放疗增加了神经毒性，从而促使研究者调查中枢神经系统预防性单纯鞘内注射化疗药的有效性。在BFM-95研究中，淋巴母细胞淋巴瘤患者没有接受预防性颅脑放疗，但结果并不比BFM-90或BFM-86治疗的结果差。

目前，头颅放疗的适应证仅限于诊断明确的中枢神经系统淋巴瘤，尤其是对初始化疗或地塞米松治疗无反应及中枢神经系统复发时。由于对比单纯化疗与鞘内MTX化疗联合颅脑放疗的相对有效性，中枢神经系统复发时通常联合中枢神经系统放疗。重要的是，St. Jude和Dutch儿童肿瘤组ALL-9研究显示，若进行了有效的风险分层指向的化疗，急性淋巴细胞白血病（ALL）的治疗可安全地免除颅脑放疗。孤立中枢神经系统复发的5年累积风险在这两个研究中分别为2.7%和2.6%，这在应用预防性颅脑照射的临床急性淋巴细胞白血病试验中观察到的中枢神经系统复发风险范围中（1.5%~4.5%）。无论是否进行颅脑放疗，治疗后对患者中枢神经系统进行密切随访用来评价疾病水平和治疗相关并发症都是至关重要的。现在对儿童肿瘤治疗后远期副反应筛查的推荐已经写入COG的长期随访指南中，并不断更新。

4. 睾丸淋巴瘤 初诊时睾丸侵犯非常少见（约5%的儿童散发性伯基特淋巴瘤和伯基特样非霍奇金淋巴瘤）。睾丸病灶的预后似乎并不差，它可被单纯密集的联合化疗治愈。局部治疗（如手术或放疗）可避免；因此，性腺功能可被保留。

5. 放疗射野设计

（1）膈上野 经典的斗篷野包括了横膈以上所有的主要淋巴结区域。射野范围从下颌下至近横膈水平。根据患者的解剖结构和肿瘤部位个体化地确定肺挡块。除肺挡块外，应当在枕骨、脊髓（后野）、喉（前野）、肱骨头（前野和后野）区域放置挡块。这些挡块的使用取决于计划的总剂量和挡块与肿大淋巴结的相邻关系。

在经典二维设计的斗篷野中，患者为仰卧位，头尽量仰伸。射野上缘位于下颌骨体1/2处，并通过乳突。外界需包括腋窝（如果双臂位于身侧或双手叉腰，需使用肱骨头挡块），腋窝的下界在肩胛骨的下缘水平。纵隔下界在T10~11椎间水平。肺部挡块设计时应在纵隔轮廓之外外扩约1cm并包括肺门淋巴结区。肺部挡块的最高点不能高于锁骨头的最低区，且挡块的顶部逐渐变窄，与后肋投影平行，包括腋窝上淋巴结或锁骨下淋巴结。

在当前的综合治疗方案下，更常用有限野。受累野仅包括部分的经典照射野，而在最原始的定义中则暗示了当某一区域任何部分受累时，治疗整个受累淋巴结区域。然而，这些根据解剖边界定义的区域具有一定的主观性。在个体化治疗下，出于逻辑的考虑，可对这些区域进行修改。例如，在通常仅有锁骨上病变（Ⅳ水平）而没有颈部更高区域病变的情况下，上颌下及下颌下淋巴结（Ⅰ、Ⅱ水平）可不用照射。另外，当上纵隔受累时锁骨上区通常包括在照射野中，因为在治疗姿势下，部分上纵隔实际是叠加在下锁骨上区。除非受累，一般不照射腋窝。这些射野的二维设计包括：上界位于喉顶部或底部（取决于锁骨上病变范围），侧界至肩胛骨的喙突（包括大约2/3锁骨），以及锁骨下0.5~1cm范围。在三维治疗计划下，需要在横断面图像上勾画最初受累淋巴结［大体肿瘤体积（GTV）］，及邻近的危及淋巴结［临床靶体积（CTV）］，射野设计完成后需保证计划靶体积（PTV）达到95%~100%的处方剂量。CTV通常在初始PET或CT阳性病变的近端及远端外扩2~5cm，PTV在此基础上再外扩约1cm。

在最初有纵隔大肿块的情况下，尽管射野上、下界应当叠加在病变最初的侵犯范围，但化疗后患者的射野宽度通常仅依据残存病灶的大小来确定（除非有肺实质侵犯）。虽然一些特殊的技术，如深吸气屏气、主动呼吸控制及呼吸门控很少用于霍奇金病的治疗中，但是这些技术确实显示出可以改善肺和心脏的DVH标准，这在有纵隔大肿块的患者的治疗中将会特别有用。

（2）膈下野　经典的霍奇金淋巴瘤膈下照射野是倒Y野，包括腹膜后、盆腔淋巴结和脾脏。斗篷野和倒Y野的序贯治疗称为全淋巴结照射（TLI）；如果膈下野不包括盆腔，则称为次全淋巴结照射。

现在，在综合治疗模式下，常用的照射野为包括或不包括主动脉旁淋巴结的脾脏野、单侧或双侧盆腔野。在主动脉旁照射野的二维设计中，射野的宽度一般与横突宽度一致。脾脏也可能需要包括在该照射野内。脾脏照射野的设计需考虑呼吸的影响，用大的上界和下界（约2cm）或使用呼吸门控技术。该射野最好使用三维计划设计，特别是当脾脏受照射时，以更精确定位脾脏并使用剂量-体积直方图对左肾进行评价。膈下淋巴结野的GTV、CTV和PTV的考虑和膈上野相似，即GTV包括化疗前PET或CT的病变，CTV包括近端及远端外扩2~5cm，PTV再外扩1cm。

当盆腔需要治疗时，需仔细进行挡块设计。因为骨盆与骨髓功能密切相关，需要仔细对射野进行设计，以使受照射的骨髓体积降到最低。使用二维计划时，侧界设置为骨性盆腔最宽处外1.5~2cm。盆腔野下界应至少到小转子，除非病变侵犯的范围更低。性腺的毒副作用也是一个问题。女性卵巢通常与髂淋巴结重叠。为了避免照射诱导的闭经，必须进行卵巢移位固定术。通过腹腔镜实施这一手术，将卵巢往中间或外侧移动。外科医生通过不透光的缝线或银夹对卵巢进行标记，将它们重新固定在子宫体后尽可能低的部位。使用厚度加倍的中线挡块（10个半价层），挡块的位置通过淋巴结区域和移位卵巢来确定。当卵巢至少距挡块边缘2cm时，其接受的剂量降低至髂淋巴结剂量的8%。也可以将一侧或双侧卵巢移至外侧髂翼处。

在男性患者中，如果不对睾丸进行特别遮挡，睾丸剂量可能高达腹股沟-股淋巴结处剂量的10%。使用厚度加倍的中线挡块和特别设计的睾丸挡块可将照射剂量降至0.75%~3.0%，这些剂量大多来源于内部散射。确切的剂量取决于腹股沟野下界与睾丸的相对位置。

（3）受累淋巴结/受累部位放疗　随着霍奇金淋巴瘤综合治疗的广泛应用，使用更小的放射野来降低晚期并发症已经得到认可，敏感的功能成像技术的引入，可以进一步缩小照射野大小。针对这一观念，最新引入了受累淋巴结照射（INRT）。如代表EORTC-GELA淋巴瘤组的Girinsky等人严格定义，INRT需要化疗前的诊断性CT和患者处于治疗姿势下的PET/CT成像，化疗后的对比剂增强的CT模拟，以及化疗前和化疗后的融合图像。射野的设计仅针对初始受累淋巴结，并避开危及器官（OARs）。这样，GTV即为CTV，CTV外扩1cm即为PTV。

当实施这一计划的信息丢失时，如治疗前没有行治疗姿势下的PET/CT扫描，扫描间登记不清，或没有行增强CT模拟，进行如此严格定义的受累淋巴结野照射可能会有风险。然而，对于受累部位照射，减少照射野依然是可能的。

（4）质子射线疗法　相比于光子，质子治疗的潜在剂量学优势已经为大家接受，质子疗法经常被用于治疗膀胱癌和儿童肿瘤。在霍奇金淋巴瘤的治疗中，相比于光子，质子治疗同样具有显著的潜在优势（无论三维适形放疗还是IMRT）。使用质子射线疗法可以减少胃肠道、骨髓和其他器官的剂量，对于纵隔治疗尤其是有利的。传统使用对穿野的3DCRT减少了肺脏暴露，但是部分心脏，尤其是冠状动脉和瓣膜，以及食管，却不能被保护。IMRT计划能够非常适形并保护这些结构，但代价是对包括乳腺（女性）和肺的低剂量“浴”，有继发癌症的潜在风险。用质子治疗，能够最大化地保护食管、肺以及心脏亚结构，因此减少了这些器官的风险，同时避免了乳腺和肺的低剂量暴露，减少了这些器官治疗相关的并发症和潜在风险。目前缺乏相关经验，但随着美国越来越多的质子治疗中心的建立，很多有纵隔病变的霍奇金淋巴瘤患者很可能将会被这些中心纳入。

（5）缩野治疗　受累野放疗（IFRT）指仅治疗受累淋巴结区域。受累部位放疗（ISRT）和受累淋巴结放疗（INRT）开始替代IFRT，以限制放疗野的大小及进一步减小邻近未受累器官的放射暴露和与高剂量放疗相关的潜在长期毒性。

ISRT仅治疗原发受累淋巴结和可能的淋巴结外侵犯的部位。ISRT的治疗计划需要现代CT模拟，联合其他影像技术如PET和MR常可提高治疗计划。优化的ISRT治疗计划的设计可采用传统放疗技术。化疗前或术前PET-CT定义的大体肿瘤体积（GTV）提供了勾画临床靶体积（CTV）的基础。计划靶体积（PTV）是CTV的外扩，包括任何的计划误差和内脏器官移动。PTV边界应对每个病变部位行个体化设计。

四、放疗并发症

（一）急性反应

放疗的急性反应与治疗部位相关。由于儿科所用的放疗剂量低，最常见的毒性反应包括暂时性味觉缺失或改变、口腔干燥、咽痛、食管炎、后下头皮脱发、皮肤红斑和偶发的消化不良、恶心和呕吐。主动脉旁放疗的急性反应包括早期出现的恶心和呕吐，通常可在第2次或第3次治疗时减轻，无须止吐药。接受大野治疗的患者可能会有骨髓抑制，其严重程度可能会受先于放疗的系统治疗的影响。

（二）远期不良反应

1. 骨骼肌肉　足量的放疗对青春期前儿童最严重的不良反应是降低身高，在剂量>20Gy时常出现，且在青春期前最严重。在现代儿童霍奇金淋巴瘤治疗策略中，低剂量放疗对生长停滞或迟缓的影响较小。青春期前儿童放疗后大多发生锁骨缩短和颈部肌肉发育不全；这些并发症对<5岁的患者进行放疗时表现更严重。股骨头骨骺脱位在股骨头受到照射的年幼儿童中发生率≤50%。如果防护适当，

股骨头或肱骨头很少发生无血管坏死。下齿发育障碍、钙化不足、提前根尖闭合或出牙，以及牙胚受照射后牙槽紧缩使牙根尖细。

2. 心血管 放疗相关的心包和心肌病变与剂量（包括分次剂量）和体积相关，可并发于使用蒽环类药物时。心脏后遗症包括心包炎和渗出、瓣膜增厚、双心室功能障碍和冠心病，都可以在心脏照射时被观察到。过早的冠状动脉疾病和急性心肌梗死造成的死亡风险增加已经在20岁之前接受>30Gy的纵隔放疗的患者中描述过。相反地，现代治疗技术，由于基于低剂量照射，以及少心脏毒性化疗包括心脏保护剂的应用，将最大化地减少这些副作用。放疗剂量<30Gy和使用足够的遮挡心脏技术，以及避免前照射野的加权方法，均可减少心脏并发症，特别是心包炎和心肌炎。同样，现在心脏照射剂量可通过先进的照射技术计算，并应用适形技术进行剂量限制，以获得最小的远期心脏损伤的风险。不幸的是，直到应用现代联合治疗方案治疗的大样本队列研究的存活者进行了长期的随访后，这种低剂量放疗对心脏的影响才会显露出来。

3. 肺 当使用放疗剂量25Gy时，肺部并发症包括肺炎或肺纤维化的发生率很低。应用博来霉素可以增加接受了肺部放疗患者的急性支气管肺炎及晚期肺纤维化的风险。来自儿童肿瘤研究组（CCG）的报道显示，使用ABVD和21Gy斗篷野放疗的儿童中9%出现明显的临床肺部损伤。这些结果在最近一项评估接受过任何胸部照射并发展成放射性肺炎的儿童患者的研究中得到证实。发生率很低，大多数与接受博来霉素的治疗有关。

4. 甲状腺 甲状腺功能不全可源于颈部、纵隔或斗篷野放疗，大多数可通过血清促甲状腺激素（TSH）的升高来证实。甲状腺功能减退的发生有多重原因，似乎与放疗剂量直接相关。Constine等发现接受斗篷野放疗≤2Gy的儿童中4/24（17%）出现血清TSH升高，而接受>26Gy的儿童中74/95（78%）出现TSH升高。这些儿童将近1/4伴随低甲状腺激素水平。在该研究中，36%的儿童出现了自发甲状腺功能提高。

在最近的儿童期肿瘤生存者研究中，单独报道甲状腺功能异常的占调查者的34%。甲状腺功能低下是最常见的甲状腺功能紊乱，对比同龄对照组的相对危险为17.1（$P<0.000\ 1$）。甲状腺功能低下的危险因素包括放疗剂量增加、诊断霍奇金淋巴瘤时年龄较大、女性及白种人。行≥45Gy放疗后生存者中，诊断后的20年估计实际甲状腺功能低下风险为50%。有别于对照组的其他甲状腺功能异常包括甲状腺功能亢进（风险高8倍）、甲状腺结节（风险高27倍）和甲状腺癌（风险高18倍）。

5. 骨盆副作用 生殖腺损伤包括不孕不育症和性激素分泌受损，是盆腔野照射时的潜在并发症。女孩行卵巢固定术可能保存卵巢功能。在一项晚期副作用研究组对女性霍奇金淋巴瘤存活者的报道中，接受了烷化剂化疗和膈下野放疗的女性有42%在31岁绝经，而在对照组中仅5%。对于在肿瘤诊断后5年内可自发月经来潮的儿童期肿瘤生存者，40岁后非手术绝经累积发生率8%，是同龄对照组的13倍。提前绝经危险因素包括患病年龄、卵巢照射剂量的增加、增加的烷化剂积分（有些药物数量和累积剂量）和霍奇金淋巴瘤诊断。有报道，在盆腔放疗后可以正常妊娠，而不增加死胎、自发性流产或出生缺陷的发生率。为了保留卵巢功能，推荐在照射开始前通过卵巢固定术将卵巢转移至子宫颈侧方或内下方的保护区域。

接受盆腔照射的男孩常出现精子减少症，但如果散射到睾丸的放疗剂量较小，则大多数病例可以逆转（通常在18~24个月）。然而在足量的盆腔野照射后可能发生永久的精子减少症。数个研究显示，行有性腺毒性联合化疗方案如COPP的男孩，即使限制烷化剂化疗周期，仍可出现生育力受损。蒽环类

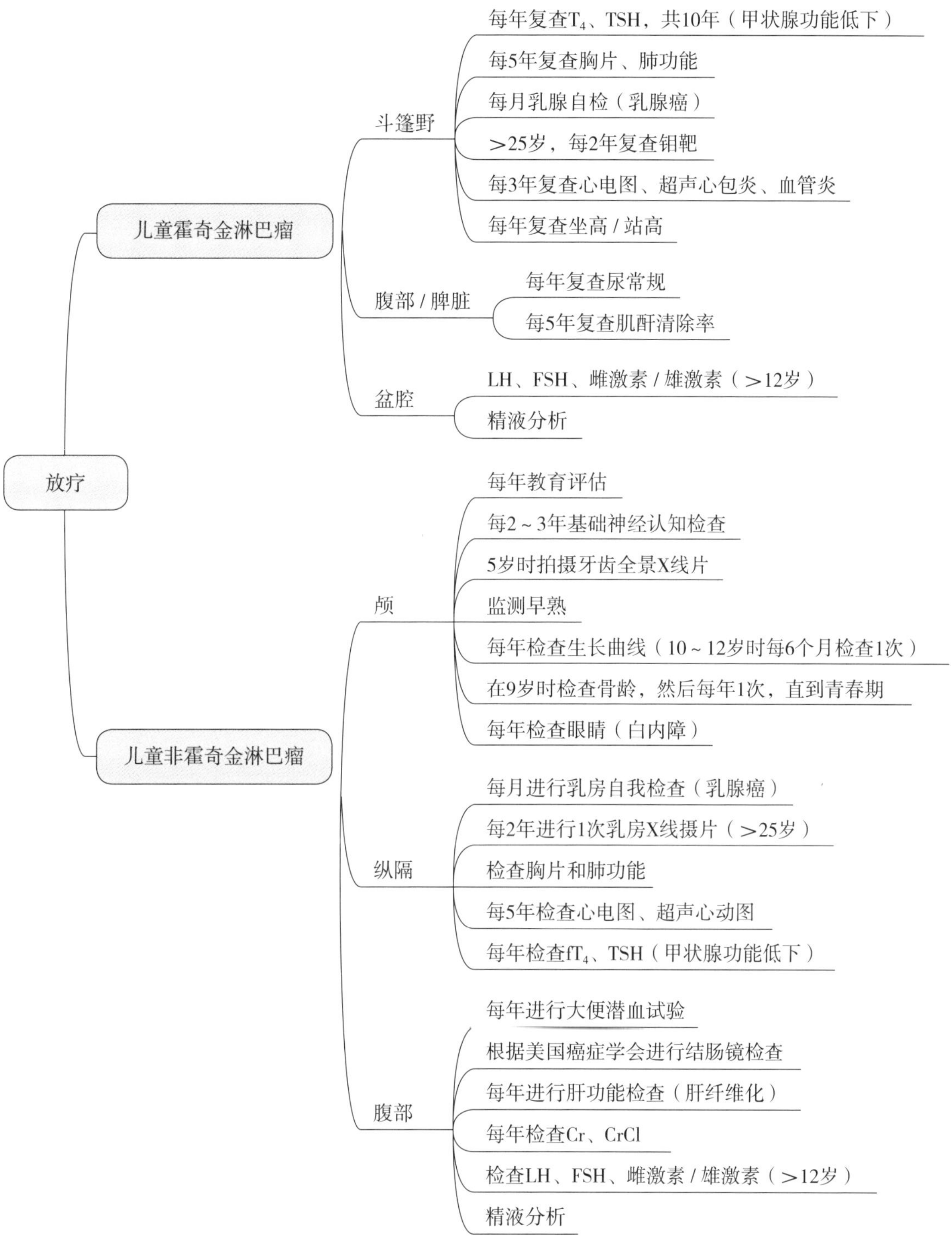

图1-55　儿童霍奇金淋巴瘤和非霍奇金淋巴瘤放疗后晚期不良反应筛查建议

为基础的方案例如ABVD（或相似的变异方案）和暂时性精子缺乏后精子生成的恢复有关。现代的治疗领域，危险相关治疗策略力求减少或消除性腺毒性的治疗，为男孩生育能力的保留带来了极大的希望。

6. 继发恶性肿瘤　继发肿瘤的15年实际危险率为8%~15%。继发的恶性肿瘤包括白血病和实体瘤，大多数发生在乳腺、甲状腺、骨头和软组织。白血病风险在10~15年后达到平台，与初始应用烷化剂相关。与继发血液系统肿瘤相反，第二实体瘤发生的风险随着治疗后时间的延长而增加，通常自诊断开始有超过10年的潜伏期。

数个中位随访了10~16年的研究提示，相对男孩而言，女孩观察到的继发肿瘤预期风险增加，中位随访时间为10~16年。该风险结果的一部分为乳腺癌，这是儿童治疗后最常出现的第二种恶性肿瘤。乳腺癌风险的增加是女性在年轻时接受霍奇金淋巴瘤治疗的显著问题。乳腺癌风险的增加与患者放疗时的年龄有关，降低放疗剂量，风险减小。Travis等人报道了一项大样本病例对照研究，在3 800多例30岁以下（包括30岁）诊断为霍奇金淋巴瘤的女性存活者中，有105例发生了乳腺癌。同时在接受了极低剂量放疗（＜4Gy）或没有放疗的患者中也有乳腺癌发生。对于所有接受单纯放疗（＞4Gy）的患者，乳腺癌的相对风险为3.2，而高剂量放疗组风险增加到8.0。这项研究反映了放疗和乳腺癌发生风险的剂量-反应关系。

多项研究表明谨慎地应用低的放疗剂量和小的治疗野可以减少晚期副反应。历史上，扩大野治疗在射野设计上包括了大量的乳腺组织，从而使其暴露于全剂量照射。有趣的是，乳腺组织暴露最显著的是在典型的排除了纵隔和肺门区域的斗篷野中腋窝受照射时，预防性地照射腋窝不再进行，因此，在受累野或受累淋巴结放疗中暴露于射线的乳腺体积显著地减少了。使用基于CT的放疗计划，乳腺组织可以作为避免器官被勾画出来，因此可以在放疗野设计中对其行适当的遮挡，这在30年前是没有的。

儿童肿瘤治疗的晚期副反应筛查的建议可以在COG建立的长期随访指南中找到，并不断更新（http：//www.survivorshipguidelines.org）。儿童霍奇金淋巴瘤及非霍奇金淋巴瘤的放疗后晚期不良反应筛查的建议见图1-55。

（陈　晨　夏云飞）

第十三节　造血干细胞移植治疗儿童恶性淋巴瘤

随着现代医学进步，70%~80%儿童淋巴瘤采用标准化疗获得治愈，但是仍有20%~30%患者难以缓解或出现缓解后复发。复发难治患者采用积极挽救性治疗仍有机会存活，造血干细胞移植是挽救性治疗手段之一。

一、造血干细胞移植概况

造血干细胞移植（hematopoietic stem cell transplantation，HSCT）是指在患者接受大剂量化疗和/或放疗后，将各种来源的正常的造血干细胞通过静脉输注移植入受体内的治疗手段。淋巴瘤的发生大多与免疫应答过程中淋巴细胞增殖分化产生的某种免疫细胞恶变有关，造血干细胞移植可使患者正常的免疫功能得以重建。造血干细胞（hematopoietic stem cell，HSC）是发现最早、研究最多，也是最先用于治疗疾病的成体干细胞。造血干细胞移植是从20世纪60年代逐渐发展起来的一种医疗技术，由于最初是通过抽取供体骨髓而获得造血干细胞，故又称骨髓移植。近些年由于科学的进步，人们已经能够通过一些药物将骨髓中的造血干细胞“动员”到外周血中，再利用血细胞分离仪将造血干细胞提取出来，称为外周血干细胞移植（peripheral blood stem cell transplantation，PBSCT）。1949年，Jacobson在动物实验中证实，通过尾静脉输注同种异体骨髓，可使动物免除由于致死量的全身放射线照射造成的骨髓功能衰竭而死亡。20世纪70年代初，人们开始用造血干细胞治疗放射病和晚期急性白血病，但成功率不高。随后人类白细胞抗原（human leukocyte antigen，HLA）被发现并应用于骨髓移植，使成功率明显提高。中国骨髓移植奠基人陆道培教授于1964年在亚洲首先成功开展了异体（同基因）骨髓移植，又于1981年首先在国内持久植活异基因骨髓。

儿童的造血干细胞移植与成人有着相似的分类标准，均可以通过造血干细胞的基因匹配情况或造血干细胞来源划分。

二、造血干细胞移植分类

（一）根据造血干细胞的基因匹配情况可分为以下3种

1. 同基因移植 指同卵孪生同胞间的造血干细胞移植。由于供受者基因完全相同，所移植的造血干细胞极不容易被排斥，一般也不会发生移植物抗宿主病（graft versus host disease，GVHD），其他相关并发症少，安全性大。但我国双生子出生率较低，为0.2%~1.5%，故同基因移植的供体来源很少，限制了其发展和临床应用。

2. 异基因造血干细胞移植（Allo-HSCT） 指移植供体来自同卵孪生同胞以外的其他人。多为HLA配型相合的同胞，少数HLA配型相合或不完全相合的家庭其他成员也可作为供者。异基因移植具有以下特点：①HLA表型相同的非血缘供者日益增多，不少国家成立了造血干细胞库；②移植物具有抗肿瘤免疫作用；③可为白血病等恶性肿瘤患者提供更多长期无病存活或根治的机会；④移植难度较大，移植后并发症如GVHD发生率较高，使之并未成为恶性淋巴瘤的一线治疗方式，而多用于晚期患者的拯救性治疗。

3. 自体造血干细胞移植（Auto-HSCT） 指将患者自身的造血干细胞采集后冷冻保存，在其接受超大剂量化疗和/或放疗后再回输给本人，以重建造血免疫功能。自体造血干细胞移植具有以卜特点：①安全，死亡率低，低毒性或无毒性；②治疗材料来源充足，取材方便，无供者选择困难；③费用少；④无移植物抗宿主病，术后无须服用抗排异药物；⑤目前，世界上每年开展的50 000例造血干细胞移植中，超过50%是自体移植，但自体移植没有移植物抗白血病、肿瘤细胞的分子生物学效应，故复发率较高。

（二）根据造血干细胞的来源部位不同可分为以下3种

1. 骨髓移植 是传统的最早进行的移植方法，骨髓基质细胞随同移植物一起进入患者体内。虽然骨髓中造血干细胞的数量多，但由于肿瘤侵及骨髓和供者来源较少等因素限制了其广泛应用。

2. 外周血干细胞移植 在人外周血中亦存在造血干细胞，但数量很少，故在采集前需用药物将骨髓中的造血干细胞动员至外周血，再利用血细胞分离仪采集。此方法有操作简单、移植后造血恢复较快的优势，因此逐渐代替了骨髓移植。

3. 脐带血移植（cord blood transplantation，CBT） 脐带血又称胎盘血，是指胎儿出生时脐带内和胎盘近胎儿一侧血管内的血液。脐带血具有来源广、采集方便、风险低等优点。1989年法国与美国血液学家Gluckman和Broxmeyer合作给1例Fanconi贫血患儿做了脐带血移植，迄今患者仍处于治愈状态。但由于脐带血所含的造血干细胞数量较少，植入率相对较低而使成人应用受限，目前较多应用于儿童血液系统疾病的治疗。

三、造血干细胞移植在儿童恶性淋巴瘤中的应用

（一）适应证

包括复发或难治的霍奇金淋巴瘤患儿及中高度恶性的非霍奇金淋巴瘤患儿。其中自体造血干细胞移植多应用于复发后化疗敏感和首次诱导失败的患儿；异基因造血干细胞移植多作为多次复发，包括接受自体造血干细胞移植后复发患儿的拯救治疗。一般认为，有造血干细胞移植适应证的患者，各项检测证实肿瘤未侵及骨髓时可做自体造血干细胞移植，但若骨髓已受侵或复发，应接受异基因造血干细胞移植。

（二）造血干细胞移植治疗儿童淋巴瘤的临床应用

目前大剂量放化疗结合造血干细胞移植，一般为自体造血干细胞移植，是治疗具有高危因素的、复发的及耐药的恶性淋巴瘤患者的最佳方法。对难治性和/或复发性霍奇金淋巴瘤的患儿和青少年来说，清髓性自体造血干细胞移植是其标准治疗方式，影响预后的因素有复发时对化疗药物的敏感程度、疾病状态和体力状况。

美国儿童肿瘤研究组（Children's Oncology Group，COG）的多中心研究A5926入组69名12个月至21岁的难治复发患儿和青少年淋巴瘤患者，其中霍奇金淋巴瘤患儿39名，非霍奇金淋巴瘤患儿30名。霍奇金淋巴瘤患儿中13名使用ICE方案（异环磷酰胺、卡铂、依托泊苷），11名使用Ⅵ方案（长春瑞滨、依托泊苷）；非霍奇金淋巴瘤患儿中17名使用ICE方案。38/69患者接受外周血干细胞移植（28名霍奇金淋巴瘤，10名非霍奇金淋巴瘤）。结果显示接受造血干细胞移植的患儿3年总生存期、无事件生存率分别为64%、66%（霍奇金淋巴瘤 65%，非霍奇金淋巴瘤70%），高于全体患者的51%和38%（霍奇金淋巴瘤 45%，非霍奇金淋巴瘤30%）。

美国儿童肿瘤研究组的另一项多中心研究入组1990—2005年期间接受造血干细胞移植（自体造血干细胞移植=90，异基因造血干细胞移植=92）的182名非霍奇金淋巴瘤患儿和青少年（≤18岁），包括难治复发性伯基特淋巴瘤（n=41）、淋巴母细胞淋巴瘤（n =53）、弥漫大B细胞淋巴瘤（n =52）、间变性大细胞淋巴瘤（n=36）。研究显示，自/异体造血干细胞移植的疾病状态调整5年无事件生存率相似，分别为弥漫大B细胞淋巴瘤（52%、50%），伯基特淋巴瘤（27%、31%），间变性大细胞淋巴瘤（35%、46%）。但对淋巴母细胞淋巴瘤来说，接受异基因造血干细胞移植的患儿5年无事件生存率更高（40%，P<0.01）。结果仍显示，移植时未达到完全缓解的患儿无事件生存率较低，与供者类型无关。

异基因造血干细胞移植少有难治复发霍奇金淋巴瘤患儿和青少年的大样本研究，欧洲血液和骨髓移植研究组（European Group for Blood and Marrow Transplantation，EBMT）的多中心研究分析了91名接受异基因造血干细胞移植的儿童和青少年的预后，结果显示2年和5年总生存期分别为54% ± 6%、45% ± 6%，2年和5年无进展生存期分别为40% ± 6%、30% ± 6%。更重要的是，近年来接受造血干细胞移植的体力状况好且对化疗药物敏感的患儿，其3年无进展生存期和总生存期可达60% ± 27%、83% ± 15%。

此外，美国纽约纪念斯隆-凯特琳癌症中心（Memorial Sloan-Kettering Cancer Center）的一项回顾

性研究中，有36名非霍奇金淋巴瘤患儿（淋巴母细胞淋巴瘤=12、伯基特淋巴瘤=5、弥漫大B细胞淋巴瘤=4、间变性大细胞淋巴瘤=13、外周T细胞淋巴瘤=1、未分型非霍奇金淋巴瘤=1）在1982—2004年接受了异基因造血干细胞移植（n=21，58%）或自体造血干细胞移植（n=15，42%）。为预防接受异基因造血干细胞移植的患者出现移植物抗宿主病，采取T细胞清除（n=10，48%）或移植后给予免疫抑制剂（n=11，52%）的处理。研究结果显示，5名伯基特淋巴瘤患儿（自体造血干细胞移植3名，异基因造血干细胞移植2名）无一生存，分别死于移植后1~3个月内疾病复发（n=4）和移植后1个月内移植相关毒性（n=1）；间变性大细胞淋巴瘤患儿的总生存率和无病生存率分别为83.3%、76.9%；弥漫大B细胞淋巴瘤患儿中2名分别在移植后6个月和22个月死于疾病；淋巴母细胞淋巴瘤患儿中接受异基因造血干细胞移植的11名患儿的总生存率和无病生存率均为50%。基于对已有的儿童和成人研究，建议在选择自体造血干细胞移植或异基因造血干细胞移植时，考虑以下因素：①组织亚型：化疗敏感的复发性弥漫大B细胞淋巴瘤应考虑自体造血干细胞移植；复发性淋巴母细胞淋巴瘤更推荐异基因造血干细胞移植。②骨髓疾病史：如存在骨髓疾病的病史，则推荐异基因造血干细胞移植。③供者特征：如果没有相合亲属或无关供者，则推荐自体造血干细胞移植。

综上所述，虽然儿童淋巴瘤采用化疗和放化疗联合的治疗方式多能够达到缓解，但对于复发难治性高度恶性淋巴瘤，国内外已有多项研究证实造血干细胞移植作为挽救方案对其有效，且与传统化疗相比，延长了淋巴瘤患儿的总生存率、无事件生存率和无进展生存率，移植后大多患儿无须长期化疗，很好地改善了患者的生存质量并减少了治疗费用。因此，造血干细胞移植越来越成为一种适用于恶性淋巴瘤的普遍治疗方式，亦有一些指南将造血干细胞移植作为一线治疗方案。

四、外周血造血干细胞移植

（一）特点

由于正常周围血中所含造血干细胞很少，故采集前必须用药物将骨髓中的造血干细胞动员至周围血。动员方案主要包括化疗与细胞因子，目前常用粒细胞集落刺激因子（G-CSF）作为动员方案。

（二）优势

（1）避免麻醉、麻醉意外及骨髓穿刺的痛苦。对于儿童来说，具有更好的依从性，同时对于异基因造血干细胞移植供者来说，比捐献骨髓更易接受，有利于扩大供者特别是无关供者的队伍。

（2）造血及免疫功能恢复快，移植后感染等并发症及移植相关死亡率明显降低，抗生素及血制品等支持治疗少，住院时间缩短，费用效益比优于骨髓移植。

（3）对于异基因造血干细胞移植而言，回输大量异基因T细胞和NK细胞，在理论上有移植物抗肿瘤细胞效应，有利于清除残瘤，减少复发。

（4）恶性淋巴瘤和一些实体瘤动员采集的外周血造血干细胞产物检测表明，其虽不能完全免受肿瘤细胞的污染，但检出率及水平均低于骨髓。然而对于这一点尚有争议。

（三）准备

1. 人类白细胞抗原配型及供体选择 异基因造血干细胞移植必须有合适的供者，而选择供者的首要条件为组织配型。在供受者免疫反应中起主导作用的是位于第6号染色体短臂上的主要组织相容性复合体（major histocompatibility complex，MHC），在人类称人类白细胞抗原系统。无血缘关系的人群中人类白细胞抗原完全相同的机会很小，故一般先在同胞兄弟姐妹中寻找供者，若没有合适的同胞供体可从近亲中寻找，亲缘相关供者即使有其中1个位点不相合亦无妨。

为克服供者来源不足的困难，世界各国正不断组织和扩大无血缘关系的造血干细胞供者队伍，成立造血干细胞库。由于供受者间人类白细胞抗原的相似性越强，器官移植的成活率越高，故通常供者选择的顺序为：同卵双生＞同胞兄妹＞近亲＞远亲＞无亲缘者。应尽量选择5对位点匹配率最高的供体，若仍有多个高分辨全相合的供体时，选择年轻男性或未曾怀孕的女性。

2. 术前准备 异基因造血干细胞移植的供者术前应接受一系列检查以确保其无手术禁忌证及危害受者的疾病。供者年龄＞45岁、精神病、严重的肝肾疾病和骨髓疾患等为捐献造血干细胞的禁忌证。原则上患有活动性乙型或丙型肝炎的供者不适宜捐献，因为受者容易因此受染而在移植后发生肝坏死。有活动性巨细胞病毒感染的供者应先待康复或接受适当治疗。供受者ABO血型不合已不是造血干细胞移植的障碍。

受者术前应核实病史、体检与化验，评价脏器功能，有无移植指征，了解EB、CMV等病毒感染状态，清除龋齿、鼻窦炎等潜在性感染病灶。另外，充分了解造血干细胞移植的目的及危险性，签署移植同意书，准备足够的经费都是必需的。

3. 外周血造血干细胞的采集、处理及回输 外周血造血干细胞的采集方法与成分血的单采术类似，即用血细胞分离仪采集外周血的单个核细胞组分。采集的基本原理是通过离心将血细胞分成不同层面，然后根据不同的需要采集不同层面的细胞。

（1）采集时间 异基因造血干细胞移植健康供者的动员方案是单独使用G-CSF，在4~6h即可见白细胞增多，但外周血中的$CD34^+$细胞在3天后才持续增加，故采集时间应在动员后4~6天。多数1次即能采集够，少数需次天重复采集1次。

患有恶性血液疾病和实体瘤的自体造血干细胞移植患儿多采用化疗联合G-CSF的动员方案。这些患儿对动员方案的反应不一，因此常需监测外周血的$CD34^+$细胞水平来确定最佳采集时间。G-CFS 10μg/（kg·d）持续3天诱导用于儿童时，采集时需达到的$CD34^+$最小细胞浓度为2×10^6/kg，目标$CD34^+$细胞浓度为5×10^6/kg，较高的$CD34^+$浓度可使血小板的植入时间缩短。

（2）采集注意事项 采集前5天起供者需要接受G-CSF的治疗，捐赠当天通过CS-3000或COBE血细胞分离仪采集所需的单个核细胞，同时将其余细胞返还给供体。

血细胞分离仪有连续采血和间隙采血两种，在儿童一般采用前者以避免血容量的大幅波动。

对于儿童，采血流速一般在10~30mL/min，否则可能引起供者的血容量不足或血管管径调节难以跟上而导致的塌陷。

对于儿童，每次采集物的总体积通常在40~80mL，过多的采集并不能得到更多的造血干细胞，且过多体积的采集物常需要更多冷冻剂来保存，其中的二甲基亚砜输入体内可能产生过敏等副反应。

因供者在采集时所使用的抗凝剂与体内的钙结合，因此自注射刺激因子时需注意补充钙剂，以口服为主。出现低钙血症可缓慢给予10%葡萄糖酸钙注射剂。采集当天复查血常规。

采集当天不能进食脂肪含量高的食物如牛奶、肉类等。采集结束后供者血小板数量会有暂时性下降，一般无须特殊处理，10天左右会逐步恢复正常。

（3）采集后处理

1）造血干细胞净化 有观点认为，回输未净化的自体造血干细胞可能造成肿瘤细胞或白血病细胞对放化疗后机体的再次污染，从而主张对造血干细胞进行体外净化。但大量事实表明，复发多是源于机体本身残留的肿瘤或白血病细胞。

2）回输 回输程序与密闭式输血相同，于输注造血干细胞前后输入生理盐水，以避免损失。另外，为预防变态反应，应在回输前静脉注射地塞米松5mg。

回输时可能出现头晕、恶心、呕吐、腹痛、咳嗽、胸闷、胸痛、呼吸困难、心动过缓、发冷、嗜睡及暂时性溶血伴血红蛋白尿，但无肉眼血尿。这些症状与冷冻保护剂二甲基亚砜有关，可在回输造血干细胞之前给予抗组胺药物或糖皮质激素防治，水化、碱化及利尿有利于症状的减轻。

五、骨髓移植和脐带血移植

由于外周血干细胞移植技术的发展成熟，临床已较少采用骨髓移植和脐带血移植作为治疗方式，在此简要叙述。

（一）骨髓移植

（1）自体骨髓移植时机选择应使白血病或肿瘤细胞的负荷减少到最低的程度。

（2）采集在手术室进行，采用全身麻醉或连续硬膜外麻醉。部位常选择双侧髂后上棘，特殊情况时也可以选择双侧髂前上棘或胸骨。一般可采到MNC 3.0×10^8/kg，骨髓液量为1 000mL左右。

（3）供受者ABO血型不合时，需要在体外根据供受者血型情况将骨髓进行去除红细胞或血浆的处理。

（二）脐带血移植

脐带血移植的90%以上是儿童病例，多为年龄较小、体重较轻的儿童，植入率可达80%~90%，且一般单份脐血就能够满足30~40kg体重的患儿造血功能和免疫功能的重建。亦有双份脐带血移植治疗青少年和成人血液系统恶性疾病的报道。同胞脐血在未建立脐血库之前多作为供源，但由于恶性血液系统疾病多难以等待1年孕期且HLA配型不一定适合，故限制了血缘相关脐血移植的应用和发展。自1996年起在我国北京、济南、广州、成都等地先后建立脐血库后，非血缘相关脐血移植得到了极大的发展。许多文献均有报道，脐带血移植与骨髓移植的生存率和aGVHD发生率并无显著差别，但脐带血移植需要更长时间才能达到白细胞和血小板的标准植入。儿童无关供者脐带血移植效果见表1-16。

表1-16 儿童无关供者脐带血移植的效果

作者	患者数	疾病	随访时间／月	无病生存率
Gluckman，et al	65	ALL、AML、MDS、CML、淋巴瘤、Fanconi贫血、代谢病、其他	10	29%
Michel，et al	95	AML	31	41%
Wagner，et al	102	AML、ALL、CML、淋巴瘤、Fanconi贫血、代谢病、其他	32	47%
Kurtzberg，et al	25	ALL、AML、MDS、Fanconi贫血、代谢病、其他	13	48%
Locatelli，et al	60	ALL、AML	14	34%

引自曹履先，陈虎. 骨髓移植学 [M]. 北京：军事医学科学出版社，2008.

六、预处理方案

除重症联合免疫缺陷外，造血干细胞移植前所有患者均须接受预处理，主要为超大剂量化疗，有时尚须加用超大剂量的放疗。预处理的目的有二：一为进一步清除体内的恶性细胞或骨髓中的异常细胞群以避免复发；二为抑制或摧毁受者的免疫系统，便于骨髓植活。同时，预处理后为供者骨髓的再生提供了足够的场所。

（一）联合化疗方案

包括白消安的成人非霍奇金淋巴瘤患者预处理方案大多联合环磷酰胺和依托泊苷，但有报道称去除依托泊苷可减少治疗相关毒性。对于儿童患者，去除依托泊苷可降低其第二肿瘤如急性髓细胞性白血病和骨髓增生异常综合征的发生率。

白消安联合环磷酰胺作为自体外周血祖细胞移植的预处理方案对复发性或难治性非霍奇金淋巴瘤患儿有效，即使患儿处于第2次完全缓解期或部分缓解期。此方案口服或静脉注射的治疗相关毒性发生率较低，易耐受且效果显著。

方案具体：环磷酰胺60mg/（kg・d）（-7～-6d），静脉注射；白消安16mg/kg，6h1次，口服，≥4天；或根据体重静脉注射（-5～-2d）［<9kg：4mg/（kg・d）；9～16kg：4.8mg/（kg・d）；16～23kg：4.4mg/（kg・d）；23～34kg：3.8mg/（kg・d）；>34kg：3.2mg/（kg・d）］。

Gonzalez-Vicent M等人对每天1次以静脉注射白消安为基础药物的预处理方案进行了研究，研究包括2006—2010年内的47名接受自体造血干细胞血液系统疾病患儿，他们的中位年龄为4岁（1~22岁），其中有淋巴瘤患儿9名，清髓预处理方案为环磷酰胺联合白消安。所有患儿最终白细胞和血小板植入的中位时间分别为11天（8~16天）和12天（7~135天）。中位随访时间为18个月，移植相关死亡率为0，无病生存率为70%±8%。此项单中心研究证明，以白消安为基础进行预处理是有效且安全的。

（二）减低预处理剂量的骨髓移植

减低预处理剂量的骨髓移植（reduced-intensity conditioning BMT）又称非清髓性骨髓移植（non-ablative BMT）或小骨髓移植（mini-BMT），其主要目的是抑制受者的免疫反应，以便于供者的细胞植入，同时又使受者各脏器的功能少受损害，以利于儿童、老年人及内脏功能不佳者应用。由于减低预处理剂量的骨髓移植在预处理时所用的化疗及放疗剂量较小，因而所致的毒副作用也较小，受体的造血功能恢复较快，一般少于28天。若植入失败，自身造血很快重建，故不须将自身造血干细胞冻存以备不测。

（1）日本Hideaki Ohta等报道，非清髓性骨髓移植的应用降低了治疗相关疾病的发生率和死亡率，且近年来非清髓性骨髓移植的应用减少了治疗对儿童、老年患者及有器官功能衰竭患者的急性或长期毒性。但由于病例数目较少，故仍需大样本的研究来肯定这一治疗方式的确切疗效。

EBMT的多中心研究中，接受骨髓清除（MAC）和非清髓预处理（RIC）的患儿分别有40名和51名，采用的预处理方案分别为环磷酰胺（100~200mg/kg）联合白消安（10mg/kg）（n=3），或全身照射8~12Gy（n =7）和氟达拉滨联合美法仑（70~140mg/m^2）、白消安8~10mg/kg、环磷酰胺（60~120mg/kg）、噻替派（5~10mg/kg）（n =26），或低剂量全身照射（2~4Gy）（n =8）。结果显示，白细胞植入的中位时间为16天（5~46天），血小板植入（>20×10^9/L）的中位时间为22天（7~80天），而MAC和RIC预处理方案并无统计学差别，且应用RIC的患儿血小板恢复更快［分别为16天、33天（P=0.007）和20.5天、35天（P=0.01）］。但从移植后9个月开始，RIC方案的患儿的复发风险较高，无进展生存率较低。

（2）存在问题　①在减低预处理化疗及放疗的剂量的情况下，受者的免疫能力受抑制而减弱，此时供者造血干细胞能否植入；②残存的肿瘤细胞较多，骨髓移植后供者造血干细胞是否易于植入；③肿瘤是否于骨髓移植后易于复发等都是今后需要认真研究的。

（三）化疗加全身照射方案

放射作为细胞周期非特异性抗肿瘤治疗的作用已被公认；环磷酰胺为抗肿瘤药物中免疫抑制作用较强者，可增强全身照射的作用；对于造血系统以外的器官，两者几乎无重叠的毒性，故组成了经典的环磷酰胺+全身照射（CTX+TBI）预处理方案。

七、造血干细胞移植的常见并发症

造血干细胞移植的成功与否在很大程度上取决于对其严重并发症的诊断与处理，下面将重点对这些并发症的诊断和防治进行讨论。

（一）移植物抗宿主病

移植物抗宿主病（graft versus host disease，GVHD）是造血干细胞移植的主要并发症和造成死亡的一个重要原因。一般认为，在移植后100天以内发生的GVHD称为急性移植物抗宿主病（acute graft versus host disease，aGVHD）；在移植100天以后发生的GVHD称为慢性移植物抗宿主病（chronic graft versus host disease，cGVHD），但cGVHD亦可发生在100天以内。急、慢性移植物抗宿主病不能绝对用时间来区分。

发生移植物抗宿主病的基本条件：①移植物中具有免疫活性细胞；②宿主不对移植物产生有效的免疫破坏作用；③移植物与宿主具有不同的同种抗原。

1. 急性移植物抗宿主病

（1）临床表现　急性移植物抗宿主病的靶器官主要为皮肤、肝及胃肠道。①皮肤损害最先出现，可表现为手掌、脚心发红、充血。皮疹多由耳后开始，为斑丘疹，可以侵及前后胸及腹部皮肤，广泛者可遍及全身，严重病例可融为大片红斑，类似日光灼伤性皮炎样改变，甚至呈水疱、表皮剥脱及坏死。最严重者可发生皮肤广泛性大疱表皮松解坏死。急性移植物抗宿主病所致的皮疹常与药物过敏性皮疹及病毒感染所致的皮疹相似，鉴别有困难时应及时做皮肤活检确诊，及时治疗。②肝损害主要为胆小管的炎症、变性与坏死，表现为黄疸及碱性磷酸酶升高，肝细胞的损害相对小，但有部分患者在黄疸出现之前先有一过性的肝细胞酶升高，应引起重视。③胃肠道损害多发生在皮肤之后，也可发生在皮肤之前，以下消化道为主，其主要表现是腹痛、腹泻，一般为褐绿色水样便，伴有出血时呈黑绿色，严重病例可见肠黏膜脱落伴腹部绞痛或肠梗阻症状，患者一般情况迅速下降。肠道急性移植物抗宿主病的严重程度常以每天大便液量及有无血便来衡量。诊断常依靠肠镜检查及活检。④此外，急性移植物抗宿主病患者有时体温升高，一般为低热，严重者亦可伴高热甚至寒战。热型不规则，持续数小时可自行下降。重度急性移植物抗宿主病可影响造血系统，发生贫血、血小板减少及白细胞降低等（表1-17）。

表1-17　急性移植物抗宿主病的临床积分诊断法

临床表现	轻度（2~5分）	中度（6~12分）	重度（>12分）
腹泻	偶发（1分）	反复，间断（2分）	持续（4分）
皮炎	一过性皮疹（1分）	皮疹+结痂（2分）	严重持续皮炎、结痂、皮肤松解（4分）
肝功能异常	轻微，一过性（1分）	迁延，不规则（2分）	严重、持久（4分）
黄疸		一过性（2分）	持久（2分）
肝大		一过性（1分）	持久（2分）
发热	低热，数天（0.5分）	高热，1周（1分）	周期性或持续性高热（2分）
体重减轻	轻微（0.5分）	渐减轻或波动（1分）	进行性消瘦（2分）
淋巴细胞减少	一过性（0.5分）	严重（1分）	严重（1分）
嗜酸性粒细胞增多	一过性（0.5分）	出现（1分）	出现（1分）

引自曹履先，陈虎．骨髓移植学［M］．北京：军事医学科学出版社，2008.

（2）预防　急性移植物抗宿主病重在预防，因为一旦发生严重的移植物抗宿主病往往造成难以恢复的内脏损害。HLA配型为预防的前提，因其差异对发病率与严重程度有直接影响。此外，对预防急性移植物抗宿主病的研究集中在免疫抑制剂的应用与去除供者骨髓血中的T淋巴细胞两方面，其中前者的体内应用更为普遍。

在护理方面，应每天帮患儿用温水清洗皮肤，保持皮肤清洁，定时观察皮肤有无皮疹及斑丘疹。准确记录患儿排便次数、排便量及颜色、性状，询问有无腹痛、腹泻等症状。每周定时抽血检查肝、肾功能。

（3）治疗　急性移植物抗宿主病的治疗较困难。一线药物为甲基泼尼松龙。一般急性移植物抗宿主病患者用中等剂量［1~2mg/（kg·d）］，病情控制后缓慢减量以免反复。病情严重者主张以甲基泼尼松龙大剂量冲击，如20~60mg/（kg·d），持续3~7天即应快速减量。病情严重者同时还须加强支持治疗，腹泻重者应禁食，给予全胃肠外高营养；肝功能异常者注意凝血因子的检测和补充。重视感染的防治。

2. 慢性移植物抗宿主病

（1）临床表现　与自身免疫性疾病相似，可出现在各个系统。①皮肤损害主要包括红斑、角化过度、色素沉着或脱失，严重者可有筋膜炎所致的腕关节或肘关节的活动受限、肢体挛缩。②黏膜损害：干眼症，口腔黏膜炎与口腔溃疡，阴唇或阴道病变。③肝功能异常以黄疸为突出表现，可伴有肝细胞酶升高。④不明原因的体重下降>15%等。

（2）预防　由于急性移植物抗宿主病的存在是慢性移植物抗宿主病发病的重要原因，因此对急性移植物抗宿主病的预防至关重要。此外，慢性移植物抗宿主病中的硬皮病与静脉大剂量应用丙种球蛋白有关，故静脉大剂量应用丙种球蛋白预防和治疗感染时要慎重。

（3）治疗　常规为泼尼松（1mg/kg）与CsA（6mg/kg）隔天交替口服1年，此方案较易耐受且能使患者长期存活率提高到50%以上。疗效不满意时可加用丙种球蛋白、沙利度胺、FK506、紫外线照射等。

（二）感染

感染是造血干细胞移植患者最常见的并发症，病因十分复杂，常为多病因同时存在，且在移植的不同阶段，患者对各种病原体的易感性不同。

在美国一项关于320名儿童和青少年患者自体造血干细胞移植后早期感染的研究中，因实体瘤或淋巴瘤而接受移植的有66例（21%）术后感染，其中33例（10%）为细菌感染，感染的中位时间为移植后5天，且革兰阳性菌较多（*P*=0.03）。革兰阳性的凝固酶阴性葡萄球菌（CONS）、α-溶血链球菌和革兰阴性的克雷伯菌、大肠杆菌是引起自体/异基因造血干细胞移植后菌血症的主要感染菌群。虽然儿童本身是一个危险因素，但其感染链球菌血症的概率只有2%，比接受了自体造血干细胞移植的成人淋巴瘤患者的17.5%低很多。但相对于成人来说，儿童更易感染呼吸道病毒，感染时间也更长。

由巨细胞病毒引起的间质性肺炎是异基因骨髓移植后主要的致死原因，临床早期X线胸片无显著改变，典型胸片可见双肺边缘不清的浅片状阴影，患者表现为发热、干咳、呼吸困难及血氧分压下降。早期若未给予治疗，可在2~3周后突然恶化，短期内死亡。

1. 预防 ①针对外源性感染，将患儿置于层流病房中加强无菌护理。②针对内源性细菌感染，可应用抗微生物药物。③临床普遍应用的粒单核细胞集落刺激因子（GM-CSF）及粒细胞集落刺激因子（G-CSF）可加快造血功能的恢复。④静脉应用免疫球蛋白对病毒感染有一定作用。

2. 治疗 ①革兰阴性杆菌的感染通常很严重，虽然表现不典型，但发热多存在。感染灶的寻找应尤其注意口腔、插管部位、肺及肛门，并取送标本进行病原学检查。送检后应立即给予经验性广谱抗生素治疗。口腔溃疡很难避免，应给予患儿温热、无刺激的半流饮食，以免刺激口腔黏膜引起疼痛影响进食，严重时可用0.05%丁卡因或1%利多卡因含漱减轻疼痛。此外，督促患儿坐浴和塞肛有利预防和治疗肛周感染。②大量广谱抗生素的应用易导致真菌感染，且由于其临床表现缺乏特异性，诊断困难，故即使没有真菌感染的证据也主张加用抗真菌药物。两性霉素B可用于念珠菌和曲霉菌的感染，应自小剂量0.1mg/（kg·d）开始，逐天递增，滴注速度宜慢，每天持续不少于5~6h。其他药物如氟康唑、伊曲康唑、伏立康唑、卡泊芬净等均可用于真菌感染。③儿童病毒感染少于成人，以疱疹病毒最为多见，其中单纯疱疹病毒感染发病最早。阿昔洛韦对一般患者有效，部分耐药病例可选择膦甲酸钠。更昔洛韦对胃肠道巨细胞病毒感染有较好的疗效，但停药后复发率高。

八、研究进展与展望

未来针对淋巴瘤和造血干细胞移植的研究应重视清除微小残留病灶和利用细胞免疫疗法降低复发率，此两者是目前造血干细胞移植治疗的主要障碍。包括利妥昔单抗（抗CD20）、依帕珠单抗（抗CD22）、SGN-30（抗CD30）、免疫毒素疗法（地尼白介素、尼白介素）、抗CD22卡其霉素等在内的靶向治疗是今后的主要治疗手段。此外，靶细胞疗法还包括针对EB病毒的T细胞非霍奇金淋巴瘤，抗CD19与抗CD20的细胞毒性T细胞淋巴瘤，或针对自然杀伤细胞的B细胞非霍奇金淋巴瘤。在造血干细胞移植之前和之后降低淋巴瘤负荷，将很有可能减少复发并改善儿童难治性淋巴瘤的总体生存率。

（蔡清清　黄慧强）

第十四节 淋巴瘤疗效评价标准

淋巴瘤是儿童常见的恶性肿瘤，发病率逐年上升，多数淋巴瘤患者可通过化疗或联合放疗治愈，取得完全缓解和长期生存是治疗儿童恶性淋巴瘤的最终目标。早期准确评价淋巴瘤的治疗效果对制定下一步治疗方案和提高患者的生存率具有重要意义。规范的疗效评价标准为临床试验提供了统一的终点，这使得各个研究之间具有可比性。

在1999年以前，各个研究组和肿瘤中心应用的恶性淋巴瘤疗效标准不尽相同。1999年一个由专门从事非霍奇金淋巴瘤患者评估和治疗的临床医生、放射学家和病理学家组成的国际工作组（The International Working Group，IWG）制定了淋巴瘤疗效评价和预后评估指南，即国际工作组疗效评估标准。但由于其明显的局限性以及^{18}F脱氧葡萄糖正电子发射断层成像（PET）、免疫组织化学（IHC）与流式细胞学技术的推广应用，2007年德国发起一项国际性协调议案，重新修订国际工作组疗效评估标准，该指南将PET、IHC和流式细胞学技术纳入非霍奇金淋巴瘤与霍奇金淋巴瘤的疗效评估标准。

一、IWG修订疗效评价标准（2007版）

（一）IWG标准的修订

1. PET评估　PET利用^{18}F脱氧葡萄糖（FDG）进行功能显像，已经成为淋巴瘤分期、治疗后再分期以及评价疗效的有效手段。PET超越CT或MRI等常规显像技术的优势在于，能够识别治疗后常见的残余病灶是可增殖的肿瘤、坏死还是纤维化。PET检查仍然存在许多需考虑的问题。不同的报告医师和检测设备之间均存在差异性。PET也可因反应性胸腺增生、感染、炎症、结节病或褐色脂肪而呈现假阳性结果。在应用造血生长因子治疗后，常出现骨髓弥漫性摄取增加。设备分辨率、操作技术和不同组织学亚型对FDG亲和力的差异也可导致PET假阴性结果。

应用PET或PET/CT的建议：

对于典型的FDG高亲和性、可能治愈的淋巴瘤，如弥漫大B细胞淋巴瘤（DLBCL）、霍奇金淋巴瘤患者，强烈推荐在治疗前给予PET检查以更准确地评价病变范围；然而，受医疗费用和设备普及所限，以上推荐并非强制性的。对于不可治愈的、典型的FDG高亲和性的惰性与侵袭性组织学类型（如滤泡性淋巴瘤和套细胞淋巴瘤）以及大多数FDG亲和性不定的淋巴瘤，临床试验的主要终点通常包括无进展生存期、无事件生存期和总生存期。除非缓解率是试验的主要终点之一，否则不推荐在治疗前进行PET检查。

已有多项研究证明，在多药化疗1～4个疗程后，通过PET检查可预测疗效；然而，目前还没有资料证明根据PET信息作出的治疗调整能够提高疗效。在确凿证据发表前，应仅限于在临床试验中评估PET。

对于弥漫大B细胞淋巴瘤和霍奇金淋巴瘤，由于需达完全缓解以期治愈，因此PET作为治疗后的评价是必需的。然而，对于其他不可治愈的类型，只有当治疗前PET阳性或缓解率是临床研究的主要终点时，才推荐进行PET检查。

目前尚无充分资料推荐PET扫描作为重新分期后的监测手段。治疗后PET扫描的时间尚有争议。淋巴瘤患者单独化疗后的炎症反应可持续2周，放疗或放化疗后则可持续2～3个月或更长。为最大限度降低这些可能因素对结果分析的影响，PET扫描应在治疗结束至少3周后进行，6～8周更佳。PET扫描阳性的定义：在不参照特定的标准摄取截断值的情况下，某部位出现异于其正常解剖或生理学特性的高于背景组织的局灶或弥漫性FDG摄取。必须排除其他原因引起的假阳性。这些例外情况包括中等或较大肿块出现强度低于或等于纵隔血池的轻度弥漫性FDG摄取增加、肝或脾1.5 cm肿瘤结节的FDG摄取低于肝/脾周围组织以及治疗后几周内骨髓弥漫性FDG摄取增加等。

2. 骨髓评价 骨髓检查常用于再分期时的疗效评价。鉴于缺乏统一标准，故对于确定骨髓是否侵犯可能存在困难。常用的确定疗效的方法依赖于骨髓活检的形态学评估以及在能够获得足够标本情况下的切片活检，而辅助手段如免疫组织化学、流式细胞学与多聚酶链反应方法在很大程度上被忽略或未充分利用。而且，这些辅助方法不能直接对比，在检测有临床意义的隐匿病灶时，均缺乏敏感性和特异性。因此，目前推荐这些辅助方法的使用及结果分析主要依赖于经验。

关于骨髓反应的建议认为，应将骨髓组织学正常但流式细胞学检测到小部分（＜2%）单克隆B细胞群的情况视为正常，这是因为尚无确切的临床研究证实这种情况的预后较差。免疫组织化学在初诊和治疗后重新分期时的骨髓评价中发挥显著作用。

（二）修订的疗效标准

完全缓解（CR）：需符合以下标准。

（1）在治疗前出现的所有可测量临床病灶和疾病相关症状完全消失。

（2）典型的FDG高亲和性的淋巴瘤：治疗前未行PET扫描或PET扫描阳性者，治疗后任何大小残留病灶的PET为阴性。

FDG亲和性不定/未知的淋巴瘤：治疗前未行PET扫描，或PET扫描阴性者，治疗后CT显示所有淋巴结或结节样病灶须已缩至正常大小（对于治疗前＞1.5 cm的结节，其最大横径≤1.5 cm）。治疗前最长轴在1.1~1.5 cm，且最短轴＞1.0 cm的结节，治疗后其最短轴须≤1.0 cm。

（3）治疗前体检或CT发现脾和/或肝大者，治疗后应体检不能触及，影像学检查显示正常大小，且淋巴瘤相关结节消失。然而，判断脾脏侵犯并非始终可靠，因为正常大小的脾脏仍可能包含淋巴瘤，而增大的脾脏可能是解剖学、血容量、应用造血生长因子或淋巴瘤之外的其他原因造成的。

（4）如果治疗前骨髓侵犯，重复骨髓活检时必须已消除。确诊的活检标本必须够大（单侧空心针活检组织＞20 mm）。如果标本的形态学结果不确定，其免疫组织化学检查应呈阴性。对于免疫组织化学结果阴性，但流式细胞学显示少量克隆性淋巴细胞的标本，在有资料证实其预后有明显不同之前，可视为完全缓解。

部分缓解（PR）：需符合以下标准。

（1）6个最大淋巴结或结节状肿块的最大垂直径乘积之和（SPD）至少缩小50%。这些淋巴结或肿块应根据如下标准选择：至少有2个可以准确测量的垂直径线；尽可能选择不同的淋巴结区域；只要病变侵犯纵隔和腹膜后淋巴结，即应将这些区域包括在内。

（2）其他淋巴结、肝或脾应无增大。

（3）肝、脾结节的最大垂直径乘积之和（SPD），或单个结节的最大横径须缩小≥50%。

（4）除肝、脾结节外，其他器官通常可评价且未见可测量病灶。

（5）如果治疗前骨髓标本阳性，则确定部分缓解时不涉及骨髓评价。但是对于阳性标本应明确细胞类型（例如大细胞淋巴瘤或小B细胞淋巴瘤）。符合上述完全缓解标准但骨髓形态学显示持续侵犯的患者，应视为部分缓解。如果治疗前有骨髓侵犯且临床达到完全缓解，但治疗后未行骨髓评价，应视为部分缓解。

（6）无新病灶。

（7）典型的FDG高亲和性的淋巴瘤　治疗前未行PET扫描或PET扫描阳性者，治疗后至少有一个先前侵犯部位的PET阳性。

（8）FDG亲和性不定/未知的淋巴瘤　治疗前未行PET扫描或PET扫描阴性者，应通过CT来评价。

对于滤泡性淋巴瘤或套细胞淋巴瘤患者，只有在CT显示1个或最多2个残留病灶缩小超过50%的情况下需行PET扫描；超过2个残余病灶者PET不太可能为阴性，应视为部分缓解。

疾病稳定（SD）：

（1）患者未达完全缓解或部分缓解，但不符合疾病进展标准。

（2）典型的FDG高亲和性的淋巴瘤　先前病灶治疗后PET为阳性，且治疗后CT或PET未见新病灶。

（3）FDG亲和性不定/未知的淋巴瘤　如果治疗前未行PET扫描，或治疗前PET阴性，治疗后CT扫描须显示先前病灶大小无改变。

疾病复发（完全缓解后）或进展（部分缓解或疾病稳定后）：

异常淋巴结是指长径超过1.5 cm的任何淋巴结。若长径为1.1~1.5 cm，只有在短径超过1.0 cm时视为异常。淋巴结≤1.0 cm × 1.0 cm不作为代表疾病复发或进展的异常表现。

（1）在治疗中或治疗结束时出现任何径线＞1.5 cm 的新病灶，即使其他病灶缩小。对于FDG摄取增高的先前未受累部位，只有在其他特性能够证实的情况下考虑为复发或进展。先前未侵犯肺部的淋巴瘤，CT发现的新发肺结节多为良性。因此，治疗决策不应单凭PET检查而必须有组织学证据。

（2）任何先前侵犯淋巴结的SPD、单个受累结节或其他病灶（如肝或脾结节）的大小增加至少50%。对于短径＜1.0 cm的单个淋巴结，确定进展须短径增加≥50%且大小达到1.5 cm × 1.5 cm或长径＞1.5 cm。

（3）任何先前受累的短径＞1.0 cm的单个淋巴结，其最长径增加至少50%。

（4）典型的FDG高亲和性淋巴瘤或治疗前PET阳性病灶在治疗后PET为阳性，除非病灶太小以致目前的PET系统未能测及（CT显示长径＜1.5 cm）。

可测量的结外病变的评价方法与淋巴结病变相同。推荐认为脾脏受累属于淋巴结病变。对于只能够评价的病灶（如胸水及骨病灶），其结果仅记录为有或无，除非影像学或体格检查为阳性，但组织学为阴性。

在临床试验中，当绝大多数患者无法进行PET检查，或PET检查不必要或不适宜时（如MALT淋巴瘤患者的试验），可以仅通过CT扫描采用以上标准进行疗效评价。但残留病灶不应归入不能确定的完全缓解，应考虑为部分缓解。见表1–18。

表1-18 临床试验中的疗效定义

疗效	定义	结节性肿块	肝脾	骨髓
CR	所有的病灶证据均消失	a）治疗前FDG高亲和性或PET阳性；PET阴性的任何大小淋巴结 b）FDG亲和性不定或PET阴性，CT显示病灶缩至正常大小	不能触及，结节消失	重复活检结果阴性；如果形态学不能确诊，需要免疫组织化学结果阴性
PR	可测量病灶缩小，没有新病灶	6个最大病灶SPD缩小≥50%；其他结节大小未增加 a）治疗前FDG高亲和性或PET阳性；原受累部位有1个或多个PET阳性病灶 b）FDG亲和性不定或PET阴性；CT显示病灶缩小	结节SPD（或单个结节最大横径）缩小≥50%；肝脾没有增大	如果治疗前阳性，则不作为疗效判断标准；细胞类型应该明确
SD	未达CR/PR或PD	a）治疗前FDG高亲和性或PET阳性；治疗后原病灶仍为PET阳性；CT或PET显示没有新病灶 b）FDG亲和性不定或PET阴性；CT显示原病灶大小没有改变		
疾病复发或PD	任何新增加的病灶或原病灶直径增大≥50%	出现任何径线>1.5 cm的新病灶；多个病灶SPD增大≥50%，或治疗前短径>1 cm的单病灶的最大径增大≥50%；治疗前FDG高亲和性或PET阳性病灶在治疗后PET阳性	任何病灶SPD增大>50%	新发或复发

注：CR，完全缓解；FDG，^{18}F脱氧葡萄糖；PET，正电子发射断层成像；CT，计算机断层摄影术；PR，部分缓解；SPD，最大垂直径乘积之和；SD，疾病稳定；PD，疾病进展。

二、IWG修订疗效评价标准（2014版）

2011年在瑞士卢加诺举行了第11届恶性淋巴瘤国际会议，参会人员包括血液专科医生、肿瘤专科医生、肿瘤放疗专科医生、病理医生、影像学医生、核医学专科医生，代表了主要的国际淋巴瘤临床试验组织和肿瘤中心。在第12届国际恶性淋巴瘤会议上，临床和影像学小组委员会重新修订了临床分期标准和2007年的国际工作组疗效评价指南（the International Working Group Guidelines，IWG）。

（一）淋巴瘤疗效评价标准方面修订

1. 以PET/CT为基础的疗效评估 IWG疗效评价标准是基于治疗结束时评估PET的肿瘤代谢情况（以纵隔血池为参照），而新修订的标准为：采用PET/CT评估疗效，FDG高亲和性的淋巴瘤亚型采用5分量表来评价治疗反应，在治疗中间和治疗结束时均复查PET/CT。化疗中间复查PET/CT是评估早期治疗反应，治疗结束时复查PET/CT可判断肿瘤缓解状态。

1～2分：淋巴瘤治疗中间和治疗结束时均代谢反应完全缓解。对化疗敏感的淋巴瘤治疗期间FDG摄取减弱，多数患者治疗期间FDG摄取值高于正常肝脏的FDG摄取值，但在治疗结束时FDG摄取代谢完全恢复正常。

3分：淋巴瘤治疗结束时病灶FDG摄取值高于纵隔，但低于或等于正常肝脏FDG摄取值。研究显示标准治疗后评分为3分的霍奇金淋巴瘤、弥漫大B细胞淋巴瘤和滤泡性淋巴瘤预后较好。然而对于评价为3分的淋巴瘤患者需要小心，需要根据肿瘤评估的时间、患者临床情况及治疗综合考虑，避免治疗不足。

4～5分：淋巴瘤治疗中间和结束时病灶FDG摄取值与初诊时相比，无变化、甚至升高或出现新的与淋巴瘤代谢相同的小病灶。评分达到4～5分的患者代表治疗失败。

对于多数患者病灶FDG代谢无明显好转可以肉眼分辨出。虽然定量界点可以提高异质性，但仍无足够的证据精确量化肿瘤完全缓解时FDP摄取降低的程度，该程度与淋巴瘤类型、评估时间和治疗有关。

2. 以CT为基础的疗效评估 对FDG低至中等摄取的淋巴瘤类型或无条件行PET/CT评估疗效时，可采用以CT为基础的方法评估疗效。在无PET/CT检查时，CT显示肿块较前缩小但仍持续存在，且无法取活检证明淋巴瘤是否有活性时，疗效定为部分缓解。治疗前检查异常的部位，在治疗中间或治疗结束评估疗效时全部重新复查，包括结外病变。

对于化疗有效的融合性淋巴结或结外病变，治疗后病灶分开者：治疗前淋巴结融合的患者化疗后病灶分开成为孤立的几个病灶。每个孤立淋巴结的垂直直径的乘积（product of the perpendicular diameters，PPDs）之和作为分开病灶的PPD，该PPD与其余病灶的PPD之和用于疗效评估。如果后续分开的孤立病灶中的一个或全部孤立的病灶出现增大，每个孤立病灶最小的PPD用来评估是否肿瘤进展。

化疗后疾病进展的孤立淋巴结或结外病灶，治疗后出现淋巴结或结外病灶融合者：如一组靶淋巴结逐渐变为融合性淋巴结，融合后病灶的PPD与治疗前孤立病灶的PPD之和相比，增加超过50%，确定为疾病进展（PD）。不再需要根据最长横径和其最短垂直轴判断疾病进展。

如果出现残留症状，但通过影像学检查未发现可检测的病灶，不影响评估疗效为完全缓解。在药物引起的PET/CT局部代谢活跃的情况下，需谨慎是否由肿瘤进展引起的，推荐行局部活检或至少2周病灶重新评估，如果进一步评估确定肿瘤进展，则肿瘤进展时间为第一次评估的时间。修订后的疗效评价标准（2014）见表1-19。

表1-19 2014淋巴瘤“Lugano分类”疗效评价标准

治疗反应及部位	PET/CT为基础的评估	CT为基础的评估
完全缓解	完全代谢缓解	完全影像学缓解（包括以下所有项）
淋巴结和结外病灶	根据5PS⁺评分为1分、2分或3*分伴或不伴病灶残留 需要意识到，韦氏环和结外病灶存在生理性摄取高，接受化疗或粒细胞集落刺激因子后脾脏、骨髓活跃，评估疗效时FDG摄取可能比正常纵隔或肝脏高。如果起病时累及的病灶在评估时尽管生理性摄取值高，但不高于周围正常组织，这种情况下仍考虑为完全代谢缓解	靶病灶最长横径缩小至≤1.5cm； 无结外病灶
不可评估病灶	不适用	无
器官肿大	不适用	缩小至正常
新病灶	无	无
骨髓	骨髓内未见FDG高摄取病灶	骨髓细胞形态学正常，如不确定，行骨髓活检，IHC未见肿瘤
部分缓解	部分代谢反应	部分缓解（包括以下所有项）

（续表）

治疗反应及部位	PET/CT为基础的评估	CT为基础的评估
淋巴结和结外病灶	评分4分或5分，但与治疗基线相比FDG摄取下降，不论残留灶大小。 治疗中间时该反应代表肿瘤对治疗有反应； 治疗结束时该反应代表病灶残留	6个可测量的靶淋巴结和结外病灶的SPD缩小≥50% 如果病灶缩小至CT难以测量，则指定5mm×5mm为默认值； 如果病灶消失，则定为0mm×0mm； 如果淋巴结＞5mm×5mm，但比正常淋巴结小，则按实际测量值来计算
无法测量病灶	不适用	消失/正常，好转，但无加重
器官增大	不适用	超过正常脾脏的长度必须缩小＞50%
新病灶	无	无
骨髓	残留灶FDG摄取高于正常骨髓，但与基线相比FDG摄取下降（允许与化疗后的反应性改变类似的弥漫性摄取增高）。如果在淋巴结对治疗有反应的情况下，骨髓持续存在灶性改变，需要考虑进一步行MRI或骨髓活检或间隔一段时间复查	不适用
无反应或疾病稳定	无代谢反应	疾病稳定（包括以下所有项）
靶区淋巴结/结节病灶，结外病变	治疗中间或结束时评分4分或5分，与基线FDG摄取相比无明显变化	与基线SPD相比，6个可测量的靶淋巴结和结外病灶的SPD缩小＜50%；达不到疾病进展的标准
无法测量病灶	不适用	无增加至疾病进展的标准
器官增大	不适用	无增加至疾病进展的标准
新病灶	无	无
骨髓	与基线相比无变化	不适用
疾病进展	代谢反应进展	疾病进展（要求以下至少一项）
孤立靶区淋巴结/结节病灶，结外病变	治疗期间或治疗结束时，评分4分或5分且与基线相比FDG摄取增高和/或符合淋巴瘤的FDG高摄取病灶	PPD进展： LDi＞1.5cm的孤立的淋巴结/病灶：从最小PPD增大≥50%；＜2cm的病灶的LDi或SDi从最小值增加0.5cm；＞2cm的病灶的LDi或SDi从最小值增加1.0cm。 脾脏：起病时脾大的患者，脾脏长度增加程度超过前次评估时脾脏超过正常脾脏长度的50%（如15cm的脾脏必须增加至＞16cm）；如果起病时无脾大，脾脏长度增加必须超过基线2cm。 新出现脾大或脾大缩小至正常后再出现脾大
无法测量病灶	无	新出现不可测量病灶或以前存在的不可测量病灶出现明确进展
新病灶	在排除其他原因（如感染、炎症）的情况下，出现符合淋巴瘤的高FDG代谢病灶；如果新病灶的原因不明确，可考虑活检或间隔一段时间再次复查	已经缓解的病灶再增长 新出现淋巴结任何轴径＞1.5cm 新结外病灶任何轴径＞1.0cm，如果＜1.0cm，则病灶的存在必须明确，且归因于淋巴瘤 新出现明确归因于淋巴瘤的任何大小的可评估的病灶
骨髓	骨髓内新出现病灶或FDG高摄取病灶复发	骨髓内新出现病灶或病灶复发

注：5PS：5分量表；CT：计算机断层扫描；FDG：[18]F脱氧葡萄糖；IHC：免疫组织化学染色；LDi：病灶的最长横径；MRI：磁共振成像；PET：正电子发射断层成像；PPD：最长横径和垂直直径的乘积；SDi：LDi的垂直最短轴；SPD：多个病灶的最大垂直直径乘积之和。

※多数患者接受标准治疗后评分3分提示预后良好，尤其是在治疗期间时评估，但在一些临床试验中，更倾向于考虑3分为治疗后反应不足够的表现（避免治疗不足）。在主要测量病灶：选择最大的主要淋巴结、结节性肿块和结外病灶中的6个用来明确测量2个直径。位于身体不同区域的淋巴结（如位于纵隔、腹膜后的淋巴结）优先选择。非结节性病灶包括位于实质器官（如肝、脾、肾、肺）、胃肠道、皮肤或通过触诊发现的病灶。不可测量病灶：任何不选择作为主要测量病灶和实际用来评估疗效的病灶应该认为是不可测量病灶，包括不被选择作为主要测量病灶或不符合测量的要求但仍然考虑为异常的淋巴结、结节性病灶或结外病变；也包括位于身体任何部位且怀疑为肿瘤且真正应该评估的病灶，但难以定量测量，包括胸水、腹水、骨病灶、软脑膜病灶、其他不能通过影像学确定的病灶。在韦氏环或结外病灶（如胃肠道、肝、骨髓），在疗效完全缓解情况下FDP摄取值有可能比正常纵隔高，但应不高于周围正常生理性摄取（如化疗或应用粒细胞集落刺激因子后的骨髓摄取增加）。

PET SPS：1：病灶摄取不高于背景摄取；2：病灶摄取≤纵隔摄取；3：纵隔摄取≤病灶摄取≤肝脏摄取；4：病灶摄取中度大于肝脏摄取；5：病灶摄取明显大于肝脏摄取和/或出现新高摄取病灶；X：与淋巴瘤无关的新摄取病灶。

三、原发中枢神经系统淋巴瘤的疗效评价标准

原发中枢神经系统淋巴瘤（primary central nervus system lymphoma，PCNSL）是非霍奇金淋巴瘤（NHL）中的少见亚型，病灶局限于脑、眼睛、软脑膜。PCNSL对化疗和放疗敏感，但与同种类型的结外非霍奇金淋巴瘤相比治疗总有效率和长期生存率低。国际原发中枢淋巴瘤协作组由主要研究PCNSL的国际多学科小组的研究者组成。在2004年美国临床肿瘤学年会上，原发中枢淋巴瘤协作组开会，规范了PCNSL患者入组临床试验的临床疗效评价标准（仅针对免疫功能正常的PCNSL患者）。

疗效评价标准：主要以解剖和影像为基础，新的影像学检查、实验室检查和功能性研究逐渐被推荐用于疗效评估。见表1-20。

表1-20 原发中枢神经系统淋巴瘤疗效评价标准

疗效	脑影像学检查	糖皮质激素剂量	眼科检查	脑脊液细胞学检查
CR	增强无强化病灶	无	正常	阴性
CRu	增强无强化病灶	任何	正常	阴性
	微小异常病灶	任何	微小RPE异常灶	阴性
PR	强化的肿瘤缩小≥50%	不相关	微小RPE异常灶或正常	阴性
	增强无强化病灶	不相关	视网膜/视神经肿瘤浸润较前缩小	持续存在或可疑肿瘤细胞
PD	病灶增加≥25%	不相关	复发或出现新病灶	复发或阳性
	任何新部位的病灶：中枢性或全身性	—	—	—

注：CR：完全缓解；CRu：不确定的CR；RPE：视网膜色素上皮细胞；PR：部分缓解；PD：疾病进展。

完全缓解：符合以下标准。

（1）MRI增强扫描中的所有强化的异常病灶完全消失。

（2）无眼内有活性淋巴瘤的证据，定义为：玻璃体内肿瘤细胞消失、既往确定的侵犯视网膜或视神经的病灶消失。既往肿瘤侵犯视网膜或视神经的前提下，治疗后视网膜色素上皮细胞慢性改变不能

排除疗效完全缓解的确定。基线起病时淋巴瘤累及眼睛的所有患者疗效评估时应行散瞳眼底检查和眼睛后极彩色照片检查。对于基线起病时淋巴瘤未累及眼睛或治疗中间出现眼睛症状的患者无须反复行眼科检查。

（3）脑脊液（CSF）细胞学检查阴性　考虑来自脑室系统和腰穿的脑脊液标本的报道不同，推荐有Ommaya泵的患者来自腰穿和Ommaya泵脑室的脑脊液细胞学检查均应阴性。基线起病时脑脊液无肿瘤细胞的患者无须重复行脑脊液检查，除非出现考虑为软脑膜肿瘤浸润引起的间隔性的症状。虽然起病时CSF中的总蛋白对预后有意义，但治疗后CSF中的总蛋白的意义不清楚。

（4）患者停所有激素类药物至少2周后，才能评价为完全缓解。除了患者因其他疾病需要服用糖皮质激素类药物（如全垂体功能减退）。

不能确定的完全缓解（CR/unconfirmed）：包括达到完全缓解条件但符合以下特点的患者。

（1）所有符合完全缓解条件但仍需应用任何剂量糖皮质激素类药物的患者应考虑不能确定的完全缓解。主要是因为糖皮质激素可以治疗隐蔽的肿瘤，另外，MRI增强检查时糖皮质激素抑制病灶对造影剂钆的摄取。

（2）患者MRI检查时存在很小但持续存在的考虑为活检或灶性出血引起的异常灶。一般难以确定异常的结节是肿瘤残留灶还是手术疤痕组织。其他的放射性研究，包括单光子发射计算机断层扫描或正电子发射计算机断层扫描也许有帮助，但一般这些异常病灶的性质是由以后的观察和定期间断性复查来确定。如果在无化疗和糖皮质激素治疗情况下，这些异常病灶的性质持续不变或随时间延长逐渐消失，可以定为完全缓解。

（3）在随访过程中的眼科检查时持续存在小异常灶的患者（如玻璃体内持续存在非恶性细胞，与淋巴瘤浸润不一样的视网膜/视神经改变），可以考虑为不能确定的完全缓解，如果这些小异常灶不像淋巴瘤的表现。

部分缓解：满足以下标准。

（1）与基线增强MRI检查相比，病灶缩小≥50%。

（2）糖皮质激素与确定部分缓解无关。

（3）眼科学检查显示玻璃体肿瘤细胞数量或视网膜/视神经肿瘤细胞浸润减少，但仍可见持续存在的恶性或可疑恶性肿瘤细胞。行眼睛后极彩色照片检查，确定视网膜/视神经肿瘤侵犯好转。

（4）脑脊液细胞学检查提示持续存在恶性肿瘤细胞或可疑恶性肿瘤细胞，但必须同时脑内病灶与基线相比缩小≥50%。如果病灶位于软脑膜，不能确定疗效为部分缓解，所有软脑膜病灶评价疗效只能为完全缓解、不能确定的完全缓解、疾病稳定或疾病进展。

（5）无新病灶出现。

疾病稳定：肿瘤疗效同时达不到部分缓解和疾病进展的评价标准。

疾病进展：符合以下标准至少一条：

（1）增强MRI检查病灶与基线肿瘤或疗效最好时的病灶相比增大≥25%（病灶应该与所有病灶直径之和的最小值相比较）。

（2）玻璃体内的肿瘤细胞增加或视网膜/视神经肿瘤浸润范围增大定义为眼睛肿瘤进展。

（3）治疗中间或治疗结束时任何部位（眼睛、软脑膜或全身性）出现新病灶。

疾病复发：（仅适用于疗效完全缓解或不能确定的完全缓解的患者）出现任何新病灶。

四、儿童非霍奇金淋巴瘤疗效评价

（一）儿童非霍奇金淋巴瘤与成人非霍奇金淋巴瘤疗效评估异同

2011年在瑞士卢加诺举行第11届恶性淋巴瘤国际会议，重新修订了成人非霍奇金淋巴瘤的疗效评价标准，见上述表1-18，此疗效评价标准主要是在成人非霍奇金淋巴瘤治疗基础上总结出来，仅适用于成人非霍奇金淋巴瘤的疗效评估。该疗效评价标准采用了PET/CT多维尔5分量表评估法，多维尔标准根据成人弥漫大B细胞淋巴瘤和滤泡性淋巴瘤的临床研究结果总结制定。儿童非霍奇金淋巴瘤与成人非霍奇金淋巴瘤在临床表现、病理类型、治疗及疗效评价方面有很大差别。与成人淋巴瘤患者相比，儿童淋巴瘤患者中PET/CT相关的临床研究较少，且PET/CT在儿童患者中的假阳性率较高，比如良性炎症性病变、棕色脂肪、反弹性胸腺增生、粒细胞集落刺激因子效应等。研究显示PET/CT在儿童淋巴瘤患者中有较高的敏感性及阴性预测价值，但阳性预测价值中等。MRI对中枢神经系统和骨病灶的评估有优势，而CT在肺部病灶评估中存在优势。因CT检查增加患者的电离辐射暴露，尽量用MRI代替CT来评估儿童淋巴瘤患者肺部以外的病灶。从儿童青少年非霍奇金淋巴瘤多个临床试验协作组中总结得出疗效评估方法及评估标准。病理组织（包括骨髓活检组织、残留病灶的活检组织、骨髓涂片、脑脊液标准）的形态学评估仍然是目前确定疗效的标准方法。但目前出现了更精确的病理学检测技术，比如免疫表型检测、分子诊断方法、流式细胞学检查技术、细胞遗传学、定量聚合酶链反应方法，这些方法可用于检测微小残留病灶（MRD），但这些检测方法目前还未应用于评估疗效。目前推荐采用CT或MRI检查的每个肿瘤的最大垂直径乘积的总和（sum of product of greatest perpendicular diameters）的改变作为肿瘤大小的改变，但形状不规则的肿块或弥漫浸润多个肿块的病灶采用此方法评估疗效不太准确。对于多个肿瘤病灶的患者，与成人疗效评价一样，选取6个最具代表性的淋巴结或结外病变来评估疗效。也可采用成人的PET多维尔5分量表评估法，或根据最大标准摄取值改变情况更加准确定量的检测方法。

鉴于尚未有统一的儿童非霍奇金淋巴瘤评估方法，在第三届（2009年）和第四届（2012年）国际儿童青少年和年轻成人非霍奇金淋巴瘤研讨会上，一个由儿童肿瘤学家、病理学家、生物学家和影像学家组成的国际多学科专家组，根据现有的疗效和结果资料，以目前成人非霍奇金淋巴瘤疗效评估标准为起点，制定了儿童非霍奇金淋巴瘤疗效评估标准，此评估方法结合了目前正在应用的更敏感技术，为儿童非霍奇金淋巴瘤提供治疗疗效评估的标准方法。

（二）国际儿童非霍奇金淋巴瘤疗效评估标准

完全缓解（complete response，CR）：所有病灶消失。但根据确定肿瘤完全消失的方法分为：CR、CRb（biopsy negative）、CRu（unconfirmed）。

CR：体格检查、CT、MRI、骨髓（BM）、脑脊液（CSF）检查显示所有肿瘤病灶均消失。CT和MRI检查结果未见肿瘤残留同时无新发病灶证据。FDG-PET检查阴性（多维尔评分1分、2分或3分，如果在降低治疗强度的临床试验中评分3分时，认为治疗反应欠佳而不能评为阴性，以免治疗不足）。如果病灶残留或出现新病灶但可手术完全切除，且病理结果形态学阴性，也定义为CR。评估BM和CSF时，形态学检查阴性为CR。采用更精确的检测方法，如免疫表型检查、分子诊断技术等，只是作为辅助数据，未纳入疗效评估。

CRb：CT或MRI显示病灶残留，且活检结果（非切除）为病理形态学阴性。如果采用更敏感的检测方法（如分子学技术、流式细胞学方法、免疫组织化学、细胞遗传学方法）的检测结果仅作为支持性数据。虽然残留病灶检测活性肿瘤阴性，在一定程度上确定CR，但有可能存在穿刺样本误差。因此，CRb的定义包括更多数据证明阴性活检结果等同于完全切除病灶形态学阴性结果，和/或充分肯定不需要进行PET阴性残留病灶的活检检查的PET结果。根据临床症状和充分考虑承重长骨活检的风险水平，再决定是否行FDG-PET阳性骨残留病灶活检。

CRu：定义为CT或MRI检查显示的残留病灶，采用FDG-PET检查结果为阴性。BM和CSF必须形态学检查阴性。其他部位无新发病灶或疾病进展。

部分缓解（partial response，PR）：定义为CT或MRI检查显示SPD缩小≥50%。FDG-PET检查结果阳性（多维尔评分4分或5分，但与基础值相比病灶摄取值下降）。病灶活检标本形态学检查可阳性。如果初诊时淋巴瘤侵犯BM或CSF，可持续存在形态学阳性淋巴瘤细胞，但淋巴瘤细胞比例减少≥50%。其他部位无新发病灶或疾病进展。

微效（minor response，MR）：定义为CT或MRI检查显示SPD缩小>25%，但<50%。病灶活检标本形态学检查可阳性。如果初诊时淋巴瘤侵犯BM或CSF，可持续存在形态学阳性淋巴瘤细胞，但淋巴瘤细胞比例减少25%～50%。其他部位无新发病灶或疾病进展。

无效（no response，NR）：定义为残留病灶疗效未达到CR、PR、MR或PD。

进展（progressive disease，PD）：定义为CT或MRI检查SPD灶增大>25%；FDG-PET多维尔评分为4分或5分，同时残留病灶FDG摄取值比基础值升高；出现新发病灶；初诊时BM或CSF细胞形态学阴性，治疗期间BM或CSF新出现细胞形态学阳性的淋巴瘤细胞。

儿童非霍奇金淋巴瘤疗效评价标准的辅助性数据见表1-21。

表1-21 国际儿童非霍奇金淋巴瘤疗效评价标准的辅助性数据

辅助性信息	描述
BM侵犯	目前淋巴瘤细胞的细胞形态学阳性结果定义为骨髓侵犯；适用于所有组织学亚型；骨髓侵犯的类型和程度必须分类标出※
BMm	骨髓细胞形态学检测阳性（标出淋巴瘤细胞比例）
BMi	骨髓免疫表型方法检测阳性（免疫组织化学或流式细胞学检查方法；需标出淋巴瘤细胞比例）
BMc	骨髓细胞遗传学或FISH检测阳性（标出淋巴瘤细胞比例）
BMmol	骨髓分子学检测技术检测阳性
CNS侵犯	
CSF状态	细胞形态学检测到淋巴瘤细胞定义为CSF阳性；CSF中发现任何数目的淋巴瘤细胞即考虑CSF侵犯；CSF状态不清楚；与BM一样，尽可能描述CSF的侵犯类型
CSFm	CSF细胞形态学检测阳性（标出每微升CSF的幼稚淋巴细胞数目）
CSFi	CSF免疫表型方法检测阳性（免疫组织化学或流式细胞术检查方法；需标出淋巴瘤细胞百分比）
CSFc	CSF细胞遗传学或FISH检测阳性（标出淋巴瘤细胞自分比）
CSFmol	CSF分子学检测技术检测阳性
RM	
RMm	采用标准细胞形态学评估检测到肿瘤

（续表）

辅助性信息	描述
RMi	采用免疫表型方法检测到肿瘤（分子学检测技术阳性）
RMc	采用细胞遗传学或FISH检测方法检测到肿瘤
RMmol	采用分子学技术检测到肿瘤

注：BM，骨髓；FISH，荧光原位杂交技术；NHL，非霍奇金淋巴瘤；PB，外周血；RM，残留病灶。
*一些方法可以用来检测外周血是否侵犯（比如PBm、PBi、PBc、PBmol）。

（王娟　孙晓非）

参考文献

[1] 朱梅刚，林汉良. 淋巴瘤病理诊断图谱［M］. 广州：广东科技出版社，2010：107-113，144-150.

[2] 陈辉树. 骨髓病理学［M］. 北京：人民军医出版社，2010：157-199.

[3] 林桐榆，朱军，高子芬. 恶性淋巴瘤诊断治疗学 ［M］. 北京：人民卫生出版社，2013：601-611.

[4] 刘艳荣. 实用临床流式细胞术：血液病篇［M］. 北京：北京大学医学出版社，2010.

[5] 陈跃. 儿科核医学［M］. 北京：人民卫生出版社，2013：234-243.

[6] 邵兰兰，肖秀斌，仲凯励. 自体造血干细胞移植不同预处理方案治疗恶性淋巴瘤100例临床观察 ［J］. 中国实验血液学杂志，2012，20（3）：598-602.

[7] Smith MA，Seibel NL，Altekruse SF，et al. Outcomes for children and adolescents with cancer：challenges for the twenty-first century［J］. J Clin Oncol，2010，28（15）：2625-2634.

[8] Angelo Rosolen，Sherrie L. Perkins C，et al. Revised International Pediatric Non-Hodgkin Lymphoma Staging System［J］. J Clin Oncol，2015，33（18）：2112 - 2118.

[9] Weller S，Bonnet M，Delagreverie H，et al. IgM+IgD+CD27+B cells are markedly reduced in IRAK-4-，MyD88-，and TIRAP- but not UNC-93B-deficient patients ［J］. Blood，2012，120：4992-5001.

[10] Todd EM，Deady LE，Morley SC. The actin-bundling protein L-plastin is essential for marginal zone B cell development［J］. J Immunol，2011，187：3015-3025.

[11] Gascoigne NR，Palmer E. Signaling in thymic selection［J］. Curr Opin Immunol，2011，23：207-212.

[12] Pandey MK，Rani R，Zhang W，et al. Immunological cell type characterization and Th1-Th17 cytokine production in a mouse model of Gaucher disease［J］. Mol Genet Metab，2012，106：310-322.

[13] Godfrey DI，Stankovic S，Baxter AG. Raising the NKT cell family［J］. Nat Immunol，

2010, 11: 197–206.

[14] Luetke–Eversloh M, Killig M, Romagnani C. Signatures of human NK cell development and terminal differentiation [J]. Front Immunol, 2013, 4: 499.

[15] Gasparini C, Celeghini C, Monasta L, et al. NF–kappaB pathways in hematological malignancies [J]. Cell Mol Life Sci, 2014, 71: 2083–2102.

[16] Cunha KC, Oliveira MC, Gomes AC, et al. Clinical course and prognostic factors of children with Burkitt's lymphoma in a developing country: the experience of a single centre in Brazil [J]. Rev Bras Hematol Hemoter, 2012, 34 (5): 361–366.

[17] Rodr'guez–Pinilla SM, Barrionuevo C, Garcia J, et al. EBV–associated cutaneous NK/T–cell lymphoma: review of a series of 14 cases from Peru in children and young adults [J]. Am J Surg Pathol, 2010, 34: 1773–1782.

[18] Liu QY, Salaverria I, Pittaluga S, et al. Follicular lymphomas in children and young adults: A comparison of the pediatric variant with usual follicular lymphoma [J]. Am J Surg Pathol, 2013, 37 (3): 333–343.

[19] Patel JL, Smith LM, Anderson J, et al. The immunophenotype of T–lymphoblastic lymphoma in children and adolescents: a Children's Oncology Group report [J]. British Journal of Haematology, 2012, 159, 454–461.

[20] Tang T, Tay K, Quek R, et al. Peripheral T–cell lymphoma: review and updates of current management strategies [J]. Adv Hematol, 2010, 2010: 624040.

[21] Campana D. Minimal residual disease in acute lymphoblastic leukemia [J]. Hematology Am Soc Hematol Educ Program, 2010, 2010: 7–12.

[22] Rawstron A C, Bennett F L, O'Connor S J, et al. Monoclonal B–cell lymphocytosis and chronic lymphocytic leukemia [J]. N Engl J Med, 2008, 359 (6): 575–583.

[23] Campana, D. Minimal residual disease monitoring in childhood acute lymphoblastic leukemia [J]. Curr Opin Hematol, 2012, 19 (4): 313–318.

[24] Gao C, Liu SG, Zhang RD, et al. NOTCH1 mutations are associated with favourable long–term prognosis in paediatric T–cell acutelymphoblastic leukaemia: a retrospective study of patients treated on BCH–2003 and CCLG–2008 protocol in China [J]. Br J Haematol, 2014, 166 (2): 221–228.

[25] Mullighan CG. Genome sequencing of lymphoid malignancies [J]. Blood, 2013, 122 (24): 3899–3907.

[26] Roschewski M, Dunleavy K, Pittaluga S, et al. Circulating tumour DNA and CT monitoring in patients with untreated diffuse large B–cell lymphoma: a correlative biomarker study [J]. Lancet Oncol. 2015, 16 (5): 541–5429.

[27] Cronin M, Ross JS. Comprehensive next–generation cancer genome sequencing in the era of targeted therapy and personalized oncology [J]. Biomark Med, 2011, 5 (3): 293–305.

[28] Thomas A G, Vaidhyanath R, Kirke R, et al. Extranodal lymphoma from head to toe: part 1, the head and spine [J]. AJR Am J Roentgenol, 2011, 197 (2): 350-356.

[29] Tang S S, Yang Z G, Deng W, et al. Differentiation between tuberculosis and lymphoma in mediastinal lymph nodes: Evaluation with contrast-enhanced MDCT [J]. Clin Radiol, 2012, 67 (9): 877-883.

[30] Mangasarova I, Magomedova A U, Kravchenko S K, et al. Diffuse large B-cell lymphoma with primary involvement of mediastinal lymph nodes: diagnosis and treatment [J]. Ter Arkh, 2010, 82 (7): 61-65.

[31] Gaubert J Y, Cohen F, Vidal V, et al. Imaging of mediastinal tumors [J]. Rev Pneumol Clin, 2010, 66 (1): 17-27.

[32] Thomas A G, Vaidhyanath R, Kirke R, et al. Extranodal lymphoma from head to toe: part 2, the trunk and extremities [J]. AJR Am J Roentgenol, 2011, 197 (2): 357-364.

[33] Yap K K, Sutherland T, Liew E, et al. Magnetic resonance features of primary central nervous system lymphoma in the immunocompetent patient: a pictorial essay [J]. J Med Imaging Radiat Oncol, 2012, 56 (2): 179-186.

[34] Schwingel R, Reis F, Zanardi V A, et al. Central nervous system lymphoma: magnetic resonance imaging features at presentation [J]. Arq Neuropsiquiatr, 2012, 70 (2): 97-101.

[35] Regine K, Lars K, Francoise M, et al. FDG PET/CT in children and adolescents with lymphoma [J]. Pediatr Radiol, 2013, 43: 406-417.

[36] Samuel AM. PET/CT in pediatric oncology [J]. Indian Journal of Cancer, 2010, 47 (4): 360-370.

[37] Chen G, Chen W, Chamroonrat W, et al. Biopsy versus FDG PET/CT in the initial evaluation of bone marrow involvement in pediatric lymphoma patient [J]. Eur J Nucl Med Mol Imaging, 2011, 38: 1469-1476.

[38] Riad R, Omar W, Sidhom I, et al. False-positive F-18 FDG uptake in PET/CT studies in pediatric patients with abdominal Burkitt's lymphoma [J]. Nucl Med Commun, 2010, 31: 232-238.

[39] Weiler-Sagie M, Bushelev O, Epelbaum R, et al. (18) F-FDG avidity in lymphoma readdressed: a study of 776 patients [J]. J Nucl Med, 2010, 51: 25-30.

[40] Edge SB, Byrd DR, Compton CC, et al. AJCC Cancer Staging Manual [M]. 7th ed. New York: Springer, 2010: 607-611.

[41] Angelo R, Sherrie L, Perkins C, et al. Revised international pediatric non-Hodgkin lymphoma staging system [J]. J Clin Oncol, 2015, 33 (18): 2112 - 2118.

[42] Shankar A, Daw S. Nodular lymphocyte predominant Hodgkin lymphoma in children and adolescents-acomprehensive review of biology, clinical course and treatment options

[J]. Br J Haematol, 2012, 159: 288-298.

[43] Topalian SL, Hodi FS, Brahmer JR, et al. Safety activity and immune correlates of anti-PD-1 antibody in cancer [J]. N Engl J Med, 2012, 366: 2443-2454.

[44] Younes A, Kim S, Romaguera J, et al. Phase Ⅰ multidose-escalation study of the anti-CD19 maytansinoid immuno-conjugate SAR3419 administered by intravenous infusion every 3 weeks to patients with relapsed/refractory B-cell lymphoma [J]. J Clin Oncol, 2012, 30: 2776-2782.

[45] Camidge DR, Bang YJ, Kwak EL, et al. Activity and safety of crizotinib in patients with ALKpositive non-small-cell lung cancer: updated results from a phase Ⅰ study [J]. Lancet Oncol, 2012; 13: 1011-1019.

[46] Sugawara E, Togashi Y, Kuroda N, et al. Identification of anaplastic lymphoma kinase fusions in renal cancer: large-scale immunohistochemical screening by the intercalated antibody-enhanced polymer method [J]. Cancer. 2012; 118: 4427-4436.

[47] Carpenter EL, Haglund EA, Mace EM, et al. Antibody targeting of anaplastic lymphoma kinase induces cytotoxicity of human neuroblastoma [J]. Oncogene, 2012, 31: 4859-4867.

[48] Micallef IN, Maurer MJ, Wiseman A, et al. Epratuzumab with rituximab, cyclophosphamide, doxorubicin, vincristine, and prednisone chemotherapy in patients with previously untreated diffuse large B-cell lymphoma [J]. Blood, 2011, 118: 4053-4061.

[49] Kumar R, Galardy PJ, Dogan A, et al. Rituximab in combination with multiagent chemotherapy for pediatric follicular lymphoma [J]. Pediatr Blood Cancer, 2011, 57: 317-320.

[50] Campbell BA, Voss N, Woods R, et al. Long-term outcomes for patients with limited stage follicular lymphoma: involved regional radiotherapy versus involved node radiotherapy [J]. Cancer, 2010, 116: 3797-3806.

[51] Lazarus HM, Zhang MJ, Carreras J, et al. A comparison of HLA identical sibling allogeneic versus autologous transplantation for diffuse large B-cell lymphoma: a report the CIBMTR [J]. Biol Blood Marrow Transplant, 2010, 16 (1): 35-45.

[52] Bacher U, Klyuchnikov E, Carreras J, et al. Conditioning intensity in allogeneic hematopoietic cell transplantation (allo-HCT) for diffuse large B-cell lymphoma (DLBCL) [J]. Blood (ASH Annual Meeting Abstracts), 2011, 118: Abstract 501.

[53] Klyuchnikov E, Bacher U, Kroger N, et al. The role of allogeneic stem cell transplantation in relapsed /refractory Hodgkin's Lymphoma patients [J]. Adv Hematol, 2011, 2011: 974658.

[54] Fatma V. Okur, Robert K. Stem cell transplantation in childhood non-hodgkin's lymphomas [J]. Curr Hematol Malig Rep, 2010, 5: 192-199.

[55] Harris RE, et al. Autologous peripheral blood stem cell transplantation in children with refractory or relapsed lymphoma: results of Children's Oncology Group study A5962 [J]. Biol Blood Marrow Transplant, 2011, 17 (2) : 249-258.

[56] Thomas G. Gross, et al. Hematopoietic stem cell transplantation for refractory or recurrent non-Hodgkin lymphoma in children and adolescents [J]. Biol Blood Marrow Transplant. 2010, 16 (2) : 223-230.

[57] Lisa Giulino-Roth, Rosanna Ricafort, Nancy A. Kernan, et al. Ten-year Follow-up of pediatric patients with non-Hodgkin lymphoma treated with allogeneic or autologous stem cell transplantation [J]. Pediatr Blood Cancer, 2013, 60: 2018-2024.

[58] Richard EH, Amanda MT, Lynette MS, et al. Autologous peripheral blood stem cell transplantation in children with refractory or relapsed lymphoma: results of Children's Oncology Group study A5962 [J]. Biol Blood Marrow Transplant 2011, 17: 249-258.

[59] Hideaki Ohta, Shigenori Kusuki, Hisao Yoshida, et al. Allogeneic hematopoietic stem cell transplantation with reduced intensity conditioning for a child with recurrent anaplastic large cell lymphoma [J]. Int J Hematol, 2010, 92: 190-193.

[60] Barrington SF, Mikhaeel NG, Kostakoglu L, et al. Role of imaging in the staging and response assessment of lymphoma: Consensus of the International Conference on Malignant Lymphomas Imaging Working Group. [J] J Clin Oncol. 2014 32 : 3048-3058.

[61] Goldman S, Smith L, Anderson JR, et al. Rituximab and FAB/LMB 96 chemotherapy in children with stage Ⅲ/Ⅳ B-cell non-Hodgkin lymphoma: A Children's Oncology Group report [J]. Leukemia, 2013, 27: 1174-1177.

[62] Barrington SF, Mikhaeel NG, Kostakoglu L, et al. Role of imaging in the staging and response assessment of lymphoma: Consensus of the International Conference on Malignant Lymphomas Imaging Working Group [J]. J Clin Oncol, 2014, 32: 3048-3058.

[63] Riad R, Omar W, Sidhom I, et al. Falsepositive F-18 FDG uptake in PET/CT studies in pediatric patients with abdominal Burkitt's lymphoma [J]. Nucl Med Commun, 2010, 31: 232-238.

[64] Galardy PJ, Hochberg J, Perkins SL, et al. Rasburicase in the prevention of laboratory/clinical tumour lysis syndrome in children with advanced mature B-NHL: A Children's Oncology Group report [J]. Br J Haematol, 2013, 163: 365-372.

[65] Goldman S, Smith L, Galardy P, et al. Rituximab with chemotherapy in children and adolescents with central nervous system and/or bone marrow-positive Burkitt lymphoma/leukaemia: A Children's Oncology Group report [J]. Br J Haematol, 2014, 167:394-401.

[66] John T. Sandlund, R. Paul Guillerman, Sherrie L. Perkins, et al. International pediatric non-Hodgkin lymphoma response criteria [J]. J Clin Oncol, 2015, 33: 2106-2111.

2 第二章

霍奇金淋巴瘤

第一节 概　述

霍奇金淋巴瘤（Hodgkin’s lymphoma，HL）是恶性淋巴瘤的一种类型，起源于人体免疫器官之一的淋巴系统。可从单一淋巴结起病扩散到身体任何器官和组织，包括肝脏、骨髓和脾脏。1832年，托马斯·霍奇金（Thomas Hodgkin）首次报道7例淋巴结和脾脏肿大患者尸解结果，描述了这一独特疾病。1865年Wilks进一步详细阐述另外15例患者的特点，并将疾病命名为霍奇金病（Hodgkin’s Disease，HD）。霍奇金病的肿瘤细胞是Hodgkin/Reed -Stermberg （HRS） 细胞。HRS细胞起源于淋巴细胞，2001年，世界卫生组织淋巴瘤分型系统将“霍奇金病”更名为“霍奇金淋巴瘤”。霍奇金淋巴瘤从发现到现在已有180多年的历史。此疾病也经历了从不可治愈到可治愈的过程。采用现代标准治疗策略，儿童霍奇金淋巴瘤治愈率达90%以上。本章节主要阐述儿童霍奇金淋巴瘤流行病学、病因、病理、临床表现、危险分组、预后因素、治疗策略、化疗和放疗的治疗进展和临床相关问题的处理。

第二节 流行病学和病因学

一、流行病学

儿童霍奇金淋巴瘤占儿童恶性肿瘤的6%。5岁以下罕见，随着年龄增长发生率逐年增加。40%的儿童霍奇金淋巴瘤发生在10~14岁，41%发生在15岁以上。美国发病率高峰在15~19岁，非欧盟国家的儿童发病率更高。5岁以下，男孩多于女孩（男女比例为5.3：1），5~9岁（男女比例为1.3：1），10~14岁（男女比例为1.1：1），15~19岁，女稍多于男（男女比例为0.8：1）。霍奇金淋巴瘤在发达国家有两个发病高峰期：第一峰20岁，第二峰50岁。在发展中国家早期发病高峰发生在青春期前。我国发病年龄无典型的双峰分布。

儿童型霍奇金淋巴瘤发病与遗传背景和低社会经济状况相关。霍奇金淋巴瘤可有家族聚集，同胞或父母有霍奇金淋巴瘤病史，儿童霍奇金淋巴瘤发病风险增加。霍奇金淋巴瘤有以下3种独特的流行病学特点。

1. 儿童型 发生在14岁以下儿童。遗传易感者和较低社会经济状况霍奇金淋巴瘤发病风险增加。儿童早期暴露常见感染显然能降低霍奇金淋巴瘤发病的风险。

2. 年轻成人型 影响15~34岁年轻成人。年轻成人型与发达国家较高的社会经济状况相关。有较多年长兄弟姐妹的年轻成人霍奇金淋巴瘤发病风险低。

3. 年长成人型 常见于55~74岁患者。具体见表2-1。

表2-1 不同年龄段霍奇金淋巴瘤流行病学特点比较

	儿童型	年轻成人型和成人型	年长成人型
年龄范围	≤14岁	15～35岁和>35岁	≥55岁
性别（男：女）	（2～3）：1	（1～1.3）：1	（1.1～1.2）：1
组织学			
结节硬化型	40%～45%	65%～80%	35%～40%
混合细胞型	30%～45%	10%～25%	35%～50%
淋巴细胞消减型	0～3%	1%～5%	2%～6%
结节性淋巴细胞为主型	8%～20%	2%～8%	7%～10%
EB病毒相关	27%～54%	20%～25% 34%～40%	50%～56%
危险因素	低社会经济状况和家庭成员多	高经济状况家庭成员少	

二、病因学和分子生物学

霍奇金淋巴瘤发病原因未明，研究显示EB病毒感染、免疫缺陷等与HL发病有一定相关性。

1. EB病毒和霍奇金淋巴瘤 大部分HL患者血清EB病毒抗体滴度升高，提示EB病毒可能参与某些HL形成。某些HL患者肿瘤组织Reed Sternberg细胞中可检测到EB病毒基因。EB病毒阳性最常见于混合细胞型霍奇金淋巴瘤，淋巴细胞为主型极少见EB病毒阳性。10岁以下儿童比青少年和年轻成人更常见EB病毒阳性。发达国家青少年和年轻成人霍奇金淋巴瘤患者肿瘤细胞EB病毒阳性的发生率为15%～25%。发展中国家儿童混合细胞霍奇金淋巴瘤发生率较高，而且，80%的病例EB病毒阳性。EB病毒血清状况并不是霍奇金淋巴瘤的预后因素。曾患血清学证实的传染性单核细胞增多症的患者发生EB病毒阳性的霍奇金淋巴瘤比正常人群高4倍，但发生EB病毒阴性的霍奇金淋巴瘤与正常人群相似。

2. 免疫缺陷与霍奇金淋巴瘤 原发免疫缺陷患者患霍奇金淋巴瘤风险增加。霍奇金淋巴瘤常发生在原发免疫缺陷的年幼儿童。自身免疫性淋巴增生性综合征患者发生霍奇金淋巴瘤风险高于正常人群50倍。人类免疫缺陷病毒（HIV）感染的患者霍奇金淋巴瘤发生率增高。

3. 分子生物学特点 几乎所有霍奇金淋巴瘤/ Reed-Sternberg（H/RS）细胞高表达CD30，为靶向治疗提供潜在的靶点。同时H/RS细胞存在几个将来作为靶点治疗的去调节通道，其中研究较多的是CD30过表达和NF-kB的结构性活化。NF-kB-基因家族成员的基因扩增可活化NF-kB通道，其家族成员包括RELA 和BCL3。通过CD30、CD40、TRAF1、RANK和EBV膜蛋白LMP1作用使IKK激酶获得异常活化。NF-kB活化是H/RS细胞的分子标记，NF-kB通道在H/RS细胞生长、存活和免疫调节功能方面的作用使其成为受关注的治疗靶点。

第三节 临床表现

霍奇金淋巴瘤的病程较长，发展较缓慢。80%～85%的患者主要是淋巴结和/或脾脏侵犯（Ⅰ～Ⅲ期），15%～20%患者结外侵犯（Ⅳ期），最常见的结外侵犯部位是肺、肝、骨和骨髓。罕见侵犯中枢神经系统，罕见发展为白血病。主要临床表现如下：

1. 浅表淋巴结肿大　是霍奇金淋巴瘤最常见的临床表现。80%患者表现无痛性淋巴结肿大，主要见锁骨上区和颈部区域淋巴结肿大，肿大淋巴结质地韧，可互相融合形成巨大肿块（图2–1）。

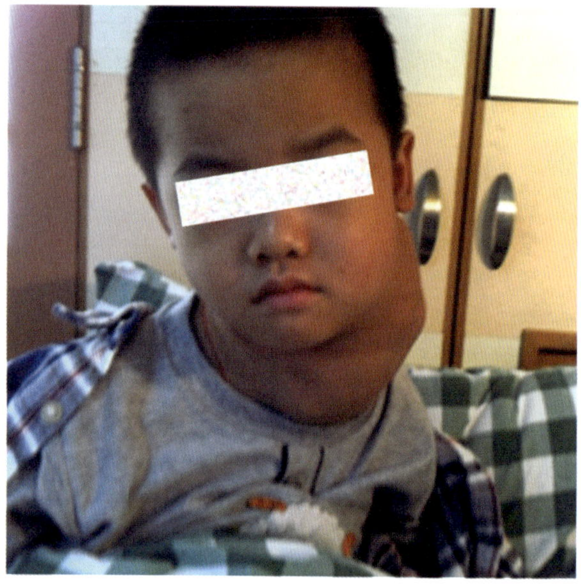

图2–1　霍奇金淋巴瘤颈部淋巴结肿大融合成团

2. 纵隔肿块　75%青少年和年轻成人霍奇金淋巴瘤可有纵隔肿块。相反，仅35%儿童霍奇金淋巴瘤伴有纵隔肿块，主要是混合细胞型或淋巴细胞为主型。

3. 巨大肿块　大约20%患者有巨大淋巴结肿块（定义为：纵隔肿块最大横径≥胸廓内径1/3；或淋巴结肿块>6cm）。巨大纵隔肿块患者可伴有上腔静脉压迫综合征，表现为颜面水肿、结膜充血、颈静脉怒张、胸壁静脉显露和呼吸困难等症状。10%～20%患者有肺与胸膜受侵，可有纵隔肺门病变直接侵犯，也可因肺门淋巴结受侵，瘤细胞沿淋巴管逆流至肺实质。因血行扩散造成的肺实质受侵较少见。

4. 腹主动脉淋巴结侵犯　是霍奇金淋巴瘤常见受侵部位，约有25%病例在确诊时有腹主动脉旁淋巴结受侵，早期可无临床表现，病变发展可引起腹痛、腹泻、腹胀、腹水等症状。腹主动脉淋巴结受侵与脾脏受侵有密切关系。脾受侵的病例中约有50%伴有腹主动脉旁淋巴结受侵。

5. 脾、肝脏侵犯　脾脏是最常见的膈下受侵部位。临床上判断脾脏是否受侵是比较困难的。脾肿大并不能作为脾脏受侵的指标。脾脏受累可以没有临床表现，也可以表现为脾大、脾功能亢进。CT或PET/CT检查可发现脾脏肿瘤浸润病灶。肝脏受侵是HL的晚期表现，初诊时少见（2%～6%），且常同时伴随脾脏侵犯，多为灶性，晚期则可出现肝大、黄疸甚至肝功能衰竭。

6. 15%～20%患者有非邻近结外侵犯（Ⅳ期），最常见结外侵犯部位是肺、肝、骨和骨髓。

7. 患者可有乏力、食欲减退等全身表现。部分患者可伴有皮肤瘙痒和皮疹。由于细胞免疫功能低下，病程中特别是晚期易发生病毒、细菌、真菌、卡氏肺囊虫肺炎等感染并发症。

8. 全身症状　5%患者出现R–S细胞释放的淋巴因子和细胞因子所致的B症状。B症状定义为：不可解释的发热伴体温>38℃超过3天以上，盗汗，无特殊原因半年内体重减轻10%以上，其上3种之一者被定为有B症状。伴有B症状预后较差。

第四节　实验室和影像学检查

1. 血常规　大多数霍奇金淋巴瘤患者外周血检查正常，部分患者可伴有贫血，但Coombs试验阳性的自身免疫性溶血性贫血不足1%。粒细胞常增高导致白细胞总数增高。部分患者可有嗜酸性粒细胞增高，淋巴细胞常减少。在伴有发热霍奇金淋巴瘤中，有时可有类白血病反应，白细胞总数可达50×10^9/L以上。

2. 骨髓检查 常呈粒细胞增生，伴有组织细胞和浆细胞增多，类似“感染性骨髓像”。骨髓侵犯发生率2%～15%，一般见于Ⅲ、Ⅳ期病变。确诊需经骨髓活检证实。单纯骨髓穿刺涂片细胞学检查很少能发现R-S细胞，但骨髓活检（包括穿刺活检）则可能发现R-S细胞（双核或单核）灶性或弥漫性骨髓浸润。晚期疾病（Ⅲ或Ⅳ期）和/或B症状患者需要做双侧髂骨骨髓活检。

3. 生化检查 常伴有红细胞沉降率（ESR）增快，可作为疾病活动的检测指标。血乳酸脱氢酶（LDH）升高提示肿瘤负荷大。骨和肝脏受侵常伴有碱性磷酸酶升高。

4. 影像学检查 胸部X光正侧位照片可观察纵隔和肺侵犯。B超可检测肝脾和腹部淋巴结肿大情况。CT或MRI在诊断胸部、腹部和盆腔病灶比X光和B超敏感。全身PET/CT检查比CT或MRI更敏感，可发现更微小的病灶。详见第一章第七节和第八节。

第五节 病理诊断

上述的临床表现、实验室和影像学检查不能确诊霍奇金淋巴瘤。确诊霍奇金淋巴瘤需要病理诊断，获取高质量的肿瘤标本是确保病理诊断正确的先决条件。

一、活检

1. 尽可能取1个以上肿大的外周淋巴结，最好能获取整个淋巴结进行病理检查。不推荐穿刺细胞学检查，因为细胞学标本无间质组织，肿瘤细胞数量少，影响淋巴瘤病理分类诊断。

2. 对于儿童患者而言，常需要全身麻醉下活检，这时需要准确判断患者能否耐受麻醉。特别是巨大前纵隔肿块患者，全麻可使气管肌松弛导致前纵隔肿块向后压迫气管窒息死亡。需要小心评估。

3. 霍奇金淋巴瘤患者骨髓侵犯少见。仅是晚期患者（临床分期Ⅲ期或Ⅳ期）和/或伴有B症状患者需要行双侧髂骨骨髓活检。

二、病理诊断

霍奇金淋巴瘤是一种特殊类型的淋巴瘤，特征是少数肿瘤性和/或变异型R-S细胞或HRS细胞散在分布于异质性的反应性炎细胞背景中。儿童霍奇金淋巴瘤病理类型分型与成人霍奇金淋巴瘤相同，采用WHO2008血液淋巴组织肿瘤分类分为2大类：

1. 经典型霍奇金淋巴瘤（classical Hodgkin lymphoma，CHL）

（1）富于淋巴细胞经典型霍奇金淋巴瘤（lymphocyte-rich classical Hodgkin lymphoma，LRCHL）是经典型霍奇金淋巴瘤的一种组织学亚型，少量HRS细胞散在分布于丰富的小淋巴细胞背景中。背景呈结节性或少结节的弥漫性浸润，缺乏嗜中性粒细胞与嗜酸性粒细胞。大多数患者为早期病变，预后较好。

（2）结节硬化型霍奇金淋巴瘤（nodular sclerosis classical Hodgkin lymphoma，NSCHL） 是经典型霍奇金淋巴瘤的一种组织学亚型。瘤细胞主要为陷窝细胞，一种变异型R-S细胞增生，带状纤维化背景，至少有一个结节被胶原带围绕，直至完全被纤维带分割成瘤结节。主要累及纵隔或颈部淋巴结，多见于青少年和年轻成人。

（3）混合细胞型霍奇金淋巴瘤（mixed-cellularity classical Hodgkin lymphoma，MCCHL） 为经典型霍奇金淋巴瘤的一种组织学亚型。HRS数量多，诊断性R-S细胞易见，其散布于弥漫性或模糊结节性混合性炎性背景中。多见于年龄<10岁儿童，多为Ⅲ/Ⅳ期病变，常有B症状。

（4）淋巴细胞削减型霍奇金淋巴瘤（lymphocyte-depleted Hodgkin classical lymphoma，LDHL）是经典型霍奇金淋巴瘤一种很少见的组织学亚型。HRS细胞丰富，散在或成片分布。背景小淋巴细胞明显减少。儿童罕见，多为晚期病变，80%患者有B症状。

2. 结节性淋巴细胞为主型霍奇金淋巴瘤（nodular lymphocyte-predominant Hodgkin lymphoma，NLPHL）

结节性淋巴细胞为主型霍奇金淋巴瘤是一种具有霍奇金淋巴瘤和低度恶性B细胞淋巴瘤的临床病理学特征的结节性或结节与弥漫性淋巴增生性肿瘤。在大量非肿瘤性小淋巴细胞背景中散在分布少数变异型R-S细胞即L&H细胞或称淋巴细胞优势细胞（LP细胞）或爆米花细胞。这些细胞表达B细胞抗原，不表达CD30。80%以上为Ⅰ/Ⅱ期，局限，无巨块，无症状，病程缓慢，预后好。

儿童霍奇金淋巴瘤病理诊断详见第一章第三节。

第六节 鉴别诊断

霍奇金淋巴瘤首发症状主要是浅表淋巴结肿大，因此，临床上需要与淋巴结肿大的疾病相鉴别。淋巴结作为机体防御器官在外源性感染下可增大。淋巴结同样也是霍奇金淋巴瘤的起源部位和其他肿瘤的转移部位。

1. 感染性疾病 病毒和细菌感染常可引起浅表淋巴结肿大，常伴发热和相应的感染病灶，特别是结核感染，常伴有发热、盗汗，与霍奇金淋巴瘤临床表现相似。但是，感染患者常可通过抗感染治疗后好转，淋巴结缩小。如果抗感染治疗后肿大淋巴结不缩小而持续增大则应考虑取淋巴结活检，可进一步明确肿大淋巴结性质。

2. 白血病 急性白血病可表现为浅表淋巴结肿大，发热、盗汗、肝脾肿大等症状需要与霍奇金淋巴瘤相鉴别。霍奇金淋巴瘤起病相对缓慢，早期血常规常正常。而急性白血病起病快，血常规可显示白细胞数升高、血色素和血小板下降，可表现为感染、贫血和出血。骨髓检查可确诊白血病。

3. 淋巴结转移性瘤 儿童常见转移性肿瘤包括神经母细胞瘤、横纹肌肉瘤、生殖细胞肿瘤、鼻咽癌等。这些肿瘤淋巴结转移可表现为浅表淋巴结肿大，临床上需要与淋巴瘤相鉴别。HL肿大淋巴结质地较韧、有弹性，而转移性淋巴结质地较硬，行淋巴结活检可明确诊断。

第七节 临床分期

1. 分期前评估

（1）详细询问病史和了解有无全身症状（B症状：发热、盗汗和体重下降）。

（2）体检　认真检查全身浅表淋巴结大小、数量、质地和淋巴结区域。胸部和腹部触诊，检测体表肿块，记录肿块大小和质地。

（3）实验室检查　血常规、生化常规、肝肾功能、血沉、电解质、乳酸脱氢酶水平（LDH）、免疫功能、乙肝病毒和EB病毒等检测。骨髓活检和骨髓流式细胞术、常规心电图和超声心电图等检查。

（4）影像学检查　胸片、B超、全身CT或MR。建议所有患者治疗前均行全身CT或MR或PET/CT（功能影像学）检查，能够较准确了解肿瘤侵犯范围，有助于准确分期。

2. 临床分期　儿童霍奇金淋巴瘤临床分期与成人霍奇金淋巴瘤相同，采用Ann Arbor 分期系统（表2-2）。儿童霍奇金淋巴瘤各期分布比例与年轻成人相似，分别为Ⅰ期19%、Ⅱ期49%、Ⅲ期19%、Ⅳ期13%。儿童青少年和成人霍奇金淋巴瘤患者B症状发生率分别为39%与48%。

表2-2　Ann Arbor分期系统

分期	侵犯范围
Ⅰ期	侵犯单个淋巴区域（即：单个淋巴结区域，韦氏咽环，胸腺，或脾脏）（Ⅰ）；或单个结外器官或部位局限侵犯不伴有任何淋巴结侵犯（ⅠE）
Ⅱ期	侵犯2个或更多淋巴结区域，但均在膈肌的同侧（Ⅱ）；局限性单个结外器官或部位侵犯伴区域淋巴结侵犯有或无膈肌同侧其他区域淋巴结侵犯（ⅡE）
Ⅲ期	膈肌上下淋巴结区域侵犯（Ⅲ），可伴有结外器官侵犯和邻近淋巴结侵犯（ⅢE）或脾脏侵犯（ⅢS）或两者均有（ⅢES）
Ⅳ期	1个或多个结外器官弥漫性或播散性侵犯有或无淋巴结侵犯；或孤立结外器官侵犯无邻近区域淋巴结侵犯，但伴随远处疾病；Ⅳ期包括肝脏或骨髓或肺或脑脊液侵犯

注：（1）各期再按有无B症状分为A、B两类。
（2）由区域淋巴结直接侵犯所致的淋巴结以外疾病定义为E。E定义不适用于弥漫性或播散性结外疾病（如：大量胸水伴阳性细胞学或非邻近结外侵犯获得病理证实）应定义为Ⅳ期。

第八节 危险度分层

现代儿童霍奇金淋巴瘤治疗方法包括化疗和放疗，按照危险因素和早期疗效决定治疗强度和化疗疗程数。治疗计划和策略需要考虑疾病相关因素，如分期、侵犯淋巴结区域数量、巨大肿块、B症状和早期化疗疗效（采用功能影像学PET/CT判断）、年龄、性别和组织学亚型。

一、危险因素判断

1. 预后良好的临床特征 无B症状、无巨大肿块的局部淋巴结侵犯。一般定义为低危组。治疗强度低。

2. 不良预后的临床特征 B症状、纵隔或外周淋巴结巨大肿块、结外扩散和疾病晚期（ⅢB期~Ⅳ期）。定为高危组，治疗强度高。

3. 中等预后的临床特征 局限性疾病（Ⅰ期、Ⅱ期和ⅢA期）伴有不良临床特征的患者，根据不同的治疗方案，可采用中等强度治疗或者相似于晚期患者的治疗强度。

二、根据危险因素分层

根据危险因素进行危险分层主要用于指导治疗，低危险组患者接受低强度化疗，高危险组患者接受高强度化疗，使治疗更个体化，更合理。不同研究协作组危险分层定义有所不同（表2–3）。临床分期、肿块大小和B症状等因素是进行危险分组的主要因素。不同危险因素分层导致各个研究组之间的治疗结果难以比较。

表2–3 国际上不同研究协作组对儿童霍奇金淋巴瘤危险分层

研究组	危险分类		
	低危	中危	高危
美国儿童肿瘤研究组（COG） AHOD0031 AHOD0431 AHOD0831	ⅠA或ⅡA	ⅠEA或ⅠXA ⅡEA或ⅡXA ⅠB，ⅡB ⅢA ⅣA	ⅢB ⅣB
美国儿童肿瘤研究组(COG) C5942	ⅠA/B ⅡA 无危险因素#	ⅠA/B伴有危险因素 ⅡA伴有危险因素 ⅡB ⅢA/B	Ⅳ期
德国和欧洲多中心研究 GPOH–HD95	ⅠA/B ⅡA	ⅠE，ⅡB，ⅡEA ⅢA	ⅡEB ⅢEA ⅢB ⅣA/B

注：#危险因素指：肺门淋巴结肿大；大于4个淋巴结部位；巨大肿块。E：结外扩散。X：巨大肿块

第九节 治疗历史回顾

纵观儿童霍奇金淋巴瘤治疗历史，经历了从早期单一放疗或化疗到化疗联合放疗的现代治疗过程。国际上多中心随机临床试验在改善儿童霍奇金淋巴瘤生存率和降低远期副作用方面取得了很好的成果。

一、放疗作为单一治疗手段

1970年前，儿童霍奇金淋巴瘤均采用成人霍奇金淋巴瘤治疗方法，高剂量（40～44Gy）斗篷野或倒Y野放疗或扩野放疗。斗篷野包括膈肌上所有主要的淋巴结链：双颈、双锁骨上、双腋窝和纵隔肺门等淋巴结区域。倒Y野包括所有主要腹部淋巴结链：腹主动脉旁、髂淋巴结、腹股沟淋巴结和脾脏。扩野包括肿瘤侵犯和未侵犯的淋巴结区域。随访20年，上述部位放疗对于青春前期儿童产生难以接受的远期副作用，主要包括：

（1）软组织和骨骼肌生长发育迟缓、个子矮小。

（2）斗篷野放疗导致细小下巴和颈部；狭窄胸廓和短小锁骨和脊柱后突。严重外形缺陷损害了儿童患者成长为年轻成人后的生活质量。

（3）甲状腺功能低下　放疗所致甲状腺功能低下发生率为30%，是最常见的内分泌紊乱。

（4）甲状腺癌　放疗后20年甲状腺癌发生率是正常人群的18倍，以高剂量放疗和女性风险较高。

（5）心脏毒性　纵隔放疗可导致成人后心血管疾病发生率增高。高剂量放疗可导致后期胸腔和心包积液，长期生存患者可观察到缩窄性心包炎。冠状动脉疾病发生率也增高。

（6）软组织纤维化可导致肢体淋巴水肿。腹膜后纤维化可伴输尿管阻塞。

（7）第二肿瘤　放疗可导致放射野发生第二肿瘤。美国NC分析1935—1994年期间在北美和欧洲治疗的2 925例儿童青少年霍奇金淋巴瘤长期生存者第二肿瘤发生率，其中2 646例为10年存活患者，755例为20年存活患者。共发生157例实体肿瘤，26例白血病。继发实体肿瘤在20年后生存者中明显增高（累积风险6.5%），而且持续至25年（累积风险11.7%），其中甲状腺癌、乳腺癌、骨和软组织肿瘤、胃癌和食管癌发生与既往放疗的部位相关。白血病则与化疗所用的烷化剂剂量相关。尽管这些患者治疗年限跨度大，但是这些结果足以强调霍奇金淋巴瘤患者需要长期密切随访，以及降低放疗范围、剂量和减少烷化剂应用研究的重要性。

鉴于放疗对儿童患者可导致的难以接受的远期副作用，随后国际上开展大量的临床研究，将放疗范围缩小为侵犯野放疗，剂量减低至15~25.5Gy同时联合化疗，获得较好的生存率，远期后遗症明显降低。现代儿童HL的治疗已放弃将放疗作为单一治疗手段，并限制放疗在儿童HL中的应用。

二、多药化疗作为单一治疗手段

20世纪60年代研发的非交叉抗药联合化疗方案MOPP（氮芥、长春新碱、甲基苄肼、泼尼松）和70年代研发的联合化疗方案ABVD（阿霉素、博莱霉素、长春花碱、氮烯咪胺）使晚期或具预后不良因素霍奇金淋巴瘤患者（巨大肿块和全身症状）获得长期生存的可能。然而，与MOPP药物剂量相关的后遗症包括不育、继发骨髓异常增生综合征（MDS）和白血病。与ABCD药物剂量相关后遗症包括阿霉素相关的心脏毒性和博莱霉素相关的肺毒性。为了减少这些药物的累积总剂量，从而减低药物毒性，现代治疗将环磷酰胺取代氮芥形成COPP方案取代MOPP方案，或将COPP与ABVD形成杂交方案或衍生方案，主要是降低烷化剂、阿霉素和博莱霉素的总剂量，进一步降低化疗所致远期毒性。依托泊苷（VP16）也加入化疗方案取代烷化剂以降低不育和提高疗效，尽管依托泊苷相关的后遗症包括继发第二肿瘤、骨髓增生异常综合征和白血病，但在限制剂量状况下罕见发生。

鉴于放疗远期副作用，能否单纯采用化疗作为治疗儿童霍奇金淋巴瘤单一治疗手段？美国儿童癌症研究组（CCG）进行随机对照临床研究CCG-5942，将化疗后获得完全缓解的患者随机分两组：一组单纯化疗COPP/ABV，另一组COPP/ABV+低剂量侵犯野放疗。此项研究因单纯化疗组复发率明显升高而早期关闭。研究结果显示单纯化疗组10年无事件生存率为83%，化疗+放疗组则为91%（$P=0.004$），但是，两组总生存率无差别（96% vs. 97%，P=0.50）。主要是复发患者采用有效的挽救化疗和放疗，可再次获得缓解并长期存活。单纯化疗需要采用化疗疗程数多，烷化剂和蒽环类药物累积剂量增加，常可产生急性或远期的治疗所致骨髓抑制、心脏毒性、生殖器官损伤和第二肿瘤。烷化剂应用剂量与继发白血病相关。为了降低化疗药物累积量，目前更多选择化疗联合低剂量侵犯野放疗综合治疗。同时探索按照危险因素分层治疗，包括根据治疗早期疗效判断哪些儿童霍奇金淋巴瘤患者可以单纯采用化疗。

三、化疗联合放疗作为综合治疗手段

综上所述，单一放疗和化疗均导致儿童霍奇金淋巴瘤患者接触更多放射剂量或更多的化疗药物，导致远期不可接受的后遗症。采用化疗联合低剂量侵犯野放疗（15～25.5Gy）可降低放疗剂量和化疗的疗程数，而不影响生存率，同时可降低远期副作用，化疗联合放疗已经成为国际上治疗儿童霍奇金淋巴瘤采用的治疗手段。

四、根据早期化疗疗效调整治疗手段

鉴于放疗的远期副作用，减少放疗已成为近年来探讨的临床研究。随着PET/CT的临床应用和普及，目前不少的临床研究是采用PET/CT评估早期化疗疗效，根据早期疗效结果调整化疗和放疗的应用。如果2程ABVD化疗后PET/CT阴性，则选择单纯化疗，不做放疗。如果早期PET/CT阳性，则调整化疗方案或化疗强度，同时联合放疗。目前正在进行相关临床研究。

第十节　现代治疗模式和策略

一、治疗模式

鉴于儿童霍奇金淋巴瘤治疗涉及年龄、性别、疾病发展阶段和对化疗的反应等因素，目前尚未有单一的治疗模式适合所有的儿童霍奇金淋巴瘤，但是，在治疗选择上应考虑以下几点：

（1）化疗和/或放疗是儿童青少年霍奇金淋巴瘤治疗模式。化疗疗程数和强度取决于对治疗反应的速度和疗效，放疗的范围和剂量同样取决于化疗的疗效。

（2）对于预后良好的患者，需要评估降低治疗强度的疗效，即单用化疗，降低化疗疗程数以限制蒽环类和烷化剂类药物的剂量。

（3）对于中危/具预后不良因素患者，需要研究对化疗早期迅速反应的患者是否可以降低化疗和

放疗的强度。

（4）根据性别调整方案　如：男性患者更容易遭受烷化剂引起的生殖腺损伤，女性患者则面临胸部放疗所致乳腺癌的风险，这些在治疗方案中应该考虑。

（5）根据组织亚型指导治疗　主要是Ⅰ期结节性淋巴细胞为主型霍奇金淋巴瘤患者。这一亚型预后极好。Ⅰ期患者可单纯手术切除，不需要化疗和放疗，可获得很好的生存率。手术复发患者可通过化疗再次获得缓解长期生存。

二、治疗策略

主要是按危险因素分层治疗。危险因素主要包括临床分期、肿块大小、淋巴结侵犯区域、B症状和治疗早期疗效等。这些危险因素决定患者接受化疗强度、化疗方案、化疗时间、放疗剂量和范围。可根据危险因素将儿童HL患者分为低危组、中危组和高危组，采用不同强度的治疗。国际上的临床研究已报道儿童霍奇金淋巴瘤治疗方案和生存（表2–4至表2–7）。我们可结合国内实际情况采用适合患者的治疗策略和方案。

1. 经典型低危儿童霍奇金淋巴瘤　定义为：Ⅰ～ⅡA期，无巨块，无B症状。采用低强度治疗可获得很好的生存率。治疗策略：化疗2～4个疗程联合低剂量侵犯野放疗（15～25Gy）；化疗后完全缓解患者不需要行放疗。常采用ABVE、VAMP、ABVD、OEPA/OPPA、COPP/ABV等化疗方案。表2–4是国际上报道的儿童经典型霍奇金淋巴瘤低危患者治疗方案、治疗策略和生存率。

表2–4　经典型低危儿童霍奇金淋巴瘤治疗结果

化疗（疗程数）	放疗（Gy）	分期	患者数量	无事件生存率（随访年）	总生存率（随访年）
ABVD（4）	侵犯野20	ⅠA～ⅡA	65	90%（6）	
ABVD（2）+MOPP（2）			67	87%（6）	
VAMP（4）	侵犯野25.5	Ⅰ/Ⅱ	41	88%（5）	100%（5）
	无		47	89%（5）	
COPP/ABV（4）	侵犯野21	ⅠA/B，ⅡA	94	100%（10）	97%（10）
	无		113	89%（10）	96%（10）
ABVE（2～4）	侵犯野25.5	ⅠA，ⅡA，ⅢA	51	91%（6）	98%（6）
OEPA/OPPA（2）	侵犯野20～35	Ⅰ，ⅡA	281	94%（5）	N/A
	无		113	97%（5）	

2. 经典型中危儿童霍奇金淋巴瘤　定义：所有Ⅰ～Ⅱ期（非低危患者）和ⅢA期。治疗策略：化疗4～6个疗程联合低剂量侵犯野放疗（15～25Gy）。可采用COPP/ABV、OEPA/OPPA+COPP，OEPA/OPPA+COPDAC，ABVE–PC等化疗方案。考虑ABVD方案中阿霉素和博莱霉素所致的毒性，国外儿童中危霍奇金淋巴瘤较少应用ABVD方案。但国际上成人中危霍奇金淋巴瘤治疗，ABVD仍然是标准化疗方案。表2–5是中危儿童霍奇金淋巴瘤的治疗方案和结果。

表2–5　经典型中危儿童霍奇金淋巴瘤治疗结果

<table>
<tr><th>化疗（疗程数）</th><th>放疗（Gy）</th><th>分期</th><th>患者数量</th><th>无事件生存率（随访年）</th><th>总生存率（随访年）</th></tr>
<tr><td rowspan="2">COPP/ABV（6）</td><td>侵犯野21</td><td rowspan="2">Ⅰ/Ⅱ期伴不良预后因素
ⅡB
Ⅲ</td><td>103</td><td>84%（10）</td><td rowspan="2">100%（3）</td></tr>
<tr><td>无</td><td>122</td><td>78%（10）</td></tr>
<tr><td>OEPA/OPPA（2）+ COPP（2）</td><td>侵犯野20～35</td><td>Ⅱ$_{E}$A，
ⅡB，ⅢA</td><td>212</td><td>92%（5）</td><td>N/A</td></tr>
<tr><td>OEPA/OPPA（2）+ COPDAC（2）</td><td>侵犯野20～35</td><td>Ⅰ$_{E}$，ⅡB，Ⅱ$_{E}$A，
ⅢA</td><td>139</td><td>88.3%（5）</td><td>98.5%（5）</td></tr>
<tr><td>ABVE-PC（3～5）</td><td>侵犯野21</td><td>ⅠB，ⅡA，ⅢA</td><td>53</td><td>84%（5）</td><td>95%（5）</td></tr>
</table>

3. 经典型高危儿童霍奇金淋巴瘤 定义：ⅢB期，Ⅳ期。治疗策略：化疗6～8个疗程联合低剂量侵犯野放疗（15～25Gy）。男孩：升高剂量BEACOPP（4）程+ABVD（2）程+低剂量侵犯野放疗；女孩：BEACOPP（4）程 + COPP/ABV（4）程。也可采用OEPA/OPPA+COPP，OEPA/OPPA+COPDAC和COPP/ABV等方案化疗。国外儿童高危霍奇金淋巴瘤较少应用ABVD方案。表2-6是国际上不同方案治疗高危儿童霍奇金淋巴瘤的结果。

国际上成人高危霍奇金淋巴瘤治疗，ABVD仍然是标准化疗方案，2程后采用PET/CT评估早期化疗反应，如早期化疗反应好，则继续ABVD化疗，如果疗效差，则更换升高剂量BEACOPP方案化疗。

表2-6 不同方案治疗经典型高危儿童霍奇金淋巴瘤结果比较

<table>
<tr><th>化疗（疗程数）</th><th>放疗（Gy）</th><th>分期</th><th>患者数量</th><th>无事件生存率（随访年）</th><th>总生存率（随访年）</th></tr>
<tr><td>OEPA/OPPA（2）
+ COPP（4）</td><td>侵犯野20~35</td><td>Ⅱ$_{E}$B，Ⅲ$_{E}$A/B，ⅢB
ⅣA/B</td><td>265</td><td>91%（5）</td><td>N/A</td></tr>
<tr><td>OEPA/OPPA（2）
+ COPDAC（4）</td><td>侵犯野20~35</td><td>Ⅱ$_{E}$B，Ⅲ$_{E}$A/B，ⅢB
ⅣA/B</td><td>239</td><td>86.9%（5）</td><td>94.9%（5）</td></tr>
<tr><td>ABVE-PC（3~5）</td><td>侵犯野21</td><td>ⅠB
ⅡA
ⅢA</td><td>163</td><td>85%（5）</td><td>95%（5）</td></tr>
<tr><td>BEACOPP（4）；COPP/ABV（4）（迅速早期反应：女孩）</td><td>无</td><td>ⅡB
ⅢB
Ⅳ</td><td>38</td><td rowspan="3">94%（5）</td><td rowspan="3">97%（5）</td></tr>
<tr><td>BEACOPP（4）；ABVD（2）（迅速早期反应：男孩）</td><td>侵犯野21</td><td>ⅡB
ⅢB
Ⅳ</td><td>34</td></tr>
<tr><td>BEACOPP（8）
（缓慢早期反应）</td><td>侵犯野21</td><td>ⅡB
ⅢB
Ⅳ</td><td>25</td></tr>
</table>

4. 结节性淋巴细胞为主型儿童霍奇金淋巴瘤 是罕见霍奇金淋巴瘤亚型。采用现代化疗和/或放

疗获得极好的长期生存率，治疗需要考虑降低远期副作用。尽可能降低患者接受化疗或放疗的剂量。根据肿瘤情况可采用手术或较少的化疗疗程，及用或不用低剂量侵犯野放疗。化疗可采用CVP方案或VAMP方案等。然而，此亚型极少见，表2-7是结节性淋巴细胞为主型霍奇金淋巴瘤治疗结果。

表2-7 结节性淋巴细胞为主型霍奇金淋巴瘤治疗结果

化疗（疗程数）	放疗（Gy）	分期	患者数量	无事件生存率（随访年）	总生存率（随访年）
无化疗 单纯手术切除	无	Ⅰ/Ⅱ/Ⅲ	51	67%（2）	100%（2）
CVP（3）	无	Ⅰ/Ⅱ	55	75.4%（5）	100%（5）
COPP/ABV（4）	侵犯野20～35	Ⅰ～Ⅳ	29	100%（5）	100（5）
	无		52	96%（5）	
VAMP（4）	无	ⅠA ⅡA	26	87.5%（5）	N/A
	侵犯野25		6		
VAMP（4）	侵犯野15～25.5	ⅠA，ⅡA	33	100%（10）	100%（10）

第十一节 化 疗

化疗是所有儿童霍奇金淋巴瘤首选的初始治疗。化疗药物选择上尽可能考虑疗效好、毒性低的方案，根据危险因素选择不同方案和化疗疗程。选择化疗方案需要衡量化疗药物的长期毒性，如：甲基苄肼对男性性腺具有长期毒性，已不再适用于霍奇金淋巴瘤的一线治疗。蒽环类药物有心脏毒性、博来霉素有肺毒性、依托泊苷和烷化剂可能诱发第二肿瘤的风险在选择方案时需要考虑。氮芥已被环磷酰胺取代不作为一线治疗药物。

一、儿童霍奇金淋巴瘤常用的一线化疗药物

儿童霍奇金淋巴瘤常用一线化疗药物主要包括烷化剂、蒽环类、类固醇类、抗代谢类和长春碱类等（表2-8）。

表2-8 儿童霍奇金淋巴瘤常用的一线化疗药物

烷化剂（alkylating agents）	环磷酰胺（cyclophosphamide，CTX） 甲基苄肼（procarbazine，PCZ）
长春碱类（vinca alkaloids）	长春新碱（vincristine，VCR） 长春花碱（vinblastine，VLB）
类固醇类（steroids）	泼尼松（prednision） 地塞米松（dexamethasone）
抗代谢类药物（antimetabolites）	甲氨蝶呤（methotrexate，MTX） 阿糖胞苷（cytosine arabinoside，Ara-C）

（续表）

其他	阿霉素（doxorubicin，ADR） 博来霉素（bleomycin，BLM） 氮稀咪胺（dacarbazine，DTIC） 依托泊苷（etoposide，VP16）

二、儿童霍奇金淋巴瘤常用的一线化疗方案

ABVD方案至今广泛应用于成人霍奇金淋巴瘤，但较少用于儿童霍奇金淋巴瘤。考虑到ABVD中阿霉素和博来霉素的远期副作用，MOPP方案中烷化剂可能致不育和第二肿瘤，在儿童霍奇金淋巴瘤中更多采用的是杂交方案或降低化疗疗程数，减少蒽环类和烷化剂类药物累积剂量。常用化疗方案包括：ABVE，VAMP，OPPA，OEPA，COPP/ABV，BEACOPP等。低危患者可选用ABVD、VAMP等方案，高危患者需要选用COPP/ABV杂交方案或BEACOP等高强度方案。下面简单介绍儿童霍奇金淋巴瘤常用的化疗方案。

（一）ABVD方案

法国儿童肿瘤协会随机临床研究显示对于局限期（ⅠA～ⅡA）儿童霍奇金淋巴瘤4个疗程ABVD＋20Gy侵犯野放疗，6年无复发生存率为90%。与MOPP方案相比较，无精症发生率低。尽管ABVD方案疗效较好，但是，儿童霍奇金淋巴瘤较少单独应用ABVD方案治疗，一般与其他方案联合应用，以限制阿霉素和博莱霉素的剂量，降低心肺毒性。具体方案见表2-9。

表2-9　ABVD方案

药物	剂量	给药途径	给药时间	给药间隔
阿霉素（ADM）	25mg/m^2	静脉推注	d1，d15	每4周重复
博来霉素（BLM）	10 mg /m^2	静脉推注	d1，d15	
长春花碱（VLB）	6mg/m^2	静脉推注	d1，d15	
达卡巴嗪（DTIC）	375mg/m^2	静脉滴注	d1，d15	

（二）COPP方案

此方案在MOPP基础上，将环磷酰胺取代氮芥（较强致白血病风险的药物），降低继发白血病的风险。然而，此方案甲基苄肼和环磷酰胺仍伴有不育和继发白血病风险，需要谨慎考虑。此方案疗效与MOPP相当。具体方案见表2-10。

表2-10　COPP方案

药物	剂量	给药途径	给药时间	给药间隔
环磷酰胺（CTX）	650mg/m^2	静脉推注	d1，d8	每4周重复
长春新碱（VCR）	1.5mg/ m^2（最大2mg）	静脉推注	d1，d8	
甲基苄肼（PCZ）	100mg/m^2	分3次口服	d1~15	
泼尼松（Pred）	40mg/m^2	分3次口服	d1~15	

（三）COPP/ABV

此方案是COPP和ABVD杂交方案，包含7种化疗药物，其中阿霉素剂量低于ABVD方案，环磷酰胺和甲基苄肼剂量也低于COPP方案，见表2-11。美国儿童肿瘤研究组（COG-5942）采用此方案进行单纯化疗或化疗+放疗随机对照临床研究。所有患者根据危险因素分组，低危组（无预后不良因素Ⅰ～Ⅱ期）接受4个疗程COPP/ABV方案化疗，中危组（预后不良因素Ⅰ～Ⅲ期）接受6个疗程COPP/ABV方案化疗，高危组接受另外更强烈方案化疗。化疗后获得完全缓解患者随机进入观察或低剂量侵犯野放疗。10年无事件生存率：单纯化疗低危组 89.1%，中危组78%。化疗+放疗低危组100%，中危组84%。

表2-11 COPP/ABV杂交方案

药物	剂量	给药途径	给药时间	给药间隔
环磷酰胺（CTX）	600mg/m^2	静脉推注	d1	每4周重复
长春新碱（VCR）	1.4mg/ m^2（最大2mg）	静脉推注	d1	
甲基苄肼（PCZ）	100mg/m^2	分3次口服	d1~7	
泼尼松（Pred）	40mg/m^2	分3次口服	d1~14	
阿霉素（ADM）	35mg/m^2	静脉推注	d8	
博来霉素（BLM）	10 U /m^2	静脉推注	d8	
长春花碱（VLB）	6mg/ m^2	静脉推注	d8	

（四）OEPA-COPDAC（男孩），OPPA-COPP（女孩）

为了降低烷化剂对男孩生育能力的影响，德国儿童肿瘤协作组GPOH-HD 95研究对男孩和女孩霍奇金淋巴瘤采用了不同方案。男孩霍奇金淋巴瘤方案去除甲基苄肼。573例18岁以下霍奇金淋巴瘤患者入组（男287例，女286例），根据性别和危险因素分层治疗。男孩采用OEPA-COPDAC方案（无甲基苄肼）；女孩采用OPPA-COPP方案。低危患者2疗程OEPA（男）或OPPA（女），完全缓解后不放疗。中危患者2程OEPA + 2程COPDAC +低剂量侵犯野放疗（男）或2程OPPA + 2程COPP + 低剂量侵犯野放疗（女）；高危患者2程OEPA + 4程COPDAC +低剂量侵犯野放疗（男）或2程OPPA+4程COPP方案 + 低剂量侵犯野放疗（女）。全组5年无事件生存率 89%，低危组92%（放疗91%，不放疗93%）；中危组和高危组男孩与女孩5年无事件生存率分别为90% vs. 84.7%，P=0.12。OEPA方案见表2-12，COPDAC方案见表2-13，OPPA方案见表2-14，COPP方案见表2-10。

表2-12 OEPA方案

药物	剂量	给药途径	给药时间	给药间隔
长春新碱（VCR）	1.5mg/ m^2（最大2mg）	静脉推注	d1，d8，d15	每4周重复
依托泊苷（VP16）	125mg/m^2	静脉滴注	d3~6	
泼尼松（Pred）	60mg/m^2	分3次口服	d1~15	
阿霉素（ADM）	40mg/m^2	静脉推注	d1，d15	

表2-13 COPDAC方案

药物	剂量	给药途径	给药时间	给药间隔
环磷酰胺（CTX）	650mg/m^2	静脉推注	d1，d8	每4周重复
长春新碱（VCR）	1.5mg/ m^2（最大2mg）	静脉推注	d1，d8	
达卡巴嗪（DTIC）	250mg/m^2	静脉滴注	d1~3	
泼尼松（Pred）	40mg/m^2	分3次口服	d1~15	

表2-14　OPPA方案

药物	剂量	给药途径	给药时间	给药间隔
长春新碱（VCR）	1.5mg/ m^2（最大2mg）	静脉推注	d1，d8，d15	每4周重复
甲基苄肼（PCZ）	100mg/m^2	分3次口服	d1~15	
泼尼松（Pred）	60mg/m^2	分3次口服	d1~15	
阿霉素（ADM）	40mg/m^2	静脉推注	d1，d15	

（五）VAMP

此方案特点是无烷化剂和博莱霉素。美国斯坦福大学首先报道此方案治疗儿童低危霍奇金淋巴瘤。110例儿童低危霍奇金淋巴瘤患者接受4个疗程VAMP方案化疗，完全缓解患者接受15Gy侵犯野放疗，PR患者接受25.5Gy放疗。10年无事件生存率和总生存率分别为89.4%和96.1%，伴随较低的远期副作用。美国St. Jude儿童医院则比较化疗与VAMP化疗+放疗治疗预后良好型霍奇金淋巴瘤患者的生存，单纯4个疗程VAMP化疗获得早期完全缓解的患者与4个疗程VAMP + 25.5Gy侵犯野放疗患者5年无事件生存率分别为89% vs. 88%。具体方案见表2-15。

表2-15　VAMP方案

药物	剂量	给药途径	给药时间	给药间隔
长春花碱（VLB）	6mg/ m^2	静脉推注	d1，d15	每4周重复
阿霉素（ADM）	25mg/m^2	静脉推注	d1，d15	
甲氨蝶呤（MTX）	20mg/m^2	静脉推注	d1，15	
泼尼松（Pred）	40mg/m^2	分3次口服	d1 ~ 14	

（六）ABVE方案

美国儿童肿瘤研究组（COG）采用ABVE方案治疗低危儿童霍奇金淋巴瘤患者（ⅠA，ⅡA和ⅢA）。根据首次化疗疗效调整化疗疗程数，2个疗程完全缓解患者接受25.5Gy侵犯野放疗，而 2 个疗程部分缓解患者则再化疗2个疗程后接受25.5Gy侵犯野放疗。共255例儿童霍奇金淋巴瘤患者入组并可评估疗效。全组8年无事件生存率和总生存率分别为86%与96%。2程化疗和4程化疗生存率无差别（86.7% vs. 85.8%）。此方案与ABVD相似，依托泊苷取代氮烯咪胺，但有效率和生存率相似。具体方案见表2-16。

表2-16　ABVE方案

药物	剂量	给药途径	给药时间	给药间隔
阿霉素（ADM）	25mg/m^2	静脉推注	d1，d15	每4周重复
博来霉素（BLM）	10 U /m^2	静脉推注	d1，d15	
长春新碱（VCR）	1.5mg/ m^2（最大2mg）	静脉推注	d1，d15	
依托泊苷（VP16）	100mg/m^2	静脉滴注	d1～5	

共216例22岁以下患者入组。3个疗程ABVE-PC化疗后迅速反应疗效评价为完全缓解患者接受侵犯野21Gy放疗，3个疗程后缓慢反应疗效评价未达完全缓解的患者再化疗2个疗程，随后行侵犯野21Gy放疗。全组5年无事件生存率为 84%，迅速反应患者为86%，缓慢反应患者为83%，*P*=0.86。具体方案见表2-17。

表2-17 ABVE-PC方案

药物	剂量	给药途径	给药时间	给药间隔
阿霉素（ADM）	30mg/m^2	静脉推注	d1~2	每3周重复
博来霉素（BLM）	10 U /m^2	静脉推注	d1，d8	
长春新碱（VCR）	1.4mg/ m^2（最大2mg）	静脉推注	d1，d8	
依托泊苷（VP16）	75mg/m^2	静脉滴注	d1～5	
泼尼松（Pred）	40mg/m^2	口服	d1～10	
环磷酰胺（CTX）	800mg/m^2	静脉推注	d1	

（七）升高剂量BEACOPP方案

美国儿童肿瘤研究组临床研究（COG-59704）采用升高剂量BEACOPP方案治疗不良预后的儿童霍奇金淋巴瘤患者。98例临床分期伴巨大肿块ⅡB、ⅢB和Ⅳ期患者先接受4个疗程升高剂量BEACOPP方案化疗，随后根据早期疗效和性别调整后续的治疗。迅速早期反应定义为：4程高剂量BEACOPP方案化疗后CT扫描肿瘤缩小超过70% 伴^{67}镓扫描阴性。迅速早期反应的男性患者随后接受2个疗程ABVD方案+侵犯野放疗，而女性患者则接受4个疗程COPP/ABV方案化疗。缓慢早期反应患者则再继续接受4个疗效升高剂量BEACOPP方案化疗+侵犯野放疗。中位随访6.3年，5年无事件生存率 94%、5年总生存率 97%。此研究证明早期强烈化疗随后根据疗效调整化疗强度可获得较高无事件生存率。具体方案见表2-18。

表2-18 升高剂量BEACOPP方案

药物	剂量	给药途径	给药时间	给药间隔
环磷酰胺（CTX）	1 200mg/m^2	静脉推注	d1	每3周重复。需G-CSF支持
阿霉素（ADM）	35 mg/m^2	静脉推注	d1	
依托泊苷（VP16）	200mg/m^2	静脉滴注	d1~3	
甲基苄肼（PCZ）	100mg/m^2	口服	d1~7	
泼尼松（Pred）	40mg/m^2	口服	d1~14	
长春新碱（VCR）	2mg/ m^2（最大2mg）	静脉推注	d8	
博来霉素（BLM）	10 U /m^2	静脉推注	d8	

（八）CVP方案

英国和法国协助组采用CVP方案治疗儿童青少年早期结节性淋巴细胞为主型霍奇金淋巴瘤。55例患者入组治疗，5年无事件生存率为75.4%，总生存率为100%。较少毒副作用。具体方案见表2-19。

表2-19 CVP方案

药物	剂量	给药途径	给药时间	给药间隔
环磷酰胺（CTX）	500mg/m^2	静脉推注	d1	每3周重复
长春花碱（VLB）	6mg/ m^2	静脉推注	d1，d8	
泼尼松（Pred）	40mg/m^2	口服	d1～8	

（孙晓非）

第十二节 放　疗

初诊儿童霍奇金淋巴瘤的现代治疗是根据危险因素分为不同的危险组，采用单纯化疗或化疗联合巩固性放疗。放射体积根据不同的治疗方案有不同的定义。一般而言，通常包括初诊时受累的淋巴结区域，不包含未侵犯的区域。放射野会随着化疗所致的肿瘤消退而相应缩小。

一、放疗体积

随着全身化疗的应用，放射野的定义不断演变并逐步缩小。放疗不再需要消灭所有的病灶，放射影像学的进步允许产生更为精确的放射靶点。历史上，对于单侧受侵犯的霍奇金淋巴瘤幼儿，为了保持对称性生长，对侧正常组织也需要同时进行放疗。但随着15～21Gy剂量放疗在儿童霍奇金淋巴瘤的应用，对侧未患病的区域进行放疗对于大部分患者而言不再是必要的，仅可能用于非常年幼的患儿。放射治疗体积的总体趋势总结如下：

（1）全淋巴结及其区域的放疗野逐步被受累野放疗（IFRT）所取代（表2-20）。

（2）定向放疗正在研究中（COG-AHOD0831），其中包括针对初始大肿块病灶（通常定义为≥5cm的病灶）的缩野放疗或化疗后的残余病灶的放疗［通常定义为≥2.5cm或残余病灶在正电子发射断层扫描（PET）上具有代谢活性］。

（3）受累淋巴结放疗，由欧洲癌症研究和治疗组织（EORTC）淋巴瘤组和GELA淋巴瘤组（the Groupe d'Etude des Lymphomes de l'Adulte）引入，初步临床数据已经获得，目前仍在继续研究之中。这种放疗技术在化疗前先用PET/CT定义治疗体积，PET/CT时采用与患者放疗固定时相似的体位。化疗前PET/CT所得的图像与化疗后的图像融合。最终的治疗体积仅包括初始受累的淋巴结及其边界，通常边界为2cm。

（4）侵犯野放疗是一种演变的放疗方法，用于最佳的化疗前影像（PET/CT与将在放疗时固定的体位类似）无法获得的患者。因为受累区域的描绘不够精确，放疗时使用稍大的治疗体积，特别是化疗前淋巴瘤所在的整个部位。放疗体积大小的精确性取决于个体情况。

（5）使用质子疗法治疗年轻霍奇金淋巴瘤女孩的乳房保留放射治疗计划正在评估当中，以确定减少放疗剂量可否获得统计学意义。长期的结果仍在随访中。

表2-20 部位和相关受累区域的放疗野的定义示例[a]

淋巴结	照射野
颈部	颈部和/或锁骨上[b]/锁骨下
锁骨上	锁骨上/锁骨下和下颈部
腋下	腋下 ± 锁骨上/锁骨下
纵隔	纵隔，肺门，锁骨下/锁骨上[b, c]
肺门	肺门，纵隔
脾	脾 ± 主动脉旁
主动脉旁	主动脉旁 ± 脾
髂	髂，腹股沟，股部
腹股沟	髂外，腹股沟，股部
股部	髂外，腹股沟，股部

注：[a]改编自 Terezakis 等；[b]如果锁骨上受累是纵隔疾病的一个扩展，上颈部则不需治疗；[c]除了纵隔外侧界，化疗前受累区域均需治疗。

二、侵犯野放疗计划

传统定义的淋巴结区域有助于受累野放疗区域（involved-field radiation therapy，IFRT）的定义，但可能仍不够充分。受累野放疗治疗计划应考虑以下问题：

（1）早期霍奇金淋巴瘤 受累野放疗区域的定义取决于该区域的解剖，依据淋巴结的分布和病灶扩展到局部区域的模式；早期霍奇金淋巴瘤的特定方案的放射野可能更受限制。

（2）早期霍奇金淋巴瘤患者经常在初始累及的淋巴结部位复发，减少初始累及淋巴结的治疗野需要谨慎。

（3）当异常淋巴结位于颈或锁骨上区域时，该处淋巴结通常要进行放疗；这与淋巴瘤分期的淋巴结区域的解剖学定义相一致。

（4）当腋下或纵隔受累时，锁骨上淋巴结通常要进行放疗，当腹股沟淋巴结受累时，同侧髂外淋巴结通常要进行治疗。然而，在这两种情况下，必须注意保护尽可能多的相关正常组织。照射腋下或纵隔而不包括锁骨上淋巴结以及照射腹股沟淋巴结而不包括髂淋巴结可能是适当的，取决于就诊时受累淋巴结的大小和分布。

（5）当累及纵隔时，即使肺门和纵隔是两个分开的淋巴结区域，肺门有时仍需进行照射。

（6）具有不良因素或晚期病变的放射野具有一定程度的可变性，通常是取决于特定的方案。

（7）大体积放疗可能会损害器官功能，如果一旦复发，会限制二线治疗的强度。中危或晚期病变的患者常有多病灶/淋巴结外受侵，目前标准的治疗包括化疗后受累野放疗，以限制射线对身体大部分的照射。

（8）PET/CT在受累野设计中的作用。PET/CT对淋巴瘤敏感性较高，目前已作为常用的疗效评估方法。美国进行一项53例儿童霍奇金淋巴瘤患者的单中心回顾研究，评估PET/CT在放射野设计中的作用。所有患者化疗前行常规CT和PET/CT检查，对两者分期不一致的患者，行活检或者根据化疗反应评估真正的病灶。共19例（35.8%）的患者存在不一致的病灶。9例（17%）导致受累野放疗计划的更改，其中8例患者更改后接受了更广泛的照射，1例患者接受较少范围放疗。

三、放疗剂量

放射剂量在不同的方案中有不同的定义。一般情况下霍奇金淋巴瘤放射剂量的定义包括以下几个方面：儿童霍奇金淋巴瘤放疗剂量通常为15～25 Gy，但需要根据患者的年龄、是否存在大肿块或残留（化疗后）病灶、与正常组织的关系等加以调整。一些研究已经规定了对化疗未达最优标准反应的区域推量5Gy的照射。

四、放疗技术

放疗治疗霍奇金淋巴瘤的技术问题包括以下几方面：

（1）发射出6mV能量的直线加速器所具有的穿透力、确切的边缘、在不规则治疗野下的同质性使其成为理想的放射能源。

（2）为了确保准确度和可重复性，使用个性化的固定装置对儿童更好。

（3）应该努力除外乳腺组织，或将乳腺组织置于肺或腋窝挡块之下。

（4）当决定对重要器官（如肝脏、肾脏、心脏）进行照射时，正常组织的限制是关键的，这取决于化疗的使用和患者年龄。全心脏照射（～10 Gy）的可能适应证是心包受侵犯，表现为大量心包积液或肿瘤直接侵袭心包。

（5）在考虑有明显的肺结节情况下，采用全肺照射（～10 Gy）。例如，GPOH HD-95试验对在前 2 个周期化疗后没有达到肺部完全缓解（CR）的患者使用患侧全肺放疗。COG-9425和COG-AHOD0031对诊断时有肺结节的患者使用全肺放疗，而后者按照患者的反应对患者进行随机治疗。

（6）基于二维放疗为基础的传统技术仍然是儿童霍奇金淋巴瘤的放疗的标准技术；而某些需要更为适形的技术以减少周围正常重要结构照射量（例如，在照射胸部时要保护心脏、肺和正在发育的乳腺组织，或者照射腹部和盆腔时要减少具有高放射敏感性的生殖器官的照射量）的情况下，可考虑行三维适形放疗（3D CRT）和调强放疗（IMRT）。

（7）有关调强放疗疗效以及减少周围正常组织中位照射剂量的研究数据越来越多。然而，使用调强放疗增加远期毒性的潜在可能性仍不是很清楚，尤其是关于继发恶性肿瘤，与传统技术相比，调强放疗使更大部分的躯体接受了低剂量的照射（虽然对于一个体积来说平均剂量可能减少）。

目前质子治疗正在研究当中，与调强放疗或三维适形放疗相比可能会更进一步降低对周围正常组织的平均照射剂量，而不增加正常组织接受低剂量照射的体积。

五、低剂量侵犯野放疗在儿童和青少年霍奇金淋巴瘤中的作用

所有儿童和青少年霍奇金淋巴瘤患者都需要接受化疗。对化疗获得快速的早期反应或完全缓解（CR）的患者是否需要放疗需要进一步研究。目前使用低剂量侵犯野放疗（LD-IFRT），可能会在毒性阈值之下使化疗强度或者化疗持续时间减少，因此，使用低剂量侵犯野放疗可以降低总体的急性和晚期毒性。儿童霍奇金淋巴瘤治疗中放疗作用的关键点包括以下几个方面：

（1）儿童霍奇金淋巴瘤的治疗方法应着眼于最大限度地提高疗效，且减少与放疗和化疗相关的远期毒性。

（2）儿童霍奇金淋巴瘤的低剂量侵犯野放疗使用会使化疗的持续时间变短或强度降低，因此蒽环类、烷化剂和博来霉素所致的与剂量相关的毒性就会降低，从而保护了心肺和性腺功能，减少了继发性白血病的风险。

（3）中危、高危的儿童霍奇金淋巴瘤治疗的临床试验中，放疗是多药联合化疗的辅助治疗手段，用于降低肿瘤原发部位的复发和预防二线治疗相关的毒性作用。

（4）与单纯化疗相比，辅助放疗在多药联合化疗后获得完全缓解的中危、高危霍奇金淋巴瘤患儿获得极好的无事件生存，但对总生存率无影响，主要是患者复发后能够通过成功的二线治疗再次获得完全缓解。辅助放疗可能与远期毒性或死亡有关。因此，初诊儿童霍奇金淋巴瘤一线治疗时需要仔细权衡放疗的风险和获益。

（5）巩固放疗可能有助于难治性/复发性霍奇金淋巴瘤患者的局部病灶控制，尤其对于进展/复发的局限性或巨块病灶，或者是对于化疗无效的难治性病灶。

（陈晨　夏云飞）

第十三节　疗效评估

一、评估手段

常用评估手段包括全身详细体检、血常规、生化常规、影像学检查（CT或MRI或PET/CT）和骨髓等检查。

二、评价标准

主要采用国际淋巴瘤疗效评价标准，将肿瘤对治疗的反应分为完全缓解（CR）、部分缓解（PR）、稳定（SD）、进展（PD）。具体评估标准和内容详见第一章第十四节淋巴瘤疗效评价标准。

三、评估疗效时间点

每化疗2个疗程需要对肿瘤反应进行评估。确认是否化疗有效以及达到何种程度的疗效，如完全缓解或部分缓解或稳定或进展等。治疗全部结束最好能做PET/CT评估。目前常采用PET/CT评估早期治疗疗效，如根据2个疗程PET/ET评估结果决定后续治疗强度。治疗前、2个疗程后和完成治疗这 3 个时间点进行PET/CT评估非常重要。

四、评估需要注意的问题

儿童常可触及双颈部淋巴结。儿童霍奇金淋巴瘤病灶起源于淋巴结，大部分发生在浅表淋巴结，如双颈部、腋窝或腹股沟等部位，也可发生在纵隔。评估时需要与正常淋巴结或者前纵隔胸腺组织鉴别。

1. 淋巴结 大部分患者前几个化疗可使肿大淋巴结明显缩小，但继续化疗淋巴结缩小不明显，特别是缩小至1cm左右，CT复查淋巴结较前无变化。此时，需要判断此肿大淋巴结是否为肿瘤活性残留还是坏死残留？或者仅是正常的淋巴结。此时可采用PET/CT检查，但是，存在感染情况下，PET/CT也可呈阳性，需要小心鉴别。活检是确诊方法之一。

2. 纵隔 大部分患者化疗前几个疗程前纵隔肿块缩小，但继续化疗纵隔肿块缩小不再明显。此时，需要与胸腺组织和胸腺淋巴瘤残留鉴别。PET/CT检测有助于鉴别诊断。

3. 骨髓 初诊时骨髓活检侵犯患者，治疗后需要重做骨髓活检评估是否缓解。

第十四节 治疗方案选择

儿童霍奇金淋巴瘤治疗需要根据临床分期、病理分型、危险因素、治疗疗效等因素，分为低危、中危和高危组，采用不同治疗策略和化疗方案。低危组患者仅化疗2~4个疗程，中危组化疗4~6个疗程，高危组化疗6~8个疗程。根据化疗疗效决定放疗范围和剂量。不同危险分组患者的治疗选择见表2-21。

表2-21 不同危险分组治疗选择

分组	治疗
经典型低危霍奇金淋巴瘤 Ⅰ~ⅡA期， 无巨块，无B症状	治疗策略：化疗2~4个疗程联合低剂量侵犯野放疗（15~25Gy）。化疗后完全缓解患者不需要行放疗 化疗方案：常采用ABVE、VAMP、ABVD、OEPA/OPPA、COPP/ABV等
经典型中危霍奇金淋巴瘤 所有Ⅰ~Ⅱ期（除外低危组）和ⅢA期	治疗策略：化疗4~6个疗程联合低剂量侵犯野放疗（15~25Gy） 化疗方案：可采用COPP/ABV、OEPA/OPPA+COPP、OEPA/OPPA+COPDAC、ABVE-PC或ABVD等

（续表）

分　组	治　疗
经典型高危霍奇金淋巴瘤ⅢB期，Ⅳ期	治疗策略：化疗6～8个疗程联合低剂量侵犯野放疗（15～25Gy）。 化疗方案：可采用升高剂量BEACOPP、OEPA/OPPA+COPP、OEPA/OPPA+COPDAC和COPP/ABV等
结节性淋巴细胞为主型霍奇金淋巴瘤	治疗策略：可采用单纯手术或较少的化疗疗程，用或不用低剂量侵犯野放疗。 化疗方案：可采用CVP或VAMP等

第十五节　预后因素

国际上每个儿童霍奇金淋巴瘤临床研究显示的预后因素不尽相同，但是，随着治疗方法的改善，危险因素对儿童霍奇金淋巴瘤治疗结果的影响逐渐减弱。然而，疾病分期、巨大肿块、B症状和早期化疗疗效仍然是与治疗结果相关的重要预后因素，继续影响儿童霍奇金淋巴瘤的治疗选择和治疗结果。

德国儿童血液/肿瘤协会霍奇金淋巴瘤临床研究（GPOH-95 study）多因素分析显示B症状、组织学结节硬化型和男性是影响无事件生存的不良预后因素。美国Stanford-St. Jude-Dana Farber 癌症协会对320例儿童霍奇金淋巴瘤研究分析显示，影响无事件生存和总生存的不良预后因素包括：男性，临床分期ⅡB、ⅢB和Ⅳ期，外周血白细胞数≥11 500/mm^3，血红蛋白<11.0 g/dL。美国儿童肿瘤研究组（COG-5942）研究显示B症状和巨大肿块与较差的治疗结果相关。

首次化疗迅速反应是重要的预后因素。PET/CT扫描正作为评估霍奇金淋巴瘤早期疗效的方法。成人霍奇金淋巴瘤化疗 2 个疗程，PET/CT摄取率已显示可预测疾病失败率和无进展生存率。而PET/CT在评估儿童霍奇金淋巴瘤早期疗效方面的作用正在进一步研究。根据治疗早期PET/CT反应而调整后续的治疗策略仍有待于进一步的临床研究。

第十六节　复发治疗

大部分儿童霍奇金淋巴瘤采用标准治疗可获得治愈，但仍有10%~20%患者复发或进展。儿童复发难治霍奇金淋巴瘤的不良预后因素包括：B症状和结外侵犯；早期复发和二线化疗抗药。复发难治儿童霍奇金淋巴瘤采用积极挽救治疗仍然可获得较好的生存。

一、复发难治霍奇金淋巴瘤类型

（一）早期复发

早期复发定义为首次治疗结束后3～12个月内复发的霍奇金淋巴瘤患者。预后不良，采用积极挽救治疗，包括自体造血干细胞移植（hematopoietic stem cell transplant，HSCT）支持下超大剂量化疗。10

年无事件生存率为55%。

（二）后期复发

后期复发定义为首次治疗结束12个月后复发患者。预后较好，采用积极挽救治疗，不需要采用自体造血干细胞移植，10年无事件生存率为86%，总生存率为90%。

（三）难治/进展

难治霍奇金淋巴瘤定义为化疗中进展或抗药患者。预后差。应采用积极挽救治疗，HSCT支持下的超大剂量化疗，10年无事件生存率41%，总生存率51%。其中对二线化疗方案敏感则可获得较好的生存，10年总生存率66%，但是对二线化疗方案仍然抗药的患者则生存率较低，10年无事件生存率17%。

二、复发难治霍奇金淋巴瘤患者治疗策略

鉴于这类难治/复发患者病例数少，评估二线挽救性治疗方案受限。目前没有统一的二线治疗策略。一般临床上常需要综合考虑患者首次治疗采用的策略和化疗方案，从而制定二线治疗策略。

（一）化疗

最常采用的化疗药物包括：中剂量或大剂量阿糖胞苷（cytarabine，Ara-C），卡铂/顺铂（carboplatin/cisplatin），异环磷酰胺（ifosfamide，IFO），足叶乙甙（etoposide，VP16），长春瑞滨（vinorelbine，NVB），吉西他滨（gemcitabine），长春花碱（vinblastine，VLB）等。下面是常用挽救方案：

1. 异环磷酰胺+长春瑞滨（ifosfamide and vinorelbine）方案 剂量及用法：异环磷酰胺 $3g/m^2$，d1~4，美斯钠解毒，长春瑞滨$25mg/m^2$，d1，d8。每3周重复。

意大利报道采用此挽救化疗方案治疗24例复发难治霍奇金淋巴瘤患者，10例患者完全缓解，10例患者部分缓解，总有效率77%。主要毒性为骨髓抑制，需要G-CSF支持。

美国COG报道采用此方案治疗66例难治复发儿童霍奇金淋巴瘤，完全缓解率26.2%，部分缓解率45.9%，总有效率72%。44/66例患者挽救化疗后行造血干细胞移植（39例自体造血干细胞移植，5例异基因造血干细胞移植）。5年无事件生存率 57.2%，5年总生存率 73.9%。

2. 吉西他滨+长春瑞滨（gemcitabine and vinorelbine ）方案 剂量及用法：吉西他滨1 000 mg/m^2，d1，d8；长春瑞滨$25mg/m^2$，d1，d8，每3周重复。吉西他滨输注时间为100min［10mg/（m^2·min）］，延长输注时间可增加临床获益。

美国COG报道采用此方案治疗30例复发难治儿童霍奇金淋巴瘤，6例完全缓解，11例达非常好的部分缓解（VGPR），2例部分缓解，总有效率76%。主要毒性为血液毒性，但能耐受。

3. IEP/ABVD/COPP方案 此方案包括3种方案交替应用，共6个疗程。具体方案剂量及用法如下：IEP方案：IFO $2g/m^2$，静脉注射，d1～5，VP16 125 mg/m^2，静脉注射，d1～5，prednisone $100mg/m^2$，口服，d1～5。

ABVD方案：见表2-9。

COPP方案：见表2-10。

德国儿童血液肿瘤研究组报道采用IEP/ABVD/COPP交替方案治疗复发进展儿童霍奇金淋巴瘤患者多中心临床研究结果。47个研究中心176例复发难治儿童霍奇金淋巴瘤患者入组，其中进展51例，首次复发125例。采用IEP/ABVD/COPP 6个疗程，化疗后复发部位行局部放疗。10年无病生存率（DFS）

62%，10年总生存率75%。危险因素分析显示进展和复发时间是重要的预后因素。进展患者预后差，10年无病生存率41%，总生存率 51%。而后期复发（首次治疗结束12个月后复发）的患者预后好，10年无病生存率86%，总生存率 90%，这些后期复发患者均无行自体造血干细胞移植。这项研究提示，对于后期复发患者积极挽救化疗，不需要行造血干细胞移植仍可获得极好长期生存，而进展患者需要探索更好的治疗。

4. MIED方案 此方案包括大剂量甲氨蝶呤、异环磷酰胺、依托泊苷和地塞米松。

剂量及用法：HD-MTX 8g/m^2，持续静脉滴注4h，d1，CF 15mg/m^2，静脉注射，d2，于完成MTX后20h起，每6h1次，共12次。VP16 200 mg/m^2，静脉注射，d2~4，IFO 2g/m^2，静脉注射，d2~4，mesna 400 mg/m^2，于静脉滴注IFO 0h、3h、6h时静脉注射，Dexamethasone 40 mg/m^2，静脉注射，d1 ~ 4。

美国报道采用此方案治疗37例复发难治儿童霍奇金淋巴瘤患者，13例完全缓解（35%），18例部分缓解（49%），总有效率84%。

5. 利妥昔单抗单用或联合二线化疗 剂量及用法：利妥昔单抗375 mg/m^2，每周 1 次，连用4周。

德国报道采用利妥昔单抗治疗15例复发结节性淋巴细胞为主型霍奇金淋巴瘤（NLPHL），年龄＜21岁，CD20阳性。8例完全缓解，6例部分缓解，总有效率94%。

6. 抗CD30单克隆抗体（brentuximab vedotin） 经典型霍奇金淋巴瘤细胞高表达CD30抗原，使其成为特别吸引的治疗靶点，特别是对于难治复发霍奇金淋巴瘤患者，抗CD30单克隆抗体可成为潜在有效的治疗方法之一。

抗CD30单克隆抗体在成人和儿童CD30阳性淋巴瘤Ⅰ期临床研究推荐应用于Ⅱ期的剂量为1.8mg/kg，每3周重复。Ⅱ期临床研究采用抗CD30单克隆抗体单药治疗成人自体造血干细胞移植后复发的霍奇金淋巴瘤患者102例，完全缓解率32%，部分缓解率40%，总有效率72%，结果令人鼓舞。抗CD30单克隆抗体和化疗联合应用的研究目前正在进行中。

（二）自体造血干细胞移植（autologous peripheral blood stem cell transplantation，APBSCT）

1. 适应证

（1）早期复发，即首次治疗结束后3 ~ 12个月内复发的霍奇金淋巴瘤患者。

（2）化疗中进展或抗药患者。

（3）首次治疗采用强烈多药化疗和放疗后复发患者。

（4）首次治疗1年后广泛复发的患者。

美国COG-A5963研究探讨APBSCT治疗复发难治儿童淋巴瘤。39例复发难治儿童霍奇金淋巴瘤患者接受再诱导化疗，方案包括ICE（IFO+Carb+VP16）或者VI（NVB+IFO）。化疗后30例患者获得完全缓解/部分缓解，其中28例行APBSCT。移植患者3年无事件生存率为65%。

2. 常用的预处理方案

（1）BEAM方案 BCNU，VP16，Ara-C，Melphalan。

（2）CBV方案 CTX，BCNU，VP16。

3. 影响自体造血干细胞移植疗效的不良预后因素 复发后广泛的结外病变；移植时仍有纵隔肿块；复发时疾病晚期；原发抗药和移植前PET/CT阳性。

（三）异基因造血干细胞移植

适应证：自体造血干细胞移植失败的霍奇金淋巴瘤患者或化疗抗药的霍奇金淋巴瘤患者。这些患者生存率差，采用异基因造血干细胞移植可改善生存率。3年总生存率 36%~50%。采用氟达拉滨或低剂量全身放疗的异基因造血干细胞移植，可提供无毒性的免疫抑制和可接受的治疗相关死亡率。

（四）局部侵犯野放疗

局部复发病灶可以行局部侵犯野放疗，以提高局部肿瘤控制率。特别是从未接受放疗的患者。放疗一般安排在大剂量化疗造血干细胞移植后进行。

（五）生物免疫治疗

在癌症免疫治疗中，抑制免疫检查点通路被认为是最有前景的治疗方式之一，其机制是通过抑制通路中相关靶点（PD-1，PD-L1，TLA-4）解除T细胞活性受抑状态，活化后的T细胞能够进攻和消灭肿瘤细胞。Nivolumab是一种抑制PD-1受体的人源化IgG4型单克隆抗体，2014年ASH会议上报道了nivolumab治疗复发难治的霍奇金淋巴瘤1期临床试验结果，总有效率达87%。目前还在继续进一步的临床试验研究。此免疫治疗对于复发难治性霍奇金淋巴瘤有较好疗效和安全性，给难治性霍奇金淋巴瘤患者带来了希望。

第十七节 治疗的相关副作用和处理

按现代标准治疗，儿童青少年霍奇金淋巴瘤获得80%以上的治愈率。然而，存活者仍处于放疗和化疗相关远期副作用的风险中，需要密切随访。远期并发症包括：生长发育延缓、口腔牙龈健康受损、内分泌功能紊乱、心肺功能受损、生育功能受损和第二肿瘤等。尽管近30~40年儿童霍奇金淋巴瘤治疗方案已明显改进，限制和减少了放疗和化疗药物的应用，但是对于每一个患者长期随访过程中，需要考虑其接受治疗所处的年代和采用何种治疗方案。表2-22 是霍奇金淋巴瘤存活者所观察到的治疗并发症。当然，这些并发症与既往儿童霍奇金淋巴瘤治疗采用的放疗和化疗方案相关，现代标准治疗方案已尽量避免远期毒性，类似并发症已明显降低。

表2-22　霍奇金淋巴瘤存活者所观察到的治疗并发症

健康影响	易感治疗	临床表现
口腔/牙龈	恒牙未形成前接受化疗	牙龈和牙齿发育不良
	放疗影响口腔和唾液腺	唾液腺功能障碍 口干症 加速牙齿腐烂 牙周病
甲状腺	放疗影响甲状腺功能	甲状腺功能减退 甲状腺功能亢进 甲状腺结节

（续表）

健康影响	易感治疗	临床表现
心血管	放疗影响心血管结构	亚临床左心室功能障碍 心肌病 心包炎 心脏瓣膜功能不全 传导障碍 冠状动脉，颈动脉，锁骨下血管疾病 心肌梗死 卒中
	蒽环类化疗药物	亚临床左心室功能障碍 心肌病 充血性心脏衰竭
肺	放疗影响肺	亚临床肺功能不全
	博莱霉素	肺纤维化
肌肉骨骼	放疗影响任何未发育成熟的肌肉骨骼组织	生长障碍
	糖皮质激素	骨矿物质密度降低
生殖	烷化剂化疗	性腺功能减退
	性腺放疗	不孕不育
免疫	脾切除	脾切除后败血症
第二肿瘤	烷化剂化疗	骨髓增生异常综合征或急性髓系白血病
	足叶乙甙	骨髓增生异常综合征或急性髓系白血病
	放疗	实体良性或恶性肿瘤

下面重点说明几个治疗相关副作用：

1. 男性性腺毒性 性腺放疗和烷化剂药物应用可以损伤睾丸间质细胞（leydig cell）和生殖细胞。风险与放疗剂量和烷化剂药物累积剂量相关。

睾丸间质细胞主要分泌雄激素，维持第二性征。间质细胞受损可导致雄激素缺乏，表现为性发育迟缓、小和萎缩的睾丸、性功能障碍。雄激素缺乏也增加与慢性疾病相关的骨质疏松症和代谢性疾病的风险。睾丸间质细胞比生殖细胞更耐受治疗的毒性，睾丸放疗和化疗后无精症的存活者仍能保持适当的睾酮水平，不影响第二性征。

生殖细胞损伤可导致无精症和不育，这是放疗和烷化剂化疗所致生殖腺损伤的常见副作用。尽管青春前期睾丸还未充分发育，但研究显示青春前期睾丸对化疗的敏感性相当或者低于青春期睾丸。法国进行了一项霍奇金淋巴瘤患者治疗前精液分析和精子冷冻保存的研究，共94例患者满足入组条件进行观察。治疗前仅53%霍奇金淋巴瘤患者精子浓度正常，其余患者精子异常（畸形精子症和无精子症）。而且，治疗前精子数量和质量与临床分期、B症状、年龄、LDH、血沉和血常规无关。尽管如此，所有患者的精液均行冷冻保存。13例治愈后患者采用冷冻保存精液进行88次人工授精，仅获得9次妊娠，2个活体婴儿出生。鉴于冷冻保存精液较低的成功妊娠率，需要小心谨慎选择治疗方案。

目前采用的化疗方案如ABVD、ABVE、OEPA、VAMP与男性不育无关系。但是，含有 2 个以上烷化剂的化疗方案，如COPP、MOPP则与不育相关，如果应用超过3个疗程以上则具有高风险的永久性无精症。因此，在治疗选择上需要小心。研究显示生殖细胞受损与环磷酰胺的剂量相关，如果环磷酰胺剂量<7.5g/m^2，发生持久性无精症可能性低。

2. 女性性腺毒性 卵巢激素的产生与原始卵泡成熟相关，烷化剂化疗耗尽卵泡将对生育和卵巢激素产生潜在的影响。幼女和年轻女孩有更多的卵泡补充，其卵巢对烷化剂的敏感性低于老年妇女。与男孩维持生殖细胞功能相比，女孩在较高累积剂量的烷化剂下仍能维持卵巢功能。

采用现代按危险因素分层治疗，大多数女性治疗后能有月经期。青春前期接受治疗的女孩停治疗后可获得月经期，而青春期接受治疗的女性停治疗后能够逐渐恢复月经。然而，无卵巢固定术的盆腔放疗除外，卵巢放疗则可影响卵巢功能。因此，对于需要行盆腔放疗的女孩，将卵巢移位到放射野外区域有助于保护卵巢功能。对于采用烷化剂化疗联合腹腔或盆腔放疗或造血干细胞移植前大剂量烷化剂清髓性化疗，则急性卵巢衰竭或过早绝经的风险增大。

美国儿童肿瘤生存者研究（CCSS）观察到急性卵巢衰竭或过早绝经在霍奇金淋巴瘤生存者中发生率最高，而且，烷化剂治疗和腹腔或盆腔放疗的生存者中，非手术过早绝经累积发生率占30%。

3. 甲状腺异常 甲状腺异常包括甲状腺功能减退、甲状腺功能亢进和甲状腺肿瘤。与普通人群相比较，霍奇金淋巴瘤生存者甲状腺异常发生率较高。甲状腺功能低下危险因素包括放疗剂量大、女性和诊断时年龄较大。CCSS报道霍奇金淋巴瘤患者甲状腺接受3 500 ~ 4 499 cGy放疗，20年后发生甲状腺功能低下实际风险为30%，接受4 500 cGy或以上剂量放疗的患者则为50%。甲状腺功能亢进风险与较高放疗剂量相关。甲状腺肿瘤包括良性和恶性。颈部放疗后甲状腺肿瘤发生率升高。

4. 心脏毒性 霍奇金淋巴瘤患者接受蒽环类化疗药物或胸腔放疗，生存者长期心脏毒性的风险增加。两者引起心脏病变不同，放疗影响心脏微细血管病变，蒽环类药物直接损害心肌。

放射治疗相关的心血管毒性包括：迟发性心包炎；全心炎包括心包和心肌纤维化伴或不伴心内膜弹力纤维增生症；心肌病；冠状动脉疾病；功能性瓣膜损伤和传导缺陷。胸腔放疗需要保护心脏，尽可能减少心脏放疗剂量和范围。

蒽环类药物相关的心脏毒性包括：左心室功能障碍、心肌病、充血性心力衰竭。

女性、蒽环类累积剂量>300 mg/m^2、年幼和接触蒽环类药物时间长，发生蒽环类相关心肌病风险增加。因为大多数儿童癌症治疗需要应用蒽环类药物，预防和改善蒽环类诱导的心肌病非常重要。右丙亚胺是一种化合物，在成人和儿童中已证明可预防蒽环类药物对心脏的损伤。右丙亚胺进入细胞内可转变为开环螯合剂，干扰铁离子中介的自由基的形成，而后者为蒽环类产生心脏毒性的部分原因。研究已证明右丙亚胺是安全的，不会干扰化疗药物的疗效。鉴于蒽环类药物的心脏毒性，治疗方案的选择和应用需要谨慎考虑，可通过联合用药减少蒽环类药物的总剂量。

5. 继发第二肿瘤 继发第二肿瘤包括2种类型：①化疗相关的骨髓增生异常综合征（MDS）/急性髓系白血病（AML）。②放疗相关的实体肿瘤。继发血液恶性肿瘤（最常见为急性髓系白血病和骨髓增生异常综合征）与烷化剂、蒽环类和足叶乙甙等化疗药物相关，有较短潜伏期（距离原发肿瘤诊断时间不到3年）。现代治疗方案限制了烷化剂的剂量，化疗相关的急性髓系白血病和骨髓增生异常综合征不常见。

继发实体肿瘤侵犯乳腺、皮肤、甲状腺、胃肠道和肺，与放疗剂量相关。随着时间延长风险增加，霍奇金淋巴瘤生存者发生继发实体肿瘤的风险可长达20年以上。乳腺癌是霍奇金淋巴瘤最常见的治疗相关继发实体肿瘤，放疗后25 ~ 30年，累积发生率为12% ~ 26%。继发乳腺癌中位诊断年龄为

36岁，比普通人群早25年。40~45岁乳腺癌累积发生率为13%~20%，而普通人群仅1%。这一风险与BRCA基因突变的妇女乳腺癌发生率相似（40岁发生率为10%~19%）。鉴于霍奇金淋巴瘤生存者发生乳腺癌风险增加，COG指南推荐接受过胸部放疗的生存者治疗后8年或者25岁以后需要每年筛查乳腺。

第十八节 展望

儿童霍奇金淋巴瘤采用现代标准治疗已获得极好的生存率。将来治疗和研究的重点在于维持良好的疗效基础上进一步降低治疗强度，从而降低治疗所致的近期毒性和远期毒性。为达到此目的，需要在以下几方面继续探讨研究。

一、寻找和评估新的分子标记物

探讨有价值的分子标记物，包括EB病毒、NF-kB亚基、血清蛋白质谱、基因表达图谱、miRNA、肿瘤微环境细胞的蛋白和药物代谢相关的代谢酶遗传标记等。在霍奇金淋巴瘤患者预后预测、危险分层、疗效判断、微小残留病灶检测、治疗相关毒性预测等方面进一步完善，形成新的预后评估系统，使霍奇金淋巴瘤治疗方案设计个体化，进一步提高疗效和降低近期和远期治疗毒性。

二、进一步改进治疗方法和策略

进一步完善目前的治疗策略，改进治疗模式。

1. 个体化治疗 利用PET/CT影像技术，对化疗早期迅速起效的患者减少治疗强度，缩短化疗疗程、取消放疗等，而对于化疗缓慢起效患者则加强治疗强度和/或采用新的治疗方法。目前已经正在进行多中心的临床研究。

2. 联合靶向药物治疗 探索将靶向CD30的单克隆抗体药物与初诊霍奇金淋巴瘤患者治疗计划相结合，能否减少放疗的应用。需要临床研究证实。

3. 复发难治患者挽救性方案 研发新的二线挽救性方案。探索brentuximab vedotin药物与化疗相结合治疗复发难治霍奇金淋巴瘤患者的疗效。探索brentuximab vedotin药物作为复发难治患者移植后维持治疗可否改善生存率等，这需要进行随机临床研究证实可行性。

4. 生物免疫治疗 研究探讨抑制免疫节点通路中相关靶点（PD-1，PD-L1，TLA-4），解除T细胞活性受抑状态，活化后的T细胞能够进攻和消灭肿瘤细胞。抑制PD-1受体的人源化IgG4型单克隆抗体nivolumab治疗复发难治的霍奇金淋巴瘤，1期临床试验获得总有效率为87%的极好疗效。进一步的临床试验研究，将探讨单药或与化疗药物联合应用，是否降低传统化疗药物毒性和减少放疗的应用。生物免疫治疗将给霍奇金淋巴瘤的治疗带来新的应用前景。

（孙晓非）

参考文献

[1] Donaldson SS, Kaplan HS. Complications of treatment of Hodgkin's disease in children. Cancer Treat Rep [J]. 1982, 66 (4) : 977–989.

[2] Metayer C, Lynch CF, Clarke EA, et al. Second cancers among long–term survivors of Hodgkin's diseasediagnosed in childhood and adolescence [J]. J Clin Oncol, 2000, 18 (12) : 2435–2443.

[3] Donaldson SS, Link MP. Combined modality treatment with low–dose radiation and MOPP chemotherapy for children with Hodgkin's disease [J]. J Clin Oncol, 1987, 5 (5) : 742–749.

[4] Jenkin D, Chan H, Freedman M, et al. Hodgkin's disease in children: treatment results with MOPP and low–dose, extended–field irradiation [J]. Cancer Treat Rep, 1982, 66 (4) : 949–959.

[5] Wolden SL, Chen L, Kelly KM, et al. Long–term results of CCG 5942: a randomized comparison of chemotherapy with and without radiotherapy for children with Hodgkin's lymphoma—a report from the Children's Oncology Group [J]. J Clin Oncol, 2012, 30 (26) : 3174–3180.

[6] Dörffel W, Lüders H, Rühl U, et al. Preliminary results of the multicenter trial GPOH HD 95 for the treatment of Hodgkin's disease in children and adolescents: analysis and outlook [J]. Klin Padiatr, 2003, 215 (3) : 139–145.

[7] Oberlin O, Leverger G, Pacquement H, et al. Low–doseradiation therapy and reduced chemotherapy in childhood Hodgkin's disease: the experience of the French Society of Pediatric Oncology [J]. J Clin Oncol, 1992, 10 (10) : 1602–1608.

[8] Bonadonna G, Santoro A. ABVD chemotherapy in the treatment of Hodgkin's disease [J]. Cancer Treat Rev, 1982, 9 (1) : 21–35.

[9] Nachman JB, Sposto R, Herzog P, et al. Randomized comparison of low–dose involved–field radiotherapy and no radiotherapy for children with Hodgkin's disease who achieve a complete response to chemotherapy [J]. J Clin Oncol, 2002, 20 (18) : 3765–3771.

[10] Mauz–Körholz C, Hasenclever D, Dörffel W, et al. Procarbazine–free OEPA–COPDAC chemotherapy in boys and standard OPPA–COPP in girls have comparable effectiveness in pediatric Hodgkin's lymphoma: the GPOH–HD–2002 study [J]. J Clin Oncol, 2010, 28 (23) : 3680–3686.

[11] Donaldson SS, Link MP, Weinstein HJ, et al. Final results of a prospective clinical trial with VAMP and low–dose involved–field radiation for children with low–risk Hodgkin's disease [J]. J Clin Oncol, 2007, 25 (3) : 332–337.

[12] Tebbi CK, Mendenhall NP, London WB, et al. Response-dependent and reduced treatment in lower risk Hodgkin lymphoma in children and adolescents, results of P9426: a report from the Children's Oncology Group [J]. Pediatr Blood Cancer, 2012, 59 (7): 1259-1265.

[13] Schwartz CL, Constine LS, Villaluna D, et al. A risk-adapted, response-based approach using ABVE-PC for children and adolescents with intermediate- and high-risk Hodgkin lymphoma: the results of P9425 [J]. Blood, 2009, 114 (10): 2051-2059.

[14] Kelly KM, Sposto R, Hutchinson R, et al. BEACOPP chemotherapy is a highly effective regimen in children and adolescents with high-risk Hodgkin lymphoma: a report from the Children's Oncology Group [J]. Blood, 2011, 117 (9): 2596-2603.

[15] Friedman DL, Chen L, Wolden S, et al. Dose-intensive response-based chemotherapy and radiation therapy for children and adolescents with newly diagnosed intermediate-risk Hodgkin lymphoma: a report from the Children's Oncology Group Study AHOD0031 [J]. J Clin Oncol, 2014, 32 (32): 3651-3658.

[16] Bonfante V, Viviani S, Santoro A, et al. Ifosfamide and vinorelbine: an active regimen for patients with relapsed or refractory Hodgkin's disease [J]. Br J Haematol, 1998, 103 (2): 533-535.

[17] Cole PD, Schwartz CL, Drachtman RA, et al. Phase Ⅱ study of weekly gemcitabine and vinorelbine for children with recurrent or refractory Hodgkin's disease: a Children's Oncology Group report [J]. J Clin Oncol, 2009, 27 (9): 1456-1461.

[18] Kung FH, Harris MB, Krischer JP. Ifosfamide/carboplatin/etoposide (ICE), an effective salvaging therapy for recurrent malignant non-Hodgkin lymphoma of childhood: a Pediatric Oncology Group phase Ⅱ study [J]. Med Pediatr Oncol, 1999, 32 (3): 225-226.

[19] Sandlund JT, Pui CH, Mahmoud H, et al. Efficacy of high-dose methotrexate, ifosfamide, etoposide and dexamethasone salvage therapy for recurrent or refractory childhood malignant lymphoma [J]. Ann Oncol, 2011, 22 (2): 468-471.

[20] Schellong G, Dörffel W, Claviez A, et al. Salvage therapy of progressive and recurrent Hodgkin's disease: results from a multicenter study of the pediatric DAL/GPOH-HD study group [J]. J Clin Oncol, 2005, 23 (25): 6181-6189.

[21] Schulz H, Rehwald U, Morschhauser F, et al. Rituximab in relapsed lymphocyte-predominant Hodgkin lymphoma: long-term results of a phase 2 trial by the German Hodgkin Lymphoma Study Group (GHSG) [J]. Blood, 2008, 111 (1): 109-111.

[22] ounes A, Bartlett NL, Leonard JP, et al. Brentuximab vedotin (SGN-35) for relapsed CD30-positive lymphomas [J]. N Engl J Med, 2010, 363 (19): 1812-1821.

[23] Ansell SM, Lesokhin AM, Borrello I, et al. PD-1 blockade with nivolumab in relapsed or refractory Hodgkin's lymphoma [J]. N Engl J Med, 2015, 22; 372 (4): 311-319.

3 第三章

淋巴母细胞淋巴瘤

第一节 概 述

淋巴母细胞淋巴瘤（lymphoblastic lymphoma，LBL）属于非霍奇金淋巴瘤的一种亚型，是一种高度恶性淋巴瘤。恶性程度高，进展快，死亡率高。常好发于儿童及青少年，具有独特的临床特点和治疗策略。根据WHO 2008造血和淋巴组织肿瘤分类标准，淋巴母细胞淋巴瘤分为前驱B淋巴母细胞淋巴瘤/急性淋巴细胞白血病和前驱T淋巴母细胞淋巴瘤/急性淋巴细胞白血病。淋巴母细胞淋巴瘤的生物学特点与急性淋巴细胞白血病相似，它们具有相似的细胞形态学、免疫表型和细胞遗传学特征。但淋巴母细胞淋巴瘤80%为T细胞起源，20%为B细胞起源。而急性淋巴细胞白血病则 80%为B细胞起源，20%为T细胞起源。两者临床表现也有所差异，淋巴母细胞淋巴瘤起病时常以肿块为主要临床表现，而急性淋巴细胞白血病则以骨髓浸润、血常规异常为早期主要的临床表现。目前将淋巴母细胞瘤与急性淋巴细胞白血病归属为疾病不同阶段的同一类疾病。现代标准治疗是采用与急性淋巴细胞白血病相似的治疗方案，生存率可达80%以上。

第二节 流行病学和病因学

淋巴母细胞瘤占儿童非霍奇金淋巴瘤30%。T淋巴母细胞淋巴瘤（T-LBL）起病中位年龄10岁左右，好发于青少年，男多于女。B淋巴母细胞淋巴瘤（B-LBL）起病中位年龄8岁左右，好发年幼儿童。BFM协作组统计从1986—2002年入组2 084例非霍奇金淋巴瘤患者，其中B淋巴母细胞淋巴瘤97例，中位年龄8岁，男女比例为0.9：1。T淋巴母细胞淋巴瘤335例，中位年龄8.8岁，男女比例为2.5：1。T淋巴母细胞淋巴瘤占75.4%，B淋巴母细胞淋巴瘤占22%。中山大学肿瘤防治中心收集1998—2010年治疗的淋巴母细胞淋巴瘤患者107例，T淋巴母细胞淋巴瘤占75.7%，B淋巴母细胞淋巴瘤占24.3%。T淋巴母细胞淋巴瘤中位年龄12岁，B淋巴母细胞淋巴瘤中位年龄6岁。男女比例为2.8：1。中山大学肿瘤防治中心患者资料与国外相近。总体而言，淋巴母细胞淋巴瘤男性多于女性，T淋巴母细胞淋巴瘤发病率高于B淋巴母细胞淋巴瘤，T淋巴母细胞淋巴瘤发病年龄大于B淋巴母细胞淋巴瘤。

淋巴母细胞瘤的病因未明，发病机制不清楚。淋巴母细胞瘤存在细胞遗传学和分子遗传学的异常，见表3-1。T淋巴母细胞淋巴瘤最常见的染色体易位为TCRαδ（14q11），TCRβ（7q32-36）和TCRγ（7p15）。这些细胞遗传学特点与淋巴母细胞瘤的预后关系尚不清楚。

表3-1 淋巴母细胞淋巴瘤遗传学特点

表型	遗传学异常	失调基因
T-cell	t（1；14）（p32-34；q11）	*TAL1*
	t（1；7）（p32；q35）	*TAL1*
	TAL1 deletion	*TAL1*
	t（7；9）（q34；q32）	*TAL2*
	t（7；19）（q35；p13）	*LYL1*
	t（8；14）（q24；q11）	*MYC*
	t（10；14）（q24；q11）	*HOX11*
	t（7；10）（q34；q24）	*HOX11*
	t（11；14）（p15；q11）	*RHOM1*
	t（11；14）（p13；q11）	*RHOM2*
	t（7；11）（q34；p13）	*RHOM2*
	t（10；11）（p13；q14）	*AF10-CALM*
	t（1；7）（p34；q34）	*LCK*
	t（7；9）（q34；p34）	*TAN1*
	del（9）（p21-22）	*MST1/MST2*
B-precursor	t（1；19）（q23；p13）	*PBX1-E2A*
	21q addition	Unknown

近年研究已证实Notch1信号异常激活是急性T淋巴细胞白血病的重要发病机制。50%以上T淋巴母细胞淋巴瘤/白血病患者存在Notch1激活的突变，*Notch1*基因定位于染色体9q34，包含34个外显子，总长度在50 kb左右，编码Notch1受体。Notch1是一类高度保守的Ⅰ型跨膜糖蛋白受体分子，Notch1受体胞外区与配体相互作用后，触发所诱导蛋白酶将Notch胞内区（ICN）从膜上水解并释放到胞浆中，之后从胞内区转移入核内，激活下游转录因子，通过一条与细胞增殖、分化和凋亡多效性作用的信号转导通路发挥调控作用。Notch 1受体调控淋巴祖细胞和T细胞的生存，影响T细胞的分化、增生和凋亡。BFM研究组分析116例T淋巴母细胞淋巴瘤患者，发现60%存在Notch1突变，而且突变型患者预后优于野生型患者（84%vs.66%）。存在染色体6q杂合子丢失（LOH6q）的T淋巴母细胞淋巴瘤患者预后较差（27% vs.86%）。这两个分子生物学标记能否作为T淋巴母细胞淋巴瘤患者有用的分子指标进入临床分层治疗有待进一步研究。

T淋巴母细胞淋巴瘤与急性T淋巴细胞白血病均起源于胸腺T细胞，在细胞形态学、免疫表型和细胞遗传学相似，认为属于疾病不同阶段的同一类疾病。但是两者在临床表现存在差别，急性T淋巴细胞白血病主要表现为弥漫性的骨髓浸润，T淋巴母细胞淋巴瘤则主要表现为前纵隔巨大肿块和淋巴结肿块。近年来对急性T淋巴细胞白血病和T淋巴母细胞淋巴瘤细胞遗传学和基因表达谱的进行比较，发现两种疾病在生物学上存在潜在的差别。血液恶性肿瘤常见染色体6q缺失，德国对108例T淋巴母细胞淋巴瘤和127例急性T淋巴细胞白血病进行LOH6q分析，108例T淋巴母细胞淋巴瘤患者LOH6q丢失发生率19.4%（21例），与高危复发风险相关。127例急性T淋巴细胞白血病患者LOH6q丢失发生率12.6%（16例），与高危复发风险无关。而且，T淋巴母细胞淋巴瘤和急性T淋巴细胞白血病常见LOH位点互不重叠。T淋巴母细胞淋巴瘤和急性T淋巴细胞白血病患者LOH6q丢失模式对预后影响不同，提示T淋巴母细胞淋巴瘤和急性T淋巴细胞白血病之间存在分子生物学差异。积极探讨两种疾病的内在分子生物学的差异，有可能影响临床治疗策略和方案制定。

第三节 临床表现

淋巴母细胞淋巴瘤包括T淋巴母细胞淋巴瘤和B淋巴母细胞淋巴瘤，这两种免疫表型淋巴母细胞淋巴瘤各自有其独特的临床表现。

T淋巴母细胞淋巴瘤好发于男性青少年，进展快，死亡率高。可侵犯全身淋巴结，常侵犯纵隔、骨髓、肝脾、中枢神经系统等。临床表现为迅速的颈、纵隔淋巴结肿大，75%的病例表现为前纵隔肿块，胸腔渗出大量胸水，呼吸窘迫、端坐呼吸、咳嗽、喘息、面部肿胀、结膜充血、口唇发绀、颈静脉和胸壁静脉显露等上腔静脉压迫综合征，属于肿瘤急症，见图3-1和图3-2。患者在危重状况下常不能耐受纵隔肿块穿刺活检，临床上需要通过其他途径取肿瘤细胞明确诊断。如果骨髓侵犯，可通过骨髓细胞形态学和流式细胞术检查确诊。如果骨髓无侵犯，则常需要行胸水细胞形态学和流式细胞术或薄层细胞学免疫组织化学检测明确诊断。如果胸水形态学确认为淋巴瘤细胞，细胞免疫表型TdT阳性和T细胞标记阳性则可以诊断T淋巴母细胞淋巴瘤。

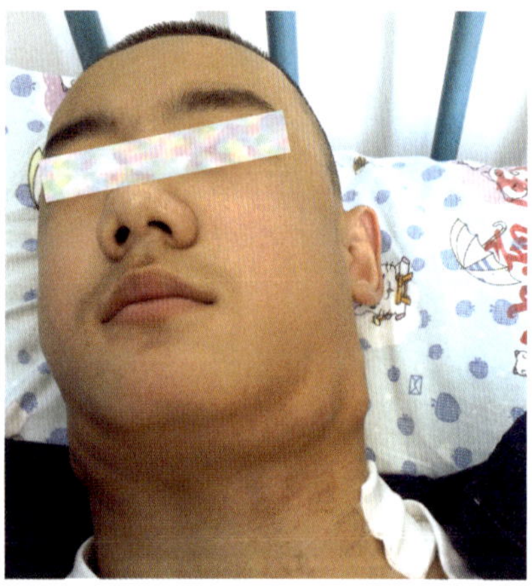

图3-1 T淋巴母细胞淋巴瘤颈部和前纵隔巨大肿块伴上腔静脉压迫颈静脉怒张

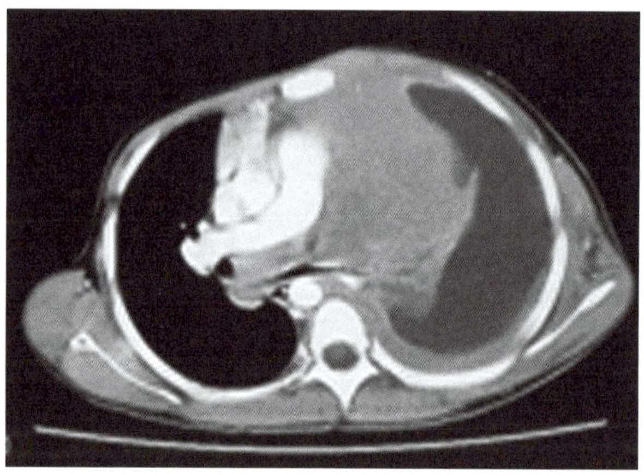

图3-2 T淋巴母细胞淋巴瘤前中纵隔巨大肿块CT图像

前中纵隔淋巴结肿大，互相融合，伴气管受压、上腔静脉压迫、左侧胸水和纵隔右移

B淋巴母细胞淋巴瘤好发于儿童，常侵犯淋巴结、皮肤、骨和骨髓。表现为皮下结节或头皮肿块，见图3-3，淋巴结肿大，肝、脾肿大。部分患者先以骨浸润起病，常误诊为骨或软组织肿瘤。

淋巴母细胞淋巴瘤（T淋巴母细胞或B淋巴母细胞）患者也可以腹部肿块起病，表现为巨大腹部肿块、腹水等，常误诊为伯基特淋巴瘤或神经母细胞淋巴瘤。

淋巴母细胞淋巴瘤常侵犯骨髓，骨髓侵犯是疾病进展到晚期表现（Ⅳ期）。所有淋巴母细胞瘤患者治疗前均应行骨髓检查。骨髓侵犯进展到白血病期可伴随有白血病血常规和骨髓像，临床表现为发热、贫血、出血和感染等症状。

部分淋巴母细胞瘤患者起病时伴随有中枢神经系统侵犯，表现为头痛、呕吐和脑膜刺激征。BFM协助组分析2 500名初诊儿童非霍奇金淋巴瘤患者，中枢神经系统侵犯发生率为6%，其中B淋巴母细胞

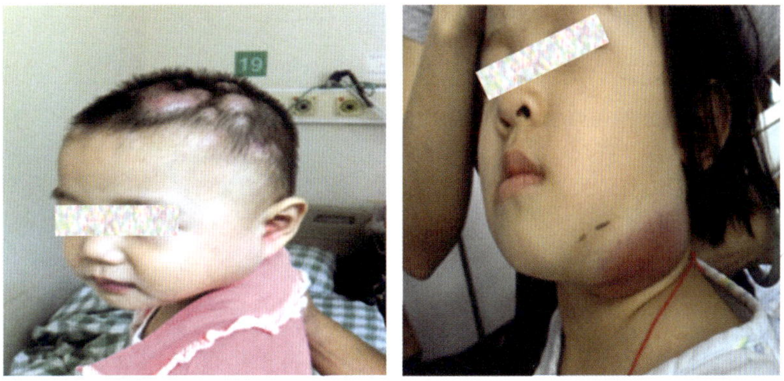

A B

图3-3 B淋巴母细胞淋巴瘤

A. 头皮肿块 B. 皮肤侵犯

淋巴瘤发生率5.4%，T淋巴母细胞淋巴瘤发生率为3.7%。临床上所有确诊为淋巴母细胞瘤患者需要行腰穿脑脊液检查。

淋巴母细胞淋巴瘤患者可伴有全身症状，如发热、盗汗和体重下降等B症状。

第四节 辅助检查

辅助检查有助于了解淋巴母细胞淋巴瘤肿瘤侵犯程度和身体器官功能，是治疗前必须要做的检查。

一、血常规

大部分淋巴母细胞淋巴瘤在肿瘤局限期血常规可正常。疾病晚期（4期）肿瘤广泛侵犯骨髓可表现为白血病血常规，白细胞数量增高、血红蛋白下降和血小板下降。由于淋巴母细胞淋巴瘤是高度恶性淋巴瘤，进展快，疾病可从局限期迅速进展为广泛期，初诊患者外周血常规也可从正常迅速转变为白血病血常规。

二、生化常规

早期局限期患者生化常规可正常。血清乳酸脱氢酶（LDH）升高可发生在肿瘤负荷大广泛期患者。部分巨大肿瘤患者可伴有肿瘤自发崩解，导致尿酸升高、尿素氮升高和血钾升高。晚期肝脏侵犯可有转氨酶或胆红素升高。

三、骨髓检查

早期患者骨髓可正常。淋巴母细胞淋巴瘤骨髓侵犯可为局灶性骨髓侵犯，随后才会进展到弥漫性骨髓侵犯类似白血病骨髓侵犯。因此，每个初诊的淋巴母细胞瘤患者均需要行双侧骨髓穿刺和骨髓活检。临床上有些患者骨髓穿刺检查正常，但是骨髓活检则发现淋巴瘤细胞，免疫组织化学TdT阳性而确诊为淋巴母细胞淋巴瘤骨髓侵犯。一般而言，骨髓幼稚淋巴细胞＞25%诊断为急性淋巴细胞白血病，骨髓幼稚淋巴细胞在5%～25%则诊断为淋巴瘤骨髓侵犯。

四、骨髓或腔积液流式细胞术

淋巴母细胞淋巴瘤骨髓侵犯需要与其他非霍奇金淋巴瘤骨髓侵犯相鉴别，这时需要采用流式细胞术进行免疫分型。淋巴母细胞淋巴瘤骨髓肿瘤细胞TdT阳性或CD34早期标记阳性，可以与成熟外周非霍奇金淋巴瘤细胞相鉴别。如果患者不能获取肿块病理诊断，可以通过胸水或者腹水的肿瘤细胞行流式细胞术免疫分型结合细胞学形态，明确非霍奇金淋巴瘤亚型诊断。

五、影像学

为了准确临床分期和治疗疗效评估，所有患者初诊时需要行全身CT或MR检查。不主张单纯行腹部B超和胸片检查，有条件可做PET/CT检查。CT检查可以了解肿瘤侵犯部位和范围。PET/CT检查则将解剖影像学和功能影像学相结合，更能清楚进行分期和治疗疗效评估。具体淋巴瘤CT或MR或PTE/CT影像学特点见第一章第七节和第八节。

第五节 病理诊断

准确的病理诊断对临床治疗非常重要。淋巴母细胞淋巴瘤病理特点包括形态学、免疫组织化学和分子生物学等，诊断时需要结合起来进行考虑。

一、形态学

肿瘤细胞小到中等大小，核染色质细腻，粉尘状，核仁通常不明显。核分裂多见，部分病例可见灶性“星空”现象。受累淋巴结结构部分或全部破坏。

二、免疫组织化学

淋巴母细胞淋巴瘤常表达末端脱氧核酸转移酶（TdT）。TdT阳性是淋巴母细胞淋巴瘤与其他淋巴瘤鉴别的重要标记。CD34抗原属于早期抗原标记，淋巴母细胞淋巴瘤属于淋巴细胞发育早期阶段肿瘤，早期标记抗原TdT或CD34阳性将有助于诊断。

淋巴母细胞淋巴瘤根据免疫表型可称为前T或前B淋巴母细胞淋巴瘤/白血病。淋巴母细胞淋巴瘤与急性淋巴细胞白血病属于疾病不同阶段的同一肿瘤。大约75%淋巴母细胞淋巴瘤表达T细胞抗原（CD1，CD3，CD5，CD7）。T细胞急性淋巴细胞白血病起源于早期胸腺内T细胞分化（Ⅰ期胸腺前体细胞），大多数T细胞淋巴母细胞淋巴瘤起源于中期胸腺细胞（Ⅱ期）。前体T细胞在不同成熟阶段CD4和CD8表达不同。在胸腺成熟最早期阶段，CD4和CD8表达缺失；在胸腺细胞成熟的中期阶段，CD4和CD8共同表达（双阳性）；而在T细胞成熟阶段，CD4或CD8分别表达。根据CD4或CD8表达可以帮助鉴别成熟期T细胞或是早期T细胞。CD4或CD8在T-LBL中更多是共同表达或者是共同缺失。CD4或CD8单独阳性常意味着是成熟T淋巴细胞。大约25%淋巴母细胞淋巴瘤表达前B细胞抗原或早前B细胞抗原（CD10，CD79a，CD19，TdT）。

三、分子诊断

B淋巴细胞涉及的免疫球蛋白（Ig）和T淋巴细胞涉及的T细胞受体（TCR）抗原结合区域是独特的。大多数前T淋巴母细胞淋巴瘤涉及T细胞受体基因重组（TCRδ，TCRγ，TCRα，和/或 TCRβ），前B淋巴母细胞淋巴瘤则涉及免疫球蛋白Ig基因重组。进行分子生物学检测有助于鉴别T淋巴母细胞淋巴瘤和B淋巴母细胞淋巴瘤2种类型。目前研究认为T淋巴母细胞淋巴瘤*Notch 1*基因突变预后较野生型好，LOH6q丢失预后较差。可采用分子生物学方法进行检测。

四、鉴别诊断

淋巴母细胞淋巴瘤属于早期阶段淋巴瘤，治疗方案与成熟阶段淋巴瘤不同。病理需要将其独立鉴别出来。T淋巴母细胞淋巴瘤需要与外周T细胞淋巴瘤鉴别，如：间变性大细胞淋巴瘤或非特殊外周T细胞淋巴瘤等。B淋巴母细胞淋巴瘤则需要与成熟B细胞淋巴瘤相鉴别，如：伯基特淋巴瘤或弥漫大B细胞淋巴瘤。淋巴母细胞瘤是小圆蓝细胞肿瘤，病理上还需要与其他儿童常见的小圆蓝细胞肿瘤鉴别，如：神经母细胞瘤、横纹肌肉瘤、原始神经外胚叶肿瘤等相鉴别。具体病理诊断特点和鉴别诊断见第一章第三节病理诊断和第六节分子诊断。

第六节 鉴别诊断

淋巴母细胞瘤需要与其他淋巴瘤亚型鉴别，有助于治疗策略和方案选择。同时也需要与其他儿童常见的肿瘤相鉴别。

一、淋巴瘤其他亚型鉴别

1. 霍奇金淋巴瘤 霍奇金淋巴瘤也常侵犯前中纵隔，表现为巨大纵隔肿块，也可伴随发热、盗汗和体重下降。但疾病进展相对缓慢，纵隔肿块也是逐渐增大，较少骨髓侵犯。临床表现相对T淋巴母细胞淋巴瘤轻，治疗策略和方案与淋巴母细胞淋巴瘤不同。单靠影像学和临床表现不能鉴别淋巴母细胞淋巴瘤和霍奇金淋巴瘤，需要肿块穿刺活检和免疫组织化学明确病理诊断。

2. 弥漫大B细胞淋巴瘤或伯基特淋巴瘤 原发纵隔弥漫大B细胞淋巴瘤也可表现为前中纵隔巨大肿块，也可伴随发热、盗汗和体重下降。好发于女性青少年，极少骨髓侵犯。治疗策略和方案与淋巴母细胞淋巴瘤不同。单靠影像学和临床表现不能鉴别淋巴母细胞淋巴瘤和原发纵隔弥漫大B细胞淋巴瘤，需要肿块穿刺活检和免疫组织化学明确病理诊断。

伯基特淋巴瘤或者是弥漫大B细胞淋巴瘤常侵犯腹腔淋巴结或肠道，表现为巨大腹部肿块，淋巴母细胞淋巴瘤也可以腹部肿块起病，但是较少见。鉴于治疗策略和方案不相同，临床上还是需要肿块穿刺活检和免疫组织化学明确病理诊断。

二、神经母细胞瘤

神经母细胞瘤可侵犯纵隔，表现为纵隔肿块，但是多位于后纵隔交感神经干，表现为后纵隔肿块，年龄较小，这些临床特点可与T淋巴母细胞瘤纵隔侵犯相鉴别。神经母细胞瘤更常侵犯腹腔，表现为腹部肿块，也可侵犯皮肤，表现为皮下结节或头颅肿块等，常伴随骨髓侵犯，出现发热、贫血等症状。此时需要与B淋巴母细胞淋巴瘤鉴别。鉴于两种肿瘤治疗策略和方案不相同，临床上需要肿块穿刺活检和免疫组织化学明确病理诊断。

三、尤文氏肉瘤/原始神经外胚叶肿瘤

尤文氏肉瘤可侵犯胸腔，表现为胸壁肿块，即Askin瘤。如肿瘤位于前胸壁，也表现为前纵隔肿块侵犯胸骨伴随胸腔渗液和胸水，CT影像学与T淋巴母细胞纵隔侵犯难以鉴别，临床表现也相似，可表现为呼吸困难、咳嗽和胸疼等。尤文氏肉瘤也可侵犯骨、骨髓和软组织，临床表现为皮下软组织肿块或者骨头疼痛或骨髓检查发现小圆蓝细胞肿瘤，与B淋巴母细胞淋巴瘤骨浸润、骨髓侵犯和皮肤侵犯相似，治疗上两者大相径庭。临床上需要肿块穿刺活检和免疫组织化学明确病理诊断。

四、纵隔生殖细胞瘤

同样好发于青少年男性，肿瘤常侵犯前中纵隔。临床表现与淋巴母细胞淋巴瘤纵隔侵犯相似，可表现为呼吸困难、咳嗽、胸疼等。但是纵隔生殖细胞瘤患者血清AFP或HCG肿瘤标记物升高可与淋巴母细胞淋巴瘤相鉴别，最终确诊需要肿块穿刺活检和免疫组织化学明确病理诊断。

五、横纹肌肉瘤

横纹肌肉瘤可侵犯身体任何部位，如表现为软组织肿块或者腹腔内肿块，需要与B淋巴母细胞淋巴瘤鉴别。治疗上两者大相径庭。横纹肌肉瘤同样是小圆蓝细胞肿瘤，临床上需要肿块穿刺活检和免疫组织化学明确病理诊断。

第七节 临床分期

临床分期包括两个内容，即在全面检查同时，利用合适的分期系统对患者疾病状况和肿瘤侵犯范围做全面评估。

一、全面评估

所有患者治疗前需要全面评估肿瘤侵犯部位、范围和机体功能。全身CT或MR或PET/CT检查，双侧骨髓穿刺和骨髓活检、脑脊液检查、血常规、生化常规、心脏彩超和心电图等全面评估。

二、分期系统

淋巴母细胞淋巴瘤为非霍奇金细胞淋巴瘤，目前广泛采用的分期系统是St Jude Children's Research Hospital Staging System（St. Jude分期系统），即Murphy Staging。此分期系统将原发部位和肿瘤侵犯范围结合起来共同考虑，更能客观反映儿童非霍奇金淋巴瘤的预后和指导治疗，见表3-2。

表3-2 St. Jude分期系统

分期	肿瘤侵犯范围
Ⅰ期	单个结外肿瘤或单个淋巴结区域病变，无纵隔或腹部病变
Ⅱ期	单个结外肿瘤伴区域淋巴结侵犯；膈肌同侧≥2个淋巴结区域侵犯；膈肌同侧两个单一结外肿瘤±区域淋巴结侵犯；原发于胃肠道（常在回盲部）±相关肠系膜淋巴结侵犯，肿瘤肉眼完全切除
Ⅲ期	膈肌上下两个单一结外肿瘤；膈肌上下≥2个区域淋巴结侵犯 原发瘤位于胸腔内（纵隔、胸膜、胸腺）；广泛的原发腹内病变 任何位于脊柱旁或硬脑膜外病变，不考虑其他肿瘤部位
Ⅳ期	肿瘤侵犯中枢神经系统和/或骨髓

注：骨髓侵犯定义为骨髓≥5%的恶性肿瘤细胞。淋巴母细胞淋巴瘤骨髓恶性细胞>25%定义为白血病。淋巴母细胞淋巴瘤中枢侵犯标准相似于急淋白血病，即：脑脊液白细胞数至少5/μL并伴有恶性细胞。其他非霍奇金淋巴瘤中枢侵犯定义：脑脊液发现恶性细胞不考虑细胞计数，或者存在临床证据（颅神经瘫痪、脊髓压迫、颅内局灶包块）定义为中枢侵犯。

第八节 危险度分层

目前国际上淋巴母细胞细胞淋巴瘤的治疗是采用类似急性淋巴细胞白血病方案，但是，危险分层方面则与急性淋巴细胞白血病不同。急性淋巴细胞白血病常根据年龄、外周血白细胞数、基因亚型和早期治疗骨髓疗效将患者分为低危组、中危组和高危组，采用不同强度治疗。但是，对于淋巴母细胞淋巴瘤而言，尚无可用于预测预后的基因亚型，患者外周血白细胞数常正常，肿瘤主要侵犯淋巴结和淋巴器官，临床分为早期和晚期，疗效评估标准与白血病不同。因此，淋巴母细胞淋巴瘤危险分层标准主要是根据临床特点、分期和早期疗效进行评估。德国BFM协助组治疗淋巴母细胞淋巴瘤的方案是目前最好的方案之一，BFM方案根据临床特点、分期和早期化疗疗效将淋巴母细胞瘤患者分为低危、中危和高危3组，采用不同强度治疗，见表3-3。中山大学肿瘤防治中心按照此危险度分层标准对107例淋巴母细胞淋巴瘤患者进行分层，低危仅占5.6%，中危占71%，高危占23.4%。低危患者极少，大部分为中危患者。尽管德国BFM协助组研究发现*Notch 1*突变和LOH6q这两种分子生物学指标能预测T淋巴母细胞淋巴瘤复发率和生存率，但是，将此两项分子指标作为T淋巴母细胞淋巴瘤危险分层因素，调整治疗策略和治疗强度，仍需要进一步的临床研究。

表3-3 BFM-90淋巴母细胞淋巴瘤方案危险度分组

分组	定义
低危	Ⅰ期和Ⅱ期
中危	Ⅲ期和Ⅳ期（除外高危）
高危	1. 中危患者诱导缓解Ⅰa（VDLP）第33天疗效评估符合以下任一点： ①肿瘤缩小<70%；②骨髓淋巴瘤细胞>5%；③脑脊液仍找到淋巴瘤细胞；④肿瘤进展 2. 完成诱导缓解后肿瘤活性残留或进展

第九节 治　　疗

一、历史回顾

淋巴母细胞淋巴瘤与其他类型淋巴瘤一样临床上表现为髓外肿块，与急性淋巴细胞白血病主要表现为骨髓浸润不同。因此人们最早是按照淋巴瘤短程冲击方案治疗淋巴母细胞淋巴瘤，疗效不佳。美国儿童肿瘤研究组在20世纪70年代对儿童非霍奇金淋巴瘤患者进行两种化疗方案随机比较临床试验（COG551研究）。一种为淋巴瘤短程冲击方案COMP（CTX+VCR+MTX+Prednison），共9周时间，另一种为急性淋巴细胞白血病长疗程方案（LSA2L2），包括诱导、巩固和维持治疗共24个月。长期随访结果显示，淋巴母细胞淋巴瘤采用COMP短疗程方案5年无事件生存率仅35%，而采用急性淋巴细胞白血病（LSA2L2）方案5年无事件生存率64%。低危（Ⅰ/Ⅱ期）淋巴母细胞淋巴瘤采用短疗程类似淋巴瘤方案治疗，生存率同样低于其他亚型非霍奇金淋巴瘤。美国斯坦福大学研究显示低危淋巴母细胞淋巴瘤患者（Ⅰ/Ⅱ期）采用CHOP方案短程化疗9周，5年无事件生存率仅63%，而其他亚型非霍奇金淋巴瘤（Ⅰ/Ⅱ期）患者为83%，但是，采用急性淋巴细胞白血病长疗程方案治疗（Ⅰ/Ⅱ期）淋巴母细胞淋巴瘤，5年无事件生存率达90%以上。

德国BFM协助组采用急性淋巴细胞白血病长疗程方案治疗儿童青少年淋巴母细胞淋巴瘤，5年无事件生存率为82%～90%。疗效明显优于淋巴瘤短疗程冲击方案。现代淋巴母细胞淋巴瘤治疗均采用类似于急性淋巴细胞白血病化疗方案。目前NHL-BFM-90/95方案仍然是治疗淋巴母细胞淋巴瘤的最好方案。

二、治疗策略

淋巴母细胞淋巴瘤生物学特点类似于急性淋巴细胞白血病，临床研究也显示急性淋巴细胞白血病方案疗效优于淋巴瘤方案。因此，淋巴母细胞淋巴瘤治疗策略是采用急性淋巴细胞白血病方案。以NHL-BFM-90/95方案为例，根据临床分期（St. Jude 分期）和早期诱导疗效分为3种危险度，接受不同强度治疗，总疗程24个月。化疗方案包括中枢神经系统预防（鞘内注射化疗，HD-MTX应用）。具体计划见表3-4。

低危组：指临床分期Ⅰ/Ⅱ期患者。接受较低强度化疗，即：诱导缓解、巩固和维持治疗。

中危组：指临床分期为Ⅲ/Ⅳ期患者。接受中等强度化疗，即：诱导缓解、巩固、再诱导和维持治疗。

高危组：中危患者诱导化疗第33天肿瘤缩小＜70%；骨髓淋巴瘤细胞＞5%；脑脊液仍找到淋巴瘤细胞；肿瘤进展。诱导缓解结束后仍肿瘤活性残留或进展。接受高强度化疗，即：诱导缓解、高强度巩固（6个Block）、再诱导和维持治疗。有条件则需要在高强度巩固化疗后行异基因造血干细胞移植。

表3-4 淋巴母细胞淋巴瘤不同危险组治疗计划（NHL-BFM-90/95方案）

分组	化疗计划	时间/年
低危 （Ⅰ/Ⅱ期）	诱导缓解Ⅰ（VDLP，CAM） 方案M（6-MP+HD-MTX×4） 维持治疗（6MP+MTX）	2
中危 （Ⅲ/Ⅳ期）	诱导缓解Ⅰ（VDLP，CAM） 方案M（6MP+HD-MTX×4） 再诱导Ⅱ（VDLP，CAM） 维持治疗（6-MP+MTX）	2
高危 （第33天肿瘤缩小＜70%；骨髓淋巴瘤细胞＞5%；脑脊液仍找到淋巴瘤细胞；肿瘤进展；诱导结束后仍肿瘤活性残留）。	诱导缓解Ⅰ（VDLP，CAM） 强化巩固（Block1+Block 2+Block3）×2 再诱导 Ⅱ（VDLP，CAM） 选择性局部放疗 维持治疗（6-MP+MTX） （有条件移植患者3个Block后行异基因造血干细胞移植）	2

三、化疗方案

淋巴母细胞淋巴瘤可采用急性淋巴细胞白血病化疗方案。国际上不同的儿童肿瘤协助组有不同化疗方案，均包括诱导缓解、巩固治疗、中枢预防、再诱导和维持治疗等几个治疗阶段，疗效接近。方案选择药物均为常用化疗药物，如长春新碱，柔红霉素（吡柔吡星），左旋门冬酰胺酶，泼尼松/地塞米松，环磷酰胺，阿糖胞苷，6–巯基嘌呤，大剂量甲氨蝶呤和鞘内化疗等。最有代表性化疗方案是NHL–BFM–90/95方案（淋巴母细胞淋巴瘤），分低危、中危和高危3组，采用不同强度治疗。具体方案见表3–5至表3–7。

表3–5　NHL–BFM–90/95方案（淋巴母细胞淋巴瘤低危组）

药　物	剂量和用法	应用时间/天
诱导缓解Ⅰ		
泼尼松	60 mg/m^2 po	d1~28后每3天减半，9天后减停
长春新碱	1.5 mg/m^2（最大2 mg） iv	d8，d15，d22，d29
柔红霉素	30 mg/m^2 iv	d8，d15，d22，d29
左旋门冬酰胺酶	5 000 ~ 10 000 U/m^2 ivgtt	d12，d15，d18，d21，d24，d27，d30，d33
环磷酰胺	1 000 mg/m^2 iv	d36，d64
阿糖胞苷	75 mg/m^2 ivgtt	d38~41，d45~48，d52~55，d59~62
6–巯基嘌呤	60 mg/m^2 po	d36~63
甲氨蝶呤②	按年龄选择剂量 it	d1，d15，d29，d45，d59
方案M		
6–巯基嘌呤	25 mg/m^2 po	d1~56
甲氨蝶呤①	5 g/m^2 civ 24h	d8，d22，d36，d50
甲氨蝶呤②	按年龄选择剂量 it	d8，d22，d36，d50
维持治疗		
6–巯基嘌呤	50 mg/m^2 po	每天1次，直至2年
甲氨蝶呤	20mg/m^2 po	每周1次，直至2年

注：① HD–MTX 5g/m^2，总剂量的10%在0.5h内静脉滴注，其余90%在23.5h内静脉滴注，42h CF15mg/m^{2}静脉注射解救，根据血清MTX浓度调节CF用量（中山大学肿瘤医院则是MTX开始静脉滴注36h CF15mg/m^{2}解救，6h1次，共7次，根据MTX血药浓度调整CF剂量和次数）。②按年龄调整鞘内注射剂量：<1岁：甲氨蝶呤 6mg，地塞米松 2mg；1～3岁 ：甲氨蝶呤 9mg，地塞米松 2mg；>9岁：甲氨蝶呤 12mg，地塞米松 5mg。

po，口服；iv，静脉注射；ivgtt，静脉滴注；it，鞘内注射；civ，持续静脉滴注。

表3–6　NHL–BFM–90/95方案（淋巴母细胞淋巴瘤中危组）

药　物	剂量和用法	应用时间/天
诱导缓解Ⅰ		
泼尼松	60 mg/m^2 po	d1~28后每3天减半，9天减停
长春新碱	1.5 mg/m^2（最大2 mg） iv	d8，d15，d22，d29
柔红霉素	30 mg/m^2 iv	d8，d15，d22，d29
左旋门冬酰胺酶	5 000 ~ 10 000 U/m^2 ivgtt	d12，d15，d18，d21，d24，d27，d30，d33
环磷酰胺	1 000 mg/m^2 ivgtt	d36，d64
阿糖胞苷	75 mg/m^2 ivgtt	d38~41，d45~48，d52~55，d59~62
6–巯基嘌呤	60 mg/m^2 po	d36~63
甲氨蝶呤②	按年龄选择剂量 it	d1，d15，d29，d45，d59
方案M		
6–巯基嘌呤（口服）	25 mg/m^2 po	d1~56
甲氨蝶呤（静脉滴注）①	5 g/m^2 civ 24h	d8，d22，d36，d50
甲氨蝶呤（鞘内注射）②	按年龄选择剂量 it	d8，d22，d36，d50

（续表）

药 物	剂量和用法	应用时间/天
再诱导 Ⅱ		
地塞米松	10 mg/m² po	d1~21后每3天减半，9天后减停
长春新碱	1.5 mg/m²（最大2mg） iv	d8，d15，d22，d29
阿霉素	30 mg/m² iv	d8，d15，d22，d29
左旋门冬酰胺酶	10 000 U/m² ivgtt	d8，d11，d15，d18
环磷酰胺	1 000 mg/m² ivgtt	d36
阿糖胞苷	75 mg/m² ivgtt	d38~41，d45~48
6-硫鸟嘌呤	60 mg/m² po	d36~49
甲氨蝶呤②	按年龄选择剂量 it	d38，d45
维持治疗		
6-巯基嘌呤	50 mg/m² po	每天1次，直至2年
甲氨蝶呤	20mg/m² po	每周1次，直至2年

注：① HD-MTX 5g/m²，总剂量的10%在0.5h内滴注，其余90%在23.5h内滴注，42h CF15mg/m² iv解救，根据血清MTX浓度调节CF用量（中山大学肿瘤医院则是MTX开始滴注36h CF15mg/m²解救，6h1次，共7次，根据MTX血药浓度调整CF剂量和次数）。②按年龄调整鞘内注射剂量：＜1岁：MTX 6mg，DEX 2mg；1～3岁：MTX 9mg，DEX 2mg；＞9岁：MTX 12mg，DEX 5mg。

po，口服；iv，静脉注射；ivgtt，静脉滴注；it，鞘内注射；civ，持续静脉滴注。

表3-7 ALL-BFM-2002方案（淋巴母细胞淋巴瘤高危组）

药 物	剂量和用法	应用时间/天
诱导缓解 Ⅰ		
泼尼松	60 mg/m² po	d1~28后每3天减半，9天减停
长春新碱	1.5 mg/m²（最大2 mg） iv	d8，d15，d22，d29
柔红霉素	30 mg/m² iv	d8，d15，d22，d29
左旋门冬酰胺酶	5 000 ~ 10 000 U/m² ivgtt	d12，d15，d18，d21，d24，d27，d30，d33
环磷酰胺	1 000 mg/m² ivgtt	d36，d64
阿糖胞苷	75 mg/m² ivgtt	d38~41，d45~48，d52~55，d59~62
6-巯基嘌呤	60 mg/m² po	d36~63
甲氨蝶呤②	按年龄选择剂量 it	d1，d15，d29，d45，d59
巩固Block1		
地塞米松	20 mg/m² po/iv	d1~5
长春新碱	1.5 mg/m²（最大2 mg） iv	d1，d6
甲氨蝶呤①	5g/m² civ 24h	d1
环磷酰胺	200 mg/m² iv	d1~5
阿糖胞苷	2 000mg/m² ivgtt 12h1次	d5
左旋门冬酰胺酶	25 000 U/m² ivgtt	d6，d11
MTX+Ara-C+DEX	按年龄选择剂量 it	d1
巩固Block 2		
地塞米松	20 mg/m² po/iv	d1~5
长春酰胺	3 mg/m²（最大5 mg） iv	d1，d6
甲氨蝶呤①	5g/m² civ 24h	d1
异环磷酰胺	800mg/m² ivgtt	d1~5
阿霉素	30 mg/m² iv	d5
左旋门冬酰胺酶	25 000 U/m² ivgtt	d6，d11
MTX+Ara-C+DEX	按年龄选择剂量② it	d1

（续表）

药　　物	剂量和用法	应用时间/天
巩固Block 3		
地塞米松	20 mg/m^2 po/iv	d1~5
阿糖胞苷	2 000mg/m^2 ivgtt 12h1次	d1~2
依托泊苷	100 mg/m^2 ivgtt	d1~5
左旋门冬酰胺酶	25 000 U/m^2 ivgtt	d6，d11
MTX+Ara-C+DEX	按年龄选择剂量 it	d1
重复一次Block 1，Block 2和Block 3。6个疗程Block巩固治疗后进入再诱导Ⅱ。如果有合适供者进行异基因造血干细胞移植，则仅3个Block后进入移植。		
再诱导Ⅱ		
地塞米松	10 mg/m^2 po	d1~21后每3天减半，9天后减停
长春新碱	1.5 mg/m^2（最大2mg） iv	d8，d15，d22，d29
阿霉素	30 mg/m^2 iv	d8，d15，d22，d29
左旋门冬酰胺酶	10 000 U/m^2 ivgtt	d8，d11，d15，d18
环磷酰胺	1 000 mg/m^2 ivgtt	d36
阿糖胞苷	75 mg/m^2 ivgtt	d38~41，d45~48
6-硫鸟嘌呤	60 mg/m^2 po	d36~49
甲氨蝶呤②	按年龄选择剂量 it	d38，d45
维持治疗		
6-巯基嘌呤	50 mg/m^2 po	每天1次，直至2年
甲氨蝶呤	20mg/m^2 po	每周 1 次，直至2年

注：① HD-MTX 5g/m^2，总剂量的10%在0.5h内静脉滴注，其余90%在23.5h内静脉滴注，42h CF15mg/m^2 iv解救，根据血清MTX浓度调节CF用量（中山大学肿瘤医院则是MTX开始滴注36h CF15mg/m^{2}解救，6h1次，共7次，根据MTX血药浓度调整CF剂量和次数）。②鞘内注射剂量：<1岁，甲氨蝶呤6mg，阿糖胞苷12mg，地塞米松2mg；1~3岁，甲氨蝶呤9mg，阿糖胞苷18mg，地塞米松2mg；3~9岁，甲氨蝶呤12mg，阿糖胞苷24mg，地塞米松4mg；>9岁，甲氨蝶呤15mg，阿糖胞苷30mg，地塞米松4mg。

po，口服；iv，静脉注射；ivgtt，静脉滴注；it，鞘内注射；civ，持续静脉滴注。

四、放疗

（一）巨大肿块放疗

淋巴母细胞淋巴瘤常伴随有巨大纵隔肿块，化疗后是否需要行局部放疗一直存在争议。BFM协助组在NHL-BFM-90的研究中，105例淋巴母细胞淋巴瘤患者采用急性淋巴细胞白血病化疗方案治疗，不做纵隔局部放疗。5年无事件生存率达90%。在此研究中对诱导缓解结束后纵隔残留肿块行穿刺活检或者手术切除，病理结果显示残留肿块均是坏死组织，无活性肿瘤。因此，淋巴母细胞淋巴瘤患者采用急性淋巴细胞方案化疗不需要行纵隔肿块局部放疗可获得极好生存。中山大学肿瘤防治中心对107例淋巴母细胞淋巴瘤患者采用改良NHL-BFM-90方案化疗，大部分患者均未做纵隔肿块放疗，仅对治疗结束后PET/CT显示残留病灶有活性的个别患者行局部放疗，并未见局部复发率增高。因此，对于化疗完全缓解后的淋巴母细胞淋巴瘤不需要行瘤床放疗。

（二）全脑放疗

1. 预防性头颅放疗　T淋巴母细胞淋巴瘤和急性T淋巴细胞急性淋巴细胞白血病相似，常侵犯中枢神经系统。以往在初诊化疗方案均加入头颅预防照射，预防中枢神经系统复发。鉴于头颅放疗的远期副作用，国际上不少研究采用大剂量MTX和鞘内化疗取代头颅预防照射，中枢复发未见增加。NHL-BFM-90方案对所有初诊中枢无侵犯T淋巴母细胞淋巴瘤的患者均需行头颅12Gy预防照射，但是，在NHL-BFM-95方案中对这些中枢阴性患者取消了头颅预防照射，中枢复发未见增加。因此，现代T淋巴母细胞淋巴瘤治疗中可以采用HD-MTX和鞘内化疗取代头颅预防照射。

2. 中枢侵犯患者全脑放疗 起病时中枢神经系统侵犯的淋巴母细胞淋巴瘤患者，则需要在维持治疗前行全脑放疗，2岁以上18Gy，1～2岁，12Gy。这些中枢侵犯患者生存率低于中枢无侵犯患者，5年无事件生存率分别为63% 和82%。

五、治疗方案选择

综上所述，儿童淋巴母细胞淋巴瘤的治疗需要根据临床分期、危险因素、治疗疗效等因素，采用不同强度的治疗，治疗方案选择总结见表3-8。

表3-8 儿童淋巴母细胞淋巴瘤治疗方案选择

分组	治疗方案
低危组： Ⅰ/Ⅱ期	急性淋巴细胞白血病方案 NHL-BFM-90方案（低危方案）
中危组： Ⅲ期和Ⅳ期（除外高危）	急性淋巴细胞白血病方案 NHL-BFM-90方案（中危方案）
高危组： 中危患者诱导化疗第33天 ①肿瘤缩小＜70%；②骨髓淋巴瘤细胞＞5%；③脑脊液仍找到淋巴瘤细胞；④肿瘤进展	急性淋巴细胞白血病方案 ALL-BFM-2002方案（高危方案） 异基因造血干细胞移植

六、疗效评估

疗效评估对于淋巴母细胞淋巴瘤危险度分层和预后判断非常重要。常用评价手段包括全身体检、血常规、生化常规、影像学检查（CT或MRI或PET）、骨髓和脑脊液检查。有可能需要做微小病灶检查和分子生物学检测。

（一）评价标准

主要采用国际淋巴瘤疗效评价标准，将肿瘤对治疗的反应分为完全缓解（CR）、部分缓解（PR）、稳定（SD）、进展（PD）。具体评估标准和内容详见第一章第十四节淋巴瘤疗效评价标准。

（二）评估疗效时间点

每个方案有不同疗效评估点，需要根据各个化疗方案的相应要求进行疗效评估。以中危淋巴母细胞瘤NHL-BFM-90/95方案为例，主要评估时间点：①诱导第一阶段（Ⅰa），即：VDLP结束（诱导化疗第33天）。②诱导第二阶段（Ⅰb），即：CAM结束后巩固治疗前。③巩固治疗结束，即：4次大剂量MTX结束后再诱导治疗前。④再诱导第一阶段结束（Ⅱa）。⑤再诱导第二阶段结束（Ⅱb），即：进入维持治疗前，需要全面复查，最好能做PET/CT检查。

（三）评估需要注意的问题

第一个时间点评估非常重要，即：诱导第一阶段（Ia）。即VDLP结束（诱导化疗第33天）疗效评估结果是患者进入高危组或中危组的标准之一。需要仔细评估所有病灶，并测量大小。肿瘤较化疗前缩小＞70%可定为中危，否则定为高危。第二个时间点评估，即：诱导第二阶段（Ib）。即CAM结束后巩固治疗前评估，如果原残留病灶增大或者不变，可以考虑行PET/CT或者活检，判断残留病灶是否存在活性，如果有活性残留，则定为高危。其他时间点评估需要与前一次评估结果进行对照。当然，如果评估发现肿瘤增大或者出现新病灶则需要转为高危方案治疗。

淋巴母细胞淋巴瘤治疗前肿块巨大，治疗后复查影像学常显示有残留病灶。对于这种残留病灶的性质判断影响治疗方案选择。目前仅是根据第33天肿瘤缩小的程度进行判断。BFM研究组对诱导结束后残留肿瘤活检发现病灶大部分是坏死或纤维化组织，活性肿瘤少见。目前仍需要探索更好的评估疗效方法，PET/CT和残留病灶活检是选择手段之一。

第十节 预后因素

淋巴母细胞淋巴瘤预后与多种因素相关，包括年龄、肿瘤侵犯范围、细胞遗传学和治疗疗效等。

一、年龄

婴儿淋巴母细胞淋巴瘤预后差于其他年龄段的淋巴母细胞淋巴瘤。儿童和青少年淋巴母细胞瘤采用相同方案，生存率相似。BFM协助组分析3项连续临床研究共2 084例0~18岁儿童非霍奇金淋巴瘤患者资料，发现儿童T淋巴母细胞淋巴瘤（＜15岁）5年无事件生存率 82% ± 2% ，青少年T淋巴母细胞淋巴瘤（15 ~ 18岁） 5年无事件生存率 83% ± 7%（P=0.41）。中山大学肿瘤防治中心治疗107例儿童青少年淋巴母细胞瘤患者，结果分析显示15 ~ 18岁患者，5年无事件生存率 64.1%，而2.5 ~ 15岁患者5年无事件生存率 76.8%（P=0.48）。

二、肿瘤部位或侵犯范围

肿瘤局限期预后较广泛期好。Ⅰ/Ⅱ期淋巴母细胞瘤患者采用类似急性淋巴细胞白血病化疗方案，生存率可达95%以上。广泛期患者生存率大约80%，肿瘤侵犯中枢神经系统者生存率大约63%。

三、细胞遗传学异常

淋巴母细胞淋巴瘤有预后价值的细胞遗传学资料较少。德国BFM协助组发现12% （25/227例）T淋巴母细胞淋巴瘤存在染色体LOH6q丢失同时伴随不良预后，生存率仅27%，其他无LOH6q丢失的患者生存率为86%（P＜0.000 1）。60%T淋巴母细胞淋巴瘤存在*Notch 1*基因突变同时伴随较好预后，生存率

84%，无*Notch 1*突变患者生存率66%（P= 0.021）。而且，*Notch 1*突变患者罕见伴随LOH6q 16丢失。

四、早期诱导化疗疗效

淋巴母细胞淋巴瘤首次治疗诱导缓解阶段的疗效有预后价值。诱导缓解VDLP结束后（第33天）全面评估，如果肿瘤缩小>70%，可定为中危，继续后续治疗，5年无事件生存率可达80%以上。如果第33天评估肿瘤缩小<70%，则患者定为高危，后续治疗转为高危方案化疗，5年无事件生存率大约40%，即早期化疗疗效可预测预后。

第十一节 复发治疗

淋巴母细胞淋巴瘤标准方案治疗后复发疗效差，挽救治疗后5年生存率仅10%～40%。自体骨髓移植支持下大剂量化疗，5年生存率大约4%，而异基因造血干细胞移植5年生存率达40%。进行移植前需要获得疾病完全缓解，而大多数复发难治者对挽救性化疗药物抗药，难以获得完全缓解。因此，寻找有效的挽救性化疗药物非常重要。

一、挽救性化疗

1. 新抗癌药

（1）奈拉滨（nelarabine） 奈拉滨是脱氧鸟苷类似物9-β-D-阿糖呋喃糖鸟嘌呤（Ara-G）的前体药。奈拉滨在腺苷脱氨酶（ADA）的作用下去甲基化生成Ara-G，Ara-G在脱氧胞苷激酶和线粒体脱氧鸟苷激酶作用下磷酸化生成具有活性的5'-三磷酸盐-Ara-GTP。Ara-GTP通过抑制DNA合成发挥它的杀淋巴细胞功能。Ara-GTP在T细胞内比在B细胞内的累积速度更快，累积量更多，对T细胞有更强的选择性细胞毒作用。2005年美国FDA批准奈拉滨上市用于治疗复发难治急性T淋巴细胞白血病和T淋巴母细胞淋巴瘤，儿童推荐剂量为650mg/m²，静脉输注1h，连续输注5天，21天为1个疗程。治疗复发难治急性T淋巴细胞白血病和T淋巴母细胞淋巴瘤单药有效率为41%，主要毒性是神经毒性。联合治疗疗效更好，奈拉滨联合依托泊苷和环磷酰胺治疗复发难治儿童急性T淋巴细胞白血病/T淋巴母细胞淋巴瘤，7例患者5例获得完全缓解。奈拉滨单药或联合化疗是目前复发难治T淋巴母细胞淋巴瘤的挽救性方案的选择。国产奈拉滨近期也将上市。

（2）氯法拉滨（clofarabine） 氯法拉滨属于核苷酸类似物，其经脱氧胞苷激酶磷酸化为三磷酸盐后，通过抑制核糖核酸还原酶，使细胞内三磷酸脱氧核糖核苷酸池数目减少，并通过竞争性抑制DNA聚合酶而结合入DNA链，最终导致DNA合成受到抑制，从而终止DNA链的延长以及抑制DNA的修复。2004年12月29日，美国FDA批准氯法拉滨可用于治疗儿童难治性或复发性急性淋巴细胞白血病。氯法拉滨是近10年来第1个批准用于治疗儿童急性淋巴细胞白血病的新药。小儿用法用量：氯法拉滨52mg/（m^2·d），静脉滴注2h，连续给药5天，21天为1个疗程。治疗难治复发儿童急性淋巴细胞白血病单药总有效率为30%。国产氯法拉滨目前正在进行临床研究。

2. 其他挽救方案 可采用急性淋巴细胞白血病强化的高危方案如表3-7。也可采用DECAL方案：地塞米松、依托泊苷、顺铂、阿糖胞苷和左旋门冬酰胺酶；ICE方案：异环磷酰胺、卡铂和依托泊苷。

二、造血干细胞移植

1. 异基因造血干细胞移植 异基因造血干细胞移植是治疗复发难治淋巴母细胞淋巴瘤的选择。国际血和骨髓移植研究中心（International Blood and Marrow Transplant Research，CIBMTR）资料显示，复发难治儿童淋巴母细胞淋巴瘤患者异基因造血干细胞移植，5年无事件生存率 40%。明显优于自体造血干细胞移植（5年无事件生存率 4%）。BFM协助组报道34例复发淋巴母细胞淋巴瘤（28例T淋巴母细胞淋巴瘤，6例B淋巴母细胞淋巴瘤）治疗结果，全组挽救性治疗5年总生存率仅14%，但是行异基因造血干细胞移植，T淋巴母细胞淋巴瘤和B淋巴母细胞淋巴瘤患者复发后5年总生存率分别为44% 和42%，而行自体造血干细胞移植的患者全部死亡。

2. 自体造血干细胞移植 自体造血干细胞移植实际上是造血干细胞支持下的超大剂量化疗。先决条件是肿瘤对化疗药物敏感。复发难治淋巴母细胞淋巴瘤对化疗药物不敏感，自体造血干细胞移植疗效欠佳。国际血液和骨髓移植研究中心资料显示复发难治淋巴母细胞瘤自体造血干细胞移植5年无事件生存率仅4%，明显低于异基因造血干细胞移植（5年无事件生存率 40%）。然而，对于一些复发后化疗敏感获得完全缓解，但又无合适供者选择做异基因移植的患者，也可采用自体造血干细胞移植进行挽救性巩固化疗。

第十二节 治疗相关副作用和处理

淋巴母细胞淋巴瘤采用急性淋巴细胞白血病化疗方案，药物包括类固醇激素、左旋门冬酰胺酶、蒽环类药物、长春新碱、阿糖胞苷、环磷酰胺、巯嘌呤、大剂量甲氨蝶呤和鞘内注射化疗等。化疗药物所致的副作用包括骨髓抑制、出凝血障碍、急性胰腺炎、继发糖尿病、心脏毒性、骨头坏死、第二肿瘤和胸腺反应性增生等。

一、肿瘤溶解综合征

肿瘤溶解综合征最常发生在对化疗药物极其敏感的伯基特淋巴瘤。但是，广泛期淋巴母细胞淋巴瘤首次化疗也有可能发生肿瘤溶解综合征，特别是巨大肿块、血清乳酸脱氢酶（LDH）和尿酸（UA）明显增高的患者。部分患者仅口服泼尼松或静脉滴注地塞米松就可诱发或加重肿瘤溶解，细胞内成分大量释放，水、电解质紊乱，尿酸升高形成结晶堵塞肾小管，导致高钾血症、代谢性酸中毒、急性肾功能衰竭、肺水肿、心功能衰竭死亡，死亡率可达20%～40%。因此，预防和及时处理非常重要，需要积极水化、利尿和应用别嘌呤醇等措施。拉布立酶，即尿酸氧化酶（rasburicase）可预防和治疗肿瘤溶解所致的高尿酸血症，能大大降低肿瘤溶解综合征所致的死亡。2002年美国FDA已批准此药用于恶性肿瘤治疗所致的肿瘤溶解综合征诱发的血尿酸升高，但目前此药尚未在中国上市。临床上需要小心谨慎地预防和处理肿瘤溶解综合征，对肿瘤负荷大、高尿酸血症和高LDH的患者如采用常规的处理方法无效，必须马上进行血液透析或血液滤过。

具体有关肿瘤溶解综合征发病机制、临床和实验室诊断标准、临床预防处理以及拉布立酶的应用等相关内容，请参考第十二章第三节肿瘤溶解综合征。

二、骨髓抑制

淋巴母细胞淋巴瘤患者治疗方案化疗密度大，诱导期间基本上每周均有化疗，尽管每次化疗药物剂量不大，但每周化疗药物累积可导致严重的骨髓抑制。在诱导缓解阶段和再诱导阶段均可出现Ⅳ度骨髓抑制。发热、严重感染或败血症、出血和贫血等症状，需要积极处理。层流床、粒细胞克隆刺激因子（G-CSF）、抗菌素、抗真菌、输血、输血小板等积极对症处理，绝大部分患者能度过骨髓抑制危险期，继续后续治疗。

治疗期间需要密切监测血常规，需要根据方案要求、患者血常规和一般情况适度把握化疗时机，发现感染和血小板低下需要及时对症处理。在没有严重感染情况下，尽管白细胞低下化疗仍需要继续进行，如因血常规低下推延化疗会影响疗效。

三、出凝血障碍

诱导缓解和再诱导期间需要应用大剂量类固醇激素和左旋门冬酰胺酶，这两种药物与其他化疗药物联合应用，有可能导致严重的出凝血障碍，导致消化道出血、脑出血或血栓形成、肺出血等严重并发症，需要积极对症处理。门冬酰胺酶可抑制肝脏生产纤维蛋白原，从而导致纤维蛋白原降低，影响机体出凝血功能。因此应用门冬酰胺酶期间需要密切监测血清纤维蛋白原，如<0.6g需要适当外源性补充纤维蛋白原（输纤维蛋白原或冷沉淀），但不宜过量补充，维持在0.8g以上即可。

四、急性胰腺炎

急性胰腺炎也是门冬酰胺酶的副作用之一，用药期间腹痛的患者需要检测血淀粉酶、尿淀粉酶和胰腺B超，及早发现从而对症处理，大部分患者能度过危险期。

五、生化功能异常

门冬酰胺酶还可导致转氨酶升高和胆红素升高，需要对症处理。由于门冬酰胺酶可抑制肝脏合成蛋白，可导致血清白蛋白降低，出现低蛋白水肿，需要外源性补充白蛋白。激素应用期间常会导致血糖升高，发生继发性糖尿病，特别是青少年患者，需要密切监测血糖，及时对症处理。

六、心脏毒性

淋巴母细胞淋巴瘤采用NHL-BFM-90/95方案，蒽环类总剂量240mg/m^2，诱导期每周应用，需要密切监测，所有患者化疗前需要检测心脏功能，治疗期间和治疗后均需要定期常规心电图检查，及时发现蒽环类药物的心脏毒性，及时处理。

七、骨头坏死和骨质疏松

淋巴母细胞淋巴瘤患者在诱导缓解和再诱导期间应用大剂量地塞米松，有可能导致骨质疏松、股骨头或其他骨头坏死。美国COG-A5971研究了266例淋巴母细胞淋巴瘤患者，股骨头坏死发生率为3.8%。由于骨坏死是致残性副作用，治疗期间需要密切观察，如出现骨头疼痛，需要行相应骨MRI检查，如发现骨头坏死影像学改变，需要逐渐减停激素，对症处理。骨质疏松也是常见并发症，补充钙剂、维生素D和/或双磷酸盐类药物可改善骨矿物质密度。

为了预防激素所致股骨头坏死，也有研究在急性淋巴细胞白血病诱导或再诱导期间，间断性使用地塞米松，口服7天，停7天，发现能减低股骨头坏死率。

八、第二肿瘤

淋巴母细胞淋巴瘤采用NHL-BFM-90/95方案治疗，第二肿瘤发生率为3.2%～3.7%。多为急性髓性白血病，其余为实体肿瘤。继发白血病多在初诊淋巴瘤5年内发生，继发实体瘤多在诊断淋巴瘤5年后发生。美国COG-A5971研究266例淋巴母细胞淋巴瘤，第二肿瘤发生率为1.9%。

九、胸腺反应性增生

胸腺是免疫器官之一，肿瘤患者化疗后胸腺可发生萎缩。随着化疗强度减少或者化疗停止，胸腺会增生、增大，影像学表现为前纵隔肿块影，常误诊为胸腺肿瘤浸润，肿瘤复发。胸腺增生反弹最常发生在停止治疗1～12个月内，患者一般情况好，全面复查除了影像学表现为前纵隔肿块外，未见其他部位异常。有条件可行PET/CT检查。胸腺增生伴随葡萄糖代谢增高，PET/CT检查可阳性，但SUV值不高。中山大学肿瘤防治中心复习26例儿童青少年恶性淋巴瘤化疗后胸腺增生的临床、CT或PET/CT的特点，发生胸腺反应性增生患者中位时间为停化疗后4个月，CT显示胸腺弥漫性均匀增大，但维持正常胸腺形态。PET/CT检查75%患者胸腺摄取增加，中位SUV值为2.7（2.3～3.5），密切随访这些患者未见复发。化疗后胸腺反应性增生是机体免疫重建的表现，但是仍然需要与肿瘤复发鉴别，T淋巴母细胞瘤起源于胸腺，更需要鉴别是否肿瘤复发。结合患者一般情况和影像学特点，密切观察，随着时间延长，反应性增大的胸腺逐渐回复正常。当然，在难以鉴别情况下可行活检，有助于诊断。

第十二节 展 望

儿童青少年淋巴母细胞淋巴瘤采用类似急性淋巴细胞白血病方案，生存率已获得较好的改善，但仍然存在挑战，主要在以下几个方面：

一、淋巴母细胞淋巴瘤与急性淋巴细胞白血病之间的生物学差异

急性淋巴细胞白血病与淋巴母细胞淋巴瘤采用治疗方案相同，疗效相似。然而，这两者疾病起源部位不同，临床表现有所差异，提示两者存在内在的差别，但是目前对这两者疾病之间的差别仍未清楚。积极寻找两者之间的生物学差异，包括分子通道和分子标记物的差异，有助于进一步研究发病机制，改进目前的治疗分层和治疗方法，对这两种疾病采用更加合适的治疗方法。

二、预后因素和个体化治疗

目前淋巴母细胞淋巴瘤治疗分层主要是根据临床分期和早期疗效。需要研究其他有价值的预后因素，如微小残留病灶对生存影响以及在危险分层中的应用，*Notch 1*基因和LOH16q等有价值分子生物学指标在危险分层中的应用。筛选出高危患者及早给予积极高强度治疗。

三、开发新抗癌药

目前高危/复发淋巴母细胞淋巴瘤患者治疗仍然困难，生存率低，需要开发新药。奈拉滨联合其他抗癌药物作为高危淋巴母细胞淋巴瘤一线治疗方案的有效率和生存率目前正在研究探讨。继续开发新的抗癌药物和新的联合药物应用方案有助于进一步改善淋巴母细胞淋巴瘤生存率。

四、免疫治疗

目前研发的Alemtuzumab是抗CD52人源化单克隆抗体。由于T淋巴细胞和B淋巴细胞同样携带CD52抗原，Campath已被成功地应用于慢性淋巴细胞白血病和前T细胞性白血病（T-PLL）及外周T细胞淋巴瘤的治疗。探讨此单克隆抗体在淋巴母细胞淋巴瘤中的应用将为淋巴母细胞淋巴瘤治疗提供新的治疗方法。

五、靶向治疗

Notch 1 发生在60% T淋巴母细胞淋巴瘤，探讨Notch 1通道抑制剂在T淋巴母细胞淋巴瘤治疗中的应用是一种选择，例如γ分泌酶抑制剂（γ-secretase antagonists）。探讨Notch 1信号通道上游和下游的分

子靶点有助于寻找有价值的靶点，开发靶向治疗的药物，有助于改善难治复发淋巴母细胞淋巴瘤患者生存率。

（孙晓非）

参考文献

[1] Jaffe ES，Harris NL，Stein H，et al. Introduction and overview of the classification of the lymphoid neoplasms [M]//Swerdlow SH，Campo E，Harris NL，et al. WHO Classification of Tumours of Haematopoietic and Lymphoid Tissues. 4th ed. Lyon，France：International Agency for Research on Cancer，2008：157-166.

[2] Burkhardt B，Zimmermann M，Oschlies I，et al. The impact of age and gender on biology，clinical features and treatment outcome of non-Hodgkin lymphoma in childhood and adolescence [J]. Br J Haematol，2005，131（1）：39-49.

[3] Burkhardt B，Moericke A，Klapper W，et al. Pediatric precursor T lymphoblastic leukemia and lymphoblastic lymphoma：Differences in the common regions with loss of heterozygosity at chromosome 6q and their prognostic impact [J]. LeukLymphoma，2008，49（3）：451-461.

[4] Bonn BR，Rohde M，Zimmermann M，et al. Incidence and prognostic relevance of genetic variations in T-cell lymphoblastic lymphoma in childhood and adolescence [J]. Blood，2013，121（16）：3153-3160.

[5] Murphy SB，Fairclough DL，Hutchison RE，et al. Non-Hodgkin's lymphomas of childhood：an analysis of the histology，staging，and response to treatment of 338 cases at a single institution [J]. J Clin Oncol，1989，7（2）：186-193.

[6] Mitchell SC，Elizabeth R，Megan SL，et al. Childhood and adolescent non-Hodgkin lymphoma：new insights in biology and critical challenges for the future [J]. Pediatr Blood Cancer，2005，45（6）：753-769.

[7] Anderson JR，Jenkin RD，Wilson JF，et al. Long-term follow-up of patients treated with COMP or LSA2L2 therapy for childhood non-Hodgkin's lymphoma：a report of CCG-551 from the Childrens Cancer Group [J]. J Clin Oncol，1993，11（6）：1024-1032.

[8] Link MP，Shuster JJ，Donaldson SS，et al. Treatment of children and young adults with early-stage non-Hodgkin's lymphoma [J]. N Engl J Med，1997，337（18）：1259-1266.

[9] Reiter A，Schrappe M，Ludwig WD，et al. Intensive ALL-type therapy without local adiotherapy provides a 90% event-free survival for children with T-cell lymphoblastic

lymphoma: a BFM group report [J]. Blood, 2000, 95 (2): 416-421.

[10] Burkhardt B, Woessmann W, Zimmermann M, et al. Impact of cranial radiotherapy on central nervous system prophylaxis in children and adolescents with central nervous system-negative stage Ⅲ or Ⅳ lymphoblastic lymphoma [J]. J Clin Oncol, 2006, 24 (3): 491-499.

[11] Burkhardt B, Oschlies I, Klapper W, et al. Non-Hodgkin's lymphoma in adolescents: experiences in 378 adolescent NHL patients treated according to pediatric NHL-BFM protocols [J]. Leukemia, 2011, 25 (1): 153-160.

[12] Bonn BR, Rohde M, Zimmermann M, et al. Incidence and prognostic relevance of genetic variations in T-cell lymphoblastic lymphoma in childhood and adolescence [J]. Blood, 2013, 121 (16): 3153-3160.

[13] Attarbaschi A, Dworzak M, Steiner M, et al. Outcome of children with primary resistant or relapsed non-Hodgkin lymphoma and mature B-cell leukemia after intensive first-line treatment: a population-based analysis of the Austrian Cooperative Study Group [J]. Pediatr Blood Cancer, 2005, 44 (1): 70-76.

[14] Burkhardt B, Reiter A, Landmann E, et al. Poor outcome for children and adolescents with progressive disease or relapse of lymphoblastic lymphoma: a report from the berlin-frankfurt-muenster group [J]. J Clin Oncol, 2009, 27 (20): 3363-3369.

[15] Berg SL, Blaney SM, Devidas M, et al. Phase Ⅱ study of nelarabine (compound 506U78) in children and young adults with refractory T-cell malignancies: a report from the Children's Oncology Group [J]. J Clin Oncol, 2005, 23 (15): 3376-3382.

[16] von Stackelberg A, Hartmann R, Buhrer C, et al. High-dose compared with intermediate-dose methotrexate in children with a first relapse of acute lymphoblastic leukemia [J]. Blood, 2008, 111: 2573-2580.

[17] Möricke A, Reiter A, Zimmermann M, et al. Risk-adjusted therapy of acute lymphoblastic leukemia can decrease treatment burden and improve survival: Treatment results of 2169 unselected pediatricand adolescent patients enrolled in the trial ALL-BFM 95 [J]. Blood, 2008, 111: 4477-4489.

[18] Kobrinsky NL, Sposto R, Shah NR, et al. Outcomes of treatment of children and adolescents with recurrent non-Hodgkin's lymphoma and Hodgkin's disease with dexamethasone, etoposide, cisplatin, cytarabine, and l-asparaginase, maintenance chemotherapy, and transplantation: Children's Cancer Group Study CCG-5912 [J]. J Clin Oncol, 2001, 19 (9): 2390-2396.

[19] Kung FH, Harris MB, Krischer JP. Ifosfamide/carboplatin/etoposide (ICE), an effective salvaging therapy for recurrent malignant non-Hodgkin lymphoma of childhood: a Pediatric Oncology Group phase Ⅱ study [J]. Med Pediatr Oncol, 1999, 32 (3): 225-2256.

[20] Gross TG, Hale GA, He W, et al. Hematopoietic stem cell transplantation for refractory or recurrent non-Hodgkin lymphoma in children and adolescents [J]. Biol Blood Marrow Transplant, 2010, 16 (2): 223-230.

[21] Burkhardt B, Reiter A, Landmann E, et al. Poor outcome for children and adolescents with progressive disease or relapse of lymphoblastic lymphoma: a report from the berlin-frankfurt-muenster group [J]. J Clin Oncol, 2009, 27 (20): 3363-3369.

[22] Zijun Zhen, Xiaofei Sun, Yi Xia, et al. Clinical Analysis of Thymic Regrowth Following Chemotherapy in Children and Adolescents with Malignant Lymphoma [J]. Jpn J Clin Oncol, 2010, 40 (12): 1128-1134.

[23] Stary J, Zimmermann M, Campbell M, et al. Intensive Chemotherapy for Childhood Acute Lymphoblastic Leukemia: Results of the Randomized Intercontinental Trial ALL IC-BFM 2002 [J]. J Clin Oncol, 2014, 32 (3): 174-184.

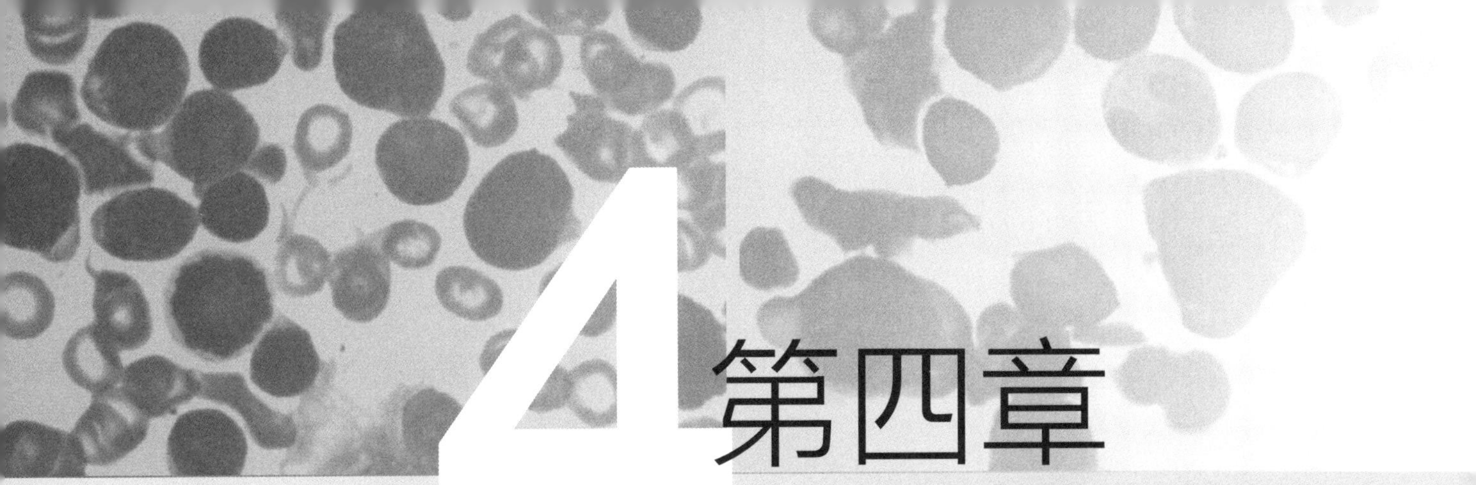

4 第四章

伯基特淋巴瘤

第一节 概 述

伯基特淋巴瘤/白血病（Burkitt lymphoma/leukemia，BL/leukemia）属于非霍奇金淋巴瘤一种亚型，是一种高度恶性淋巴瘤。恶性程度高，进展快，死亡率高。根据WHO 2008造血和淋巴组织肿瘤分类标准，伯基特淋巴瘤归属为高侵袭性成熟B细胞非霍奇金淋巴瘤，伴随肿瘤细胞高增值比例和C-MYC基因异常失调。伯基特淋巴瘤/白血病常好发于儿童，占儿童非霍奇金淋巴瘤的40%，侵犯颌面骨、腹部、骨髓和中枢神经系统，其具有独特的临床特点和治疗策略。在20世纪60年代，伯基特淋巴瘤是不可治愈的疾病。随着医学进步，采用现代标准的短疗程、高强度、多药联合和中枢预防等治疗策略和方案，儿童伯基特淋巴瘤治愈率已达80%以上。

第二节 流行病学和病因学

伯基特淋巴瘤好发于儿童，中位年龄9岁，男性多于女性（4∶1）。世界范围内准确的发病率不清楚。伯基特淋巴瘤是以丹尼斯帕森斯伯基特医生（Denis Parsons Burkitt，MD）的名字命名。Dr. Burkitt是一名在乌干达工作的外科医生，他于1958年首次报道非洲赤道流行一种独特的、增长迅速的侵犯儿童下颌骨和颈部的恶性肿瘤，而且常见于低海拔、高雨量和平均温度16℃区域，好发在疟疾和黄热病流行区。Dr. Burkitt提出这可能是一个通过昆虫媒介携带的传染性病原体为病因的恶性肿瘤。随后与另一位科学家（Michael Anthony Epstein）进行合作，探讨此疾病病因。1964年Michael Anthony Epstein在实验室鉴别出这种形式的疾病实际上与一种人类疱疹病毒相关，现已将此病毒命名为Epstein-Barr virus（EBV），即EB病毒。这一研究已成为开创性的地理流行病学的经典研究之一。

人们研究发现EB病毒持续存在于非洲伯基特淋巴瘤肿瘤细胞内，区域性伯基特淋巴瘤患者在发病前5年血清EB病毒抗体水平异常升高，首次提及病毒可能为人类癌症的病原学。然而，EB病毒在伯基特淋巴瘤形成中所起的作用和发病机制仍然未有明确定论，仍在研究探讨中。而且，在临床实践中，人们发现伯基特淋巴瘤存在 3 种独特的临床类型，即：区域性类型（非洲）、散发区类型（非区域性）和免疫缺陷相关类型。每一种类型在流行病学、临床表现、形态学、分子生物学和基因特点方面都存在差别。

1. 区域性类型 主要发生在非洲赤道，巴布亚新几内亚，是这一地区最常见的儿童恶性肿瘤，占赤道非洲所有儿童癌症30%～50%。高峰发病年龄为4～7岁，男女比例2∶1。与EB病毒感染明显相关，95%以上区域性伯基特淋巴瘤肿瘤细胞内检测到EB病毒基因。

2. 散发区类型 发生在非洲赤道区域以外的地区和国家。占美国儿童淋巴瘤30%～50%，成人非霍奇金淋巴瘤1%以下。高峰发病年龄11岁，男女比例（3～4）∶1。仅15%～30% 散发区伯基特淋巴瘤肿瘤细胞内检测到EB病毒基因。

3. 免疫缺陷相关类型 主要发生与HIV感染相关，其他免疫缺陷少见。HIV阳性患者，伯基特淋巴瘤患者以获得性免疫缺陷综合征为最初的表现，影响那些仍然有免疫力、有相对较高的CD4细胞计数和无机会性感染的患者，提示HIV本身可能有一种癌基因的作用。25%~40% 免疫缺陷相关类型伯基特淋巴瘤肿瘤细胞内检测到EB病毒基因。

伯基特淋巴瘤分子遗传学重要特点为*MYC*基因（染色体8q24）与免疫球蛋白基因位点发生易位。80%病例涉及免疫球蛋白重链位点（14q32），15%病例为轻链位点κ（2p11），5%病例为轻链位点λ（22q11）（表4-1）。伯基特淋巴瘤这种染色体的易位最终导致*C-MYC*癌基因的失调，导致免疫球蛋白基因增强子驱动*MYC*基因的组成型表达。*MYC*基因活化导致细胞周期进展、抑制分化、促进细胞增殖和基因不稳定性，而且活化内源性的凋亡程序。*C-MYC*癌基因与EB病毒之间的关系和作用机制仍然需要深入研究。

表4-1 伯基特淋巴瘤细胞遗传学特点

疾病名称	染色体易位	影响基因
伯基特淋巴瘤	t（8；14）（q24；q32），t（2；8）（p11；q24），t（8；22）（q24；q11）	*C-MYC*，*IGH*，*IGK*，*IGL*

第三节 临床表现

伯基特淋巴瘤占儿童非霍奇金淋巴瘤的30%～40%，男孩比女孩多见（3.9～4）：1。肿瘤最常见原发部位为腹部、淋巴结、颌面部，其他部位为睾丸、骨头、皮肤、骨髓和中枢神经系统。根据肿瘤不同部位伴随不同的临床表现。

一、腹部或盆腔

腹部是散发区伯基特淋巴瘤最常见的侵犯部位（占90%）。多见于5~10岁的男孩。患者常表现为腹部巨大包块（图4-1）或急性阑尾炎、肠套叠和小肠梗阻。不少患儿常因肠套叠急症手术发现肿瘤。腹部病变常表现为腹痛、腹胀、恶心、呕吐，可有胃肠道出血，罕见肠穿孔。肿瘤可侵犯远端回盲肠、肠系膜、腹膜后、肾脏、卵巢和腹膜表面，常伴恶性腹水，手术难以切除。除外肠套叠手术切除肿瘤外，不推荐外科减瘤手术。

二、颌面部和头颈部

区域性伯基特淋巴瘤最常侵犯下颌骨、眼眶和上颌等部位。散发区伯基特淋巴瘤头颈部是第二常见侵犯部位，表现为扁桃体肿大、牙龈肿块、鼻咽和口咽肿块、颈淋巴结肿大，部分患者下颌骨侵犯（10%）或其他颌面骨软组织肿块和牙龈肿块，导致牙齿脱落外移（图4-1）。

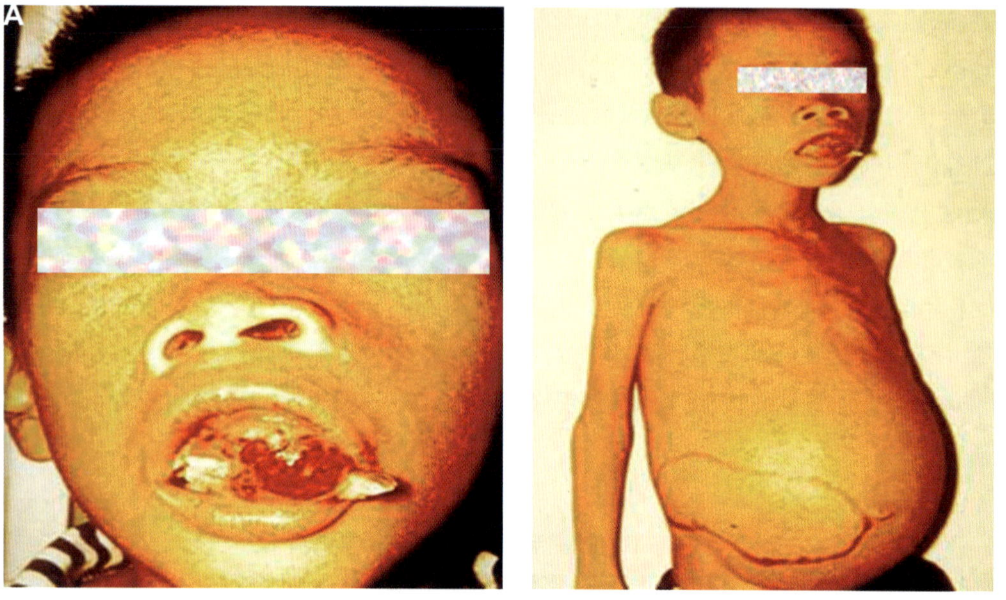

A　　B

图4-1 伯基特淋巴瘤侵犯口腔牙龈（A）和腹部（B）

三、骨髓侵犯

区域性伯基特淋巴瘤极少骨髓侵犯。散发区20% 伯基特淋巴瘤常伴随骨髓侵犯。这些骨髓侵犯的伯基特淋巴瘤患者中大约20% 患者表现为发热、感染、面色苍白、贫血和出血，外周淋巴结肿大和肝、脾肿大，骨髓肿瘤细胞弥漫浸润，骨髓细胞形态学常表现为L3型骨髓像。

四、中枢神经系统侵犯

区域性伯基特淋巴瘤1/3患者发生中枢神经系统侵犯，散发区伯基特淋巴瘤10%左右患者发生中枢神经系统侵犯。中枢神经系统侵犯主要表现为头痛、呕吐、脑膜浸润所致颅内高压、颅神经瘫痪或孤立硬膜外肿块和截瘫。

五、肿瘤溶解综合征

伯基特淋巴瘤进展快、肿瘤细胞倍增时间短、代谢快、肿瘤细胞可自发崩解或化疗后肿瘤细胞崩解，形成肿瘤溶解综合征。肿瘤溶解综合征是一种肿瘤急症，常伴有水、电解质等代谢紊乱，高血钾、低血钙、高磷血症和高尿酸血症，严重者可导致尿酸性肾病和肾功能不全。患者可表现为尿少、无尿、腹水或胸水、全身浮肿、阴囊水肿、呕吐、抽搐，甚至死亡。

六、其他

伯基特淋巴瘤还可以发生在身体其他器官，包括睾丸、乳腺、硬膜外、骨或胰腺等部位。原发纵隔伯基特淋巴瘤较少见。发热、盗汗和体重下降等B症状是伯基特淋巴瘤常见的全身症状。

第四节 辅助检查

一、血常规

伯基特淋巴瘤局限期患者血常规可正常。广泛期（Ⅳ期）/白血病期肿瘤细胞广泛侵犯骨髓可表现为白血病血常规，白细胞数量增高、血红蛋白下降和血小板下降。由于伯基特淋巴瘤是高度恶性淋巴瘤，进展快，疾病可从局限期迅速进展为广泛期，初诊患者外周血常规也可从正常迅速转变为白血病血常规。

二、生化常规

早期局限期患者生化常规可正常。血清乳酸脱氢酶（LDH）升高可发生在肿瘤负荷大的广泛期患者。部分巨大肿瘤患者可伴有肿瘤自发崩解，导致尿酸升高、尿素氮升高、血钾升高、血钙下降、血磷升高和水电解质紊乱，严重者可发生肾功能衰竭。晚期肝脏侵犯可有转氨酶或胆红素升高。

三、骨髓检查

早期患者骨髓可正常。伯基特淋巴瘤骨髓侵犯可为局灶性骨髓侵犯，随后可进展到弥漫性骨髓侵犯类似白血病骨髓侵犯。因此，每个初诊的伯基特淋巴瘤患者均需要行双侧骨髓穿刺和骨髓活检。临床上有些患者骨髓穿刺检查正常，但是骨髓活检则发现淋巴瘤细胞，免疫组织化学有助于亚型诊断。

骨髓侵犯细胞学涂片可见形态典型的原幼稚淋巴细胞：细胞大小较均一；核形较规则，呈圆形或类圆形；染色质呈细点状；核仁明显，1个或多个，呈小泡状；胞浆量丰富，深蓝色，浆中有数量不等空泡，呈明显蜂窝状。伯基特淋巴瘤和急性淋巴细胞白血病FAB-L3型两者细胞在形态学上无明显差异。具体见第一章第四节骨髓细胞学诊断。

四、骨髓或腔积液细胞流式细胞术

伯基特淋巴瘤骨髓侵犯需要与其他非霍奇金淋巴瘤骨髓侵犯或者其他类型白血病相鉴别，需要采用流式细胞术进行免疫分型。伯基特淋巴瘤细胞膜表面IgM或者λ轻链或κ轻链阳性，早期标记TdT和CD34阴性。这些细胞免疫学特点有助于与淋巴母细胞淋巴瘤骨髓侵犯或者其他亚型急性淋巴细胞白血病相鉴别。如果患者不能获取肿块病理诊断，可以通过胸水或者腹水的肿瘤细胞行流式细胞术免疫分型结合细胞学，明确非霍奇金淋巴瘤亚型诊断。具体非霍奇金淋巴瘤流式细胞术特点见第一章第五节骨髓和腔积液流式细胞学诊断。

五、影像学

为了准确地进行临床分期和治疗疗效评估，所有患者初诊时需要行全身CT或MR检查。不主张单纯行腹部B超和胸片检查，有条件的可做PET/CT检查。CT检查可以了解肿瘤侵犯部位和范围。PET/CT检查则将解剖影像学和功能影像学相结合，更能清楚进行分期和随后疗效评估。具体淋巴瘤CT或MR或PET/CT影像学特点见第一章第七节儿童淋巴瘤CT与MRI诊断和第八节PET/CT在儿童淋巴瘤诊断及治疗中的应用。

第五节　病 理 诊 断

伯基特淋巴瘤是非霍奇金淋巴瘤的独特亚型，起源于成熟B淋巴细胞，在细胞形态学、免疫组织化学和分子生物学方面具有与其他非霍奇金淋巴瘤不同的独特特点。

一、形态学

伯基特淋巴瘤细胞形态较一致，弥漫性生长，中等大小，少量至中等量胞浆，淡染，细胞核圆形，染色质粗块状，可见多个嗜碱性小核仁。可见大量核分裂象，每个高倍视野超过10个。由于大量瘤细胞凋亡，被巨噬细胞吞噬，形成“星空”现象。有些病例伴有浆细胞分化，表现为胞浆丰富、嗜碱性，核偏位，可见单个居中核仁。

二、免疫组织化学

伯基特淋巴瘤属于成熟阶段B细胞淋巴瘤，表达B细胞标记，CD19、CD20、CD22、CD10、CD79b、cCD79a，常表达表面免疫球蛋白，最常见是表面免疫球蛋白IgM伴有Kappa或Lambda轻链表达。原始细胞标志TdT和CD34阴性，Bcl-2常阴性或者弱阳性，增殖指数Ki-67≥99%。

三、分子生物学

伯基特淋巴瘤常见染色体t（8；14）异位，罕见t（8；22）或t（2；8）异位。*C-Myc*基因重组是诊断伯基特淋巴瘤的金标准。瘤细胞*IGH*基因重排阳性。几乎所有的病例都有*MYC*基因易位，但并不合并Bcl-6和/或Bcl-2的易位。分子生物学的检测有助于伯基特淋巴瘤的诊断。WHO推荐对于无细胞遗传学资料，但是细胞形态学相似伯基特淋巴瘤或者细胞为多形性、大细胞和增殖比例Ki-67≥ 99%可诊断为伯基特样淋巴瘤。研究显示伯基特样淋巴瘤和非典型伯基特淋巴瘤的基因信号与伯基特淋巴瘤相似。伯基特淋巴瘤和伯基特样淋巴瘤/白血病均为侵袭性高、进展快的恶性肿瘤，需要高强度的治疗。

四、鉴别诊断

伯基特淋巴瘤属于成熟阶段B细胞淋巴瘤，病理需要与前B淋巴母细胞淋巴瘤、弥漫大B细胞淋巴瘤相鉴别，同时也需要与其他小圆蓝细胞肿瘤相鉴别。

（1）前B淋巴母细胞淋巴瘤　属于B细胞早期阶段的肿瘤，也表达B细胞标记，但是，早期标记TdT或CD34阳性，*C-MYC*基因阴性。形态学、免疫组织化学和基因检测可以与伯基特淋巴瘤相鉴别。

（2）弥漫大B细胞淋巴瘤　同样为B细胞后期阶段肿瘤，典型病例可通过形态学、免疫组织化学和相关基因检测与伯基特淋巴瘤相鉴别。但是，有些非典型的伯基特淋巴瘤在形态学、Bcl-2表达和Ki-67增殖指数低等方面相似于弥漫大B细胞淋巴瘤，临床上常诊断为弥漫大B细胞淋巴瘤。然而，结合分子生物学指标检查后则大约有31%儿童患者重新划分为伯基特淋巴瘤，成人则仅有4%患者重新划分为伯基特淋巴瘤。

（3）其他小圆蓝细胞肿瘤　如：神经母细胞瘤、横纹肌肉瘤、原始神经外胚叶肿瘤等，通过形态学、免疫组织化学和基因检测可与伯基特淋巴瘤相鉴别。

具体病理诊断特点和鉴别诊断见第一章第三节病理诊断和第六节儿童淋巴瘤分子诊断。

第六节　鉴 别 诊 断

伯基特淋巴瘤主要表现为淋巴结肿大、腹部肿块或颌面部肿块，临床上需要与非霍奇金淋巴瘤的其他亚型相鉴别，同时也需要与其他好发于儿童的恶性肿瘤相鉴别，如神经母细胞淋巴瘤和横纹肌肉瘤等。

1. 弥漫大B细胞淋巴瘤　好发年龄稍大于伯基特淋巴瘤，恶性程度低于伯基特淋巴瘤。临床表现与伯基特淋巴瘤相似，也可表现为腹部包块或肠道肿块，但较少侵犯骨髓和中枢神经系统。病理形态学、免疫组织化学和基因检测有助于鉴别这两种成熟B细胞淋巴瘤。

2. B淋巴母细胞淋巴瘤　B淋巴母细胞淋巴瘤的好发年龄与伯基特淋巴瘤相似，临床上也可以表现为腹部包块、腹痛、发热、盗汗和消瘦等症状，同样可侵犯骨髓表现为白血病骨髓像。但是，骨髓侵犯细胞形态学与伯基特淋巴瘤骨髓侵犯细胞形态学不同，流式细胞术表型也不同。肿块细胞免疫组织化学显示TdT或CD34阳性。*C-MYC*基因阴性。可与伯基特淋巴瘤相鉴别。

3. 神经母细胞瘤　神经母细胞瘤可侵犯腹膜后淋巴结和骨髓，表现为腹部肿块、腹痛、贫血、血小板下降等症状。需要与伯基特淋巴瘤腹部肿块和骨髓侵犯相鉴别，通过病理形态学、免疫组织化学和基因等检测可与伯基特淋巴瘤相鉴别。

4. 横纹肌肉瘤　横纹肌肉瘤可起源于腹部或盆腔器官和组织，也可侵犯骨髓。表现为腹部疼痛、腹部或盆腔肿块、贫血等症状，临床上需要与伯基特淋巴瘤腹腔侵犯相鉴别。横纹肌肉瘤也可侵犯口咽和颌面部软组织，表现为颌面部肿块，与伯基特淋巴瘤颌面肿块临床上难以鉴别。然而，通过肿块病理活检和免疫组织化学可明确诊断。

第七节 临床分期

临床分期对于了解肿瘤侵犯范围、治疗后疗效评估非常重要。临床分期包括两个内容，即全面检查，同时利用合适的分期系统对患者疾病状况和肿瘤侵犯范围做全面评估。

一、全面评估

所有患者治疗前需要全面评估肿瘤侵犯部位、范围和机体功能。全身CT或MR或PET/CT检查，双侧骨髓穿刺和骨髓活检、脑脊液检查、血常规、生化常规、心脏彩超和心电图等全面评估。

二、分期系统

伯基特淋巴瘤为非霍奇金淋巴瘤（NHL）的一种亚型，目前儿童非霍奇金淋巴瘤广泛采用的分期系统是St.Jude Children's Research Hospital Staging System（St. Jude分期系统），即Murphy Staging。此分期系统将原发部位和肿瘤侵犯范围结合起来共同考虑，更能客观反映儿童非霍奇金淋巴瘤的预后和指导治疗（表4-2）。

表4-2 St. Jude分期系统

分期	肿瘤侵犯范围
Ⅰ期	单个结外肿瘤或单个淋巴结区域病变，无纵隔或腹部病变
Ⅱ期	单个结外肿瘤伴区域淋巴结侵犯；膈肌同侧≥2个淋巴结区域侵犯；膈肌同侧2个单一结外肿瘤±区域淋巴结侵犯；原发于胃肠道（常在回盲部）±相关肠系膜淋巴结侵犯，肿瘤肉眼完全切除
Ⅲ期	膈肌上下2个单一结外肿瘤；膈肌上下≥2个区域淋巴结侵犯； 原发瘤位于胸腔内（纵隔、胸膜、胸腺）；广泛的原发腹内病变； 任何位于脊柱旁或硬脑膜外病变，不考虑其他肿瘤部位
Ⅳ期	肿瘤侵犯中枢神经系统和/或骨髓

注：骨髓侵犯定义为骨髓≥5%的恶性肿瘤细胞。淋巴母细胞淋巴瘤骨髓恶性细胞>25%定义为白血病。淋巴母细胞淋巴瘤中枢侵犯标准相似于急性淋巴细胞白血病，即：脑脊液白细胞数至少5/μL并伴有恶性细胞。其他非霍奇金淋巴瘤中枢侵犯定义：脑脊液发现恶性细胞不考虑细胞计数，或者存在临床证据（颅神经瘫痪、脊髓压迫、颅内局灶包块）定义为中枢侵犯。

第八节 危险度分层

国际上对儿童伯基特淋巴瘤的治疗主要根据危险因素进行分层治疗，分为低危组、中危组和高危组。不同的协助组分层标准不同。临床分期、肿瘤是否切除和血清LDH水平是进行危险度分层的主要因素。法国LMB（Lymphome Malins de Burkitt）方案、德国BFM（Berlin-Frankfurt-Münster）方案和法国-美国-英国FAB/LMB（The French American-British Lymphome Malins de Burkitt）方案是目前公认治疗儿童B细胞淋巴瘤的最好方案。这些方案均需要根据不同危险因素进行危险分层。德国NHL-BFM-95方案根据临床分期、肿瘤切除程度、血清LDH水平等因素将儿童成熟B细胞非霍奇金淋巴瘤划分为4个危险组，采用不同强度治疗，具体危险分层见表4-3。FAB/LMB-96方案则根据临床分期、原发肿瘤切除程度和骨髓侵犯程度将儿童成熟B-NHL划分为A、B、C 3个危险组（表4-4），采用不同强度治疗。

表4-3 NHL-BFM-95 方案危险分层定义

分组	定义
R1	完全切除的Ⅰ期和腹部Ⅱ期
R2	不可切除的Ⅰ/Ⅱ期，Ⅲ期伴LDH<500U/L
R3	Ⅲ期伴LDH 500～999U/L， LDH<1 000U/L的Ⅳ期或B-ALL，无中枢侵犯
R4	LDH>1 000U/L的Ⅲ期或Ⅳ期或B-ALL， 任何中枢侵犯

表4-4 FAB/LMB-96方案危险分层定义

分组	定义
A	完全切除的Ⅰ期和腹部Ⅱ期
B	多发腹部外肿块； 不可切除的Ⅰ期，Ⅱ期和Ⅲ期； Ⅳ期（骨髓肿瘤细胞<25%，无中枢侵犯）
C	成熟急性B淋巴细胞白血病（骨髓肿瘤细胞>25%，和/或中枢侵犯）

第九节 治疗

一、历史回顾

伯基特淋巴瘤从1958年首次被发现至今已有50多年历史。治疗模式从早期化疗联合放疗到现代单用联合化疗以及按危险因素分层治疗，生存率翻倍，从40%提高到80%。德国BFM协助组为了改善儿童青少年非霍奇金淋巴瘤治疗结果，1975—2001年期间共开展了6项连续性多中心临床研究，从采用急性淋巴细胞白血病长疗程方案到采用危险因素分层短疗程冲击方案，生存率从34%提高到80%以上，获得了明显的改善。

NHL-BFM-75方案：入组116例16岁以下儿童青少年非霍奇金淋巴瘤。治疗方案采用BFM-ALL急性淋巴细胞白血病方案。所有患者接受中枢放疗，腹部肿块患者需要接受30Gy腹部包块放疗。全组7年无事件生存率61%。早期（Ⅰ/Ⅱ期）患者无论是T细胞或B细胞表型均获得极好生存。晚期（Ⅲ/Ⅳ

期）患者不同免疫表型生存率明显不同。T细胞表型伴纵隔肿块或急性淋巴细胞白血病普通抗原阳性（$CD10^+$）患者7年无事件生存率 71%，B细胞表型伴腹部肿块患者7年无事件生存率 32%。该项研究结论：① BFM-ALL方案对晚期T细胞表型或急性淋巴细胞白血病普通抗原阳性（$CD10^+$）非霍奇金淋巴瘤非常有效，但是对晚期B细胞表型非霍奇金淋巴瘤疗效差。② B细胞非霍奇金淋巴瘤有极高增殖比例。③初诊时临床分期对B细胞表型非霍奇金淋巴瘤治疗有重要的影响。

NHL-BFM-81方案：在BFM-75方案基础上，针对急性淋巴瘤长疗程方案对B细胞非霍奇金淋巴瘤疗效差的结果，BFM协助组对儿童B细胞非霍奇金淋巴瘤设计了新的治疗方案NHL-BFM-81/83方案。此方案由2个交替的5天短期冲击方案组成，药物含环磷酰胺、中剂量甲氨蝶呤、阿糖胞苷、地塞米松、阿霉素、替尼泊苷和鞘内化疗等。晚期B细胞非霍奇金淋巴瘤生存率获得明显改善，从34%提高到67%。成熟B细胞急性淋巴瘤白血病（伯基特白血病）10/20例获得长期持续缓解。同时美国COG和法国LMB研究采用类似的治疗策略，也获得相似的结果。

随后30年来，上述这些短程冲击、多药联合、中枢预防的方案，特别是德国BFM和法国LMB方案已成为儿童、青少年和成人高侵袭性B细胞淋巴瘤治疗的骨干方案。随着对非霍奇金淋巴瘤生物学特点的认识以及新的诊断手段和方法的应用，对儿童B细胞非霍奇金淋巴瘤危险分层的进一步细化，不同危险度采用不同强度治疗，如NHL-BFM-86/90/95方案、FAB/LMB-96方案使患者的生存率进一步获得改善。目前儿童伯基特淋巴瘤低危患者生存率达95%以上，中危患者生存率达85%以上，高危患者也可获得80%以上生存率。

二、治疗策略

伯基特淋巴瘤属于高侵袭性成熟B细胞恶性肿瘤，化疗是主要治疗手段。治疗策略是根据危险因素分层治疗，低危患者低强度治疗，高危患者高强度治疗。化疗方案采用短疗程冲击、多药联合、中枢预防等策略。中枢侵犯治疗和预防包括三联鞘内注射和大剂量甲氨蝶呤静脉滴注。中枢侵犯患者不需要行中枢神经系统放疗。治疗疗程取决于危险度分层，化疗总时间2~5个月。

NHL-BFM-95方案中，极低危患者接受2个疗程化疗；低危患者接受4个疗程化疗；中危患者接受5个疗程化疗；高危患者接受6个疗程化疗，见表4-5。

表4-5　NHL-BFM-95方案治疗策略

分组	定义	方案
R1	完全切除的Ⅰ期和腹部Ⅱ期	A-B
R2	手术不可切除的Ⅰ/Ⅱ期 Ⅲ期伴LDH<500U/L	V-A-B-A-B
R3	Ⅲ期伴LDH 500 ~ 999U/L LDH<1 000U/L的Ⅳ期或B-ALL 无中枢侵犯	V-AA-BB-CC-AA-BB
R4	LDH>1 000U/L的Ⅲ期，Ⅳ期，B-ALL 任何中枢侵犯	V-AA-BB-CC-AA-BB-CC

注：V为减瘤期，与后续疗程无间隔。

FAB/LMB96方案中，低危患者接受2个疗程化疗，不做鞘内注射；中危患者接受5个疗程化疗；高危患者接受9个疗程化疗，见表4-6。

表4-6 FAB/LMB-96方案治疗策略

分组	定义	治疗方案
A	手术完全切除的Ⅰ期 手术完全切除的腹部Ⅱ期	COPAD- COPAD （无须鞘内注射）
B	多发腹部外肿块； 不可切除的Ⅰ期，Ⅱ期和Ⅲ期； Ⅳ期（骨髓肿瘤细胞<25%，无中枢侵犯）	COP COPADM-COPADM CYM- CYM
C	成熟B-ALL（骨髓肿瘤细胞>25%，和/或中枢侵犯）	COP COPADM1 COPADM2 CYVE1 CYVE2 M1-M2-M3-M4

三、化疗方案

（一）NHL-BFM-90/95方案

德国NHL-BFM-95方案是目前治疗儿童伯基特淋巴瘤和弥漫大B细胞淋巴瘤的最好方案之一。该方案采用多药联合、短程冲击、中枢神经系统预防等策略，每3周重复，共化疗2～6个疗程，化疗药物均为常用细胞毒药物。具体治疗疗程数取决于危险分组。极低危组（R1）A-B 2个疗程，低危组（R2）V-A-B-A-B 4个疗程，中危组（R3） V-AA-BB-CC-AA-BB 5个疗程，高危组（R4） V-AA-BB-CC-AA-BB-CC 6个疗程。V为减瘤期，不计算疗程数。具体方案见表4-7至表4-9。

根据BFM协助组报道，NHL-BFM-95方案治疗505例儿童成熟B细胞淋巴瘤，其中伯基特淋巴瘤和伯基特样淋巴瘤占72%，全组3年无事件生存率89%，其中极低危组（R1）3年无事件生存率94%；低危组（R2）3年无事件生存率 94%；中危组（R3） 3年无事件生存率 85%；高危组（R4） 3年无事件生存率 81%。

中山大学肿瘤防治中心儿童肿瘤科从1998年起采用改良NHL-BFM-90方案治疗儿童成熟B细胞非霍奇金淋巴瘤（伯基特淋巴瘤和弥漫大B细胞淋巴瘤），剂量同BFM方案，仅是鞘内注射次数和大剂量MTX救援时间与BFM方案略不同。我们中心儿童成熟B细胞非霍奇金淋巴瘤生存率获得明显改善，从1998年前的30% 提高到目前的85%以上，证明此方案可以适用于中国儿童伯基特淋巴瘤。

1. NHL-BFM-95方案极低危组和低危组 极低危组：手术完全切除的Ⅰ期和腹部Ⅱ期。治疗：A-B。低危组：手术不可切除的Ⅰ/Ⅱ期；Ⅲ期伴LDH<500U/L，治疗：V-A-B-A-B。

表4-7　NHL-BFM-95方案（极低危组和低危组）

方案	药物	剂量和用法	应用时间/天
减瘤期（V）①	泼尼松（Pred）	30mg/m² po/iv	d1~5
	环磷酰胺（CTX）	200 mg/m² iv	d1~2
	甲氨蝶呤（MTX）（12mg）+阿糖胞苷（Ara-C）（30mg）+泼尼松龙（10mg）it③		d1
疗程A	地塞米松（DXM）	10mg/m² po/iv	d1~5
	异环磷酰胺（IFO）	800mg/m² ivgtt	d1~5
	甲氨蝶呤②	1g/m² civ 4h	d1
	长春新碱（VCR）	1.5mg/m²（最大2mg）iv	d1
	阿糖胞苷	150mg/m² ivgtt 12h1次	d4，d5
	依托泊苷（VP16）	100mg/m² ivgtt	d4，d5
	甲氨蝶呤（12mg）+阿糖胞苷（30mg）+泼尼松龙（10mg）it③		d1
疗程B	地塞米松	10mg/m² po/iv	d1~5
	环磷酰胺	200mg/m² iv	d1~5
	长春新碱	1.5mg/m²（最大2mg）iv	d1
	甲氨蝶呤②	1g/m² civ 4h	d1
	阿霉素（ADM）	25mg/m² iv	d4，d5
	甲氨蝶呤（12mg）+阿糖胞苷（30mg）+泼尼松龙（10mg）it③		d1

注：① V为减瘤期，不计算疗程数。V与A无需间隔。即减瘤期（V）第5天后紧接第6天A疗程化疗。其他疗程间隔天数为18~21天。如肿瘤负荷低，可不用V疗程，直接进入A疗程。极低危组2个疗程（A-B），低危组4个疗程（A-B-A-B）。

② HD-MTX 1g/m²，civ 4h，24h CF15mg/m² iv解救，根据血清MTX浓度调节CF用量（中山大学肿瘤医院则是HD-MTX 1g/m²，civ 6h，MTX静滴18h开始CF15mg/m²解救，每6h1次，共4次，根据血清MTX浓度调整CF剂量和次数）。

③按年龄调整鞘内注射剂量：<1岁：MTX 6mg，Ara-C 12mg，DEX 2mg；1～3岁：MTX 9mg，Ara-C 18mg，DEX 2mg；3～9岁：MTX 12mg，Ara-C 24mg，DEX 4mg；>9岁：MTX 15mg，Ara-C 30mg，DEX 4mg。

po，口服；iv，静脉注射；it，鞘内注射；ivgtt，静脉滴注；civ，持续静脉滴注。

2. NHL-BFM-95方案中危组　定义：Ⅲ期伴LDH 500～999U/L；LDH<1 000U/L的Ⅳ期或B-ALL；无中枢侵犯。治疗：V-AA-BB-CC-AA-BB。

表4-8　NHL-BFM-95方案（中危组）

方案	药物	剂量和用法	应用时间/天
减瘤期（V）③	泼尼松（Pred）	30mg/m² po/iv	d1~5
	环磷酰胺（CTX）	200 mg/m² iv	d1~2
	甲氨蝶呤（MTX）（12mg）+阿糖胞苷（Ara-C）（30mg）+泼尼松龙（10mg）it②		d1
疗程AA	地塞米松（DXM）	10mg/m² po/iv	d1~5
	异环磷酰胺（IFO）	800mg/m² ivgtt	d1~5
	长春新碱（VCR）	1.5mg/m²（最大2mg）iv	d1
	甲氨蝶呤①	5g/m² civ 24h	d1
	阿糖胞苷	150mg/m² iv 12h1次	d4，d5
	依托泊苷（VP16）	100mg/m² ivgtt	d4，d5
	甲氨蝶呤（6mg）+阿糖胞苷（15mg）+泼尼松龙（5mg）it②		d1，d5

（续表）

方案	药物	剂量和用法	应用时间/天
疗程BB	地塞米松	$10mg/m^2$ po/iv	d1~5
	环磷酰胺	$200mg/m^2$ iv	d1~5
	长春新碱	$1.5mg/m^2$（最大2mg）iv	d1
	甲氨蝶呤①	$5g/m^2$ civ 24h	d1
	阿霉素（ADM）	$25mg/m^2$ iv	d4，d5
	甲氨蝶呤（6mg）+阿糖胞苷（15mg）+泼尼松龙（5mg）it②		d1，d5
疗程CC	地塞米松	$10mg/m^2$ po/iv	d1~5
	长春酰胺	$3mg/m^2$（最大5mg）iv	d1
	阿糖胞苷	$2g/m^2$ ivgtt 12h1次	d1，d2
	依托泊苷	$150mg/m^2$ ivgtt	d3，d4，d5
	甲氨蝶呤（12mg）+阿糖胞苷（30mg）+泼尼松龙（10mg）it②		d5

注：① HD-MTX $5g/m^2$，总剂量的10%在0.5h内静脉滴注，其余90%在23.5h内静脉滴注，42h CF$15mg/m^2$ iv解救，根据血清MTX浓度调节CF用量（中山大学肿瘤医院则是36h CF$15mg/m^2$解救，6h1次，共6次，根据MTX血药浓度调整CF剂量和次数）。

②中山大学肿瘤医院每疗程仅做1次鞘内注射，按年龄调整鞘内注射剂量：<1岁：MTX 6mg，Ara-C 12mg，DEX 2mg；1～3岁：MTX 9mg，Ara-C 18mg，DEX 2mg；3～9岁：MTX 12mg，Ara-C 24mg，DEX 4mg；>9岁：MTX 15mg，Ara-C 30mg，DEX 4mg。

③ V为减瘤期，不计入疗程数。V与AA无须间隔。即减瘤期（V）第5天后紧接第6天AA疗程化疗。如果患者状况差，可适当推迟第6天AA化疗。其他疗程间隔天数为18~21天。共化疗5个疗程（V-AA-BB-CC-AA-BB）。

po，口服；iv，静脉注射；it，鞘内注射；ivgtt，静脉滴注；civ，持续静脉滴注。

3. NHL-BFM-95方案高危组 定义：LDH>1 000U/L的Ⅲ期，Ⅳ期，B-ALL；任何中枢侵犯。治疗：V-AA-BB-CC-AA-BB-CC。

表4-9 NHL-BFM-95方案（高危组）

方案	药物	剂量和用法	应用时间/天
减瘤期（V）③	泼尼松（Pred）	$30mg/m^2$ po/iv	d1~5
	环磷酰胺（CTX）	$200 mg/m^2$ iv	d1~2
	甲氨蝶呤（MTX）（12mg）+阿糖胞苷（Ara-C）（30mg）+泼尼松龙（10mg）it②		d1
疗程AA	地塞米松（DXM）	$10mg/m^2$ po/iv	d1~5
	异环磷酰胺（IFO）	$800mg/m^2$ ivgtt	d1~5
	长春新碱（VCR）	$1.5mg/m^2$（最大2mg）iv	d1
	甲氨蝶呤①	$5g/m^2$ civ 24h	d1
	阿糖胞苷	$150mg/m^2$ ivgtt 12h1次	d4，d5
	依托泊苷（VP16）	$100mg/m^2$ ivgtt	d4，d5
	甲氨蝶呤（6mg）+阿糖胞苷（15mg）+泼尼松龙（5mg）it②		d1，d5
疗程BB	地塞米松	$10mg/m^2$ po/iv	d1~5
	环磷酰胺	$200mg/m^2$ civ 24h	d1~5
	长春新碱	$1.5mg/m^2$（最大2mg）iv	d1
	甲氨蝶呤①	$5g/m^2$ civ 24h	d1
	阿霉素（ADM）	$25mg/m^2$ iv	d4，d5
	甲氨蝶呤（6mg）+阿糖胞苷（15mg）+泼尼松龙（5mg）it②		d1，d5

（续表）

方案	药物	剂量和用法	应用时间/天
疗程CC	地塞米松	10mg/m^2 po/iv	d1~5
	长春酰胺	3mg/m^2（最大5mg）iv	d1
	阿糖胞苷	2g/m^2 ivgtt 12h1次	d1，d2
	依托泊苷	150mg/m^2 iv gtt	d3，d4，d5
	甲氨蝶呤（12mg）+阿糖胞苷（30mg）+泼尼松龙（10mg）it②		d5

注：① HD-MTX 5g/m^2，总剂量的10%在0.5h内滴注，其余90%在23.5h内滴注，42h CF15mg/m^2 iv解救，根据血清MTX浓度调节CF用量。中山大学肿瘤医院则是36 h CF15mg/m^{2}解救，每6h1次，共6次，根据MTX血药浓度调整CF剂量和次数。

②中山大学肿瘤医院每疗程仅做一次鞘内注射，按年龄调整鞘内注射剂量：<1岁：MTX 6mg，Ara-C 12mg，DEX 2mg；1～3岁：MTX 9mg，Ara-C 18mg，DEX 2mg；3～9岁：MTX 12mg，Ara-C 24mg，DEX 4mg；>9岁：MTX 15mg，Ara-C 30mg，DEX 4mg。

③ V为减瘤期，不计算疗程数。V与AA无需间隔。即减瘤期（V）第5天后紧接第6天AA疗程化疗。如果患者状况差，可适当推迟到第6天AA化疗。其他疗程间隔天数为18~21天。共化疗6程（V-AA-BB-CC-AA-BB-CC），每疗程前可加利妥昔单抗。

po，口服；iv，静脉注射；it，鞘内注射；ivgtt，静脉滴注；civ，持续静脉滴注。

（二）FAB/LMB-96方案

FAB/LMB-96方案是法国儿童肿瘤协会（SFOP）、美国儿童肿瘤研究组（CCG）和英国儿童癌症研究组（UKCCSG）共同制定针对儿童成熟B细胞淋巴瘤的国际多中心临床研究方案。该方案以法国LMB89方案为基础进行改良，获得很好的疗效，是目前治疗儿童伯基特淋巴瘤和弥漫大B细胞淋巴瘤的最好方案之一。该方案同样是采用多药联合、短程冲击、中枢神经系统预防等策略，每3周重复，共化疗2～8个疗程。具体治疗疗程数取决于危险分组。危险分组定义见上述治疗策略部分。低危组（A）患者接受2个疗程（COPAD）化疗，不做鞘内注射，见表4-10；中危组（B）患者共接受5个疗程化疗（COP，2个疗程COPADM，2个疗程CYM），见表4-11；高危组（C）患者接受9个疗程化疗（COP、COPADM1、COPADM2、CYVE1、CYVE2、M1-M2-M3-M4），见表4-12。

表4-10　FAB/LMB-96方案低危组（A）

COPAD方案	剂量	用法	应用时间/天
环磷酰胺（CTX）	500mg/m^2	iv 250mg/m^2 2次/天	d1~3
长春新碱（VCR）	1.5 mg/m^2（最大2mg）	iv	d1，d6
泼尼松（Pred）	60 mg/m^2	po 30mg/m^2 2次/天	d1~6
阿霉素（ADR）	60 mg/m^2	iv	d1

注：COPAD方案适用于儿童成熟B-NHL低危患者（手术完全切除的Ⅰ期和腹部Ⅱ期），类似于CHOP方案。每疗程间隔21天，共化疗2个疗程，不需要行鞘内注射化疗。

iv，静脉注射；po，口服。

表4-11　FAB/LMB-96方案中危组（B）

方案	药物	剂量和用法	应用时间/天
COP	环磷酰胺（CTX）	300 mg/m^2 iv	d1
	长春新碱（VCR）	1 mg/m^2 iv	d1
	泼尼松（Pred）	60mg/m^2 po	d1~7
	甲氨蝶呤（MTX）（8～15mg）+氢化可的松（8～15mg）it		d1

（续表）

方案	药物	剂量和用法	应用时间/天
COPADM	环磷酰胺	250mg/m^2 iv 12h1次	d2~4
	长春新碱	2mg/m^2（最大2mg）iv	d1
	泼尼松	60mg/m^2 po	d1~5
	阿霉素（ADR）	60 mg/m^2 iv	d1
	甲氨蝶呤	3g/m^2 civ 3h	d1
	甲氨蝶呤（8y ~ 15mg）+氢化可的松（8 ~ 15mg）it		d2，d6
CYM	阿糖胞苷 （Ara-C）	100mg/m^2 civ 24h	d2~6
	甲氨蝶呤	3g/m^2 civ 3h	d1
	甲氨蝶呤（8 ~ 15mg）+氢化可的松（8 ~ 15mg）it		d2
	阿糖胞苷（15 ~ 30mg）+氢化可的松（8 ~ 15mg）it		d6

注：本方案适用于儿童成熟B细胞淋巴瘤中危组：多发腹部外肿块；不可切除的Ⅰ期，Ⅱ期和Ⅲ期，Ⅳ期（骨髓肿瘤细胞<25%，无中枢侵犯）。COP为减瘤，2个疗程COPADM，2个疗程CYM，共化疗5个疗程。鞘内注射剂量按年龄计算。

iv，静脉注射；po，口服；it，鞘内注射；civ，持续静脉滴注。

表4-12 FAB/LMB-96方案高危组（C）

方案	药物	剂量和用法	应用时间/天
COP	环磷酰胺（CTX）	300 mg/m^2 iv	d1
	长春新碱 （VCR）	1 mg/m^2	d1
	泼尼松（Pred）	60mg/m^2 po	d1~7
	甲氨蝶呤（MTX）（8~15mg）+阿糖胞苷（Ara-C）（15~30mg）+氢化可的松 （8~15mg）it		d1，d3，d5
COPADM1	环磷酰胺	250mg/m^2 iv 12h次	d2~4
	长春新碱	2mg/m^2（最大2mg）iv	d1
	泼尼松	60mg/m^2 po	d1~5
	阿霉素（ADR）	60 mg/m^2 iv	d2
	甲氨蝶呤	8g/m^2 civ 4h（CF救援）	d1
	甲氨蝶呤（8~15mg）it		d1，d3，d5
	阿糖胞苷（15~30mg）+氢化可的松（8~15mg）it		d2，d4，d6
COPADM2	环磷酰胺	500mg/m^2 iv 12h1次	d2~4
	长春新碱	2mg/m^2（最大2mg）iv	d1
	泼尼松	60mg/m^2 po	d1~5
	阿霉素（ADR）	60 mg/m^2 iv	d2
	甲氨蝶呤	8g/m^2 civ 4h（CF救援）	d1
	MTX（8~15mg）it		d1，d3，d5
	阿糖胞苷（15~30mg）+氢化可的松（8~15mg）it		d2，d4，d6
CYVE1，2（CNS-）	阿糖胞苷	50mg/m^2 iv	d1~5
	阿糖胞苷	3g/m^2 ivgtt	d2~5
	依托泊苷（VP16）	200 mg/m^2 ivgtt	d2~5

（续表）

方案	药物	剂量和用法	应用时间/天
CYVE1，2（CNS+）	阿糖胞苷	50mg/m^2 iv	d1~5
	阿糖胞苷	3g/m^2 ivgtt	d2~5
	依托泊苷	200 mg/m^2 ivgtt	d2~5
	甲氨蝶呤（MTX）	8g/m^2 civ 4h（CF救援）	d18
	甲氨蝶呤（8~15mg）+氢化可的松（8~15mg）it		d1
	甲氨蝶呤（8~15mg）+阿糖胞苷（15~30mg）+氢化可的松（8~15mg）it		d19
M1	环磷酰胺	500mg/m^2 iv 12h1次	d2~3
	长春新碱	2mg/m^2（最大2mg）iv	d1
	泼尼松	60mg/m^2 po	d1~5
	阿霉素	60 mg/m^2 iv	d2
	甲氨蝶呤	8g/m^2 civ 4h（CF救援）	d1
	甲氨蝶呤（8~15mg）+阿糖胞苷（15~30mg）+氢化可的松（8~15mg）it		d2
M2	阿糖胞苷	50mg/m^2 sc 12h1次	d1~5
	依托泊苷	150 mg/m^2 ivgtt	d1~3
M3	环磷酰胺	500mg/m^2 iv 12h1次	d1~2
	长春新碱	2mg/m^2（最大2mg）iv	d1
	泼尼松	60mg/m^2 po	d1~5
	阿霉素	60mg/m^2 iv	d1
M4	阿糖胞苷	50mg/m^2 sc 12h1次	d1~5
	依托泊苷	150 mg/m^2 ivgtt	d1~3

注：本方案适用于儿童成熟B细胞淋巴瘤高危组：成熟B细胞急性淋巴细胞白血病（骨髓肿瘤细胞>25% 和/或中枢侵犯。COP，COPADM1，COPADM2，CYVE1、CYVE2，M1-M2-M3-M4，共化疗9个疗程。鞘内注射剂量按年龄计算。

iv，静脉注射；po，口服；it，鞘内注射；ivgtt，静脉滴注；civ，持续静脉滴注；sc，皮下注射。

根据FAB/LMB96协助组报道，低危组（A）132例儿童成熟B细胞淋巴瘤（伯基特淋巴瘤和伯基特样淋巴瘤占55%），4年无事件生存率 98%；中危组（B）637例儿童成熟B细胞非霍奇金淋巴瘤（伯基特淋巴瘤和伯基特样淋巴瘤占71%），4年无事件生存率 90.2%；高危组（C） 190例儿童成熟B细胞淋巴瘤（其中伯基特淋巴瘤和伯基特样淋巴瘤占87%），4年无事件生存率 79%。FAB/LMB96方案与NHL-BFM-95方案生存率相似。

四、靶向治疗

1. 利妥昔单克隆抗体（rituximab，美罗华） 伯基特淋巴瘤是成熟B细胞淋巴瘤，100%表达CD20。靶向CD20利妥昔单克隆抗体联合hyper-CVAD方案治疗成人伯基特淋巴瘤/白血病，可改善生存率，3年无事件生存率 80%。儿童伯基特淋巴瘤和弥漫大B细胞淋巴瘤采用目前的标准治疗方案，生存率>80%。采用利妥昔单克隆抗体联合高强度化疗方案治疗儿童伯基特淋巴瘤和弥漫大B细胞淋巴瘤能否进一步改善疗效和生存率是目前研究的重点。

德国BFM协助组Ⅱ期临床研究显示，单药利妥昔单克隆抗体对儿童伯基特淋巴瘤和弥漫大B细胞淋巴瘤有效，总有效率41.4%，而且发现对骨髓肿瘤细胞的疗效优于对实体病灶的疗效（P=0.007）。

美国儿童肿瘤协助组研究（COG-ANHL01P1）方案将利妥昔单抗加入FAB/LMB-96高强度方案联合治疗儿童Ⅲ/Ⅳ期伯基特淋巴瘤和弥漫大B细胞淋巴瘤，3年无事件生存率 95%，而单纯采用FAB/LMB-96化疗患者5年无事件生存率 84%（历史对照），毒性相似。利妥昔单克隆抗体在儿童应用剂量与成人剂量相同，375mg/m^2，年幼儿童利妥昔单克隆抗体血清峰浓度较高。目前正在进行利妥昔单克隆抗体联合标准化疗治疗儿童成熟B细胞非霍奇金淋巴瘤随机对照的临床研究。

2. 其他单克隆抗体 CD19、CD21、CD22和CD30等单克隆抗体也可用于临床，但是，还未在儿童淋巴瘤中进行充分的临床试验。CD37、CD38、CD52 和 CD74单克隆抗体目前正在成人淋巴瘤中进行临床研究。

五、治疗方案的选择

综上所述，儿童伯基特淋巴瘤治疗需要根据临床分期、危险因素、LDH水平和治疗疗效等因素，采用不同强度的治疗。CHOP方案仅适合用于手术切除的早期患者，不适合用于中危和高危患者。目前公认疗效最好的化疗方案为NHL-BFM-95和FAB/LMB-96方案。根据中山大学肿瘤防治中心经验，NHL-BFM-95方案临床上更容易操作。伯基特淋巴瘤患者治疗方案选择见表4-13。

表4-13 儿童伯基特淋巴瘤治疗方案选择

分组	治疗方案选择
极低危组 完全切除的Ⅰ期和腹部Ⅱ期	①CHOP ×2，或 ②NHL-BFM-90/95方案（A-B），或 ③FAB/LMB-96方案：（COPAD-COPAD）
低危组 不可切除的Ⅰ/Ⅱ期， Ⅲ期伴LDH<500U/L	①NHL-BFM-95方案：（V-A-B-A-B），或 ②FAB/LMB-96方案： （COP－COPADM－COPADM－CYM－CYM）
中危组 Ⅲ期伴LDH 500～999U/L， LDH<1 000U/L的Ⅳ期或B-ALL， 无中枢侵犯	①NHL-BFM-95方案：（V-AA-BB-CC-AA-BB），或 ②FAB/LMB96方案： （COP－COPADM－COPADM－CYM－CYM）
高危组 LDH>1 000U/L的Ⅲ期，Ⅳ期，B-ALL；任何中枢侵犯	①NHL-BFM-95方案：（V-AA-BB-CC-AA-BB-CC），或 ②FAB/LMB-96方案： （COP-COPADM1-COPADM2-CYVE1-CYVE2-M1-M2-M3-M4） （可选择联合利妥昔单克隆抗体）

六、放疗

1. 巨大肿块 伯基特淋巴瘤是化疗极敏感的肿瘤，尽管化疗前肿块巨大，化疗后常获得完全缓解，不需要行局部放疗。如果化疗后有残留肿块，可手术切除或者活检，明确性质。大部分残留病灶为坏死组织，不需要行局部放疗。如果残留肿块活检发现有活性肿瘤，则需要大剂量化疗+干细胞移植。

2. 中枢侵犯 尽管伯基特淋巴瘤常侵犯中枢神经系统，但是目前标准化疗方案如BFM或者FAB/

LMB-96等方案，均包含大剂量MTX 5~8g/m^2，持续静脉输注24h和三联鞘内注射，能有效预防和治疗伯基特淋巴瘤中枢侵犯。即使起病时已有中枢神经系统侵犯，化疗缓解后也不需要行中枢放疗。BFM和FAB/LMB研究阐明去除全中枢放疗不影响疗效和生存。

3. 睾丸侵犯 伯基特淋巴瘤可侵犯睾丸。采用目前标准强烈化疗获得完全缓解，睾丸局部治疗可以避免（手术或放疗）。法国儿童肿瘤研究组统计从1981—1994年入组LMB研究方案的742例儿童成熟B细胞淋巴瘤，睾丸侵犯30例（5.3%），仅5例患者诊断时做睾丸切除。所有患者均为Ⅲ/Ⅳ期，仅接受强烈化疗，95%患者获得完全缓解。中位随访6.3年，26例患者无进展生存，6年无事件生存率 87%。

七、疗效评估

1. 评价手段 常用评价手段包括全身体检、血常规、生化常规、影像学检查（CT或MRI或PET/CT）、骨髓和脑脊液等检查。

2. 评价标准 主要采用国际淋巴瘤疗效评价标准，将肿瘤对治疗的反应分为完全缓解（CR）、部分缓解（PR）、稳定（SD）、进展（PD）。具体评估标准和内容详见第一章第十四节淋巴瘤疗效评价标准。

3. 评估疗效时间点 每化疗2个疗程需要对肿瘤疗效进行评估，特别注意对化疗前肿瘤病灶进行全面评估，确认是否化疗有效以及达到何种程度的疗效。治疗结束时需要全面评估。特别是前几个疗程评估仍然有残留病灶，治疗结束时需要做PET/CT评估。

4. 评估需要注意的问题 伯基特淋巴瘤起病时常伴有巨大肿块，位于腹部或者颈部或者颌面部，化疗后肿块明显缩小，但常有病灶残留。结束全部化疗后应全面评估残留病灶是否存在活性肿瘤，可采用PET/CT或残留肿块手术或活检，如果证实仍有活性肿瘤残留，需要强化治疗。但是，临床上大部分儿童伯基特淋巴瘤患者尽管化疗后仍然影像学病灶残留，但采用上述方法进行鉴别，发现大部分残留病灶是坏死组织或者纤维化。

第十节 预 后

影响预后的因素有：

1. 年龄 儿童和青少年伯基特淋巴瘤采用相同的治疗方案，疗效和生存相似。FAB/LMB-96（COG-C5961）临床研究显示：<15岁儿童伯基特淋巴瘤，3年无事件生存率 89% ± 1.0%，≥15岁青少年伯基特淋巴瘤，3年无事件生存率为84% ± 3.4%。

2. 肿瘤部位和分期 FAB/LMB-96（COG-C5961）临床研究显示早期低危（单个肿瘤并能完全切除）患儿有极好的预后，生存率>95%。而中枢和骨髓同时受侵犯的患者预后较差，4年无事件生存率61% ± 3.4%。

3. 染色体异常 伯基特淋巴瘤细胞遗传学异常影响预后。美国COG研究发现伯基特淋巴瘤13q丢失，特别是13q14.3丢失对5年总生存率有影响（77% vs. 95%，P = 0.012）。7q获得或者13q丢失的伯基特淋巴瘤患者，采用目前治疗方案生存率较低。

4. 肿瘤负荷 伯基特淋巴瘤血清乳酸脱氢酶（LDH）是影响预后的重要因素，作为临床上危险分组因素之一。LDH>1 000U/L定为高危患者，接受高强度化疗。

微小播散病灶也是预后因素之一。意大利学者采用简化长距离PCR技术检测96例伯基特淋巴瘤患者起病时的骨髓活检标本，84例患者骨髓标本t（8；14）阳性，其中26例（31%）PCR阳性，15例（18%）标准形态学分析阳性。采用BFM方案治疗，PCR阳性和阴性患者5年无进展生存率分别为68%和93%（P=0.03）。然而，伯基特白血病微小残留病灶对预后的影响仍然未清楚。

5. 治疗疗效 预测伯基特淋巴瘤/白血病最重要的预后因素之一是早期治疗疗效。FAB/LMB-96研究显示早期减瘤方案COP疗效可预测预后。COP化疗后完全缓解（CR）、部分缓解（PR）和无效（NR）患者5年无事件生存率分别为97%、78%和30%（P<0.001）。

意大利儿童肿瘤协助组采用PCR技术检测49例成熟B细胞白血病儿童患者第一个疗程化疗结束后骨髓t（8；14）（q24；q32）基因阳性率（微小残留病灶）对生存的影响，结果显示，微小残留病灶阳性和阴性患者3年无进展生存率分别为38%和84%（P=0.005）。

第十一节 复发治疗

采用目前标准多药联合和高强度化疗，大约80%以上伯基特淋巴瘤可治愈，但是，仍有20%左右患者复发。复发患者治疗非常困难。生存率为10%～20%。化疗抗药是主要问题之一，目前未有标准二线化疗方案。采用挽救方案努力获得完全缓解，进行造血干细胞移植是治疗选择之一。

一、挽救方案

1. R-ICE方案 剂量用法：rituximab 375mg/m^2 d1，d3；ifosfamide 3 000 mg/m^2 d3，d4，d5；etoposide 100 mg/m^2 d3，d4，d5；Carboplatin 635 mg/m^2 d3。每3周重复。

美国COG采用R-ICE方案治疗复发难治儿童伯基特淋巴瘤/白血病，共1～3个疗程。每个疗程的第1天和第3天用利妥昔单克隆抗体，第3疗程仅第1天用。14例患者可评价疗效，4例完全缓解，5例部分缓解，1例疾病稳定，4例疾病进展。此挽救方案对于复发难治伯基特淋巴瘤/白血病的有效率为64%。

2. 其他挽救方案 根据患者首次治疗情况决定采用何种挽救方案。如果患者首次治疗未用过大剂量阿糖胞苷，复发后可采用BFM-95方案中的CC方案或者其他含有大剂量阿糖胞苷的方案。以往未用过利妥昔单克隆抗体者可联合其他化疗药物进行挽救性化疗。

3. 新药或靶向治疗 CD19、CD21、CD22和CD30等单克隆抗体也可用于临床，但是，还未在儿童淋巴瘤中进行充分的临床试验。CD37、CD38、CD52和CD74单克隆抗体目前正在成人淋巴瘤中进行临床研究。嵌合抗原受体T细胞免疫疗法（CAR-T）是有前途的治疗方法。目前正在晚期或复发难治B细胞淋巴瘤/白血病患者进行定向CAR-CD19的临床试验研究，给难治/复发患者带来希望。

二、造血干细胞移植

复发难治伯基特淋巴瘤挽救化疗获得完全缓解进行造血干细胞移植可改善生存率。国际血液骨髓移植研究中心（CIBMTR）报道儿童复发难治伯基特淋巴瘤/白血病挽救化疗，完全缓解后行异基因或自体造血干细胞移植，5年无事件生存率无差别（31%和27%）。化疗抗药移植时未能获得完全缓解患者预后极差。

第十二节 治疗相关副作用和处理

伯基特淋巴瘤采用短程、多药联合、大剂量化疗方案，药物包括类固醇激素、蒽环类药物、长春新碱、阿糖胞苷、环磷酰胺、足叶乙甙、大剂量甲氨蝶呤和鞘内注射化疗等。化疗药物所致的副作用包括肿瘤溶解综合征和骨髓抑制等。

一、肿瘤溶解综合征

广泛期伯基特淋巴瘤首次化疗最常发生肿瘤溶解综合征。主要原因是伯基特淋巴瘤细胞快速增殖，倍增时间短，本身存在自发溶解而且常伴有巨大腹块、双肾侵犯，伴有水、电解质紊乱和血清乳酸脱氢酶（LDH）和尿酸（UA）明显增高。肿瘤细胞对细胞毒药物极其敏感，部分患者仅口服泼尼松或静脉应用小剂量的CTX就可诱发或加重肿瘤溶解，细胞内成分大量释放，水、电解质紊乱，尿酸升高形成结晶堵塞肾小管，导致高钾血症、代谢性酸中毒、急性肾功能衰竭、肺水肿、心功能衰竭死亡，死亡率可达20%~40%。因此，预防和及时处理非常重要，需要积极水化、利尿和应用别嘌呤醇等措施。尿酸氧化酶（rasburicase）可预防和治疗肿瘤溶解所致的高尿酸血症，能大大降低肿瘤溶解综合征所致的死亡。2002年美国FDA已批准此药用于恶性肿瘤治疗所致的肿瘤溶解综合征诱发的血尿酸升高，但目前此药尚未在中国上市。我们仍然需要小心谨慎地预防和处理肿瘤溶解综合征，对肿瘤负荷大、高尿酸血症和高LDH的患者，如采用常规的处理方法无效，必须马上进行血液透析或血液滤过。

具体有关肿瘤溶解综合征的发病机制、临床和实验室诊断标准、临床预防处理以及拉布立酶的应用等相关内容，请参考第十二章第三节肿瘤溶解综合征。

二、骨髓抑制

伯基特淋巴瘤特别是晚期患者需要采用高强度化疗方案，5天内同时应用4~5种化疗药物。骨髓抑制是主要的副作用之一。特别是初诊时，患者一般情况差，肿瘤负荷大，小剂量减瘤（V）5天后紧接着5天大剂量化疗（即连续10天化疗），100%以上患者出现Ⅳ度骨髓抑制。积极对症处理非常重要。常规应用粒细胞刺激因子（G-CSF）、层流床护理、抗感染等，绝大部分患者能度过骨髓抑制期，继续按期进行下一疗程化疗。有些患者在减瘤期出现肿瘤溶解综合征，需要积极处理，度过危险期后应马上开始后续化疗。

三、胃肠道出血或穿孔

伯基特淋巴瘤常伴巨大腹部肿块，本身可导致胃肠道和泌尿道等器官受压梗阻，也可侵犯胃肠道。化疗期间应用大剂量地塞米松有可能导致胃肠道出血或穿孔（罕见）。因此，需要小心应用类固醇药物，加强胃黏膜保护药物和抑酸药物的应用。

四、口腔黏膜或胃肠道损伤

伯基特淋巴瘤化疗方案中需要多药联合，其中包括大剂量甲氨蝶呤5g/m^2，24h持续静脉输注，36h CF解救。应用大剂量MTX需要遵循治疗常规，否则会出现严重不良反应。MTX中毒将导致口腔黏膜和胃肠道黏膜损伤，肾功能损伤，同时合并骨髓抑制，发生危及生命的感染和出血。需要积极处理，加强水化、碱化和CF救援，甚至包括血液透析和血液滤过等。

患者治疗前如有胸腹水，应暂缓大剂量MTX应用，后续疗程再补回。大剂量MTX应用期间水化、碱化、CF救援和监测MTX血药浓度非常重要。MTX治疗期间如出现口腔黏膜和胃肠道黏膜损伤，需要加强CF救援和水化、碱化，对症处理。MTX治疗后如出现口腔黏膜和胃肠道黏膜损伤，对症处理，大部分患者能够恢复，继续后续治疗。中山大学肿瘤防治中心采用NHL-BFM-90/95方案治疗儿童非霍奇金淋巴瘤10多年，按照大剂量MTX治疗常规应用大剂量MTX，绝大多数患者未发生严重不良反应，个别患者发生MTX中毒，经过积极处理都能缓解继续治疗。有关大剂量MTX的应用和不良反应处理请参考第十一章。

第十三节 展 望

伯基特淋巴瘤采用危险因素分层、短疗程、多药联合、高强度和中枢预防的现代治疗策略和方案，生存率已获得极好的改善，但仍然存在挑战，主要在以下几个方面：

一、伯基特淋巴瘤与弥漫大B细胞淋巴瘤的生物学差异

现代儿童伯基特淋巴瘤和弥漫大B细胞淋巴瘤采用相同的治疗策略和方案，疗效相同。然而，这两种亚型是独立疾病，临床表现也有所差异，两者存在内在的差别。积极寻找两者之间生物学差异，包括分子通道和分子标记物的差异，有助于进一步研究发病机制，改进目前的治疗分层和治疗方法，对这两种亚型可分别采用更加合适的治疗方法。

二、预后因素和个体化治疗

目前，伯基特淋巴瘤治疗分层主要是根据临床分期、血清LDH水平和早期化疗疗效。需要研究其他有价值的预后因素，筛选可以预测高危复发的分子生物学标记物，用于临床治疗分层和个体化治疗。

三、抗CD20单克隆抗体应用

抗CD20单克隆抗体（利妥昔单克隆抗体）已证实对伯基特淋巴瘤有效，需要积极探讨如何将其合适地加入伯基特淋巴瘤的治疗。目前，利妥昔单克隆抗体联合高强度化疗应用于高危伯基特淋巴瘤还在进行随机临床研究。而加入利妥昔单克隆抗体同时降低化疗药物的剂量，使其达到降低化疗毒性而又不影响生存率的临床研究需要进一步探讨。

四、开发新抗癌药

目前复发难治患者的治疗仍然困难，生存率低，需要开发新的抗癌药物和新的联合药物应用方案，有助于进一步改善复发难治伯基特淋巴瘤的生存率。

五、免疫治疗和靶向治疗

CD19、CD21、CD22、CD30、CD37、CD38、CD52 和 CD74等单克隆抗体需要在儿童淋巴瘤中进行充分的临床试验。嵌合抗原受体T细胞免疫疗法（CAR-T）是有前途的治疗方法。定向CAR-CD19或者CD20的临床试验研究将有助于治疗难治/复发伯基特淋巴瘤患者。

（孙晓非）

参考文献

[1] Mbulaiteye SM，Biggar RJ，Bhatia K，et al. Sporadic childhood Burkitt lymphoma incidence in the United States during 1992-2005 [J]. Pediatr Blood Cancer，2009，53（3）：366-370.

[2] Gutiérrez MI，Bhatia K，Barriga F，et al. Molecular epidemiology of Burkitt's lymphoma from South America：differences in breakpoint location and Epstein-Barr virus association from tumors in other world regions [J]. Blood，1992，79（12）：3261-3266.

[3] Rodney R M, Staci A, Mitchell S C. Risk factors and treatment of childhood and adolescent Burkitt lymphoma/leukaemia [J]. British Journal of Haematology, 2012, 156, 730-743.

[4] Leoncini L, Raphael M, Stein H. Burkitt lymphoma [M]//Swerdlow SH, Campo E, Harris NL, et al. WHO Classification of Tumours of Haematopoietic and Lymphoid Tissues. 4th ed. Lyon, France: International Agency for Research on Cancer, 2008: 262-264.

[5] Dave SS, Fu K, Wright GW, et al. Molecular diagnosis of Burkitt's lymphoma [J]. N Engl J Med, 2006, 354 (23): 2431-2442.

[6] Klapper W, Szczepanowski M, Burkhardt B, et al. Molecular profiling of pediatric mature B-cell lymphoma treated in population-based prospective clinical trials [J]. Blood, 2008, 112 (4): 1374-1381.

[7] Woessmann W, Seidemann K, Mann G, et al. The impact of the methotrexate administration schedule and dose in the treatment of children and adolescents with B-cell neoplasms: a report of the BFM Group Study NHL-BFM95 [J]. Blood, 2005, 105 (3): 948-958.

[8] Gerrard M, Cairo MS, Weston C, et al. Excellent survival following two courses of COPAD chemotherapy in children and adolescents with resected localized B-cell non-Hodgkin's lymphoma: results of the FAB/LMB 96 international study [J]. Br J Haematol, 2008, 141 (6): 840-847.

[9] Patte C, Auperin A, Gerrard M, et al. Results of the randomized international FAB/LMB96 trial for intermediate risk B-cell non-Hodgkin lymphoma in children and adolescents: it is possible to reduce treatment for the early responding patients [J]. Blood, 2007, 109 (7): 2773-2780.

[10] Cairo MS, Gerrard M, Sposto R, et al. Results of a randomized international study of high-risk central nervous system B non-Hodgkin lymphoma and B acute lymphoblastic leukemia in children and adolescents [J]. Blood, 2007, 109 (7): 2736-2743.

[11] Thomas DA, Faderl S, O'Brien S, et al. Chemoimmunotherapy with hyper-CVAD plus rituximab for the treatment of adult Burkitt and Burkitt-type lymphoma or acute lymphoblastic leukemia [J]. Cancer, 2006, 106 (7): 1569-1580.

[12] Cairo MS, Bishop M. Tumour lysis syndrome: new therapeutic strategies and classification [J]. Br J Haematol, 2004, 127 (1): 3-11.

[13] Cairo MS, Sposto R, Gerrard M, et al. Advanced stage, increased lactate dehydrogenase, and primary site, but not adolescent age (≥15 years), are associated with an increased risk of treatment failure in children and adolescents with mature B-cell non-Hodgkin's lymphoma: results of the FAB LMB 96 study [J]. J Clin Oncol, 2012, 30 (4): 387-393.

[14] Dalle JH, Mechinaud F, Michon J, et al. Testicular disease in childhood B-cell non-Hodgkin's lymphoma: the French Society of Pediatric Oncology experience [J]. J Clin Oncol, 2001, 19 (9): 2397-2403.

[15] Onciu M, Schlette E, Zhou Y, et al. Secondary chromosomal abnormalities predict outcome in pediatric and adult high-stage Burkitt lymphoma [J]. Cancer, 2006, 107 (5): 1084-1092.

[16] Poirel HA, Cairo MS, Heerema NA, et al. Specific cytogenetic abnormalities are associated with a significantly inferior outcome in children and adolescents with mature B-cell non-Hodgkin's lymphoma: results of the FAB/LMB 96 international study [J]. Leukemia, 2009, 23 (2): 323-331.

[17] Nelson M, Perkins SL, Dave BJ, et al. An increased frequency of 13q deletions detected by fluorescence in situ hybridization and its impact on survival in children and adolescents with Burkitt lymphoma: results from the Children's Oncology Group study CCG-5961 [J]. Br J Haematol, 2010, 148 (4): 600-610.

[18] Mussolin L, Pillon M, d'Amore ES, et al. Minimal disseminated disease in high-risk Burkitt's lymphoma identifies patients with different prognosis [J]. J Clin Oncol, 2011, 29 (13): 1779-1784.

[19] Mussolin L, Pillon M, Conter V, et al. Prognostic role of minimal residual disease in mature B-cell acute lymphoblastic leukemia of childhood [J]. J Clin Oncol, 2007, 25 (33): 5254-5261.

[20] Griffin TC, Weitzman S, Weinstein H, et al. A study of rituximab and ifosfamide, carboplatin, and etoposide chemotherapy in children with recurrent/refractory B-cell (CD20+) non-Hodgkin lymphoma and mature B-cell acute lymphoblastic leukemia: a report from the Children's Oncology Group [J]. Pediatr Blood Cancer, 2009, 52 (2): 177-181.

[21] Gross TG, Hale GA, He W, et al. Hematopoietic stem cell transplantation for refractory or recurrent non-Hodgkin lymphoma in children and adolescents [J]. Biol Blood Marrow Transplant, 2010, 16 (2): 223-230.

5 第五章

弥漫大B细胞淋巴瘤

第一节 概 述

弥漫大B细胞淋巴瘤（diffuse large B cell lymphoma，DLBCL）属于非霍奇金淋巴瘤的一种亚型。根据WHO 2008造血和淋巴组织肿瘤分类标准，弥漫大B细胞淋巴瘤属于成熟B细胞非霍奇金淋巴瘤，占儿童非霍奇金淋巴瘤的10%～20%。与成人弥漫大B细胞淋巴瘤相比，儿童弥漫大B细胞淋巴瘤伴随更多伯基特淋巴瘤特点，包括增殖比率较高、MYC表达增加、BCL-2表达下降、C-MYC基因重组发生率较高。75%的儿童弥漫大B细胞淋巴瘤为生发中心亚型。儿童弥漫大B细胞淋巴瘤侵袭性较高，临床表现与伯基特淋巴瘤相似，常侵犯浅表淋巴结、腹部、纵隔、睾丸和骨等部位，但较少侵犯骨髓和中枢神经系统。儿童弥漫大B细胞淋巴瘤的现代标准治疗是采用类似伯基特淋巴瘤的治疗策略和方案，治愈率达85%以上。

第二节 流行病学和病因学

儿童弥漫大B细胞淋巴瘤好发年龄在10岁以上，随年龄增长发生率逐渐增加。男性多于女性。BFM协助组对173例儿童弥漫大B细胞淋巴瘤分析，中位年龄11.4岁，男女比例为1.7：1。

儿童弥漫大B细胞淋巴瘤是异质性肿瘤，发病机制未明。儿童弥漫大B细胞淋巴瘤的生物学特点与成人弥漫大B细胞淋巴瘤不同。大多数儿童弥漫大B细胞淋巴瘤为生发中心亚型（GCB型），罕见*Bcl*-2和*Bcl*-6基因易位。成人DLBCL常见涉及免疫球蛋白重链基因位点*t*（14；18）易位，儿童弥漫大B细胞淋巴瘤则罕见*t*（14；18） 基因易位。儿童弥漫大B细胞淋巴瘤存在邻近免疫球蛋白位点的IRF4癌基因并列易位。大约15% 儿童弥漫大B细胞淋巴瘤伴随IRF4基因易位，大约30%以上儿童弥漫大B细胞淋巴瘤有伯基特淋巴瘤相似的基因信号。

儿童原发纵隔弥漫大B细胞淋巴瘤是一种独特亚型，大约占儿童弥漫大B细胞淋巴瘤的20%，男女发病率相近（0.9：1）。儿童原发纵隔弥漫大B细胞淋巴瘤具有明确的染色体异常，分别存在涉及JAK2和c-rel区域的染色体9q和2p获得，并常通过基因突变或缺失途径显示为SOCS1失活。研究显示原发纵隔弥漫大B细胞淋巴瘤具有与其他弥漫大B细胞淋巴瘤不同的独特的基因表达谱，并提示与霍奇金淋巴瘤密切相关。

第三节 临 床 表 现

弥漫大B细胞淋巴瘤最常见原发部位为浅表淋巴结、腹部、纵隔、口咽、鼻咽、睾丸和骨等部位。根据肿瘤不同部位伴随不同的临床表现。

一、浅表淋巴结

肿瘤侵犯浅表淋巴结，患者表现为双颈部、锁骨上窝、腋窝或腹股沟等部位淋巴结增大，互相融合形成肿块。肿大淋巴结质韧，无明显触痛。

二、口咽、鼻咽

肿瘤也可侵犯鼻咽和口咽淋巴组织，形成鼻咽、扁桃体和口咽肿块，导致吞咽困难、鼻塞、打呼噜等症状。

三、腹部或盆腔

腹部是弥漫大B细胞淋巴瘤常见的侵犯部位。患者常表现为腹部包块或急性阑尾炎、肠套叠和小肠梗阻。不少患儿常因肠套叠急症手术发现肿瘤。腹部病变常表现为腹痛、腹胀、恶心、呕吐，可致胃肠道出血，罕见肠穿孔。肿瘤可侵犯远端回盲肠，肠系膜、腹膜后、肾脏、卵巢和腹膜表面，常伴恶性腹水，手术难以切除。除因肠套叠手术切除原发肿瘤外，不推荐外科减瘤手术。

四、纵隔

原发纵隔弥漫大B细胞淋巴瘤好发于女性青少年，常表现为咳嗽、气促、呼吸困难，严重者可表现为上腔静脉压迫综合征。

五、骨髓和中枢

弥漫大B细胞淋巴瘤极少侵犯骨髓和中枢神经系统，但可发生原发中枢淋巴瘤（大多数与免疫缺陷相关），表现为头痛、呕吐等颅内高压症状和颅神经瘫痪等症状。

六、其他部位

弥漫大B细胞淋巴瘤可侵犯骨骼，包括四肢骨或脊柱骨，患者表现为骨疼痛、局部肿块和行走困难，严重可导致瘫痪。也可侵犯睾丸，表现为睾丸无痛性肿块。侵犯乳腺、甲状腺或胰腺等部位，表现为相应部位触及肿块。发热、盗汗和体重下降等B症状是弥漫大B细胞淋巴瘤的常见全身症状。

第四节 辅助检查

一、血常规

弥漫大B细胞淋巴瘤局限期患者血常规可正常，广泛期可有血红蛋白下降。弥漫大B细胞淋巴瘤与伯基特淋巴瘤不同，较少骨髓侵犯和发生白血病样血常规。

二、生化常规

早期局限期患者生化常规可正常。血清乳酸脱氢酶（LDH）升高可发生在肿瘤负荷大的广泛期患者。部分巨大腹部肿块患者可压迫输尿管和侵犯肾脏，严重时可发生肾功能衰竭。晚期肝脏侵犯可有转氨酶或胆红素升高。

三、骨髓检查

弥漫大B细胞淋巴瘤极少侵犯骨髓。临床上有些患者骨髓穿刺检查正常，但是骨髓活检则发现淋巴瘤细胞，免疫组织化学有助于亚型诊断。

四、骨髓或腔积液细胞流式细胞术

弥漫大B细胞淋巴瘤骨髓侵犯需要与其他非霍奇金淋巴瘤骨髓侵犯或者其他类型白血病相鉴别，需要采用流式细胞术进行免疫分型。如果患者不能获取肿块病理诊断，可以通过胸水或者腹水的肿瘤细胞行流式细胞术免疫分型结合细胞形态学，明确非霍奇金淋巴瘤亚型诊断。具体非霍奇金淋巴瘤流式细胞术特点见第一章第五节。

五、影像学

为了临床分期准确和评估治疗疗效，所有患者初诊时需要行全身CT或MR检查。不主张单纯行腹部B超和胸片检查。有条件可做PET/CT检查。CT检查可以了解肿瘤侵犯部位和范围。PET/CT检查则将解剖影像学和功能影像学相结合，更能清楚进行分期和随后疗效评估。具体淋巴瘤CT或MR或PTE/CT影像学特点见第一章第七节和第八节。

第五节 病理诊断

弥漫大B细胞淋巴瘤是非霍奇金淋巴瘤的独特亚型，起源于成熟B淋巴细胞，在细胞形态学、免疫组织化学和分子生物学方面具有与其他非霍奇金淋巴瘤不同的特点。

一、形态学

弥漫大B细胞淋巴瘤细胞体积大（细胞核等于或大于正常巨噬细胞的核，或瘤细胞的体积超过正常淋巴细胞的2倍），弥漫性生长，形态多样，可见中心母细胞、免疫母细胞及间变性大B细胞等形态的瘤细胞。瘤细胞的体积在不同的病例（甚至在同一病例）中可以差别很大。中心母细胞型的瘤细胞胞浆中等量或丰富，嗜酸性或嗜双色性，核大，染色质空泡状，常见一个或多个核仁，少数可见分叶状核。免疫母细胞型的瘤细胞胞浆丰富，嗜碱性，核大，单个中位核仁，有时可伴有浆细胞分化。间变型的瘤细胞体积非常大，细胞核明显多形性，可见高度奇异状核、马蹄形或花环样核，有时还可见R–S样细胞，瘤细胞黏附性强，可见癌巢状或窦内生长方式。

二、免疫组织化学

弥漫大B细胞淋巴瘤起源于成熟B淋巴细胞，表达B细胞标记，CD19、CD20、 CD22、CD19、CD79a、PAX–5等B细胞标记阳性，生发中心B细胞样（GCB）的瘤细胞：$CD10^+$、$Bcl–6^+$、$MUM1^{-/+}$，非生发中心B细胞样（non–GCB）的瘤细胞：$CD10^-$、$Bcl–6^{-/+}$、$MUM1^+$。间变型的瘤细胞CD30弥漫阳性，ALK^-。部分病例$Bcl–2^+$，少数病例$CD5^+$。Ki–67＜90%。TdT^-，50%病例表达细胞表面和细胞浆免疫球蛋白。大部分儿童弥漫大B细胞淋巴瘤起源于生发中心B细胞（GCB）。

原发纵隔弥漫大B细胞淋巴瘤是弥漫大B细胞淋巴瘤的独特亚型，起源于胸腺B细胞，表达B细胞标记，CD23常阳性，免疫球蛋白阴性。

三、分子生物学

大多数弥漫大B细胞淋巴瘤病例可检测到免疫球蛋白重链、轻链基因克隆性重排。弥漫大B细胞淋巴瘤是一种多基因作用的肿瘤，可检测到多种分子遗传学改变，包括：Bcl–2、Bcl–6、Bcl–10、*C–MYC*等基因易位，非整倍体核型（+5、+6、+7、+18）及6q等。但是，儿童弥漫大B细胞淋巴瘤罕见*Bcl*–2、*Bcl*–6和 *t*（14；18） 基因易位。儿童弥漫大B细胞淋巴瘤存在邻近免疫球蛋白位点的*IRF4*癌基因并列易位。大约15% 儿童弥漫大B细胞淋巴瘤伴随*IRF4*基因易位。大约30%以上儿童弥漫大B细胞淋巴瘤有伯基特淋巴瘤相似的基因信号。

四、鉴别诊断

弥漫大B细胞淋巴瘤属于成熟阶段B细胞淋巴瘤，病理需要与前B淋巴母细胞淋巴瘤、伯基特淋巴瘤相鉴别，同时也需要与其他小圆蓝细胞肿瘤相鉴别。

（1）B淋巴母细胞淋巴瘤　属于B细胞早期阶段的肿瘤，也表达B细胞标记，但是，早期标记TdT或CD34阳性，*C-MYC*基因阴性。形态学、免疫组织化学和基因检测可以与DLBCL相鉴别。

（2）伯基特淋巴瘤　同样为B细胞后期阶段肿瘤，典型病例可通过形态学、免疫组织化学和相关基因检测与弥漫大B细胞淋巴瘤相鉴别。但是，有些非典型的伯基特淋巴瘤在形态学、Bcl-2表达和Ki-67增殖指数低等方面相似于弥漫大B细胞淋巴瘤，临床上常诊断为弥漫大B细胞淋巴瘤。但是，结合分子生物学指标检查后则大约有31%儿童弥漫大B细胞淋巴瘤患者重新划分为伯基特淋巴瘤，成人则仅有4%弥漫大B细胞淋巴瘤患者重新划分为伯基特淋巴瘤。

（3）其他小圆蓝细胞肿瘤　如神经母细胞瘤、横纹肌肉瘤、原始神经外胚叶肿瘤等，通过形态学、免疫组织化学和基因检测可与弥漫大B细胞淋巴瘤相鉴别。

具体病理诊断特点和鉴别诊断见第一章第三节病理诊断和第四节分子诊断。

第六节　鉴别诊断

弥漫大B细胞淋巴瘤主要表现为浅表淋巴结肿大、腹部肿块或纵隔肿块，临床上需要与非霍奇金淋巴瘤其他亚型相鉴别，同时也需要与其他好发于儿童的恶性肿瘤相鉴别，如神经母细胞淋巴瘤和横纹肌肉瘤等。

1. 伯基特淋巴瘤　伯基特淋巴瘤好发年龄稍低于弥漫大B细胞淋巴瘤，恶性程度高于弥漫大B细胞淋巴瘤。临床表现为腹部包块或颌面部肿块，进展快，常侵犯骨髓和中枢神经系统。病理形态学、免疫组织化学和基因检测有助于鉴别这 2 种成熟B细胞淋巴瘤。但是，现代儿童伯基特淋巴瘤和弥漫大B细胞淋巴瘤治疗策略和方案相同，同样获得很好疗效和生存。

2. 淋巴母细胞淋巴瘤　B淋巴母细胞淋巴瘤好发年龄稍低于弥漫大B细胞淋巴瘤。临床上也可以表现为淋巴结肿大、腹部包块、腹痛、发热、盗汗和消瘦等症状，需要与弥漫大B细胞淋巴瘤腹部侵犯相鉴别。T淋巴母细胞淋巴瘤好发年龄与弥漫大B细胞淋巴瘤相似，常表现为前纵隔肿块，需要与原发纵隔弥漫大B细胞淋巴瘤相鉴别。淋巴母细胞淋巴瘤肿块活检免疫组织化学显示TdT或CD34阳性，可与弥漫大B细胞淋巴瘤相鉴别。

3. 霍奇金淋巴瘤　霍奇金淋巴瘤好发年龄与弥漫大B细胞淋巴瘤相似，也可侵犯前中纵隔淋巴结，表现为巨大纵隔肿块。需要与原发纵隔弥漫大B细胞淋巴瘤相鉴别，肿块病理活检和免疫组织化学有助于鉴别这2种疾病。

4. 神经母细胞瘤　神经母细胞瘤好发于年幼儿童，临床上可表现为腹部肿块、腹痛等症状。需要与弥漫大B细胞淋巴瘤腹部肿块相鉴别，通过肿块活检病理形态学、免疫组织化学和基因等检测可与弥漫大B细胞淋巴瘤相鉴别。

5. 横纹肌肉瘤 横纹肌肉瘤可起源于腹部或盆腔器官和组织，表现为腹部疼痛、腹部或盆腔肿块等症状。临床上需要与弥漫大B细胞淋巴瘤腹腔侵犯相鉴别，通过肿块病理活检和免疫组织化学可明确诊断。

第七节 临床分期

临床分期对于了解肿瘤侵犯范围、治疗后疗效评估非常重要。临床分期包括两个内容，即全面检查，同时利用合适的分期系统对患者疾病状况和肿瘤侵犯范围做全面评估。

一、全面评估

所有患者治疗前需要全面评估肿瘤侵犯部位、范围和机体功能。全身CT或MR或PET/CT检查，双侧骨髓穿刺和骨髓活检、脑脊液检查、血常规、生化常规、心脏彩超和心电图等全面评估。

二、分期系统

弥漫大B细胞淋巴瘤为非霍奇金细胞淋巴瘤（NHL）的一种亚型，目前儿童非霍奇金淋巴瘤广泛采用的分期系统是St. Jude Children's Research Hospital Staging System（St. Jude分期系统），即Murphy Staging。此分期系统将原发部位和肿瘤侵犯范围结合起来共同考虑，更能客观反映儿童非霍奇金淋巴瘤的预后和指导治疗（表5-1）。

表5-1 St. Jude分期系统

分期	肿瘤侵犯范围
Ⅰ期	单个结外肿瘤或单个淋巴结区域病变，无纵隔或腹部病变
Ⅱ期	单个结外肿瘤伴区域淋巴结侵犯；膈肌同侧≥2个淋巴结区域侵犯；膈肌同侧2个单一结外肿瘤±区域淋巴结侵犯；原发于胃肠道（常在回盲部）±相关肠系膜淋巴结侵犯，肿瘤肉眼完全切除
Ⅲ期	膈肌上下2个单一结外肿瘤；膈肌上下≥2个区域淋巴结侵犯； 原发瘤位于胸腔内（纵隔、胸膜、胸腺）；广泛的原发腹内病变； 任何位于脊柱旁或硬脑膜外病变，不考虑其他肿瘤部位
Ⅳ期	肿瘤侵犯中枢神经系统和/或骨髓

注：骨髓侵犯定义为骨髓≥5%的恶性肿瘤细胞。淋巴母细胞淋巴瘤骨髓恶性细胞>25%定义为白血病。淋巴母细胞淋巴瘤中枢侵犯标准相似于急性淋巴细胞白血病，即：脑脊液白细胞数至少5/μL并伴有恶性细胞。其他非霍奇金淋巴瘤中枢侵犯定义：脑脊液发现恶性细胞不考虑细胞计数，或者存在临床证据（颅神经瘫痪、脊髓压迫、颅内局灶包块）定义为中枢侵犯。

第八节 危险度分层

国际上对儿童弥漫大B细胞淋巴瘤的治疗主要根据危险因素进行分层治疗，分为低危组、中危组和高危组。不同的协助组分层标准不同。临床分期、肿瘤是否切除和血清LDH水平是进行危险度分层的主要因素。法国LMB（Lymphome Malins de Burkitt）方案、德国BFM （Berlin–Frankfurt–Münster） 方案和法国–美国–英国FAB/LMB （The French American–British Lymphome Malins de Burkitt）方案是目前公认治疗儿童B细胞淋巴瘤的最好方案。这些方案均需要根据不同危险因素进行危险分层。德国NHL-BFM–95方案根据临床分期、肿瘤切除程度、血清LDH水平等因素将儿童成熟B细胞非霍奇金淋巴瘤划分为4个危险组，采用不同强度治疗，具体危险分层见表5–2。FAB/LMB–96方案则根据临床分期、原发肿瘤切除程度和骨髓侵犯程度将儿童成熟B–NHL划分为A、B、C 3个危险组（表5–3），采用不同强度治疗。

表5–2 NHL–BFM–95 方案危险分层定义

分 组	定 义
R1	完全切除的Ⅰ期和腹部Ⅱ期
R2	不可切除的Ⅰ/Ⅱ期，Ⅲ期伴LDH<500U/L
R3	Ⅲ期伴LDH 500～999U/L LDH<1 000U/L的Ⅳ期或B–ALL，无中枢侵犯
R4	LDH>1 000U/L的Ⅲ期，Ⅳ期，B–ALL，任何中枢侵犯

表5–3 FAB/LMB–96 方案危险分层定义

分 组	定 义
A	完全切除的Ⅰ期和腹部Ⅱ期
B	多发腹部外肿块。 不可切除的Ⅰ期，Ⅱ期和Ⅲ期， Ⅳ期（骨髓肿瘤细胞<25%，无中枢侵犯）
C	成熟B–ALL（骨髓肿瘤细胞>25%，和/或中枢侵犯）

第九节 治 疗

一、历史回顾

儿童弥漫大B细胞淋巴瘤治疗模式从早期化疗联合放疗到现代单用联合化疗以及按危险因素分层

治疗，生存率明显改善，从40年前的40%提高到现在的80%以上。德国BFM协助组为了改善儿童青少年NHL的治疗结果，从1975—2001年期间共开展了6项连续性多中心临床研究，从采用急性淋巴细胞白血病方案到采用危险因素分层短程冲击方案，生存率从34%提高到80%以上，获得了巨大的成果。这些方案均是将伯基特淋巴瘤和弥漫大B细胞淋巴瘤归为成熟B细胞非霍奇金淋巴瘤，采用相同的治疗策略和方案，生存率相似。

NHL-BFM-75方案：入组116例16岁以下儿童青少年非霍奇金淋巴瘤。治疗采用BFM-ALL急性淋巴细胞白血病方案。所有患者接受中枢放疗，腹部肿块患者需要接受30Gy腹部包块放疗。全组7年无事件生存率61%。早期（Ⅰ/Ⅱ期）患者无论是T细胞或B细胞表型均获得极好生存。晚期（Ⅲ/Ⅳ期）患者不同免疫表型生存率明显不同。T细胞表型伴纵隔肿块或急性淋巴细胞白血病普通抗原阳性（$CD10^+$）患者7年无事件生存率 71%，B细胞表型伴腹部肿块患者7年无事件生存率 32%。该项研究结论：① BFM-ALL方案对晚期T细胞表型或急性淋巴细胞白血病普通抗原阳性（$CD10^+$）非霍奇金淋巴瘤非常有效，但是对晚期B细胞表型非霍奇金淋巴瘤疗效差。② B细胞非霍奇金淋巴瘤有极高增殖比例。③初诊时临床分期对B细胞表型非霍奇金淋巴瘤治疗有重要的影响。

NHL-BFM-81方案：在BFM-75方案基础上，针对急淋长疗程方案对B细胞非霍奇金淋巴瘤疗效差的结果，BFM协助组对儿童B细胞非霍奇金淋巴瘤设计了新的治疗方案NHL-BFM-81/83方案。此方案由2个交替的5天短期冲击方案组成，药物含环磷酰胺、中剂量甲氨蝶呤、阿糖胞苷、地塞米松、阿霉素、替尼泊苷和鞘内化疗等。晚期B-NHL生存率获得明显改善，从34%提高到67%。成熟B细胞急性淋巴细胞白血病（伯基特白血病）10/20例获得长期持续缓解。同时美国COG和法国LMB研究采用类似的治疗策略，也获得相似的结果。

随后30年来，上述这些短程冲击、多药联合、中枢预防的方案，特别是德国BFM和法国LMB方案已成为儿童、青少年和成人高侵袭性B细胞淋巴瘤治疗的骨干方案。随着对非霍奇金淋巴瘤生物学特点的认识和新的诊断手段和方法的应用，对儿童B细胞非霍奇金淋巴瘤危险分层的进一步细化，不同危险度采用不同强度治疗，如NHL-BFM-86/90/95方案，FAB/LMB-96方案使生存率进一步获得改善。目前儿童弥漫大B细胞淋巴瘤低危患者生存率达95%以上，中危患者生存率达85%以上，高危患者也可获得80%以上生存率。

二、治疗策略

儿童弥漫大B细胞淋巴瘤属于成熟B细胞恶性肿瘤，化疗是主要治疗手段。目前，国际上的治疗策略和方案与伯基特淋巴瘤相同。根据危险因素分层治疗，低危患者低强度治疗，高危患者高强度治疗。化疗方案采用短疗程冲击、多药联合、中枢预防等策略。中枢侵犯治疗和预防包括三联鞘内注射和大剂量甲氨蝶呤静脉滴注。中枢侵犯患者不需要行中枢神经系统放疗。治疗疗程取决于危险度分层，化疗总时间2~5个月。R-EPOCH方案适用于原发纵隔弥漫大B细胞淋巴瘤，持续静脉输注，不需要放疗和鞘内注射，共化疗6个疗程。

NHL-BFM-95方案，分4个危险级别，极低危患者接受2个疗程化疗；低危患者接受4个疗程化疗；中危患者接受5个疗程化疗；高危患者接受6个疗程化疗。见表5-4。.

FAB/LMB-96方案分3个危险级别，低危患者接受2个疗程化疗，不做鞘内注射；中危患者接受5个疗程化疗；高危患者接受9个疗程化疗，见表5-5。

表5-4 NHL-BFM-95方案治疗策略

分组	定义	方案
R1	完全切除的Ⅰ期和腹部Ⅱ期	A-B
R2	不可切除的Ⅰ/Ⅱ期 Ⅲ期伴LDH<500U/L	V-A-B-A-B
R3	Ⅲ期伴LDH 500～999U/L LDH<1 000U/L的Ⅳ期或B-ALL 无中枢侵犯	V-AA-BB-CC-AA-BB
R4	LDH>1 000U/L的Ⅲ期，Ⅳ期，B-ALL 任何中枢侵犯	V-AA-BB-CC-AA-BB-CC

注：V为减瘤期，与后续疗程无间隔。

表5-5 FAB/LMB-96方案治疗策略

分组	定义	方案
A	手术完全切除的Ⅰ期 手术完全切除的腹部Ⅱ期	COPAD- COPAD （无须鞘内注射）
B	多发腹部外肿块。 不可切除的Ⅰ期，Ⅱ期和Ⅲ期，Ⅳ期（骨髓肿瘤细胞<25%，无中枢侵犯）	COP COPADM-COPADM CYM- CYM
C	成熟B-ALL（骨髓肿瘤细胞>25%，和/或中枢侵犯）	COP COPADM1 COPADM2 CYVE1 CYVE2 M1-M2-M3-M4

三、化疗方案

（一）NHL-BFM-95方案

德国NHL-BFM-95方案是目前治疗儿童弥漫大B细胞淋巴瘤的最好方案之一。该方案采用多药联合、短程冲击、中枢神经系统预防等策略，每3周重复，共化疗2～6个疗程，化疗药物均为常用细胞毒药物，具体治疗疗程数取决于危险分组。极低危组（R1）A-B 2个疗程，低危组（R2）V-A-B-A-B 4个疗程，中危组（R3）V-AA-BB-CC-AA-BB 5个疗程，高危组 （R4）V-AA-BB-CC-AA-BB-CC 6个疗程。V为减瘤，不计算疗程数。具体药物和用法见表5-6至表5-8。

根据BFM协助组报道，NHL-BFM-95方案治疗505例儿童成熟B细胞淋巴瘤（伯基特淋巴瘤和弥漫大B细胞淋巴瘤），其中弥漫大B细胞淋巴瘤患者81例，极低危10例，低危组50例。中危+高危组11例。全组3年无事件生存率93%±3%。但是，原发纵隔弥漫大B细胞淋巴瘤采用NHL-BFM-95方案治疗，生存率低于其他部位弥漫大B细胞淋巴瘤，15例原发纵隔弥漫大B细胞淋巴瘤，3年无事件生存率

53%±13%。目前对于原发纵隔弥漫大B细胞淋巴瘤需要采用其他方案（R-EPOCH）治疗。

中山大学肿瘤防治中心儿童肿瘤科从1998年起采用改良NHL-BFM-90方案治疗儿童成熟B细胞非霍奇金淋巴瘤，剂量同BFM方案，仅是鞘内注射次数和大剂量MTX救援时间与BFM方案略不同。我们中心儿童成熟B细胞非霍奇金淋巴瘤生存率获得明显改善，从1998年前的30%提高到目前的85%以上，证明此方案可以适用于中国儿童弥漫大B细胞淋巴瘤。

1. NHL-BFM-95方案极低危组和低危组 极低危组：手术完全切除的Ⅰ期和腹部Ⅱ期。治疗：A-B。低危组：手术不可切除的Ⅰ/Ⅱ期；Ⅲ期伴LDH＜500U/L。治疗：V-A-B-A-B。

表5-6 NHL-BFM-95方案（弥漫大B细胞淋巴瘤极低危组和低危组）

方案	药物	剂量和用法	应用时间/天
减瘤期（V）①	泼尼松（Pred）	$30mg/m^2$ po/iv	d1~5
	环磷酰胺（CTX）	$200\ mg/m^2$ iv	d1~2
	甲氨蝶呤（MTX）（12mg）+阿糖胞苷（Ara-C）（30mg）+泼尼松龙（10mg）it③		d1
疗程A	地塞米松（DEX）	$10mg/m^2$ po/iv	d1~5
	异环磷酰胺（IFO）	$800mg/m^2$ ivgtt	d1~5
	甲氨蝶呤②	$1g/m^2$ civ 4h	d1
	长春新碱（VCR）	$1.5mg/m^2$（最大2mg）iv	d1
	阿糖胞苷	$150mg/m^2$ ivgtt 12h1次	d4，d5
	依托泊苷（VP16）	$100mg/m^2$ ivgtt	d4，d5
	甲氨蝶呤（12mg）+阿糖胞苷（30mg）+泼尼松龙（10mg）it③		d1
疗程B	地塞米松	$10mg/m^2$ po/iv	d1~5
	环磷酰胺	$200mg/m^2$ iv	d1~5
	长春新碱	$1.5mg/m^2$（最大2mg）iv	d1
	甲氨蝶呤②	$1g/m^2$ civ 4h	d1
	阿霉素（ADR）	$25mg/m^2$ iv	d4，d5
	甲氨蝶呤（12mg）+阿糖胞苷（30mg）+泼尼松龙（10mg）it③		d1

注：①V为减瘤期，不计算疗程数。V与A无须间隔。即减瘤期（V）第5天后紧接第6天A疗程化疗。其他疗程间隔天数为18~21天。如肿瘤负荷低，可不用V疗程，直接进入A疗程。极低危组2个疗程（A-B），低危组4个疗程（A-B-A-B）。

② HD-MTX $1g/m^2$，civ 4h，24h CF$15mg/m^2$ iv解救，根据血清MTX浓度调节CF用量。中山大学肿瘤医院则是HD-MTX $1g/m^2$，civ 6h，18h CF$15mg/m^2$解救，6h1次，共4次，根据MTX血药浓度调整CF剂量和次数。

③中山大学肿瘤医院每疗程仅做1次鞘内注射，按年龄调整鞘内注射剂量：＜1岁：MTX 6mg，Ara-C 12mg，DEX 2mg；1~3岁：MTX 9mg，Ara-C 18mg，DEX 2mg；3~9岁：MTX 12mg，Ara-C 24mg，DEX 4mg；＞9岁：MTX 15mg，Ara-C 30mg，DEX 4mg。

po，口服；iv，静脉注射；it，鞘内注射；ivgtt，静脉滴注；civ，持续静脉滴注。

2. NHL-BFM-95方案中危组 定义：Ⅲ期伴LDH 500~999U/L；LDH＜1 000U/L的Ⅳ期或B-ALL；无中枢侵犯。治疗：V-AA-BB-CC-AA-BB。

表5-7 NHL-BFM-95方案（中危组）

方案	药物	剂量和用法	应用时间/天
减瘤期（V）③	泼尼松（Pred）	$30mg/m^2$ po/iv	d1~5
	环磷酰胺（CTX）	$200\ mg/m^2$ iv	d1~2
	甲氨蝶呤（MTX）（12mg）+阿糖胞苷（Ara-C）（30mg）+泼尼松龙（10mg）it②		d1

（续表）

方案	药物	剂量和用法	应用时间/天
疗程AA	地塞米松（DEX）	10mg/m^2 po/iv	d1~5
	异环磷酰胺（IFO）	800mg/m^2 ivgtt	d1~5
	长春新碱（VCR）	1.5mg/m^2（最大2mg） iv	d1
	甲氨蝶呤①	5g/m^2 civ 24h	d1
	阿糖胞苷	150mg/m^2 ivgtt 12h1次	d4，d5
	依托泊苷（VP16）	100mg/m^2 ivgtt	d4，d5
	甲氨蝶呤（6mg）+阿糖胞苷（15mg）+泼尼松龙（5mg）it②		d1，d5
疗程BB	地塞米松	10mg/m^2 po/iv	d1~5
	环磷酰胺	200mg/m^2 iv 24h	d1~5
	长春新碱	1.5mg/m^2（最大2mg） iv	d1
	甲氨蝶呤①	5g/m^2 civ 24h	d1
	阿霉素（ADR）	25mg/m^2 iv	d4，d5
	甲氨蝶呤（6mg）+阿糖胞苷（15mg）+泼尼松龙（5mg）it②		d1，d5
疗程CC	地塞米松	10mg/m^2 po/iv	d1~5
	长春酰胺	3mg/m^2（最大5mg） iv	d1
	阿糖胞苷	2g/m^2 ivgtt 12h1次	d1，d2
	依托泊苷	150mg/m^2 ivgtt	d3，d4，d5
	甲氨蝶呤（12mg）+阿糖胞苷（30mg）+泼尼松龙（10mg）it②		d5

注：① HD-MTX 5g/m^2，总剂量的10%在0.5h内滴注，其余90%在23.5h内滴注，42h CF15mg/m^2 iv解救，根据血清MTX浓度调节CF用量。中山大学肿瘤医院则是36 h CF15mg/m^{2}解救，6h1次，共6次，根据MTX血药浓度调整CF剂量和次数。

②中山大学肿瘤医院每疗程仅做一次鞘内注射，按年龄调整鞘内注射剂量：<1岁：MTX 6mg，Ara-C 12mg，DEX 2mg；1～3岁：MTX 9mg，Ara-C 18mg，DEX 2mg；3～9岁：MTX 12mg，Ara-C 24mg，DEX 4mg；>9岁：MTX 15mg，Ara-C 30mg，DEX 4mg。

③V为减瘤期，不计算疗程数。V与AA无须间隔。即减瘤期（V）第5天后紧接第6天AA疗程化疗。如患者状况差，可适当延迟第6天AA疗程化疗。其他疗程间隔天数为18~21天。共化疗5个疗程（V-AA-BB-CC-AA-BB）。

po，口服；iv，静脉注射；it，鞘内注射；ivgtt，静脉滴注；civ，持续静脉滴注。

3. NHL-BFM-95方案高危组 定义：LDH>1 000U/L的Ⅲ期，Ⅳ期，B-ALL；任何中枢侵犯。治疗：V-AA-BB-CC-AA-BB-CC。

表5-8 NHL-BFM-95方案（高危组）

方案	药物	剂量和用法	应用时间/天
减瘤期（V）③	泼尼松（Pred）	30mg/m^2 po/iv	d1~5
	环磷酰胺（CTX）	200 mg/m^2 iv	d1~2
	甲氨蝶呤（MTX）（12mg）+阿糖胞苷（Ara-C）（30mg）+泼尼松龙（10mg）it②		d1
疗程AA	地塞米松（DEX）	10mg/m^2 po/iv	d1~5
	异环磷酰胺（IFO）	800mg/m^2 iv	d1~5
	长春新碱（VCR）	1.5mg/m^2（最大2mg） iv	d1
	甲氨蝶呤①	5g/m^2 civ 24h	d1
	阿糖胞苷	150mg/m^2 iv 12h1次	d4，d5
	依托泊苷（VP16）	100mg/m^2 iv	d4，d5
	甲氨蝶呤（6mg）+阿糖胞苷（15mg）+泼尼松龙（5mg）it②		d1，d5

（续表）

方案	药物	剂量和用法	应用时间/天
疗程BB	地塞米松	10mg/m² po/iv	d1~5
	环磷酰胺	200mg/m² iv	d1~5
	长春新碱	1.5mg/m²（最大2mg） iv	d1
	甲氨蝶呤①	5g/m² civ 24h	d1
	阿霉素（ADR）	25mg/m² iv	d4，d5
	甲氨蝶呤（6mg）+阿糖胞苷（15mg）+泼尼松龙（5mg）it②		d1，d5
疗程CC	地塞米松	10mg/m² po/iv	d1~5
	长春酰胺	3mg/m²（最大5mg） iv	d1
	阿糖胞苷	2g/m² iv 12h1次	d1，d2
	依托泊苷	150mg/m² iv	d3，d4，d5
	甲氨蝶呤（12mg）+阿糖胞苷（30mg）+泼尼松龙（10mg）it②		d5

注：① HD-MTX 5g/m²，总剂量的10%在0.5h内滴注，其余90%在23.5h内滴注，42h CF15mg/m² iv解救，根据血清MTX浓度调节CF用量（中山大学肿瘤医院则是36 h CF15mg/m²解救，6h1次，共6次，根据MTX血药浓度调整CF剂量和次数）。

②中山大学肿瘤医院每疗程仅做1次鞘内注射，按年龄调整鞘内注射剂量：<1岁：MTX 6mg，Ara-C 12mg，DEX 2mg；1～3岁：MTX 9mg，Ara-C 18mg，DEX 2mg；3～9岁：MTX 12mg，Ara-C 24mg，DEX 4mg；>9岁：MTX 15mg，Ara-C 30mg，DEX 4mg。

③V为减瘤期，不计算疗程数。V与AA无须间隔。即减瘤期（V）第5天后紧接第6天AA疗程化疗。如患者状况差，可适当延迟到第6天AA疗程化疗。其他疗程间隔天数为18~21天。共化疗6个疗程（V-AA-BB-CC-AA-BB-CC），每个疗程前可加利妥昔单抗。

po，口服；iv，静脉注射；it，鞘内注射；civ，持续静脉滴注。

（二）FAB/LMB-96方案

FAB/LMB-96方案是法国儿童肿瘤协会（SFOP）、美国儿童肿瘤研究组（CCG）和英国儿童癌症研究组（UKCCSG）共同制定针对儿童成熟B细胞淋巴瘤的国际多中心临床研究方案。该方案以法国LMB89方案为基础进行改良，获得很好的疗效，是目前治疗儿童伯基特淋巴瘤和弥漫大B细胞淋巴瘤的最好方案之一。该方案同样是采用多药联合、短程冲击、中枢神经系统预防等策略，每3周重复。共化疗2～8个疗程。具体治疗疗程数取决于危险分组。危险分组定义见上述治疗策略部分。低危组（A）患者接受2个疗程（COPAD）化疗，不做鞘内注射，见表5-9；中危组（B）患者共接受5个疗程化疗（COP，2个疗程COPADM，2个疗程CYM），见表5-10；高危组（C）患者接受9个疗程化疗（COP、COPADM1、COPADM2、CYVE1、CYVE2、M1-M2-M3-M4），见表5-11。

表5-9 FAB/LMB-96方案低危组（A）

COPAD方案	每天剂量	用法	应用时间/天
环磷酰胺（CTX）	500mg/m²	250mg/m² iv 2次/天	d1~3
长春新碱（VCR）	1.5 mg/m²（最大2mg）	iv	d1，d6
泼尼松（Pred）	60 mg/m²	30mg/m² po 2次/天	d1~6
阿霉素（ADR）	60 mg/m²	iv	d1

注：COPAD方案适用于儿童成熟B细胞非霍奇金淋巴瘤低危患者（A），类似于CHOP方案。每疗程间隔21天，共化疗2个疗程，不需要行鞘内注射化疗。

iv，静脉注射；po，口服。

表5-10 FAB/LMB96方案中危组（B）

方案	药物	剂量和用法	应用时间/天
COP	环磷酰胺（CTX）	300 mg/m^2 iv	d1
	长春新碱 （VCR）	1 mg/m^2	d1
	泼尼松 （Pred）	60mg/m^2 po	d1~7
	甲氨蝶呤（MTX）（8～15mg）+氢化可的松 （8～15mg） it		d1
COPADM	环磷酰胺	250mg/m^2 iv 12h1次	d2~4
	长春新碱	2mg/m^2（最大2mg） iv	d1
	泼尼松	60mg/m^2 po	d1~5
	阿霉素（ADR）	60 mg/m^2 iv	d1
	甲氨蝶呤	3g/m^2 civ 3h	d1
	甲氨蝶呤（8～15mg）+氢化可的松（8～15mg） it		d2，d6
CYM	阿糖胞苷（Ara-C）	100mg/m^2 civ 24h	d2~6
	甲氨蝶呤	3g/m^2 civ 3h	d1
	甲氨蝶呤（8～15mg）+氢化可的松（8～15mg） it		d2
	阿糖胞苷（15～30mg）+氢化可的松（8～15mg）it		d6

注：本方案适用于儿童成熟B细胞淋巴瘤中危组（B）。COP，2个疗程COPADM，2个疗程CYM，共化疗5个疗程。鞘内注射剂量按年龄。

iv，静脉注射；po，口服；it，鞘内注射；civ，持续静脉滴注。

表5-11 FAB/LMB-96方案高危组（C）

方案	药物	剂量和用法	应用时间/天
COP	环磷酰胺（CTX）	300 mg/m^2 iv	d1
	长春新碱 （VCR）	1 mg/m^2 iv	d1
	泼尼松 （Pred）	60mg/m^2 po	d1~7
	地塞米松（MTX）（8~15mg）+阿糖胞苷（Ara-C）（15~30mg）+氢化可的松（8~15mg）it		d1，d3，d5
COPADM1	环磷酰胺	250mg/m^2 iv 12h1次	d2~4
	长春新碱	2mg/m^2（最大2mg） iv	d1
	泼尼松	60mg/m^2 po	d1~5
	阿霉素（ADR）	60 mg/m^2 iv	d2
	甲氨蝶呤	8g/m^2 civ 4h（CF救援）	d1
	MTX（8~15mg）it		d1，d3，d5
	阿糖胞苷（15~30mg）+氢化可的松（8~15mg）it		d2，d4，d6
COPADM2	环磷酰胺	500mg/m^2 iv 12h1次	d2~4
	长春新碱	2mg/m^2（最大2mg） iv	d1
	泼尼松	60mg/m^2 po	d1~5
	阿霉素	60 mg/m^2 iv	d1
	甲氨蝶呤	8g/m^2 civ 4h（CF救援）	d1
	MTX（8~15mg）it		d1，d3，d5
	阿糖胞苷（15~30mg）+氢化可的松（8~15mg）it		d2，d4，d6
CYVE1，2（CNS-）	阿糖胞苷	50mg/m^2 iv	d1~5
	阿糖胞苷	3g/m^2 ivgtt	d2~5
	依托泊苷（VP16）	200 mg/m^2 ivgtt	d2~5

（续表）

方案	药物	剂量和用法	应用时间/天
CYVE1，2（CNS+）	阿糖胞苷	50mg/m^2 iv	d1~5
	阿糖胞苷	3g/m^2 ivgtt	d2~5
	依托泊苷	200 mg/m^2 ivgtt	d2~5
	甲氨蝶呤	8g/m^2 civ 4h（CF救援）	d18
	甲氨蝶呤（8~15mg）+氢化可的松（8~15mg）it		d1
	甲氨蝶呤（8~15mg）+阿糖胞苷（15~30mg）+氢化可的松（8~15mg）it		d19
M1	环磷酰胺	500mg/m^2 iv 12h1次	d2~3
	长春新碱	2mg/m^2（最大2mg）iv	d1
	泼尼松	60mg/m^2 po	d1~5
	阿霉素	60 mg/m^2 iv	d2
	甲氨蝶呤	8g/m^2 civ 4h（CF救援）	d1
	甲氨蝶呤（8~15mg）+阿糖胞苷（15~30mg）+氢化可的松（8~15mg）it		d2
M2	阿糖胞苷	50mg/m^2 sc 12h1次	d1~5
	依托泊苷	150 mg/m^2 ivgtt	d1~3
M3	环磷酰胺	500mg/m^2 iv 12h1次	d1~2
	长春新碱	2mg/m^2（最大2mg）iv	d1
	泼尼松	60mg/m^2 po	d1~5
	阿霉素	60mg/m^2 iv	d1
M4	阿糖胞苷	50mg/m^2 sc 12h1次	d1~5
	依托泊苷	150 mg/m^2 ivgtt	d1~3

注：本方案适用于儿童成熟B细胞淋巴瘤高危组。COP、COPADM1、COPADM2、CYVE1、CYVE2、M1、M2、M3、M4共化疗9个疗程。鞘内注射剂量按年龄计算。

iv，静脉注射；po，口服；it，鞘内注射；civ，持续静脉滴注；ivgtt，静脉滴注；sc，皮下注射。

根据FAB/LMB-96协助组报道成熟B细胞淋巴瘤（伯基特淋巴瘤和弥漫大B细胞淋巴瘤）采用FAB/LMB96方案治疗结果。低危组（A）132例，其中儿童弥漫大B细胞淋巴瘤57例（43%），4年无事件生存率 98%；中危组（B）637例，其中儿童弥漫大B细胞淋巴瘤145例（23%），4年无事件生存率90.2%；高危组（C）190例，其中儿童弥漫大B细胞淋巴瘤27例（9%），4年无事件生存率 79%（包括伯基特淋巴瘤）。从中可发现弥漫大B细胞淋巴瘤多见于低危组，采用按危险因素分层治疗，生存率极好。但是，采用FAB/LMB-96方案治疗儿童青少年原发纵隔弥漫大B细胞淋巴瘤，5年无事件生存率66%，生存率差于其他部位弥漫大B细胞淋巴瘤，目前建议采用R-EPOCH方案治疗原发纵隔弥漫大B细胞淋巴瘤。

（三）R-EPOCH方案

美国国立癌症研究所报道一项成人原发纵隔弥漫大B细胞淋巴瘤Ⅱ期临床研究。采用DA-EPOCH-R方案（依托泊苷、阿霉素、环磷酰胺、长春新碱、泼尼松和利妥昔单抗）6个疗程，不做原发灶放疗。51例原发纵隔弥漫大B细胞淋巴瘤患者接受治疗，5年无事件生存率 93%，总生存率97%，治疗10年后无心脏毒性发生。R-EPOCH具体方案见表5-12。德国BFM协助组于2010—2012年期间，采用DA-EPOCH-R方案（B-Cell NHL-BFM04方案）治疗15例儿童青少年原发纵隔弥漫大B细胞淋巴瘤，中位年龄16岁（11.5~17.8岁），增加鞘内注射，阿霉素总量不超过360mg/m^2，不做纵隔放疗，2年无事件生存率和总生存率 92%。证实了DA-EPOCH-R方案治疗儿童青少年原发纵隔弥漫大B细胞淋巴瘤的疗效。目前推荐采用R-EPOCH治疗儿童青少年原发纵隔弥漫大B细胞淋巴瘤。

表5-12 R-EPOCH方案

药物	剂量和用法	应用时间（天）
利妥昔单卡（rituximab）	375mg/m^2 iv	d1
依托泊苷（VP16）	50 mg/m^2 civ	d1~4（96h）
阿霉素（ADR）	10 mg/m^2 civ	d1~4（96h）
长春新碱（VCR）	0.4 mg/m^2 civ	d1~4（96h）
环磷酰胺（CTX）	750 mg/m^2 iv	d5
泼尼松（Pred）	60 mg/m^2 po 2次/天	d1~5

注：需要G-CSF支持。iv，静脉注射；civ，持续静脉滴注；po，口服。

四、靶向治疗和免疫治疗

（一）利妥昔单克隆抗体（rituximab，美罗华）

弥漫大B细胞淋巴瘤是成熟B细胞淋巴瘤，100%表达CD20。靶向CD20利妥昔单克隆抗体在成人弥漫大B细胞淋巴瘤联合CHOP方案治疗（R-CHOP），可改善生存率。但是儿童弥漫大B细胞淋巴瘤至今并未采用成人弥漫大B细胞淋巴瘤治疗方案进行治疗，目前仅进行临床研究，主要基于以下几点考虑：

1. 儿童和成人弥漫大B细胞淋巴瘤的生物学特性不同 成人弥漫大B细胞淋巴瘤采用利妥昔单克隆抗体治疗，研究结果显示：Bcl-2阳性和Bcl-6阴性的弥漫大B细胞淋巴瘤患者可获益。而儿童弥漫大B细胞淋巴瘤大部分为Bcl-2阴性和Bcl-6阳性，因此，采用利妥昔单抗是否获益需要进行临床研究证实。

2. 儿童弥漫大B细胞淋巴瘤生存率高 儿童弥漫大B细胞淋巴瘤采用目前标准治疗方案，生存率＞85%。采用利妥昔单克隆抗体联合高强度化疗方案治疗儿童弥漫大B细胞淋巴瘤能否进一步改善疗效和生存率需要进一步研究。

德国BFM协助组Ⅱ期临床研究显示单药利妥昔单克隆抗体对儿童伯基特淋巴瘤和弥漫大B细胞淋巴瘤有效，美国儿童肿瘤协助组研究（COG-ANHL01P1）将利妥昔单克隆抗体加入FAB/LMB-96高强度方案联合治疗儿童Ⅲ/Ⅳ期伯基特淋巴瘤和弥漫大B细胞淋巴瘤，3年无事件生存率 95%，而单纯FAB/LMB-96化疗患者5年无事件生存率 84%（历史对照），毒性相似，利妥昔单克隆抗体在儿童与成人剂量相同，375mg/m^2，年幼儿童利妥昔单克隆抗体血清峰浓度较高。目前正在进行利妥昔单克隆抗体联合标准化疗治疗儿童成熟B-NHL的随机临床研究。

（二）其他单克隆抗体

CD19、CD21、CD22和CD30等单克隆抗体也可用于临床，但是，还未在儿童淋巴瘤中进行充分的临床试验。CD37、CD38、CD52 和 CD74单克隆抗体目前正在成人淋巴瘤中进行临床研究。

五、治疗方案选择

综上所述，儿童弥漫大B细胞淋巴瘤有其独特的生物学特点，比成人弥漫大B细胞淋巴瘤更具有侵袭性。目前治疗策略和方案与伯基特淋巴瘤方案相似，需要根据临床分期、危险因素、LDH水平和治疗疗效等因素，采用不同强度的治疗。CHOP方案仅适合用于手术切除的早期患者，不适合用于中危和高危患者。目前公认疗效最好的化疗方案为NHL-BFM-95和FAB/LMB-96方案。根据中山大学肿瘤防治中心经验，NHL-BFM-95方案临床上较容易操作。弥漫大B细胞淋巴瘤患者治疗方案的选择见表5-13。

表5-13 儿童弥漫大B细胞淋巴瘤治疗方案选择

分组	治疗方案选择
极低危组 完全切除的Ⅰ期和腹部Ⅱ期	① CHOP ×2，或 ② NHL-BFM-90/95方案：（A-B），或 ③FAB/LMB-96方案：（COPAD-COPAD）
低危组 不可切除的Ⅰ/Ⅱ期， Ⅲ期伴LDH<500U/L	① NHL-BFM-95方案：（V-A-B-A-B），或 ②FAB/LMB-96方案： （COP - COPADM - COPADM -CYM- CYM）
中危组 Ⅲ期伴LDH 500 ~ 999U/L， LDH<1 000U/L的Ⅳ期或B-ALL 无中枢侵犯	① NHL-BFM-95方案：（V-AA-BB-CC-AA-BB），或 ②FAB/LMB-96方案： （COP-COPADM-COPADM-CYM-CYM）
高危组 LDH>1 000U/L的Ⅲ期，Ⅳ期，B-ALL；任何中枢侵犯	① NHL-BFM-95方案：（V-AA-BB-CC-AA-BB-CC），或 ② FAB/LMB-96方案： （COP-COPADM1-COPADM2-CYVE1-CYVE2-M1-M2-M3-M4） （可选择联合利妥昔单克隆抗体）
原发纵隔弥漫大B细胞淋巴瘤	R-EPOCH方案

六、放疗

1. 巨大肿块 弥漫大B细胞淋巴瘤是对化疗敏感的肿瘤，尽管化疗前肿块巨大，化疗后常获得完全缓解，不需要行局部放疗。如果化疗后有残留肿块，可手术切除或者活检，明确性质。大部分残留病灶是肿瘤坏死或纤维化。如果活性肿瘤残留，可采用局部放疗巩固。

2. 睾丸侵犯 弥漫大B细胞淋巴瘤可侵犯睾丸。成人弥漫大B细胞淋巴瘤睾丸侵犯患者预后差，需要采用积极治疗，包括睾丸放疗。儿童弥漫大B细胞淋巴瘤睾丸侵犯采用目前标准化疗（含大剂量MTX和鞘内化疗）获得完全缓解，睾丸局部治疗（手术或放疗）可以避免。法国儿童肿瘤研究组统计从1981~1994年入组LMB研究方案的742例儿童成熟B细胞淋巴瘤，睾丸侵犯30例（5. 3%），仅5例患者诊断时做睾丸切除。所有患者均为Ⅲ/Ⅳ期，接受强烈化疗，95% 患者获得完全缓解，无行睾丸放疗。中位随访6. 3年，26 /30例患者无进展生存，6年无事件生存率 87%。

七、疗效评估

1. 评价手段 常用评价手段包括全身体检、血常规、生化常规、影像学检查（CT或MRI或PET/CT）、骨髓和脑脊液等检查。

2. 评价标准 主要采用国际淋巴瘤疗效评价标准，将肿瘤对治疗的反应分为完全缓解（CR）、部分缓解（PR）、稳定（SD）、进展（PD）。具体评估标准和内容详见第一章第十四节淋巴瘤疗效评价标准。

3. 评估疗效时间点 每化疗2个疗程需要对肿瘤疗效进行评估，特别注意对化疗前肿瘤病灶进行全面评估，确认是否化疗有效以及达到何种程度的疗效。治疗结束时需要全面评估，特别是前几个疗程评估仍然有残留病灶，治疗结束时需要做PET/CT评估。

4. 评估需要注意问题 弥漫大B细胞淋巴瘤化疗后肿块缩小，但时有病灶残留。结束全部化疗后应全面评估残留病灶是否存在活性肿瘤，可采用PET/CT或残留肿块手术或活检，如果证实仍有活性肿瘤残留，可行肿瘤残留部位局部放疗或强化治疗。大部分儿童弥漫大B细胞淋巴瘤患者治疗后残留病灶，活检均为坏死组织或纤维化。

第十节 预　后

一、预后因素

1. 年龄 儿童和青少年弥漫大B细胞淋巴瘤采用相同的治疗方案，儿童疗效和生存优于青少年。NHL-BFM系列临床研究显示，儿童（<15岁）弥漫大B细胞淋巴瘤5年无事件生存率为96%，青少年（15～18岁）为85%。青少年弥漫大B细胞淋巴瘤女性预后差于男性，5年无事件生存率女性为79%，男性为97%。

2. 肿瘤部位和分期 FAB/LMB-96（COG-C5961）临床研究显示早期低危者（单个肿瘤并能完全切除）有极好预后，生存率>95%。而中枢和骨髓同时受侵犯的患者预后较差，4年无事件生存率 61%±3.4%。儿童原发纵隔弥漫大B细胞淋巴瘤生存率低于其他类型弥漫大B细胞淋巴瘤。

3. 染色体异常 FAB/LMB-96（COG-C5961）研究显示某种遗传学异常影响弥漫大B细胞淋巴瘤预后。8q24染色体重组对预后的影响仅见于弥漫大B细胞淋巴瘤，伴随8q24染色体重组弥漫大B细胞淋巴瘤患者，5年无事件生存率 50%，而无8q24染色体重组患者5年无事件生存率 100%。伴随IRF4基因易位的儿童弥漫大B细胞淋巴瘤患者有较好预后。

4. 肿瘤负荷 DLBCL血清乳酸脱氢酶（LDH）是重要预后因素，作为临床上危险分组因素之一。LDH>1 000U/L定为高危患者，接受高强度化疗。相对于伯基特淋巴瘤而言，弥漫大B细胞淋巴瘤患者血清LDH>1 000U/L者较少。

5. 治疗疗效 对化疗药物不敏感，两个疗程化疗达不到部分缓解或者治疗中进展的患者预后较差。

第十一节 复发治疗

采用目前标准多药联合和高强度化疗，大约85%以上儿童弥漫大B细胞淋巴瘤可治愈，但是，仍有15%～20%的患者复发。复发患者生存率为10%～20%。化疗抗药是主要问题之一，目前未有标准二线化疗方案。采用挽救方案努力获得完全缓解，进行造血干细胞移植是治疗选择之一。

一、挽救方案

1. R-ICE方案 Rituximab 375mg/m^2 d1，d3（第3个疗程仅第1天用）；Ifosfamide 3 000 mg/m^2 d3，d4，d5；Etoposide 100 mg/m^2 d3，d4，d5；Carboplatin 635 mg/m^2 d3。

美国COG采用R-ICE方案治疗复发难治儿童弥漫大B细胞淋巴瘤，共1～3个疗程。6例患者3例完全缓解。此挽救方案对于复发难治弥漫大B细胞淋巴瘤完全缓解率达50%。

2. 其他挽救方案 根据患者首次治疗情况决定采用何种挽救方案。如果患者首次治疗未用过大剂量阿糖胞苷，复发后可采用BFM-95方案中的CC方案或者其他含有大剂量阿糖胞苷的方案。以往未用过利妥昔单克隆抗体者可联合其他化疗药物进行挽救性化疗。

3. 新药或靶向免疫治疗 除CD20单克隆抗体外，CD19、CD21、CD22和CD30等单克隆抗体也可用于临床，但是还未在儿童淋巴瘤中进行充分的临床试验。CD37、CD38、CD52 和 CD74单克隆抗体目前正在成人淋巴瘤中进行临床研究。

嵌合抗原受体T细胞免疫疗法（CAR-T）是有前途的治疗方法。目前正在进行靶向CD19抗原的CAR-T细胞，或者靶向CD22抗原的CAR-T细胞治疗晚期或复发难治B细胞淋巴瘤/白血病患者的临床试验研究，此疗法将给难治/复发B细胞淋巴瘤患者带来希望。

二、造血干细胞移植

复发难治弥漫大B细胞淋巴瘤挽救化疗获得完全缓解后进行造血干细胞移植可改善生存率。国际血液骨髓移植研究中心（CIBMTR）报道儿童复发难治弥漫大B细胞淋巴瘤挽救化疗完全缓解后行异基因或自体造血干细胞移植，5年无事件生存率无差别（50% vs. 52%）。化疗抗药移植时未能获得完全缓解的患者预后极差。

三、放疗

对于挽救化疗后仍有局限肿瘤残留，可根据具体肿瘤情况采用手术切除残留病灶，或者根据PET/CT结果行局部放疗。

第十二节 治疗相关副作用和处理

儿童弥漫大B细胞淋巴瘤采用短程、多药联合、大剂量化疗方案，药物包括类固醇激素、蒽环类药物、长春新碱、阿糖胞苷、环磷酰胺、足叶乙甙、大剂量甲氨蝶呤和鞘内注射化疗等。化疗药物所致的副作用包括骨髓抑制和肿瘤溶解综合征等。

一、肿瘤溶解综合征

肿瘤溶解综合征最常发生在对化疗药物极其敏感的伯基特淋巴瘤。但是，广泛期弥漫大B细胞淋巴瘤首次化疗也有可能发生肿瘤溶解综合征，特别是巨大腹块、双肾侵犯，伴有水、电解质紊乱和血清乳酸脱氢酶（LDH）和尿酸（UA）明显增高的患者。部分患者仅口服泼尼松或静脉应用小剂量的CTX就可诱发或加重肿瘤溶解，细胞内成分大量释放，水、电解质紊乱，尿酸升高形成结晶堵塞肾小管，导致高钾血症、代谢性酸中毒、急性肾功能衰竭、肺水肿、心功能衰竭死亡，死亡率可达20%~40%。因此，预防和及时处理非常重要，需要积极水化、利尿和应用别嘌呤醇等措施。尿酸氧化酶（Rasburicase）可预防和治疗肿瘤溶解所致的高尿酸血症，能大大降低肿瘤溶解综合征所致的死亡。2002年美国FDA已批准此药用于恶性肿瘤治疗所致的肿瘤溶解综合征诱发的血尿酸升高，但目前此药尚未在中国上市。临床上仍然需要小心谨慎地预防和处理肿瘤溶解综合征，对肿瘤负荷大，高尿酸血征和高LDH的患者如采用常规的处理方法无效，必须马上进行血液透析或血液滤过。

具体有关肿瘤溶解综合征的发病机制、临床和实验室诊断标准、临床预防处理以及拉布立酶的应用等相关内容，请参考第十二章第三节。

二、骨髓抑制

弥漫大B细胞淋巴瘤特别是晚期患者需要采用高强度化疗方案，5天内同时应用4~5种化疗药物。骨髓抑制是主要的副作用之一。特别是初诊时，患者一般情况差，肿瘤负荷大，小剂量减瘤（V）5天后紧接着5天大剂量化疗（即连续10天化疗），患者100%出现Ⅳ度骨髓抑制，积极对症处理非常重要。应用常规粒细胞刺激因子（G-CSF）、层流床护理、抗感染等，绝大部分患者能度过骨髓抑制期，继续按期进行下一疗程化疗。有些患者在减瘤期出现肿瘤溶解综合征，需要积极处理，度过危险期后应马上开始后续化疗。

三、胃肠道出血或穿孔

弥漫大B细胞淋巴瘤常伴巨大腹部肿块，本身可导致胃肠道和泌尿道等器官受压梗阻，也可侵犯胃肠道。化疗期间应用大剂量地塞米松有可能导致胃肠道出血或穿孔（罕见）。因此，需要小心应用类固醇药物，加强胃黏膜保护药物和抑酸药物的应用。

四、口腔黏膜或胃肠道损伤

弥漫大B细胞淋巴瘤化疗方案中需要多药联合，其中包括大剂量甲氨蝶呤5g/m^2，24h持续静脉输注，36h CF解救。应用大剂量MTX需要遵循治疗常规，否则会出现严重不良反应。MTX中毒将导致口腔黏膜和胃肠道黏膜损伤、肾功能损伤，同时合并骨髓抑制，发生危及生命的感染和出血。需要积极处理，加强水化、碱化和CF救援，甚至包括血液透析和血液滤过等。

患者治疗前有胸水、腹水应暂缓大剂量MTX应用，后续疗程再补回。大剂量MTX应用期间水化、减化、CF救援和监测MTX血药浓度非常重要。MTX治疗期间如出现口腔黏膜和胃肠道黏膜损伤，需要加强CF救援和水化、碱化，对症处理。MTX治疗后如出现口腔黏膜和胃肠道黏膜损伤，对症处理，大部分患者能够恢复，继续后续治疗。中山大学肿瘤防治中心采用NHL-BFM-90/95方案治疗儿童非霍奇金淋巴瘤10多年，按照大剂量MTX治疗常规应用大剂量MTX，绝大多数患者未发生严重不良反应，个别患者发生MTX中毒，经过积极处理都能缓解继续治疗。有关大剂量MTX应用和不良反应处理请参考第十一章大剂量MTX在儿童淋巴瘤中的应用。

第十三节 展 望

儿童弥漫大B细胞淋巴瘤采用类似伯基特淋巴瘤的危险因素分层、短疗程、多药联合、高强度和中枢预防的现代治疗策略和方案，生存率已获得极好的改善，但仍然存在挑战。主要在以下几个方面。

一、儿童非霍奇金淋巴瘤与伯基特淋巴瘤的生物学差异

现代儿童弥漫大B细胞淋巴瘤与伯基特淋巴瘤采用相同的治疗策略和方案，疗效相同。然而，这两种亚型是独立疾病，临床表现也有所差异，两者存在内在的差别。积极寻找两者之间的生物学差异，包括分子通道和分子标记物的差异，有助于进一步研究发病机制，改进目前的治疗分层和治疗方法，对这两种亚型可分别采用更加合适的治疗方法。

二、儿童弥漫大B细胞淋巴瘤与成人弥漫大B细胞淋巴瘤的生物学差异

现代儿童弥漫大B细胞淋巴瘤和成人弥漫大B细胞淋巴瘤治疗上采用完全不同的策略和方案，获得极好的生存。但是，随着免疫化疗进展，成人弥漫大B细胞淋巴瘤采用利妥昔单克隆抗体联合CHOP方案治疗，低危患者也可获得与儿童弥漫大B细胞淋巴瘤相同的疗效和生存率，但是，成人中高危弥漫大B细胞淋巴瘤患者生存率低于儿童弥漫大B细胞淋巴瘤。需要探讨研究儿童和成人弥漫大B细胞淋巴瘤内在的生物学特性，筛选出有价值的危险因素，指导临床治疗方案选择。

三、预后因素和个体化治疗

目前，儿童弥漫大B细胞淋巴瘤治疗分层主要是根据临床分期、血清LDH水平和早期化疗疗效。需要研究其他有价值的预后因素，筛选可以预测高危复发的分子生物学标记物，用于临床治疗分层和个体化治疗。

四、抗CD20单克隆抗体应用

抗CD20单克隆抗体（利妥昔单克隆抗体）已证实对弥漫大B细胞淋巴瘤有效，需要积极探讨如何将其合适地加入弥漫大B细胞淋巴瘤的治疗。利妥昔单克隆抗体联合高强度化疗应用于儿童高危弥漫大B细胞淋巴瘤，目前还在进行随机临床研究。而加入利妥昔单克隆抗体的同时降低化疗药物的剂量，以期达到降低化疗毒性而又不影响生存率的临床研究需要进一步探讨。

五、开发新抗癌药

目前治疗复发难治患者仍然困难，生存率低，需要开发新的抗癌药物和新的联合药物应用方案，有助于进一步改善复发难治弥漫大B细胞淋巴瘤生存率。

六、免疫治疗和靶向治疗

CD19、CD21、CD22、CD30、CD37、CD38、CD52 和 CD74等单克隆抗体需要在儿童淋巴瘤中进行充分的临床试验。嵌合抗原受体T细胞免疫疗法（CAR-T）是有前途的治疗方法，定向CAR-CD19或者CD20的临床试验研究将有助于治疗难治/复发弥漫大B细胞淋巴瘤患者。

（孙晓非）

参考文献

［1］ Miles RR，Raphael M，McCarthy K，et al. Pediatric diffuse large B-cell lymphoma demonstrates a high proliferation index，frequent c-Myc protein expression，and a high incidence of germinal center subtype：Report of the French-American-British （FAB） international study group［J］. Pediatr Blood Cancer，2008，51（3）：369-374.

［2］ Oschlies I，Klapper W，Zimmermann M，et al. Diffuse large B-cell lymphoma in pediatric patients belongs predominantly to the germinal-center type B-cell lymphomas：a clinicopathologic analysis of cases included in the German BFM （Berlin-Frankfurt-

Munster） Multicenter Trial [J]. Blood，2006，107（10）：4047–4052.

[3] Savage KJ，Monti S，Kutok JL，et al. The molecular signature of mediastinal large –cell lymphoma differs from that of other diffuse large B–cell lymphomas and shares features with classical Hodgkin lymphoma [J]. Blood，2003，102（12）：3871–3879.

[4] Dave SS，Fu K，Wright GW，et al. Molecular diagnosis of Burkitt's lymphoma [J]. N Engl J Med，2006，354：2431–2442.

[5] Reiter A，Klapper W. Recent advances in the understanding and management of diffuse large B–cell lymphoma in children [J]. Br J Haematol，2008，142（3）：329–347.

[6] Klapper W，Szczepanowski M，Burkhardt B，et al. Molecular profiling of pediatric mature B–cell lymphoma treated in population–based prospective clinical trials [J]. Blood，2008，112（4）：1374–1381.

[7] Salaverria I，Philipp C，Oschlies I，et al. Translocations activating IRF4 identify a subtype of germinal center–derived B–cell lymphoma affecting predominantly children and young adults [J]. Blood，2011，118（1）：139–147.

[8] Reiter A，Schrappe M，Tiemann M，et al. Improved treatment results in childhood B–cell neoplasms with tailored intensification of therapy：a report of the Berlin–Frankfurt–Münster Group Trial NHL–BFM 90 [J]. Blood，1999，94（10）：3294–3306.

[9] Woessmann W，Seidemann K，Mann G，et al. The impact of the methotrexate administration schedule and dose in the treatment of children and adolescents with B–cell neoplasms：a report of the BFM Group Study NHL–BFM95 [J]. Blood，2005，105（3）：948–958.

[10] Gerrard M，Cairo MS，Weston C，et al. Excellent survival following two courses of COPAD chemotherapy in children and adolescents with resected localized B–cell non–Hodgkin's lymphoma：results of the FAB/LMB 96 international study [J]. Br J Haematol，2008，141（6）：840–847.

[11] Patte C，Auperin A，Gerrard M，et al. Results of the randomized international FAB/LMB96 trial for intermediate risk B–cell non–Hodgkin lymphoma in children and adolescents：it is possible to reduce treatment for the early responding patients [J]. Blood，2007，109（7）：2773–2780.

[12] Cairo MS，Gerrard M，Sposto R，et al. Results of a randomized international study of high–risk central nervous system B non–Hodgkin lymphoma and B acute lymphoblastic leukemia in children and adolescents [J]. Blood，2007，109（7）：2736–2743.

[13] Gerrard M，Waxman IM，Sposto R，et al. Outcome and pathologic classification of children and adolescents with mediastinal large B–cell lymphoma treated with FAB/LMB96 mature B–NHL therapy [J]. Blood，2013，121（2）：278–285.

[14] Dunleavy K，Pittaluga S，Maeda LS，et al. Dose–adjusted EPOCH–rituximab therapy in primary mediastinal B–cell lymphoma [J]. N Engl J Med，2013，368（15）：

1408–1416.

[15] Coiffier B, Lepage E, Briere J, et al. CHOP chemotherapy plus rituximab compared with CHOP alone in elderly patients with diffuse large–B–cell lymphoma [J]. N Engl J Med, 2002, 346 (4) : 235–242.

[16] Pfreundschuh M, Trümper L, Osterborg A, et al. CHOP–like chemotherapy plus rituximab versus CHOP–like chemotherapy alone in young patients with good–prognosis diffuse large–B–cell lymphoma: a randomised controlled trial by the MabThera International Trial (MInT) Group [J]. Lancet Oncol, 2006, 7 (5) : 379–391.

[17] Griffin TC, Weitzman S, Weinstein H, et al. A study of rituximab and ifosfamide, carboplatin, and etoposide chemotherapy in children with recurrent/refractory B–cell (CD20+) non–Hodgkin lymphoma and mature B–cell acute lymphoblastic leukemia: a report from the Children's Oncology Group [J]. Pediatr Blood Cancer, 2009, 52 (2) : 177–181.

[18] Dalle JH, Mechinaud F, Michon J, et al. Testicular disease in childhood B–cell non–Hodgkin's lymphoma: the French Society of Pediatric Oncology experience [J]. J Clin Oncol, 2001, 19 (9) : 2397–2403.

[19] Cairo MS, Bishop M. Tumour lysis syndrome: new therapeutic strategies and classification [J]. Br J Haematol, 2004, 127 (1) : 3–11.

[20] Gross TG, Hale GA, He W, et al. Hematopoietic stem cell transplantation for refractory or recurrent non–Hodgkin lymphoma in children and adolescents [J]. Biol Blood Marrow Transplant , 2010, 16 (2) : 223–230.

[21] Wilhelm W, Jasmin L, Birgit B. Therapy in Primary Mediastinal B–Cell Lymphoma [J]. N Engl J Med , 2013, 368: 1408–1416.

6 第六章
间变性大细胞淋巴瘤

第一节 概　　述

间变性大细胞淋巴瘤（anaplastic large cell lymphoma，ALCL）属于非霍奇金淋巴瘤的一种独特临床病理亚型，1985年由德国病理学家Stein等人首次报道。根据WHO 2008造血和淋巴组织肿瘤分类标准，间变性大细胞淋巴瘤是一种CD30阳性的非霍奇金淋巴瘤亚型，属于外周成熟T细胞淋巴瘤，分为原发系统性间变性大细胞淋巴瘤和原发皮肤间变性大细胞淋巴瘤。原发系统性间变性大细胞淋巴瘤又分为ALK阳性的间变性大细胞淋巴瘤和ALK阴性的间变性大细胞淋巴瘤。儿童间变性大细胞淋巴瘤绝大部分是系统性间变性大细胞淋巴瘤，常侵犯淋巴结和结外组织，包括皮肤、软组织、肺和骨，较少侵犯中枢神经系统和骨髓。常伴高热等B症状，部分患者可合并嗜血综合征。90%儿童间变性大细胞淋巴瘤涉及ALK基因的染色体重组。采用目前标准化疗方案，大约70%以上患者可获得治愈。

第二节 流行病学和病因学

儿童间变性大细胞淋巴瘤占儿童非霍奇金淋巴瘤的10%～15%。中位年龄10岁左右，男多于女。BFM协助组对215例儿童间变性大细胞淋巴瘤初诊病例分析，中位年龄10.8岁，男女比例1.8：1。原发系统性间变性大细胞淋巴瘤儿童常见。原发皮肤间变性大细胞淋巴瘤主要见于老年人，儿童极罕见。

间变性大细胞淋巴瘤存在一种独特的染色体易位，表达间变淋巴瘤激酶（anaplasticlymphomakinas，ALK）融合蛋白。90%以上儿童间变性大细胞淋巴瘤涉及*ALK*基因的染色体易位，其中85%病例涉及t（2；5）（p23；q35）染色体易位，使2号染色体间变淋巴瘤激酶（*ALK*）基因与5号染色体核仁磷酸蛋白（*NPM*）基因相互融合，产生融合基因，编码NPM-ALK融合蛋白。15%病例则为其他*ALK*基因异位，如t（1；2）（q25；p23）所形成的*TPM3-ALK*基因，t（2；3）（p23；q21）产生的*TFG-ALKs*基因、*TFG-ALKL*基因和*TFG-ALKxL*基因，inv（2）（p23；q35）所形成的*ATIC-ALK*基因，t（2；17）（p23；q23）形成的*CLTCL-ALK*基因和t（X；2）（q11；p23）形成的*MSN-ALK*基因。ALK是一种酪氨酸激酶，影响细胞增生、生长、凋亡和细胞特殊基因转录。*ALK*基因与其下游信号通路的基因相互关系在间变性大细胞淋巴瘤发病机制中的作用仍需要深入研究。

间变细胞淋巴瘤100%表达CD30。CD30是一种细胞因子受体，是肿瘤坏死因子受体（TNFR）家族的成员，可以作为一个活化标志物以及肿瘤标志物。CD30的表达通过活化核因子κB（NFκB）通路与细胞增殖增加和凋亡减少相关。ALK可以阻碍CD30信号和NFκB活化。研究显示，将ALK过度表达转导入CD30阳性肿瘤细胞系，可以抑制CD30介导的NFκB活化，提示ALK对CD30信号的调节作用导致凋亡活化和细胞周期阻滞。*ALK*基因和CD30抗原在间变性大细胞淋巴瘤发病机制中的相互作用仍需要进一步探讨研究。

儿童极少见ALK阴性的系统性间变性大细胞淋巴瘤。成人ALK阴性系统性间变性大细胞淋巴瘤占45%，与不良预后相关。

第三节 临床表现

间变性大细胞淋巴瘤占儿童非霍奇金淋巴瘤的10%～15%，男孩比女孩多见。青少年多于儿童，中位发病年龄大约10岁。系统性间变性大细胞淋巴瘤常侵犯部位包括淋巴结和各种结外实质器官。结外侵犯主要为软组织、皮肤、骨、肺和肝等部位，特别是皮肤和骨侵犯。根据肿瘤侵犯的不同部位伴随不同的临床表现。

一、浅表淋巴结

间变性大细胞淋巴瘤可侵犯浅表淋巴结，患者表现为双颈部、锁骨上窝、腋窝或腹股沟等部位淋巴结增大，互相融合形成肿块。

二、软组织和/或皮肤

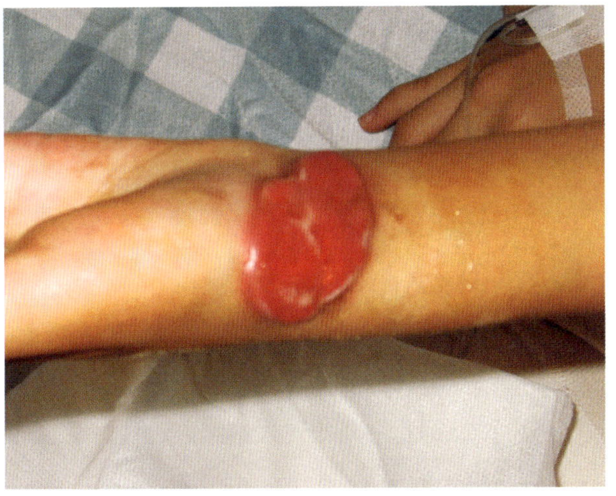

图6-1 间变性大细胞淋巴瘤皮肤侵犯

系统性间变性大细胞淋巴瘤常可直接侵犯皮肤和皮下组织，患者表现为皮肤瘙痒、皮疹、皮肤溃疡或局部皮肤或体表软组织形成肿块（图6-1），同时合并其他淋巴结或器官侵犯。英国（UKCCSG）、法国（SFOP）和德国BFM研究组联合分析225例儿童间变性大细胞淋巴瘤，皮肤侵犯占19%～33%，软组织侵犯占10%～19%。中山大学肿瘤防治中心报道39例儿童间变性大细胞淋巴瘤，皮肤和软组织侵犯占30.8%。国外多项研究显示，儿童系统性间变性大细胞淋巴瘤合并皮肤侵犯患者预后较差。

原发皮肤间变性大细胞淋巴瘤罕见于儿童，临床上需要全面检查除外系统性间变性大细胞淋巴瘤。单纯原发皮肤间变性大细胞淋巴瘤预后极好。

三、腹腔

肿瘤可侵犯腹腔淋巴结或胃肠道，可弥漫性浸润肠壁。患者常表现为腹痛、腹胀、呕吐、肠梗阻、腹部包块或急性阑尾炎等症状。

四、肝、脾

肝脏也是间变性大细胞淋巴瘤常侵犯的内脏实质器官。临床表现腹痛，CT影像学显示肝脏占位病变。英国（UKCCSG）、法国（SFOP）和德国BFM研究组联合分析225例儿童间变性大细胞淋巴瘤，肝脏侵犯占16%～22%。脾脏也是间变性大细胞淋巴瘤的侵犯部位，晚期患者可出现肝、脾肿大。

五、纵隔

间变性大细胞淋巴瘤可侵犯纵隔淋巴结形成纵隔肿块，常表现为咳嗽、气促、呼吸困难等症状。侵犯纵隔的间变性大细胞淋巴瘤预后较差。英国（UKCCSG）、法国（SFOP）和德国BFM研究组联合分析225例儿童间变性大细胞淋巴瘤，纵隔侵犯占34%～39%。

六、肺

肺脏是间变性大细胞淋巴瘤常侵犯的结外部位。患者表现为咳嗽，常通过CT等影像学检查发现双肺肿瘤浸润病灶。英国（UKCCSG）、法国（SFOP）和德国BFM研究组联合分析225例儿童间变性大细胞淋巴瘤，肺侵犯占11%～13%。中山大学肿瘤防治中心报道儿童间变性大细胞淋巴瘤肺侵犯占20%。

七、骨

间变性大细胞淋巴瘤常侵犯骨，临床表现取决于侵犯骨骼的部位，包括四肢骨、脊柱骨、颌面骨等，表现为局部骨骼疼痛、肿胀、行走困难等。英国（UKCCSG）、法国（SFOP）和德国BFM研究组联合分析225例儿童间变性大细胞淋巴瘤，骨侵犯占11%～18%。中山大学肿瘤防治中心报道儿童间变性大细胞淋巴瘤多发骨侵犯占28.2%。

八、骨髓和中枢

间变性大细胞淋巴瘤少见侵犯骨髓和中枢神经系统。骨髓侵犯可表现为血红蛋白、血小板下降所致贫血和出血等症状，骨髓检查可发现肿瘤细胞侵犯。中枢侵犯表现为头痛、呕吐、步态不稳等症状，脑脊液可找到淋巴瘤细胞。英国（UKCCSG）、法国（SFOP）和德国BFM研究组联合分析225例儿童间变性大细胞淋巴瘤，骨髓侵犯大约占8%，中枢侵犯占1%。

九、B症状或嗜血细胞综合征

B症状是间变性大细胞淋巴瘤主要全身症状，最常见为高热。患者反复不明原因持续高热，常认为感染，但是各种抗菌素治疗无效。也常诊断为嗜血综合征。这些患者常伴随盗汗、体重下降和淋巴结肿大。需要全身详细检查，如浅表淋巴结肿大，活检可明确诊断。晚期患者为可伴有噬血综合征（HLH）的临床表现和症状，有发热、肝脾肿大、出血、三系下降、纤维蛋白原下降等，最终DIC死亡。ALK阳性间变性大细胞淋巴瘤常携带PRF1（穿孔素） 基因。研究报道HLH相关间变性大细胞淋巴瘤占12%（6/50例间变性大细胞淋巴瘤）。

英国（UKCCSG）、法国（SFOP）和德国BFM研究组联合分析225例儿童间变性大细胞淋巴瘤，B症状病例占44%～68%。中山大学肿瘤防治中心报道儿童39例间变性大细胞淋巴瘤，B症状病例占74.4%。

十、其他

有报道间变性大细胞淋巴瘤小细胞亚型某些病例可伴有外周血白血病侵犯，表现为弥漫性肺浸润所致严重呼吸性窘迫或胸水、肝脾肿大、骨髓和中枢侵犯，这些患者大部分有异常T细胞表型合并髓系抗原表达，需要高强度积极治疗。

第四节 辅助检查

一、血常规

间变性大细胞淋巴瘤局限期患者血常规可正常。广泛期可有血红蛋白下降、血小板下降。晚期患者可表现为嗜血综合征外周血常规三系下降。

二、生化常规

早期局限期患者生化常规可正常，血清乳酸脱氢酶（LDH）较少升高。晚期肝脏侵犯可有转氨酶或胆红素升高或低蛋白血症等。

三、出凝血功能

晚期患者常发生嗜血综合征，可有出凝血功能异常，纤维蛋白原下降。需要积极监测。

四、骨髓检查

间变性大细胞淋巴瘤较少侵犯骨髓。临床上有些患者骨髓穿刺检查正常，但是骨髓活检则发现淋巴瘤细胞，免疫组织化学有助于亚型诊断。晚期患者骨髓可发现嗜血细胞。

五、骨髓或腔积液细胞流式细胞术

间变性大细胞淋巴瘤骨髓侵犯需要与其他非霍奇金淋巴瘤骨髓侵犯或者其他类型白血病相鉴别，需要采用流式细胞术进行免疫分型。如果患者不能获取肿块病理诊断，可以通过胸水或者腹水的肿瘤细胞行流式细胞术免疫分型结合细胞学，明确非霍奇金淋巴瘤亚型诊断。具体非霍奇金淋巴瘤流式细胞术特点见第一章第五节。

六、影像学

为了临床分期准确和评估治疗疗效，所有患者初诊时需要行全身CT或MR检查。不主张单纯行腹部B超和胸片检查。有条件可做PET/CT检查。CT检查可以了解肿瘤侵犯部位和范围。PET/CT检查则将解剖影像学和功能影像学相结合，更能清楚进行分期和随后疗效评估。具体淋巴瘤CT或MR或PTE/CT影像学特点见第一章第七节和第八节。

第五节 病理诊断

间变性大细胞淋巴瘤起源于成熟T淋巴细胞，属于外周T细胞淋巴瘤。在细胞形态学、免疫组织化学和分子生物学方面具有与其他非霍奇金淋巴瘤不同的特点。

一、形态学

间变性大细胞淋巴瘤瘤细胞通常体积大，多形性明显，可见单核、多核瘤巨细胞（马蹄形、胚胎样、花环状、R-S细胞样、破骨细胞样），部分瘤细胞体积较小。特征性瘤细胞有以下特点：胞浆丰富，核旁可见一嗜酸性区（相当于高尔基体），核偏位，核呈马蹄形、肾形或胚胎样。根据瘤细胞体积的大小、形态特点及反应性背景细胞的数量可分为以下几种形态学类型：普通型、淋巴组织细胞型、小细胞型、霍奇金样型等。普通型最常见，约占60%，淋巴组织细胞型约占10%，小细胞型占5%~10%。一组375例系列研究显示系统性ALK阳性的儿童青少年间变性大细胞淋巴瘤，病理存在小细胞或淋巴组织细胞成分者占32%，多因素分析显示与较高的治疗失败率明显相关。

二、免疫组织化学

间变性大细胞淋巴瘤属于外周T细胞淋巴瘤，全T细胞抗原CD2、CD3、CD5和CD7常部分或全部丢失，如果全T细胞标记都丢失的话，可称为“裸细胞”表型。约2/3的病例CD4和CD43阳性，绝大部分病例表达细胞毒相关抗原（TIA-1，颗粒酶B，穿孔素），大部分病例表达EMA。所有ALCL均表达CD30。成人间变性大细胞淋巴瘤病例ALK阳性率为55%，ALK阴性率为45%。而90%以上儿童间变性大细胞淋巴瘤病例ALK蛋白阳性，ALK阴性罕见，主要见于局限皮肤ALK病例。

三、分子生物学

90%的病例（不论免疫组织化学T细胞标记为阴性或阳性）TCR基因重排阳性。90%的儿童间变性大细胞淋巴瘤涉及*ALK*基因的染色体重组，t（2；5）（p23；q35）是位于2号染色体的*ALK*基因与5号染色体的

*NPM*基因之间易位。其余可见2号染色体的*ALK*基因与其他染色体（如1、3、17、19、22、x等）的基因易位。

四、鉴别诊断

间变性大细胞淋巴瘤属于成熟阶段T细胞淋巴瘤，病理需要与前T淋巴母细胞淋巴瘤和其他外周T细胞淋巴瘤相鉴别，同时也需要与其他小圆蓝细胞肿瘤相鉴别。

（1）前T淋巴母细胞淋巴瘤　属于T细胞早期阶段的肿瘤，表达T细胞标记，但是，早期标记TdT或CD34阳性。通过形态学、免疫组织化学和基因检测可以与间变性大细胞淋巴瘤相鉴别。

（2）其他外周T细胞淋巴瘤　属于成熟T细胞淋巴瘤。但是，通过形态学、免疫组织化学和*ALK*基因检测可相互鉴别。

（3）其他小圆蓝细胞肿瘤　如神经母细胞瘤、横纹肌肉瘤、原始神经外胚叶肿瘤等，通过形态学、免疫组织化学和基因检测可与间变性大细胞淋巴瘤相鉴别。

具体病理诊断特点和鉴别诊断见第一章第三节病理诊断和第四节分子诊断。

第六节　鉴别诊断

间变性大细胞淋巴瘤主要表现为浅表淋巴结肿大、皮肤软组织侵犯、骨和肺侵犯，常伴随高热等B症状。临床上需要与其他淋巴瘤亚型相鉴别，同时也需要与其他好发于儿童的恶性肿瘤相鉴别。

1. 霍奇金淋巴瘤　霍奇金淋巴瘤临床表现为浅表淋巴结肿大、纵隔肿块，也可表现为皮肤瘙痒等非特异性皮肤症状，发热等症状与间变性大细胞淋巴瘤临床症状相似。但是，系统性间变性大细胞淋巴瘤疾病进展较快，恶性程度较高，病理形态学、免疫组织化学和基因检测有助于鉴别。

2. T淋巴母细胞淋巴瘤　T淋巴母细胞淋巴瘤临床上也可以表现为淋巴结肿大、纵隔肿块、发热、盗汗和消瘦等症状，需要与间变性大细胞淋巴瘤纵隔侵犯相鉴别。淋巴母细胞淋巴瘤肿块活检免疫组织化学显示TdT或CD34阳性，可与间变性大细胞淋巴瘤相鉴别。

3. 其他外周T细胞淋巴瘤　牛痘水疱样淋巴瘤属于外周T细胞淋巴瘤，临床上常表现为反复发热、皮疹和溃疡，与间变性大细胞淋巴瘤临床症状有相似之处。但是，牛痘水疱样淋巴瘤病史较长，皮疹多为牛痘水疱样。皮疹活检病理形态学、免疫组织化学和基因检测有助于鉴别。其他非特殊外周T细胞淋巴瘤通过肿瘤病理形态学、免疫组织化学和基因检测等均可与间变性大细胞淋巴瘤相鉴别。

4. 郎格罕组织细胞增生症　郎格罕组织细胞增生症可表现为淋巴结肿大、皮疹、软组织肿块、多发骨破坏、肝脾肿大等与间变性大细胞淋巴瘤相似的临床表现，通过肿块活检病理形态学、免疫组织化学和基因等检测可与间变性大细胞淋巴瘤相鉴别。

5. 尤文氏肉瘤　骨或骨外尤文氏肉瘤临床上可表现为软组织肿块或骨破坏。临床上与间变性大细胞淋巴瘤骨和软组织侵犯相似，通过肿块活检病理形态学、免疫组织化学和基因等检测可与间变性大细胞淋巴瘤相鉴别。

第七节 临床分期

临床分期对于了解肿瘤侵犯范围、评估治疗后疗效非常重要。临床分期包括两个内容，即全面检查，同时利用合适的分期系统对患者疾病状况和肿瘤侵犯范围做全面评估。

一、全面评估

所有患者治疗前需要全面评估肿瘤侵犯部位、范围和机体功能。全身CT或MR或PET/CT检查，双侧骨髓穿刺和骨髓活检、脑脊液检查、血常规、生化常规、心脏彩超和心电图等全面评估。

二、分期系统

间变性大细胞淋巴瘤为非霍奇金淋巴瘤的一种亚型，目前儿童非霍奇金淋巴瘤广泛采用的分期系统是St. Jude Children's Research Hospital Staging System（St. Jude分期系统），即Murphy Staging（表6-1）。鉴于间变性大细胞淋巴瘤存在更多的结外侵犯，St. Jude分期不能全面覆盖所有侵犯部位，因此，临床上常需要将此分期系统与其他危险因素相结合，制定危险度分层。中山大学肿瘤防治中心儿童肿瘤科则将St. Jude分期系统与An Arbor分期系统相结合，将初诊儿童间变性大细胞淋巴瘤患者伴随有骨髓、中枢、多发骨、肝脏、肺、多发皮肤和软组织等实质器官侵犯定为Ⅳ期。

新修订国际儿童非霍奇金淋巴瘤分期系统（2012年）则将多发骨、肝脏、肺脏、多发皮肤等结外侵犯定为Ⅲ期。

表6-1 St. Jude分期系统

分期	肿瘤侵犯范围
Ⅰ期	单个结外肿瘤或单个淋巴结区域病变，无纵隔或腹部病变
Ⅱ期	单个结外肿瘤伴区域淋巴结侵犯；膈肌同侧≥2个淋巴结区域侵犯；膈肌同侧2个单一结外肿瘤±区域淋巴结侵犯；原发于胃肠道（常在回盲部）±相关肠系膜淋巴结侵犯，肿瘤肉眼完全切除
Ⅲ期	膈肌上下两个单一结外肿瘤；膈肌上下≥2个区域淋巴结侵犯；原发瘤位于胸腔内（纵隔、胸膜、胸腺）；广泛的原发腹内病变；任何位于脊柱旁或硬脑膜外病变，不考虑其他肿瘤部位
Ⅳ期	肿瘤侵犯中枢神经系统和/或骨髓

注：骨髓侵犯定义为骨髓≥5%的恶性肿瘤细胞。淋巴母细胞淋巴瘤骨髓恶性细胞>25%定义为白血病。淋巴母细胞淋巴瘤中枢侵犯标准相似于急性淋巴细胞白血病，即：脑脊液白细胞数至少5/μL并伴有恶性细胞。其他非霍奇金淋巴瘤中枢侵犯定义：脑脊液发现恶性细胞不考虑细胞计数，或者存在临床证据（颅神经瘫痪、脊髓压迫、颅内局灶包块）定义为中枢侵犯。

第八节 危险度分层

儿童系统性间变性大细胞淋巴瘤的危险因素主要包括以下几点：临床分期、多发骨侵犯、纵隔肿块、皮肤侵犯和内脏实质器官侵犯（骨、肝脾和肺等）。英国（UKCCSG）、法国（SFOP）和德国BFM研究组联合分析225例儿童间变性大细胞淋巴瘤，研究显示儿童间变性大细胞淋巴瘤复发的主要危险因素包括：纵隔肿块、皮肤侵犯和内脏实质器官侵犯。成人间变性大细胞淋巴瘤ALK阳性的病例预后优于ALK阴性的病例，5年无失败生存率（FFS）分别为60%与36%（*P*=0.015）。ALK阴性是成人间变性大细胞淋巴瘤不良预后的因素。然而，儿童间变性大细胞淋巴瘤几乎所有病例均为ALK阳性（>90%），罕见ALK阴性。

目前国际上不同的研究组织对儿童间变性大细胞淋巴瘤的危险分层不同，治疗方案也不同。不同研究组分层标准不同，难以进行比较。但是，对于早期患者（Ⅰ/Ⅱ期），美国、德国等儿童肿瘤研究组方案均定为低危组，采用低强度化疗。

德国BFM（Berlin–Frankfurt–Münster）–90方案是根据不同危险因素进行危险分层。根据临床分期、肿瘤切除程度、多发骨侵犯等因素将初诊儿童间变性大细胞淋巴瘤划分为3个危险组，采用不同强度治疗，具体危险分层见表6–2。中山大学肿瘤防治中心儿童肿瘤科采用的危险分层与BFM研究组略有不同，见表6–3。

表6–2 儿童系统性间变性大细胞淋巴瘤危险分层（标准NHL–BFM–90）

危险分层	定义
K1	Ⅰ期，手术完全切除的Ⅱ期
K2	手术不能切除的Ⅱ期，Ⅲ期
K3	Ⅳ期或多发骨侵犯

表6–3 儿童系统性间变性大细胞淋巴瘤危险分层（改良NHL–BFM–90）

危险分层	定义
R1	Ⅰ期和Ⅱ期
R2	Ⅲ期
R3	Ⅳ期或R2化疗2程后疗效未达到部分缓解

注：骨髓、中枢、多发骨、肝脏、多发皮肤和软组织等实质器官侵犯定为Ⅳ期。中山大学肿瘤防治中心儿童肿瘤科主要采用改良NHL–BFM–90危险分层。

第九节 治 疗

一、历史回顾

20世纪70年代，儿童间变性大细胞淋巴瘤治疗与其他儿童非霍奇金淋巴瘤一样，采用类似CHOP方案或者急性淋巴细胞白血病方案。局限期患者生存率>85%，晚期患者生存率低。美国儿童肿瘤研究组在20世纪70年代对儿童非霍奇金淋巴瘤患者进行2种化疗方案随机比较临床试验（COG_{551}研究），一种为淋巴瘤短程冲击方案COMP（CTX+VCR+MTX+Prednison），共9周时间，另一种为急性淋巴细胞白血病长疗程方案（LSA_2L_2），包括诱导、巩固和维持治疗共24个月。长期随访回顾性分析结果显示，局限期儿童系统性间变性大细胞淋巴瘤5年无事件生存率为84%。采用COMP方案或LSA_2L_2方案生存率均无差别。然而，广泛期儿童系统性间变性大细胞淋巴瘤无论COMP方案或者LSA_2L_2方案，生存率均较低，5年无事件生存率分别为52% 和43%（P=0.2）。

20世纪80年代末开始，美国、法国、德国、英国和意大利等国家儿童肿瘤研究组进行各种多中心临床研究，分别采用不同的治疗方案治疗初诊晚期儿童系统性间变性大细胞淋巴瘤。化疗方案主要包括2种类型：一种为短疗程方案，也称为“B型方案”，最常用于伯基特淋巴瘤和弥漫大B细胞淋巴瘤等成熟B细胞非霍奇金淋巴瘤。另一种为长疗程方案，也称为“T型方案”，用于T淋巴母细胞淋巴瘤/白血病。间变性大细胞淋巴瘤属于T细胞淋巴瘤，治疗方案的选择取决于不同研究组。可选择B型短疗程方案或者T型长疗程方案，各国的研究结果显示生存率获得改善，5年无事件生存率 65%～76%（表6-4）。

表6-4 儿童系统性间变性大细胞淋巴瘤多中心临床研究治疗结果

研究	患者数/人	无事件生存率	方案	时间/月
SFOP	82	66%	B型	7/8
BFM-90	89	76%	B型	2/4
UKCCSG	72	59%	B型	4~8
AIEOP	34	65%	LSA_2L_2	24
POG	86	72%	T型	12
CCG_{5941}	86	68%	T型	11
ALCL-99	107	70%	B型	2/4

注：B型，类似B-NHL短疗程方案；T型，类似急性淋巴细胞白血病长疗程方案；LSA_2L_2，急淋方案。

德国BFM协助组采用按危险因素分层、短疗程、多药联合类似伯基特淋巴瘤的治疗策略和方案治疗儿童系统性间变性大细胞淋巴瘤，5年无事件生存率 76%。鉴于间变性大细胞淋巴瘤较少侵犯中枢神经系统，欧洲儿童非霍奇金淋巴瘤研究组（EICNHL）在NHL-BFM-90方案基础上，进行多中心随机临床研究（ALCL-99方案）。患者随机分两组，一组大剂量MTX 1g/m^2，24h输注联合鞘内MTX注射，另一组大剂量MTX 3g/m^2，3h输注无鞘内注射，结果两组生存率无差别。而且，MTX 3g/m^2，3h输注不做鞘内注射组毒性低于24h输注组联合鞘内注射组。研究显示对于间变性大细胞淋巴瘤可以采用短时间大剂量MTX输注不做鞘内注射。

长春化碱对复发儿童间变性大细胞淋巴瘤有极好疗效。欧洲儿童非霍奇金淋巴瘤研究组在NHL-BFM-90方案基础上，进行随机临床研究探讨采用长春花碱维持治疗1年能否改善晚期患者生存率，结果显示维持治疗组与观察组2年无事件生存率无差别（73% vs.70%，P=0.7）。目前对于晚期儿童系统性间变性大细胞淋巴瘤的治疗，倾向采用类似成熟B细胞性非霍奇金淋巴瘤短疗程方案，不做维持治疗。

国际上儿童系统性间变性大细胞淋巴瘤的临床研究对ALK阳性或阴性病例均采用相同治疗方案，但阴性例数极少，ALK阴性对儿童间变性大细胞淋巴瘤的生存影响需要继续研究。

总之，儿童系统性晚期间变性大细胞淋巴瘤最好的治疗方案仍在探索研究中。

二、治疗策略

随着对间变性大细胞淋巴瘤的认识和了解加深，WHO 2008造血和淋巴组织肿瘤分类将间变性大细胞淋巴瘤归属于外周成熟T细胞淋巴瘤，治疗上更偏向于非霍奇金淋巴瘤的短疗程方案。目前国际上对于儿童系统性间变性大细胞淋巴瘤根据危险因素，采用不同治疗策略和不同强度化疗方案，分为低危组、中危组和高危组。例如：标准NHL-BFM-90方案，见表6-5。中山大学肿瘤防治中心儿童肿瘤科采用的危险分层策略和方案与BFM研究组略有不同（改良NHL-BFM-90方案），见表6-6。

表6-5 儿童系统性间变性大细胞淋巴瘤治疗策略（标准NHL-BFM-90）

分组	定义	方案
K1	Ⅰ期，手术完全切除的Ⅱ期	V-A-B-A
K2	手术不可切除的Ⅱ期，Ⅲ期	V-A-B-A-B-A-B
K3	Ⅳ期或多发骨侵犯	V-AA-BB-CC-AA-BB-CC

注：V为减瘤期，与后续疗程无间隔。

表6-6 儿童系统性间变性大细胞淋巴瘤危险分层（改良NHL-BFM-90）

分组	定义	方案
R1	Ⅰ期和Ⅱ期	A-B-A-B
R2	Ⅲ期	V-AA-BB-AA-BB-AA-BB
R3	Ⅳ期或R2化疗2程后疗效未达到部分缓解	V-AA-BB-CC-AA-BB-CC

注：骨髓、中枢、多发骨、肝脏、多发皮肤和软组织等实质器官侵犯定为Ⅳ期。中山大学肿瘤防治中心儿童肿瘤科采用此危险分层。

（一）系统性儿童间变性大细胞淋巴瘤

1. 低危间变性大细胞淋巴瘤 无危险因素，临床分期Ⅰ期，手术完全切除的Ⅱ期定义为低危间变性大细胞淋巴瘤。采用低强度化疗。可采用3个疗程CHOP或类似CHOP方案，不做鞘内预防注射。也可采用NHL-BFM-90方案（低危组，A-B-A方案）治疗3个疗程。

2. 中危间变性大细胞淋巴瘤 手术不可切除的Ⅱ期和Ⅲ期定义为中危间变性大细胞淋巴瘤。采用中等强度化疗，如NHL-BFM-90方案中危组（V-A-B-A-B-A-B方案），化疗6个疗程；APO方案化疗12个月；ALCL-99方案化疗6个疗程。

3. 高危间变性大细胞淋巴瘤 Ⅳ期或伴随以下至少一种高危因素，如皮肤侵犯、纵隔肿块、骨侵犯、内脏实质器官侵犯（肝、肺、脾脏）。采用高强度治疗，可采用类似伯基特淋巴瘤短疗程冲击、多药联合、大剂量化疗和中枢预防等策略。如：NHL-BFM-90方案（V-AA-BB-CC-AA-BB-CC方案），化疗6个疗程；APO方案化疗12个月。ALCL-99方案化疗6个疗程。

（二）原发皮肤间变性大细胞淋巴瘤

原发皮肤间变大细胞瘤是一种独立疾病，ALK阴性，儿童极罕见。预后好，治疗上避免采用过度积极治疗。对于局限皮肤病灶可采用手术切除或局部放疗或口服低剂量甲氨蝶呤等。广泛皮肤病灶或难治性皮肤病变可采用全身化疗，如CHOP方案或CHOP方案为基础化疗，包括甲氨蝶呤等多药化疗。其他治疗包括补骨脂素加紫外线灯、干扰素-a、口服贝沙罗汀（bexarotene）、13-顺式维甲酸、依托泊苷和沙利度胺等。

三、化疗

（一）低危患者

1. CHOP方案 CHOP方案治疗局限期低危儿童间变性大细胞淋巴瘤可获得较好的生存率。美国COG报道采用类似CHOP方案治疗局限期（Ⅰ/Ⅱ期）儿童间变性大细胞淋巴瘤，共3个疗程，不做中枢预防性鞘内注射，5年无事件生存率 89%。具体CHOP方案见表6-7。

表6-7 CHOP方案

药物	剂量和用法	应用时间/天	间隔
阿霉素（ADR）	50 mg/m^2 iv	d1	每21天重复
长春新碱（VCR）	1.5mg/m^2 iv	d1	
环磷酰胺（CTX）	750 mg/m^2 iv	d1	
泼尼松（Pred）	60 mg/m^2 po	d1~5	

2. NHL-BFM-90方案（低危组） 德国BFM协助组采用类似治疗伯基特淋巴瘤的短疗程方案治疗儿童间变性大细胞淋巴瘤，对于低危患者（Ⅰ期，手术完全切除的Ⅱ期），采用标准NHL-BFM-90方案化疗2个疗程（V-A-B），5年无事件生存率 100%。具体方案见表6-8。

中山大学肿瘤防治中心儿童肿瘤科采用改良NHL-BFM-90方案（V-A-B-A-B）（4个疗程）治疗Ⅰ期或Ⅱ期儿童间变性大细胞淋巴瘤（不考虑能否手术切除），其中A和B疗程中大剂量MTX 改为1 g/m^2，持续静脉滴注6h，增加长春新碱静脉注射，5年无事件生存率 100%（表6-9）。鉴于间变性大细胞淋巴瘤较少侵犯中枢神经系统，对于低危患者可取消鞘内注射。

表6-8 标准NHL-BFM-90（间变性大细胞淋巴瘤低危组）

方案	药物	剂量和用法	应用时间/天
减瘤期（V）	泼尼松（Pred）	30mg/m² po/iv	d1~5
	环磷酰胺（CTX）	200 mg/m² iv	d1~2
	甲氨蝶呤（MTX）（12mg）+阿糖胞苷（Ara-C）（30mg）+泼尼松龙（10mg）it		d1
疗程A	地塞米松（DEX）	10mg/m² po/iv	d1~5
	异环磷酰胺（IFO）	800mg/m² ivgtt	d1~5
	甲氨蝶呤	0.5g/m² civ 24h	d1
	阿糖胞苷	150mg/m² ivgtt 12h 1次	d4，d5
	依托泊苷（VP16）	100mg/m² ivgtt	d4，d5
	甲氨蝶呤（12mg）+阿糖胞苷（30mg）+泼尼松龙（10mg）it		d1
疗程B	地塞米松	10mg/m² po/iv	d1~5
	环磷酰胺	200mg/m² iv	d1~5
	甲氨蝶呤	0.5g/m² civ 24h	d1
	阿霉素（ADR）	25mg/m² iv	d4，d5
	甲氨蝶呤（12mg）+阿糖胞苷（30mg）+泼尼松龙（10mg）it		d1

注：HD-MTX 0.5g/m²，总剂量的10%在0.5h内滴注，其余90%在23.5h内滴注，CF 15mg/m²，6h1次，共7次iv解救，根据血清MTX浓度调节CF用量。Ⅰ期和可手术切除的Ⅱ期间变性大细胞淋巴瘤低危患者A-B化疗2程，化疗间隔期21天。

po，口服；iv，静脉注射；it，鞘内注射；ivgtt，静脉滴注；civ，持续静脉滴注。

表6-9 改良NHL-BFM-90（间变性大细胞淋巴瘤低危组）

方案	药物	剂量和用法	应用时间/天
减瘤期（V）①	泼尼松（Pred）	30mg/m² po/iv	d1~5
	环磷酰胺（CTX）	200 mg/m² iv	d1~2
	甲氨蝶呤（MTX）+阿糖胞苷（Ara-C）+地塞米松（DEX）（按年龄）it②		d1
疗程A	地塞米松	10mg/m² po/iv	d1~5
	异环磷酰胺（IFO）	800mg/m² ivgtt	d1~5
	甲氨蝶呤③	1g/m² civ 6h	d1
	长春新碱（VCR）	1.5mg/m²（最大2mg）iv	d1
	阿糖胞苷	150mg/m² ivgtt 12h 1次	d4，d5
	依托泊苷（VP16）	100mg/m² ivgtt	d4，d5
	甲氨蝶呤+阿糖胞苷+地塞米松（按年龄）it②		d1
疗程B	地塞米松	10mg/m² po/iv	d1~5
	环磷酰胺	200mg/m² iv	d1~5
	长春新碱	1.5mg/m²（最大2mg）iv	d1
	甲氨蝶呤③	1g/m² civ 6h	d1
	阿霉素（ADR）	25mg/m² iv	d4，d5
	甲氨蝶呤+阿糖胞苷+地塞米松（按年龄）it②		d1

注：①肿瘤负荷低，减瘤期（V）可不用。V与后面A方案不需要间隔。A和B疗程间隔为21天（疗程间隔指两个疗程第一天间隔的时间）。Ⅰ期和Ⅱ期儿童间变性大细胞淋巴瘤化疗4程（A-B-A-B），每疗程间隔21天。

②按年龄调整鞘内注射剂量：<1岁：MTX 6mg，Ara-C 12mg，DEX 2mg；1～3岁：MTX 9mg，Ara-C 18mg，DEX 2mg；3～9岁：MTX 12mg，Ara-C 24mg，DEX 4mg；>9岁：MTX 15mg，Ara-C 30mg，DEX 4mg。大剂量MTX 1g/m² 6h civ。从2012年起，中山大学肿瘤防治中心间变性大细胞淋巴瘤低危患者取消鞘内注射。

③HD-MTX 1g/m²，6h滴注，18h CF 15mg/m²解救，6h 1次，共6次，根据MTX血药浓度调整CF剂量和次数。

po，口服；iv，静脉注射；it，鞘内注射；ivgtt，静脉滴注；civ，持续静脉滴注。

（二）中危组

1. NHL-BFM-90方案（中危） 德国BFM协助组采用类似治疗伯基特淋巴瘤的短疗程方案治疗儿童中危间变性大细胞淋巴瘤。中危患者（手术不可切除的Ⅱ期和Ⅲ期），采用标准NHL-BFM-90方案化疗6个疗程（V-A-B-A-B-A-B），5年无事件生存率73%。具体方案见表6-10。

中山大学肿瘤防治中心儿童肿瘤科将中危间变性大细胞淋巴瘤定义为Ⅲ期患者，采用改良NHL-BFM-90方案6个疗程（V-AA-BB-AA-BB-AA-BB）化疗，中危患者接受大剂量MTX 5g/m²，24h持续静脉滴注，5年无事件生存率83.3%。具体方案见表6-11。

表6-10 标准NHL-BFM-90方案（间变性大细胞淋巴瘤中危组）

方案	药物	剂量和用法	应用时间/天
减瘤期（V）	泼尼松（Pred）	30mg/m² po/iv	d1~5
	环磷酰胺（CTX）	200 mg/m² iv	d1~2
	甲氨蝶呤（MTX）（12mg）+阿糖胞苷（Ara-C）（30mg）+泼尼松龙（10mg）it		d1
疗程A	地塞米松（DEX）	10mg/m² po/iv	d1~5
	异环磷酰胺（IFO）	800mg/m² ivgtt	d1~5
	甲氨蝶呤	0.5g/m² civ 24h	d1
	阿糖胞苷	150mg/m² ivgtt 12h 1次	d4，d5
	依托泊苷（VP16）	100mg/m² ivgtt	d4，d5
	甲氨蝶呤（12mg）+阿糖胞苷（30mg）+泼尼松龙（10mg）it		d1
疗程B	地塞米松	10mg/m² po/iv	d1~5
	环磷酰胺	200mg/m² iv	d1~5
	甲氨蝶呤	0.5g/m² civ 24h	d1
	阿霉素（ADR）	25mg/m² iv	d4，d5
	甲氨蝶呤（12mg）+阿糖胞苷（30mg）+泼尼松龙（10mg）it		d1

注：HD-MTX 0.5g/m²，总剂量的10%在0.5h内滴注，其余90%在23.5h内滴注，42h CF 15mg/m² iv解救，根据血清MTX浓度调节CF用量。po，口服；iv，静脉注射；it，鞘内注射；ivgtt，静脉滴注；civ，持续静脉滴注。

表6-11 改良NHL-BFM-90方案（间变性大细胞淋巴瘤中危组）

方案	药物	剂量和用法	应用时间/天
减瘤期（V）①	泼尼松（Pred）	30mg/m² po/iv	d1~5
	环磷酰胺（CTX）	200 mg/m² iv	d1~2
	甲氨蝶呤（MTX）+阿糖胞苷（Ara-C）+地塞米松（DEX）（按年龄）it②		d1
疗程AA	地塞米松	10mg/m² po/iv	d1~5
	异环磷酰胺（IFO）	800mg/m² ivgtt	d1~5
	长春新碱（VCR）	1.5mg/m²（最大2mg）iv	d1
	甲氨蝶呤③	5g/m² civ 24h	d1
	阿糖胞苷	150mg/m² ivgtt 12h 1次	d4，d5
	依托泊苷（VP16）	100mg/m² ivgtt	d4，d5
	甲氨蝶呤+阿糖胞苷+地塞米松（按年龄）it②		d1

（续表）

方案	药物	剂量和用法	应用时间/天
疗程BB	地塞米松	10mg/m^2 po/iv	d1~5
	环磷酰胺	200mg/m^2 iv	d1~5
	长春新碱	1.5mg/m^2（最大2mg）iv	d1
	甲氨蝶呤③	5g/m^2 civ 24h	d1
	阿霉素（ADR）	25mg/m^2 iv	d4，d5
	甲氨蝶呤+阿糖胞苷+地塞米松（按年龄）it②		d1

注：①减瘤期（V）与后面AA方案不需要间隔。AA和BB疗程间隔为21天（疗程间隔指两个疗程第一天间隔的时间）。

②按年龄调整鞘内注射剂量：<1岁：MTX 6mg，Ara-C 12mg，DEX 2mg；1～3岁：MTX 9mg，Ara-C 18mg，DEX 2mg；3～9岁：MTX 12mg，Ara-C 24mg，DEX 4mg；>9岁：MTX 15mg，Ara-C 30mg，DEX 4mg。大剂量MTX 1g/m^2 civ 6h。

③HD-MTX 5g/m^2，总剂量的10%在0.5h内滴注，其余90%在23.5h内滴注，36h CF 15mg/m^2解救，6h 1次，共6次，根据MTX血药浓度调整CF剂量和次数。

po，口服；iv，静脉注射；it，鞘内注射；ivgtt，静脉滴注；civ，持续静脉滴注。

2. ALCL-99方案 欧洲儿童非霍奇金淋巴瘤协助组（EICNHL）在NHL-BFM-90方案基础上，开展FRE-IGR-ALCL99研究。此项研究主要随机比较大剂量MTX 1g/m^2，24h输注联合鞘内MTX化疗，与大剂量MTX 3g/m^2，3h输注不做鞘内注射，结果两组生存率无差别，2年无事件生存率分别为 73.6% 和 74.5%。中枢复发率无增加。而且，MTX 3g/m^2，3h静脉输注不做鞘内注射组的毒性低于MTX 1g/m^2 24h静脉输注联合鞘内注射组。

ALCL-99方案中危患者化疗6个疗程，采用MTX 3g/m^2，3h静脉输注不做鞘内注射，5年无事件生存率 74.5%，与标准NHL-BFM-90方案相似，毒性减低。具体化疗方案见表6-12。

表6-12 ACLC-99方案（中危间变性大细胞淋巴瘤）

方案	药物	剂量和用法	应用时间/天
减瘤期（V）	地塞米松（DEX）	5mg/m^2 po/iv	d1~2
		10 mg/m^2 po/iv	d3~5
	环磷酰胺（CTX）	200 mg/m^2 iv	d1~2
	甲氨蝶呤（MTX）（12mg）+阿糖胞苷（Ara-C）（30mg）+泼尼松龙（10mg）it		d1
疗程A	地塞米松	10mg/m^2 po/iv	d1~5
	异环磷酰胺（IFO）	800mg/m^2 ivgtt	d1~5
	甲氨蝶呤*	3g/m^2 civ 3h	d1
	阿糖胞苷	150mg/m^2 ivgtt 12h 1次	d4，d5
	依托泊苷（VP16）	100mg/m^2 ivgtt	d4，d5
疗程B	地塞米松	10mg/m^2 po/iv	d1~5
	环磷酰胺	200mg/m^2 iv	d1~5
	甲氨蝶呤*	3g/m^2 civ 3h	d1
	阿霉素（ADR）	25mg/m^2 iv	d4，d5

*HD-MTX 3g/m^2，滴注3h，24h CF15mg/m^2 iv解救，6h 1次，直至血清MTX浓度降至<0.15 mmol/L。

注：po，口服；iv，静脉注射；it，鞘内注射；ivgtt，静脉滴注；civ，持续静脉滴注。

3. APO方案 AOP方案是美国儿童肿瘤研究组于1994—2001年对儿童Ⅲ/Ⅳ期间变性大细胞淋巴

瘤的临床研究方案（POG-9317）。APO方案包括诱导化疗：阿霉素、长春新碱、泼尼松联合鞘内化疗；维持化疗：阿霉素/甲氨蝶呤（阿霉素总量达300mg/m²，则更换为甲氨蝶呤）、长春新碱、泼尼松和巯嘌呤联合鞘内化疗，每21天重复。共化疗12个月（17个疗程）。5年无事件生存率 72%，与上述NHL-BFM-90和ALCL-99方案生存率相似。此方案化疗药物少，简单，但是阿霉素量大，而且化疗疗程数多，总化疗时间较长。见表6-13。

表6-13 APO方案（中危儿童间变性大细胞淋巴瘤）

方案	药物	剂量和用法	应用时间/天
诱导化疗	阿霉素（ADR）	75mg/m² iv	d1，d22
	长春新碱（VCR）	1.5mg/m²（最大2mg）iv	d1，d22
	泼尼松（Pred）	40mg/m² po	d1~28
	甲氨蝶呤（MTX）	剂量按年龄 鞘内注射 脑脊液阳性者，增加鞘内注射天数	d1，d8，d22 d15，d29，d36
维持化疗 每21天重复	阿霉素	30mg/m² iv（累积达300 mg/m²后换甲氨蝶呤）	d1
	甲氨蝶呤	60mg/m² iv（ADR足量后用）	d1
	长春新碱	1.5mg/m²（最大2mg）iv	d1，d22
	泼尼松	120mg/m² po	d1~5
	巯基嘌呤	225 mg/m² po	d1~5
	甲氨蝶呤	剂量按年龄 鞘内注射 脑脊液阳性者，增加鞘内注射疗程数	d1，疗程1、3、5 d1，疗程2、4

注：iv，静脉注射；po，口服。

（三）高危组

1. NHL-BFM-90方案（高危） 德国BFM协助组采用类似治疗伯基特淋巴瘤的短疗程、高强度、多药联合和中枢预防方案（NHL-BFM-90方案）治疗儿童高危间变性大细胞淋巴瘤。高危患者（Ⅳ期和/或多发骨转移）采用6个疗程化疗（V-AA-BB-CC-AA-BB-CC），5年无事件生存率 79%（调整分组误差后按照实际治疗分组，高危患者5年无事件生存率 75%）。具体方案见表6-14。中山大学肿瘤防治中心儿童肿瘤科采用此方案治疗儿童高危间变性大细胞淋巴瘤（Ⅳ期或中危2程化疗后未达到部分缓解），5年无事件生存率 75.3%。

表6-14 NHL-BFM-90方案（高危间变性大细胞淋巴瘤）

方案	药物	剂量和用法	应用时间/天
减瘤期（V）①	泼尼松（Pred）	30mg/m² po/iv	d1~5
	环磷酰胺（CTX）	200 mg/m² iv	d1~2
	甲氨蝶呤（MTX）（12mg）+阿糖胞苷（Ara-C）（30mg）+泼尼松龙（10mg）it②		d1

（续表）

方案	药物	剂量和用法	应用时间/天
疗程AA	地塞米松（DEX）	10mg/m^2 po/iv	d1~5
	异环磷酰胺（IFO）	800mg/m^2 ivgtt	d1~5
	长春新碱（VCR）	1.5mg/m^2（最大2mg）iv	d1
	甲氨蝶呤③	5g/m^2 civ 24h	d1
	阿糖胞苷	150mg/m^2 ivgtt 12h 1次	d4，d5
	依托泊苷（VP16）	100mg/m^2 ivgtt	d4，d5
	甲氨蝶呤（6mg）+阿糖胞苷（15mg）+泼尼松龙（5mg）it②		d1，d5
疗程BB	地塞米松	10mg/m^2 po/iv	d1~5
	环磷酰胺	200mg/m^2 iv 24h	d1~5
	长春新碱	1.5mg/m^2（最大2mg）iv	d1
	甲氨蝶呤③	5g/m^2 civ 24h	d1
	阿霉素（ADR）	25mg/m^2 iv	d4，d5
	甲氨蝶呤（6mg）+阿糖胞苷（15mg）+泼尼松龙（5mg）it②		d1，d5
疗程CC	地塞米松	10mg/m^2 po/iv	d1~5
	长春酰胺	3mg/m^2（最大5mg）iv	d1
	阿糖胞苷	2g/m^2 ivgtt 12h 1次	d1，d2
	依托泊苷	150mg/m^2 ivgtt	d3，d4，d5
	甲氨蝶呤（12mg）+阿糖胞苷（30mg）+泼尼松龙（10mg）it②		d5

注：①V与A或AA无需间隔。即减瘤期（V）第5天后紧接第6天A或AA疗程化疗。如果患者状况差，可适当推迟AA疗程化疗。其他疗程间隔天数为18~21天。

②中山大学肿瘤医院每疗程仅做一次鞘内注射，按年龄调整鞘内注射剂量：<1岁：MTX 6mg，Ara-C 12mg，DEX 2mg；1~3岁：MTX 9mg，Ara-C 18mg，DEX 2mg；3~9岁：MTX 12mg，Ara-C 24mg，DEX 4mg；>9岁：MTX 15mg，Ara-C 30mg，DEX 4mg。

③HD-MTX 5g/m^2，总剂量的10%在0.5h内滴注，其余90%在23.5h内滴注，42h CF15mg/m^2 iv解救，根据血清MTX浓度调节CF用量。中山大学肿瘤医院则是36 h CF15mg/m^{2}解救，6h1次，共6次，根据MTX血药浓度调整CF剂量和次数。

po，口服；iv，静脉注射；it，鞘内注射；ivgtt，静脉滴注；civ，持续静脉滴注。

2. ALCL-99方案 ALCL-99方案对儿童间变性大细胞淋巴瘤患者在大剂量MTX 1g/m^{2}或3g/m^{2}随机分组后，对高危患者进行第2次随机分组，即：用或不用长春花碱（vinblastine，VLB）维持治疗的随机研究。一组为试验组，患者化疗期间用长春花碱取代长春新碱，同时进行1年长春花碱的维持治疗，另一组为标准治疗组，6个疗程（V-A-B-A-B-A-B）化疗。结果两组2年无事件生存率无差别，分别为72.5%和70.1%。鉴于增加长春花碱维持治疗生存无改善，目前还是采用短疗程的治疗方案。实际上ALCL-99方案中危和高危间变性大细胞淋巴瘤患者采用相同方案。见表6-15。

表6-15 ACLC-99方案（高危间变性大细胞淋巴瘤）

方案	药物	剂量和用法	用药时间/天
减瘤期（V）	地塞米松（DEX）	5mg/m^2 po/iv	d1~2
		10 mg/m^2 po/iv	d3~5
	环磷酰胺（CTX）	200 mg/m^2 iv	d1~2
	甲氨蝶呤（MTX）（12mg）+阿糖胞苷（Ara-C）（30mg）+泼尼松龙（10mg）it		d1

（续表）

方案	药物	剂量和用法	用药时间/天
疗程A	地塞米松	10mg/m^2 po/iv	d1~5
	异环磷酰胺（IFO）	800mg/m^2 ivgtt	d1~5
	长春新碱（VCR）	1.5mg/m^2（最大2mg） iv	d1
	甲氨蝶呤*	3g/m^2 civ 3h	d1
	阿糖胞苷	150mg/m^2 ivgtt 12h1次	d4，d5
	依托泊苷（VP16）	100mg/m^2 ivgtt	d4，d5
疗程B	地塞米松	10mg/m^2 po/iv	d1~5
	环磷酰胺	200mg/m^2 iv 24h	d1~5
	长春新碱	1.5mg/m^2（最大2mg） iv	d1
	甲氨蝶呤*	3g/m^2 civ 3h	d1
	阿霉素（ADR）	25mg/m^2 iv	d4，d5

*HD-MTX 3g/m^2，滴注3h，24h CF15mg/m^2 iv解救，6h1次，直至血清MTX浓度降至<0.15 mmol/L。
注：po，口服；iv，静脉注射；it，鞘内注射；ivgtt，静脉滴注；civ，持续静脉滴注。

3. APO方案 APO方案是美国儿童肿瘤研究组于1994—2001年对儿童Ⅲ/Ⅳ期间变性大细胞淋巴瘤的临床研究方案（POG-9317）。中危和高危儿童间变性大细胞淋巴瘤方案相同。APO方案包括：诱导化疗：阿霉素、长春新碱、泼尼松联合鞘内化疗；维持化疗：阿霉素/甲氨蝶呤（阿霉素总量达300mg/m^2，则更换为甲氨蝶呤）、长春新碱、泼尼松和巯基嘌呤联合鞘内化疗，每21天重复，共化疗12个月（17个疗程）。5年无事件生存率 72%，与上述NHL-BFM-90和ALCL-99方案生存率相似。此方案化疗药物少，简单，但是阿霉素量大，而且化疗疗程数多，总化疗时间较长。见表6-16。

表6-16 APO方案（高危间变性大细胞淋巴瘤）

方案	药物	剂量和用法	用药天数
诱导化疗	阿霉素（ADR）	75mg/m^2 iv	d1，d22
	长春新碱（VCR）	1.5mg/m^2（最大2mg） iv	d1，d22
	泼尼松（Pred）	40mg/m^2 po	d1~28
	甲氨蝶呤（MTX）	按年龄选择剂量 鞘内注射 脑脊液阳性，增加鞘内注射天数	d1，d8，d22 d15，d29，d36
维持化疗 每21天重复	阿霉素	30mg/m^2 iv（累积达300 mg/m^{2}后换甲氨蝶呤）	d1
	甲氨蝶呤	60mg/m^2 iv（ADR足量后用）	d1
	长春新碱	1.5mg/m^2（最大2mg） iv	d1，d22
	泼尼松	120mg/m^2 po	d1~5
	巯基嘌呤	225 mg/m^2 po	d1~5
	甲氨蝶呤	按年龄选择剂量 鞘内注射 脑脊液阳性，增加鞘内注射疗程数	d1（于疗程1，3，5） d1（于疗程2，4）

四、化疗方案选择

综上所述，儿童间变性大细胞淋巴瘤有其独特的生物学特点，常见为系统性间变性大细胞淋巴瘤，侵袭性高。目前的治疗策略需要根据临床分期和危险因素采用不同强度的治疗。CHOP方案适合用于早期患者，晚期患者最佳方案尚在研究中。目前疗效较好的化疗方案为NHL-BFM-90、ALCL-99和APO方案。具体方案选择见表6-17。

表6-17 儿童系统性间变性大细胞淋巴瘤治疗方案选择

分组	治疗方案选择
低危组 Ⅰ/Ⅱ期	① CHOP ×3，或 ② NHL-BFM-90方案（A-B-A-B）
中危组 Ⅲ期	① NHL-BFM-90方案（V-AA-BB-AA-BB-AA-BB），或 ② ACLC-99方案6个疗程，或 ③ APO方案17个疗程（12个月）
高危组 Ⅳ期或伴随以下至少一种高危因素，如皮肤侵犯、纵隔肿块、骨侵犯、内脏实质器官侵犯（肝、肺、脾脏）	① NHL-BFM-95方案（V-AA-BB-CC-AA-BB-CC），或 ②ACLC-99方案6个疗程，或 ③ APO方案17个疗程（12个月）

五、放疗

系统性间变性大细胞淋巴瘤是对化疗敏感的肿瘤，尽管化疗前肿块巨大，化疗后常获得完全缓解，不需要行局部放疗。如果化疗后有残留肿块可手术切除或者活检，明确性质。大部分残留病灶是肿瘤坏死或纤维化。如果活性肿瘤残留，可采用局部放疗巩固。间变性大细胞淋巴瘤极少侵犯中枢，侵犯中枢如化疗获得完全缓解不需要行中枢放疗。

六、疗效评估

1. 评价手段 常用评价手段包括全身体检、血常规、生化常规、影像学检查（CT或MRI或PET/CT）、骨髓和脑脊液等检查。

2. 评价标准 主要采用国际淋巴瘤疗效评价标准，将肿瘤对治疗的反应分为完全缓解（CR）、部分缓解（PR）、稳定（SD）、进展（PD）。具体评估标准和内容详见第一章第十四节淋巴瘤疗效评价标准。

3. 评估疗效时间点 每化疗2个疗程需要对肿瘤疗效进行评估，特别注意对化疗前肿瘤病灶进行全面评估，确认是否化疗有效以及达到何种程度的疗效。治疗结束时需要全面评估，特别是前几个疗程评估仍然有残留病灶者，治疗结束时需要做PET/CT评估。

4. 评估需要注意的问题 间变性大细胞淋巴瘤化疗后肿块缩小，可有病灶残留。结束全部化疗后应全面评估残留病灶是否存在活性肿瘤，可采用PET/CT或残留肿块手术或活检，如果证实仍有活性肿瘤残留，可行肿瘤残留部位局部放疗或强化治疗。大部分儿童间变性大细胞淋巴瘤患者治疗后残留病灶，活检均为坏死组织或纤维化组织。

第十节 预 后

影响预后的因素

1. 分期 早期局限期患者预后好，采用低强度化疗，5年无事件生存率 85%以上。但是晚期广泛期患者，采用积极化疗策略，无论是白血病方案还是短疗程、高强度淋巴瘤方案，5年无事件生存率为65%~75%。

2. 肿瘤部位 儿童系统性间变性大细胞淋巴瘤常伴有淋巴结以外侵犯。法国、英国和德国等儿童肿瘤研究组联合分析225例儿童间变性大细胞淋巴瘤临床特点，发现纵隔占位、皮肤侵犯、实质器官侵犯（肺、肝、骨和脾脏）是影响生存率的不良预后因素。

3. 组织学亚型和免疫表型 间变性大细胞淋巴瘤组织学亚型主要分3种，普通型、淋巴组织细胞型、小细胞型、霍奇金样型等。普通型最常见，约占60%，淋巴组织细胞型约占10%，小细胞型占5%~10%。欧洲儿童非霍奇金淋巴瘤协助组（EICNHL）回顾分析375例系统性ALK阳性的儿童青少年间变性大细胞淋巴瘤，病理形态学普通型占65%，小细胞型或淋巴组织细胞型占32%，多因素分析小细胞型或淋巴组织细胞型与较高的治疗失败率明显相关。成人ALK阴性的间变性大细胞淋巴瘤预后差，儿童极少见ALK阴性的间变性大细胞淋巴瘤患者。BFM协助组分析显示CD3阳性的间变性大细胞淋巴瘤患者预后比CD3阴性间变性大细胞淋巴瘤差。

4. 微小残留病灶 儿童系统性间变性大细胞淋巴瘤患者90%以上伴有染色体t（2；5）（p23；q35）易位，产生特殊融合基因*NPM-ALK*。此基因可作为靶标进行疾病诊断和微小病灶检测。德国一项研究显示，间变性大细胞淋巴瘤患者起病时采用RT-PCR技术检测骨髓和/或外周血NPM-ALK拷贝数，评估微小播散病变（MDD），如果NPM-ALK拷贝数＞10与较高复发风险相关。BFM协助组将治疗前骨髓或外周血MDD与1程化疗后微小残留病灶（MRD）相结合对预后进行评估。研究结果显示，初诊MDD阴性患者预后最好，5年无事件生存率 82%；初诊MDD阳性，第2个疗程前MRD阴性，5年无事件生存率 62%；初诊MDD阳性，第2个疗程前MRD阳性患者预后最差，5年无事件生存率 19%。

5. 血清ALK抗体滴度 间变性大细胞淋巴瘤NPM-ALK蛋白在体内可产生ALK抗体，检测血清ALK抗体滴度可反映患者体内免疫应答能力。意大利儿童肿瘤研究组和BFM研究组共同研究结合初诊间变性大细胞淋巴瘤患者血清ALK抗体滴度与MDD两项指标对预后的影响。研究结果分为3组：①MDD阴性与ALK抗体滴度＞1/750；②MDD阴性与ALK抗体滴度≤1/750；③MDD阳性与ALK抗体滴度≤1/750。5年无进展生存率分别为93%、68% 和26%（$P<0.001$）；5年总生存率分别为98%、84%和72%（$P=0.02$）。然而，临床上根据初诊时间变性大细胞淋巴瘤患者血清抗体滴度结合MDD进行危险分层治疗仍需要深入的临床研究。

第十一节 复发治疗

间变性大细胞淋巴瘤采用目前标准治疗，70%~80%患者可获得治愈，仍有30%左右患者最终复发转移。复发转移间变性大细胞淋巴瘤与其他儿童非霍奇金淋巴瘤不同，采用积极的挽救治疗，仍可获得40%～60%长期生存率。主要挽救治疗包括挽救性化疗、靶向治疗和/或造血干细胞移植。

一、挽救性化疗方案

间变性大细胞淋巴瘤尚无标准挽救化疗方案。研究组报道挽救化疗方案不同，从单药到多药化疗到造血干细胞移植等。

（一）单药长春花碱

众所周知长春花碱（vinblastine，VLB）对霍奇金淋巴瘤有效，是标准ABVD方案的药物之一。造血干细胞移植后复发霍奇金淋巴瘤患者采用单药长春花碱治疗，总有效率（CR+PR）为59%。日本研究者在体外对于4种来源于间变性大细胞淋巴瘤患者的细胞株进行11种常用化疗药物抗肿瘤疗效评估，药物包括4-氢过氧化环磷酰胺、顺铂、阿霉素、足叶乙甙、阿糖胞苷、地塞米松、4-氢过氧化异环磷酰胺、甲氨蝶呤、泼尼松龙、长春新碱、长春花碱，结果发现长春花碱是对间变性大细胞淋巴瘤最有效的药物。

法国儿童肿瘤研究组（SFOP）采用单药长春花碱治疗30例复发难治儿童间变性大细胞淋巴瘤。剂量和用法：VLB 6mg/m^2，每周1次。结果：25例（83%）患者获得完全缓解（中位用药时间14个月），其中9例完全缓解患者长期存活（治疗结束后中位随访时间7年），另外16例完全缓解患者复发，其中7例再次采用单药长春花碱治疗，6例再次完全缓解并存活，中位存活时间大于30个月（20个月至10年）。该项研究证明单药长春花碱对复发间变性大细胞淋巴瘤高度有效，并可产生持续缓解。长春花碱单药可作为复发难治儿童间变性大细胞淋巴瘤挽救方案之一，毒性可耐受。

（二）吉西他滨（单药或联合）

1. 单药化疗 吉西他滨（gemcitabine，Gem）为嘧啶类抗代谢物，是一种破坏细胞复制的二氟核苷类抗代谢物抗癌药。3项Ⅱ期临床研究评估单药吉西他滨对难治/复发非特殊外周T细胞淋巴瘤的疗效。剂量和用法：Gem 1.2g/m^2，d1，d8，d15，每28天重复。中位疗程数3～6个疗程。总有效率51%～69%，其中完全缓解率13%～30%。毒性较轻（1~2级血液毒性）可处理。目前已推荐吉西他滨作为难治复发非特殊外周T细胞淋巴瘤单药化疗或者加入其他联合化疗方案。间变性大细胞淋巴瘤也是特殊外周T细胞淋巴瘤类型，同样可采用吉西他滨作为挽救治疗方案。

中山大学肿瘤防治中心儿童肿瘤科采用单药吉西他滨延长输注时间治疗10例复发难治儿童间变性大细胞淋巴瘤，剂量和用法：Gem 1g/m^2，持续静脉滴注100min，每周1次，连用4周，休息2周，重复。5例患者完全缓解（50%），3例部分缓解，2例疾病进展。单药吉西他滨可作为复发间变性大细胞淋巴瘤的挽救方案之一。

2. 联合化疗 吉西他滨也可联合其他化疗药物治疗难治/复发外周T细胞淋巴瘤。英国报道采用吉西他滨联合顺铂和甲基泼尼松龙治疗15例复发难治外周T细胞淋巴瘤，剂量Gem 1 000 mg/m^2，d1，d8，d15，DDP 100 mg/m^2，d15，甲基泼尼松龙1 000 mg，d1～5，每28天重复。完全缓解率13%，部分缓解率53%，总有效率66%。其中3例复发间变性大细胞淋巴瘤患者全部获得部分缓解。但此方案3/4级血液学毒性62%。需要G-CSF支持处理。

另一项澳大利亚临床研究采用吉西他滨联合长春瑞滨（NVB）治疗10例复发难治外周T细胞淋巴瘤，剂量和用法：Gem 1g/m^2，d1，d8，NVB 25mg/m^2，d1，d8，每21天重复。4例完全缓解/未完全确定的完全缓解，3例部分缓解，总有效率达70%。毒性可耐受。

（三）ICE方案

剂量用法：Ifosfamide 1.5g/m^2，d1～3；Mesna，500 mg/m^{2}于静滴IFO 0h、3h、6h时静脉注射，d1～3；Etoposide 100 mg/m^2，d1～3；Carboplatin 635 mg/m^2，d3。每3～4周重复。

美国COG采用ICE方案治疗复发难治儿童非霍奇金淋巴瘤Ⅱ期临床研究，完全缓解率43%，部分缓解28%，总有效率71%。

（四）BFM-NHL-95-CC-AA-BB方案

复发难治间变性大细胞淋巴瘤根据原来初治时化疗方案的不同而采用不同的治疗策略。如果患者原来采用CHOP方案，复发后可以采用NHL-BFM-95方案中的高危方案或者ALCL-99方案。BFM协助组初诊治疗采用BFM-89、BFM-90方案的间变性大细胞淋巴瘤患者，复发后采用BFM-95-CC-AA-BB方案作为挽救化疗，总有效率75%～83%。

（五）造血干细胞移植

复发难治间变性大细胞淋巴瘤挽救化疗获得完全缓解后进行造血干细胞移植可改善生存率。国际血液骨髓移植研究中心（CIBMTR）报道儿童复发难治间变性大细胞淋巴瘤挽救化疗完全缓解后行异基因或自体造血干细胞移植，生存率无差别，其中异基因移植12例，自体移植24例，5年无事件生存率分别为46%和35%。

BFM协助组报道一组74例复发间变性大细胞淋巴瘤患者，挽救化疗有效患者行自体造血干细胞移植，5年无事件生存率 59%，总生存率 77%。自体造血干细胞移植后的无事件生存率与患者首次复发时间和CD3表达相关。早期进展患者无事件生存率为0，后期复发患者5年无事件生存率 64%（P=0.014）。CD3阴性患者和阳性患者5年无事件生存率分别为72% 和18%（P<0.001）。研究认为，一线治疗后CD3阴性的首次复发间变性大细胞淋巴瘤患者采用挽救化疗联合自体造血干细胞移植是可行和有效的。对于一线化疗期间进展或CD3阳性的复发间变性大细胞淋巴瘤患者，异基因造血干细胞移植可能获益。

BFM协助者报道20例复发难治儿童间变性大细胞淋巴瘤采用异基因造血干细胞移植的结果。这些患者首次治疗是采用一线BFM-89、BFM-90和BFM-95方案化疗。复发后采用BFM-95-CC-AA挽救化疗后行异基因造血干细胞移植，预处理方案采用：TBI 12GY，VP16 40mg/kg，CTX 120mg/kg。移植后3年无事件生存率 75%。

国际血液骨髓移植研究中心（CIBMTR）报道儿童复发难治间变性大细胞淋巴瘤挽救化疗完全缓解后行异基因或自体造血干细胞移植，生存率无差别，其中异基因移植12例，自体移植24例，5年无事件生存率分别为46%和35%。

（六）靶向治疗

靶向治疗，是指在细胞分子水平上，针对已经明确的致癌位点（该位点可以是肿瘤细胞内部的一个蛋白分子，也可以是一个基因片段），来设计相应的治疗药物，药物进入体内会特异地选择致癌位点来相结合发生作用，使肿瘤细胞特异性死亡，而不会波及肿瘤周围的正常组织细胞。近年来研究出间变性大细胞淋巴瘤的两种靶向药物。

1. 克唑替尼（Crizotinib） 间变性大细胞淋巴瘤存在一种独特的染色体易位。染色体t（2；5）（p23；35）易位使2号染色体间变淋巴瘤激酶（*ALK*）基因与5号染色体核仁磷酸蛋白（*NPM*）基因相互融合，导致NPM-ALK 融合蛋白表达。这是一个靶向治疗的靶点。NPM-ALK融合基因可见于多种肿瘤，例如间变性大细胞淋巴瘤、炎性成肌纤维母细胞瘤和非小细胞肺癌等。近年来已开发出针对ALK基因的靶向药物克唑替尼。2011年美国FDA已批准克唑替尼治疗ALK阳性的局部晚期和转移的非小细胞肺癌（NSCLC），2013年2月获中国SFDA批准在中国上市。

克唑替尼是ALK酪氨酸激酶抑制剂，能选择性 阻断NPM-ALK 融合蛋白的活性。美国儿童肿瘤研究组（COG）1期临床研究采用克唑替尼单药治疗9例*ALK*基因异位的难治/复发儿童间变性大细胞淋巴瘤。患儿均持续口服克唑替尼，2次/天，28天为一疗程，其中6例患者每次165 mg/m^2，3例患者每次280 mg/m^2。共7例（77%）患者获得完全缓解（CR），1例部分缓解（PR），1例稳定（SD），总有效率88%。上述6例口服剂量165mg/m^{2}的患者，5例完全缓解，1例稳定；3例口服剂量280mg/m^2，2例获得完全缓解，1例部分缓解。不良反应可耐受，主要包括白细胞下降、转氨酶升高等。推荐Ⅱ期临床研究剂量为280mg/m^2，2次/天。靶向药物克唑替尼为难治/复发间变性大细胞淋巴瘤带来希望，目前正在进行儿童难治复发间变性大细胞淋巴瘤和其他实体瘤的Ⅱ期临床研究。

2. 抗CD30单抗（Brentuximab vedotin） 间变性大细胞淋巴瘤细胞100%表达CD30抗原，肿瘤细胞表面CD30抗原可以作为很好的靶点。近年来已开发出靶向CD30抗原的单克隆抗体Brentuximab vedotin。Brentuximab vedotin是新型靶向抗体-药物偶联物，由抗CD30单抗与抗微管蛋白药物MMAE组成，当其与表达CD30的肿瘤细胞结合时，可通过内化转运至溶酶体，经剪切释放MMAE至胞浆，后者可作用于微管导致细胞周期停滞、细胞凋亡。2011年8月美国FDA已批准Adcetris（brentuximab vedotin）上市，治疗复发难治间变性大细胞淋巴瘤和霍奇金淋巴瘤。

Brentuximab vedotin（Adcetris）在成人复发难治间变性大细胞淋巴瘤和霍奇金淋巴瘤的Ⅰ期临床研究中，Vedotin剂量为1.8 mg/kg，静脉输注30min，每21天一次。2例入组间变性大细胞淋巴瘤患者全部完全缓解。在后续Ⅱ期临床研究中，58例复发难治成人间变性大细胞淋巴瘤患者入组，33例完全缓解（57%），17例部分缓解（29%），3例稳定，5例疾病进展，总有效率为86%。不良反应主要是白细胞、血小板下降和外周神经毒，但可耐受。研究报道儿童患者每次1.8mg/kg，21天重复，4例复发间变性大细胞淋巴瘤患者全部完全缓解，目前在儿童患者的研究仍在进行。Vedotin单抗给难治复发间变性大细胞淋巴瘤患者带来希望。

第十二节 治疗相关副作用和处理

儿童间变性大细胞淋巴瘤采用短程、多药联合、大剂量化疗方案，药物包括类固醇激素、蒽环类药物、长春新碱、阿糖胞苷、环磷酰胺、依托泊苷、大剂量甲氨蝶呤和鞘内注射化疗等。化疗药物所致的副作用有骨髓抑制和黏膜损伤等。

1. 骨髓抑制 间变性大细胞淋巴瘤晚期患者需要采用高强度化疗方案，常用NHL-BFM-90或者ALCL-99方案，均需要5天内同时应用4~5种化疗药物。骨髓抑制是主要的副作用之一。积极对症处理非常重要。常规应用粒细胞刺激因子（G-CSF）、层流床护理、抗感染等，绝大部分患者能度过骨髓抑制期，继续按期进行下一疗程化疗。

2. 口腔黏膜或胃肠道损伤 间变性大细胞淋巴瘤化疗方案中需要多药联合，其中包括大剂量甲氨蝶呤5g/m^2，24h持续静脉滴注，36h CF解救。应用大剂量MTX需要遵循治疗常规，否则会出现严重不良反应。MTX中毒将导致口腔黏膜和胃肠道黏膜损伤、肾功能损伤，同时合并骨髓抑制，发生危及生命的感染和出血。需要积极处理，加强水化碱化和CF救援，甚至包括血透和血滤等。鉴于间变性大细胞淋巴瘤中枢侵犯少见，大剂量MTX可采用3g/m^2，滴注3～6h，可明显降低口腔黏膜或胃肠道损伤，降低MTX的毒副作用。

3. 心脏毒性 阿霉素对儿童患者的心脏毒性需要重视，累计剂量>200 mg/m^2，心脏心肌损伤发生率升高。目前治疗儿童间变性大细胞淋巴瘤的化疗方案，如：NHL-BFM-90方案或ALCL-99方案，阿霉素累计剂量在150mg/m^2以内。而采用CHOP方案或者APO方案，阿霉素累计剂量达300mg/m^2。国际上对于可治愈的儿童癌症，阿霉素累计剂量尽量控制在200 mg/m^2以下，尽可能降低心脏毒性发生率。

4. 其他 胃肠道毒性、肝肾毒性和生殖损伤等，详见第十二章第六节。

第十三节 展 望

儿童间变性大细胞淋巴瘤采用类似伯基特淋巴瘤的危险因素分层、短疗程、多药联合现代治疗策略和方案，生存率已获得较好的改善，但仍然存在挑战，主要在以下几个方面：

1. 寻找影响预后的其中因素 目前影响儿童间变性大细胞淋巴瘤的预后因素主要有临床分期、组织学亚型、肿瘤侵犯部位和化疗疗效，需要研究其他有价值的预后因素。筛选可以预测高危复发的分子生物学标记物用于临床治疗分层和个体化治疗。

2. 优化临床分期和危险分层标准 目前危险分层标准每个研究组不同。儿童NHL St-Jude分期系统不适合间变性大细胞淋巴瘤，临床上需要根据不良预后因素结合临床分期制定合适的危险分层标准，采用个体化治疗。

3. 优化晚期患者化疗方案 目前国际上治疗晚期间变性大细胞淋巴瘤的最优方案尚无定论。晚期间变性大细胞淋巴瘤患者生存率低于其他非霍奇金淋巴瘤亚型，需要探索新的化疗药物和化疗方案。靶向药物加入高危患者化疗方案以期改善生存率值得进一步临床研究。目前美国COG正在进行靶向药物联合化疗方案作为一线方案治疗儿童Ⅱ～Ⅳ期间变性大细胞淋巴瘤的临床试验，以其进一步改善患者生存率。

4. 开发新的化疗药物 目前复发难治间变性大细胞淋巴瘤患者治疗仍然困难，生存率低，需要开发新的抗癌药物和新的联合药物应用方案，有助于进一步改善复发难治弥漫大B细胞淋巴瘤生存率。

5. 靶向治疗和免疫治疗 抗CD30单抗和ALK靶向药物克唑替尼已证实对间变性大细胞淋巴瘤有效，需要积极探讨如何将其合适地加入间变性大细胞淋巴瘤的治疗，同时开发其他新的靶向药物。

（孙晓非）

参考文献

[1] Burkhardt B，Zimmermann M，Oschlies I，et al. The impact of age and gender on biology，clinical features and treatment outcome of non-Hodgkin lymphoma in childhood and adolescence [J]. Br J Haematol，2005，131（1）：39-49.

[2] Jaffe ES，Harris NL，Stein H，et al. Introduction and overview of the classification of the lymphoid neoplasms [M]//Swerdlow SH，Campo E，Harris NL，et al. WHO Classification of Tumours of Haematopoietic and Lymphoid Tissues. 4th ed. Lyon，France：International Agency for Research on Cancer，2008：157-166.

[3] Duyster J，Bai RY，Morris SW. Translocations involving anaplastic lymphoma kinase（ALK）[J]. Oncogene，2001，20（40）：5623-5637.

[4] Kerry J S，Nancy L H，Julie M V，et al. ALK- anaplastic large-cell lymphoma is clinically and immunophenotypically different from both ALK+ALCL and peripheral T-cell lymphoma，not otherwise specified：report from the International Peripheral T-Cell Lymphoma Project [J]. Blood，2008，111：5496-5504.

[5] Lamant L，McCarthy K，d'Amore E，et al. Prognostic impact of morphologic and phenotypic features of childhood ALK-positive anaplastic large-cell lymphoma：results of the ALCL99 study [J]. J Clin Oncol，2011，29（35）：4669-4676.

[6] Link MP，Shuster JJ，Donaldson SS，et al. Treatment of children and young adults with early-stage non-Hodgkin's lymphoma [J]. N Engl J Med，1997，337（18）：1259-1266.

[7] Seidemann K，Tiemann M，Schrappe M，et al. Short-pulse B-non-Hodgkin lymphoma-type chemotherapy is efficacious treatment for pediatric anaplastic large cell lymphoma：a report of the Berlin-Frankfurt-Münster Group Trial NHL-BFM 90 [J]. Blood，2001，97（12）：3699-3706.

[8] Attarbaschi A, Mann G, Rosolen A, et al. Limited stage I disease is not necessarily indicative of an excellent prognosis in childhood anaplastic large cell lymphoma [J]. Blood, 2011, 117 (21): 5616-5819.

[9] Brugières L, Deley MC, Pacquement H, et al. CD30 (+) anaplastic large-cell lymphoma in children: analysis of 82 patients enrolled in two consecutive studies of the French Society of Pediatric Oncology [J]. Blood, 1998, 92 (10): 3591-8359.

[10] Williams DM, Hobson R, Imeson J, et al. Anaplastic large cell lymphoma in childhood: analysis of 72 patients treated on The United Kingdom Children's Cancer Study Group chemotherapy regimens [J]. BrJ Haematol, 2002, 117 (4): 812-820.

[11] Xiaofei Sun, Zijun Zhen, Suxia Lin, et al. Treatment Outcome of Chinese Children with Anaplastic Large Cell Lymphoma by Using a Modified B-NHL-BFM-90 Protocol [J]. Pediatric Hematology and Oncology, 2014, 31: 518-527.

[12] Laver JH, Kraveka JM, Hutchison RE, et al. Advanced-stage large-cell lymphoma in children and adolescents: results of a randomized trial incorporating intermediate-dose methotrexate and high-dose cytarabine in the maintenance phase of the APO regimen: a Pediatric Oncology Group phase Ⅲ trial [J]. J Clin Oncol, 2005, 23 (3): 541-547.

[13] Rosolen A, Pillon M, Garaventa A, et al. Anaplastic large cell lymphoma treated with a leukemia-like therapy: report of the Italian Association of Pediatric Hematology and Oncology (AIEOP) LNH-92 protocol [J]. Cancer, 2005, 104 (10): 2133-2140.

[14] Lowe EJ, Sposto R, Perkins SL, et al. Intensive chemotherapy for systemic anaplastic large cell lymphoma in children and adolescents: final results of Children's Cancer Group Study 5941 [J]. Pediatr Blood Cancer, 2009, 52 (3): 335-339.

[15] Wrobel G, Mauguen A, Rosolen A, et al. Safety assessment of intensive induction therapy in childhood anaplastic large cell lymphoma: report of the ALCL99 randomised trial [J]. Pediatr Blood Cancer, 2011, 56 (7): 1071-1077.

[16] DeCoteau JF, Butmarc JR, Kinney MC, et al. The t (2; 5) chromosomal translocation is not a common feature of primary cutaneous CD30+ lymphoproliferative disorders: comparison with anaplastic large-cell lymphoma of nodal origin [J]. Blood, 1996, 87: 3437-3441.

[17] Le Deley MC, Rosolen A, Williams DM, et al. Vinblastine in children and adolescents with high-risk anaplastic large-cell lymphoma: results of the randomized ALCL99-vinblastine trial [J]. J Clin Oncol, 2010, 28 (25): 3987-3993.

[18] Brugières L, Le Deley MC, Rosolen A, et al. Impact of the methotrexate administration dose on the need for intrathecal treatment in children and adolescents with anaplastic large-cell lymphoma: results of a randomized trial of the EICNHL Group [J]. J Clin Oncol, 2009, 27 (6): 897-903.

[19] Christine Damm-Welk, Lara Mussolin, Martin Zimmermann, et al. Earlyassessment

of minimalresidualdiseaseidentifiespatients at very highrelapserisk in NPM–ALK–positiveanaplasticlarge–celllymphoma [J]. Blood, 2014, 123 (3): 334–337.

[20] L Mussolin, C Damm–Welk, M Pillon, et al. Use of minimal disseminated disease and immunity to NPM–ALK antigen to stratify ALK–positive ALCL patients with different prognosis [J]. Leukemia, 2012: 1–7.

[21] Gambacorti–Passerini C, Messa C, Pogliani EM. Crizotinib in anaplastic large–cell lymphoma [J]. N Engl J Med, 2011, 364 (8): 775–776.

[22] Mossé YP, Lim MS, Voss SD, et al. Safety and activity of crizotinib for paediatric patients with refractory solid tumours or anaplastic large–cell lymphoma: a Children' s Oncology Group phase 1 consortium study [J]. Lancet Oncol, 2013, 14 (6): 472–480.

[23] Pro B, Advani R, Brice P, et al. Brentuximab vedotin (SGN–35) in patients with relapsed or refractory systemic anaplastic large–cell lymphoma: results of a phase Ⅱ study [J]. J Clin Oncol, 2012, 30 (18): 2190–2196.

[24] Woessmann W, Zimmermann M, Lenhard M, et al. Relapsed or refractory anaplastic large–cell lymphoma in children and adolescents after Berlin–Frankfurt–Muenster (BFM) –type first–line therapy: a BFM–group study [J]. J Clin Oncol, 2011, 29 (22): 3065–3071.

[25] Woessmann W, Peters C, Lenhard M, et al. Allogeneic haematopoietic stem cell transplantation in relapsed or refractory anaplastic large cell lymphoma of children and adolescents––a Berlin–Frankfurt–Münster group report [J]. Br J Haematol, 2006, 133 (2): 176–182.

[26] Brugières L, Pacquement H, Le Deley MC, et al. Single–drug vinblastine as salvage treatment for refractory or relapsed anaplastic large–cell lymphoma: a report from the French Society of Pediatric Oncology [J]. J Clin Oncol, 2009, 27 (30): 5056–5061.

[27] Little R, Wittes RE, Longo DL, et al. Vinblastine for recurrent Hodgkin's disease following autologous bone marrow transplant [J]. J Clin Oncol, 1998, 16: 584–588.

[28] Muto A, Nakagawa A, Shimomura Y, et al. Antineoplastic agents for pediatric anaplastic large cell lymphoma: Vinblastine is the most effective in vitro [J]. Leuk Lymphoma, 2005, 46: 1489–1496.

[29] Sallah S, Wan JY, Nguyen NP. Treatment of refractory T–cell malignancies using gemcitabine [J]. Br J Haematol, 2001, 113: 185–187.

[30] Arkenau HT, Chong G, Cunningham D, et al. Gemcitabine, cisplatin and methylprednisolone for the treatment of patients with peripheral T–cell lymphoma: the Royal Marsden Hospital experience [J]. Haematologica, 2007, 92: 271–272.

[31] Spencer A, Reed K, Arthur C. Pilot study of an outpatient–based approach for advanced lymphoma using vinorelbine, gemcitabine and filgrastim [J]. Intern Med J, 2007, 37: 760–766.

7 第七章

儿童NK/T细胞淋巴瘤

第一节 引 言

NK/T细胞（natural killer/T cell）淋巴瘤是以发生于成人为主的一种较少见的淋巴瘤亚型，儿童、青少年时期的NK/T细胞淋巴瘤极其罕见。NK细胞和T细胞具有共同的祖细胞，两者在功能和某些抗原的表达上具有相似之处，NK/T细胞淋巴瘤因起源于这两种细胞而得名。其中大部分NK/T细胞淋巴瘤来源于成熟的NK细胞，少部分来源于NK样T细胞。本病以往有多种命名，包括多形性网状细胞增生症、中线恶性网状细胞增生症、恶性肉芽肿、非治愈性肉芽肿、致死性中线肉芽肿、进展致死性肉芽肿性溃疡、中线特殊性外周T细胞淋巴瘤等。2001年《WHO淋巴造血组织肿瘤新分类》将其正式命名为结外NK/T细胞淋巴瘤，与侵袭性NK细胞白血病（aggressive NK-cell leukemia）、原始NK细胞淋巴瘤（blastic NK-cell lymphoma）一起归属于NK细胞恶性肿瘤。

大多数NK/T细胞淋巴瘤发生于鼻腔和鼻旁窦，但也可发生于鼻腔以外的器官例如腭部、扁桃体、咽喉、皮肤、消化道、睾丸、唾液腺等，因此又称结外鼻型NK/T细胞淋巴瘤。其病理表现独特，肿瘤浸润以血管为中心，伴有血管破坏和灶性坏死。临床表现为侵袭性强，对化疗不敏感，极易产生耐药，生存期短，预后差，5年生存率＜50%。目前尚无标准、有效的治疗模式。文献报道的儿童、青少年时期的NK/T细胞淋巴瘤病例数不多，有限的资料显示其临床病理特点、治疗反应及预后等与成人NK/T细胞淋巴瘤相似。

第二节 病因及流行病学

NK/T细胞淋巴瘤发病率占全部非霍奇金淋巴瘤的2%~10%，其发病与地域关系密切，多见于中国、日本和韩国等亚洲国家以及墨西哥、秘鲁等南美地区，其中发生于亚洲国家的病例占总病例数的2/3以上。我国是NK/T细胞淋巴瘤的高发区，以西南部地区多见。本病好发于成年男性，中位年龄为45~50岁，较其他非霍奇金淋巴瘤发病年龄轻。男女比例约为3∶1。目前已报道的儿童NK/T细胞淋巴瘤也以亚洲地区为主，男性较女性多，男女比例约为1.8∶1。NK/T细胞淋巴瘤确切的病因及发病机制仍未明确，但有严重免疫缺陷或接受免疫抑制剂治疗为儿童NK/T细胞淋巴瘤发病的高危因素。

致瘤病毒的感染也可促进本病的发生，例如EB病毒（Epstein-Barrvirus，EBV）已被证实与本病相关，其中以Ⅱ型EB病毒感染为主。NK/T细胞淋巴瘤的发病与EB病毒感染的地理分布一致。大部分患者均能检出EB病毒抗原，其检出率有部位依赖性，检出率的高低与肿瘤原发部位有关，原发于鼻腔的患者中80%~100%能检出EB病毒，而原发于鼻腔以外部位的患者检出率为15%~50%。患者外周血中EB病毒拷贝数越高，恶性程度越高，预后更差，进一步提示EB病毒在NK/T细胞淋巴瘤发病中具有重要作用。EB病毒的促瘤机制可能是通过潜伏膜抗原蛋白LMP-1上调细胞黏附分子Intergin的表达，从而促进肿瘤的血管浸润。有研究发现，通过抑制EB病毒miRNA下调LMP1的表达能抑制NK/T淋巴瘤细胞的增殖，相反，上调LMP1的表达能促进肿瘤细胞的增殖。

NK/T细胞淋巴瘤患者中，抑癌基因*p53*突变率较高，为56%~86%。对560例NK/T细胞淋巴瘤患者的*p53*基因整个编码区序列进行了分析发现，87%的*p53*基因突变出现在外显子5~8的区域，8%的突变出现在外显子4，提示*p53*基因在NK/T细胞淋巴瘤的发生中可能起重要作用。*p53*基因通过影响细胞核内多种凋亡相关因子的转录和表达，从而调控膜凋亡信号、线粒体凋亡通路等多种细胞凋亡信号通路。*p53*基因突变的发生呈现地域差异，以日本较多见，墨西哥、韩国及中国较少。检测NK/T细胞淋巴瘤患者的肿瘤组织发现，p53蛋白的表达强度随临床分期的增高而增高，与肿瘤增殖指数呈正相关。高度提示*p53*基因在NK/T细胞淋巴瘤发病机制中的作用。

*Fas*基因突变与NK/T细胞淋巴瘤有关。Fas是一种跨膜蛋白，属于肿瘤坏死因子（TNFR）超家族，与Fas配体（Fas ligand，FasL）结合后形成蛋白复合物死亡诱导信号复合体（death-inducing signaling complex，DISC），是诱导细胞凋亡的主要途径之一。Fas/FasL异常表达可引起肿瘤组织中细胞凋亡与增殖失衡。研究发现，NK/T细胞淋巴瘤中*Fas*突变率为50%~60%，主要的突变类型为框移突变、错义突变和沉默突变。*Fas*基因突变导致淋巴细胞凋亡受阻，肿瘤进展，预后不良。

染色体畸变也与NK/T细胞淋巴瘤的发病相关。通过常规核型分析、G显带技术、荧光原位杂交（FISH）、比较基因组杂交（CGH）、荧光免疫表型和间期细胞遗传学分析等研究方法，已发现NK/T细胞淋巴瘤的染色体异常包括：i（6）（P10），der（6）t（6：6）（q16；p11），del（6）（q13q25），i（1）（q10），der（1）（1；14），del（11）（q23），der（11）t（1；11），add（11），del（6）（q21q25），del（6）（q21q23），del（17）（p12），i（17）（q10），dup（3）（p21p25），der（3）t（1；3）（q12；p25），del（5）（q13q22），del（6）（q13），del（13）（q12q14），i（7）（q10）。其中最常见的染色体异常是6q缺失，约90%的病例出现6q21–q25区域的间断缺失。这些克隆性染色体畸变通常以复杂核型的形式发生，较少单独出现。

此外，有依据显示*SHP-1*基因表达异常、抑癌基因*p15*缺陷、抑癌基因*p73*过度甲基化、*C-kit*基因和*K-ras*基因突变等均与NK/T细胞淋巴瘤的生长相关。有些儿童患者在居家装修后数月发病，原因可能是吸入室内装饰物释放的苯和甲醛所致，表明这些环境致癌物也能诱发儿童NK/T细胞淋巴瘤。

第三节 病理诊断

发生于各个部位的NK/T细胞淋巴瘤病理组织学形态及免疫表型基本相似。显微镜下可见凝固性坏死和多种炎细胞混合浸润的背景上散在或弥漫分布着肿瘤性淋巴样细胞，瘤细胞呈血管中心性浸润，围绕并侵入、破坏血管壁，形成洋葱皮样改变，导致血管损伤破坏，伴组织大片坏死。细胞形态多样，体积差异很大，以小到中等的淋巴细胞混合为主，常常可出现数量不等的大细胞。瘤细胞核型不规则，有皱褶，染色质细或呈点彩状，核仁不明显，分裂像多少不定，胞质少或中量淡染。背景中可有大量混合性炎性细胞，包括浆细胞、小淋巴细胞、组织细胞和嗜酸性细胞。

免疫组织化学检测可见NK/T细胞淋巴瘤表达NK细胞相关抗原，如CD2、CD56（神经细胞黏附分子）、胞浆CD3E、CD43、CD94，偶尔表达一些T细胞抗原如CD7、CD30和CD45RO，但是不表达胞膜

CD3、CD4、CD5、CD16和CD57等T细胞相关抗原，也不表达CD19、CD20、CD22等B细胞抗原。有研究显示鼻腔外的NK/T细胞淋巴瘤CD30表达较高，而原发于鼻腔的NK/T细胞淋巴瘤细胞CD30表达率较低。NK/T细胞淋巴瘤大多表达细胞毒性蛋白，例如TIA-1（T细胞内抗原）、颗粒酶B和穿孔素。原位杂交检测可见绝大多数NK/T细胞淋巴瘤EBER呈阳性表现。肿瘤组织呈现簇状的CD56阳性，可区别于正常鼻黏膜及反应性病变中出现的极少散在的反应性NK细胞，后者不会出现簇状的CD56阳性表达。CD3E、CD56和EB病毒均阳性是NK/T细胞淋巴瘤诊断的主要依据。

细胞遗传学检查有助诊断。90%患者有6q21-q25区域的间断缺失，94%的患者有p73的高甲基化，这些细胞遗传学改变的检出可作为NK/T细胞淋巴瘤诊断参考。但这些表现并非本病所特有，其意义尚未清楚。

第四节 临床表现

与成人NK/T细胞淋巴瘤一样，儿童、青少年NK/T细胞淋巴瘤多数原发于鼻腔和咽喉部以上部位，少数病例原发于鼻外部位，例如皮肤、肌肉、睾丸、胃肠道、软组织和肾上腺等。极少数病例发病初期即表现为全身播散或以噬血细胞综合征起病，无明显鼻腔受累。大多数儿童、青少年患者有反复高热的症状，伴有盗汗和乏力等。严重时有弥散性血管内凝血。

发生于鼻腔的儿童NK/T细胞淋巴瘤患者早期症状和体征不典型，大多数患者具有炎性表现，例如鼻窦炎、慢性鼻炎、鼻息肉、腺样体肥大等。由于患儿行鼻腔镜检查通常不易配合，因此早期诊断较困难。随着病程的进展，鼻腔或腭部黏膜出现进行性溃疡，肿瘤侵犯邻近器官，破坏面部中线结构。最常见的部位是鼻和腭部，多局限于一侧鼻腔，常原发于下鼻甲，逐渐侵及鼻中隔、对侧鼻腔、鼻旁窦、眼眶、鼻咽腔、硬腭和扁桃体等邻近组织和器官。临床表现为鼻塞、鼻出血、耳鸣、听力下降、咽痛、吞咽不适、声音嘶哑、面部肿胀、黏膜溃疡、眼球突出等。随着肿瘤进展，骨质破坏，可造成鼻中隔、硬腭等部位穿孔，并有恶臭的黏液脓性分泌物排出（图7-1）。

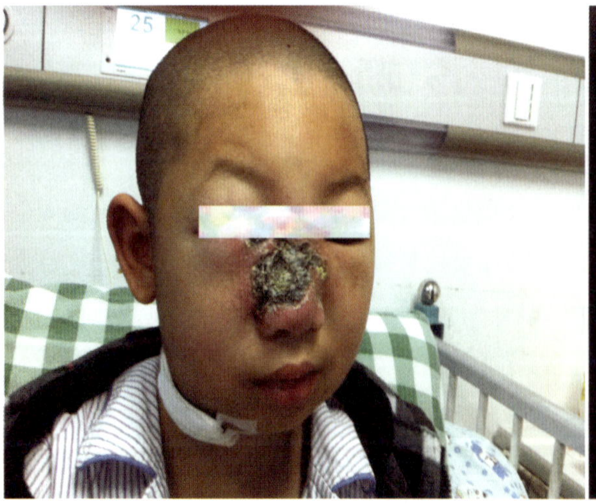

A

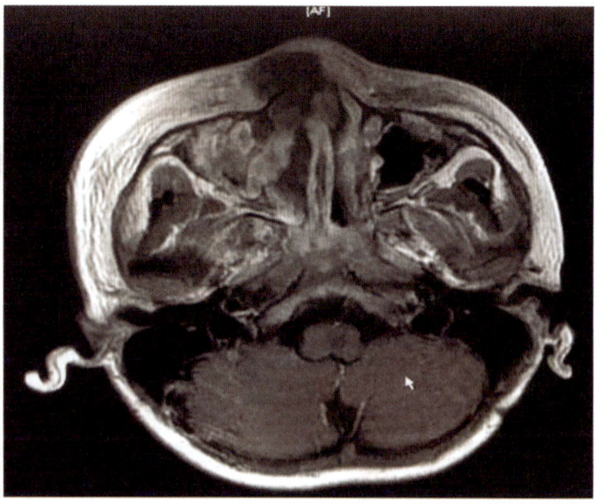

B

图7-1 一例NK/T细胞淋巴瘤患儿的外观（A）和影像（B）表现

发生于鼻腔以外部位的NK/T细胞淋巴瘤因侵犯部位不同，可有不同表现。原发于皮肤可表现为皮肤结节、溃疡和黏膜红斑等，原发于胃肠道可出现腹痛、肠梗阻或肠穿孔，原发于肺部可有咳嗽、咯血和肺部肿块等表现。中枢神经系统较少受到累及。嗜血细胞综合征是NK/T细胞淋巴瘤常见并发症，可在病程初期或后期出现，临床表现为发热，肝、脾肿大，外周血2系或3系血细胞减少，骨髓增生减少或增生异常，可见嗜血细胞，伴肝功能异常。

第五节 辅助检查

由于儿童NK/T细胞淋巴瘤早期症状不典型，儿童进行内镜检查又不易配合，因此早期诊断较困难。当患儿鼻炎、鼻窦炎或中耳炎等症状加重时，须及早进行内镜检查，有助于发现早期病变。NK/T细胞淋巴瘤患者内镜检查可见鼻腔黏膜充血、水肿、溃疡或坏死，伴有痂皮和恶臭的黏液脓性分泌物。

确诊须靠病理组织学检查。由于肿瘤常常有大片坏死，如取材不满意则容易漏诊或误诊。活检部位应在坏死灶与病变组织交界处取材，必要时反复多次并多点取材。取得的组织块要足够大，尽量避免挤压导致细胞变形，以提高活检的正确率。镜下所见典型的形态学表现和特征性免疫组织化学标记有助于作出正确的诊断。

影像学检查了解肿瘤侵犯的范围。鼻腔NK/T细胞淋巴瘤在普通X线平片检查无特征性表现，仅见鼻腔软组织肿胀，鼻窦腔混浊或黏膜增厚，腔内多无积液。CT检查可见早期患者的鼻窦或鼻道呈云雾状，不通透。随着病情进展，可见面部中线部位不规则软组织密度影，位于单侧或双侧，以鼻腔和口咽部为主。肿块与周围正常组织界限不清，内部密度不均匀，增强后无明显强化。病变进展后肿瘤侵犯广泛，可见鼻中隔、鼻甲和上颌窦骨壁等骨质破坏。多无颈淋巴结肿大。核磁共振检测能更清晰显示病灶与周围解剖结构的关系（图7–1）。

第六节 鉴别诊断

NK/T细胞淋巴瘤需要与以下疾病鉴别：

1. 炎症性病变 显微镜下可见大量炎细胞浸润，部分有溃疡形成，无NK/T细胞淋巴瘤所表现的异形淋巴细胞增生及血管浸润破坏现象。鼻黏膜炎性病变中也可出现极少散在的反应性NK细胞，但不会出现簇状的CD56阳性表达。原位杂交结果显示EBER呈阴性，区别于NK/T细胞淋巴瘤。

2. Wegener肉芽肿 本病病理组织学改变为多核巨细胞、中性粒细胞浸润，伴微脓肿形成的纤维素性坏死血管炎。炎细胞浸润血管壁全层，弹力纤维破坏，血管闭塞或纤维素样坏死，无异形肿瘤细胞，行弹力纤维染色有助鉴别。

3. 非特殊性外周T细胞淋巴瘤 本病在儿童少见。镜下表现为弥漫排列的中到大的肿瘤细胞，常有透明细胞和R–S样细胞，间质血管增生明显。免疫组织化学显示胞膜CD3呈阳性，CD56通常为阴性，偶有阳性者。有*TCR*基因重排。细胞毒性颗粒相关蛋白常阴性，原位杂交结果EBER呈阴性。而NK/T细胞淋巴瘤胞浆CD3E、CD56、EBER、细胞毒性颗粒相关蛋白等常阳性，胞膜CD3呈阴性，无*TCR*基因重排。

4. 蕈样肉芽肿 这是一种原发于皮肤的T细胞淋巴瘤，儿童罕见。呈慢性进行性经过，可累及淋巴结和内脏。其淋巴细胞浸润主要位于表皮与真皮交界处，可见小或中等大小的T淋巴细胞，表达CD2、CD3、CD5、CD4，不表达CD7和CD8。*TCR*基因重排阳性。

5. 鼻腔未分化癌 本病容易与原发鼻腔的NK/T细胞淋巴瘤混淆，但鼻腔未分化癌免疫组织化学显示CK阳性，LCA阴性，结合其他免疫组织化学表现及临床特点，不难做出鉴别。

第七节 临床分期

与恶性淋巴瘤其他类型一样，NK/T细胞淋巴瘤的临床分期仍然沿用Ann Arbor分期系统（表7-1）。原发于鼻腔的NK/T细胞淋巴瘤多属Ⅰ~Ⅱ期，占73%~84%。如病灶局限于鼻腔，周围器官未受侵，则分期为局限期IE；如肿瘤侵及鼻腔和鼻腔以外部位如鼻咽、口咽和颈部淋巴结，则为广泛期IE。以鼻腔以外部位起病的NK/T细胞淋巴瘤起病时多表现为进展期，其中Ⅲ~Ⅳ期约占68%。Ann Arbor分期虽然仍广泛应用，但也存在一定的局限性。Ann Arbor分期没有考虑鼻腔和鼻窦的解剖部位及对肿瘤体积的计量，在分类时也没有将CT及MRI等新的诊断技术应用到分期当中。有学者建议将Ann Arbor分期结合美国癌症联合委员会的TNM分期法，可能会更好地反应鼻腔淋巴瘤局部浸润情况和预后的关系。

表7-1 Ann Arbor分期标准

分期	定义
Ⅰ	单个解剖区淋巴结（Ⅰ），或单个淋巴结外病变（$Ⅰ_E$）
Ⅱ	横膈同一侧2个或2个以上淋巴结区病变（Ⅱ）；或横膈同一侧的单个肿块（淋巴结外）伴有区域淋巴结浸润或 2 个或2个以上淋巴结外病变（$Ⅱ_E$）
Ⅲ	横膈两侧淋巴结病变（Ⅲ），伴有脾脏浸润（$Ⅲ_S$），伴有淋巴结外病变（$Ⅲ_E$），或两者都有（$Ⅲ_{ES}$）
Ⅳ	广泛的或远处淋巴结外转移

第八节 危险度分层

国际预后指数（IPI）是目前较多用于NK/T细胞淋巴瘤预后评价的指标。IPI为弥漫大B细胞淋巴瘤的预后评价体系，但也适用于NK/T细胞淋巴瘤的危险度分层。另一项广泛应用的分型系统是韩国预后模式，根据B症状、临床分期、血清乳酸脱氢酶水平及区域淋巴结受累等情况，按含有上述因素的多少共分为4个危险组：低危（0个因素）、低中危（1个因素），中高危（2个因素）、高危（3~4个因素）。4个危险组的NK/T细胞淋巴瘤的5年总生存率分别是80.9%、64.2%、34.4%和6.6%。此分类方法可能比IPI更具指导意义。日本学者则提出参照非鼻型、分期、行为状态以及结外部位数目等，进行危险度分层，指导治疗。因缺乏大型的前瞻性临床研究资料，目前采取何种危险度分层能更好地指导临床尚未达成共识。

第九节 治疗

儿童NK/T细胞淋巴瘤因发病率较低，缺乏相关的临床试验，因此最佳治疗方法尚未知，可参考成人NK/T细胞淋巴瘤的治疗模式。NK/T细胞淋巴瘤放疗有效率较高，但是放疗并不能阻止放射野以外部位的肿瘤复发。原发鼻腔的早期NK/T细胞淋巴瘤应首先放疗，联合化疗能否提高疗效仍有争议。进展期NK/T细胞淋巴瘤以化疗为主。

（一）鼻腔Ⅰ~Ⅱ期NK/T细胞淋巴瘤

NK/T细胞淋巴瘤对放疗敏感，早期患者通过放疗能迅速取得缓解，客观有效率在80%以上。对早期患者以及化疗不敏感的患者应尽早选择放疗。若病灶局限，有治愈希望。鼻腔Ⅰ~Ⅱ期患者的治疗应以单纯放疗为主。常用对穿野覆盖鼻腔和鼻旁窦，有颈部淋巴结侵犯则加颈区照射。如单用放疗，剂量须在50Gy以上。有资料显示，如放疗剂量小于50Gy，预后较差。但与化疗联合时，放疗剂量是否需要减少仍未确定。

尽管放疗有效率较高，仍然有30%~40%的患者会在单纯放疗后复发。大部分患者在治疗后第一年出现局部复发，少数患者尽管无局部复发，但出现全身系统性肿瘤进展，提示早期患者虽然病变局限，但可能存在一些浸润至远处的亚临床病灶。所以有人主张放疗后须进行辅助化疗，或采用同期放化疗的方法，以进一步提高早期NK/T 细胞淋巴瘤的疗效，减少复发。研究显示，鼻腔Ⅰ~Ⅱ期的NK/T细胞淋巴瘤经放疗联合化疗，70%~80%的患者获得治愈。但也有研究认为，由于NK/T细胞淋巴瘤化疗有效率较低，早期NK/T细胞淋巴瘤患者放疗后加或不加辅助化疗，5年无进展生存率和总生存率均无提高。

一项针对33例儿童、青少年早期NK/T细胞淋巴瘤的回顾性分析显示，初治时首选放疗的客观有效率为79.0%，而首选CHOP（CTX+ADR+VCR+Pred）方案或CHOP-like方案化疗的客观有效率为64.3%。其中完全缓解率差异显著，分别为73.7%和16.7%。Ⅰ~Ⅱ期患者的5年无进展生存率和总生存率分别为72.3%和77.6%，疗效较好。放疗基础上加用CHOP或CHOP-like方案化疗似乎未能提高儿童、青少年早期NK/T细胞淋巴瘤的长期生存率。但此研究例数尚少，须开展前瞻、对照研究加以验证。

由于单用放疗治疗早期NK/T细胞淋巴瘤仍会有较高的复发率，放疗加辅助化疗的治疗模式也未能提高疗效，因此同期放化疗逐渐成为目前治疗的趋势。有研究采用同期放化疗方法治疗初治Ⅰ~Ⅱ期鼻腔NK/T细胞淋巴瘤，放疗剂量为40~52.8Gy，放疗期间每周予DDP（30 mg/m^2）化疗，同期放化疗后予VIPD（VP-16 100 mg/m^2，d1~3；IFO 1 200 mg/m^2，d1~3；DDP 33mg/m^2，d1~3；DXM 40mg d1～4）方案化疗3个疗程，每3周重复。总有效率为83.3%，完全缓解率为80.0%。耐受性可，无治疗相关死亡。3年无进展生存率和总生存率分别为85.2%和86.3%，提示本方案是早期鼻腔NK/T细胞淋巴瘤较好的治疗选择。

鼻腔早期NK/T细胞淋巴瘤须根据预后因素分层治疗。对I_E期无不良预后因素的患者，标准治疗方法是单纯放疗。对于I_E期伴不良预后因素以及II_E患者，放疗后应行巩固化疗。化疗方案包括CHOP方案、CHOP-like方案、EPOCH（VP16+CTX+ADR+VCR+Pred）方案和SMILE方案等。不含蒽环类化疗药方案的疗效似乎优于含蒽环类化疗药的方案，尤其在老年患者，不含蒽环类化疗药的方案更有优势。化疗周期数不超过3周期。但这些化疗方案确切的疗效以及与放疗联合的最佳模式仍需要开展广泛的临床研究加以验证。

（二）鼻腔晚期及鼻腔以外的NK/T细胞淋巴瘤

原发于鼻腔的晚期NK/T细胞淋巴瘤病变广泛，而原发于鼻腔以外部位的NK/T细胞淋巴瘤通常也是晚期较多，进展迅速，预后较差。这两种情况均无标准治疗模式，目前主张采用以化疗为主、联合放疗等局部治疗的综合治疗方法。临床研究发现，含蒽环类药物的化疗方案有效率较低，完全缓解率小于20%，无进展生存率仅为5.8个月，中位总生存时间为7.8个月。原因可能是NK/T细胞淋巴瘤多药耐药基因表达较高，导致高水平的P-糖蛋白的产生，促进多种化疗药物包括蒽环类药物的主动转运，从而导致耐药。因此，很多研究探讨非蒽环类药物治疗进展期NK/T细胞淋巴瘤的疗效。有研究采用三明治式放化疗联合治疗的方法，即用CMED（环磷酰胺、氨甲蝶呤、依托泊苷、地塞米松）方案化疗3个疗程后再行放疗，放疗后再给用原方案化疗3个疗程，5年总生存率可达65%，取得较好的效果。

门冬酰胺酶是一种抗代谢类化疗药，通过水解血清中的天门冬酰胺，使某些缺乏门冬酰胺合成酶的瘤细胞缺乏细胞生长所必需的氨基酸，导致DNA、RNA及蛋白质合成迅速受到抑制，从而发挥抗肿瘤的作用。淋巴细胞包括NK/T细胞本身缺少门冬酰胺合成酶，而且门冬酰胺酶不受P-糖蛋白转运的影响，还能诱导NK/T细胞淋巴瘤细胞凋亡，因此可能是NK/T细胞淋巴瘤较有希望的化疗药物。临床研究显示门冬酰胺酶对NK/T细胞淋巴瘤单药化疗有效率较高，如肿瘤组织免疫组织化学检测显示门冬酰胺酶蛋白低表达，门冬酰胺酶化疗有效率更高。基于这些研究基础，有研究设计SMILE方案（HD-MTX 2g/m^2，d1；IFO 1.5g/m^2，d2~4；DXM 40mg，d2~4；VP16 100mg/m^2，d2~4；L-ASP 6 000U/m^2，d8起，隔天1次，共7次。每4周1疗程），治疗初治Ⅳ期以及复发难治的NK/T细胞淋巴瘤的Ⅱ期临床试验显示，总有效率达79%，其中完全缓解率达45%，1年总生存率为55%。最近，亚洲淋巴瘤协作组将SMILE方案应用于初治的NK/T细胞淋巴瘤，客观有效率达81%，4年无事件生存率达64%，显示出较好的应用前景。

SMILE方案治疗伴有噬血细胞综合征的儿童NK/T细胞淋巴瘤患者取得成功。NK/T细胞淋巴瘤易伴发噬血细胞综合征，产生大量细胞因子，T淋巴细胞和组织细胞增生、激活，多器官功能受损。加上NK/T细胞淋巴瘤对化疗的耐药性，使伴有噬血细胞综合征的NK/T细胞淋巴瘤的死亡率高达70%。这种情况也可见于成人。SMILE方案比较适合于伴有噬血细胞综合征的NK/T细胞淋巴瘤的治疗，因为VP16和DXM等是治疗噬血细胞综合征的常用药物，有效纠正淋巴瘤激发的免疫紊乱，而MTX、IFO、L-ASP对MRD基因高表达的淋巴瘤患者仍有效。因此，儿童或成人NK/T细胞淋巴瘤并发噬血细胞综合征时应首选SMILE方案化疗。

造血干细胞移植（HSCT）治疗NK/T细胞淋巴瘤也是一种有效的治疗方法。已有用自体HSCT治疗NK/T细胞淋巴瘤的研究报道，长期生存率50%~70%。只有经常规化疗后获得完全缓解的患者才从自体HSCT中获益，未完全缓解者效果欠佳，但仍缺乏前瞻性临床研究报道。异基因HSCT也已应用于NK/T细胞淋巴瘤的治疗，除大剂量化疗的作用外，还可产生移植物抗肿瘤效应。行异基因HSCT前，建议采用含门冬酰胺酶的方案化疗。造血干细胞可来源于脐血或半相合供者的外周血干细胞。一项大规模研究报道采用低强度预处理后进行造血干细胞移植治疗NK/T细胞淋巴瘤，移植后2年无疾病复发，提示异基因HSCT可能治愈NK/T细胞淋巴瘤。但日本一项研究显示，对常规治疗后获得完全缓解的患者，异基因HSCT疗效比自体HSCT疗效差，2年总生存率分别为55%和87%；而对常规治疗后未获得完全缓解的患者则生存无差异。

靶向治疗药物也有应用于NK/T细胞淋巴瘤。门冬酰胺酶目前是晚期NK/T细胞淋巴瘤的主要化疗药物之一，但门冬酰胺酶使用后能诱导体内抗门冬酰胺酶抗体的产生，导致治疗失败。因此治疗期间须监测此抗体的产生，及时调整用药。有学者建议采用免疫抑制药物例如抗CD20单克隆抗体（美罗华），可能有助于减少抗门冬酰胺酶抗体的形成。有基础研究显示蛋白酶体抑制剂能通过作用于NK-κB信号通道，诱导NK/T细胞淋巴瘤细胞凋亡，还可破坏细胞的有丝分裂。将蛋白酶体抑制剂联合吉西他滨、异环磷酰胺和奥沙利铂治疗经SMILE方案治疗失败后的NK/T细胞淋巴瘤，取得很好的效果。此外，STAT3蛋白在鼻型NK/T细胞淋巴瘤肿瘤基因表达中起重要的作用，因此STAT3蛋白抑制剂可适用于NK/T细胞淋巴瘤的治疗。在NK/T细胞淋巴瘤患者中，97%的患者有*survivin*基因的高表达，*survivin*基因抑制剂terameprocol能抑制肿瘤活性及诱导凋亡。这些靶向药物治疗NK/T细胞淋巴瘤的确切疗效有待更多的临床研究进行验证。

儿童晚期NK/T细胞淋巴瘤发病率很低，文献资料有限，多为个案报道。有1例患儿接受大剂量甲基泼尼松龙、甲氨蝶呤和环磷酰胺联合化疗后获得完全缓解。另有1例15岁男性患儿接受甲基泼尼松龙、地塞米松、依托泊苷、甲氨蝶呤、环磷酰胺和表柔比星联合化疗后获得完全缓解，1年后复发，但经异基因脐血造血干细胞移植后又取得缓解。也有患儿用含门冬酰胺酶的方案化疗取得缓解。部分患者经诱导化疗取得缓解后即行造血干细胞移植，获得较长时间的无进展生存。

第十节 预　　后

NK/T细胞淋巴瘤预后很差。有研究对115例患者进行回顾性分析，5年生存率只有39.4%。影响预后的因素很多，包括B症状、性别、IPI评分、发病部位、临床分期、外周血EB病毒DNA拷贝数以及治疗策略等。例如，Ⅰ期患者5年总生存率和无进展生存率分别为93%和69%，而Ⅲ~Ⅳ期患者仅分别为36%和22%；外周血EB病毒DNA拷贝数$<6.1\times10^7$/mL和$\geq6.1\times10^7$/mL的患者的5年总生存率分别是80.9%和64.2%。研究还发现，EB病毒阴性患者的生存期明显高于EB病毒阳性患者，而Ki-67高表达、环氧化酶-2（COX-2）阳性等也是预后不良因素，根据这些预后因素可对患者进行分层治疗和预测预后。

第十一节 复发治疗

复发和难治性NK/T细胞淋巴瘤预后较差，尚未有标准治疗方案。吉西他滨治疗外周T细胞淋巴瘤取得成功，尤其皮肤T细胞淋巴瘤效果较好。有人将吉西他滨单药或联合IFO、DXM、L-ASP等药物治疗复发和难治性NK/T细胞淋巴瘤，客观有效率达40%，是CHOP或SMILE等方案化疗后失败的NK/T细胞淋巴瘤较好的挽救化疗方案。有研究采用BEAM（卡莫司汀+依托泊苷+阿糖孢苷+美法兰）方案进行预处理后，行自体造血干细胞移植，治疗复发难治NK/T细胞淋巴瘤，完全缓解率达75%，2年无进展生存率25.8%，2年总生存率71.3%。

第十二节 展 望

NK/T细胞淋巴瘤发病率低，临床表现不典型，病理形态学多样，容易误诊。其分子遗传学及发病机制尚未全面阐明。须联合应用基因芯片、荧光原位杂交等多项新技术，以在分子水平更深入了解本病。治疗方面，国内外学者已进行多方面的尝试，取得一定的疗效。但由于鼻型NK/T细胞淋巴瘤临床进展迅速，恶性度高，目前治疗方法所取得的缓解率还相对较低，长期生存率较差。因此，还需要进一步探讨新的治疗方法，以进一步改善患者的治疗效果及预后。

（甄子俊）

参考文献

[1] Wang ZY, Li YX, Wang WH, et al. Primary radiotherapy showed favorable outcome in treating extranodal nasal-typeNK/T-cell lymphoma in children and adolescents [J]. Blood, 2009, 114: 4771-4776.

[2] Tham IW, Lee KM, Yap SP, et al. Outcome of patients with nasal natural killer (NK) /T-cell lymphoma treated with radiotherapy, with or without chemotherapy [J]. Head Neck, 2006, 28: 126-134.

[3] Guo Y, Lu JJ, Ma X, et al. Combined chemoradiation for the management of nasal natural killer (NK) /T-cell lymphoma: elucidating the significance of systemic chemotherapy [J]. Oral Oncol, 2008, 44: 23-30.

[4] Au WY, Weisenburger DD, Intragumtornchai T, et al. Clinical differences between nasal

and extranasal natural killer/T-cell lymphoma: a study of 136 cases from the International Peripheral T-Cell Lymphoma Project [J]. Blood, 2009, 113: 3931-3937.

[5] Huang Y, de Reynies A, de Leval L, et al. Gene expression profiling identifies emerging oncogenic pathways operating in extranodal NK/T-cell lymphoma, nasal type [J]. Blood, 2010, 115: 1226-1237.

[6] Kwong YL, Kim WS, Lim ST, et al. SMILE for natural killer/T-cell lymphoma: analysis of safety and efficacy from the Asia Lymphoma Study Group [J]. Blood, 2012, 120: 2973-2980.

8 第八章

儿童原发中枢神经系统淋巴瘤

第一节 引 言

原发中枢神经系统淋巴瘤（primary central nervous system lymphoma，PCNSL）是指原发于脑、脊髓、眼及附属器（眼眶之内）和脑脊膜的淋巴瘤，属于结外侵袭性非霍奇金淋巴瘤的一种特殊类型。发病率较低，约占中枢神经系统肿瘤的3%，占所有非霍奇金淋巴瘤的2%~3%。由于诊断和治疗方法的进步，原发中枢神经系统淋巴瘤越来越受人们关注。本病既可发生于免疫缺陷的患者例如获得性免疫缺陷综合征（艾滋病）患者或先天性免疫缺陷儿童和成人，也可发生于免疫功能正常的人群。在免疫缺陷的情况下，原发中枢神经系统淋巴瘤的发病机制与EB病毒的感染有关；但在免疫功能正常的情况下，其发病机制尚不清楚。

原发中枢神经系统淋巴瘤的病理类型以高度恶性的B细胞淋巴瘤为主，占96%以上，其中最常见的亚型是弥漫大B细胞淋巴瘤，而T细胞淋巴瘤和低度恶性淋巴瘤在原发中枢神经系统淋巴瘤中仅占1%~7%。原发中枢神经系统淋巴瘤原发病灶多见于脑实质，少数可发生于脑脊膜或眼球后，病变取材困难，影像学特征也缺乏特异性，因此诊断较困难。原发中枢神经系统淋巴瘤目前主张采取化疗和放疗等综合治疗方法，但疗效仍不理想，长期生存率较低。

在儿童、青少年时期发生的原发中枢神经系统淋巴瘤非常罕见，其流行病学特征、生物学行为等是否有别于成人原发中枢神经系统淋巴瘤尚未知。美国SEER资料显示，在所有原发中枢神经系统淋巴瘤中，19岁以下儿童、青少年只占1%；而日本脑肿瘤登记处记录的596例原发中枢神经系统淋巴瘤中，仅有9例儿童患者，发生率为1.5%。国际多中心BFM协作组收治的2 311例无艾滋病毒感染的儿童青少年非霍奇金淋巴瘤中，只有10例原发中枢神经系统淋巴瘤，占0.43%。由于资料有限，儿童、青少年原发中枢神经系统淋巴瘤的诊断、治疗方法、预后评估等暂参考成人原发中枢神经系统淋巴瘤的研究结果。

第二节 病因及流行病学

原发中枢神经系统淋巴瘤的男性发病率高于女性，男女比例约1.5∶1。多见于中老年人，发病中位年龄为65岁。儿童、青少年时期发病的患者，中位年龄14岁，也以男性多见，男女比例为2.6∶1。近年来，原发中枢神经系统淋巴瘤的发病率逐渐升高，尤其在免疫缺陷的人群。先天性或获得性免疫缺陷是原发中枢神经系统淋巴瘤发病高危因素，例如艾滋病、Wiskott-Aldrich综合征、先天性免疫球蛋白A缺乏症等；心脏、肺或肝脏等器官移植后接受免疫抑制治疗（如环孢素A和他克莫司）的患者；因系统性红斑狼疮、结核、类风湿性关节炎等慢性炎症性疾病需要长期接受免疫抑制治疗的患者。免疫功能正常人群中原发中枢神经系统淋巴瘤的发病率是否上升仍有争议，不同地区的文献报道结果不同，美国和日本报道免疫功能正常人群中原发中枢神经系统淋巴瘤的发病率逐渐升高，而加拿大和印度则报道免疫功能正常人群中原发中枢神经系统淋巴瘤的发病率已减低。如按年龄段统计，60岁以上人群中原发中枢神经系统淋巴瘤的发病率在上升。

原发中枢神经系统淋巴瘤的细胞起源具有争议性，既往曾用多种命名。因肿瘤含有肉瘤成分，而且多围绕血管生长，因此曾被称为“血管外膜肉瘤”。后来又认识到其具有网状内皮组织的特点，并且某些化学染色表现类似于小神经胶质细胞，因此又称之为“小神经胶质细胞瘤”。最后经电子显微镜和免疫组织化学等检测，证实肿瘤细胞来源于淋巴样细胞并正式命名为原发中枢神经系统淋巴瘤，为结外非霍奇金淋巴瘤。然而，中枢神经系统内既无淋巴组织，也无淋巴管道，原发中枢神经系统淋巴瘤在此发生的确切机制未知。由于伴有免疫缺陷性疾病的患者原发中枢神经系统淋巴瘤发病率较高，而且与EB病毒感染有关，因此有人认为在病毒感染所致的炎症过程中，非肿瘤的反应性淋巴细胞聚集于中枢神经系统，以后这些炎性细胞在中枢神经系统内转变成肿瘤细胞。

而在免疫功能正常的患者中也可发生原发中枢神经系统淋巴瘤，因此可能存在其他发病机制。有人认为颅外系统性淋巴瘤细胞随着血流进入颅内，由于颅脑对肿瘤的庇护作用从而使其逃避机体免疫系统的破坏，继而在颅内某个部位增生形成肿瘤。但也有人反对这种假说，认为睾丸也是淋巴瘤细胞的庇护所，但很少见原发中枢神经系统淋巴瘤与睾丸淋巴瘤同时发生。另外，有人认为原发中枢神经系统淋巴瘤细胞具有某些特殊的黏附分子，使循环中的淋巴瘤细胞变形，趋向于中枢神经系统迁移。但原发中枢神经系统淋巴瘤这种特殊的黏附分子至今未被证实。有研究发现原发中枢神经系统淋巴瘤患者外周血和骨髓中有单克隆性B细胞群，其性质与颅内的肿瘤相似，但患者没有系统性淋巴瘤的表现，提示PCNSL可能为系统性起病，但最后仅侵犯中枢。还有人认为颅内虽无淋巴组织，但淋巴瘤细胞能在中枢进出，位于脉络丛基底和蛛网膜下腔的淋巴细胞被激活成肿瘤，沿着血管周围间隙进入脑实质生长。

第三节 病理诊断

原发中枢神经系统淋巴瘤的确诊依靠病理组织学检查。由于肿瘤位于中枢神经系统，病理活检较困难，风险较大。立体定向穿刺术是目前首选的有创诊断方法，既可取得病理组织进行活检，又可避免较大的手术创伤。如手术和穿刺均无法进行，则不能通过病理检查进行诊断。由于原发中枢神经系统淋巴瘤对糖皮质激素敏感，应用糖皮质激素后多数患者病情发展能得到缓解，水肿减轻，肿瘤缩小，有助于与其他颅内肿瘤鉴别。但皮质激素可影响淋巴细胞的形态，造成病理诊断困难，除非特殊情况，确诊前应尽量避免使用。还要注意的是，某些非肿瘤性疾病如多发性硬化、类肉瘤病等应用皮质激素也可使病灶缩小消失，肿瘤导致的脑水肿也可能因使用激素和脱水治疗而缓解症状，因此应注意鉴别。

原发中枢神经系统淋巴瘤可见于中枢神经系统任何部位，好发于中线结构，最容易损害部位为脑白质或胼胝体内及其附近，其次为基底节深部中央灰质或下丘脑、后颅窝及脊髓，葡萄膜或玻璃体也可受累。大脑白质以额叶最常受累，然后依次是颞叶、顶叶和枕叶。约1/3的患者有软脑膜侵犯，但单纯原发于软脑膜而无其他实质病灶的情况罕见。也可见颅骨发生的原发中枢神经系统淋巴瘤侵及硬脑膜和头皮。多数肿瘤较局限，也有呈弥漫、浸润性生长。25%~50%的患者起病时表现为多灶性。作为中枢神经系统的延伸，眼球也易受原发中枢神经系统淋巴瘤侵犯，发生率约25%。也有个别病例以眼球为原发中枢神经系统淋巴瘤的原发部位。诊断时神经系统以外器官受累的概率小于4%。全身转移多发生在病程后期，伴随颅内肿瘤复发，或单纯颅外肿瘤复发。

肿瘤大体表现为结节状肿块，颜色呈均一灰色。少数病例可见出血和坏死。镜下可见密集的淋巴样肿瘤细胞，围绕血管腔周围生长，极少见肿瘤细胞侵入血管。呈丛簇状排列是诊断本病较有价值的形态学特征。可见肿瘤细胞向脑实质浸润，甚至在远离原发灶的部位也常见肿瘤细胞广泛浸润。原发中枢神经系统淋巴瘤可伴有反应性星型细胞增多症，尤其易见于肿瘤边缘，而且神经胶质原纤维酸性蛋白染色也可呈阳性反应，因此容易造成误诊。如穿刺活检时仅取得肿瘤边缘的组织而且组织又较少的情况下更不易做出正确诊断。如从肿瘤中央取得组织活检则可减少误诊的机会。

绝大多数原发中枢神经系统淋巴瘤为B淋巴细胞源性的非霍奇金淋巴瘤，免疫组织化学染色可显示CD20 阳性。成人原发中枢神经系统淋巴瘤中有90%为弥漫大B细胞淋巴瘤。大多数患者组织学上与系统性弥漫大B细胞淋巴瘤相同，少数患者有小无裂细胞或混合细胞成分。1%~7%的原发中枢神经系统淋巴瘤为T细胞肿瘤，某些地区例如日本的T细胞性原发中枢神经系统淋巴瘤的比例可能相对较高。儿童原发中枢神经系统淋巴瘤病理亚型分布与成人有所不同，在一项多中心的分析中，病理类型为弥漫大B细胞淋巴瘤占69%，间变性大细胞淋巴瘤占17%，淋巴母细胞淋巴瘤和伯基特淋巴瘤各占7%。

有人认为T细胞性原发中枢神经系统淋巴瘤预后较差，但也有人认为T细胞性原发中枢神经系统淋巴瘤多见于年轻患者，预后较好。但Shenkier等报道的一组病例数较多的患者，认为B细胞性原发中枢神经系统淋巴瘤和T细胞性原发中枢神经系统淋巴瘤的生物学行为相似。儿童原发中枢神经系统淋巴瘤中，各种病理类型的患者预后相似。值得注意的是，T细胞性原发中枢神经系统淋巴瘤可伴有反应性T细胞浸润，容易给免疫分型诊断造成混淆。如活检前已用肾上腺皮质激素，肿瘤缩小，穿刺组织又较少的情况下更不易诊断。

第四节 临床表现

原发中枢神经系统淋巴瘤的症状和体征与发病部位有关。儿童患者发病部位多在大脑半球，侵犯脑深部结构例如基底节、脑室周围、脑干或小脑等情况较成人少。90%以上的患者出现脑部症状。与其他颅内肿瘤的临床表现类似，缺乏特征性。可有局灶神经功能不全的表现，例如乏力、感觉异常、步态紊乱、语言障碍、抽搐、偏瘫、记忆丧失等。15%的患者在神经系统症状出现前数周内有上呼吸道和胃肠道症状。颅内压增高表现为头痛、恶心、呕吐、视神经乳头水肿、认知功能障碍等，症状可时好时坏。软脑膜病变表现为背痛、颅神经损坏、脊髓神经根病、括约肌功能障碍或交通性脑积水。部分患者出现性格改变，抑郁焦虑情绪、记忆障碍和精神症状等。脊髓实质病变表现为背痛、步态异常、感觉异常以及其他脊髓病。

眼部受累患者，病变常侵犯眼的后半部葡萄膜，包括晶状体、脉络膜和视网膜，表现为视物模糊和视敏度的改变。眼部的症状可在脑部症状出现前数月或数年出现。裂隙灯检查发现双侧前房角膜沉淀，类似于眼部的感染性疾病，视网膜和脉络膜正常。有报道1例儿童原发中枢神经系统淋巴瘤以双侧视神经炎为首发表现。通过玻璃体穿刺可查出淋巴瘤细胞以协助诊断。但原发中枢神经系统淋巴瘤累及眼部时，约一半的患者可无眼部症状，仅在进行裂隙灯检查时才发现眼球受累。很少出现一般淋巴瘤常见的全身症状，如发热、盗汗、体重减轻等。

第五节 辅助检查

1. 脑脊液检查 诊断时必须行腰椎穿刺术，进行脑脊液检测。50%的患者脑脊液压力轻、中度增高。75%的患者可发现脑脊液蛋白增高，50%的患者脑脊液细胞数增多，其中25%的患者可检测出恶性淋巴细胞。多次脑脊液检查可提高恶性淋巴细胞的发现率。但由于细胞数少、存在反应性淋巴细胞增多，因此传统的脑脊液检查难以确定脑脊膜有无受累。脑脊液淋巴细胞免疫分析有助于鉴别恶性淋巴瘤和反应性淋巴细胞。通过流式细胞学检查或PCR的方法检测免疫球蛋白重链的单克隆重排，检测脑脊液中恶性B细胞亚群也有助于原发中枢神经系统淋巴瘤诊断。

2. CT检查 CT扫描可见边界清楚的等密度或高密度单发或多发团块影像，也可表现为囊实性病灶、混杂密度病灶、多发片状低密度病灶、脑室壁匍匐状病灶或脑膜瘤样病灶。肿瘤好发于基底节、胼胝体及侧脑室附近。静脉注射增强剂后病灶密度均匀实性增强，一般无中央低密度区。病灶周围伴有轻度至中度水肿。但CT无阳性发现不能排除原发中枢神经系统淋巴瘤的诊断，有报道13%的患者在整个病程中CT检查始终无阳性发现。

3. MR检查 MR检查可见对照–增强病灶，25%~50%的患者可见颅内多灶性病变。MR特点因肿瘤坏死程度不同而不同，在T1加权期表现为等向性的或低信号病灶，而在T2加权期表现为高信号病灶，增强后呈显著均匀强化，很少伴有钙化、出血、坏死。增强MRA显示肿瘤为无血管区，偶见环状增强病灶。由于肿瘤有围绕血管生长的特点，可见肿瘤沿着室管膜下延伸以及弥漫性软脑膜强化。免疫力正常患者超过90%表现为同质对比增强，边缘稍模糊。病灶周围水肿不如胶质细胞瘤或脑转移瘤突出。

4. 数字减影脑血管造影诊断 X线脑血管造影显示多数肿瘤病灶无血管区，邻近病灶的血管移位等占位征象较轻，此种表现具有鉴别诊断价值。

第六节 鉴别诊断

原发中枢神经系统淋巴瘤的症状、体征和影像学表现复杂多样，缺乏特征性表现，误诊率较高。须与以下疾病进行鉴别。

1. 多发性硬化 本病和原发中枢神经系统淋巴瘤都常见于脑室周围白质，用激素治疗后可消退，但多发性硬化仅见于白质，而淋巴瘤可累及白质或灰质，且病灶大，占位效应明显。

2. 神经系统感染性疾病 脑脓肿或脑膜炎等影像表现易与原发中枢神经系统淋巴瘤混淆，神经系统感染性疾病多有感染病史，脑脊液培养及细胞学检测等有助于鉴别。

3. 恶性胶质瘤 少突胶质瘤和分化好的胶质瘤常见有钙化，但淋巴瘤无钙化。恶性胶质瘤CT平扫常为低密度灶，而淋巴瘤则为略高密度灶或等密度灶。胶质瘤增强扫描强化不如淋巴瘤明显。病理检查可明确诊断。

4. 脑转移瘤 脑转移瘤可为孤立或多发肿块，有原发肿瘤的症状、体征。病理检查可明确诊断。

5. 幕上原始神经外胚叶瘤 本病在儿童、青少年较多见，多为大脑镰上实性占位。病理活检有助鉴别。

第七节 临床分期

原发中枢神经系统淋巴瘤无特殊临床分期标准。如按淋巴瘤常用的Ann Arbor分期系统，原发中枢神经系统淋巴瘤应属$Ⅰ_E$期，但其生物学行为和预后等显然与颅外$Ⅰ_E$期非霍奇金淋巴瘤不同，因此不适宜按传统分期指导治疗。组织学诊断明确后，应进行更详细的检查以明确其病变范围，便于评估疗效及预后。颅脑和脊髓MR扫描是评估中枢神经系统肿瘤情况所必需的检查。眼部受累的患者应进行裂隙灯检查，全身CT扫描及骨髓检查可明确全身有无其他受累病灶。PET检查有助于发现中枢外受累病灶，比全身CT扫描敏感性更高。原发中枢神经系统淋巴瘤浸润至全身的发生率不高，在4%以下。

第八节 危险度分层

至今未有可靠的危险度分层能指导治疗。有研究根据患者年龄和Karnofsky行为状态（KPS）评分，将患者分为3个危险度，分别为低危（年龄≤50岁）、中危（年龄>50岁同时KPS评分≥70）、高危（年龄>50岁同时KPS评分<70），3个危险度的患者的中位总生存时间分别为5.2年、2.1年和0.8年。这种分型方法能较好地预测预后，在另一项大型研究中也得到证实，但尚未有前瞻性临床研究根据这种危险度分层来指导治疗。

第九节 治疗

原发中枢神经系统淋巴瘤是一种生长迅速的肿瘤，目前治疗效果仍不理想。原发中枢神经系统淋巴瘤在仅给予最佳支持治疗和应用激素的情况下，中位生存期仅3个月左右。手术不能完全切除病灶和延长生存，反而可能因手术耽误治疗时机，因此手术的意义仅是为了取活检明确诊断。放疗是原发中枢神经系统淋巴瘤的基本治疗，能使生存时间延长，但单纯放疗复发率较高。放疗联合化疗能进一步提高生存率。由于儿童原发中枢神经系统淋巴瘤发病率低，尚缺乏较有说服力的研究数据，治疗基本参考成人原发中枢神经系统淋巴瘤。

（一）放疗

原发中枢神经系统淋巴瘤是放射敏感肿瘤，以往主要治疗方法为放疗和肾上腺皮质激素治疗。但原发中枢神经系统淋巴瘤对放疗的敏感性比颅外同种病理类型的非霍奇金淋巴瘤稍差。有研究用全脑照射40Gy、肿瘤加量20Gy的方法治疗原发中枢神经系统淋巴瘤，中位生存期12.2个月。原发中枢神经系统淋巴瘤最佳放疗剂量为40~50Gy，增加剂量至60Gy不会增加疗效。原发中枢神经系统淋巴瘤是需要全脑照射的几种恶性肿瘤之一。有研究比较进行肿瘤局部放疗、局部放疗加小于4cm的肿瘤边缘区域和局部放疗加大于4cm的肿瘤边缘区域，发现照射范围越大，生存率越高，因此为全脑照射治疗原发中枢神经系统淋巴瘤提供依据。虽然原发中枢神经系统淋巴瘤对放疗敏感性高，放疗取得的局部控制率达90%以上，但从目前成人原发中枢神经系统淋巴瘤的研究资料来看，单纯放疗治疗原发中枢神经系统淋巴瘤治愈率较低，复发率高达70%，须与其他治疗方法结合以提高原发中枢神经系统淋巴瘤疗效。

儿童中枢神经系统尚未发育完善，全脑放疗对患者的神经内分泌功能、认知功能、生长发育等影响较大。儿童原发中枢神经系统淋巴瘤最佳放疗剂量未确定，文献报道所用放疗剂量从10~50Gy不等。由于放疗副作用较大，有个案报道取消放疗，单纯采用化疗治疗儿童原发中枢神经系统淋巴瘤取得成功，患者获得长期生存。Oussama等报道10例儿童原发中枢神经系统淋巴瘤，单纯接受化疗，不加放疗，5年无事件生存率为70%。国际原发CNS淋巴瘤协作组（IPCG）报道，29例儿童原发中枢神经系统淋巴瘤中有20例（69%）患者一线治疗仅予化疗，不做放疗，2年无进展生存率和总生存率分别为61%和86%。Jong等报道5例儿童原发中枢神经系统淋巴瘤单纯化疗，5年无事件生存率和总生存率均为83.3%。当然这些研究病例数较少，均为回顾性分析，化疗方案也不统一，研究结果尚需大规模前瞻性临床研究加以验证。

（二）化疗

在全脑放疗基础上加用颅外非霍奇金淋巴瘤常用的化疗方案CHOP（环磷酰胺+阿霉素+长春新碱+泼尼松）治疗原发中枢神经系统淋巴瘤，长期生存率未见提高，用R-CHOP方案效果也欠佳，原因可能是这些药物无法透过血脑屏障所致。甲氨蝶呤（MTX）在剂量大于1.5g/m^{2}时在脑脊液能达到治疗浓度，是原发中枢神经系统淋巴瘤治疗中最重要的一种化疗药物。在放疗基础上加用大剂量甲氨蝶呤化疗，长期生存率能提高到33~51个月，因此甲氨蝶呤是原发中枢神经系统淋巴瘤方案的基础用药。MTX最佳剂量未知，有些方案用1~3.5g/m^2，联合其他化疗药物，也有方案用8g/m^2，单药治疗；多数用量在3.5g/m^{2}以上。大剂量MTX最好配合预防性鞘内注射化疗，后者对原发中枢神经系统淋巴瘤非常重要，未进行鞘内注射患者的无进展生存期明显短于进行鞘内注射的患者。在儿童原发中枢神经系统淋巴瘤中也发现，MTX是初治患者最主要的化疗药物，其剂量与化疗反应有关，剂量越大反应率越高，而且首选含MTX的化疗方案的有效率比首选放疗的有效率更高。

原发中枢神经系统淋巴瘤治疗的另一个重要药物是阿糖孢苷，此药对非霍奇金淋巴瘤有效率较高，大剂量使用时能透过血脑屏障。阿糖孢苷治疗原发中枢神经系统淋巴瘤的推荐剂量是3g/m^{2}以上。Ferreri等在75岁以下的原发中枢神经系统淋巴瘤患者中，比较大剂量MTX加或不加大剂量阿糖孢苷的疗效，发现两药联合效果较好，毒性可耐受。阿糖孢苷同时还是鞘内注射治疗原发中枢神经系统淋巴瘤的有效药物。有研究先用5个疗程诱导化疗治疗原发中枢神经系统淋巴瘤，方案为大剂量MTX、长春新碱加上鞘内注射MTX，其中第1、3、5疗程加甲基苄肼，然后全脑放疗，放疗后予2疗程的大剂量阿糖孢苷，客观有效率为90%，中位总生存时间为51个月。有研究采用大剂量MTX、阿糖胞苷、长春新碱、皮质激素、依托泊苷或烷化剂的联合方案治疗原发中枢神经系统淋巴瘤，完全缓解率达65%，中位生存时间超过40个月。研究用大剂量MTX（5g/m^2，持续24 h）、大剂量阿糖胞苷、异环磷酰胺、环磷酰胺、长春新碱、皮质激素，并用MTX与Ara-C联合鞘内注射治疗年轻的原发中枢神经系统淋巴瘤患者，随访7年后，约50%的患者获得长期生存。

大剂量MTX联合放疗能导致严重的神经毒性，包括放射性坏死、白质脑病、进行性的痴呆、共济失调和膀胱功能障碍等，严重时甚至可致死。神经毒性在各个年龄段的患者均可发生，但60岁以上患者发生风险较高。因此，有研究试用单纯化疗治疗原发中枢神经系统淋巴瘤，但疗效相对较差，患者无进展生存缩短，60岁以下的患者总生存期也缩短。但取消放疗对60岁以上的患者总生存期无影响。原因可能是在化疗基础上，如加用放疗使60岁以上患者的神经毒性增加，影响生存，抵消了放疗对肿瘤治疗的获益。在60岁以下的原发中枢神经系统淋巴瘤患者中，有研究试图在化疗的基础上减少全脑放疗的剂量，从45 Gy减少至30 Gy，但发现减少放疗剂量后生存率减低。有前瞻性研究单用含MTX的方案治疗原发中枢神经系统淋巴瘤，不做放疗，发现治疗后认知功能无下降，提示原发中枢神经系统淋巴瘤治疗相关性神经毒性主要来自于放疗。

儿童原发中枢神经系统淋巴瘤的一线治疗也大多采用含大剂量MTX和大剂量阿糖孢苷的化疗方案。MTX剂量也不一，从3g/m^{2}至8g/m^{2}均有使用。Oussama等收集3个国家的10个肿瘤中心共29例儿童、青少年原发中枢神经系统淋巴瘤，化疗方案较不统一，有法国的FAB/LMB96方案、美国POG9906方案等，基本含有大剂量MTX（3~8g/m^2）和大剂量阿糖孢苷（3g/m^2），其中31%的患者加脑放疗。化疗客观有效率86%，中位随访5.7年，3年总生存率82%。一线治疗仅采用化疗的儿童原发中枢神经系统淋巴瘤复发后采用挽救化疗方案和/或放疗，仍有机会得到再次缓解。

（三）造血干细胞支持下大剂量化疗

自体造血干细胞支持下大剂量化疗已应用于初治原发中枢神经系统淋巴瘤的治疗。预处理方案有BEAM方案（卡莫司汀+足叶乙甙+阿糖孢苷+美法兰）或者阿糖孢苷联合噻替哌等。有小样本量的临床研究显示常规治疗加自体造血干细胞支持下大剂量化疗治疗原发中枢神经系统淋巴瘤，中位总生存时间可达60个月。但尚缺乏大宗病例的前瞻、对照临床研究资料证实本治疗方法的有效性。

（四）靶向治疗

利妥昔单抗为抗CD20的单克隆抗体，对颅外弥漫大B淋巴瘤治疗有效，已成为颅外弥漫大B淋巴瘤的标准治疗用药之一。由于90%的原发中枢神经系统淋巴瘤患者为CD20阳性，理论上利妥昔单抗对其有效。但利妥昔单抗难以透过血脑屏障，可能对原发中枢神经系统淋巴瘤的作用有限，但有助于清除机体其他部位潜在的肿瘤病灶。需要警惕的是，加用利妥昔单抗治疗有可能增加患者感染的风险。

第十节 预 后

一项大型的回顾性分析根据患者年龄≥60岁、ECOG行为状态评分>1、血清乳酸脱氢酶升高、脑脊液蛋白浓度升高和肿瘤部位较深（累及基底节、脑室周围、脑干或小脑）5个预后不良因素进行评分，发现0~1分、2~3分和4~5分的患者的2年总生存率分别为80%、48%和15%，这种危险度分层能预测预后。但在随后的临床研究中，这种评分方法未被认可。有研究认为患者年龄和Karnofsky行为状态（KPS）评分是最重要的预后不良因素，根据这两个因素可将患者分为低危、中危、高危3个危险度。这种分型方法能较好地预测预后。而多发病灶、初诊时脑脊膜受累、T细胞性淋巴瘤等也与预后无关。

有研究显示Bcl-6 表达提示生存期较长，而活化的STAT6高表达则预后较差。还有研究显示p53、XBP-1、MUM-1、MMP-9和Ki-67等与原发中枢神经系统淋巴瘤预后有关。艾滋病患者并发的原发中枢神经系统淋巴瘤效果较差，尽管行积极治疗，中位生存期仅为2～5个月。器官移植后并发的原发中枢神经系统淋巴瘤患者的预后与免疫功能健全的患者相近。

在儿童原发中枢神经系统淋巴瘤中，仅发现PS评分为独立预后因素，年龄、肿瘤部位、病理类型等与预后无关。上述肿瘤基因在儿童原发中枢神经系统淋巴瘤的表达情况也未知。从目前有限的资料来看，儿童原发中枢神经系统淋巴瘤预后似乎比成人好，5年无事件生存率分别为70%~82%和25%~40%，原因可能是儿童基础疾病较少，对大剂量MTX化疗的耐受性较好，也有可能存在未知的肿瘤生物学的差异。

第十一节 复发治疗

对一线化疗和放疗有效的患者，3年复发率约35%。复发时，大部分患者肿瘤在颅内复发，或在中枢神经系统内扩散。10%以下的患者肿瘤侵犯至颅外，如侵犯至颅外，常常只在一个部位生长。一线治疗中接受大剂量MTX为基础的化疗后达完全缓解的患者，复发后可再次从大剂量MTX治疗中获益，二次缓解率达91%。但选择二线方案时须考虑患者的健康状况是否能再次耐受大剂量MTX化疗。如一线方案未用甲基苄肼、CCNU等，复发后可用PCV方案（甲基苄肼+CCNU+长春新碱），有效率较高。替莫唑胺单药治疗复发原发中枢神经系统淋巴瘤客观有效率26%，替莫唑胺联合利妥昔单抗的客观有效率为50%，而且耐受性较好。有人用托普替康单药治疗原发中枢神经系统淋巴瘤，有效率为33%。

对一线治疗时未做全脑放疗的复发患者，复发后可行全脑放疗，是一种有效的挽救性治疗措施，完全缓解率37%～100%，中位生存时间11～19 个月。对年轻的复发患者可行噻替派为基础的大剂量化疗联合自体造血干细胞移植。有研究用噻替哌、环磷酰胺联合白消安作为预处理方案，自体造血干细胞移植支持，治疗复发难治原发中枢神经系统淋巴瘤，3年总生存率64%。但毒性较大，约1/3的患者出现严重的神经毒性。

第十二节 展　望

儿童原发中枢神经系统淋巴瘤发病率低，采用目前的治疗，生存率优于成人原发中枢神经系统淋巴瘤，但疗效仍较差，化疗联合全脑放疗毒性较多。有必要开发新的治疗方法提高原发中枢神经系统淋巴瘤的疗效，减轻副作用。宜开展国际多中心临床研究以明确其儿童原发中枢神经系统淋巴瘤生物学特性、最佳治疗方法以及预后因素等。

（甄子俊）

参考文献

[1] Ferreri AJM. How I treat primary CNS lymphoma [J]. Blood, 2011, 118 (3): 510-522.

[2] Laack NN, O'Neill BP, Ballman KV, et al. CHOD/BVAM chemotherapy and whole-brain radiotherapy for newly diagnosed primary central nervous system lymphoma [J]. Int J Radiat Oncol Biol Phys, 2011, 81 (2): 476-482.

[3] Ferreri AJM, Verona C, Politi LS, et al. Consolidation radiotherapy in primary central nervous system lymphomas: impact on outcome of different fields and doses in patients in complete remission after upfront chemotherapy [J]. Int J Radiat Oncol Biol Phys, 2011, 80 (1): 169-175.

[4] Korfel A, Weller M, Martus P, et al. Prognostic impact of meningeal dissemination in primary CNS lymphoma (PCNSL): experience from the G-PCNSL-SG1 trial [J]. Annals of oncology: official journal of the European Society for Medical Oncology / ESMO, 2012, 23 (9): 2374-2380.

[5] Yoon JH, Kang HJ, Kim H, et al. Successful treatment of primary central nervous system lymphoma without irradiation in children: single center experience [J]. J Korean Med Sci, 2012, 27: 1378-1384.

[6] Abla O, Weitzman S, Blay JY, et al. Primary CNS lymphoma in children and adolescents: a descriptive analysis from the International Primary CNS Lymphoma Collaborative Group (IPCG) [J]. Clin Cancer Res, 2011, 17: 346-352.

[7] Porto L, Kieslich M, Schwabe D, et al. Central nervous system lymphoma in children [J]. Pediatric Hematology and Oncology, 2005, 22: 235-246.

9 第九章
少见儿童淋巴瘤

第一节 儿童滤泡性淋巴瘤

一、引言

滤泡性淋巴瘤（follicular lymphoma，FL）是成人淋巴瘤常见的病理亚型，多见于中、老年人。发病率仅次于弥漫性大B细胞淋巴瘤，位居第二位。滤泡性淋巴瘤是来源于滤泡生发中心的、含滤泡中心细胞及滤泡中心母细胞的恶性B淋巴细胞增殖性疾病，属于低度恶性淋巴瘤，对常规化疗敏感，但易复发。随着疾病进展复发间隔越来越短，部分可转化为侵袭性弥漫大B细胞淋巴瘤，中位生存期8~10年。在儿童时期发病的滤泡性淋巴瘤非常罕见，发生率占儿童恶性淋巴瘤的2%以下。2008年WHO淋巴瘤分类中将儿童滤泡性淋巴瘤归为滤泡性淋巴瘤的一个独特类型，其临床病理特征有别于成人滤泡性淋巴瘤。儿童滤泡性淋巴瘤好发于男性，多为局限性病变，好发于颈部淋巴结和扁桃体，复发率低，预后好。但由于发病率低，研究资料有限，目前对儿童、青少年滤泡性淋巴瘤的生物学特性描述、治疗方法、预后评估等尚未有确切的临床数据支持。

二、病因及流行病学

儿童滤泡性淋巴瘤发生年龄从1.4岁至17岁均有，中位年龄为13岁。男性多见，男女比例约3：1。儿童滤泡性淋巴瘤发病率较低，文献报道不一，但发病率均在2%以下。美国St. Jude儿童医院等4家医院收治的338例儿童非霍奇金淋巴瘤中，滤泡性淋巴瘤仅有8例，约占2.5%。德国儿童非霍奇金淋巴瘤BFM协作组在BFM-90、BFM-95和BFM-04 3个连续性大型临床研究中，儿童滤泡性淋巴瘤仅有25例。滤泡性淋巴瘤在成人发病率较高，据WHO统计，滤泡性淋巴瘤占全部非霍奇金淋巴瘤的22.1%。欧美国家滤泡性淋巴瘤发病率较高，占非霍奇金淋巴瘤的25%~45%。我国FL的发病率稍低，占非霍奇金淋巴瘤的10%。

滤泡性淋巴瘤的主要发病机制是t（14；18）（q32；q21）染色体易位，将18号染色体的凋亡抑制基因*bcl-2*基因易位到14号染色体*IgH*基因，导致bcl-2蛋白组成性高表达，细胞凋亡障碍。另外对正常B细胞生存发育发挥重要作用的B细胞抗原受体（BCR）在滤泡性淋巴瘤的发生中也可能发挥重要作用。在骨髓发生t（14；18）易位的前体B细胞克隆在外周受到相应的抗原刺激后发生克隆扩增，在细胞高频突变和类别转换重组过程中出现染色体断裂重排，细胞获得增殖优势，导致肿瘤发生。儿童滤泡性淋巴瘤中bcl-2蛋白表达多为阴性，也很少检测到*bcl-2*基因和*IgH*基因的转位。因此有人提出，儿童滤泡性淋巴瘤的发病机制可能与成人滤泡性淋巴瘤不同。大部分儿童滤泡性淋巴瘤的bcl-6表达阳性，可能在儿童滤泡性淋巴瘤发病机制中起一定作用。近年研究还提示，肿瘤细胞浸润的免疫细胞及产生的免疫反应对滤泡性淋巴瘤的发生也有作用，提示机体免疫系统参与滤泡性淋巴瘤的发生机制。

三、病理诊断

儿童滤泡性淋巴瘤的确诊须靠病理组织学检查。由于儿童常有反应性淋巴滤泡增生，因此在进行儿童滤泡性淋巴瘤的病理诊断时须格外小心，严格进行鉴别诊断，以防误诊。滤泡性淋巴瘤起源于滤泡生发中心细胞，形态学上，滤泡性淋巴瘤是由滤泡中心细胞和中心母细胞构成的至少有1个滤泡结构的B细胞淋巴瘤。2001年WHO造血及淋巴组织肿瘤分类关于滤泡性淋巴瘤组织学分级标准中，根据滤泡成分和弥漫成分所占比例不同将滤泡性淋巴瘤分为3种类型：①滤泡为主型（滤泡比例>75%）；②滤泡和弥漫混合型（滤泡占25%~75%）；③弥漫为主型（滤泡比例<25%）。根据中心母细胞的数量可将滤泡性淋巴瘤分为3级：1级为0~5个中心母细胞/HP（高倍视野），2 级为6~15中心母细胞/HP，3级为>15中心母细胞/HP。在上述3级中，1级、2 级属惰性淋巴瘤范畴，3级属弥漫大B细胞淋巴瘤。成人滤泡性淋巴瘤多为1级或2级的惰性淋巴瘤，但进展期可由低分级的滤泡性淋巴瘤迅速转化成为高分级且预后非常差的弥漫大B细胞淋巴瘤。

儿童滤泡性淋巴瘤大部分为组织学3级，约占87%，1~2级仅占13%。儿童滤泡性淋巴瘤在病程中很少出现转化。镜下见肿瘤细胞浸润淋巴滤泡，滤泡内结构完全消失或接近全部破坏。浸润的细胞主要在真皮网状层浅表部分甚至深部和皮下组织，偶或呈连续带状分布，与表皮之间隔以无细胞浸润带，早期沿血管和/或附属器周围呈片状、团块状浸润。还可见炎症反应细胞，数量不一，主要为小淋巴细胞、浆细胞和巨噬细胞。中心母细胞较多，组织学分级较高。

滤泡性淋巴瘤具有特征性的免疫表型，细胞表面广泛表达B细胞的标记，可以表达表面免疫球蛋白（$IgM^{+/-}$>IgD>IgG>IgA）以及CD19、CD20、CD10、Bcl-2、CD23、CD43、cyclinD1等B细胞相关抗原。Ki-67也可阳性，与良性病变鉴别。由于滤泡性淋巴瘤特征性表达t（14；18）（q32；q21）易位，85%以上的成人滤泡性淋巴瘤中Bcl-2蛋白过度表达。儿童滤泡性淋巴瘤中Bcl-2蛋白表达率不高，约30%。有研究显示Bcl-2阳性的患儿多为12岁以上青少年，而且临床也表现为Ⅲ / Ⅳ期以及难治性疾病特征。而Bcl-2阴性的患儿则多为Ⅰ / Ⅱ期，治疗后很快完全缓解，临床少见复发。儿童滤泡性淋巴瘤中Bcl-6表达较高，Lorsbach等发现23例儿童滤泡性淋巴瘤中Bcl-6表达率100%，是预后良好的一个分子标记。成人滤泡性淋巴瘤中检测到*p53*基因突变或缺失，尤其多见于3级的滤泡性淋巴瘤，与肿瘤进展有关，但其在儿童滤泡性淋巴瘤中作用未知。

四、临床表现

成人滤泡性淋巴瘤临床常表现为惰性，确诊时80%以上属晚期弥漫性患者，为不可治愈性疾病。多以无痛性淋巴结肿大为首发症状，病程进展缓慢。部分患者以皮肤结节或斑块起病，好发于背部、头皮等，大多为单个偶发或散在多发，表面光滑，呈乳头状，极少脱屑和破溃。周围绕以较小丘疹、轻度浸润斑块和/或圆形红斑。皮肤肿瘤迅速增大前数个月或数年即可见轻度浸润性斑块。约40%的患者有骨髓浸润。

儿童滤泡性淋巴瘤多为早期局限病变，临床症状较轻，预后好，在病程中很少向高级别淋巴瘤转变。年龄多在10岁以上，男性约占75%。约79%的患者以浅表淋巴结肿大起病，也可见于扁桃体、胃肠道、肾脏、肝、脾、纵隔、皮肤、中枢神经系统、睾丸、骨骼和骨髓等。大多数患者无发热、盗汗、体重减轻等症状。

五、辅助检查

儿童滤泡性淋巴瘤的确诊依靠病理组织学检查。注意病理组织取材部位，取材不当会影响诊断。尽量避免取容易发生淋巴结炎的部位，例如颌下、颏下、腹股沟等部位的淋巴结，以免误导诊断。细针穿刺细胞学检查在滤泡性淋巴瘤中的诊断价值不大，一般不作为确定诊断的依据。免疫组织化学或流式细胞术进行细胞免疫表型的检查，有助于滤泡性淋巴瘤与其他类型淋巴瘤的鉴别。确诊需要的免疫表型指标包括CD20、CD3、CD5、CD10、CD21、CD23、Bcl-2、Bcl-6等。

骨髓穿刺细胞学检查可以发现骨髓有无受累，建议双侧穿刺或多点穿刺等以提高检测阳性率。细胞遗传学可检查抗原受体基因重排、Bcl-2重排、t（14；18）易位等，有助于滤泡性淋巴瘤的诊断及鉴别诊断。胸部、腹部、盆腔CT扫描检查了解淋巴结受累情况，以及结外病变范围，为肿瘤准确分期所必须。PET/CT检测比CT扫描特异性更高，对分期诊断价值更高，同时在鉴别诊断以及疗效评价中也有重要作用。

六、鉴别诊断

儿童滤泡性淋巴瘤须与反应性淋巴结增生、霍奇金淋巴瘤、弥漫大B细胞淋巴瘤、伯基特淋巴瘤和淋巴母细胞淋巴瘤等鉴别。

1. 反应性淋巴结增生 儿童及青少年均可有反应性淋巴结增生。患者多有细菌或病毒感染的病史或临床表现，但也可没有明确症状。肿大的淋巴结多位于耳后、颈部、腹股沟等部位。一般为轻度肿大，急性期可有疼痛，可自行缓解或经抗炎后消退。镜下可见淋巴结结构正常，滤泡形态大小不规则，生发中心内细胞极性存在，有套细胞区和边缘区，滤泡周围的网状纤维无受压现象。滤泡内吞噬现象明显，中心细胞局限在滤泡。免疫组织化学显示滤泡内Bcl-2、Bcl-6和CD10等抗原阴性。*IgH*等基因重排阴性。而滤泡性淋巴瘤多无感染表现，一般不会自行消退。镜下见淋巴结正常结构破坏，滤泡形态大小比较一致，缺乏套区，生发中心内细胞极性缺乏，滤泡周围的网状纤维受压。滤泡内吞噬现象少见。Bcl-2、Bcl-6和CD10等抗原多为阳性。*IgH*等基因重排阳性。

2. 霍奇金淋巴瘤 本病在儿童、青少年也较多见，多以无痛性淋巴结肿大起病，病程也比较缓慢，临床上不易与滤泡性淋巴瘤鉴别。但霍奇金淋巴瘤可伴有发热、盗汗、消瘦等伴随症状，在儿童、青少年的发病率较滤泡性淋巴瘤高。镜下可见正常淋巴组织结构全部或部分破坏，呈现多种非肿瘤性反应性细胞成分，多为淋巴细胞，并可见浆细胞、嗜酸性粒细胞、中性粒细胞、组织细胞、成纤维细胞及纤维组织。在多种反应性细胞背景成分中散在数量不等的典型RS细胞及其变异型。RS细胞主要来源于B淋巴细胞。经典型霍奇金淋巴瘤的RS细胞CD15及CD30抗原表达阳性。通过这些特点可与滤泡性淋巴瘤鉴别。

3. 儿童其他常见淋巴瘤 弥漫大B细胞淋巴瘤、伯基特淋巴瘤和淋巴母细胞淋巴瘤等均为儿童、青少年时期常见的淋巴瘤，早期可以浅表淋巴结肿大起病，但均为侵袭性淋巴瘤，进展较快，恶性度较高。多伴有发热、盗汗、消瘦等全身症状。其中伯基特淋巴瘤好发于腹腔回盲部、肾脏等，表现为腹痛、腹部肿块；T淋巴母细胞淋巴瘤好发于纵隔，B淋巴母细胞淋巴瘤好发于软组织和骨骼等；均容易侵犯骨髓和中枢神经系统。免疫组织化学可协助诊断，例如弥漫大B细胞淋巴瘤典型的免疫组织化学表达为：$CD20^+$、$CD45^+$、$CD79a^+$、$Ki\text{-}67^+$、$CD3^-$。分子遗传学检测可显示 Bcl-2、Bcl-1、C-myc抗原受体基因重排。伯基特淋巴瘤典型的免疫表型是sIg^+、$CD10^+$、$CD19^+$、$CD\ 20^+$、$CD22^+$、TdT^-、$Ki\text{-}67^+$（100%）、$Bcl\text{-}2^-$、$Bcl\text{-}6^+$。80%的伯基特淋巴瘤有*c-myc*基因易位。而T淋巴母细胞淋巴瘤的特征表现为sIg弱表达、$CD10^-$、$CD1a^{+/-}$、$CD2^+$、$CD3^{-/+}$、$CD4/8^{+/-}$、$CD7^+$、$CD19/20^-$、TdT^+。通过临床和病理特征表现，与滤泡性淋巴瘤鉴别并不困难。

七、临床分期

儿童滤泡性淋巴瘤大多采用St. Jude分期系统进行分期。由于早期滤泡性淋巴瘤与中晚期滤泡性淋巴瘤患者治疗原则不同，应进行多个部位包括胸部、腹部、盆腔的CT扫描，如有条件则行PET/CT检查，以便进行准确的临床分期。骨髓检查也是分期诊断的重要检查内容，建议行双侧及多点穿刺，并行骨髓组织活检，以增加滤泡性淋巴瘤骨髓浸润的检出率。

八、危险度分层

成人滤泡性淋巴瘤常用国际预后指数（FL IPI）进行危险度分层。根据5项独立预后因素，将滤泡性淋巴瘤分为低危、中危、高危3个危险度。这5个预后不良因素分别为血红蛋白＜120g/L、LDH大于正常值上限、Ann Arbor临床分期为Ⅲ~Ⅳ、受累淋巴结区＞4个、年龄＞60岁。0~1个危险因素为低危，2个危险因素为中危，≥3个危险因素为高危。低危、中危、高危的5年总生存率分别为90.6%、77.6%和35.5%。儿童滤泡性淋巴瘤由于发病率较低，未有大型临床研究数据以建立合适的危险度分层方法。

九、治疗

成人早期（1级和2级Ⅰ~Ⅱ期）滤泡性淋巴瘤患者的标准治疗为放疗。放疗的有效剂量为24 Gy，其临床获益优于单纯观察、等待。近年研究显示，对于早期滤泡性淋巴瘤，放疗联合化疗或者利妥昔单抗联合化疗的治疗效果均比单纯化疗效果好。成人Ⅲ~Ⅳ期滤泡性淋巴瘤为不可治愈肿瘤，对于此类患者的治疗标准目前尚未统一。如有以下指征则予治疗：①B症状；②终末期器官损害；③继发血细胞减少；④持续肿瘤恶化；⑤巨大肿块。虽然传统的化疗和放疗对晚期滤泡性淋巴瘤患者疗效差，但在利妥昔单克隆抗体时代，尽早行化疗联合免疫治疗或放疗联合免疫有可能改善晚期滤泡性淋巴瘤患者的长期生存率。

儿童滤泡性淋巴瘤最佳治疗方法未知。文献报道有采用单纯手术、手术加化疗和/或放疗等方法。Heller等报道1例单纯原发睾丸受累的IE期3岁男孩，手术切除后未接受进一步治疗，长期无病生存超过2年。Atra等报告了7例Ⅰ~Ⅱ期的滤泡性淋巴瘤患儿，其中3例仅对原发病灶完整切除，另4例为手术加化疗，化疗方案为多柔比星、长春新碱、泼尼松、甲氨蝶呤、依托泊苷、阿糖胞苷和巯基嘌呤等联合化疗。7例患者中有6例获得长期生存，其中包括3例仅行手术切除的患儿，提示早期、孤立的滤泡性淋巴瘤可以单纯行手术切除，然后密切观察，避免化疗对儿童生长发育的毒副作用。

文献报道的儿童滤泡性淋巴瘤中，多数采用了多药联合化疗，但化疗方案未统一，各种方案均有使用。Lorsbach等采用以CHOP方案为基础的化疗，治疗13例滤泡性淋巴瘤患儿，其中4例尚加上放疗，中位随访11年，12例获得长期无病生存。Kumar等采用利妥昔单抗联合CHOP方案（R-CHOP）治疗6例儿童滤泡性淋巴瘤，其中2例加放疗，中位随访时间为31个月，6例患者中有5例获得长期无病生存。德国BFM协作组采用BFM-NHL方案治疗25例儿童滤泡性淋巴瘤，中位随诊6.1年，5年无事件生存率达96%。此外，法国的LMB方案、英国的UKCCSG方案、意大利的AIEOP方案等均有应用于儿童滤泡性淋巴瘤的治疗。但是哪种化疗方案效果最好以及化疗、放疗等适应证尚缺乏可靠的临床研究数据支持。

欧洲儿童非霍奇金淋巴瘤协助组（EICNHL）和国际BFM研究组（I-BFM）报道国际上多个中心的63例儿童滤泡性淋巴瘤回顾性分析结果，其中87%的病例为Ⅰ~Ⅱ期，88%的患者组织学分级为3级，分级为3级的42例患者中有9例（21%）含有弥漫大B细胞淋巴瘤成分。70%的患者接受化疗，27%的患者在完整切除肿瘤后采取等待观察的方法，仅有1例接受美罗华治疗。36例1期患者，30例完整切除肿瘤，仅1例复发。中位随访2.2年，仅有1例患者复发，2年无事件生存率和总生存率分别为94%和100%。这是至今为止病例数最多的一个报道。本研究虽然为回顾性分析，而且涉及多个研究中心，时间跨度也较大，治疗方法较不统一，但也一定程度提示儿童滤泡性淋巴瘤的治疗也可根据临床分期等预后因素进行分层治疗。

十、预后

儿童滤泡性淋巴瘤发病率低，现有资料显示预后较好。在成人滤泡性淋巴瘤中，肿瘤组织学级别较高以及含有弥漫大B细胞淋巴瘤成分的患者预后较差。但在儿童滤泡性淋巴瘤中，尽管88%的患者组织学分级为3级，分级为3级的患者中21%含有弥漫大B细胞淋巴瘤成分，但预后仍然较好，提示在儿童滤泡性淋巴瘤中组织学成分对预后影响可能较少。Winberg等提出在儿童、青少年滤泡性淋巴瘤中，肿瘤侵犯骨骼、肺、胸膜、性腺、软脑膜和广泛皮肤浸润的患者预后差，骨髓、肝脏、皮肤局部浸润的患者预后较好。儿童滤泡性淋巴瘤中Bcl-2蛋白表达阳性以及存在*BCL-2*和*IgH*基因转位的患者较少，多见于12岁以上儿童、青少年，肿瘤较广泛，生存期较短，可能是预后不良因素之一。

十一、复发治疗

儿童和成人滤泡性淋巴瘤复发后均无标准治疗方法。复发难治性滤泡性淋巴瘤患者的治疗方案的选择取决于既往治疗方案的疗效、缓解时间、复发时的病理类型、患者的一般情况以及治疗目标，可选择的治疗方法包括免疫治疗、化疗联合免疫治疗、放疗联合免疫治疗等。

十二、展望

儿童滤泡性淋巴瘤标准治疗方法尚未确定。未来宜开展国际多中心临床研究，对儿童滤泡性淋巴瘤的生物学行为、诊断、治疗、预后等相关问题作深入探讨。

第二节 儿童黏膜相关淋巴瘤

一、引言

黏膜相关淋巴组织（MALT）淋巴瘤是成人常见的惰性淋巴瘤，主要发生在消化道，大多数为低度恶性的B细胞性，在世界卫生组织（WHO）2008年新分类中将其归为结外边缘区B细胞淋巴瘤，具有黏膜层原发性套细胞淋巴瘤和滤泡中心细胞淋巴瘤的特征，不同于结内淋巴瘤。最常见的发病部位是胃，但也可发生于全身各个器官。病变缓慢，多为早期，长期局限，预后良好，但在病理组织学诊断中容易误诊。儿童青少年时期的黏膜相关淋巴组织淋巴瘤非常罕见，发病率低，目前资料显示其生物学特性、临床表现、预后等与成人的黏膜相关淋巴组织淋巴瘤相似。

二、病因及流行病学

黏膜相关淋巴组织淋巴瘤最早由Isaacson和Wright在1983年报道。发病率约占全部B细胞淋巴瘤的7%~8%。多见于60岁以上成人，在儿童中发病罕见，也有报道发生于10岁以下的儿童。在BFM国际多中心研究组织中，1986年以来共入组2 703例儿童青少年非霍奇金淋巴瘤，其中黏膜相关淋巴组织淋巴瘤只有4例，仅占0.1%。儿童黏膜相关淋巴组织淋巴瘤发病率较低，原因可能与本病在致病因素的作用下缓慢发展的惰性经过有关，不排除在儿童/青少年时期起病而到了成人阶段才检测出来的可能性。与成人一样，儿童黏膜相关淋巴组织淋巴瘤以女性稍多见。

儿童黏膜相关淋巴组织淋巴瘤的发生多与全身性易感因素相关，例如人类免疫缺陷性病毒（HIV）感染、幽门螺旋杆菌（helicobacter pylori，Hp）感染。而免疫功能正常的儿童发生黏膜相关淋巴组织淋巴瘤极为罕见。近年来，国内外已有大量文献报道了幽门螺旋杆菌感染与胃黏膜相关淋巴组织淋巴瘤的发生、发展有关，且已证实为首要原因。Hp适应性强，存在于酸性环境中，可在宿主中存活数十年。患有胃炎的成人中常伴有Hp的感染。正常胃中不含淋巴组织，Hp感染后，其多种黏附因子作为抗原长期与宿主细胞相互作用，反应性地出现获得性黏膜相关淋巴组织，进而形成黏膜相关淋巴组织淋巴瘤，并可由低度恶性向高度恶性转化。黏膜相关淋巴组织淋巴瘤的发生依赖于Hp诱发的T细胞介导的刺激。

已有报道HIV感染的儿童可伴发黏膜相关淋巴组织淋巴瘤，在某些自身免疫性疾病中例如干燥综合征、桥本甲状腺炎也可发生，提示免疫因素在本病的发生中起一定作用。外源性抗原例如Hp和某些病毒引起机体产生的免疫反应，非肿瘤性淋巴细胞的异常增生，由于外部调整机制失常或细胞本身固有的对调控信号反应失能，或对细胞毒性T细胞杀伤效应的逃逸，导致细胞增殖调控异常，从而发生淋巴瘤。

三、病理诊断

儿童黏膜相关淋巴组织淋巴瘤的病理特征基本与成人相似。肿瘤按大体形态可分为结节型、息肉型、弥漫型和溃疡型。结节型、息肉型肿瘤常呈巨大结节肿块或宽基底息肉状肿块，向腔内隆起，表面黏膜皱襞消失或溃疡形成，间有白苔或污物附着。溃疡型常呈堤样隆起，或呈火山口状，底部凹凸不平，附有白苔或污物，周围黏膜充血水肿。弥漫型胃肠道黏膜呈弥漫性隆起，表面结节不平，凹陷处有糜烂或溃疡，边缘界限不清，组织脆且易出血，与其他胃恶性淋巴瘤相似。

显微镜下可见淋巴滤泡反应性增生，肿瘤细胞多数为中等偏小，胞核形状不规则或有切迹，染色质与成熟小淋巴细胞相比显稀少，无明显核仁，即所谓的中心细胞样淋巴细胞（central cytoid lymphocyte cell，CCLC）。少数病例表现为单核细胞样细胞、小淋巴细胞、分化的浆细胞和多少不等的中心母细胞。根据中心母细胞的多少，分低度恶性黏膜相关淋巴组织淋巴瘤（中心母细胞有或无）、中度恶性黏膜相关淋巴组织淋巴瘤（中心母细胞数量较多，≥20%）和高度恶性黏膜相关淋巴组织淋巴瘤（瘤细胞以中心母细胞为主，伴有一定数量的中心细胞样淋巴细胞）。在黏膜相关淋巴组织淋巴瘤区域内或肿瘤边缘内可见有生发中心的滤泡，周围可见套细胞，套区外有弥漫的边缘区淋巴细胞。部分病例可出现程度不同的浆细胞浸润。

黏膜相关淋巴组织淋巴瘤本质是滤泡边缘区B细胞淋巴瘤，肿瘤性淋巴滤泡和反应性淋巴滤泡可同时存在，因此具有边缘区B细胞和中心样细胞的共同特征。免疫组织化学检查显示CD19、CD20、CD43、CD79a抗原阳性，sIgA或sIgM阳性，sIgD阴性，40%的患者cIg阳性，而CD5、CD10、CD23和细胞周期素cyclin D1等抗原为阴性。如伴残余反应性滤泡，则有 CD21、ki-67、Bcl-2、Bcl-6的表达。最近研究表明，黏膜相关淋巴组织淋巴瘤具有特征性的t（11；18）和t（1；14）染色体易位及染色体三体现象，涉及*MALT*-1、*Bcl*-10、*Fas*等多种基因的改变，与NF-KB通道的激活和细胞凋亡受抑密切相关，并在黏膜相关淋巴组织淋巴瘤发病机制中发挥重要作用。

四、临床表现

儿童黏膜相关淋巴组织淋巴瘤以女性多见，中位年龄为10岁。病变局限，呈惰性的临床过程。区域淋巴结较少受累，通常无骨髓侵犯。儿童黏膜相关淋巴组织淋巴瘤起病部位以涎腺和胃较多见，其他少见部位还有眼眶、结膜、泪囊、唇部、扁桃体、乳腺、肺、肝脏、皮肤等也有报道发生儿童黏膜相关淋巴组织淋巴瘤。绝大多数伴有幽门螺旋杆菌或艾滋病毒的感染。约73%的患者为早期。黏膜相关淋巴组织淋巴瘤因发病部位不同，可有不同临床表现。黏膜相关淋巴组织淋巴瘤发生在食管表现为吞咽困难，发生在胃则表现为腹痛、恶心、呕吐、纳差、胃出血、腹部包块和消瘦等，发生在肠道表现为腹痛、腹泻、穿孔、出血、腹部包块、体重减轻等，部分患者可以肠梗阻起病。

五、辅助检查

黏膜相关淋巴组织淋巴瘤的辅助检查包括CT或MR等影像学检查、病理组织学检查和分子生物学技术等，发生于胃肠道的黏膜相关淋巴组织淋巴瘤还需行胃镜或肠镜检查。胃的黏膜相关淋巴组织淋巴瘤胃镜下表现为较大的溃疡，大片弥漫黏膜下浸润，或多发肿块。肠的黏膜相关淋巴组织淋巴瘤多表现为肠壁增厚或梗阻性包块，结直肠者常表现为息肉。内镜发现肿物或溃疡后，取病灶组织进行病理检查，明确诊断。小肠或胃肠外的黏膜相关淋巴组织淋巴瘤须靠手术活检来确诊。

六、鉴别诊断

黏膜相关淋巴组织淋巴瘤应与淋巴组织反应性增生鉴别，后者在儿童时期更易出现，受各种损伤和病原体刺激常可引起淋巴结内的淋巴细胞和组织细胞反应性增生。淋巴组织反应性增生通常局限在黏膜层内，在腺体间呈不连续分布且不引起腺上皮的嗜酸性变或破坏。而淋巴瘤细胞较组织反应性增生的瘤细胞数量多，浸润范围广，并以连续蔓延方式生长。淋巴瘤分化的浆细胞是单克隆性，而反应性增生的浆细胞是多克隆性。用DNA核酸杂交或PCR检测可有助鉴别。黏膜相关淋巴组织淋巴瘤还需与套细胞性淋巴瘤、滤泡中心细胞性淋巴瘤和未分化癌等疾病相鉴别，但这些肿瘤在儿童罕见，鉴别须靠病理。

七、临床分期

临床分期对黏膜相关淋巴组织淋巴瘤的治疗策略及预后评估有重要作用，但目前国际上黏膜相关淋巴组织淋巴瘤的临床分期尚不统一。胃肠道以外的黏膜相关淋巴组织淋巴瘤建议采用AnnArbor分期，而原发胃肠道的黏膜相关淋巴组织淋巴瘤可采用Manchester分期方法（表9-1）。

表9-1 原发胃肠道黏膜相关淋巴组织淋巴瘤Manchester分期系统

Ⅰa	局限在胃肠道的局部肿瘤
Ⅰb	局限在胃肠道的多发肿瘤
Ⅱa	肿瘤侵及局部淋巴结（胃或肠系膜）
Ⅱb	肿瘤伴穿孔和与周围组织粘连
Ⅱc	肿瘤伴穿孔和腹膜炎
Ⅲ	肿瘤伴有广泛淋巴结受累（胰腺或更远部位）
Ⅳ	肿瘤伴有播散病变（肝脏，骨髓）

八、危险度分层

黏膜相关淋巴组织淋巴瘤根据肿瘤部位、范围、临床分期等进行分层治疗。有研究提出可根据国际淋巴瘤预后指数对黏膜相关淋巴组织淋巴瘤进行分层，指导治疗，预测预后，但此分层方法仍有争议。

九、治疗

黏膜相关淋巴组织淋巴瘤的最佳治疗方法仍有争议。原发于胃肠道的黏膜相关淋巴组织淋巴瘤的治疗原则是对早期黏膜性病变，以幽门螺旋杆菌根治性治疗为主，必要时加用化疗，不需要手术；如果是中晚期肿块型，治疗以化疗为主，可以考虑加用外科手术；如果伴有溃疡出血、穿孔、梗阻，治疗以手术为主，术后给予化疗。小肠结肠淋巴瘤的治疗以手术为主，术后予以抗幽门螺旋杆菌治疗、化疗和放疗。对于原发于胃肠道以外的黏膜相关淋巴组织淋巴瘤，手术、化疗、放疗、手术联合化疗、放疗联合化疗等方法均有报道。

成人黏膜相关淋巴组织淋巴瘤中，90%以上的患者与幽门螺旋杆菌感染有关，单纯用抗幽门螺旋杆菌的抗生素治疗可使30%~80%的患者取得完全缓解。有研究显示，伴有t（11；18）（q21；q21）转位和bcl-10 表达的患者，抗幽门螺旋杆菌的治疗效果差。黏膜相关淋巴组织淋巴瘤化疗有效率较高，完全缓解率达72%，客观有效率达92%。含蒽环类化疗药的方案（例如CHOP方案）的效果与不含蒽环类化疗药的方案（例如CVP方案）相似，无论在早期或者晚期患者中均未显示出统计学差异。

儿童黏膜相关淋巴组织淋巴瘤治疗效果较好。已报道的治疗方法包括抗幽门螺旋杆菌治疗、放疗、手术治疗和化疗等。儿童黏膜相关淋巴组织淋巴瘤预后较好，部分患者肿瘤能自然消退。BFM报道的4例儿童黏膜相关淋巴组织淋巴瘤中，2例单纯手术治疗，1例行手术加化疗，1例伴有幽门螺旋杆菌感染的患儿接受NHL-BFM 95方案化疗效果欠佳，后行放疗加CHOP方案化疗，随访结束时，4例患者均无病生存，生存时间分别为1.5年、2.5年、3年和8.9年。

儿童黏膜相关淋巴组织淋巴瘤中，有报道发生于胃肠道以外的肿瘤，尽管在肿瘤组织中未检出幽门螺旋杆菌，但用抗幽门螺旋杆菌抗生素治疗有效。Chetty等报道1例原发于腮腺的黏膜相关淋巴组织淋巴瘤，患者为10岁男孩，免疫功能正常，无幽门螺旋杆菌感染的依据，但单纯用抗生素治疗后肿瘤长期缓解。这种情况在成人黏膜相关淋巴组织淋巴瘤中也可见，在原发于腮腺、小肠、结肠等部位的黏膜相关淋巴组织淋巴瘤中，均有报道尽管未检出幽门螺旋杆菌，但用抗幽门螺旋杆菌抗生素治疗能取得缓解。原因可能是存在未被证实的与黏膜相关淋巴组织淋巴瘤发病有关的其他病原体，抗生素杀灭这些病原体后可使肿瘤缓解。

儿童黏膜相关淋巴组织淋巴瘤中，也有人试用抗CD20的单克隆抗体（美罗华）治疗。Rahul等报道1例14岁女孩原发于胸腺的黏膜相关淋巴组织淋巴瘤，经美罗华加CVP方案（CTX+VCR+Pred）化疗和放疗，完全缓解达13个月。在成人黏膜相关淋巴组织淋巴瘤中，美罗华的单药有效率为59%。有研究显示，在常规治疗基础上，加用美罗华治疗可使5年无事件生存率升高，而总生存率不变。

十、预后

儿童黏膜相关淋巴组织淋巴瘤由于病例数较少，确切的预后因素尚未确定。成人黏膜相关淋巴组织淋巴瘤预后较好，5年总生存率为80%~95%。胃肠道黏膜相关淋巴组织淋巴瘤的预后因素包括临床分期、胃壁浸润的程度、有无*API2-MALT*1基因转位、不同胃壁发病部位以及种族等，均有报道与预后相关。有研究显示胃肠道黏膜相关淋巴组织淋巴瘤预后比非胃肠道的黏膜相关淋巴组织淋巴瘤预后好，无进展生存时间分别为8.9年和4.9年。在非胃肠道的黏膜相关淋巴组织淋巴瘤中，不良预后因素为乳酸脱氢酶升高、肿瘤扩散以及淋巴结浸润等，而不同部位的肿瘤预后相似，5年无事件生存率和总生存率分别为71%和93%。

十一、复发治疗

复发患者无标准治疗，须根据既往治疗方法、复发时的肿瘤情况等选择挽救治疗方法。对于抗生素治疗后复发的患者，可采用化疗、放疗和外科手术等治疗。有研究显示，对抗幽门螺旋杆菌治疗失败的患者，经挽救治疗，仍有93%的患者再次取得缓解，其中放疗的缓解率高于化疗，分别为98%和96%，而化疗和手术缓解率相似。

十二、展望

由于儿童黏膜相关淋巴组织淋巴瘤发病率低，其确定的生物学特性、最佳治疗方法、预后因素等尚未明确。未来可开展多中心临床研究以对此罕见肿瘤进行深入探讨。

第三节 组织细胞/树突状细胞肿瘤

组织细胞/树突状细胞来源的肿瘤较少见，占淋巴结肿瘤的1%，起源于吞噬细胞和辅助树突细胞。以往有多种诊断，例如组织细胞髓网织细胞增生症、恶性组织细胞增生症和组织细胞淋巴瘤/肉瘤等。随着免疫组织化学、电镜和其他辅助诊断技术的应用，曾被认为是组织细胞肉瘤或组织细胞增生症等的均已证实为T细胞或B细胞淋巴瘤或噬血细胞综合征。真正组织细胞来源的肿瘤极少，仅占淋巴瘤的1%左右。2008年WHO将组织细胞和树突状细胞的肿瘤分类为：组织细胞肉瘤、Langerhans细胞组织细胞增生症、Langerhans细胞肉瘤、指间树突状细胞肉瘤/肿瘤、滤泡树突状细胞肉瘤/肿瘤、成纤维细胞性网状细胞肿瘤、未确定的树突状细胞肉瘤和弥散性幼年型黄色肉芽肿。

（一）组织细胞肉瘤

本病罕见，发病年龄广泛，包括婴儿、儿童和成年人，中位年龄约46岁。约1/3发生在淋巴结，1/3发生在皮肤，1/3发生在其他部位如脾、骨和胃肠道等。皮肤改变常从红斑开始到形成孤立性肿块，继而逐渐发展为四肢和躯干多发性病变。肠管病变可出现肠梗阻。部分病例表现全身广泛播散性病变。多有发热、消瘦等全身症状。镜下可见瘤细胞大，核偏位，圆形、卵圆形、肾形或脑回状。胞质丰富，嗜酸性，多核瘤细胞常见，背景有各种炎细胞。噬血现象不明显。核分裂象10～30/10HP。Ki-67指数10%～90%，平均20%。瘤细胞弥漫成片生长。电镜可见多量溶酶体，无细胞连接，无细胞突起。免疫组织化学显示CD68、溶菌酶、CD11c、CD14阳性。治疗主要靠手术切除肿瘤，联合放疗和CHOP（CTX+ADR+VCR+PRED）等方案化疗，但化疗不敏感。疗效不佳，50%～60%患者死于本病，部分患者可伴发急性白血病、淋巴瘤或骨髓纤维化等造血系统疾病。临床分期和瘤块大小等与预后相关。

（二）Langerhans细胞组织细胞增生症

患者较年轻，多见于儿童，男性多于女性，男女比例为3.7：1。根据临床特征可分为嗜酸性肉芽肿、Hand-Schller-Christian病和Letterer-Siwe病3种。嗜酸性肉芽肿表现为单一系统单一病灶，常见于骨或皮肤病变，预后好，长期生存率达95%。Hand-Schller-Christian病则表现为单一系统多病灶，多为多发骨病灶，有多处骨破坏性病变，并在邻近软组织形成肿块。常有颅骨受累、眼突、尿崩症和牙齿松动。Letterer-Siwe病累及2个以上器官，例如骨、皮肤、肝、脾及淋巴结等，通常发生在婴儿。有发热、贫血等全身症状。预后差，生存率低。细胞形态学表现为分化良好的Langerhans 细胞，细胞大，核有切迹或扭曲，核仁不明显，胞质宽嗜酸性。分裂像较少。Ki-67阳性率均值为10.5%，部分细胞的细胞核可有轻度或中度不典型。常混合存在不同数量的嗜酸性粒细胞、中性粒细胞、小淋巴细胞和单核或多核组织细胞。电镜观察可见Birbeck颗粒。免疫组织化学显示CD1a和S-100阳性。治疗选择取决于病变部位和范围。全身化疗可采用皮质激素联合长春碱类药物或其他化学治疗。局部肿块可应用手术治疗或放疗，照射剂量范围500~2 320cGy。

（三）Langerhans细胞肉瘤

Langerhans 细胞肉瘤极罕见。患者年龄较大，中位年龄41岁，女性多见。多为晚期病例，常累及淋巴结、肝、脾、肺和骨。有些病例可能与其他肿瘤有关，例如滤泡性淋巴瘤、腺癌和生殖细胞肿瘤等。也可发生于经过长期治疗的精神分裂症患者。本病侵袭性高，病情进展快，死亡率高达50%。镜下可见瘤细胞核仁明显。核分裂象＞50/10HP。背景嗜酸性粒细胞及其他炎细胞少。电镜观察可见Birbeck颗粒。免疫组织化学显示CD1a和S-100阳性。未有标准治疗方法，可采用手术联合全身化疗等治疗。预后差。

（四）指间树突状细胞肉瘤/肿瘤

本病非常少见，均发生在成人，中位年龄71岁，无性别差异。可于淋巴结或淋巴结外发病。病变可播散至骨髓、肝、脾、皮肤和肺等内脏。恶性度较高，死亡率达50%。镜下可见瘤细胞为梭形或卵圆形，排列呈索状、旋涡状或车辐状，位于副皮质区。可有成片圆细胞，胞质丰富，界限不清。核卵圆形或梭形，核分裂象5/10HP，Ki 67指数10%~20%。背景有许多CD3阳性的T细胞。电镜可见有细长的胞质突起，无桥粒。免疫组织化学显示S-100和波形蛋白阳性，CD68部分肿瘤阳性。以手术治疗为主，术后是否行辅助化疗仍有争议。对于无法手术切除的患者，有文献显示同时放化疗效果较好。

（五）滤泡树突状细胞肉瘤/肿瘤

发病率较低。可发生于淋巴结或结外部位如扁桃体、脾、口腔、鼻咽、胃肠、肝、皮肤、软组织、腮腺及乳腺等。少数患者病变累及全身广泛淋巴结和脾肿大。多数患者预后良好。镜下可见肿瘤细胞卵圆形或梭形，胞质丰富。细胞排列成索状或旋涡状（形如脑膜瘤），可见多核瘤细胞。核分裂像0~10 /10HP，核异型性明显者核分裂象＞30/10HP。背景有许多淋巴细胞，以T细胞为主。电镜观察可见有绒毛状胞质突起及明显的桥粒。免疫组织化学显示CD21、CD35阳性。最佳治疗方案尚未确定。本病呈惰性经过，病程较长。多数患者肿瘤切除后不需要放疗或化疗。播散性病变可采用CHOP等非霍奇金淋巴瘤方案进行化疗。40%~50%的病例出现局部复发，25%的病例可出现转移，10%~20%的患者最终死于此病。预后不良因素为腹腔内肿瘤伴有细胞非典型性、大片凝固性坏死、增殖指数高、肿瘤直径＞6cm等。

（六）成纤维细胞性网状细胞肿瘤

成纤维细胞性网状细胞肿瘤是种极为罕见的网状细胞来源的低度恶性肿瘤，与文献中所报道的“细胞角蛋白阳性的间质网状细胞肿瘤”可能是同一类肿瘤。好发于青年和成人。临床上多见于淋巴结，可发生于软组织、纵隔和脾脏。镜下可见淋巴结结构破坏，可见异型肌纤维母细胞样细胞呈条束状、席纹状排列。瘤细胞呈卵圆形、梭形，胞质粉染，边界不清，空泡状核，见1～3个小核仁。核分裂象偶见（平均10/10HP），可见病理性核分裂象。免疫组织显示瘤细胞Vim、α-SMA、Desmin、CD68弥漫强阳性；Calponin、S100弱阳性，Ki-67阳性率约20%。治疗上以放疗为主，并辅以化疗。对放疗无反应者可行手术治疗。因本病可累及脑脊膜，故有人主张应用预防性鞘内化疗。

（七）未确定的树突状细胞肉瘤

本病极其罕见。瘤细胞形态介于Langerhans细胞和指间树突状细胞之间，免疫组织化学可见CD1a和S-100阳性，但无Birbeck颗粒。

（八）弥散性幼年型肉芽肿

多发生于10岁以内的儿童，约50%的患者发生在1岁以内。由组织细胞增殖而成，类似于皮肤幼儿型肉芽肿。孤立性皮肤幼儿型肉芽肿较常见，容易消退，但弥散性幼年型肉芽肿预后较差，并且与1型神经纤维瘤病和幼儿型单核细胞白血病等相关。临床表现以皮肤和软组织的孤立病灶为主，可累及上呼吸道黏膜，偶可见于中枢神经系统、眼睛、肝、肺、淋巴结和骨髓等。累及中枢神经系统可出现尿崩症、抽搐、脑水肿和精神失常等。镜下可见病变内大量组织细胞和散在的Touton多核巨细胞。免疫组织化学可见vimentin、lysozyme、CD14、CD68、CD163、stabilin-1和Ⅷa因子等表达阳性。发生于皮肤和软组织的幼年型肉芽肿可自行消退，不用治疗。弥散性幼年型肉芽肿或发生于中枢神经系统者可采用类似于Langerhans细胞组织细胞增生症的方案化疗。

（甄子俊）

参考文献

[1] Oschlies I, Salaverria I, Mahn F, et al. Pediatric follicular lymphoma—a clinicopathological study of a population-based series of patients treated within the non-Hodgkin's lymphoma-Berlin-Frankfurt-Munster（NHL-BFM）multicenter trials [J]. Haematologica, 2010, 95: 253-259.

[2] Louissaint A Jr, Ackerman AM, Dias-Santagata D, et al. Pediatric-type nodal follicular lymphoma: an indolent clonal proliferation in children and adults with high proliferation index and no Bcl-2 rearrangement [J]. Blood, 2012, 120: 2395-2404.

[3] Kumar R, Galardy PJ, Dogan A, et al. Rituximab in combination with multiagent chemotherapy for pediatric follicular lymphoma [J]. Pediatr Blood Cancer, 2011, 57: 317-320.

[4] Claviez A, Meyer U, Dominick C, et al. MALT Lymphoma in Children: A Report from the NHL-BFM Study Group [J]. Pediatr Blood Cancer, 2006, 47: 210-214.

[5] Salles G, Seymour JF, Offner F, et al. Rituximab maintenance for 2 years in patients with high tumour burden follicular lymphoma responding to rituximab plus chemotherapy（PRIMA）: a phase 3, randomised controlled trial [J]. Lancet, 2011, 377: 42-51.

[6] Setty BA, Termuhlen AM. Rare pediatric non-Hodgkin lymphoma [J]. Curr Hematol Malig Rep, 2010, 5: 163-168.

[7] Saygin C, Uzunaslan D, Ozguroglu M, et al. Dendritic cell sarcoma: a pooled analysis including 462 cases with presentation of our case series [J]. Crit Rev Oncol Hematol, 2013, 88 (2): 253-271.

[8] Perkins SM, Shinohara ET. Interdigitating and follicular dendritic cell sarcomas: a SEER analysis [J]. Am J Clin Oncol, 2013, 36 (4): 395-398.

[9] Romeo S, Bovee JV, Kroon HM, et al. Malignant fibrous histiocytoma and fibrosarcoma of bone: a re-assessment in the light of currently employed morphological, immunohistochemical and molecular approaches [J]. Virchows Arch, 2012, 461 (5): 561-570.

[10] Maly E, Przyborska M, Rybczynska A, et al. Juvenile xanthogranuloma with clonal proliferation in the bone marrow [J]. J Pediatr Hematol Oncol, 2012, 34 (3): 222-225.

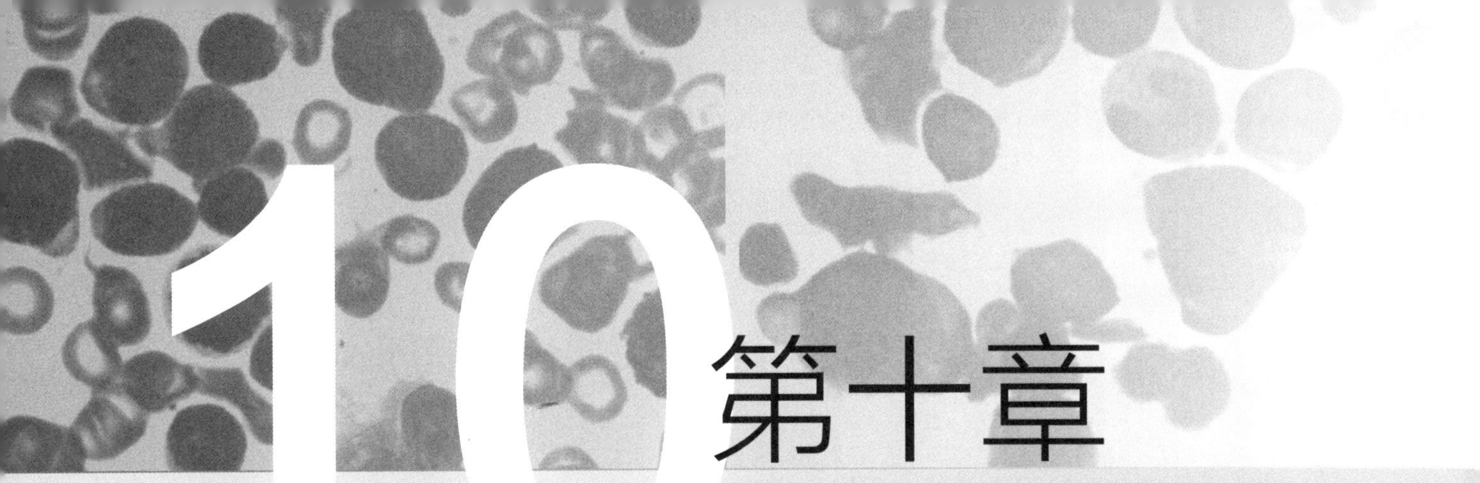

10 第十章 淋巴组织增殖性疾病

第一节 淋巴组织增殖性疾病病理

一、原发性免疫缺陷相关的淋巴增殖性疾病

原发性免疫缺陷相关的淋巴增殖性疾病（lymphoproliferative disorders associated with primary immune disorders）是指在原发免疫缺陷或原发免疫调节紊乱的疾病基础上发生的淋巴增殖性疾病（lymphoproliferative disease，LPD）。由于原发免疫缺陷疾病（primary immune disorder，PID）是一组遗传性、种类繁多的病症，发病机制具有异质性，原发免疫缺陷疾病相关的淋巴增殖性疾病也有高度的异质性。病理改变包括免疫组织或器官发育异常，淋巴组织反应性增生，多形性淋巴组织增生及淋巴瘤发生。

（一）非肿瘤性病变

非肿瘤性病变通常指淋巴组织非肿瘤性增生，包括一个谱系的淋巴增生性病变，即增生淋巴细胞形态多形性伴多克隆增生，多形性增生伴寡克隆性增生，偶尔多形性增生伴单克隆性增生也不一定发展为恶性淋巴瘤。形态多形性指小淋巴细胞增生混合中等大小细胞、免疫母细胞及少量HRS样细胞。还有一种情况因为免疫细胞发育异常导致淋巴细胞减少，通常淋巴结结构保存，淋巴细胞减少，淋巴滤泡萎缩，如果伴发感染则滤泡增生及滤泡间区增生，可找到坏死及肉芽肿性炎症改变。

常见变异型免疫缺陷病因为CD4$^+$的T细胞减少，导致淋巴组织增生，结外组织如胃肠道、肺、皮肤、脾和其他脏器常被累及，脾表现为白髓区扩大，边缘区增生显著及反应增生的淋巴滤泡。

Ig类别转换重组缺陷。因CD40配体缺陷导致IgM升高，特征是外周血B细胞仅表达IgM和IgD，组织学淋巴滤泡缺乏生发中心，产生IgM的浆细胞广泛增生，常见于淋巴结内或结外组织如胃肠道、肝、脾、胆囊，导致器官肿大，这些病变可以非常广泛，以致在发生明显的淋巴瘤表现之前已是致命的。

X连锁无丙种球蛋白血症为原发性B细胞缺陷的典型代表，扁桃体和腺样体很小或缺如，全身淋巴结、扁桃体等淋巴组织生发中心发育不全或呈原始状态，脾和淋巴结的非胸腺依赖区淋巴细胞稀少；全身各处浆细胞缺如，即使反复感染，局部淋巴组织也无增生表现。T细胞系统及细胞免疫反应正常。

孤立性IgA缺乏症时发病与IgA B细胞的分化障碍有关。患者IgA B细胞的数量正常，但多数为不成熟表型，在体外仅少数能转化为IgA细胞。大部分病例淋巴结结构及组织学无异常，也可以表现为淋巴组织增生。

T细胞免疫缺陷病与胸腺发育不良有关，胸腺组织小或缺如，胸腺小体发育不良，淋巴组织显著减少；淋巴结通常较小，缺乏副皮质区；脾细动脉鞘周围淋巴细胞明显减少。

T细胞、B细胞重症联合免疫缺陷病是一种体液免疫、细胞免疫同时有严重缺陷的疾病，一般T细胞免疫缺陷更为突出，病变主要表现为淋巴结、扁桃体及阑尾中淋巴组织不发育；胸腺停留在6～8周胎儿的状态，其中无淋巴细胞或胸腺小体。

WAS（Wiskott-Aldrich syndrome，WAS），又称伴血小板减少和湿疹的免疫缺陷病，是一种X染色体隐性遗传性免疫缺陷病，多见于男孩，临床表现为湿疹、血小板减少及反复感染。淋巴结和脾显示

T区淋巴细胞减少，非典型浆细胞及浆细胞增生及髓外造血。10%~20%的患者易发展为恶性淋巴瘤，最常见为弥漫大B 细胞淋巴瘤，占75%，经典型霍奇金淋巴瘤和白血病各占4%和10%。

吞噬细胞的数量和（或）功能的先天性缺陷，表现为颈淋巴结、皮肤、肺、骨髓等处慢性化脓性炎或肉芽肿性炎，肝、脾肿大。

小儿X-连锁淋巴组织增生疾病是一种先天性的免疫缺陷性疾病，特征性地表现为对EB病毒感染的异常免疫反应，临床病理表现可归纳为以下3种类型：①爆发性传染性单核细胞增多症伴有病毒相关的噬血细胞综合征，最为常见，表现为B淋巴细胞感染EB病毒和巨噬细胞大量增生并在全身各脏器浸润，组织细胞吞噬红细胞和核碎片，大多数患者在感染EB病毒后1个月内死亡。②丙种球蛋白异常血症，此型较为常见，占30%。感染EB病毒后，患者常有不同程度的低IgG血症，也可有IgM增高。淋巴结内淋巴组织可发生坏死、钙化和缺失。③恶性淋巴瘤占30%，淋巴瘤常发生于淋巴结以外部位，最常侵犯肠道回盲区。淋巴瘤类型通常是Burkitt淋巴瘤，少数为霍奇金淋巴瘤；大多数为B细胞淋巴瘤，少数为T细胞淋巴瘤。

（二）肿瘤性病变

肿瘤性增生病变包括淋巴瘤和白血病。常见淋巴瘤类型是弥漫大B细胞淋巴瘤，约占50%，其次为Burkitt淋巴瘤、霍奇金病及外周T细胞淋巴瘤。少数报道有T淋巴母细胞或B淋巴母细胞性淋巴瘤/白血病，幼淋巴细胞白血病也有个例报道。

大多数原发免疫缺陷疾病患者并发的淋巴增殖性疾病为B细胞肿瘤，因此常表达B细胞标记。B细胞感染了EB病毒后常导致B细胞抗原表达下调，因此在EB病毒阳性的淋巴增殖性疾病中，CD20、CD19和CD79a可阴性或仅表达于部分肿瘤细胞。相似地在大多数病例，EB病毒可上调CD30表达，瘤细胞表达CD30。此外LMP-1可阳性。在有浆细胞样分化表现的细胞可检测到单克隆的cIg。

因为许多原发性免疫缺陷相关的淋巴增殖性疾病常有不典型的淋巴细胞增生，B细胞淋巴瘤常有单克隆性IgH重排，所以基因水平的克隆性检测在判断原发性免疫缺陷相关的淋巴增殖性疾病是否已进展为恶性淋巴瘤具有重要的价值。

二、移植后淋巴增殖性疾病

移植后淋巴增殖性疾病（post-transplant lymphoproliferative disorders，PTLD）是实体器官移植，骨髓或造血干细胞移植后的宿主免疫抑制，发生传染性单核细胞增生症样淋巴细胞/浆细胞增生，到B细胞及T细胞淋巴瘤、霍奇金病等谱系淋巴增生性病变，70%~85%病例与EB 病毒感染相关。移植后淋巴增殖性疾病常发生于移植后1年内，EB病毒阴性和T/NK细胞移植后淋巴增殖性疾病分别发生于移植后4～5年和6.5年。

组织学上，移植后淋巴增殖性疾病包括了一组异质性的淋巴增殖性疾病，从反应性增生、多克隆性增生到侵袭性非霍奇金淋巴瘤不等。2008年WHO分类将移植后淋巴增殖性疾病分为4类：①早期病变；②多形性移植后淋巴增殖性疾病；③单形性移植后淋巴增殖性疾病；④经典型霍奇金淋巴瘤型移植后淋巴增殖性疾病（表10-1）。大约有85%移植后淋巴增殖性疾病起源于B细胞，10%~15%起源于T细胞。大多数早期病变和多形性移植后淋巴增殖性疾病随着免疫抑制剂的减量可自行消退，而大部分单形性移植后淋巴增殖性疾病的预后很差，死亡率也较高。

表10-1 移植后淋巴增殖性疾病组织分类（2008年WHO分类）

移植后淋巴增殖性疾病组织分类	克隆状态	EB病毒状态
早期病变		
浆细胞增生	多克隆	总是阳性
传染性单核细胞增多症样移植后淋巴增殖性疾病	多克隆	总是阳性
多形性移植后淋巴增殖性疾病	单克隆	总是阳性
单形性移植后淋巴增殖性疾病（按淋巴瘤分型分类）		
B细胞淋巴瘤 弥漫性大B细胞淋巴瘤，非特殊类型 伯基特淋巴瘤 浆细胞骨髓瘤样移植后淋巴增殖性疾病 浆细胞瘤样移植后淋巴增殖性疾病 其他	单克隆	常常阳性
T细胞淋巴瘤 外周T细胞淋巴瘤，非特指类型 肝、脾T细胞淋巴瘤 其他	单克隆	罕见阳性
经典型霍奇金淋巴瘤型移植后淋巴增殖性疾病	单克隆	常常阳性

病理形态学：

1. 早期病变 包括浆细胞增生和传染性单核细胞增多症样移植后淋巴增殖性疾病，送检组织多为淋巴结或扁桃体，结外少见。浆细胞增生移植后淋巴增殖性疾病通常淋巴结结构保存，窦结构存在，偶见小淋巴滤泡，浆细胞反应性弥漫增生，免疫组织化学Kappa（κ）和Lambda（κ）为多克隆性，如果EB病毒阴性，有些病理医生可能诊断为非特殊淋巴组织增生。传染性单核细胞增多症样移植后淋巴增殖性疾病，小淋巴细胞、浆细胞、转化细胞及免疫母细胞增生，与传染性单核细胞增多症引起的病理改变相似，免疫组织化学EBV-LMP1阳性。

2. 多形性移植后淋巴增殖性疾病 淋巴结或受累组织内见大小不等的淋巴细胞弥漫浸润，并见浆细胞、免疫母细胞及转化细胞混杂。大小不等的淋巴细胞核扭曲，并可见核分裂像，似中心细胞；免疫母细胞可以多核，核仁明显，似经典型霍奇金淋巴瘤的RS样细胞。免疫组织化学：弥漫浸润的细胞大部分为B淋巴细胞，表达B标记，如CD20、CD79a、κ、λ均有表达，少部分为T淋巴细胞，表达CD3及CD5，大多数淋巴细胞EB病毒阳性。TCR及IgH 基因为多克隆性重排。

3. 单形性移植后淋巴增殖性疾病 按相对应的B细胞及T细胞淋巴瘤类型分类，病理形态学参考儿童淋巴瘤病理诊断，诊断中要显示出移植后淋巴增殖性疾病。

大多数单形性移植后淋巴增殖性疾病细胞由大量转化B细胞组成，形态学与弥漫性大B细胞淋巴瘤非特殊类型相似，偶尔出现弥漫大B细胞淋巴瘤其他亚型，伯基特淋巴瘤少见。弥漫性大B细胞淋巴瘤转化的B细胞形态多形性，细胞中等到大大小，可见核仁，胞浆较丰富，常伴有浆样分化，部分病例背景T淋巴细胞丰富，转化的大B细胞数量少。免疫组织化学表达B标记，大部分为非生发中心型，$CD10^-$，Bcl-$6^{+/-}$，$MUM1^+$，极少部分病例特别是EB病毒阴性病例为生发中心型，$CD10^{+/-}$，Bcl-6^+，$MUM1^-$。伯基特淋巴瘤表达B标记及CD10。

B细胞淋巴瘤其他类型包括浆细胞骨髓瘤样移植后淋巴增殖性疾病和浆细胞瘤样移植后淋巴增殖

性疾病，浆细胞增生为单克隆性增生，前者与浆细胞骨髓瘤诊断原则一致，后者常发生在胃肠道、淋巴结内和其他结外部位。免疫组织化学表达浆细胞标记CD38、CD138等。

T细胞淋巴瘤细胞形态大部分为外周T细胞淋巴瘤，非特指性，瘤细胞并不由转化的大细胞组成，约15%为肝、脾T细胞淋巴瘤，NK细胞淋巴瘤非常少见。免疫组织化学相当部分病例表达CD8及TIA1。

4. 经典型霍奇金淋巴瘤型移植后淋巴增殖性疾病 此类型少见，病理形态改变与经典型霍奇金淋巴瘤的混合细胞型相似，瘤细胞形态与免疫组织化学都与霍奇金淋巴瘤一致。淋巴结结构破坏，可见R-S细胞和R-S样细胞，背景混杂较多的小淋巴细胞、浆细胞及组织细胞。免疫组织化学：R-S样细胞$CD30^+$，$CD15^+$，EB病毒常常阳性，RS细胞IgH重排。

三、EB病毒相关淋巴组织增生性疾病

EB病毒（Epstein-Bar virus，EBV）相关的淋巴组织增生性疾病包括EBV阳性B细胞增生性疾病和EBV阳性T/NK细胞增生性疾病，此章节主要讨论儿童EB病毒阳性T/NK淋巴组织增生性疾病（EBV-associated T/natural killer-cell lymphoproliferative disorder，EBV-T/NK LPD）。

EBV阳性 T/NK淋巴组织增生性疾病在亚洲国家与南美国家常见，与急、慢性EB病毒感染有关。由于目前没有慢性活动性EB病毒感染（chronic active EBV infection，CAEBV）分类或分级系统，病理医生和临床医生常常为慢性活动性EB病毒感染和EB病毒阳性T/NK淋巴组织增生性疾病的诊断和治疗纠结。目前亚洲国家较为普遍接受的观点是：EB病毒相关淋巴组织增生性疾病是EB病毒感染引起的一组疾病，是一个谱系，而不是一种疾病；T细胞和/或NK细胞增生包括多克隆性增生、寡克隆性增生及单克隆性增生。Oshima K 提出儿童EB病毒阳性T/NK淋巴组织增生性疾病分为A型和B型，A型分为3级：A1，EB病毒感染的淋巴样细胞增生，形态多形性，为多克隆性增生；A2，EB病毒感染的淋巴样细胞增生，形态多形性，为多克隆性或寡克隆性增生；A3，EB病毒感染的淋巴样细胞增生，形态单形性（外周T细胞淋巴瘤或NK细胞淋巴瘤/白血病），为单克隆性增生。B型：增生的EB病毒感染细胞形态单形性（外周T细胞淋巴瘤），为单克隆性增生，临床过程暴发性进展。A3型和B型相当于2008年版造血与淋巴组织肿瘤WHO分类中的儿童EB病毒阳性T细胞淋巴组织增生性疾病，2016年3月份Blood发表的WHO淋巴组织肿瘤分类修订版里则更名为儿童系统性EB病毒阳性T细胞淋巴瘤。

EB病毒阳性T/NK淋巴组织增生性疾病的克隆性检测包括EB病毒克隆性检测以及T/NK细胞克隆性检测。如果EB病毒感染的淋巴细胞包含相同EB病毒基因组和染色体异常，就定为EB病毒具有克隆性。Kimura等研究指出大部分CAEBV患者其淋巴细胞感染的EB病毒表现为单克隆性，少部分患者是寡克隆或多克隆表达；也有部分患者EB病毒为单克隆性，但仍可无症状生存多年，疾病无进展。Toyabe等发现部分患者有单克隆的EB病毒扩增，但感染的淋巴细胞呈多克隆性扩增。因此，检测EB病毒的克隆性并不能指导患者的诊断及预后。病理诊断方面学者更关注T/NK细胞增生是否为单克隆性，如果T细胞受体基因重排检测为单克隆性，结合临床，则需做出目前为肿瘤进展期诊断。需注意的是真性NK细胞的T细胞受体基因重排为胚芽型的，基因重排检测不能确定增生NK细胞是否为单克隆性增生时，这时候需要病理形态学结合临床资料做出综合判断。

造血与淋巴组织肿瘤WHO2008年版分类中儿童EBV阳性T细胞淋巴组织增生性疾病（EBV-positive T cell lymphoproliferative disorders of childhood）包括以下2型EBV感染相关的T细胞淋巴增生性疾病：儿

童系统性EBV阳性T细胞淋巴组织增生性疾病和种痘样水疱病样淋巴瘤，2008年版分类特别指出二者瘤细胞均为单克隆性增生，故此二型临床均需按淋巴瘤进行治疗。而2016年修订版里指出前者为T细胞淋巴瘤，后者更名为种痘样水疱病样淋巴组织增生性疾病。

（一）儿童系统性EBV阳性T细胞淋巴瘤（systemic EBV-positive T cell lymphoproliferative disease of childhood）

发生于儿童与年轻人，EB病毒感染T细胞单克隆性增生，具活化细胞毒性表型。发生于急性或慢性EB病毒感染之后，临床病程呈暴发性或亚急性临床过程，常发生多器官衰竭、脓毒血症而死亡。临床病理方面与侵袭性NK细胞白血病有些重叠。又称为儿童暴发性EB病毒阳性T细胞淋巴增生性疾病、暴发性或致死性噬血细胞综合征。主要侵犯肝、脾，其次为淋巴结、骨髓、皮肤与肺等。

1. 病理形态学

（1）淋巴结结构可正常，淋巴窦内见异型淋巴样细胞增生，淋巴结结构也可部分或完全破坏，副皮质区增宽，瘤细胞弥漫增生，细胞中等大或体积偏小，轻度异型或显著异型性，部分病例瘤细胞中等至大型或多形性，核圆形、卵圆形或不规则，染色质颗粒状，核仁不明显或有小核仁，核分裂像易见，细胞凋亡现象不明显。背景散见浆细胞、嗜酸性粒细胞、免疫母细胞浸润，有时可见上皮样细胞、肉芽肿或灶性坏死，毛细血管后微静脉呈树枝状增生（图10-1）。

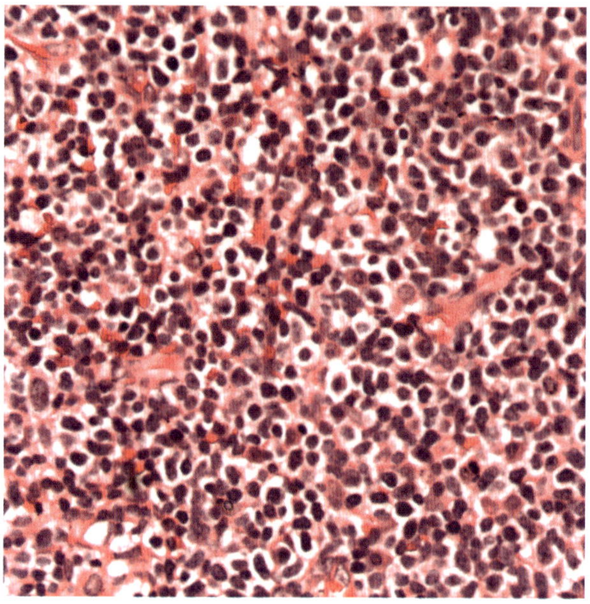

图10-1 系统性EBV阳性T细胞淋巴瘤病理组织学

（2）肝汇管区及肝窦内可见异型淋巴样细胞浸润；脾可见瘤细胞呈窦内浸润方式，白髓减少。如合并嗜血细胞综合征，则肝、脾均见明显的噬血细胞现象，窦内组织细胞增多，胞浆吞噬红细胞。

（3）皮肤病变活检表现为皮肤真皮层或皮下组织中见异型淋巴样细胞浸润，围绕小血管周围、皮肤附件或脂肪细胞生长，可见细胞凋亡及核碎屑。

（4）骨髓活检疾病早期显示骨髓增生活跃，粒红细胞系统比例大致正常，少量异型淋巴样细胞散在或小簇状分布，疾病发展迅速时常见嗜血现象。

2. 免疫表型 急性EB病毒感染之后的病例瘤细胞主要是αβ细胞毒T细胞，CD8$^+$，同时表达CD2、CD3、TIA1及GrB（granzyme B），CD56$^-$。慢性EB病毒感染病例瘤细胞CD4$^+$，CD2$^+$、CD3$^+$及细胞毒标记（TIA1、穿孔素、Gr B）均阳性，有时同时CD4$^+$、CD8$^+$，或CD8$^+$。

虽然WHO2008年分类提出儿童系统性EB病毒阳性T细胞淋巴组织增生性疾病瘤细胞CD56$^-$，但也有一些报道CD56$^+$的病例，甚至提出儿童系统性EB病毒阳性T细胞淋巴组织增生性疾病应改为儿童系统性EB病毒阳性T/NK细胞淋巴组织增生性疾病。虽然多数病例为儿童，也有部分病例为年轻人（20岁左右），有学者认为命名为系统性EB病毒阳性T/NK细胞淋巴组织增生性疾病，儿童型（childhood type）更为合适。2016年修订版未做相关说明。

3. 分子生物学 大部分瘤细胞原位杂交EBERs$^+$（图10-2），*TCR*基因重排克隆性增生。

4. 鉴别诊断

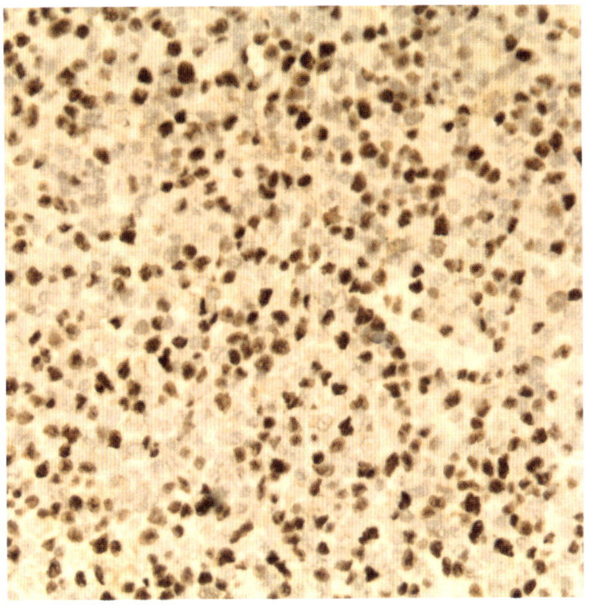

图10-2 系统性EBV阳性T细胞淋巴瘤瘤细胞EBERs阳性

（1）慢性活动性EB病毒感染（CAEBV） 无明确免疫异常的个体出现慢性或复发性传染性单核细胞增生症样症状，伴随EB病毒抗体的异常改变。慢性活动性EB病毒感染中EB病毒感染的靶细胞可以是B细胞，也可以是T细胞，少数情况下还可以是NK细胞。T/NK细胞慢性活动性EB病毒感染目前还没有公认的标准，参考指标如下：①严重疾病症状（如发热、肝脾大）持续3个月以上；②EB病毒抗体滴度升高，抗EBV-VCA IgG滴度≥1∶5 120，抗EBV-EA IgG滴度≥640或抗EBNA<2，或者EB病毒拷贝数升高；③主要脏器受损，可表现为多器官受累，出现间质性肺炎、骨髓增生低下、葡萄膜炎、淋巴结炎、持续性肝炎或脾大；④受累组织中感染EB病毒的T/NK细胞数量增加。淋巴结显示副皮质区增生，多形性及多克隆性淋巴组织增生，EBERs阳性细胞增多，伴其他炎症细胞如浆细胞、组织细胞及免疫母细胞浸润，可见肉芽肿改变及灶性坏死。肝、脾显示汇管区及窦内小淋巴细胞浸润，异型性不明显，骨髓内也有少量EBERs细胞散在或小簇状分布，异型性不明显。*TCR*基因重排无克隆性增生。

（2）侵袭性NK细胞白血病 侵袭性NK细胞白血病与儿童系统性EB病毒阳性T细胞淋巴瘤两者在临床和病理方面都存在重叠，两者完全区别开来有时是非常困难的。侵袭性NK细胞白血病细胞呈弥漫、片状破坏性浸润，细胞形态较单一，核圆形或不规则，染色质致密，可见小核仁，凋亡现象明显，核碎屑及坏死常见，伴有血管侵犯。病情进展快，临床过程凶险，常伴发嗜血细胞综合征，预后差。此型病理诊断与临床信息紧密相关，不能仅凭病理形态学做出诊断。

（3）EB病毒相关的淋巴组织增生性疾病（EBV-T/NK LPD） 是EB病毒感染引起的一组疾病，一个谱系，而不是一种疾病；它包括CAEBV和T/NK细胞淋巴瘤。患者可以没有明显的临床症状或者症状轻微，以淋巴结肿大为突出表现，受累组织中EBERs阳性淋巴细胞增生可以是多形性、多克隆性增生，也可以是多形性、寡克隆性增生，或者单形性、单克隆性增生，是否进展为肿瘤期，除了病理形态学、*TCR*基因重排检测，临床进展也非常重要。当其生物学行为由潜在恶性变为恶性时，病理医师有必要将EB病毒相关的淋巴组织增生性疾病的不同阶段进一步划分，从而给临床治疗提供依据。

（二）种痘样水疱病样淋巴组织增生性疾病（hydroa vacciniforme-like lymphoproliferative disorder）

种痘样水疱病样淋巴组织增生性疾病好发于儿童与青年人，亚洲人多见，EB病毒感染与本病关系密切。患者对蚊虫叮咬与阳光过敏相关，好发于暴露于阳光的皮肤，以牛痘疱疹样病变为特征。病变好发于脸部、手、前臂等暴晒于日光的皮肤，早期呈自限性疾病。皮肤病变表现为丘疹、疱疹，伴有溃疡、坏死，1~2周愈合后皮肤形成天花样疤痕。病程不定，在进展为系统性病变之前最长可有 10~15年病程，一旦出现系统性病变，病程具有侵袭性。

此疾病在2008年版造血与淋巴组织肿瘤WHO分类中被称为种痘样水疱病样淋巴瘤（hydroa vacciniforme-like lymphoma），属于T细胞淋巴瘤，2016年3月份Blood发表的WHO淋巴组织肿瘤分类修订版里被归入CAEBV，改名种痘样水疱病样淋巴组织增生性疾病，无详细说明。

1. 皮肤组织病理特点

（1）表皮、真皮及皮下组织中见异型淋巴样细胞弥漫浸润，瘤细胞常常围绕真皮血管及皮肤附件生长，细胞小至中等大小，可找到核分裂像，血管壁不同程度变性坏死（图10–3），皮肤表面常形成溃疡。

（2）免疫组织化学　大部分病例CD8$^+$，少部分病例CD4$^+$，或CD56$^+$，细胞毒标记（TIA1，穿孔素，颗粒酶B）阳性，同时也表达T标记。

（3）大部分瘤细胞原位杂交EBERs$^+$（图10–4），CD56$^-$的病例*TCR*基因重排阳性。

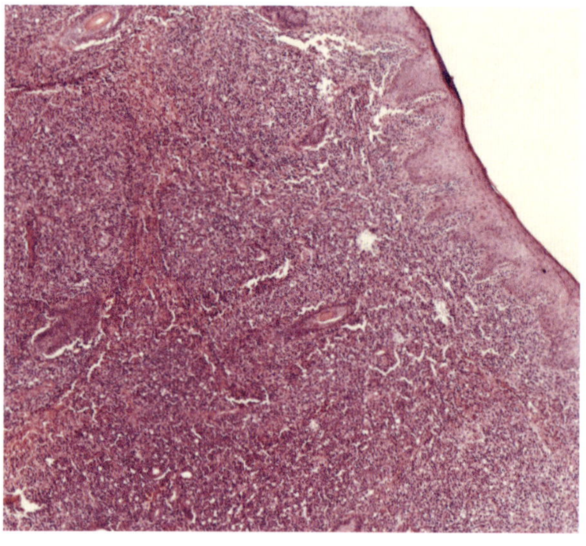

图10–3　种痘样水疱病样淋巴组织增生性疾病进展期
真皮层异型淋巴样细胞弥漫浸润

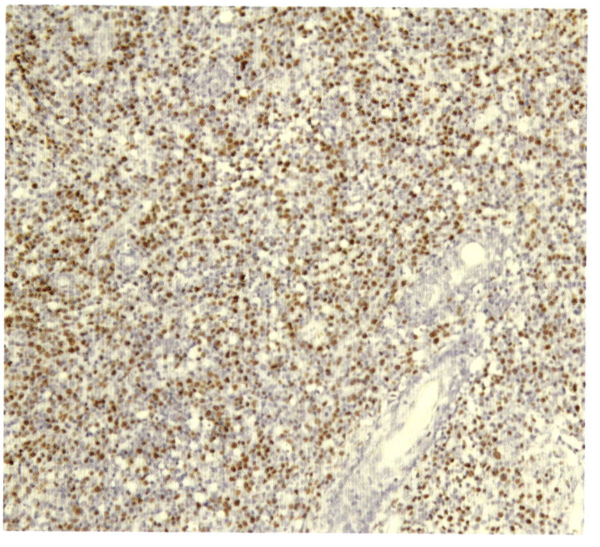

图10–4　种痘样水疱病样淋巴组织增生性疾病进展期
原位杂位大部分瘤细胞EBERs阳性

2. 鉴别诊断

（1）种痘样水疱病（hydroa vacciniforme，HV）　发生在儿童的病因不明的光敏感性皮肤病，表现为面部、四肢等曝光部位的丘疹、水疱、坏死和结痂，青春期后可自行缓解，似与遗传或基因缺陷有关。儿童在2~3岁时就开始发病，但也有发病较迟者。一般女孩发病较轻；男孩往往病情重，皮疹数目也多。暴露日光处出现红斑、丘疹或水疱，中心可见脐凹。可化脓形成溃疡，中心坏死、结痂，痂脱落后留有凹陷性疤痕及色素沉着。春夏易出皮疹，入冬减轻或完全消退。往往到青春期才逐渐减轻消退。Jaffe等将种痘样水疱病分为经典型种痘样水疱病及重症型种痘样水疱病。经典型种痘样水疱病淋巴细胞浸润皮肤附件及血管周围，5%~50%淋巴细胞EBERs$^+$，CD4$^+$或CD8$^+$，通常CD56$^-$。T细胞受体基因重排多克隆性。重症型种痘样水疱病形态学与经典型相似，但病变范围更广更深，可浸润至皮下组织，且伴有临床症状，包括发热、肝大及血清学改变等，T细胞受体基因重排多克隆性。经典型种痘样水疱病较少发展为淋巴瘤，而重症型种痘样水疱病有一半病例发展为淋巴瘤。

鉴别种痘样水疱病与种痘样水疱病样淋巴组织增生性疾病肿瘤进展期的重点是T细胞受体基因重排是单克隆性还是多克隆性，如果是NK细胞来源的病例二者有时难以确定，因为T细胞受体基因重排不能帮助，需联系临床综合做出判定。

（2）蚊叮超敏反应 2016年3月Blood发表的WHO淋巴组织肿瘤分类修订版里被归入CAEBV，主要发生在儿童或青少年，发病年龄＜20 岁，皮肤被蚊虫叮咬后，红肿然后起水疱，溃烂并留下疤痕，常伴有发热、乏力，甚至出现血尿、蛋白尿，外周血中单核细胞增多，血清EBV抗体滴度升高，这些症状可以逐渐好转，直至再次被蚊虫叮咬后重现。病理形态学为非肿瘤性炎性病变，表皮水疱形成，多形性淋巴细胞及炎症细胞浸润，血管或小汗腺周围以及皮下脂肪中见多形性核不规则的中小或大的异型淋巴细胞浸润，小血管纤维素样坏死，红细胞溢出。免疫组织化学显示这些细胞可以是T细胞，也可以是NK 细胞，$CD4^+$或$CD8^+$，或$CD56^+$；EBER 阳性，阳性细胞数量为3%~5%。

值得注意的是蚊叮超敏反应也可以是其他淋巴瘤伴随症状，如种痘样水疱病样淋巴组织增生性疾病、其他EBV阳性NK细胞淋巴瘤，需详细问诊及鉴别。

（3）皮肤结外鼻型NK/T细胞淋巴瘤 成年人好发，病程短，皮肤病变表现为肿块及溃疡。瘤细胞小、中等大或大细胞，或三者混合，浸润血管壁，坏死明显，免疫组织化学大部分病例$CD56^+$，细胞毒标记（TIA1，穿孔素，颗粒酶B）阳性，$CD3^+$，$CD5^-$；BEERs瘤细胞大部分阳性，CD56阴性的病例*TCR*基因重排阳性。

（4）皮下脂膜炎样T细胞淋巴瘤 原发性皮肤淋巴瘤，起源于αβ-T 细胞，可发生在各个年龄阶段，多见于中青年人。以四肢或躯干皮肤单发或多发的结节、斑块、皮下肿块为主要表现，主要累及皮肤深部脂肪组织，瘤细胞浸润脂肪细胞，形成花环样结构，坏死碎屑易见。免疫组织化学染色：T细胞标记阳性，大部分病例$CD8^+$、$CD4^-$，细胞毒标记阳性，少部分病例$CD4^+$，EBERs瘤细胞$^-$。

（5）原发皮肤γδT细胞淋巴瘤 从皮下脂膜炎样T细胞淋巴瘤分出来的一种亚型，更具侵袭性，预后差，成年人多见，女性比男性发病率高。瘤细胞浸润表皮、真皮及皮下组织，细胞中等至大大小，核染色质粗，可见到核仁，血管侵犯、凋亡及坏死现象明显。免疫组织化学：通常瘤细胞$CD4^-$及$CD8^-$，部分病例$CD8^+$，$CD2^+$及$CD3^+$，但$βF1^-$，$CD5^-$，$CD56^+$及细胞毒标记（TIA1，穿孔素，颗粒酶B）强阳性，$EBERs^-$。

四、Kimura病

Kimura病（Kimura disease，KD）也称木村病，是一种少见的慢性炎症病变，表现为淋巴组织增生、嗜酸粒细胞浸润及血管内皮细胞增生。多累及头颈部皮下组织及周围淋巴结，40%患者可出现2个或2个以上皮下包块，部分病例仅有淋巴结肿大，Kimura病常常累及局部涎腺组织，主要是腮腺及颌下腺组织。

本病由我国金显宅等在1937年首先报道，当时称为嗜酸粒细胞增生性淋巴肉芽肿 （eosinophilichy perplastic lymphogranuloma），1948年Kimura等以伴有淋巴组织增生的特殊肉芽肿 （unusual granulation combined with hyperplastic changes of lymphatic tissue）对本病进行了系统的描述。此病主要见于东亚地区，命名曾较混乱，有“类似慢性肉芽肿伴嗜酸性粒细胞增多症”“软组织嗜酸性肉芽肿”“嗜酸性淋巴滤泡病”“皮肤嗜酸性淋巴滤泡增多症”“淋巴结和软组织的嗜酸性肉芽肿”“嗜酸性细胞增生性淋巴肉芽肿”等病名。目前国内称为嗜酸性淋巴肉芽肿，而西方及日本的文献主要用Kimura disease命名。

（一）Kimura病组织学特点

1. 软组织肿块病理特点 肉眼病变呈红色或棕褐色，肿块边界不清，病变累及深层纤维结缔组织及肌肉。可见许多反应性增生的淋巴滤泡，淋巴滤泡发育良好，滤泡呈圆形或卵圆形，具有明显的套区和生发中心，部分生发中心有血管形成，并伴有单核细胞、少量浆细胞及肥大细胞浸润。滤泡间嗜酸性粒细胞浸润，也有浆细胞、肥大细胞和淋巴细胞浸润。小血管增生显著，主要是毛细血管和小静脉，也可见小动脉。

2. 淋巴结病变特点 淋巴结结构基本保存，淋巴滤泡增生，但套区和生发中心存在，滤泡内可见嗜酸性粒细胞聚集或微脓肿，或者形成嗜酸性淋巴滤泡融解征，生发中心可见IgE透明蛋白样物沉积。滤泡之间有大量嗜酸性粒细胞浸润或在小血管周围聚集，并形成嗜酸性微脓肿。滤泡间区毛细血管增生，血管内皮细胞扁平或立方形，可见胞浆内空泡，间质纤维化。

3. 腮腺及颌下腺受损区 常呈小片状分布，表现为不规则的炎性区域和不同程度的腺体损害。腺泡萎缩，纤维组织增生替代腺小叶，伴有灶状淋巴细胞、浆细胞、肥大细胞及嗜酸性粒细胞浸润。

（二）免疫组织化学

T细胞、B细胞分布大致正常，B细胞为多克隆性，CD15显示嗜酸粒细胞阳性。

（三）淋巴瘤基因重排

IgH基因重排为多克隆性的，无TCR基因重排。

（四）鉴别诊断

1. 血管淋巴增生伴嗜酸粒细胞增多（angiolymphoid hyperplasia with eosinophilia，ALHE） 由于Kimura病与血管淋巴增生伴嗜酸粒细胞增多组织学有许多相似之处，曾被认为是同一种疾病或同种疾病的不同时期，目前认为二者是不同疾病。血管淋巴增生伴嗜酸粒细胞增多又称为上皮样血管瘤，主要鉴别要点：血管淋巴增生伴嗜酸粒细胞增多主要见于白种人，中位年龄32岁；多表现为单发的皮下小结节或暗红色丘疹样病变，可有瘙痒感，平均直径为1cm以下，病变位于皮下或真皮内，不累及淋巴结。多数病例由分叶状的成簇毛细胞血管型小血管组成，部分病例由中至大的血管组成。多数血管衬以胞质丰富、嗜酸性上皮样内皮细胞，呈钉突样或墓碑样突向腔内。增生的血管周围可见淋巴细胞、嗜酸性粒细胞、浆细胞、肥大细胞浸润，不见淋巴滤泡形成，也无明显嗜酸性微脓肿形成。

2. 过敏反应及寄生虫感染引起淋巴结改变 通常仅见大量嗜酸性粒细胞浸润及聚集，找不到滤泡增生、滤泡内微脓肿及滤泡间区嗜酸性脓肿。

3. 朗格罕氏细胞组织细胞增生症 朗格罕氏细胞组织细胞增生，细胞圆形或卵圆形，胞浆中量，胞核不规则、内陷，可见核沟，背景混杂泡沫样细胞、嗜酸性粒细胞、淋巴细胞、浆细胞和多核巨细胞，有时形成嗜酸性粒细胞肉芽肿。免疫组织化学S100、CD1a阳性。

五、Castleman病

Castleman病（Castleman disease，CD）是以病因不明的淋巴结血管滤泡特殊性增生为特点的淋巴结病，也称为血管滤泡性淋巴组织增生或巨大淋巴结增生，分为单中心性Castleman病（unicentric Castleman disease）及多中心性Castleman病（multicentric Castleman disease）。

（一）单中心性Castleman病（透明血管型和浆细胞型）

1. 透明血管型（hyline vascular Castleman disease，HV-CD） 此型占单中心性Castleman病的90%。常常发生在年轻患者，中位年龄40岁，男、女无特殊，＜16岁发病较少见。除淋巴结肿大外，无特殊症状。好发于纵隔淋巴结，颈部、腋下、腹腔淋巴结均可累及。淋巴结可以是小的，或者相当大，直径为3～7cm，大者可达25cm。

（1）病变的特点　主要是淋巴滤泡及滤泡间成分的改变。

1）增生的淋巴滤泡较均匀散在分布于皮质及髓质，生发中心萎缩，淋巴细胞减少，取而代之的是大量增生的滤泡树突细胞。淋巴窦减少或不见。

2）有数根小血管穿入滤泡，血管内皮细胞肿胀，管壁增厚，后期呈玻璃样改变，血管周围有数量不一的嗜酸性或透明状物质沉积；滤泡周围套区淋巴细胞增生，成洋葱皮样排列，这种典型病变被称之为“棒棒糖”结构。

3）滤泡间小血管增多，伴透明样变性和硬化，少数病例可见小血管分支状钙化。滤泡间见淋巴细胞、浆细胞、免疫母细胞、嗜酸性粒细胞浸润，部分病例浆样树突细胞增生。

根据透明血管型滤泡及滤泡间成分比例不同，又将透明血管型分成经典型和富于间质变异型。富于间质型成年人常见，常累及腹部淋巴结。滤泡间区异常改变超过50%淋巴结面积，大量增生的硬化性血管及梭形细胞甚至完全取代整个淋巴结结构，免疫组织化学显示梭形细胞表达Actin、CD68或树突细胞标记阳性。

（2）免疫组织化学　显示正常T细胞、B细胞分布，B细胞为多克隆性，生发中心CD21、CD23、CD35显示滤泡生发中心FDC增生；浆样树突细胞表达CD123、CD68、CD43。

（3）淋巴瘤基因重排　*IgH*基因重排为多克隆性的，无*TCR*基因重排。

（4）鉴别诊断

1）Castleman病浆细胞型　单中心性或多中心性。主要为滤泡间区大量弥漫分布的浆细胞，血管透明变型及“棒棒糖”结构不明显。

2）胸腺瘤　胸腺上皮增生，血管透明变型及“棒棒糖”结构不明显，背景T细胞不成熟，TdT阳性。

3）HIV淋巴结炎　早期HIV感染受累的淋巴结表现为反应性增生的淋巴滤泡，套区减少，中晚期滤泡结构破坏或溶解，淋巴细胞减少，髓质区可见多核巨细胞，滤泡间区血管增生，血管透明变性，病变为灶性，不是弥漫改变，HIV血清学检测有助于确诊。

4）恶性淋巴瘤　Castleman病样改变还可见于不同的淋巴瘤，如经典型霍奇金淋巴瘤、滤泡性淋巴瘤、套细胞淋巴瘤（套区亚型），形态学及免疫组织化学有助于诊断及鉴别诊断。经典型霍奇金淋巴瘤$CD15^+$及$CD30^+$，滤泡性淋巴瘤$CD20^+$、$CD10^+$及$Bcl\text{-}2^+$，套细胞淋巴瘤$CD20^+$、$CD5^+$及$CyclinD1^+$。

5）血管免疫母细胞性T细胞淋巴瘤　10%病例出现滤泡增生，大部分病例有“滤泡燃尽”现象，与透明血管型相似。但副皮质区异型淋巴细胞弥漫或片状增生，胞浆透亮，常常伴浆细胞、免疫母细胞及嗜酸性粒细胞浸润，FDC增生模式与HV-CD不一样。免疫组织化学表达T细胞标记如CD2、CD3、CD4等，滤泡辅助T标记CD10、CXCL13及PD1阳性，CD21、CD23及CD35显示滤泡树突细胞增生，大部分病例EBER$_3$显示散在阳性的淋巴细胞。

6）卡波西肉瘤　异型增生的血管内皮细胞与HV-CD细胞形态与生长方式不一样，肿瘤中有多数规则的裂隙，内衬以细长、轻度不典型的细胞，裂隙内可见红细胞及吞噬含铁血黄素细胞，尚可见数量不等梭形细胞，梭形细胞与内皮细胞有移行，瘤细胞核大，不规则，有异型性，免疫组织化学瘤细胞表达血管内皮标记CD31、CD34及第八因子相关抗原FVIII，且$HHV8^+$。

2. 浆细胞型（plasmacytic Castleman disease，PC-CD） 此亚型占单中心性Castleman病的10%~20%，无性别优势，30~40岁为好发年龄。HHV8阴性，无多中心性Castleman病特征或者POEMS（peripheral neuropathy，organomegaly，endocrinopathy，monoclonal M protein，skin lesions）综合征。患者表现为局部淋巴结增大，并常伴有B症状。

（1）病变特点为滤泡间区大量各阶段浆细胞增生。

1）淋巴结内显示淋巴滤泡增生，生发中心萎缩改变比透明血管型少，小血管穿入淋巴滤泡及滤泡周围淋巴细胞增生不及透明血管型明显，一般无典型的洋葱皮样结构。

2）本型的主要特征为滤泡间区扩大，各级浆细胞成片状增生，浆细胞内可见Russell小体，滤泡间小血管增生显著。

少数病例可混有透明血管型特点时，称之为混合型。

（2）免疫组织化学特点 显示浆细胞型T细胞与B细胞分布与一般淋巴结免疫功能区分布相似，淋巴滤泡的免疫组织化学表达与反应性增生的淋巴滤泡相似，Bcl-2$^-$，CD21显示滤泡生发中心FDC网架结构扩张。浆细胞表达CD38、CD138、VS38C，κ链、λ链重排均为阳性，提示增生的浆细胞是多克隆性的，HHV8$^-$。

（3）淋巴瘤基因重排 *IgH*基因重排为多克隆性的。

（4）鉴别诊断

1）浆细胞瘤 通常淋巴结结构破坏，淋巴窦不明显，肿瘤性的浆细胞甚至浸润结外脂肪组织。免疫组织化学显示单克隆性增生，表达κ或λ，*IgH*基因重排为单克隆性。

2）HHV8+多中心性Castleman病 患者多为HIV+，临床过程为侵袭性，免疫组织化学显示单克隆性增生，HHV8+。

（二）多中心性Castleman病

多中心性Castleman病少见，是一种系统性淋巴增生性疾病，与HHV8感染相关。病变常常累及外周淋巴结、腹部淋巴结、脾及肝脏。大多数患者有HIV感染，部分病例有POEMS综合征，极少数病例既无HIV感染，也无POEMS综合征。

1. 病理 病理与单中心性Castleman病浆细胞型相似。典型病变为滤泡间区大量浆细胞片状增生伴有不同程度的血管增生。HHV8感染的患者通常伴有HIV感染，套区与滤泡内可见浆母细胞，这些浆母细胞分化不成熟，非典型性，且HHV8$^+$。可见滤泡溶解现象，即套区与滤泡间区边界变得模糊。多中心性Castleman病也可以见到滤泡退行性改变和滤泡内透明血管改变。

2. 免疫组织化学 浆细胞可为单克隆性，表达IgM、λ链重排，IL6、CD38、CD138及MUM1、HHV8阳性。

3. 淋巴瘤基因重排 *IgH*基因重排为多克隆性的，亦可为单克隆性。

4. 鉴别诊断

（1）单中心性Castleman病 分透明血管型及浆细胞型，鉴别要点如上所述。

（2）结缔组织疾病累及淋巴结 属于自身免疫性疾病，它包含了许多疾病，如红斑狼疮、类风湿性关节炎、皮肌炎、干皮病等，临床表现、实验室检测及免疫组织化学有助于诊断。

（3）浆细胞瘤 通常淋巴结结构破坏，淋巴窦不明显，肿瘤性的浆细胞弥漫增生，甚至浸润结外脂肪组织。免疫组织化学显示浆细胞标记阳性，VS38C、CD38、CD138阳性，浆细胞为单克隆性增生，表达κ链或λ链重排，*IgH*基因重排为单克隆性。

六、嗜血细胞综合征（hemophagocytic syndrome，HPS）

（一）病理特点

在骨髓组织、肝、脾及淋巴组织中出现异常增生的组织细胞，伴活跃吞噬自身血细胞，增生的组织细胞基本上形态温和，这种改变也可累及其他器官或组织如皮肤、脑、肺等。

1. 骨髓 骨髓出现体积较大的组织细胞，增生活跃，细胞大小为20~40μm，或更大，核类圆形，胞浆淡染丰富，有明显的吞噬功能亢进，吞噬多个成熟红细胞或幼红细胞，或者血小板、中性粒细胞。幼红系统增生多正常，粒系统所占比例降低，单核巨噬系统增生活跃，常>10%，巨核细胞大致正常，可见反应性的小淋巴细胞。如为恶性淋巴瘤引起的继发性嗜血细胞综合征，则可见异型淋巴样细胞散在、簇状或片状浸润。

骨髓在嗜血细胞综合征早期的表现为中等度的增生性骨髓像，噬血现象不明显，常表现为反应性组织细胞增生，无恶性细胞浸润，应连续多次检查骨髓，以便发现吞噬现象。中晚期骨髓增生降低，如为恶性淋巴瘤引起的继发性嗜血细胞综合征，骨髓涂片可找到异型淋巴样细胞。

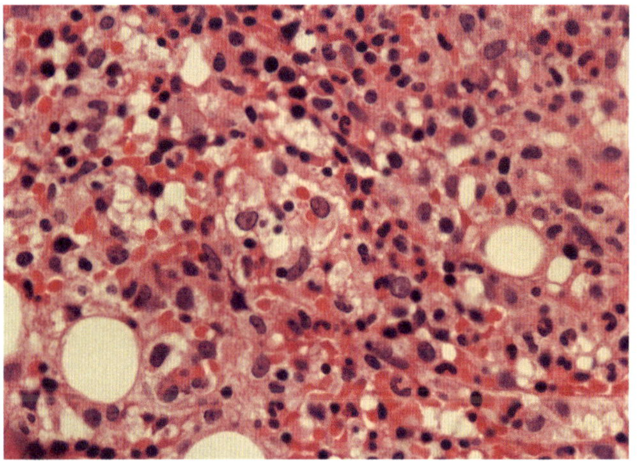

图10-5 嗜血细胞综合征骨髓活检组织学图像

注：显示少量异型淋巴样细胞浸润，可见组织细胞胞浆内吞噬红细胞及有核细胞。

骨髓活检组织标本，部分病例增生的组织细胞会显示轻微不成熟，但各个细胞间的形态、大小、核形、成熟程度的差别小于恶性组织细胞瘤所见，Ki-67增殖活性会有所升高。如为恶性淋巴瘤侵犯骨髓并引起嗜血细胞综合征时，既可观察到组织细胞吞噬红细胞及有核细胞，也可找到一些异型淋巴样细胞（图10-5）。

2. 淋巴结病理 继发性嗜血细胞综合征早期淋巴结结构多无破坏，结构基本保存，常见到免疫母细胞增生性反应。特别是病毒感染引起的淋巴结病，导致滤泡间区及副皮质区扩大，免疫母细胞增生显著，引起淋巴结部分结构破坏，这时候组织细胞增生不太明显。随着疾病进展，淋巴结内常见到灶性出血，有时也可见到灶性坏死，淋巴窦扩张伴组织细胞浸润，细胞温和，体积大，胞浆丰富，含吞噬的成熟红细胞，偶尔吞噬淋巴细胞、中性粒细胞，亦可为不完整的细胞及细胞碎片等。

淋巴结内可找到嗜血细胞综合征的病因，如淋巴瘤细胞浸润及破坏淋巴结，淋巴结结构破坏，异型淋巴样细胞弥漫分布，核异型，核分裂像易见，多为T细胞淋巴瘤或结外NK/T细胞淋巴瘤，鼻型，或NK/T细胞白血病；另一个重要病因为感染，如细菌感染、真菌感染、病毒感染（EBV、CMV、HIV等）等引起的淋巴结炎或肉芽肿性炎，镜下或特殊染色可找到病原体。

3. 肝脏病理 肝脏穿刺病理检查显示肝脏实质结构尚保存，肝窦扩张，窦内库普弗细胞增生及少量淋巴细胞聚集，库普弗细胞吞噬红细胞及淋巴细胞，肝功能异常时肝细胞常有损害。

4. 脾病理 脾大，红髓扩张，充满组织细胞伴吞噬红细胞现象，有局灶坏死，白髓通常未被累及或萎缩。

5. 皮肤病理 10%~60%患者可见皮肤累及，皮肤出现红斑及斑块。镜下真皮层及皮下脂肪组织中见较多的T淋巴细胞和组织细胞浸润，少见吞噬红细胞现象。

（二）免疫组织化学

组织细胞表达CD68、CD163、溶菌酶，偶尔表达S100，不表达CD1a；淋巴结内淋巴细胞表达正常免疫表型，常见到细胞毒淋巴细胞表达CD8、CD56或TIA1。如有淋巴瘤累及骨髓、淋巴结或其他组织，则表达相对应的瘤细胞标记，如NK/T细胞淋巴瘤细胞表达CD2、CD3、CD56、TIA1等。免疫组织化学或原位杂交可协助证实有无EB病毒、CM病毒等病毒感染（图10-6）。EB病毒相关的HPS，急性感染时EB病毒感染$CD8^+$的T细胞，慢性EB病毒感染$CD4^+$的T细胞，急性传染性单核细胞增多症时EB病毒感染B细胞。

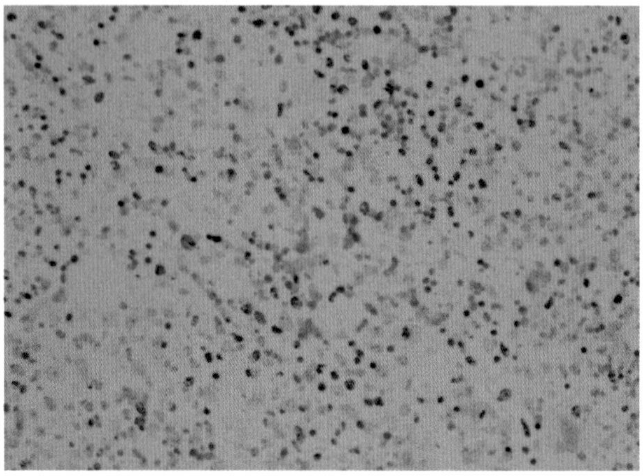

图10-6 嗜血细胞综合征骨髓活检原位杂交显示异型淋巴样细胞$EBERs^+$

（三）基因检测

大部分继发性嗜血细胞综合征无特异性遗传异常，嗜血细胞综合征与先天性免疫缺陷性疾病或获得性免疫缺陷病有关，如X-连锁淋巴增殖性疾病，突变基因*XLP*定位于Xq25，其中SH2DIA编码的XLP蛋白在T淋巴细胞信号转导和激活时起重要作用。

（四）鉴别诊断

1. Rosai-Dorfman病 又叫淋巴窦组织细胞增生伴巨大淋巴结病，是一种原因不明的局部性或系统性淋巴结病或结外病变，多数可自愈。20岁以下人群好发，主要累及双侧颈部淋巴结，约40% Rosai-Dorfman病可发生结外累及，甚至以结外症状为首发症状和唯一症状，结外病变的形态学与淋巴结内相似。镜下淋巴结结构基本存在，淋巴窦显著扩张，其内充满体积增大的组织细胞。细胞核空泡状，核仁小而显著，核膜薄，常内含完整的淋巴细胞，小淋巴细胞周围可见空晕，称为“淋巴细胞伸入运动”，这是诊断此病的重要依据之一，胞浆内也可见到吞噬的浆细胞、红细胞及中性粒细胞。淋巴结内可见浆细胞增生，胞浆内常常见到Russell小体。免疫组织化学组织细胞表达CD68、S100，而CD1a阴性。

2. 朗格罕氏细胞组织细胞增生症 可发生在骨、皮肤、淋巴结或全身多系统性病变。镜下朗格罕组织细胞单个或小簇状分布，细胞体积大，圆形或卵圆形，核圆形、肾形或不规则形，有凹陷、折叠、扭曲，可见核沟，有时呈咖啡豆样，核凹陷明显时可呈肾形或分叶状，核膜薄，染色质细致，核仁小或不明显。常伴多少不等的嗜酸性粒细胞浸润。免疫组织化学：$CDla^+$，$S-100^+$，$CD68^+$。

3. 恶性组织细胞增生症 恶性组织细胞增生症主要侵犯淋巴结、脾、肝、骨髓和皮肤，其他器官和组织如肺、胃肠道和中枢神经系统等都可受累。镜下可见淋巴结、肝、脾等组织结构破坏，异型的组织细胞弥漫增生，瘤细胞体积大，核也大，可呈双核或多核，核膜厚，核染色质分布不均匀，核仁大而明显，胞浆丰富，有吞噬现象。胞浆内可见被吞噬的红细胞、淋巴细胞、细胞碎屑，病理性核分裂像易见。肿瘤性组织细胞吞噬红细胞的现象是恶性组织细胞增生症的重要特征。免疫组织化学：CD68^{+}，CD163^{+}，CDla^{-}，S-100^{-}。

（饶慧兰 冯沿芬）

第二节 原发性免疫缺陷相关淋巴细胞增殖性疾病

原发性免疫缺陷相关的淋巴细胞增殖性疾病是一类在原发免疫缺陷或原发免疫调节紊乱的疾病基础上发生的淋巴增殖性疾病（lymphoproliferative disease，LPD）。原发免疫缺陷疾病（primary immune disorder，PID）是一组遗传性、异质性的种类繁多的症候群，其中包括奈梅亨断裂综合征（Nijmegen breakage syndrome，NBS）、共济失调性毛细血管扩张症（ataxia-telangiectasia，A-T）、布卢姆综合征（Bloom's Syndrome）、X-连锁淋巴组织增生性疾病（X-linked lymphoproliferative disease，XLP）、威-奥德里奇综合征（Wiskott-Aldrich syndrome，WAS）。前三者均属染色体不稳定综合征中的亚型，免疫缺陷、患瘤风险明显升高是它们的共同特征。

一、奈梅亨断裂综合征

奈梅亨断裂综合征（NBS）是一种人类染色体不稳定性综合征。存在*NBS1*基因突变。患者具有头小畸形的临床特征，常表现为免疫缺陷，易患恶性肿瘤。

（一）病因

NBS是种罕见的常染色体隐性遗传病，属染色体不稳定综合征的一种。*NBS1*基因定位于染色体8q21，编码蛋白nibrin（也称为Nbs1 或p95）。90%以上的患者存在c.657_661del5 缺失，发生移码突变，nibrin蛋白截断，产生2种NBS1基因产物，其中一段为26kDa片段p26-nibrin，包含FHA和BRCT结构域，对应nibrin的N末端；另一段为70kDa蛋白p70-nibrin，为nibrin的C末端。其他2种少见的*NBS1*突变为835△4和900△25。

NBS1和MRE11、RAD50相互作用，组成三聚体复合物，参与DNA双链断裂后的修复。NBS1突变后，不能有效修复经电离辐射或诱导剂所致断裂的DNA双链，染色体不稳定性增加，受电离辐射、诱导剂影响，或自发产生染色体7和14上的Ig位点和*TCR*基因断裂，V（D）J重排受影响，染色体产生易位或倒位，端粒融合形成双着丝粒染色体，加之抗原清除不充分后的慢性抗原刺激，导致细胞克隆性增殖，形成恶性肿瘤，在儿童以淋巴瘤和白血病为常见的肿瘤类型。因*TCR*和*Ig*基因重排，免疫球蛋白合成受阻，免疫功能缺陷，易反复感染；因染色体修复功能低下，细胞有丝分裂在细胞周期G1/S和G2/M节点上的进程受阻，引起成长迟缓和性腺功能不全；有丝分裂受影响，致使性腺功能不全和不育。

（二）临床表现

1. 特殊面容 高额头、下颌回缩、中面部突出、鸟头样外貌。多数患者有内眦赘皮、大耳、毛发稀疏，最显著特征是小头畸形。出生时呈小头畸形，生后几个月趋于明显，处于第3百分位以下，比年龄别正常头围少10~12cm。生长迟缓位于第10百分位，至2岁时最为明显。躯干短小。体重和身高相对应。50%的患者有其他畸形，先天性趾侧弯和并趾、消化道狭窄和闭锁、鼻后孔闭锁、唇腭裂、肾盂积水、髋关节发育不良。

2. 反复感染 易反复上、下呼吸道感染，包括支气管炎、肺炎、鼻窦炎、中耳炎。机会感染非常罕见。长期使用抗生素，易感绿脓杆菌和口腔念珠菌；可见肺和淋巴结结核。EB病毒、CM病毒、HB病毒、HC病毒感染时呈慢性感染病程，伴肝、脾淋巴结肿大和/或全血细胞减少。慢病毒刺激有免疫缺陷的细胞，致使形成B细胞或T细胞淋巴瘤。

3. 患瘤风险增加 患恶性肿瘤概率较正常人群明显升高，多以淋巴/造血系统恶性肿瘤为主，占45%~72%，发展为淋巴瘤的相对危险度为250倍，非霍奇金淋巴瘤最常见。多见弥漫大B细胞淋巴瘤、Burkitt淋巴瘤、间变性大细胞淋巴瘤、淋巴母细胞淋巴瘤。少数合并实体瘤，如髓母细胞瘤、神经胶质瘤、横纹肌肉瘤。多在20岁前罹患肿瘤。患淋巴瘤中位年龄7.8岁，而免疫正常的儿童为9.3岁。

4. 认知功能下降 7~10岁时进展为轻到中度智力迟缓。尸检和颅脑MR显示颅脑发育迟滞，额叶和胼胝体受累最为显著；小脑发育正常。

5. 性发育不良 男性易见促性腺激素分泌过多，性功能减退引发不育。女性无青春期发动，第二性征发育不良，可见卵巢发育不良和卵巢早衰。男性青春期发动接近正常。

6. 其他 绝大多数奈梅亨断裂综合征患者智力发育接近正常水平。尽管有小头畸形，无运动障碍，理解力良好，语言发育延迟，智力可以正常或轻到中度落后。

（三）诊断

根据临床特点、自发或诱导的染色体不稳定性、*NBS*1基因纯合子突变、高辐射敏感性、细胞和体液联合免疫缺陷、Nibrin蛋白全长缺失等即可诊断为奈梅亨断裂综合征。

家系分析有助诊断：家族中有小头畸形或脑积水的同胞患者，同胞中有因严重或反复感染、肿瘤死亡的年轻患者，其他家族成员中有肿瘤患者。

奈梅亨断裂综合征尽早发现和诊断非常重要，有助于采取预防感染等各项措施，尽量避免严重和反复感染；也有利于减少不必要的放射性检查，以及恶性肿瘤的放射性治疗的不良反应。

1. 临床诊断 在无法获得基因检测的情况下，可根据临床特点进行临床诊断。可参考以下临床诊断标准（表10–2）。

表10–2 临床诊断标准

主要症状
（1）出生时即存在的小头畸形
（2）反复呼吸道感染
（3）合并肿瘤，特别是造血系统来源肿瘤，如非霍奇金淋巴瘤、急性淋巴细胞白血病或实体肿瘤
辅助标准
典型的面容（前额倾斜、中面部突出、下颚回缩）；随年龄增长愈发明显
轻度生长迟缓
卵巢功能不全
缺乏神经系统症状、心智发育良好
幼儿早期认知发育较好、智力正常或处于临界水平，之后逐渐下降

2. 细胞和分子遗传学诊断

（1）基因诊断　运用分子遗传学和细胞遗传学的方法检测。基因突变形式具有地域性，针对不同地域人群高发的突变位点进行检测。采用对*NBN*基因外显子6进行测序，测定有无c657–661双位点缺失突变。如不具备分子学检测手段，则进行核型分析。

（2）细胞遗传学分析　PHA刺激外周血淋巴细胞（T细胞）检测自发染色体的不稳定性。最常见的染色体异常是染色单体解链、染色体断裂、非整倍体。大多数外周血细胞可见7/14染色体易位或倒位。如未检测到起始突变或仅单侧位点突变，可对剩余外显子进行序列分析。如未检测到突变或临床诊断困难时，可用Western blot方法检测nibrin蛋白表达。

（3）诱导染色体不稳定性　电离辐射或拟辐射效应药物博来霉素处理后的NBS细胞，染色单体或染色体断裂频率增加。

（四）鉴别诊断

需与其他有小头畸形、对X射线敏感的疾病相鉴别，如运动失调性毛细血管扩张症等（表10–3）。

表10–3　奈梅亨断裂综合征与其他免疫缺陷病鉴别诊断

疾病	基因	临床特征	体外敏感药物或物质
奈梅亨断裂综合征（NBS）	*NBN*（*NBS*1）	小头、脸部畸形，生育低下，生长迟缓（头围落后身高），细胞和体液免疫缺陷	电离辐射、博来霉素；烷化剂（MMC，DEB）
奈梅亨断裂综合征样疾病（NBSLD）	*RAD*50	小头、脸部畸形，轻度强直，生长迟缓（头围落后身高），非进行性共济失调；青春发动正常，无免疫缺陷	电离辐射、博来霉素
运动失调性毛细血管扩张症（A–T）	*ATM*	进行性共济失调，眼球运动失调，球后和皮肤毛细血管扩张（个别小头），细胞和体液联合免疫缺陷	电离辐射、博来霉素；烷化剂（MMC，DEB）
运动失调性毛细血管扩张症样疾病（ATLD）	*MRE*11	部分小头，眼球运动受限，小脑共济失调（晚发/缓慢进展）；无毛细血管扩张，无免疫缺陷	电离辐射
DNA连接酶4综合征（DNALIG4）	*DNA LIG*4	小头、脸部畸形，生育功能低下，生长迟缓（头围落后身高），细胞和体液免疫缺陷	电离辐射、博来霉素
NHEJ1综合征	*NHEJ*1	小头、脸部畸形，严重生长迟缓，严重细胞和体液联合免疫缺陷	电离辐射
范可尼贫血（FA）	*FANC*	小头（部分），生长迟缓，骨骼畸形，生育能力低下，全血细胞减少；无免疫缺陷	烷化剂（MMC，DEB）；电离辐射（轻度）
Seckel 综合征1（Seckel syndrome 1）	*ATR*	小头畸形，严重的产前和产后生长迟缓，发育延迟，智力发育迟缓，全血细胞减少；无免疫缺陷	烷化剂（丝裂霉素C）紫外线（中度）
Bloom's综合征	*BLM*	小头畸形，严重生长迟缓（头围与身高成比例迟缓）；无特异免疫缺陷	紫外线

（续表）

疾病	基因	临床特征	体外敏感药物或物质
Warsaw断裂综合征（WBS）	*DDX*11	小头畸形，产前和产后生长迟缓，耳聋，发育延迟；无免疫缺陷	烷化剂（丝裂霉素C）

注：NBS, Nijmegen breakage syndrome；A-T, ataxia-telangiectasia；ATLD, ataxia telangectasia like disease；DNALIG4, DNA LigaseⅣ；NHEJ1 syndrome, severe combined iummunodeficiency；FA, Fanconi anemia；NBSLD, NBS-like disease；WBS, Warsaw breakage syndrome.

（五）治疗

1. 免疫缺陷和感染 肺部感染最常见，易见支气管扩张，无特异治疗。评估患者免疫缺陷，抗生素预防性治疗；严重免疫球蛋白缺乏者，免疫球蛋白替代治疗。避免活疫苗接种。

2. 肿瘤 奈梅亨断裂综合征有很高的合并肿瘤的风险，第二肿瘤的发生率也较免疫正常人群高。对放化疗敏感性增加，因此化疗和放疗的毒性较一般人群大，放疗应尽可能避免；如有必要，需降低剂量；化疗剂量也需要调整。德国BFM协助组总结4例奈梅亨断裂综合征合并淋巴瘤患者采用NHL-BFM-90方案治疗的经验：认为初始化疗2疗程减低剂量至50%~70%，根据化疗毒性严重程度，再考虑余下疗程是否加至足量；或者将VP16和CTX去掉，中位随访5年，2例患者持续完全缓解。Klaus Bienemann对38例A-T和NBS合并急性淋巴细胞白血病、非霍奇金淋巴瘤和霍奇金淋巴瘤患者的治疗经过进行总结，MTX降至50%~20%，烷化剂和VP16降至50%~20%或去掉。根据个体耐受程度，再调整剂量。总结将剂量减至80%，不会显著降低疗效，也不会减少第二肿瘤发生。10年第二肿瘤发生率25%。有3例发生第二肿瘤患者CR超过5年。采用利妥昔单抗治疗初始和复发奈梅亨断裂综合征患者合并B细胞非霍奇金淋巴瘤，耐受性好，无严重毒副反应。Albert MH报道异基因造血干细胞移植治疗奈梅亨断裂综合征中复发或难治性淋巴瘤。6名患者中，有5名恢复T细胞免疫功能，中位随访2.2年，仍存活。

鉴于奈梅亨断裂综合征患者存在原发免疫缺陷和对辐射高敏感性，当合并肿瘤并进行治疗时需要降低化疗剂量，减少或避免放疗。

二、共济失调性毛细血管扩张症

共济失调性毛细血管扩张症（A-T）是一组多系统受累的常染色体隐性遗传性疾病，主要临床特征为小脑共济症状及面部皮肤、眼球结膜毛细血管扩张。患儿对电离辐射敏感，T细胞功能缺陷，易发生反复的呼吸道感染，易患肿瘤。

（一）病因

共济失调性毛细血管扩张症为常染色体隐性遗传病，估计发病率为1/10万~5/10万。基因定位于11q22.3，称为*ATM*基因。*ATM*基因在全身各组织中广泛表达，产物包含与PI3K和DNA修复/细胞节点基因相似的结构域。ATM能识别DNA损伤，调控细胞周期G1/S和G2/M转换。ATM突变影响DNA复制和细胞分裂。DNA损伤后，ATM激酶磷酸化肿瘤抑制蛋白p53，磷酸化后的p53激活功能为促使细胞周期捕获或凋亡的转录因子，终止细胞周期间的转换，有利于DNA损伤的修复。ATM激酶缺失后，p53因不能磷酸化，从而不能阻止细胞周期的转换，DNA修复功能受损，淋巴细胞染色体易位和倒位发生频率增加，IgH/TCR发生重排，突变的异常细胞不断复制和分裂，细胞发生恶性转化。据统计，罹患恶性肿瘤的概率大约为普通人群的100倍，其中急性淋巴细胞白血病和淋巴瘤是儿童共济失调性毛细血管扩张症患者主要罹患的肿瘤。ATM的另一作用为维持线粒体动态平衡。ATM突变后，线粒体活性受影响，发生线粒体病，出现共济失调、神经退行性病变和早衰。共济失调性毛细血管扩张症患者因发生杂合子错义突变，导致异常蛋白合成，干扰正常位点功能，对电离辐射和拟辐射药物敏感。

（二）临床表现

ATS纯合子突变的患者均有进行性小脑共济失调、眼球运动障碍、球后和皮肤毛细血管扩张、细胞和体液联合免疫缺陷，少数有小头畸形。其他临床表现有肺部疾病、患瘤风险增加、放疗敏感、胰岛素抵抗糖尿病。最早出现的是共济失调，生后开始行走年龄同正常儿童相仿，但之后逐渐出现步态不稳。

1. 毛细血管扩张 出现在球后结膜和暴露部位皮肤，如耳郭、鼻、颜面、颈部。多数出现在3~5岁。其他皮肤表现常有牛奶咖啡斑、色素脱失斑、黑色素痣、面部鳞屑性皮疹。

2. 免疫缺陷 70%患者有免疫缺陷，细胞和体液免疫都受累，易反复感染，肺部感染最常见，机会感染则较罕见。因吞咽功能失调导致误吸也是反复感染的病因。

3. 肺部疾病 是共济失调性毛细血管扩张症患者死亡的主要原因。主要有 3 种类型：反复肺部感染和支气管扩张、间质性肺病/肺纤维化、神经肌肉异常。神经肌肉异常表现为吞咽困难和呼吸肌无力，如潮气量下降、易误吸、无效咳嗽，通常出现在10岁以后。

4. 肿瘤 纯合子患者癌症发病率大约高出健康同龄人群100倍。10岁以后患瘤风险明显增加，发生率为10% ~ 20%。其中85%为淋巴瘤或白血病，淋巴瘤中以非霍奇金淋巴瘤为主，但也易感其他肿瘤，如乳腺癌、生殖母细胞瘤、网状细胞癌、骨髓瘤、神经系统恶性肿瘤。

5. 神经系统异常 有步态不稳，站立易摇晃、步幅窄，幼儿喜欢快走和跑步前行。粗大运动功能受损，但至学龄期稳定。可进展为构音困难和运动障碍。

（三）实验室检查

1. 甲胎蛋白 出生8个月后升高，但不会随着年龄进行性升高，与疾病严重程度无明显相关性。6个月以上，AFP＞30ng/mL则为异常。

2. 免疫球蛋白缺乏 IgA、IgG2和其他IgG亚群的缺乏或显著下降；不能产生针对多糖抗原的抗体；可见寡克隆免疫球蛋白。

3. 淋巴细胞减少 特别是T淋巴细胞减少。

（四）诊断

欧洲免疫缺陷病协会根据临床表现、实验室检查制订的诊断标准见表10-4。

表10-4 共济失调性毛细血管扩张症诊断标准

确诊
培养的细胞因电离辐射引起的染色体断裂增加或进行性小脑共济失调和ATM双位点突变
很有可能
进行性小脑共济失调和以下4项中的3项：
（1）眼球或颜面部毛细血管扩张
（2）血清IgA至少低于年龄别正常值2SD
（3）甲胎蛋白至少高于年龄别正常值2SD
（4）培养的细胞因电离辐射引起的染色体断裂增加

（续表）

可能
进行性小脑共济失调和以下4项中的1项：
（1）眼球或颜面部毛细血管扩张
（2）血清IgA至少低于年龄别正常值2SD
（3）甲胎蛋白至少高于年龄别正常值2SD
（4）培养的细胞因电离辐射引起的染色体断裂增加

（五）治疗

1. 急性感染 运用抗生素和采取体位引流。低丙种球蛋白血症或不能产生特异抗体、抗生素治疗无效的患者，予γ免疫球蛋白替代治疗。能产生抗体的患者接种肺炎链球菌和流感疫苗，可参考免疫接种后的抗体水平决定是否继续免疫接种或是否予γ免疫球蛋白替代治疗。

2. 慢性肺病 慢性肺病是共济失调性毛细血管扩张症患者的主要死因。对于有慢性呼吸道症状的共济失调性毛细血管扩张症患者，尽可能评估肺功能。10岁以上的共济失调性毛细血管扩张症患者，择期手术前检测肺功能，进行风险评估。糖皮质激素改善慢性肺病症状，糖皮质激素的剂量和疗程还有待明确。因糖皮质激素可导致感染风险显著增加和胰岛素抵抗，治疗需谨慎。

3. 共济失调 短期口服倍他米松能改善共济失调性毛细血管扩张症患者的共济失调。

4. 肿瘤 标准剂量化疗相对于降低剂量的化疗能提高缓解率，延长生存，但因化疗对共济失调性毛细血管扩张症患者的毒性增加，BFM研究中心推荐首程化疗降低强度，密切监测毒性，根据患者的耐受程度、既往感染史，适当强化余下疗程剂量。应避免烷化剂和依托泊苷的运用；甲氨蝶呤应减量至50%～20%。博来霉素对肺毛细血管内皮细胞的氧化性损伤是它肺毒性的主要机制，应减量，有报道减至标准剂量的3/4，未观察到肺部并发症。BFM研究中心总结降低化疗强度不会减少第二肿瘤的发生，但第二肿瘤经个体化治疗，仍有可能达到完全缓解。

标准剂量的放疗对共济失调性毛细血管扩张症患者的正常组织会产生致命性的影响。放疗后晚期并发症的发生率也比一般人群高。因此适当降低放疗剂量，能延长共济失调性毛细血管扩张症患者的生存。造血干细胞移植经验有限。有一例经减低预处理强度后行HLA相符的同胞异基因造血干细胞移植，生存期达3.5年。另2例死亡，一例死于淋巴瘤进展，一例死于药物毒性。

三、X连锁淋巴组织增殖性疾病

X连锁淋巴组织增殖性疾病（XLP），也称为Duncan病，是种罕见的由定位于Xq25上的*SH2D1A/SAP*基因突变引起的免疫缺陷病。遗传方式为X连锁隐性遗传，男性发病。它对EB病毒易感。临床类型多样，主要有爆发性传染性单核细胞增多症（fulminant infectious mononucleosis，FIM）、淋巴瘤（B细胞来源多见）、低丙种球蛋白血症和噬血细胞综合征（hemophagocytic lymphohistiocytosis，HLH）。淋巴瘤是X连锁淋巴组织增殖性疾病儿童和早期青少年最常见的亚型，占X连锁淋巴组织增殖性疾病患者的30%。

（一）病因

Xq25上编码T细胞特异性淋巴信号活化分子（signaling lymphcytic activation molecule，SLAM）相

关蛋白（SLAM-associated protein，SAP）的*SH2D1A*基因突变导致SAP表达异常或缺失。SAP蛋白是介导T细胞、NK细胞、NKT细胞、恒定型NK细胞以及B细胞正常免疫功能的关键蛋白分子，对EBV病毒或其他抗原刺激有免疫监视功能。正常情况下，SAP与SLAM受体家族成员相结合，作为协同刺激受体的SLAM（CD150）通过酪氨酸蛋白磷酸化信号，刺激T细胞活化。SAP突变后，细胞毒T细胞和NK细胞不能与B细胞交互作用，细胞和体液免疫受影响，产生的细胞因子和免疫球蛋白减少，感染和接种反应后抗体产生相应减少，且在EB病毒感染后，B淋巴细胞出现过度增生，导致临床上出现X连锁淋巴组织增殖性疾病相应的临床表现。突变形式有缺失或插入、单个核苷酸替代、剪切位点异常。

（二）临床表现

具有多样性，常受EB病毒感染触发引起，起病时的平均年龄为2.5岁。10%在EB病毒感染前就已存在免疫异常。主要的临床亚型有爆发性传染性单核细胞增多症、淋巴增殖性疾病（B细胞来源多见）、低丙种球蛋白血症、噬血细胞综合征。以前3种最常见。其他亚型还有再生障碍性贫血、血管炎、胃炎、淋巴瘤样肉芽肿病。除FIM与EB病毒感染相关外，其他亚型可以在无EB病毒感染的情况下发生。

1. 爆发性传染性单核细胞增多症（FIM） 占X连锁淋巴组织增殖性疾病临床亚型的58%，预后也最差。X连锁淋巴组织增殖性疾病患者对EB病毒感染后的免疫反应失调，呈现级联扩大反应，受EB病毒感染的B细胞、细胞毒T细胞和巨噬细胞在多个器官如造血系统、肝、脑和心脏中过度增殖。增殖细胞广泛浸润到淋巴系统等组织器官中，同时释放细胞因子引起广泛实质脏器损伤，如肝坏死和骨髓衰竭。爆发性传染性单核细胞增多症患者常有血小板减少、贫血、肝功能损伤和脑膜脑炎。许多患者合并爆发性肝炎和病毒相关性噬血细胞综合征。少数爆发性传染性单核细胞增多症的生存者重新感染EB病毒后可有爆发性肝炎、免疫球蛋白水平异常（IgA或IgM升高、IgG1或IgG3下降）、NK细胞功能缺陷。

2. 噬血细胞综合征（HLH） EB病毒感染后的噬血细胞综合征和爆发性传染性单核细胞增多症可互相关联，有时并不能截然分开。继发噬血细胞综合征因感染EB病毒以外的病毒，如其他肝炎病毒，可在无爆发性传染性单核细胞增多症的情况下发生。有研究发现在EB病毒阴性的患者中，有21%的患者可在无爆发性传染性单核细胞增多症的情况下发生噬血细胞综合征。

3. 低丙种球蛋白血症 1/3的X连锁淋巴组织增殖性疾病患者有低丙种球蛋白血症，免疫球蛋白替代治疗预后最好。多发生于无EB病毒感染的患者，死亡率约为5%。因IgM不能向IgG转化，IgG1和IgG3水平下降，IgA 和IgM 水平升高。最终可进展为所有免疫球蛋白亚簇水平下降。在免疫接种后，对破伤风和白喉毒素刺激后产生的抗体水平低下。尽管B细胞、T细胞、NK细胞功能受损，但B细胞和T细胞数目正常。EB病毒感染后，EB病毒血清学IgM抗体持续阳性，IgG抗体缺乏。

4. 淋巴瘤 发生于1/3的X连锁淋巴组织增殖性疾病患者，主要为B细胞非霍奇金淋巴瘤，常为结外侵犯，75%发生在回盲区。也可发生在中枢神经系统、肝脏和肾脏。组织学类型以Burkitt淋巴瘤、淋巴母细胞淋巴瘤多见。

5. 其他 包括淋巴细胞血管炎、再生障碍性贫血、淋巴瘤样肉芽肿。各占3%左右。

（三）实验室检查

X连锁淋巴组织增殖性疾病患者在EB病毒感染后，细胞毒功能相对正常，表现为多克隆活化自身反应性细胞毒CD8 T细胞功能正常。急性EB病毒感染后的患者有广泛免疫缺陷。B细胞和T细胞数目正常或升高，但功能异常。IgG水平低下，IgM水平升高。NK细胞活性降低，可出现贫血和血小板减少。

（四）诊断

根据家族史（母亲为携带者，男性发病）、临床表现、免疫学（高IgA或IgM，低IgG1或IgG3，EB病毒感染后抗EB病毒抗体弱或缺如）或分子遗传学检验诊断。遗传基因的检查对最终的确诊起着决定性作用。对所有诊断为普通变异免疫缺陷病或其他低丙种球蛋白血症、早期死亡的霍奇金淋巴瘤（尤其EB病毒感染相关的）、严重传染性单核细胞增多症或淋巴瘤（结外侵犯的B细胞非霍奇金淋巴瘤）的患者，以及有X连锁淋巴组织增殖性疾病家族史的男性患者需考虑X连锁淋巴组织增殖性疾病。对有已知基因突变家族史的女性携带者行基因检测。

（五）鉴别诊断

需与X连锁凋亡抑制缺陷病（X-linked inhibitor of apoptosis，XIAP）、普通变异免疫缺陷病（common variable immunodeficiency，CVID）、噬血细胞综合征（HLH）、Chediak-Higashi 综合征和Griscelli 综合征相鉴别。

1. X连锁凋亡抑制缺陷病　既往归为X连锁淋巴组织增殖性疾病2型。HLH是X连锁凋亡抑制缺陷病缺乏最常见的临床类型，由EBV感染激发。此外，还有低丙种球蛋白血症。病程较X连锁淋巴组织增殖性疾病轻，少见神经系统侵犯，预后较好。X连锁凋亡抑制缺陷病和慢性结肠炎有关。无淋巴瘤临床亚型。

2. CVID　免疫球蛋白IgG减少，IgA和/或IgM水平低下、特异抗体产生水平异常。受累患者反复感染，常见的为呼吸道感染。男女无差异。

3. Chediak-Higashi综合征　是由*LYST*突变引起的常染色体隐性遗传病。有严重的免疫缺陷、部分白化病、血小板功能失调。如患者未死于感染，会逐渐进入淋巴瘤样加速期，在病毒感染的刺激下，几乎所有器官系统出现淋巴组织样细胞浸润和更为严重的免疫缺陷。

4. Griscelli综合征2型　小GTP水解酶*RAB27A*突变引起的常染色体隐性遗传病，影响细胞毒T淋巴细胞功能。临床表现免疫缺陷、噬血细胞综合征（常为病毒感染引起）、神经系统异常、部分白化病。

5. 其他EBV相关的原发免疫缺陷病　IL-2诱导的T细胞激酶缺陷（ITK）、MAGT1缺陷等。

（六）治疗

X连锁淋巴组织增殖性疾病的治疗分为3个层面：对症治疗、预防并发症、根治性治疗。

1. 对症治疗　针对急性EB病毒感染，阿昔洛韦、更昔洛韦、膦甲酸钠抗病毒，作用有限。抗CD20单克隆抗体美罗华有效治疗急性原发EB病毒感染，但需要密切监测体液免疫功能，以防低丙种球蛋白血症。

2. 预防性治疗　免疫球蛋白替代治疗预防原发或继发急性EB病毒感染。美罗华能预防重症EB病毒感染，剂量为375 mg/m^2。在异基因造血干细胞移植前，美罗华治疗能阻止临床恶化。

3. 根治性治疗　造血干细胞移植（HSCT）是唯一能治愈的方法。淋巴瘤和噬血细胞综合征采用标准化疗方案（详见第三章、第四章和第十章），达到临床缓解后，行造血干细胞移植。

（七）预后

预后差，如未行造血干细胞移植，10岁前死亡率约70%，40岁前100%。对EB病毒隐性的X连锁淋巴组织增殖性疾病患者，预防性使用美罗华同时联合静脉使用免疫球蛋白能预防致命性EB病毒感染。

造血干细胞移植能将长期生存率提高到70%。部分轻症患者，如低丙种球蛋白血症能超过预期寿命，可能为自发基因逆转性突变。

（朱佳　孙晓非）

第三节　移植后淋巴细胞增殖性疾病（PTLD）

一、概述

移植后淋巴细胞增殖性疾病（post-transplant lymphoproliferative disorder，PTLD）是造血干细胞移植（HSCT）和实体器官移植（SOT）后的一种少见但严重的并发症。多见于年龄较小而且移植前血清EB病毒抗体阴性的儿童。由Starzl于1968年在肾移植患者中发现并首次报道，1984年将其正式命名为移植后淋巴细胞增殖性疾病。随着儿童造血干细胞移植和实体器官移植应用的增多及移植效果的改善，移植后淋巴细胞增殖性疾病的发生率日益增高。本病病情凶险，死亡率高，是近年逐渐被重视的一种移植后并发症。移植后淋巴细胞增殖性疾病与正常人群发生的淋巴组织增殖性疾病相比，在临床特点、组织学形态和治疗预后等方面有很大差别。移植后淋巴细胞增殖性疾病并非一种单纯的疾病，而是从单核细胞增多、浆细胞增生到淋巴瘤等一系列相关疾病。

大部分儿童移植后淋巴细胞增殖性疾病的发病与EB病毒感染相关，临床上通常表现为广谱抗生素抗感染治疗无效的反复发热、淋巴结进行性肿大、血常规三系血细胞进行性下降和EB病毒血症，病情进展迅速，短期内可出现多脏器功能不全，早期死亡率高。如尽早诊断，及时采取有效治疗措施例如利妥昔单抗、供体淋巴细胞输注和/或EB病毒特异性细胞毒性T淋巴细胞输注等，有助于改善患者预后。

二、病因及流行病学

儿童移植后淋巴细胞增殖性疾病发病率较低，在造血干细胞移植后发生率为0.5%~1%。在心脏、肺脏、小肠以及多器官联合移植的患者中发生率较高，达8%~25%。而儿童肝脏移植的患者中发生率相对较低，为2.4%。近年来移植后淋巴细胞增殖性疾病在儿童肾移植后的发生率已上升至3%~5%，而且多在移植3~5年后出现。美国NIH肾移植多中心研究统计的在1994—1999年所做的儿童肾移植中，中位随访44个月后，移植后淋巴细胞增殖性疾病在OKT3诱导组和环孢素A诱导组的发生率分别为3.4%和2.1%。该协作组随后在1999—2004年的另一项类似的研究中发现，两组移植后淋巴细胞增殖性疾病的发病率均达6%，导致此研究提前终止。据美国的器官采集和移植网络统计，美国18岁以下儿童、青少年中每年有150~160例移植后淋巴细胞增殖性疾病发生。发病率男女性别比例为1∶1.6。随着强效免疫抑制剂的使用、配型相合程度不佳移植的增多以及去T细胞制剂的应用，移植后淋巴细胞增殖性疾病发病率逐渐上升，高达8%～22%，比正常人群发病率高50%~120%。有研究分析335例脐带血移植患者中，移植后淋巴细胞增殖性疾病发生率为3%；如患者使用含抗胸腺细胞球蛋白（ATG）的非清髓预处理方案，EB病毒相关性移植后淋巴细胞增殖性疾病（EBV-PTLD）发病率高达21%。

有资料显示在5岁以下的正常儿童中血清EB病毒抗体阳性率只有20%~25%。大多数接受实质器官移植的患儿为学龄前儿童，其血清为EB病毒抗体阴性。与此相反，90%以上的正常成年人血清EB病毒抗体为阳性。血清EB病毒抗体阴性的患者接受移植后3个月内，有60%~80%的患者其血清EB病毒抗体转为阳性，EB病毒来自于原发感染或受EB病毒感染的供者器官。EB病毒经首次口咽途径感染后，通过B细胞表面的CD21受体持续潜伏于外周血静止状态的记忆B细胞中。受EB病毒潜伏感染的细胞可持续表达一定量的EB病毒基因编码的产物-EB病毒核抗原（EBNA）。在机体免疫抑制的状态下，潜伏感染EB病毒的细胞可进入病毒复制周期，进而编码出一系列复制蛋白，例如EB病毒潜伏膜蛋白（LMP）等，间接导致恶性肿瘤的动态病理过程。在EB病毒阳性患者中移植后淋巴细胞增殖性疾病的出现时间早于EB病毒阴性者，在肝移植术后1年才出现移植后淋巴细胞增殖性疾病的病例大部分为EB病毒阴性。许多证据表明，EB病毒在80%~90%的移植后淋巴细胞增殖性疾病患者发病中起重要作用，与原发EB病毒感染或之前感染的EB病毒再次激活有关。正常人感染后，EB病毒潜伏在外周血B淋巴细胞中，病毒隐匿基因间断表达可激活体内特异性T淋巴细胞，使得感染的B淋巴细胞不会过度增殖。在免疫功能缺陷的患者中，例如移植术后免疫抑制剂的应用使EB病毒特异性的T细胞免疫功能受到抑制，机体所感染的EB病毒难以灭活，通过不可逆的转基因诱导B淋巴细胞处于活化和增殖状态，导致发生移植后淋巴细胞增殖性疾病。

其他危险因素还有移植术类型、免疫抑制剂过度使用、患者年龄>50岁、丙肝后肝硬化及酒精性肝硬化。异基因干细胞移植后的移植后淋巴细胞增殖性疾病约86%来源于供者的B淋巴细胞，仅有14%起源于T细胞或NK细胞。有10%~15%的移植后淋巴细胞增殖性疾病患者EB病毒检测阴性，其病因不明，可能与起源于T淋巴细胞有关或是移植后淋巴细胞增殖性疾病的一个独特亚群。

三、病理诊断

儿童移植后淋巴细胞增殖性疾病的确诊依靠病理，尽量选取完整的淋巴结进行病理学检查，以提高诊断的准确性。2008年WHO 将移植后淋巴细胞增殖性疾病分为4种病理类型：①早期病变：多发生在移植后1年，包括反应性浆细胞增生和传染性单核细胞增多症样病变。前者淋巴组织可见大量浆细胞和散在的EBV阳性的免疫母细胞，基本的淋巴组织结果未被破坏；后者副皮质区膨胀，其中渗透着浆细胞、T细胞和较多的免疫母细胞，部分淋巴组织结果被破坏。免疫病理浆细胞呈多克隆性轻链表达。免疫母细胞免疫表型表现为CD20$^+$、CD79a$^+$、PAX-5$^+$、CD30$^+$、CD15$^-$、EBER$^+$。分子生物学分析可见多克隆性IgH重排。②多形性移植后淋巴细胞增殖性疾病：由中小淋巴细胞、免疫母细胞和成熟浆细胞组成，基本的淋巴组织结构被破坏，坏死区可见异形细胞。免疫组织化学可见T细胞和B细胞，其中B细胞表达CD20$^+$、CD79a$^+$、PAX-5$^+$、EBER$^+$。分子生物学分析见克隆性IgH 重排和EBV-DNA。③单形性移植后淋巴细胞增殖性疾病：是移植后淋巴细胞增殖性疾病最常见的类型，分为B细胞性和T细胞性。B细胞单形性移植后淋巴细胞增殖性疾病包括弥漫性大B细胞性淋巴瘤（DLBCL）、Burkitt淋巴瘤（BL）、浆细胞骨髓瘤、浆细胞瘤样病变等。正常淋巴组织结构消失，伴融合成片的转化细胞。DLBCL免疫表型显示CD20$^+$、CD79a$^+$、PAX-5$^+$、EBER$^+$；BL则表现为CD20$^+$、CD10$^+$、Bcl-2$^-$、

Ki-67⁺（100%）、EBER⁺。浆细胞骨髓瘤和浆细胞瘤样病变表达CD138⁺、VS38c⁺、CD20⁻、CD79a⁺。分子生物学检测BL可见MYC重排，预后甚差。T细胞单形性移植后淋巴细胞增殖性疾病占移植后淋巴细胞增殖性疾病的4%~12.5%，可表现为WHO分型中T细胞恶性淋巴瘤的任何一种，免疫分型表达CD2⁺、CD3⁺、CD5⁺、CD7⁺，EBER通常阴性。④霍奇金淋巴瘤和霍奇金瘤样移植后淋巴细胞增殖性疾病：属少见类型，形态学可见Reed-Stemberg细胞，典型的免疫表型为CD30⁺、CD15⁺、CD45⁻、CD3⁻、EBER⁻、CD20⁻。移植后淋巴细胞增殖性疾病的病理分型与预后相关，大部分早期病变和多形性移植后淋巴细胞增殖性疾病随着免疫抑制剂的减量可自行消退，而多数单形性移植后淋巴细胞增殖性疾病的预后很差，死亡率也较高。

四、临床表现

儿童移植后淋巴细胞增殖性疾病好发部位主要是淋巴结、肺、移植器官、胃肠道和中枢神经系统，50%的病例出现于淋巴结外组织。大部分实体器官的移植后淋巴细胞增殖性疾病来自于捐赠者，仅有<10%来自于受体，来源于捐赠者的移植后淋巴细胞增殖性疾病常位于移植的器官中，而来源于受体的则常发生于肝外组织。从实体器官移植到确诊移植后淋巴细胞增殖性疾病的时间为5~140个月，中位50个月。在儿童肾移植后出现的移植后淋巴细胞增殖性疾病多在移植后1年内出现，而且淋巴结受累是最常见的表现，其次是腹部、肾移植物、中枢神经系统等。异基因造血干细胞移植后移植后淋巴细胞增殖性疾病大部分发生在移植后1~5月，也可早至移植后数周或晚至移植后数年，中位时间为移植后70～90天。发生在移植1年以后的肿瘤较局限和惰性。EB病毒阳性者中位发生时间早于阴性者。

移植后淋巴细胞增殖性疾病的临床表现与发生病变的部位及严重程度有关，症状体征多种多样。可有传染性单核细胞增多症样表现，如广谱抗生素抗感染治疗无效的反复发热、迅速增大的扁桃体和颈部淋巴结、巨脾、外周血淋巴细胞增多等；也可表现为多个器官（胃肠道、脾、肺、心脏、肾等）的广泛病变，如腹痛、腹泻、脾肿大、胸腔积液及肾病综合征等。中枢神经系统受累时可有相应的中枢症状。严重者可快速进展为呼吸道梗阻、呼吸衰竭，淋巴细胞广泛弥漫地侵入生命器官使部分患者数天内出现多器官功能衰竭。

移植后淋巴细胞增殖性疾病的临床表现与基础治疗有关，以环孢素和FK506为基础治疗的移植后淋巴细胞增殖性疾病常累及淋巴结和胃肠道，以硫唑嘌呤为基础治疗的移植后淋巴细胞增殖性疾病常累及结外器官如中枢神经系统等。外周血EBV-DNA拷贝数、血清乳酸脱氢酶进行性升高和脏器功能损害常提示疾病进展。

五、辅助检查

（1）血常规　常表现为白细胞、血小板降低和不同程度的正细胞正色素性贫血。三系进行性下降。

（2）骨髓　移植后淋巴细胞增殖性疾病浸润骨髓时，骨髓涂片检查可见异常增高的淋巴细胞。

（3）生化检查　移植后淋巴细胞增殖性疾病患者常有肝、肾功能损伤，尿酸和LDH升高。

（4）影像学检查　B超、CT、MR、PET/CT等影像检查可见移植后淋巴细胞增殖性疾病累及部位相应病灶。如肺移植后淋巴细胞增殖性疾病的影像可以发现多个结节高密度影，中枢神经系统移植后淋巴细胞增殖性疾病可见多个结节灶，消化道移植后淋巴细胞增殖性疾病内镜可见大或小溃疡性结节。

（5）EBV-DNA检测 allo-HSCT后EB病毒血症发生率可高达29%~65%，定期监测外周血EBV-DNA负荷水平可作为疾病活动指征，治疗有效后外周血EBV-DNA水平逐渐下降。

六、鉴别诊断

本病须与非典型淋巴细胞增生、传染性单核细胞增多综合征等进行鉴别。移植后淋巴细胞增殖性疾病的以下表现有助于与其他疾病鉴别：具有危险因素的干细胞移植患者，例如HLA不相合的造血干细胞移植、移植物去除T细胞、使用ATG以及其他免疫抑制剂或单克隆抗体；淋巴结肿大或肝、脾肿大以及脏器浸润性肿块或原因不明的皮肤结节或肿块，抗感染治疗无效；血清LDH升高；组织活检具有移植后淋巴细胞增殖性疾病的形态学和免疫表型的特征；血清或病理组织EBV-DNA水平升高。

七、危险因素

发生儿童移植后淋巴细胞增殖性疾病的危险因素主要有：①非血缘和单倍型相合移植；②移植物去除T细胞，尤其是同时去除NK细胞；③使用较强的免疫抑制剂；④应用ATG或抗CD3抗体等预防或治疗移植物抗宿主病。⑤移植前受者EB病毒血清学阴性（特别还具有供者EB病毒血清反应为阳性者）；⑥移植时年龄越小移植后淋巴细胞增殖性疾病发生率越高；⑦EB病毒感染负荷快速增加。有2个危险因素的患者移植后淋巴细胞增殖性疾病的发病率为8%，有3个或以上危险因素的患者发病率上升至22%。最近发现移植中$CD34^+$细胞数过高也是激活EB病毒并最终导致移植后淋巴细胞增殖性疾病的因素之一。还有研究认为受者在移植前进行脾脏切除术也是移植后淋巴细胞增殖性疾病的高危因素。

八、治疗

儿童移植后淋巴细胞增殖性疾病的标准治疗尚未确定，治疗原则是控制B细胞的过度增殖，促进记忆性细胞毒性T细胞的监视功能。对于局灶性移植后淋巴细胞增殖性疾病可采用外科手术切除和局部放疗。

（1）减停免疫抑制剂 减停免疫抑制剂是诊断移植后淋巴细胞增殖性疾病后的首选方法，一般在停药或减量2周后，临床症状即可得到明显改善，但症状缓解快慢及疗效好坏与移植后淋巴细胞增殖性疾病的病理类型有关。对于局限性移植后淋巴细胞增殖性疾病，单纯免疫抑制剂减量后中位时间3.6周可获得63%的反应率。病灶广泛但不危及生命者通过单用类固醇类激素维持治疗或钙调蛋白酶抑制剂至少减量一半并且停用其他免疫抑制药的方法进行免疫抑制减量，缓解率为58%。Reshef等研究显示，接受单纯减少免疫抑制剂治疗的移植后淋巴细胞增殖性疾病患者中有效率达45%，中位生存时间为44个月；且大多数患者在单纯免疫抑制剂减量失败后再接受包括美罗华、化疗或放疗的二线治疗仍有效。对骨髓移植后的移植后淋巴细胞增殖性疾病使用减停免疫抑制剂的方法治疗效果欠佳，原因是骨髓移植患者免疫功能尚未重建，减停免疫抑制剂不足以恢复EBV-CTL的功能，反而可能诱发严重移植物抗宿主病，并进一步延迟了T细胞介导的免疫反应的恢复。

（2）抗病毒治疗　抗病毒药物可减少病毒数量并消灭其活性，并有助于增加抗肿瘤活性。胸腺嘧啶脱氧核苷激酶抑制剂，如阿昔洛韦、更昔洛韦等可抑制病毒生长。有研究应用精氨酸丁酸盐选择性地激活EB病毒靶向酶胸苷激酶基因，继之用更昔洛韦治疗EB病毒相关的6例难治性移植后淋巴细胞增殖性疾病，4例获完全缓解，1例部分缓解，有效率较高。

（3）局部治疗　少数病灶局限的移植后淋巴细胞增殖性疾病可适当采取放疗和手术治疗。小剂量放疗可使病灶得到控制或缩小。局部治疗同时，须结合化疗或其他治疗措施。

（4）化疗　单纯化疗对恶性程度低、起病早期的移植后淋巴细胞增殖性疾病具有一定疗效，但对于侵袭性恶性程度高（例如Bukitt淋巴瘤）或者疾病进展出现多脏器功能不全的患者效果较差。化疗方案可选择CHOP或R-CHOP等。有研究使用顺铂及依托泊苷治疗移植后的移植后淋巴细胞增殖性疾病，9例中5例取得完全缓解。化疗相关的主要毒副作用为脏器功能损伤和骨髓抑制。由于移植后淋巴细胞增殖性疾病多发生于免疫功能低下的患者，免疫功能尚未恢复的基础上联合化疗可能会发生严重感染，因此目前化疗不作为一线治疗方案。

（5）单克隆抗体　利妥昔单克隆抗体（rituximab，美罗华）是一种嵌合鼠／人的单克隆抗体，能与贯穿细胞膜的CD20抗原特异性结合，通过补体依赖性细胞毒性和抗体依赖性细胞的细胞毒性能引发B细胞溶解的免疫反应。利妥昔单抗能有效清除异基因干细胞移植后出现的EB病毒血症，降低移植后淋巴细胞增殖性疾病的发生率。Kuehnle等用美罗华治疗3例移植后淋巴细胞增殖性疾病患者，无病生存期分别为7、8、9个月。法国Milpied报道32例患者中有20例取得了完全缓解，2例取得部分缓解。在高危患者EB病毒负荷持续升高时，可将美罗华作为抢先治疗的首选。最近有研究发现，用含利妥昔单克隆抗体的方案治疗移植后淋巴细胞增殖性疾病，3年无进展生存率和总生存率分别为70%和73%，而不含妥昔单克隆抗体的方案的3年无进展生存率和总生存率分别仅为21%和33%（$P<0.000\,1$）。

利妥昔单抗常与化疗联合应用治疗移植后淋巴细胞增殖性疾病。美国的儿童肿瘤研究组（COG）采用CPR方案（环磷酰胺+泼尼松+利妥昔单抗）治疗儿童移植后淋巴细胞增殖性疾病的Ⅱ期临床试验显示毒性较轻，耐受性可，方案简便可行。利妥昔单抗联合CHOP方案在移植后淋巴细胞增殖性疾病的治疗中应用也较多。多数学者建议，一旦诊断移植后淋巴细胞增殖性疾病，应在出现LDH进行性升高或多脏器功能不全之前使用利妥昔单抗联合CHOP治疗。一项前瞻性临床试验显示，用利妥昔单抗联合CHOP方案治疗70例移植后淋巴细胞增殖性疾病，总体有效率为90%，主要治疗相关的毒副作用为骨髓抑制（发生率68%）和感染（发生率41%）。利妥昔单抗还可通过鞘内注射的方式治疗原发中枢神经系统的EB病毒相关的移植后淋巴细胞增殖性疾病。

利妥昔单抗可能成为目前治疗移植后B细胞移植后淋巴细胞增殖性疾病的最有效药物，但它对多脏器受累、迟发型移植后淋巴细胞增殖性疾病、有中枢神经系统浸润的移植后淋巴细胞增殖性疾病和EB病毒阴性的移植后淋巴细胞增殖性疾病等效果不佳。为进一步提高疗效，有研究合成了结合^{131}I或^{90}Yt等放射性核素的抗CD20单抗，已用于移植后淋巴细胞增殖性疾病的治疗。

（6）细胞免疫治疗　移植后淋巴细胞增殖性疾病使特异细胞毒性T细胞功能受到抑制。EB病毒感染的B细胞表达一系列EB病毒相关抗原，可以作为介导T细胞识别、杀伤细胞的靶点。过继性T淋巴细胞免疫治疗具有高度特异性和很强的CTL免疫活性。从EB病毒血清学阳性供者采集的外周血单个核细胞（PBMC）对确诊的移植后淋巴细胞增殖性疾病表现出抗肿瘤作用，能降低患者的EB病毒负荷，缓解EBV-PTLD病情。有研究从血清阳性原供者采集外周血单个核细胞（2.1～10）×10^7／kg输注给去T细胞造血干细胞移植后出现移植后淋巴细胞增殖性疾病的18例患者，有16例临床和病理完全缓解，有效率较高。

（7）细胞因子治疗　α干扰素具有抗病毒、抗B淋巴细胞增殖等作用，有研究使用α干扰素和免疫球蛋白联合能有效治疗B细胞性移植后淋巴细胞增殖性疾病，使患者取得临床缓解。但α干扰素有增加感染的机会，使发生移植后移植物抗宿主病的风险增加，还有可能造成骨髓抑制，所以用α干扰素治疗移植后淋巴细胞增殖性疾病尚有争议。IL-6能促进B淋巴细胞的生长和增殖，因此抗IL-6治疗移植后淋巴细胞增殖性疾病可能有效。新型免疫抑制剂西罗莫司（RAPA）能抑制IL-2信号途径中mTOR（RAPA靶分子）功能，将细胞阻滞于G1期，还能抑制移植后淋巴细胞增殖性疾病来源EB病毒阳性的B细胞自分泌IL-10，抑制信号转导及转录激活因子（STAT1）和STAT2磷酸化，最终促进肿瘤细胞凋亡。因此RAPA既可预防移植排斥，又能缓解EB病毒诱发的移植后淋巴细胞增殖性疾病。

（8）基因治疗　Loomis等报道了利用Bcl-2反义核酸（G3139，Genasense）在体内及体外均可以增加EBV-PTLD对利妥昔单抗的作用。Bcl-2反义寡聚核苷酸通过降低Bcl-2蛋白水平而发挥抗增殖及促进淋巴瘤细胞凋亡的作用。单独应用此药对已形成的淋巴瘤效果欠佳，但当该药与利妥昔单抗联合使用时可以增加淋巴瘤细胞株对后者的反应。

九、预后

移植后淋巴细胞增殖性疾病是异基因干细胞移植或实体器官移植后少见却严重的并发症，不同的病理类型和起病时间致其预后不尽相同，实质器官移植相关的移植后淋巴细胞增殖性疾病的死亡率为50%~70%，而造血干细胞移植相关的移植后淋巴细胞增殖性疾病的死亡率为70%~90%。北美儿童肾移植协作组数据显示，移植后出现移植后淋巴细胞增殖性疾病后，移植物受排斥导致移植失败的概率明显增高。缓解率与移植前原发病有关，恶性血液病较免疫缺陷性疾病病死率高，与移植后移植后淋巴细胞增殖性疾病发生时间有关，小于6个月者死亡率明显高于大于6个月发病者。造血干细胞移植后早期发生的移植后淋巴细胞增殖性疾病5年存活率只有8%~12.5%，播散性发病的患者预后更差。EB病毒阴性的移植后淋巴细胞增殖性疾病比EB病毒阳性的移植后淋巴细胞增殖性疾病恶性程度更高，生物学行为更具侵袭性，中位生存期仅1个月。

有研究发现，在儿童、青少年发生的移植后淋巴细胞增殖性疾病，CD20的表达情况与移植后淋巴细胞增殖性疾病的发生和预后密切相关。该研究分析了25岁以下的、接受实质器官移植后出现移植后淋巴细胞增殖性疾病的45例患者，其中心脏移植28例，肝脏移植11例，肾脏移植6例；移植后出现移植后淋巴细胞增殖性疾病的中位时间是118个月（4~153个月）；80%为EB病毒阳性，20%为CD20阳性；与其他患者相比，EB病毒阳性或CD20阳性的患者出现移植后淋巴细胞增殖性疾病的中位时间较早，分别为38.5个月和39.8个月，而EB病毒阴性或CD20阴性的患者则分别为77.4个月和64.2个月；CD20阳性患者出现移植后淋巴细胞增殖性疾病后的5年无事件生存率（83.7% vs. 28.6%）和总生存率（95.8% vs. 56.3%）均明显高于CD20阴性者，并且与是否用美罗华无关，而EBV的表达与PTLD的无事件生存率和总生存率均无关。提示CD20与儿童实质器官移植后移植后淋巴细胞增殖性疾病的发生有关，并能预测预后。

儿童移植后淋巴细胞增殖性疾病一定程度上可以预防，从避免移植后淋巴细胞增殖性疾病发生的危险因素入手，例如尽量不使用去T细胞的方法进行移植，尽可能缩短免疫抑制剂使用的时间等。由于供者B细胞可能是异基因干细胞移植后EBV-PTLD的起源，去除供者B细胞可能也是一种较为简单的预防措施。对于存在有高危因素的患者，通过PCR加强监测EBV-DNA负荷，且在EBV-DNA负荷迅速增高而未出现明显症状前进行抢先治疗，对于改善移植后淋巴细胞增殖性疾病预后有一定意义。但并非所有儿童EBV-DNA负荷增高都会导致移植后淋巴细胞增殖性疾病的发生，有些儿童可发展为慢性高负荷携带状态。儿童接受免疫抑制剂治疗之前，还可采用针对EBV的gp350糖蛋白疫苗进行免疫，预防移植后淋巴细胞增殖性疾病的发生。本疫苗已在英国完成Ⅰ/Ⅱ期临床研究。

十、展望

随着移植病例数量的增加和移植患者生存期的延长，儿童移植后淋巴细胞增殖性疾病发病率呈显著增长趋势，并已成为实质器官和干细胞移植术后最严重的并发症之一。须建立统一的移植后淋巴细胞增殖性疾病诊断标准和进行多中心随机分组研究，以明确最佳规范性治疗方案。相信随着临床病例资料的积累和医学技术的不断发展，人们对儿童移植后淋巴细胞增殖性疾病的诊治会有更全面的认识和更深入的研究。

（甄子俊）

第四节 儿童EB病毒相关淋巴组织增生性疾病

EB病毒相关淋巴组织增生性疾病是好发于儿童和年轻成人的一组恶性疾病。按2016年WHO淋巴组织肿瘤分类修订版，EB病毒相关淋巴组织增生性疾病分为2种，一种为系统性EB病毒阳性的T细胞淋巴瘤，另一种为种痘样水疱病样淋巴组织增生性疾病。2种疾病在病理、临床表现、预后等差别较大。

一、儿童系统性EB病毒阳性的T细胞淋巴瘤

（一）引言

儿童系统性EB病毒阳性的T细胞淋巴瘤是发生于儿童和年轻成人的一种恶性疾病，其特征是具有活性细胞毒性表型的T细胞受EB病毒感染并呈克隆性增殖。既往曾有多种命名，包括儿童暴发性EB病毒阳性的T细胞淋巴增殖性疾病、散发致死性传染性单核细胞增多症、儿童暴发性噬血细胞综合征、致死性EB病毒相关性噬血细胞综合征、严重慢性活动性EB病毒感染等，现已证实为同一种疾病。2008年EB病毒淋巴增殖性疾病国际分类会议修订的第四版《WHO造血与淋巴组织肿瘤病理学与遗传学分类》将其命名为“儿童系统性EB病毒阳性T淋巴细胞增殖性疾病”，而在2016年WHO淋巴组织肿瘤分类修订版里将其改名为儿童系统性EB病毒阳性的T细胞淋巴瘤。本病病情复杂，常于急性EB病毒感染

后不久，或在慢性活动性EB病毒感染的基础上发病，机制未明。病情凶险，发展迅速，预后较差。

（二）病因及流行病学

本病于1978 年由Virelizier等首次报道，发病率不高，至今为止仅报道30余例。发病具有种族倾向性，以亚洲人、南美洲人及墨西哥人多见，亚洲人中又以日本和中国台湾人多见，西方国家较少见。好发于儿童和青少年，男女均可发病，两性比例相近，男略多于女。

确切病因未明，但与原发性EB病毒感染密切相关。正常儿童因急性EB病毒感染后可继发暴发性或致死性噬血细胞综合征，表现为$CD8^+$T细胞的单克隆增殖，这种EB病毒相关性淋巴瘤即为儿童系统性EB病毒阳性的T细胞淋巴瘤；而慢性活动性EB病毒感染的患者有类似于传染性单核细胞增多症的症状，长达6个月以上，在此基础上出现高热、肝脾肿大、淋巴结肿大，外周全血细胞减少，EB病毒拷贝数增高，T细胞或NK细胞呈单克隆增殖，也属儿童系统性EB病毒阳性的T细胞淋巴瘤。由于本病具有种族倾向性，高度提示宿主对EB病毒感染后免疫应答的基因缺陷可能在发病机制中起重要作用。

（三）病理诊断

形态学可见淋巴结结构保存，淋巴窦开放，常有不同程度的窦组织细胞增生症和噬红细胞现象。淋巴滤泡多有不同程度的减少或消失，T区明显增宽甚至弥漫成片，易见斑驳状区域。浸润的T细胞通常较小，大细胞散在其中，无明显细胞异型。部分病例可见多形的淋巴样细胞，细胞体积中等或较大，细胞核不规则，常有核分裂像。淋巴细胞之间的炎性反应细胞常见组织细胞和浆细胞，可见散在的嗜酸性粒细胞。结外可见淋巴细胞浸润肝汇管区、肝窦、脾窦、肺间质、牙龈、鼻腔黏膜和真皮，伴有显著的噬血细胞增生，脾白髓减少，肝胆汁郁积、脂肪变性和坏死。免疫表型显示扩大的T区中的淋巴细胞主要是CD3阳性的T细胞，瘤细胞典型的免疫表型为$CD2^+$、$CD3^+$、$CD56^-$、$TIA1^+$、$EBER^+$，由急性EB病毒感染后继发的患者$CD8^+$，而由慢性活动性EB病毒感染继发的患者$CD4^+$，少数患者CD4和CD8均阳性。大部分病例Ki-67指数不超过30%。遗传学检查显示*TCR*呈单克隆性基因重排。全部病例均有EBER阳性细胞，可检出*EBER*基因，EBER阳性细胞多以中小淋巴细胞为主，主要分布在扩大的T区，感染的EB病毒均为A型。

（四）临床表现

起病时常有发热、乏力等急性呼吸道病毒感染的表现，随着病情进展可出现盗汗、头痛、淋巴结肿大、肝脾肿大、皮疹等。少见的临床表现有间质性肺炎、眼葡萄膜炎、牙龈损害、腹泻、血小板减少或全血细胞减少等。部分病例以肝脏病变为主，表现为进行性的肝功能损害，伴有全血细胞减少，无病毒性肝炎及其他自身免疫性疾病表现，肝活检见EBER阳性淋巴细胞浸润肝窦及汇管区，EB病毒血清抗体可以明显增高。本病病情发展迅速，通常在发病后数天到数周内出现多器官功能衰竭、败血症而死亡。

（五）辅助检查

血常规检查可见血小板减少或全血细胞减少。血液生化检查可见肝功能损害。血清EB病毒抗体升高，EB病毒拷贝数升高。影像学检查可见淋巴结肿大或占位性病变。确诊依靠病理学检查，出现上述特征性病理形态、免疫组织化学表现，结合*TCR*单克隆基因、*EBER*基因等分子检查可做出诊断。

（六）鉴别诊断

本病须与以下疾病鉴别：

1. 侵袭性NK细胞白血病 两者的临床和病理表现相似，不易鉴别。侵袭性NK细胞白血病镜下可见细胞呈弥漫、片状破坏性浸润，细胞形态较单一，核圆形或不规则，染色质致密，可见小核仁，混有凋亡小体，常见坏死，可伴有血管浸润；免疫组织化学肿瘤细胞CD3 胞膜阳性、CD56阳性；通过病理和免疫组织化学表现可做出鉴别。

2. 非特殊类型外周T细胞淋巴瘤 多发生于成年人，儿童和青少年少见。较少出现中度以上发热。淋巴结结构破坏，T区高内皮小血管及分支状血管均增多，肿瘤细胞弥散性浸润，细胞种类多样，变化大，以中至大细胞为主，细胞异型性明显，核分裂像多见，常有透明细胞和R-S样细胞，内皮细胞肥大的小血管增多。免疫组织化学肿瘤细胞多表达CD30，大多数发生在淋巴结的病例呈$CD4^+$、$CD8^-$，较少表达细胞毒性颗粒蛋白，肿瘤细胞EBV^-。

3. 传染性单核细胞增多症 以儿童和青少年多见，初期临床表现与系统性EB病毒阳性的T细胞淋巴瘤相似，急性病程2~4周，临床预后良好。镜下见淋巴结结构变形，滤泡增生呈斑驳状或形状不整，滤泡间区扩大，大量免疫母细胞、小淋巴细胞及少量浆细胞增生，可见灶性滤泡间坏死，淋巴窦内散布大淋巴细胞，其T细胞、B细胞增生为多克隆性。

4. X-连锁淋巴细胞增生性疾病（XLP） X-连锁淋巴细胞增生性疾病是一种T细胞、B细胞均发生缺陷的联合免疫缺陷的隐性遗传病，男性发病。EB病毒感染加重该病病程，发病多较突然，迅速出现严重的传染性单核细胞增多症样表现。其特点为EB病毒感染的B淋巴细胞大量多克隆扩增，并刺激细胞毒性T淋巴细胞无限增殖，无明显淋巴结结构破坏。

（七）治疗

因本病发病率较低，缺乏有力的临床研究依据，对本病的标准治疗尚未达成共识。曾用于临床的治疗方法包括免疫治疗、化学治疗、造血干细胞移植等，但治疗效果欠佳。

1. 免疫治疗 采用环孢素A（CSA）单药或联合细胞毒性化疗药，环孢素可阻止T淋巴细胞激活，抑制EB病毒感染细胞EB-DNA的合成。有报道用α干扰素治疗有效。也可输注免疫球蛋白，提供细胞因子和病原特异性抗体，清除病毒感染。

2. 化学治疗 有报道使用环磷酰胺、长春新碱、泼尼松联合化疗，或依托泊苷与泼尼松联合化疗可改善临床症状、体征，但维持时间不长。

3. 造血干细胞移植 有人试用异基因造血干细胞移植治疗本病有效。

（八）预后

大部分患者呈现暴发的临床过程，通常在数天至数周内死亡。部分患者表现为亚急性，病程延长至数月或1年。有研究认为预后不良因素包括血小板减少、初次发病年龄小于8岁、EB病毒感染T细胞等。

二、种痘样水疱病样淋巴组织增生性疾病

（一）引言

种痘样水疱病样淋巴组织增生性疾病是与虫咬或日光过敏相关的一种淋巴组织增生性疾病，临床表现似种痘样水疱病，但皮损更广泛，除曝光部位以外，皮损还可见于非曝光部位。病理显示表皮坏

死伴真皮内致密的淋巴细胞浸润。浸润的淋巴细胞携带EB病毒，并以CD8细胞为主。本病以往曾称为儿童血管中心皮肤T细胞淋巴瘤或水疱样皮肤T细胞淋巴瘤，2008年“WHO造血与淋巴组织肿瘤病理学与遗传学分类”（第四版）将其命名为牛痘样水疱病样皮肤T细胞淋巴瘤，而在2016年WHO淋巴组织肿瘤分类修订版里将其归入CAEBV，改名为种痘样水疱病样淋巴组织增生性疾病。

（二）病因及流行病学

本病呈地域性发病，多发于亚洲和拉丁美洲，以韩国、日本、中国、墨西哥等国家和地区多见。好发于儿童和青少年，成人罕见。中位年龄约9岁。男性多见，男女比例为2.3：1。患者常有虫咬过敏史和日光敏感史。与其他EB病毒阳性的T细胞或NK细胞淋巴瘤一样，本病易感因素为对EB病毒感染的细胞免疫应答缺陷。EB病毒可以通过逃避宿主的免疫应答而保持潜伏感染，某些EB病毒亚型在免疫耐受状态下表达的基因产物有促使细胞基因表达和增殖的作用，将T细胞或NK细胞转化为肿瘤细胞。EB病毒的感染还可使患者对日光产生高敏反应，而蚊子等昆虫叮咬则会加重本病临床表现。

（三）病理诊断

皮肤病理组织细胞形态学检查表现为表皮、真皮及其皮下组织血管周围大量异形淋巴细胞浸润。浸润的淋巴样细胞中等大小，偶有小的或大淋巴样细胞，无明显异型性，分布在附属器、神经、立毛肌和血管周围。还可见各种类型血管炎，包括血管周围炎、血管壁的淋巴样细胞浸润和血管结构的破坏，以及脂膜炎样改变。肿瘤除侵犯表皮外，向下可扩展到皮下脂肪组织，有时可见表皮海绵形成、角化不全和溃疡坏死。

免疫组织化学表现为$CD2^+$，$CD3^+$，$CD8^+$，$CD43^+$，$CD45RO^+$，$TIA\text{-}1^+$，GrB^+，$CD4^-$，$CD5^-$，$CD7^-$，$CD57^-$，$CD56^{+/-}$，部分病例$CD30^+$。多有细胞毒性T细胞蛋白（如TIA-1、颗粒酶B、穿孔素）表达及T细胞受体γ基因克隆性重排，但源于NK细胞的病例*TCR*基因无重排。原位杂交检测证实浸润的淋巴细胞中EBER阳性，而LMP1通常阴性。

（四）临床表现

病变主要累及日光暴露部位，在面颊、眼睑、唇部、手足等可见水肿和丘疹水疱性皮疹（图10-7），以脸部最为明显。皮损特点呈红色米粒大小丘疹、丘疱疹，可有疼痛，后期丘疹破溃、出血，形成溃疡和结痂性皮损，最后形成痘疮样瘢痕。非曝光部位也有类似皮损。皮疹呈慢性复发进展的过程，夏重冬轻，随着患者成年后会逐渐减轻。病情进展可累及淋巴结、肝和脾，出现多发淋巴结肿大，肝、脾肿大。部分病例合并系统症状，如发热、消瘦、骨髓造血细胞减少、低蛋白血症等，常在病程后期出现。

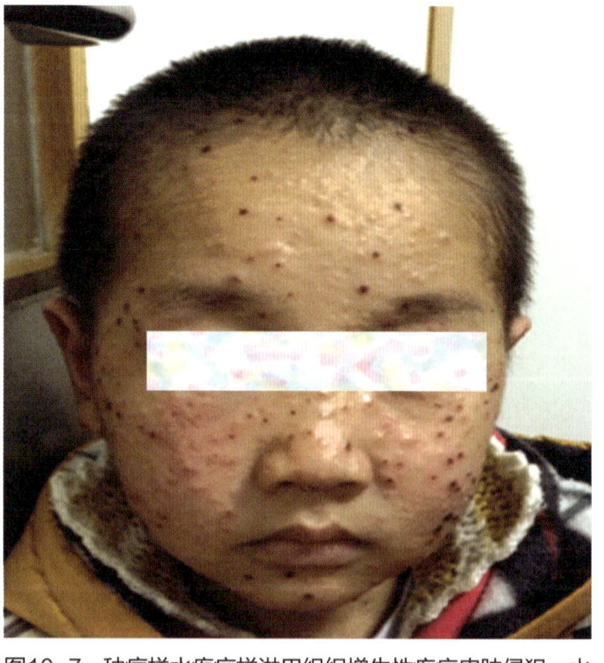

图10-7 种痘样水疱病样淋巴组织增生性疾病皮肤侵犯，水疱样皮疹

（五）辅助检查

本病确诊须靠病理。对于发生在儿童的、以曝光部位为主的、皮损类似于牛痘样水疱病的慢性光敏性皮肤病，取皮肤病灶组织行病理组织学

检查，镜下可见表皮网状变性、坏死或形成水疱，伴有真皮内致密淋巴细胞浸润的特点。同时须做免疫组织化学、*TCR*基因、EB病毒基因等检测，结合临床表现做出种痘样水疱病样淋巴组织增生性疾病的诊断。

（六）鉴别诊断

本病须与以下疾病鉴别：

1. 种痘样水疱病 多为儿童期发病，有自愈性。皮损为丘疹、丘疱疹，以暴露部位为主，日光照射可诱发和加重，恢复后留有痘疮样瘢痕，一般无颜面、手足持续性肿胀。病理表现为表皮内多房性水疱，真皮浅层浸润细胞以淋巴细胞、中性粒细胞为主，细胞无异形性。

2. 结外鼻型NK/T细胞淋巴瘤 发生于皮肤的结外鼻型NK/T细胞淋巴瘤容易与种痘样水疱病样淋巴组织增生性疾病混淆。本病也与EBV感染相关，临床表现为多发、广泛、严重的皮肤病灶，可同时累及躯干和四肢，在日光暴露或非日光暴露皮肤均可出现。组织病理可见肿瘤细胞侵犯真皮、皮下组织和小血管，还可见肿瘤有明显的凝固性坏死伴嗜表皮现象，免疫组织化学CD56多为阳性，*TCR*基因重排阴性。

3. 淋巴瘤样肉芽肿 全身多脏器受累，常见受累部位为肺部。25%~50%的患者有皮肤浸润，肿瘤细胞以血管为中心，并破坏血管。浸润的淋巴细胞主要为EBV感染的B细胞，异形性明显，伴有反应性T细胞。

4. 脂膜炎样T细胞淋巴瘤 病理表现为皮下脂肪小叶间和小叶内均有程度不同的细胞浸润，肿瘤细胞沿脂肪细胞周围呈花边状排列，一般不侵犯血管，真皮无明显变化。浸润细胞主要为小淋巴细胞，有异形性，核深染。

（七）危险度分层

因本病发病率低，尚缺乏大规模的临床研究资料，未能确定确切的预后因素，未能进行危险度分层以指导治疗和预测预后。

（八）治疗

目前对本病治疗经验有限，文献多为个案报道，全世界近20年来报道为本病的患者仅有40余例，尚未见效果肯定的治疗方法。避免皮肤受日光照射的方法无法减轻皮疹和全身症状。已报道有一定疗效的治疗方法包括抗病毒治疗、免疫治疗、放射治疗、化学治疗等。抗病毒药物有更昔洛韦、阿昔洛韦等。免疫治疗包括糖皮质激素、环孢素A或α干扰素等，但减量或停药后病情易反复。化疗方面，CHOP（环磷酰胺+阿霉素+长春新碱+泼尼松）方案或ICE（异环磷酰胺+卡铂+依托泊苷）方案等联合化疗均有应用，但化疗有效率低，仅约30%。

Xu等对7例种痘样水疱病样淋巴组织增生性疾病患儿进行分析，发现4例患儿仅给予干扰素治疗，皮肤肿胀及发热症状即明显改善；而 2 例给予化疗（具体方案不详）的患儿病情仍不断恶化； 1 例患儿给予化疗后长期应用干扰素治疗，病情得到有效控制。Barrionuevo等回顾性分析16例种痘样水疱病样淋巴组织增生性疾病患者，其中8例接受多种方案的联合化疗，病情稍改善；3例接受放疗的患者中有1例部分缓解；有完整随访资料的10例患者中，中位生存时间为20个月，2年生存率为36%，提示化疗和/或放疗对于本病治疗效果均较差。

近年，造血干细胞移植后供者淋巴细胞输注（DLI）作为EB病毒相关性淋巴瘤的过继性细胞免疫治疗，取得令人鼓舞的效果，尤其在实体器官或造血干细胞移植后EB病毒相关性淋巴系统增殖性疾病。Mallawany等用此方法治疗1例难治性T细胞性种痘样水疱病样淋巴组织增生性疾病患儿，经非清髓性预处理后，进行同胞的异基因造血干细胞移植，随后输入供者EB病毒特异性细胞毒性T淋巴细胞，患者获得长期缓解。

由于DLI中含有大量异体反应性T细胞，有可能诱发供者移植物抗宿主病，影响患者的生活治疗。而且有报道显示DLI诱发的供者移植物抗宿主病与回输剂量相关。为解决这一问题，有研究采用大剂量HLA半相合母亲的淋巴细胞输注的方法，对5例无免疫功能缺陷的种痘样水疱病样淋巴组织增生性疾病患儿进行1～4次DLI，患儿皮疹症状在3~10天均明显改善，其中3例患儿保持较长完全缓解状态，达6～18个月。2例患儿症状反复，但所有患儿均未出现移植物抗宿主病。提示大剂量HLA半相合母亲的淋巴细胞输注的方法治疗种痘样水疱样淋巴组织增生性疾病可能是较好的治疗方法，值得进一步研究。

（九）预后

本病临床经过不一。Pinilla等对14例秘鲁患儿进行长期随访，通过治疗只有4例患者带病生存，中位生存时间为11.6个月，其余患者在诊断后1～32个月内死亡。但也有报道皮肤局部病变可反复复发，长达10~15年。如肿瘤播散到其他器官，预后差，2年生存率仅36%。有研究显示本病预后可能与EB病毒感染的细胞类型有关，还可能与皮肤受损组织EB病毒感染的细胞数量、患者EB病毒抗体水平以及免疫功能有关。

（十）展望

本病属于罕见疾病，好发于儿童，以皮疹为主要表现。恶性程度高，病死率高。临床上容易漏诊，结合病理活检、免疫组织化学和临床表现可确诊。本病化疗效果差，糖皮质激素、干扰素及抗病毒治疗对于症状的改善有一定疗效，异基因造血干细胞移植可获得相对较长时间的无病生存。但由于发病率低，尚缺乏可靠的循证医学依据。未来可开展多中心临床研究，开发新的治疗方法以提高本病的疗效。

（甄子俊）

第五节 木 村 病

木村病（Kimura disease，KD）又称嗜酸性粒细胞增多性淋巴肉芽肿，是一种罕见的不明病因的良性慢性炎症性病变。本病由我国金显宅等在1937年首先报道，当时称为嗜酸粒细胞增生性淋巴肉芽肿（eosinophilichyperplastic lymphogranuloma），1948年Kimura等以伴有淋巴组织增生的特殊肉芽肿（unusual granulation combined with hyperplastic changes of lymphatic tissue）对本病进行了系统的描述，之后多数学者以Kimura病命名此病。命名曾较混乱，有“类似慢性肉芽肿伴嗜酸性粒细胞增多症”“软组织嗜酸性肉芽肿”“嗜酸性淋巴滤泡病”“皮肤嗜酸性淋巴滤泡增多症”“淋巴结和软组织的嗜酸性肉芽肿”“嗜酸性细胞增生性淋巴肉芽肿”等病名。目前国内称为嗜酸性淋巴肉芽肿，而西方及日本的文献主要用Kimura disease命名。该病为罕见病，常发生于亚洲中年男性人群，好发年龄是30岁左右，儿童极少发病，西方也有报道。该病常累及头颈部的淋巴结和皮下组织，表现为唾液腺和区域淋巴结肿大，常伴有外周血嗜酸性粒细胞升高和血清IgE水平升高。发病原因不明，可能是对某种抗原刺激的过度的免疫应答反应。

一、流行病学

该病为罕见病，多发于东亚、东南亚地区人群，比如中国、日本、新加坡、印度尼西亚等，男性多发，男女比例为（3.5～9）：1，好发年龄是30岁左右（70%的患者发生于20~50岁），儿童极少发病，西方发生率较低。关于儿童报道的比较少，文献显示中国患者多数位于东部及南部沿海的省份，男孩比例多，中位发病年龄12岁（2.7~18岁）。

二、发病机制

该病病因尚未明确，可能与过敏或自身免疫疾病有关，可能被细菌、病毒、真菌、寄生虫等感染或毒素等引起。文献报道木村病患者外周血淋巴细胞亚群正常，辅助性T细胞2（Th2）比例升高，同时 IgE、sIL-2R、IL-4、IL-5、IL-13等细胞因子的mRNA水平升高。而Th2可产生GM-CSF、肿瘤坏死因子、IL-4、IL-5、IL-10、IL-13等细胞因子，这些细胞因子在肥大细胞活化和IgE介导的1型超敏反应中起重要作用。IL-4、IL-5、IL-13可调节B细胞调节IgE的产生。IL-5是一种调节成熟嗜酸性粒细胞活化、加速分化、增殖和趋化性的主要细胞因子。Th2细胞可产生趋化因子，比如嗜酸性细胞趋化因子eotaxin，exotaxin可诱导嗜酸性粒细胞到达木村病的炎症区。IL-4和IL-13在B细胞的生长和分化及IgE的产生中起重要作用。同时淋巴因子可引起肾脏病变，所以部分木村病患者伴随肾脏病变。有学者认为木村病可能属于自身免疫性疾病，该病的发生与Th2细胞的免疫失调有关。

三、临床表现

该病属于良性病变，常表现为头颈部的无痛性包块，可单发也可多发，可同时出现，也可随着时间的推移出现多个部位的包块，各区域的包块增长速度可不同，最常发生于头颈部的皮肤软组织、区域淋巴结，也有少数报道病变侵犯纵隔、肺门、腋窝、肘部、腹股沟淋巴结及四肢、精索、舌、长骨等，除了肾脏，基本不侵犯其他脏器。病程较长，肿块增长缓慢，发现肿块到就诊的时间从几个月到十几年不等，甚至二十几年，中位时间4.7年，一般不伴有发热、盗汗、体重下降等全身症状。也有报道该病合并动脉血栓病变。也有过敏性鼻炎、支气管哮喘、过敏性皮肤炎的患者后来逐渐出现木村病的报道。

1. 皮下肿物 儿童和成人的临床表现相似，超过80%的患者皮下肿物位于头颈部，常表现为质韧、活动差、边界不清、与周围组织粘连的包块，大小不等，大者可达10cm。其中腮腺和颌下腺等大唾液腺是最常受累的部位，其次是耳后、耳前、眼眶、眼睑、前额、耳郭、泪腺等，但比较少见。多数包块表面皮肤正常，病变可累及单个或多个部位，少数患者出现荨麻疹或湿疹样皮疹并伴瘙痒，儿童皮疹发生率约44.8%。所以荨麻疹或湿疹样皮疹也可为木村病的诊断提供线索。

2. 淋巴瘤肿大 60%～100%的患者伴有区域淋巴结肿大，耳周及颈部是最常见的淋巴结累及部位，可累及单个或多个淋巴结区域，表现为无痛性淋巴结肿大、质韧、活动差，与表面皮肤无粘连。

3. 肾脏受累 木村病患者中有15%~18%的患者肾脏受累，其中2/3的患者为肾病综合征，而中国木村病患者约19%伴肾病综合征，比例比国外偏高，肾脏受累可在木村病之前、同时或者其后出现，多数患者的肾病综合征在木村病诊断后几个月到几年的时间出现。其中膜性肾病是最常见的肾脏病理类型，其他类型包括系膜增生性肾小球肾炎、微小病变型肾小球肾炎、局灶节段性肾小球硬化、IgM肾病、IgA肾病。也有文献报道系膜增生性肾小球肾炎是最常见的病理类型。临床上蛋白尿最常见，少数患者出现眼睑水肿或下肢凹陷性水肿，少部分患者出现肾功能不全。

四、实验室检查和其他辅助

（一）血液学检查

血常规：一般白细胞总数正常或偏高，98%以上的患者嗜酸性粒细胞水平升高，嗜酸性粒细胞的中位百分比35.2%（14%~59.5%），90%~100%的患者外周血IgE水平升高。血清补体（C3、C4）水平正常。骨穿检查可见嗜酸性粒细胞升高，一般不作为常规检查。生化常规可出现低蛋白血症、高脂血症、血肌酐升高等。常规检查肝肾功能、尿常规，判断有无肾脏侵犯或肾病综合征。还需行结核抗体、寄生虫抗体、抗核抗体、抗链球菌溶血素“O”抗体滴度等检查，排除感染及自身免疫性疾病。

（二）影像学检查

影像学检查包括CT、MRI、B超等。在影像学诊断方面，MRI和B超比较有特征性的表现，而CT无特征性的表现。

MRI：靠近骨头的病变，比如耳后或头面部的包块，在T1加权像上表现为均匀信号的边界清楚的包块，信号等于或略低于周围肌肉的信号，T2加权像上呈高信号。而位于腮腺区的病灶，MRI的T1和T2加权像上均表现为边界不清的不均质信号的包块。头面部皮下包块的MRI的共同特点是皮下脂肪萎缩。MRI检查可清晰显示病灶与周围组织的关系，病灶在MRI T1加权像上表现为等信号或低信号，在T2加权像上呈高信号，增强扫描呈不均匀程度强化。

CT：CT表现为均匀增强信号病灶，无特异性，但CT涎管造影术显示腮腺导管扩张是典型的表现。

B超：病灶富含血管，病灶内部低回声，周围高回声。肿大的淋巴结圆形实性，边界清楚，淋巴结内部回声均匀，呈低回声，而周围组织呈高回声，且可见明显的血管进入淋巴结。

（三）病理学检查

该病需要依靠病理学确诊，细针穿刺活检的诊断率约62.5%，有时需要手术切除病灶来确诊。肾脏受累需要肾脏穿刺活检标本的病理组织学检查来确诊。

1. 病理组织学特点

（1）软组织肿块病理特点　肉眼病变呈红色或棕褐色，肿块边界不清，病变累及深层纤维结缔组织及肌肉。可见许多反应性增生的淋巴滤泡，淋巴滤泡发育良好，呈圆形或卵圆形，具有明显的套区和生发中心，部分生发中心有血管形成，并伴有单核细胞、少量浆细胞及肥大细胞浸润。滤泡间嗜酸性粒细胞浸润，也有浆细胞、肥大细胞和淋巴细胞浸润。小血管增生显著，主要是毛细血管和小静脉，也可见小动脉。

（2）淋巴结病变特点　淋巴结结构基本保存，淋巴滤泡增生，但套区和生发中心存在，滤泡内可见嗜酸性粒细胞聚集或微脓肿，或者形成嗜酸性淋巴滤泡融解征，生发中心可见IgE透明蛋白样物沉积。滤泡之间有大量嗜酸性粒细胞浸润或在小血管周围聚集，并形成嗜酸性微脓肿。滤泡间区毛细血管增生，血管内皮细胞扁平或立方形，可见胞浆内空泡，间质纤维化。

（3）腮腺及颌下腺受损区常呈小片状分布，表现为不规则的炎性区域和不同程度的腺体损害。腺泡萎缩，纤维组织增生替代腺小叶，伴有灶状淋巴细胞、浆细胞、肥大细胞及嗜酸性粒细胞浸润。

2. 免疫组织化学 T细胞、B细胞分布大致正常，B细胞为多克隆性，CD15显示嗜酸粒细胞阳性。

3. 淋巴瘤基因重排 *IgH*基因重排为多克隆性的，无*TCR*基因重排。

五、诊断与鉴别诊断

目前木村病的诊断需要结合临床表现及血液学检查结果，但最终确诊需要根据组织病理检查。有以下特点的需要考虑木村病：①亚洲中年男性患者，头颈部无痛性包块。②病变侵犯腮腺及区域淋巴结。③外周血嗜酸性粒细胞升高。④外周血IgE水平升高。还需要行局部CT、MRI或B超检查判断病变侵犯范围及淋巴结受累情况。行病灶穿刺活检术或手术切除病灶，取得组织标本，最终靠病理来确诊。

临床上该病需要与血管淋巴样增生伴嗜酸性粒细胞增多（angiolymphoid hyperplasia with eosinophilia，ALHE）相鉴别，另外还需与霍奇金病、腮腺恶性肿瘤、淋巴结结核、T细胞淋巴瘤、组织细胞增生症X、恶性转移瘤等相鉴别。

木村病与血管淋巴管样增生伴嗜酸性粒细胞增多在临床表现及病理组织学上有相似之处，过去被认为是同一种疾病。但现在认为二者为2种不同的疾病。二者的区别：①临床表现：木村病好发于亚洲男性人群，发病高峰在30岁左右，常表现为皮下包块，大小不一，大者可十几厘米，好发于头颈部，尤其是腮腺及区域淋巴结肿大最常见，伴外周血嗜酸性粒细胞及IgE水平升高；血管淋巴样增生伴嗜酸性粒细胞增多好发于西方女性人群，发病高峰在30~50岁，病灶一般表现为无症状的红至褐色的皮疹、斑疹、隆起的皮下小结节，直径一般1cm左右，病变常见于面部、头皮、耳部，极少腺体侵犯，仅20%的患者嗜酸性粒细胞比例升高，一般IgE水平不高。②病理：木村病位于皮下层，常侵犯真皮层，也可侵犯腮腺及肌肉，病理以淋巴滤泡增生为主，伴大量嗜酸性粒细胞浸润，可见嗜酸性脓肿和明显的纤维化，病变内增生的血管多为毛细血管，多数只见一层扁平内皮细胞；血管淋巴样增生伴嗜酸性粒细胞增多病变一般位于皮下及真皮层，极少侵犯深部组织，如腺体或肌肉，病理主要以血管增生为主，可见小动脉、小静脉及毛细血管增生，血管内皮肿胀、呈上皮样或组织细胞样（核大、细胞质嗜酸性，胞浆内可见空泡），伴嗜酸性粒细胞浸润，很少见嗜酸性脓肿。

六、治疗

木村病是一种良性慢性炎症性疾病，预后好。该病发病率低，所以目前无统一标准的治疗方式。治疗手段主要包括手术、药物、放疗，但治疗后该病容易复发，成人的复发率30%左右，儿童的复发率高于成人，可高达60%，可原位复发，也可远处复发，极少数患者可自发缓解。有文献报道，外周血嗜酸性粒细胞百分比＞50%、IgE＞10 000U/mL及多部位病灶的儿童患者容易复发，颈部肿大的淋巴结对激素治疗反应好，治疗后不容易复发。目前未发现该病向恶性转变的病例。

1. 手术 手术对于木村病既可以明确诊断，又可以起治疗作用。对于病灶局限比如肿块位于头部、耳后或腮腺区域，且无并发症的患者，可考虑单纯手术，手术的目标是防止复发、美观及避免后遗症的发生。单纯术后的复发率较高，复发后的患者可考虑再次手术，或加用放疗或激素。研究显示颈部淋巴结对激素治疗非常敏感，一般激素治疗后淋巴结病变不容易复发，所以手术无需切除颈部淋巴结，可切除除了区域淋巴结以外的多发病灶，比如切除位于腮腺、皮肤及会厌的病变。多发区域病灶的患者推荐手术联合糖皮质激素或细胞毒性药物。

2. 药物治疗 口服或病灶内注射糖皮质激素可使肿块缩小，可先给予地塞米松口服，待肿块缩小或症状减轻后，再更换为泼尼松维持治疗，多数直接给予泼尼松口服［25～60mg/（m^2·d）］，后逐渐减量，根据肿块的大小及肿块缩小程度，文献报道给药时间长短不一，短者给药几周到几个月，最长的给药时间为2年。但激素停药后病变容易复发，考虑到激素的副作用，避免长期给药。炎性皮炎可用曲安奈德治疗。

对于伴随肾病综合征的患者首选糖皮质激素，治疗后肿块缩小、蛋白尿转阴，但停药后容易复发，对于反复复发的肾病综合征可给予环磷酰胺、长春花碱等细胞毒药物或环孢素，少数患者逐渐出现终末期肾病，最终死亡。

木村病与Th2细胞免疫失调导致IL-4、IL-5、IL-13等淋巴因子水平升高有关，而环孢素可通过抑制IL-2的合成而抑制Th2细胞及淋巴因子。Katagiri等报道环孢素的血清药物浓度＞75ng/mL时可以抑制成人木村病患者的外周血淋巴因子mRNA的水平和嗜酸性粒细胞。Satoshi Sato等报道泼尼松（40mg，口服，1次/天）联合环孢素（4mg/kg，口服，1次/天）成功治疗一例儿童木村病患者，1周后泼尼松逐渐减量5mg（口服，隔天一次），环孢素维持原剂量，两药联合共服药3月余。Soeria-Atmadja等也报道环孢素联合泼尼松成功治疗2例木村病患者。也有文献报道单次静脉应用大剂量丙种球蛋白（2g/kg）成功治疗一例泼尼松减量期间复发的木村病患者。

有文献报道白三烯受体拮抗剂普鲁斯特对木村病有一定疗效，该药是一种平喘药，副作用相对于激素小，长期用药相对安全，但该药对于木村病的作用机制尚不明确，复发的木村病患者可考虑应用该药。也有全反式维A酸联合泼尼松治疗木村病有效的报道。

3. 放疗 考虑到木村病为良性疾病，且放疗影响生长发育及有诱发第二恶性肿瘤的风险，不推荐一线应用放疗。RAM CHANG等报道14例接受放疗和8例未接受放疗的木村病患者治疗后的完全缓解率有明显差别，但复发率无明显差别，其放疗剂量在20～45Gy。黎功等在1998年报道7例木村病患者（3例为术后复发）行放疗，结果提示放疗剂量在20Gy以内者容易复发，大于20Gy的患者病变消失，推荐放射剂量26～30Gy。Chitapanarux等在2007年报道8例木村病患者（包括3例初治患者，5例术后复发患者）行放疗，剂量在30～40Gy，随访21个月，仅有1例患者在对侧腮腺复发，再次给予对侧腮腺病变放疗后，病变消失，未再复发。以上文献提示对于术后复发的患者可考虑行放疗，以降低复发率。也有学者认为不宜手术治疗的患者可考虑放疗，以缩小病变，降低复发。

总之，木村病是一种原因不明的良性慢性炎症性病变，发病率低，对于亚洲男性患者腮腺肿块伴嗜酸性粒细胞比例大于10.5%需考虑到木村病，应尽早行淋巴结穿刺活检或手术切除术，以明确诊断和早期治疗。

（王娟　孙晓非）

第六节 Castleman病

Castleman 病（Castleman's disease，CD）是一种病因不明的淋巴结血管滤泡特殊性增生为特点的淋巴结病，也称为血管滤泡性淋巴组织增生或巨大淋巴结增生，1956年Castleman等首先报道。根据临床侵犯范围，Castleman病可分为2种类型：单中心型（UCD）和多中心型（MCD）。单中心型多局限于一个淋巴结区域，病变局限，病程呈良性过程，预后好。多中心型一般表现为全身性淋巴结肿大、肝脾肿大、伴随全身症状，常与人类免疫缺陷病毒（HIV）和人类疱疹病毒8（HHV-8）感染相关，临床病情进展快，预后差，并可具有潜在向恶性肿瘤转化的潜能。既往根据病理类型可分3种：透明血管型（hyaline vascular Castleman disease，HV-CD）、浆细胞型（plasmacytic Castleman disease，PC-CD）、混合型。儿童患者中，单中心型多为透明血管型（约54%），多中心型以浆细胞型为主（约63%）。单中心型单纯手术多可治愈，预后好，多中心型患者需要全身综合治疗，预后差，死亡率高。Castleman病与其他恶性肿瘤相关，如卡波氏肉瘤、非霍奇金病、霍奇金淋巴瘤、POEMS综合征等。

一、流行病学及发病机制

Castleman病发病率低，至今确切的发病率仍不清。HIV感染患者的MCD发病率高，且HIV相关MCD常伴有卡波氏肉瘤、非霍奇金淋巴瘤。Castleman病可发生于任何年龄，成人的单中心型好发于20~35岁，多中心型的中位发病年龄为50岁。Castleman病在儿童中罕见，目前全世界总共报道儿童病例数100多例，好发于10～17岁，中位发病年龄10.8岁，女性多于男性。儿童患者预后好于成人，可能因为儿童患者多中心型比例低于成人（分别约13%和25%）。

Castleman病是一种非肿瘤性疾病，研究显示，20例患者采用PCR技术检测免疫球蛋白（IgH）和T细胞受体（TCR），采用流式细胞术和免疫组织化学方法检测B淋巴细胞的克隆性。结果显示，仅1例患者IgH重排阳性，所有患者均无TCR重排，仅1例患者通过流式细胞术及免疫组织化学方法检测出淋巴细胞克隆性。提示Castleman病为多克隆性起源，为非肿瘤性，少数患者具有淋巴细胞克隆性，可能具有恶性潜能。此类患者需密切随访，有可能发展成为恶性淋巴瘤。

Castleman病的确切发病机制未知。部分学者认为单中心型Castleman病与自身免疫异常有关。$CD5^+B$细胞可产生多反应性抗体，与自身免疫性疾病相关。Qingyan Liu等报道13例HV-CD患者中6例患者病灶的套细胞区存在$CD5^+B$细胞，此细胞采用PCR方法检测免疫球蛋白基因重排阴性，流式细胞学检查方法提示$CD5^+B$细胞为多克隆性。$CD5^+B$细胞的Castleman病患者病变多局限，少数有全身症状，少数患者同时伴有其他自身免疫性疾病。另外，研究显示Castleman病患者淋巴结组织中和血液中血管内皮生长因子（VEGF）水平高，VEGF在血管的生成中起重要作用，提示VEGF在HV-CD的发病中起一定作用。

HIV感染阴性多中心型Castleman病淋巴结生发中心B细胞过度分泌IL-6在多中心型Castleman病的发生中起重要作用，IL-6的作用机制通过信号通路来完成。第一条是经典通路：IL-6结合到IL-6受体，结合并活化gp130，进而激活JAK1/JAK2-STAT3和MAPK下游通路。第二条通路是跨膜活化通路：IL-6

结合到可溶性的IL-6受体，配体受体结合体形成后结合到膜结合的gp130。IL-6信号通路活化后可导致多中心型Castleman病全身症状的产生。而且部分多中心型Castleman病伴发自身免疫性溶血性贫血、慢性甲状腺炎等自身免疫性疾病。且多数HIV感染阴性的多中心型Castleman病患者中普遍存在IL-6受体多态性，可提高IL-6受体水平从而增强IL-6的活性，进一步通过IL-6/IL-6受体/gp130信号通路产生生物学效应，促进多中心型Castleman病的发生。另外，自身免疫再活化分泌IL-6的细胞可能也是多中心型Castleman病发生的原因，部分多中心型Castleman病患者可检测到自身抗核抗体。少数单中心型Castleman病也伴有轻度全身症状，与IL-6过度分泌有关，原发灶切除后，血清IL-6水平降至正常。

HIV感染相关多中心型Castleman病的发生与HHV-8（也称卡波氏肉瘤相关疱疹病毒，KSHV）感染相关，几乎所有的HIV相关多中心型Castleman病及43%的非HIV相关多中心型Castleman病可检测到HHV-8。HHV-8感染的B细胞可编码产生vIL-6，与人IL-6有25%同源性，能结合并活化IL-6受体，同时 HHV-8感染的多中心型Castleman病的淋巴结内的免疫母细胞可分泌vIL-6。基础研究显示高表达vIL-6的成纤维细胞可导致小鼠产生类似MCD的临床表现，提示单中心型Castleman病和多中心型Castleman病的发病均与白介素6（IL-6）和IL-6相似多肽（如HHV-8基因组编码的同源性vIL-6）的过度分泌有关。HHV-8病毒编码的vIL-6，除了具有经典型和跨膜活化通路外，vIL-6可以不通过IL-6受体而直接结合gp130。3种途径均可进一步激活下游蛋白激酶，导致B淋巴细胞和浆细胞增殖、VEGF水平升高、免疫失调、炎症反应，导致多中心型Castleman病形成，并引起全身临床症状。

另外，欧洲一项研究显示，把开始抗HIV病毒治疗（antiretroviral therapy，ART）12个月内出现多中心型Castleman病的患者定义为ART相关多中心型Castleman病，21例成人HIV感染的多中心型Castleman病患者中，约1/4（5例）的患者为ART相关多中心型Castleman病（从ART开始治疗至多中心型Castleman病诊断的中位时间为3个月），ART相关多中心型Castleman病和其他16例患者的临床表现、HHV-8病毒负荷及病理学特点相似。所有ART相关多中心型Castleman病患者诊断时与ART开始时相比，HIV病毒负荷较前明显降低、CD4细胞计数较前上升，提示 ART治疗后的免疫重建综合征可能在部分HIV感染的多中心型Castleman病发病中起一定作用。此类患者出现HHV-8相关的其他肿瘤的风险大，如卡波氏肉瘤、结外B细胞淋巴瘤。

Minemura等报道1例多中心型Castleman病患者同时伴有$CD3^+$、$TCR\alpha\beta^+$、$CD4^-$、$CD8^-$的双阴T细胞（double-negative T，DNT）比例升高和淋巴细胞凋亡障碍，该患者抗SSA抗体和类风湿因子阳性。自身免疫淋巴细胞增殖综合征（autoimmune lymphoproliferative syndrome，ALPS）是由于遗传性细胞凋亡相关通路的基因（如FAS配体、caspase-8、caspase-10等）异常引起，也同时存在DNT细胞比例升高和淋巴细胞凋亡障碍。该患者符合ALPS的DNT细胞升高和淋巴细胞凋亡障碍的特点，但未检测到*FAS*基因突变，未能诊断ALPS。有报道显示FAS配体缺陷的小鼠可出现DNT细胞升高、自身免疫性、淋巴细胞增殖引起的全身多发淋巴结肿大，且淋巴结病理学特点与ALPS和多中心型Castleman病患者的淋巴结的病理学特点相似，提示淋巴细胞凋亡障碍在部分多中心型Castleman病的发病机制中起重要作用。

Parez等文献报道约18%的儿童Castleman病患儿可出现生长发育迟缓，常表现为身材矮小、第二性征发育减慢，实验室检查发现生长激素（GH）水平升高、胰岛素样生长因子-1（IGF-1）和胰岛素样生长因子结合蛋白-3（IGFBP-3）水平及睾酮下降，研究显示IL-6可促进GH分泌、降低胰岛素样生长因子-1（IGF-1）和胰岛素样生长因子结合蛋白-3（IGFBP-3）水平，也可减少睾酮的分泌。手术切除原发肿瘤或接受全身治疗后，生长发育逐渐恢复正常。

二、病理分型及特点

（一）单中心型：组织学上分为透明血管型和浆细胞型

1. 透明血管型（hyline vascular Castleman disease，HV-CD） 此型占单中心性Castleman病90%。病变的特点主要是淋巴滤泡及滤泡间成分的改变。增生的淋巴滤泡较均匀散在分布于皮质及髓质，生发中心萎缩，淋巴细胞减少，取而代之的是大量增生的滤泡树突细胞。淋巴窦减少或不见。有数根小血管穿入滤泡，血管内皮细胞肿胀，管壁增厚，后期呈玻璃样改变，血管周围有数量不一的嗜酸性或透明状物质沉积；滤泡周围套区淋巴细胞增生，成洋葱皮样排列，这种典型病变被称之为“棒棒糖”结构。滤泡间小血管增多，伴透明样变性和硬化，少数病例可见小血管分支状钙化。滤泡间见淋巴细胞、浆细胞、免疫母细胞、嗜酸性粒细胞浸润，部分病例浆样树突细胞增生。根据透明血管型滤泡及滤泡间成分比例不同，又将透明血管型分成经典型和富于间质变异型。富于间质变异型成年人常见，常累及腹部淋巴结。滤泡间区异常改变超过50%淋巴结面积，大量增生的硬化性血管及梭形细胞甚至完全取代整个淋巴结结构，免疫组织化学显示梭形细胞Actin、CD68或树突细胞标记阳性。

免疫组织化学显示正常T细胞、B细胞分布，B细胞为多克隆性，生发中心CD21、CD23、CD35显示滤泡生发中心FDC增生；浆样树突细胞表达CD123、CD68、CD43。淋巴瘤基因重排：IgH基因重排为多克隆性的，无TCR基因重排。

2. 浆细胞型（plasmacytic Castleman disease，PC-CD） 此亚型占单中心性Castleman病10%~20%。病变特点为滤泡间区大量各阶段浆细胞增生。淋巴结内显示淋巴滤泡增生，生发中心萎缩改变比透明血管型少，小血管穿入淋巴滤泡及滤泡周围淋巴细胞增生不及透明血管型明显，一般无典型的洋葱皮样结构。本型的主要特征为滤泡间区扩大，各级浆细胞成片状增生，浆细胞内可见Russell小体，滤泡间小血管增生显著。少数病例可混有透明血管型特点时，称之为混合型。

免疫组织化学显示浆细胞型T细胞、B细胞分布与一般淋巴结免疫功能区分布相似，淋巴滤泡的免疫组织化学表达与反应性增生的淋巴滤泡相似，Bcl-2阴性，CD21显示滤泡生发中心FDC网架结构扩张。浆细胞表达CD38、CD138、VS38C，κ链、λ链重排均为阳性，提示增生的浆细胞是多克隆性的，HHV8阴性。淋巴瘤基因重排：IgH基因重排为多克隆性的。

（二）多中心型Castleman病

病理改变与单中心性Castleman病浆细胞型相似。典型病变为滤泡间区大量浆细胞片状增生伴有不同程度的血管增生。HHV8感染的患者通常伴有HIV感染，套区与滤泡内可见浆母细胞，这些浆母细胞分化不成熟，非典型性，且HHV8阳性。可见滤泡溶解现象，即套区与滤泡间区边界变得模糊。多中心性Castleman病也可以见到滤泡退行性改变和滤泡内透明血管改变。

免疫组织化学：浆细胞可为单克隆性，表达IgM、λ链重排和IL6，CD38、CD138及MUM1阳性，HHV8阳性。淋巴瘤基因重排：*IgH*基因重排为多克隆性，亦可为单克隆性。

三、临床表现

儿童Castleman病患者的临床表现和体征多样，无特异性。从起病到确诊时间几周到几年不等，病史最长者约有13年。与成人患者相比，相似点是均以单中心型Castleman病多见，不同点：儿童病变约33%位于胸腔、30%位于腹部（最常见于肠系膜区）、30%位于外周淋巴结、约10%位于骨盆和其他器官（如肌肉、咽部、胃部），成人病变约70%位于胸腔。

1. 单中心型 病理类型以透明血管型Castleman病为主（约54%），病变侵犯单个淋巴结区域，增长缓慢，临床呈良性过程，常见浅表淋巴结肿大、腹部肿块等，约有20%的患者偶然体检时发现病灶，约26%的患者出现缓慢增大的肿块，肿块大小不等，中位大小约5.5cm（1.0 ~ 20.0cm）。少数患者以病变压迫周围器官导致的压迫症状首发，如压迫气管或腹腔器官，可出现咳嗽、呼吸困难、胸痛、腹痛。少数患者浆细胞型或混合型单中心型Castleman病伴有全身症状，如贫血、发热、发育障碍、乏力、体重下降、厌食、肝脾大、生长发育迟缓等，同时伴有IL-6水平明显升高，手术切除原发灶，IL-6水平降至正常水平，同时全身症状逐渐缓解。少数单中心型患者可发展成为霍奇金病。

2. 多中心型 以浆细胞型为主。临床进展较快，中位起病时间27.5个月（2 ~ 156个月）。表现为全身多发淋巴结肿大、腹腔或盆腔包块、肝脾肿大等，肿物一般比单中心型小，中位大小约3.8cm（1.5 ~ 10cm），常伴有全身症状，如发热、盗汗、体重下降、乏力、厌食、生长发育迟缓。LI-6可降低肝脏产生铁调素，影响铁剂的吸收和利用，导致贫血，也可降低肝脏产生白蛋白，降低血浆胶体渗透压，同时分泌VEGF增加血管渗透性，导致其外周性水肿、胸腔积液或腹水。其他全身症状包括：疼痛、反复感染、腹泻、呼吸困难。部分患者可伴有自身免疫性溶血性贫血、肾肥大、肺部病变、皮肤病变、肾小球肾炎、副肿瘤性天疱疮、闭塞性细支气管炎、类似POEMS综合征（peripheral neuropathy，organomegaly，endocrinopathy，monoclonal M protein，skin lesions）表现等。

表达HHV-8的HIV阳性Castleman病目前被认为是一种独立类型，均为多中心型Castleman病，50%合并卡波氏肉瘤。最常见的并发症包括反应性噬血细胞综合征（44%）、自身免疫性溶血（33%）、淋巴瘤（22%）、肾脏受累（11%）、肺受累（11%）等。与不表达HHV-8的HIV阴性多中心型Castleman病相比，HHV-8阳性患者的临床症状容易反复，更容易有脾脏肿大、合并卡波氏肉瘤或淋巴瘤，自身免疫性贫血多见，临床病情进展快，容易出现呼吸窘迫综合征，中位存活时间不超过25个月，而HHV-8阴性患者关节炎、皮肤病变、肾脏疾病、红斑狼疮、POEMS综合征多见。一项前瞻性研究显示，HIV阳性多中心型Castleman病患者出现HHV-8相关非霍奇金淋巴瘤的概率是仅HIV感染未患多中心型Castleman病患者的15倍。

部分多中心型Castleman病儿童患者伴随副肿瘤性天疱疮（paraneoplastic pemphigus，PNP），表现为：严重的口腔黏膜和皮肤损害，皮肤多形性红斑样扁平苔藓样丘疹、斑块、皮肤水泡，嘴唇、口腔黏膜、结膜、鼻中隔等溃疡。多数合并副肿瘤性天疱疮的Castleman病儿童患者可同时合并闭塞性细支气管炎（bronchiolitis obliterans，BO）。有学者认为闭塞性细支气管炎与Castleman肿瘤的自身免疫反应有关，支气管上皮严重炎症可导致支气管壁破坏、重建、纤维化、狭窄，导致闭塞性细支气管炎，导致肺泡通气受限，最终导致呼吸功能衰竭。另外研究显示，Castleman病肿瘤组织中存在特异型B细胞克隆，产生的抗体可识别人边缘肺组织提取物中的envoplakin和periplakin两个抗原，产生的免疫反应可能在闭塞性细支气管炎形成中发挥重要作用。闭塞性细支气管炎临床多表现为：呼吸困难、干咳、呼吸急促、发绀，对治疗反应差，症状进行性加重，80%患者最终死于呼吸衰竭。

多中心型Castleman病患者可伴随或发展成为非霍奇金淋巴瘤、淀粉样变性、霍奇金淋巴瘤。HHV-8相关多中心型Castleman病患者的其他肿瘤的风险大，如卡波氏肉瘤、结外B细胞淋巴瘤。

四、辅助检查

（一）实验室检查

血清学检查：小细胞低色素性贫血、低白蛋白血症、血小板减少、LDH、ESR、CRP、多克隆性高丙种球蛋白血症、IL-6水平升高。约55%的局限性Castleman病、100%的多中心型Castleman病、23%的透明血管型Castleman病、几乎所有的浆细胞型Castleman病、82%的混合细胞型Castleman病伴有实验室检查异常，可出现严重贫血（严重者血红蛋白可小于60g/L），但常无明显症状，运动时会非常疲倦。常规行HHV-8和HIV抗体监测，必要时采用PCR方法行HHV-8 DAN和HIV RNA定量检测。常规行自身抗体检测，排除自身免疫病。部分伴随肾脏疾病的患者可出现肾功能异常和尿常规异常。

骨穿检查可见：多数患者骨髓正常，少数患者髓系细胞减少，红细胞发育不全，浆细胞增多（多见于浆细胞型）。

（二）影像学检查

Castleman病患者常用的影像学检查方法包括X线片、CT、MRI、PET/CT等。

X线片：可显示胸腔积液，纵隔的病变可见纵隔增宽、气管移位等，但对于病灶的范围、大小及与周围气管的关系显示不清。

CT：能明确病灶的范围、大小及与周围器官的关系。单中心型特点：病灶常表现为边界清楚的软组织密度，较小的肿块增强后均匀强化，大肿块不均匀强化，部分可见钙化。多中心型特点：可表现为纵隔、肺门、腹膜后、肠系膜区或浅表淋巴结区多发软组织肿块、肝脾肿大，可显示胸腔积液或腹水。

MRI：病变在MRI的T1加权像上常呈比肌肉稍高信号，T2加权像呈高信号。因病灶中心血管丰富，有可能在T1和T2加权像出现流空效应。

PET/CT：可同时显示病变的范围和部位，又能显示病灶的代谢强度，多数肿块中度代谢活跃，中位SUV值是4.8（2.6～9.3），如出现病症代谢过强，需警惕淋巴瘤。

五、诊断与鉴别诊断

1. 单中心型Castleman病的诊断 一般通过临床表现、影像学结果、病理学结果，不难做出诊断。

患者无明显全身症状，体检和影像学检查均发现单个区域淋巴结肿大，需要考虑到本病。需要靠淋巴结活检或手术切除病灶，通过病理来确诊本病。

2. 多中心型Castleman病的诊断 需要靠临床表现、影像学检查、实验室检查、病理结果及分子诊断结果，共同来确诊。

患者出现多发淋巴结肿大、发热、肝脾肿大、盗汗、CRP升高、IL-6升高，PET/CT显示多发淋巴结肿大，代谢中度活跃（2.5～5.5）时，需怀疑本病。需要选择最异常的病变淋巴结活检后的病理来确诊，如果初次活检不能明确诊断或临床对病理诊断有怀疑时，应再次取活检明确诊断。同时行IgH基因重排检查，排除克隆性疾病。

Castleman病患者临床表现多样化，无特异性。临床常需要与以下疾病鉴别。

（1）恶性淋巴瘤　淋巴瘤和Castleman病均可表现为淋巴结肿大、肝脾肿大、B症状等，且Castleman病样改变还可见于不同的淋巴瘤，如经典型霍奇金病、滤泡性淋巴瘤、套细胞淋巴瘤（套区亚型）。临床症状难以鉴别，需要靠病理来鉴别。形态学及免疫组织化学有助于诊断及鉴别诊断。经典型霍奇金淋巴瘤CD15及CD30阳性，滤泡性淋巴瘤CD20、CD10及Bcl-2阳性，套细胞淋巴瘤CD20、CD5及CyclinD1阳性。

（2）卡波氏肉瘤　异型增生的血管内皮细胞与透明血管型Castleman病细胞形态与生长方式不一样，肿瘤中有多数规则的裂隙，内衬以细长、轻度不典型的细胞，裂隙内可见红细胞及吞噬含铁血黄素细胞，尚可见数量不等梭形细胞，梭形细胞与内皮细胞有移行，瘤细胞核大，不规则，有异型性，免疫组织化学瘤细胞表达血管内皮标记CD31、CD34及第八因子相关抗原FVⅢ，且HHV8阳性。

（3）浆细胞瘤　通常淋巴结结构破坏，淋巴窦不明显，肿瘤性的浆细胞甚至浸润结外脂肪组织。免疫组织化学显示单克隆性增生，表达κ链或λ链重排，*IgH*基因重排为单克隆性。

（4）HIV淋巴结炎　早期HIV感染受累的淋巴结表现为反应性增生的淋巴滤泡，套区减少，中晚期滤泡结构破坏或溶解，淋巴细胞减少，髓质区可见多核巨细胞，滤泡间区血管增生，血管透明变性病变为灶性，不是弥漫改变，HIV血清学检测有助于确诊。

六、治疗

Castleman病在儿童中罕见，无大宗数据随机临床试验，仅有少数个案报道和小病例数的总结，目前尚无标准治疗。临床治疗根据病变范围选择不同治疗方案。手术是单中心型Castleman病的主要治疗方式。多中心型Castleman病需要全身治疗，手术用于活检、减瘤或姑息性治疗。

1. 单中心型Castleman病　多为单发的局限型病变，肿瘤多数有完整包膜，生物学行为惰性过程，临床预后好，10年生存率超过93%，手术完整切除肿瘤可治愈，原发灶切除后全身症状可缓解。研究显示只有手术切除方式（根治性或诊断性）与生存率相关，而患者的年龄、性别、病理组织类型（透明血管型或浆细胞型）、肿瘤位置与预后无明显相关性。多数病灶血管丰富，巨大肿瘤的手术治疗可增加死亡率，建议行术前辅助治疗。术前放疗（27～45Gy）、美罗华、化疗等治疗缩小肿瘤后，再手术完整切除肿瘤。极少数不能完整切除的患者会复发，手术无法切除干净的患者，局部放疗是一种选择，可给予低剂量放疗，但放疗对儿童副作用大，尽量不选用。

2. 多中心型Castleman病　其治疗目标是控制症状、降低炎症性指标，不要求肿大的淋巴结和肝脾肿大完全缓解。多中心型Castleman病病情进展快，预后差，成人患者的5年总生存约77%，血管外积液（如外周性水肿、胸腔积液、腹水）和病变侵犯区域（病变侵犯横膈两侧）是导致预后不良的因素。呼吸系统受累是儿童多中心型Castleman病患者预后差的因素。手术用于获取组织明确诊断，或减瘤手术改善患者临床压迫症状，手术方式（根治性或诊断性）对多中心型Castleman病患者的生存无影响。放疗在多中心型Castleman病中的作用不明确，不建议多中心型Castleman病患者接受放疗。多中心型Castleman病患者主要接受全身治疗。

MCD的全身性治疗包括：激素、细胞毒性化疗药物（CHOP方案）、抗CD20单抗（美罗华）、IL-6为基础的抗体（Tocilizumab，siltuximab，anakinra，suramin）、免疫调节（α干扰素、沙利度胺、来那度胺）、针对HHV-8的抗病毒治疗（缬更昔洛韦、膦甲酸钠、西多福韦）和其他（硼替佐米）。

（1）激素　主要包括泼尼松、甲基泼尼松龙，少数患者可控制全身症状，但停药后短期内容易反复。HHV-8阳性多中心型Castleman病多数对激素无效。

（2）细胞毒性化疗药物　常用的化疗方案包括CHOP、CVP、VP16、VLB等，化疗单用或联合美罗华。

（3）抗CD20单抗（美罗华）　儿童MCD患者极罕见，抗CD20单抗（美罗华）在儿童多中心型Castleman病患者中应用较少，个案报道1例HHV-8阴性的混合细胞型多中心型Castleman病患者，泼尼松治疗无效后，接受美罗华治疗（375mg/m^2，1次/周，共4次），第一次美罗华治疗后患者的临床症状、炎症性指标明显改善，4次美罗华治疗后淋巴结肿大和脾肿大较前好转，后定期复查，2年时患者病情仍稳定。提示美罗华在多中心型Castleman病患者中有效。

（4）抗IL-6受体拮抗剂（Tocilituzumab）和抗IL-6拮抗剂（Siltuximab）　Tocilituzumab是一种人源性的IL-6受体抗体，在HIV阴性成人中应用有效率约90%，完全缓解率约25%，多数在用药2周内可改善多中心型Castleman病相关的全身症状和实验室指标，可改善贫血、提高血清白蛋白、降低血清IL-6水平，有效患者的药物使用时间仍不清楚，最长的使用时间为6年。停药指征包括药物副作用、出现恶性肿瘤、多中心型Castleman病临床症状完全缓解、疗效欠佳、经济原因等。Tocilituzumab在成人患者中常见的副作用有：感染、输注期间高血压、头痛、转氨酶升高、胆固醇水平升高、血小板减少，其中较常见的严重的副作用包括严重感染、胃肠穿孔、超敏反应（全身过敏反应和中性粒细胞减少）。Tocilituzumab也能改善少数血清IL-6水平不高患者的临床症状，可能是因为vIL-6可不通过IL-6受体直接结合gp130活化下游通路。但Tocilituzumab在HIV相关多中心型Castleman病患者中疗效有限。Tocilituzumab在儿童中应用较少，Galeotti等报道Tocilituzumab在2例儿童HIV/HHV-8阴性多中心型Castleman病患者中的应用，其中一例患者既往接受过美罗华、CTX、VCR、激素治疗以及2年多的阿那白滞素（一种IL-1受体拮抗剂）治疗，应用Tocilituzumab后，同时能改善患者临床症状及实验室异常指标（如CRP、ESR、血红蛋白、血小板计数、IgG等），但因为Tocilituzumab与IL-6受体（IL-6R）结合，抑制了IL-6R 介导的IL-6清除途径，所以Tocilituzumab治疗后，血清IL-6水平反而升高。一般起始剂量为8mg/kg（2周1次），待临床症状及炎症指标降控制后，延长给药时间（可逐渐改3周1次、4周1次、5周1次），2例患者疾病均控制良好，其中一例患者用药3年。儿童的不良反应轻微，常见的药物不良反应包括偶有头痛、血小板降低、纤维蛋白原低，其中一例患者在用药10个月时出现肋间带状疱疹。

Siltuximab是一种抗IL-6配体抗体，是一种新药。2014年美国进行了一项随机、双盲、安慰剂对照的Ⅱ期临床试验，79例HIV$^-$HHV$^-$8$^-$多中心型Castleman病成人患者入组，53例患者接受Siltuximab（11 mg/kg，1次/3周，直至疾病进展），26例患者接受安慰剂，Siltuximab组患者中病灶和临床症状持续缓解率明显高于安慰剂组（分别为34.0%和0），Siltuximab的中位治疗时间为375天。6%（3/53）的患者出现Siltuximab相关的严重毒副作用（包括下呼吸道感染、过敏反应、败血症）。该临床试验提示Siltuximab是多中心型Castleman病患者治疗的重要选择，但目前儿童中该药的应用暂无报道。

（5）儿童多中心型Castleman病合并副肿瘤性天疱疮的治疗　副肿瘤性天疱疮是一种自身免疫相关的疾病，Castleman病原发肿瘤切除后症状会自发好转，术后给予小剂量糖皮质激素治疗，皮损处给予抗感染治疗，一般在6～9周皮损恢复。

（6）同时合并副肿瘤性天疱疮和阻塞性细支气管炎的儿童多中心型Castleman病患者　此类患者死亡率高达80%，对治疗反应差，细支气管阻塞为不可逆性，与副肿瘤性天疱疮不同，即使原发肿瘤切除和免疫抑制治疗，肺部损害继续加重，且对支气管扩张剂无效，常发展为呼吸衰竭，最终死亡。建议早期切除原发肿瘤和围手术期输注免疫球蛋白以预防闭塞性细支气管炎的加重。

（7）表达HH-8的HIV阳性的多中心型Castleman病　该型患者病情进展快，临床预后差。应与其他类型MCD患者区分开来。该类患者需要高效抗逆转录病毒治疗（highly active anti-retroviral therapy，HAART，如膦甲酸钠），可以提高CB4^{+}B细胞数量，降低HHV-8病毒负荷，阻止进展成为淋巴瘤或卡波氏肉瘤，从而降低死亡率。但治疗开始可能出现症状加重，可能与免疫重建综合征有关。需要时给予以下治疗：①化疗，如VP16、VLB。②抗CD20单抗，如美罗华。③抗HHV-8治疗，如更昔洛韦、缬更昔洛韦等。有文献报道HAART联合VP16或VLB能有效控制急性加重的症状。有报道美罗华联合HAART取得了良好疗效，但美罗华有可能促进卡波氏肉瘤和淋巴瘤的发生，不建议应用美罗华。近来有研究推荐，无伴随卡波氏肉瘤、CD4细胞计数大于50/mL、HIV RNA拷贝数小于50/mL的HIV^{+}多中心型Castleman病患者，先给药VP16诱导化疗，后续给药VP16+美罗华+更昔洛韦治疗。对于伴随卡波氏肉瘤或CD4细胞计数小于50/mL或HIV RNA拷贝数大于50/mL的HIV^{+}多中心型Castleman病患者，接受VP16+更昔洛韦+HAART治疗。两组患者均可接受更昔洛韦维持治疗。

七、预后和随访

单中心型Castleman病预后好，多中心型Castleman病预后差，呼吸系统受累是多中心型预后差的因素。单中心型和多中心型、透明细胞型和浆细胞型的随访策略不同，透明血管型患者的肿瘤完整切除预后好，但长期随访过程中有可能出现淋巴瘤。浆细胞型和多中心型患者多伴随并发症，有可能急性发作，需要密切随访和监测免疫学指标。HIV相关的多中心型Castleman病患者容易出现其他恶性肿瘤，后续应密切随访。

（王娟　孙晓非）

第七节　噬血细胞综合征

噬血细胞综合征（hemophagocytic syndrome，HPS），又称噬血细胞性淋巴组织细胞增生症（hemophagocytic lymphohistiocytosis，HLH），是因免疫失调引起的一组以高炎症反应为特征的临床综合征，发病机制为原发免疫缺陷或获得性免疫失衡，对抗原刺激未形成有效免疫反应，形成致命性细胞因子风暴和炎症反应。临床表现多种多样，典型的有发热、肝脾和淋巴结肿大；实验室检查全血三系减少、肝功能异常、出凝血功能障碍、血清铁蛋白升高、NK细胞活性下降。噬血细胞综合征分为原发性和继发性2大类型。原发性噬血细胞综合征有先天基因免疫缺陷，目前已知的为常染色体隐性遗传和X连锁疾病2种形式；继发性为后天获得性疾病，可继发于感染、肿瘤、类风湿性疾病。原发性和继发性噬血细胞综合征临床表现高度重叠，有时很难区分。

一、流行病学

家族性噬血细胞综合征（FHL）在儿童中的发生率在不同国家略有差异。瑞典的家族性噬血细胞综合征发生率在活产新生儿中为1/50 000。年发生率在不同国家的儿童中为1.2/10万~10/10万，具有种族特异性，诊断后如未治疗，中位生存时间不足2个月，多数为18个月以下的儿童。继发性噬血细胞综合征易被漏诊，发生率还缺乏大规模数据统计。Ishii等报道肿瘤相关的噬血细胞综合征占噬血细胞综合征的 3.53%。成人肿瘤相关的噬血细胞综合征的发生率为3.6/100 000。我国还缺乏大规模数据统计。

二、病因学

原发性噬血细胞综合征有分子遗传缺陷；继发性噬血细胞综合征是免疫系统在抗原刺激下过度活化的结果，分为感染和肿瘤相关2大类。感染相关性噬血细胞综合征可继发于病毒、细菌、寄生虫、支原体、真菌等病原体，可发生在免疫功能低下的个体，但多数患者无明显的免疫缺陷。常见的病原体有EB病毒、巨细胞病毒、人单纯疱疹病毒、人免疫缺陷病毒、分枝杆菌、利士曼原虫、疟原虫、念珠菌、新型隐球菌。肿瘤相关噬血细胞综合征则多继发于白血病和淋巴瘤，其中淋巴瘤以T细胞性淋巴瘤、NK/T淋巴瘤多见，少数可见于实体瘤。部分继发性噬血细胞综合征可发生于肿瘤、自身免疫性疾病和器官移植的免疫抑制治疗后。

（一）原发性噬血细胞综合征特定的基因遗传学缺陷

家族性噬血细胞综合征从细胞毒颗粒合成到释放中的任何一个环节发生基因突变，都会导致穿孔素依赖的细胞毒功能缺陷，从而发生家族性噬血细胞综合征。目前有5种形式的家族性噬血细胞综合征，90%以上的家族性噬血细胞综合征存在已知的4种基因突变，见表10-5，这4种分别编码穿孔素、MUNC13-4、 syntaxin-11 和MUNC18-2蛋白的基因，在淋巴细胞毒免疫过程中起关键性作用。

（1）FHL1基因定位于9q21.3-22，基因和功能未明。

（2）FHL2占家族性噬血细胞综合征的30%~35%，由*PRF1*突变引起。*PRF1*基因突变引起细胞膜间跨膜通道形成缺陷或穿孔素合成障碍。穿孔素是种可溶性、有裂孔形成特性和溶解细胞功能的蛋白，由细胞毒淋巴细胞合成。这种分子在调控颗粒酶到达靶细胞胞浆，裂解基底物，诱导细胞凋亡过程中起关键作用。

（3）FHL3因*UNC13D*突变引起Munc 13-4.3蛋白合成和细胞脱颗粒缺陷。Munc13-4在细胞毒颗粒与靶细胞膜融合过程中起重要作用。Munc13-4调控囊泡（v）SNARE（‘soluble N-ethyl maleimide sensitive-factor attachment protein receptors’）和靶（t）-SNARE蛋白相互作用。Munc13-4缺陷的T细胞和NK细胞的细胞毒颗粒胞吐受影响。

（4）FHL4编码融合蛋白11的*STX11*基因较PRF1和UNC13D少见。*STX11*突变影响囊泡锚定和融合。

（5）FHL5 STXBP2编码突触结合蛋白2，也称为Munc18-2。STXBP2/Munc18-2属于融合辅助蛋白SM家族成员。这些SNARE蛋白在膜融合中起到辅助作用。Munc18-2在胞吐途径晚期阶段中发挥作用。Munc18-2缺乏的NK细胞毒活性受损，导致STXBP2-STX11不能形成复合物，在细胞毒细胞耦合靶细胞的免疫突触形成过程中，不能通过调控颗粒锚定和发动上游SNARE复合物形成。

（二）与噬血细胞综合征相关的免疫缺陷综合征

主要包括色素缺失的免疫缺陷综合征（ CHS、GSⅡ和HPSⅡ）和X连锁淋巴组织增生性疾病（XLP）。

1. 色素缺失的免疫缺陷综合征（CHS、GSⅡ和HPSⅡ） CHS、GSⅡ和HPSⅡ影响CHS、GSⅡ和HPSⅡ的基因同时，还与颗粒依赖的淋巴细胞毒有关。分泌性溶酶体是细胞间蛋白相互作用和胞吐的细胞器，在黑色素细胞、神经元细胞、血小板、粒细胞、肥大细胞和NK细胞、T细胞中有重要功能。免疫缺陷相关的溶酶体病很有可能发展为噬血细胞综合征。色素缺乏的免疫缺陷综合征由溶酶体转运调控基因*LYST*突变引起，编码的是425kDa的细胞质蛋白，功能为调控颗粒酶在溶酶体内外的转运。突变后尽管CTLs和NK细胞的细胞毒颗粒活化后极化正常，在免疫突触中却不能释放内容物。GS2是由*RAB27A*基因突变引起，基因编码的蛋白RAB27A为小的膜结合GTP酶。RAB27A直接与MUNC13-4相互作用，分子间的相互作用协调溶解颗粒锚定和发动颗粒酶与穿孔素的胞吐。RAB27A 缺失的NK细胞和CTLs调节细胞毒颗粒胞吐的功能受损。H-P2是由*AP3B1*基因突变引起，它是编码连接蛋白3亚单位β1、部分AP-3蛋白复合物，功能涉及溶酶体生物合成和黑色素、血小板致密颗粒的形成。

2. X连锁淋巴组织增生性疾病（XLP） X连锁淋巴组织增生性疾病有2种基因型，分为XLP1和XLP2。XLP1由定位于Xq24-26上的SH2D1A半合子突变，引起信号转导淋巴细胞活化分子（SLAM）相关蛋白SAP低下或缺失。XLP2是由Xq25上的*BIRC4*基因半合子突变引起，其编码的X连锁凋亡抑制蛋白XIAP缺陷，见表10-5。

表10-5 原发噬血细胞综合征遗传类型

疾病	基因	位点	蛋白	缺陷
FHL1	未知	9q21.3-22	未知	未知
FHL2	*PRF1*	10q21-22	穿孔素	穿孔形成蛋白
FHL3	*UNC13D*	17q25	Munc 13-4	囊泡启动
FHL4	*STX11*	6q24	突触蛋白11	囊泡锚定和融合
FHL5	*STXBP2*	19p13.2-3	Munc18.2	囊泡锚定和融合
Chediak Higashi	*LYST*	1q42.1-42.2	LYST	运输囊泡
Griscelli综合征2 型	*RAB27A*	15q21	RAB27A	囊泡融合
Hermansky-Pudlak 2	*AP3B1*			运输囊泡
XLP1	*SH2D1A*	Xq24-26	SAP	多重，包括CD8+T/NK细胞毒
XLP2	*XIAP*	Xq25	XIAP	多重信号途径

三、发病机制

在免疫功能正常的个体，NK细胞和细胞毒T细胞（CTLs）杀伤受病毒、细菌等感染的靶细胞，在病原体清除后，分泌的穿孔素蛋白促使CTLs细胞凋亡，以达到去除抗原和终止免疫反应的目的。噬血细胞综合征因遗传性或获得性免疫缺陷，不能调控各种外界刺激诱发的免疫反应，在免疫失控下发生一系列反应性过程，显著的特征为NK细胞功能受损。NK细胞和细胞毒T淋巴细胞通过2种途径调节细胞毒功能：死亡受体介导的FasLG（CD95L）非分泌途径和穿孔素依赖途径调节。

1. CTLs和NK的穿孔素依赖细胞毒功能缺陷 病毒或细菌等病原体侵入的抗原呈递细胞、抗原异常表达的肿瘤细胞成为NK和CTLs的靶细胞。NK和CTLs需发动一系列连续事件杀灭靶细胞。穿孔素依赖途径是清除靶细胞机制之一。步骤包括细胞毒颗粒生成和成熟、效应细胞与靶细胞间接触、效应细胞和靶细胞膜的融合、免疫突触形成、穿孔素和颗粒酶运输、细胞凋亡。其中任何一个环节的异常都会导致抗感染和清除异常细胞的能力下降，结果是淋巴细胞异常活化增殖。家族性噬血细胞综合征因基因缺陷，穿孔素表达和功能异常，抑制穿孔素形成或颗粒的运输、定锚和胞吐的完成，抑制颗粒依赖细胞毒功能。

2. 抗原呈递细胞的过度增殖和持续活化 穿孔素调节细胞毒功能缺失导致严重免疫失调，不能有效去除靶细胞。在抗原的不断刺激下，组织细胞、巨噬细胞和$CD8^+$T细胞等抗原呈递细胞过度增殖和持续活化，浸润多个器官，如骨髓、淋巴结、脾、肝，活化的巨噬细胞吞噬各种血细胞，如红细胞、中性粒细胞、血小板、三系前体细胞、细胞碎片，因此可在HLH的骨髓、肝脏、中枢神经系统中找到噬血细胞；CTL和NK细胞产生IFN-γ，进而促巨噬细胞活化，分泌种类更多的细胞因子，形成细胞因子风暴。

3. 细胞因子风暴 未被清除的抗原呈递细胞释放IL-12和IL-18，在IL-18和IL-12的协同作用下，原始$CD4^+$T细胞可分化为产IFN-γ的Th1细胞；连同CTL大量释放IFN-γ，巨噬细胞/组织细胞活化，分泌大量炎症因子、化学因子，导致了临床和实验室检查的异常。经活化后，产生大量IL-12和其他细胞因子，如IL-1、IL-6、IL-10、IL-18、TNFα以及铁蛋白。虽然IL-10抑制Th1细胞和相关细胞因子的产生，对巨噬细胞活化起着负调节作用，但在整个细胞因子风暴中的作用有限。高细胞因子血症致使器官进行性功能失调。

4. 细胞因子风暴和噬血细胞综合征 活化的淋巴细胞和巨噬细胞产生大量炎症因子引起噬血细胞综合征临床症状和实验室检查异常。内源性致热源IL-1、IL-6和TNFα引起发热。TNFα、IFNγ、铁蛋白重链和噬血现象对造血功能的抑制引起全血细胞减少；TNFα和IFNγ升高抑制脂蛋白酯酶，甘油三酯合成增加，引起高脂血症；活化的巨噬细胞分泌的铁蛋白和纤维蛋白原激活物，分解纤维蛋白原，导致低纤维蛋白血症和纤溶亢进。Fas配体（FASLG，CD95L）和TNFα可诱导肝细胞凋亡。

5. 免疫缺陷综合征相关噬血细胞综合征发病机制

（1）X连锁淋巴细胞增殖性疾病（XLP） *SAP/SH2D1A*基因突变导致SAP蛋白合成减少。SAP的功能是抑制SLAM/ERK 信号通路。SLAM/ERK通路激活后，引起T细胞活化，分泌IFN-γ和TNF-α。XLP因SAP蛋白合成减少，SLAM/ERK通路被激活，IFN-γ和TNF-α过度表达，导致噬血细胞综合征的发生。EB病毒相关的噬血细胞综合征，因T细胞通过EB病毒潜伏膜蛋白1（EBV latent membrane protein 1，LMP1）抑制SAP 的合成，引发细胞因子风暴。

（2）有假白化病表现的免疫缺陷综合征（Chédiak Higashi 综合征，CHS）、Griscelli 综合征Ⅱ型（GSⅡ）、Hermansky-Pudlak 综合征Ⅱ型（HPSⅡ） 共同发病机制为基因突变抑制细胞毒颗粒转运和胞吐，同时基因产物还涉及黑色素小体蛋白的合成，且具有色素稀释和噬血细胞综合征临床表现。毛发颜色浅至金黄或浅灰色外观。细胞毒效应受抑制，效应淋巴细胞不能杀灭受感染的细胞和抗原呈递细胞。

四、噬血细胞综合征分类

噬血细胞综合征广义分为原发性噬血细胞综合征和继发性噬血细胞综合征（sHLH）。其中原发性噬血细胞综合征分为家族性噬血细胞综合征（FHL）和遗传免疫缺陷综合征相关的噬血细胞综合征两大类。

（一）原发性噬血细胞综合征

（1）家族性噬血细胞综合征　多发生在婴儿或年幼儿童，具有明确基因或家族遗传性，有特定的细胞毒功能缺陷。为常染色体隐性遗传病，噬血细胞综合征临床症状可作为家族性噬血细胞综合征起病时和唯一的临床表现。家族性噬血细胞综合征多数在生后6个月内起病，少数在宫内或出生时发生。晚发性可至成年后起病。

（2）免疫缺陷综合征相关噬血细胞综合征　Chédiak Higashi 综合征 （CHS）、Griscelli综合征Ⅱ型、X连锁淋巴细胞增殖性疾病（XLP），临床表现多种多样，噬血细胞综合征只是其中临床类型之一。

（二）继发性噬血细胞综合征（sHLH）

又称获得性噬血细胞综合征，通常发生在年龄较大的儿童或成人，没有家族史或已知遗传因素。有明确的诱因。与感染相关的，称为感染相关噬血细胞综合征或IAHS；与肿瘤相关的称为肿瘤相关噬血细胞综合征；与类风湿性疾病相关的，为巨噬细胞活化综合征（MAS）。

（1）巨噬细胞活化综合征　巨噬细胞活化综合征是幼年特发性关节炎（sJIA）并发症之一，而非独立的疾病，占幼年特发性关节炎亚临床类型的30%，死亡率为20%。幼年特发性关节炎进展为MAS的风险为10%。MAS还与其他类风湿疾病有关，如系统性红斑狼疮和川崎病。多在自身免疫性疾病早期和活动期发生。病毒感染、非类固醇抗炎药物、甲氨蝶呤激发免疫反应，过度激活导致组织细胞和T细胞增殖。早期中性粒细胞和血小板增多。诊断标准：中性粒细胞和血小板减少、高铁蛋白血症、低纤维蛋白原血症、骨髓中有噬血细胞、肝转氨酶升高、高甘油三酯血症、红细胞沉降率升高。可引起心功能损害和侵犯中枢神经系统。

（2）肿瘤相关的噬血细胞综合征　肿瘤相关的噬血细胞综合征最多见于T细胞来源血液系统肿瘤，如外周T/NK细胞淋巴瘤、间变性大细胞淋巴瘤、急性淋巴系统白血病。B细胞来源非霍奇金淋巴瘤少见。早前B淋巴细胞白血病、髓系白血病、纵隔生殖细胞瘤和其他实体瘤如前列腺癌、肺癌、肝癌，也有噬血细胞综合征发生。肿瘤相关的噬血细胞综合征大部分合并细菌、病毒或真菌感染。

（3）EB病毒相关的噬血细胞综合征　EB病毒是与感染相关的噬血细胞综合征中最常见的病原体，占74%，具有明显种族特异性，多见于东亚人群，与东亚种族人群基因易感有关。EB病毒相关噬血细胞综合征有高度异质性，多数呈现不典型传染性单核细胞增多症样表现，病程较长；少数起病急骤，进展快，致死率高。慢性持续性EB病毒感染中，受累的多为NK和CD4$^+$T细胞，而EB病毒相关的噬血细胞综合征则多为CD8$^+$T细胞。发病机制与X连锁淋巴组织增生性疾病类似。

目前认识到，噬血细胞综合征的遗传缺陷可发生在任何年龄，感染诱发的噬血细胞性淋巴组织细胞增生症也可发生在儿童，将噬血细胞综合征分为遗传性和获得性噬血细胞综合征更为合适。

五、诊断

国际组织细胞协会2004年结合临床和实验室检查结果，制定噬血细胞综合征诊断指南（表10-6）。噬血细胞综合征临床特点为持续发热，伴肝、脾肿大和神经系统体征。实验室检查全血细胞减少、转氨酶升高、高甘油三酯血症、低纤维蛋白原血症、低钠血症和高铁蛋白血症。疾病早期，骨髓中不易见噬血细胞。免疫检查全身炎症反应指标铁蛋白和可溶性IL2Ra（sIL2Ra）升高。IL-10>10 000 ng/mL和sIL2Ra升高对诊断噬血细胞综合征有高度特异性。sIL2Ra正常范围随着年龄变化，婴儿期最高，10岁以后降低。外周循环中NK细胞（$CD3^{-}CD56^{+}/CD16^{+}$）数一般正常，但噬血细胞综合征初发时NK功能多数低下或缺失。需注意的是，疾病活动期，NK功能正常，也不能排除噬血细胞综合征。

表10-6 国际组织细胞协会噬血细胞综合征诊断标准（2004）

符合以下标准任何一项可诊断为HLH
1. 分子诊断符合噬血细胞综合征（PRF1、UNC13D、STXBP2、RAB27A、STX11、SH2D1A、XIAP）
2. 满足下列8条标准中的5项 （1）发热（持续时间>7天） （2）脾肿大 （3）全血细胞减少（外周血至少2系受累），血红蛋白<90g/L（不足4周的新生儿<100g/L），血小板<100×10^9/L，中性粒细胞<1.0×10^9/L （4）高甘油三酯血症和/或低纤维蛋白原血症空腹甘油三酯≥3mmol/L（相当于≥265mg/dL），纤维蛋白原<1.5g/L （5）骨髓或脾脏或淋巴结中见噬血细胞，无恶性肿瘤证据 （6）NK细胞活性降低或缺乏（参考当地实验室标准） （7）血清铁蛋白≥500μg/L （8）可溶性CD25（也称为可溶性IL-2受体）≥2 400U/mL

注：（1） 有临床表现，但无噬血活动证据，应作进一步检查。如骨髓中未发现噬血细胞，应从其他器官获取标本。反复行连续进行骨髓穿刺术有助诊断。

（2） 以下发现能强有力支持诊断：①脑脊液中单核细胞数增多和/或蛋白水平升高；②经肝活检病理为慢性持续性肝炎。

（3） 与诊断一致的其他临床和实验室异常表现：脑膜刺激症状、淋巴结增大、黄疸、水肿、皮疹、肝酶升高、低蛋白血症、低钠血症、VLDL升高、HDL降低。

（4）家族性HLH应排除肿瘤。

六、临床表现

噬血细胞综合征临床表现具有多样性，抗生素治疗无效的发热、肝炎/急性肝衰竭、败血症样、川崎病样和神经系统异常表现。并非所有临床表现同时出现，对临床表现不典型的，需密切观察临床症状和反复做相关实验室检查。

1. 发热 可为持续高热、弛张热、稽留热、间歇热。对有不明原因发热，伴全血细胞减少、血清铁蛋白升高或可溶性IL-2受体升高（超过相应正常年龄儿童范围）者，考虑噬血细胞综合征。

2. 肝病和出凝血功能障碍 大多数患者起病时有肝损害，近90%的患者有肝脏肿大；还可见肝静脉闭塞症，在造血干细胞移植后发生率高达25%。严重病例有黄疸和腹水。新生儿噬血细胞综合征表现为胎儿水肿和肝衰竭。95%患者有弥散性血管内凝血。因血小板减少、DIC、肝功能衰竭和血小板功能异常，中枢神经系统和胃肠道出血的风险增加。

3. 血液系统表现 噬血细胞综合征起病时，80%患者出现贫血和血小板减少。骨髓细胞形态学可正常。噬血细胞综合征中噬血现象发生率为25%~100%，每500个细胞中可见1~10个噬血细胞。噬血现象不是噬血细胞综合征的特异表现，输血、感染、自身免疫病、骨髓增殖性疾病、骨髓衰竭或溶血也可诱发噬血现象，所以不能以有无噬血现象来诊断或排除噬血细胞综合征。

4. 皮肤表现 可有多种皮肤表现，包括全身斑丘疹、红皮病、水肿、脂膜炎、麻疹样红斑、瘀点瘀斑。皮肤表现发生率为6%~65%。部分患者可有川崎病样表现，如红色斑疹、结膜炎、红唇和颈部淋巴结肿大。皮疹与淋巴细胞皮肤浸润有关，皮肤活检可发现噬血现象。

5. 肺部表现 部分患者可进展为肺功能不全。对25名噬血细胞综合征患者回顾性分析影像学结果，17名有急性呼吸衰竭伴肺泡或间质性透亮度减低，死亡率高达88%。

6. 神经系统表现 1/3以上患者出现神经系统症状，有抽搐、脑膜刺激征、意识模糊、颅神经麻痹、精神运动迟缓、共济失调、易激惹、肌张力低下。脑脊液检查，50%患者细胞数增多、蛋白升高和/或噬血细胞。MRI表现多种多样，表现为单个病灶或弥漫脑膜强化、脑水肿。婴儿噬血细胞综合征可见视网膜出血、视神经肿胀和脉络膜浸润。巨噬细胞破坏髓磷脂，可继发外周神经炎，引起疼痛和乏力。

7. 网状内皮系统表现 网状内皮系统表现为组织细胞浸润，可见噬血细胞。组织浸润程度高度异质性。疾病进展期，广泛浸润多个器官，骨髓中易见噬血细胞。80%的噬血细胞综合征可有脾肿大。

七、辅助检查

（一）常规实验室检查

噬血细胞综合征实验室检查外周血至少2系受累，全血细胞减少，低纤维蛋白原血症、血清铁蛋白显著升高和高甘油三酯血症。常见高胆红素血症伴转氨酶和LDH水平升高。约一半噬血细胞综合征患儿脑脊液细胞数和蛋白中度升高。血清铁蛋白升高，＞10 000μg/L，敏感性90%，特异性96%。

（二）流式细胞术检测

流式细胞术检测可作为噬血细胞综合征筛查手段。细胞内染色检测细胞毒细胞穿孔素表达情况。穿孔素染色缺失反映穿孔素基因纯合子突变，但杂合子携带者也可有穿孔素异常。该方法简便，2h可检测出FHL2突变类型。某些突变的蛋白水平不会明显下降，降低流式检测的敏感性。此外，与噬血细胞综合征无关的基因调控的其他缺陷影响蛋白表达，也会影响流式检测的特异性。流式检测需时短，是其优势。与颗粒转运和胞吐有关的基因突变检测也可用植物血凝素或抗CD3抗体处理外周血单核细胞后，定量检测细胞表面CD107a（LAMP-1）的方法。CD107a在胞吐后正常释放到细胞毒T细胞和NK细胞表面，细胞表面CD107a表达的缺失提示分泌性颗粒迁移、锚定和启动融合途径缺陷。同样方法也可用于检测SAP/SH2D1A表达。

（三）其他实验室检查

^{51}Cr 释放试验和sCD25测定。用^{51}Cr 释放试验测定NK细胞活性，噬血细胞综合征患者吸收放射性核素的NK细胞刺激后脱颗粒，释放的放射性核素减少或缺失。试验的敏感性100%。CD25、IL-2R的α亚单位是活化淋巴细胞的标志，活化淋巴细胞也释放sCD25。sCD25可用酶联免疫吸附试验测定，对诊断

soJIA中的MAS有帮助。对T细胞和NK细胞、B细胞的EBV-DNA的定量PCR检测有助于鉴别传染性单核细胞增多症、噬血细胞综合征进展期或其他EB病毒相关淋巴组织增生症。

八、病理特点

（一）形态学表现

在骨髓组织、肝、脾及淋巴组织中出现异常增生的组织细胞，伴活跃吞噬自身血细胞，增生的组织细胞基本上形态温和，这种改变也可累及其他器官或组织如皮肤、脑、肺等。

1. 骨髓 涂片中出现体积较大的组织细胞，增生活跃，细胞大小为20~40μm，或更大，核类圆形，胞浆淡染丰富，有明显的吞噬功能亢进，吞噬多个成熟红细胞或幼红细胞，或者血小板、中性粒细胞。幼红系统增生多正常，粒系统所占比例降低，单核巨噬系统增生活跃，常＞10%，巨核细胞大致正常，可见反应性的小淋巴细胞。如为恶性淋巴瘤引起的继发性嗜血细胞综合征，则可见异型淋巴样细胞散在、簇状或片状浸润。

骨髓在嗜血细胞综合征早期的表现为中等度的增生性骨髓像，噬血现象不明显，常表现为反应性组织细胞增生，无恶性细胞浸润，应连续多次检查骨髓，以便发现吞噬现象。中晚期骨髓增生降低，如为恶性淋巴瘤引起的继发性嗜血细胞综合征，骨髓涂片可找到异型淋巴样细胞。

骨髓活检组织标本，部分病例增生的组织细胞会显示轻微不成熟，但各个细胞间的形态、大小、核形、成熟程度的差别小于恶性组织细胞瘤所见，Ki-67增殖活性会有所升高。如为恶性淋巴瘤侵犯骨髓并引起噬血细胞综合征时，既可观察到组织细胞吞噬红细胞及有核细胞，也可找到一些异型淋巴样细胞。

2. 淋巴结 继发性嗜血细胞综合征早期淋巴结结构多无破坏，结构基本保存，常见到免疫母细胞增生性反应。特别是病毒感染引起的淋巴结病，导致滤泡间区及副皮质区扩大，免疫母细胞增生显著，引起淋巴结部分结构破坏，这时候组织细胞增生不太明显。随着疾病进展，淋巴结内常见到灶性出血，有时也可见到灶性坏死，淋巴窦扩张伴组织细胞浸润，细胞温和，体积大，胞浆丰富，含吞噬的成熟红细胞，偶尔吞噬淋巴细胞、中性粒细胞，亦可为不完整的细胞及细胞碎片等。

淋巴结内可找到嗜血细胞综合征病因，如淋巴瘤细胞浸润及破坏淋巴结，淋巴结结构破坏，异型淋巴样细胞弥漫分布，核异型，核分裂像易见，多为T细胞淋巴瘤或结外NK/T细胞淋巴瘤，鼻型，或NK/T细胞白血病；另一个重要病因为感染，如细菌感染、真菌感染、病毒感染（EB病毒、CM病毒、HI病毒等）等引起的淋巴结炎或肉芽肿性炎，镜下或特殊染色可找到病原体。

3. 肝脏 肝脏穿刺病理检查显示肝脏实质结构尚保存，肝窦扩张，窦内库普弗细胞增生及少量淋巴细胞聚集，库普弗细胞吞噬红细胞及淋巴细胞，肝功能异常时肝细胞常有损害。

4. 脾脏 病理改变为脾大，红髓扩张，充满组织细胞伴吞噬红细胞现象，有局灶坏死，白髓通常未被累及或萎缩。

5. 皮肤 10%~60%患者可见皮肤累及，皮肤出现红斑及斑块。镜下真皮层及皮下脂肪组织中见较多的T淋巴细胞和组织细胞浸润，少见吞噬红细胞现象。

（二）免疫组织化学

组织细胞表达CD68、CD163、溶菌酶，偶尔表达S100，不表达CD1a；淋巴结内淋巴细胞表达正常免疫表型，常见到细胞毒淋巴细胞表达CD8、CD56或TIA1。如有淋巴瘤累及骨髓、淋巴结或其他组织，则表达相对应的瘤细胞标记，如NK/T细胞淋巴瘤细胞表达CD2、CD3、CD56、TIA1等。免疫组织化学或原位杂交可协助证实有无EB病毒、CM病毒等病毒感染。EB病毒相关的HPS，急性感染时EB病毒感染$CD8^+$的T细胞，慢性感染时EB病毒感染$CD4^+$的T细胞，急性传染性单核细胞增多症时EB病毒感染B细胞。

（三）基因检测

大部分继发性噬血细胞综合征无特异性遗传异常，噬血细胞综合征与先天性免疫缺陷性疾病或获得性免疫缺陷病有关，如X-连锁淋巴增殖性疾病，突变基因*XLP*定位于Xq25，其中SH2DIA编码的XLP蛋白在T淋巴细胞信号转导和激活时起重要作用。其他原发基因缺陷类型可通过基因检测证实。

九、鉴别诊断

需与其他病因引起的全身炎症反应综合征相鉴别。婴儿噬血细胞综合征与新生儿血色病或某些具有肝、脾重度肿大或高甘油三酯血症的代谢性疾病相鉴别。以皮疹为表现的需与川崎病、朗格罕斯细胞组织细胞增生症鉴别。杜氏利什曼虫感染与噬血细胞综合征相似，但骨髓未见噬血细胞。

1. Rosai-Dorfman病 又叫淋巴窦组织细胞增生伴巨大淋巴结病，是一种原因不明的局部或系统性淋巴结病或结外病变，多数可自愈。20岁以下人群好发，主要累及双侧颈部淋巴结，约40% Rosai-Dorfman病可发生结外累及，甚至以结外症状为首发症状和唯一症状，结外病变的形态学与淋巴结内相似。镜下淋巴结结构基本存在，淋巴窦显著扩张，其内充满体积增大的组织细胞。细胞核空泡状，核仁小而显著，核膜薄，常内含完整的淋巴细胞，小淋巴细胞周围可见空晕，称为“淋巴细胞伸入运动”，这是诊断此病的重要依据之一，胞浆内也可见到吞噬的浆细胞、红细胞及中性粒细胞。淋巴结内可见浆细胞增生，胞浆内常常见到Russell小体。免疫组织化学组织细胞表达CD68、S100，CD1a阴性。

2. 朗格罕斯细胞组织细胞增生症 发生在骨、皮肤、淋巴结或全身多系统性病变，可表现为骨骼破坏、皮疹、外耳道溢脓、肝脾肿大、尿崩症。镜下朗格罕组织细胞单个或小簇状分布，细胞体积大，圆形或卵圆形，核圆形、肾形或不规则形，有凹陷、折叠、扭曲，可见核沟，有时呈咖啡豆样，核凹陷明显时可呈肾形或分叶状，核膜薄，染色质细致，核仁小或不明显。常伴多少不等的嗜酸性粒细胞浸润。免疫组织化学：$CDla^+$，$S\text{-}100^+$，$CD68^+$。

3. 恶性组织细胞增生症 恶性组织细胞增生症主要侵犯淋巴结、脾、肝、骨髓和皮肤，其他器官和组织如肺、胃肠道和中枢神经系统等都可受累。急性起病多见，表现为发热、贫血、出血、肝脾和淋巴结肿大，尤以脾大显著。镜下可见淋巴结、肝、脾等组织结构破坏，异型的组织细胞弥漫增生，瘤细胞体积大，核也大，可呈双核或多核，核膜厚，核染色质分布不均匀，核仁大而明显，胞浆丰富，有吞噬现象。胞浆内可见被吞噬的红细胞、淋巴细胞、细胞碎屑，病理性核分裂像易见。肿瘤性组织细胞吞噬红细胞的现象是恶性组织细胞增生症的重要特征。免疫组织化学：$CD68^+$，$CD163^+$，$CDla^-$，$S\text{-}100^-$。

十、治疗

噬血细胞综合征治疗的目的是以免疫抑制剂抑制级联扩大的免疫反应及继发的细胞因子风暴。第二届国际组织细胞协会2004年制定的方案推荐以泼尼松、依托泊苷（VP16）和环孢素A为基础的8周诱导方案。以泼尼松抑制高细胞因子血症，环孢素A抑制T细胞活化，VP16阻断细胞分裂和增殖。造血干细胞移植（SCT）用于特定病例。造血干细胞移植用于家族性噬血细胞综合征，可使3年生存率从0提高到50%。

HLH-2004方案由初始治疗和维持治疗组成。初始治疗以地塞米松、环孢素A和依托泊苷组成，以控制症状，进一步诱导症状缓解。机制是抑制淋巴细胞活化、抑制高细胞因子血症。免疫缺陷相关的噬血细胞综合征，如免疫缺陷综合征、Griscelli综合征Ⅱ型和X连锁淋巴组织增殖性疾病，VP16治疗有效，最终治愈需造血干细胞移植。EB病毒相关的噬血细胞综合征起病呈暴发性，预后差，诊断后4周内尽快予VP16治疗。CsA在早期阶段可抑制细胞因子风暴，要监测血药浓度，浓度过高可引起肝功能损害和高血压，有中枢神经系统毒性。对肝功能异常的患者，CsA应减量。

初始治疗　8周方案，见图10-8。具体用法如下。

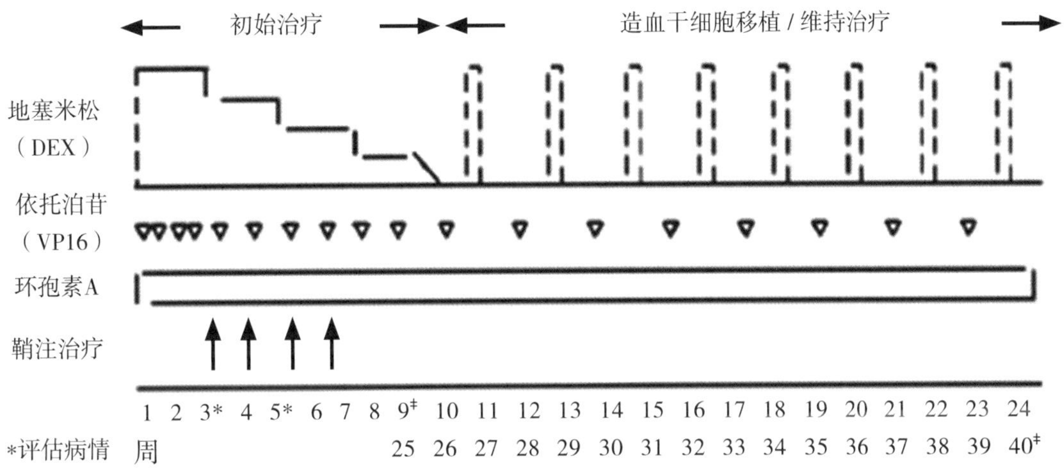

图10-8　HLH-2004治疗方案

地塞米松10mg/（m²·d），第1～2周；5mg/（m²·d），第3～4周；2.5mg/（m²·d），第5～6周；1.25mg/（m²·d），第7周；第8周减停。

依托泊苷（VP16）150mg/（m²·d）×2，第1～2周；VP16 150 mg/（m²·d）×1，第3~8周。环孢素A口服40周，起始剂量6 mg/（m²·d），1周后监测血药浓度（低谷浓度），维持在150~300ng/mL。

支持治疗包括预防机会感染，预防性使用复方新诺明防卡氏肺囊虫、抗真菌治疗。对持续病毒感染，考虑抗病毒和丙种球蛋白（IVIG）治疗，初始和持续治疗期间每4周1次（0.5 g/kg，静脉注射）。诱导2周后，如有进行性神经系统异常或脑脊液异常，推荐4周1次鞘内注射。

维持治疗（至40周）　适应证为有家族史或证实基因缺陷；没有噬血细胞综合征家族史和基因缺陷证据的患者，8周初始治疗后疾病仍处活动期。

VP16 150 mg/（m²·d），第9周开始，每2周1次，共8次。

地塞米松10 mg/（m²·d），第10周开始，每2周口服3天，与VP16交替。

CsA 5 mg/（m²·d），维持血药浓度同上。

鞘内注射　适应证为噬血细胞综合征持续活动期；中枢神经系统再激活。中枢神经系统症状在初始2周进展或2周后脑脊液异常无改善。

再活化治疗　家族性噬血细胞综合征有频繁再活化、病程持续活动的特点。常见于治疗强度降低后，譬如初始治疗后期，容易再活化，还可见于感染和免疫接种等激发免疫反应后，但重新按初始方案治疗，又有效。治疗期间，以广谱抗生素、抗病毒和抗真菌治疗作为支持治疗手段。

若患者再活化，强化治疗方案按第2周用法开始重新治疗，继续维持治疗。中枢神经系统再活化的患者推荐鞘内注射。优先考虑HSCT。

挽救治疗　可用糖皮质激素、CsA和ATG诱导治疗。如初始反应无效，ATG亦无效。HSCT后早期，免疫失调诱导继发性噬血细胞综合征，与植入后淋巴细胞恢复延迟有关，可重新按噬血细胞综合征方案治疗。

停治疗　只有完全缓解时，才停治疗。停治疗后需密切随访，注意有无发热、肝脾肿大、神经系统异常、贫血、血小板减少、中性粒细胞减少和铁蛋白、血清转氨酶和sCD25升高。

遗传性噬血细胞综合征未经治疗预后差，中位生存时间为1~2个月。不到10%的患者生存超过3年。幼年特性性关节炎的巨噬细胞活化综合征死亡率为8%~22%。在获得性噬血细胞综合征，疾病严重程度和预后比遗传性噬血细胞综合征更具异质性。获得性噬血细胞综合征死亡率超过50%。所有的病毒相关噬血细胞综合征中，以EB病毒预后最为不良，死亡率为25%~100%。起病后开始4周内早期予VP16，能改善预后。

中枢神经系统侵犯可以引起严重的和不可逆损伤。初诊时有中枢神经系统侵犯的，全身治疗就可达到缓解。全身治疗中的地塞米松比甲基泼尼松龙更能穿破血脑屏障，作为HLH94一线治疗，对中枢神经系统侵犯有效。对有神经系统症状进行性加重或脑脊液异常没有改善的患儿，2周后鞘内注射MTX。

对没有家族史的患者，8周化疗后达到完全缓解，不需维持治疗。有家族史或明确基因缺陷，以及没有家族史的重症和持续、再激活患儿，推荐予VP16、地塞米松和环孢素A维持治疗。只要有合适供者，尽快行HSCT治疗。

巨噬细胞活化综合征予免疫抑制剂治疗有效，如激素、环孢素、TNF拮抗剂英夫利昔单抗和依那西普、人源性抗-CD52抗体阿伦单抗、静脉免疫球蛋白。目前使用抗IL1/IL6药物如anakinra、tocilizumab和canakinumab取得令人鼓舞的结果。需注意的是tocilizumab不能用于幼年特发性关节炎和巨噬细胞活化综合征并存的患者。美罗华联合其他治疗对进展期EBV-HLH有效。

十一、展望

对噬血细胞综合征的认识和治疗最近20年才取得重大进展。遗传学异常导致细胞毒颗粒胞吐途径缺陷使得从基因水平上加深了对噬血细胞综合征的认识。已知的基因缺陷只占家族性噬血细胞综合征病例数的30%~70%，其他噬血细胞综合征遗传分子学异常还有待甄别，这对准确诊断和治疗具有重要性。噬血细胞综合征临床症状的非特异性使其常常被漏诊，同时噬血细胞综合征的某些症状也可出现在一些特异感染的免疫正常的患者上，又易误诊为噬血细胞综合征。目前诊断标准特异性还不高，让部分患者误诊，有过度治疗之嫌。寄希望于未来发现更新的兼具高特异性和高灵敏性的生物学指标，来完善目前的诊断标准，比如Th1/Th2细胞因子，以有效区分噬血细胞综合征和其他程度较轻的高炎症反应性疾病，如败血症、全身炎症反应综合征（SIRS）和多器官功能不全综合征（MODS）。噬血细胞综合征在治疗上，使用细胞溶解和免疫抑制药物结合造血干细胞移植，使生存率从过去20年的0升到60%以上。临床医生应对治疗无反应的患者尽快开始挽救治疗。未来还需研发疗效更好、毒性更低的特异性治疗药物，以提高缓解率。

（朱佳 孙晓非）

参考文献

［1］ 金妍，周小鸽，何乐健，等. 儿童系统性EB病毒阳性T细胞淋巴组织增殖性疾病的临床病理观察［J］. 中华病理学杂志, 2009, 38(9): 600-608.

［2］ Roberto N Miranda，Joseph D Khoury，L Jeffrey Medeiros. Atlas of Lymph Node Pathology［M］. London：Springer，2013：105-115.

［3］ Elaine SJ，Nancy LH，James W Vardiman，et al. Hematopathology［M］.Philadelphia：Elsevier，2010：839-853.

［4］ Chrzanowska KH，Gregorek H，Dembowska-Bagińska B，et al. Nijmegen breakage syndrome（NBS）［J］. Orphanet J Rare Dis，2012，7：13.

［5］ Bienemann K，Burkhardt B，Modlich S，et al. Promising therapy results for lymphoid malignancies in children with chromosomal breakage syndromes（Ataxia teleangiectasia or Nijmegen-breakage syndrome）：a retrospective survey［J］. Br J Haematol，2011，155（4）：468-476.

［6］ Albert MH，Gennery AR，Greil J. Successful SCT for Nijmegen breakage syndrome［J］. Bone Marrow Transplant，2010，45（4）：622-626.

［7］ DeWire MD，Beltran C，Boop FA，et al. Radiation therapy and adjuvant chemotherapy in a patient with a malignant glioneuronal tumor and underlying ataxia telangiectasia：a case report and review of the literature［J］. J Clin Oncol，2013，31：e12.

［8］ Ussowicz M，Musiał J，Duszeńko E，et al. Long-term survival after allogeneic-matched sibling PBSC transplantation with conditioning consisting of low-dose busilvex and fludarabine in a 3-year-old boy with ataxia-telangiectasia syndrome and ALL［J］. Bone Marrow Transplant，2013，48：740.

［9］ Ghosh S，Schuster FR，Binder V，et al. Fatal outcome despite full lympho-hematopoietic reconstitution after allogeneic stem cell transplantation in atypical ataxia telangiectasia［J］. J Clin Immunol，2012，32：438.

［10］ Uhlin M，Wikell H，Sundin M，et al. Risk factors for Epstein-Barr virus-related post-transplant lymphoproliferative disease after allogeneic hematopoietic stem cell transplantation［J］. Haematologica，2014，99：346-352.

[11] Sanz J, Arango M, Senent L, et al. EBV–associated post–transplant lymphoproliferative disorder after umbilical cord blood transplantation in adults with hematological diseases [J]. Bone Marrow Transplant, 2014, 49: 397–402.

[12] Fox CP, Burns D, Parker AN, et al. EBV–associated post–transplant lymphoproliferative disorder following in vivo T cell–depleted allogeneic transplantation: clinical features, viral load correlates and prognostic factors in the rituximab era [J]. Bone Marrow Transplant, 2014, 49: 280–286.

[13] Wang Y, issi–Rothe L, Virion JM, et al. Combination of Epstein–Barr virus nuclear antigen 1, 3 and lytic antigen BZLF1 peptide pools allows fast and efficient stimulation of Epstein–Barr virus–specific T cells for adoptive immunotherapy [J]. Cytotherapy, 2014, 16: 122–134.

[14] van der Velden WJ, Mori T, Stevens WB, et al. Reduced PTLD–related mortality in patients experiencing EBV infection following allo–SCT after the introduction of a protocol incorporating preemptive rituximab [J]. Bone Marrow Transplant, 2013, 48: 1465–1471.

[14] Patriarca F, Medeot M, Isola M, et al. Prognostic factors and outcome of Epstein–Barr virus DNAemia in high–risk recipients of allogeneic stem cell transplantation treated with preemptive rituximab [J]. Transpl Infect Dis, 2013, 15: 259–267.

[16] Bollard CM, Rooney CM, Heslop HE. T–cell therapy in the treatment of posttransplant lymphoproliferative disease [J]. Nat Rev Clin Oncol, 2012, 9: 510–519.

[17] Xu ZG, Lian S. Epstein–Barr Virus–Associated Hydroa Vacciniforme–like Cutaneous Lymphoma in Seven Chinese Children [J]. Pediatric Dermatology, 2010, 27: 463–469.

[18] Pan ST, Chang WS, Murphy M, et al. Cutaneous peripheral T–cell lymphoma of cytotoxic phenotype mimicking extranodal NK/T–cell lymphoma [J]. Am J Dermatopathol, 2011, 33: e17–20.

[19] Xiaojun Xu, Junfen Fu, Yanlan Fang, et al. Kimura Disease in Children: A Case Report and a Summary of the Literature in Chinese [J]. Journal of pediatric hematology/oncology, 2011, 33 (4) : 306–311.

[20] Nobuo Ohta , Shigeru Fukase , Yusuke Suzuki, et al. Increase of Th2 and Tc1 cells in patients with Kimura's disease [J]. Auris Nasus Larynx, 2011, 38 : 77–82.

[21] Yang–Guk Chung , Won–Hee Jee, Yong–Koo Kang. Kimura's disease involving a long bone [J]. Skeletal Radiol, 2010, 39: 495–500.

[22] Bonfils, A Moya–Plana, C Badoual, et al.Intraparotid Kimura disease. European Annals of Otorhinolaryngology [J]. Head and Neck diseases, 2013, 130: 87–89.

[23] Sandra Soeria–Atmadja1, Trausti Oskarsson, Gianni Celci, et al. Maintenance of remission with cyclosporine in paediatric patients with Kimura disease – two case reports [J]. Acta paediatrica , 2011, 100 (10) : e186–189.

[24] Victor Hernandez-Bautista, Marco Antonio Yamazaki-Nakashimada, Ruben Vazquez-García, et al. Treatment of Kimura Disease With Intravenous Immunoglobulin [J]. Pediatrics, 2011, 128 (6): e1633-1635.

[25] Tuba H Karapınar, Ö zlem Tüfekc I, Salih Gözmen, et al. Multicentric plasma cell type of Castleman disease in a child: difficulty in diagnosis and treatment [J]. J Pediatr Hematol Oncol, 2013, 35 (7): e306-308.

[26] Talat N, Belgaumkar AP, Schulte KM. Surgery in Castleman's disease: a systematic review of 404 published cases [J]. Ann Surg, 2012, 255 (4): 677-684.

[27] Qingyan Liu, Stefania Pittaluga, Theresa Davies-Hill, et al. Increased CD5 positive polyclonal B cells in Castleman disease: a diagnostic pitfall [J]. Histopathology, 2013, 63 (6): 877-880.

[28] Takuya Hanada, Keisuke Okuno, Shin-ichi Okada, et al. Castleman disease in a child with short stature [J]. Pediatr Int, 2012, 54 (5): 720-724.

[29] Mark Bower, Justin Stebbing. Exploiting interleukin 6 in multicentric Castleman's disease [J]. Lancet Oncol, 2014, 15 (9): 910-912.

[30] Kawabata H1, Kadowaki N, Nishikori M, et al. Clinical features and treatment of multicentric Castleman's disease : a retrospective study of 21 Japanese patients at a single institute [J]. J Clin Exp Hematop, 2013, 53 (1): 69-77.

[31] Katie Stone, Emily Woods, Susann M, et al. Interleukin-6 receptor polymorphism is prevalent in HIVnegative Castleman disease and is associated with increased soluble interleukin-6 receptor levels [J]. PLoS One, 2013, 8 (1): e54610.

[32] J Katchanov , U Zimmermann , G Branding, et al. HIV-associated multicentric Castleman's disease after initiation of antiretroviral therapy: experience of a European centre [J]. Infection, 2014, 42: 791-793.

[33] Minemura H1, Ikeda K2, Tanino Y, et al. Multicentric Castleman's disease with impaired lymphocytic Apoptosis [J]. Allergol Int, 2015, 64 (1): 112-124.

[34] Van Rhee F, Stone K, Szmania S, et al. Castleman disease in the 21st century: an update on diagnosis, assessment, and therapy [J]. Clin Adv Hematol Oncol, 2010, 8: 486-498.

[35] de Vries IA, van Acht MM, Demeyere TB, et al. Neoadjuvant radiotherapy of primary irresectable unicentric Castleman's disease: a case report and review of the literature [J]. Radiol Oncol, 2010, 5: 7.

[36] Seyoung Seo, Changhoon Yoo, Dok Hyun Yoon, et al. Clinical features and outcomes in patients with human immunodeficiency virus-negative, multicentric Castleman's disease: a single medical center experience [J]. Blood Res, 2014, 49: 253-258.

[37] Mian H, Leber B. Mixed variant multicentric Castleman disease treated with rituximab: case report [J]. J Pediatr Hematol Oncol, 2010, 32 (8): 622.

[38] Galeotti C1, Boucheron A, Guillaume S, et al. Sustained remission of multicentric Castleman disease in children treated with tocilizumab, an anti-interleukin-6 receptor antibody [J]. Mol Cancer Ther, 2012, 11 (8) : 1623-1626.

[39] Frits van Rhee, Raymond S Wong, Nikhil Munshi, et al. Siltuximab for multicentric Castleman's disease: a randomised, double-blind, placebo-controlled trial [J]. Lancet Oncol, 2014, 15: 966-974.

[40] Bode S FN, Lehmberg K, Andrea M P, et al. Recent advances in the diagnosis and treatment of hemophagocytic lymphohistiocytosis [J]. Arthritis Research & Therapy, 2012, 14: 213.

[41] Rosado F G., Kim A S. Hemophagocytic lymphohistiocytosis: an update on diagnosis and pathogenesis [J]. Am J Clin Pathol, 2013, 139 (6) : 713-727.

[42] SH Swerdlow, E campo, SA pileri, et al. The 2016 revision of the world Health Organization (WHO) classification of lymphoid neoplasms [J]. Blood, 2016, 127 (20): 2375-2390.

[43] Ohshima K, Kimura H, Yoshino T, et al. Proposed categorization of pathological states of EBV-associated T/natural killer-cell lymphoproliferative disorder (LPD) in children and young adults: overlap with chronic active EBV infection and infantile fulminantEBV T. LPD [J]. Pathol hat, 2008, 58 (4): 209-217.

[44] Kimura H. Pathogenesis of chronic active Epstein-Barr virus Infection: is this all infectious disease, lymphoproliferative Disorder or immunodeficiency? [J]. Rev Med Viml, 2006, 16 (4): 251-261.

[45] Toyabe S, Harada W, Uehiyama M. Biclonal expansion of T cells infected with monoclonal Epstein-Barr virus (EBV) in a patient with chronic active EBV infection [J]. Clin Exp lmmunol, 2003, 134 (1): 92-97.

11

第十一章

大剂量甲氨蝶呤在儿童淋巴瘤中的应用

第一节　引　言

甲氨蝶呤（methotrexate，MTX）为抗叶酸类抗代谢药，其用于治疗急性淋巴细胞白血病（acute lymphoblastic leukemia，ALL）已有60余年，同时广泛应用于淋巴瘤、骨肉瘤、卵巢癌等恶性肿瘤以及类风湿性关节炎、银屑病、炎症性肠病等多种自身免疫性疾病和预防移植后移植物抗宿主反应（graft versus host disease，GVHD）。

MTX是急性淋巴细胞白血病和非霍奇金淋巴瘤（non-Hodgkin lymphoma，NHL）治疗方案中不可缺少的药物。过去20年来，由于化疗方案的改进，儿童急性淋巴细胞白血病和非霍奇金淋巴瘤患者的生存率明显提高，治愈率达80%以上，其中，大剂量甲氨蝶呤（High-dose methotrexate，HD-MTX）发挥重要作用。MTX的常规剂量为30~40mg/m^2，HD-MTX指MTX剂量为20mg/kg或0.5g/m^{2}或更高，静脉滴注维持6~24h。HD-MTX剂量（1~8g/m^2）是急性淋巴细胞白血病和非霍奇金淋巴瘤治疗方案中不可缺少的一部分，对于中危和高危急性淋巴细胞白血病和非霍奇金淋巴瘤患者而言，MTX的剂量至少为5g/m^2。中枢神经系统、睾丸、眼眶等部位是常规剂量化疗药物不能达到有效杀伤浓度的盲区，而这些部位也是急性淋巴细胞白血病/非霍奇金淋巴瘤患者髓外复发的高发部位，故常规预防髓外复发是急性淋巴细胞白血病和非霍奇金淋巴瘤治疗成功的关键之一。既往采用全颅脑、脊髓放疗虽能有效预防中枢神经系统白血病（central nervous system leukemia，CNSL），但可并发认知缺陷、脑白质病、远期第二肿瘤和内分泌异常等远期毒副作用。然而，大剂量甲氨蝶呤可穿透各种生理屏障（血脑屏障、血眼屏障、血睾屏障），也可通过浓度梯度的关系，直接扩散渗透至肿瘤细胞内，克服耐药。HD-MTX的应用可明显提高上述部位的血药浓度，杀灭这些隐蔽部位的肿瘤细胞。目前治疗中已减少或取消颅脑放疗，采用三联鞘内注射联合HD-MTX化疗成为预防急性淋巴细胞白血病/非霍奇金淋巴瘤中枢侵犯的主要方法。

目前临床上急性淋巴细胞白血病和非霍奇金淋巴瘤治疗方案中MTX剂量多达到5 ~ 8g/m^2，而在骨肉瘤方案中常达到8 ~ 12g/m^2。由于HD-MTX剂量大于常规剂量的100倍，如何正确使用HD-MTX非常重要，有严格的水化、碱化、亚叶酸钙救援、MTX血清浓度检测和出现中毒的处理等临床常规应用方法。中山大学肿瘤防治中心从1998年起对儿童青少年急性淋巴细胞白血病和非霍奇金淋巴瘤采用大剂量MTX 5g/m^{2}持续24h静脉滴注，36h甲酰四氢叶酸钙（Calcium folinate，CF）救援、水化、碱化、血药浓度监测、积极处理并发症，获得很好疗效，无严重不良反应发生，积累了大量临床经验。本章节主要对HD-MTX作用机制及CF解救、MTX的代谢途径、用量和用法、血药浓度检测、不良反应及中毒处理等方面进行阐述。

第二节 大剂量甲氨蝶呤的作用机制和甲酰四氢叶酸钙救援机制

一、大剂量甲氨蝶呤的作用机制

MTX为抗叶酸类抗代谢药，其结构与叶酸类似，MTX能抑制二氢叶酸还原酶（dihydrofolate reductase，DHFR），阻止二氢叶酸还原为四氢叶酸，与二氢叶酸还原酶有高度的亲和力，应用HD-MTX治疗期间，其细胞内浓度达到1×10^{-5}mol/L（10μmol/L）以上时，便可以抑制胸腺嘧啶核苷酸合成酶，阻断DNA合成中脱氧尿嘧啶核苷转变为脱氧胸腺嘧啶核苷，同时也可阻止嘌呤核苷的合成，故也干扰RNA和蛋白质的合成，从而发挥抗肿瘤细胞的作用，最终抑制DNA的合成（图11-1）。

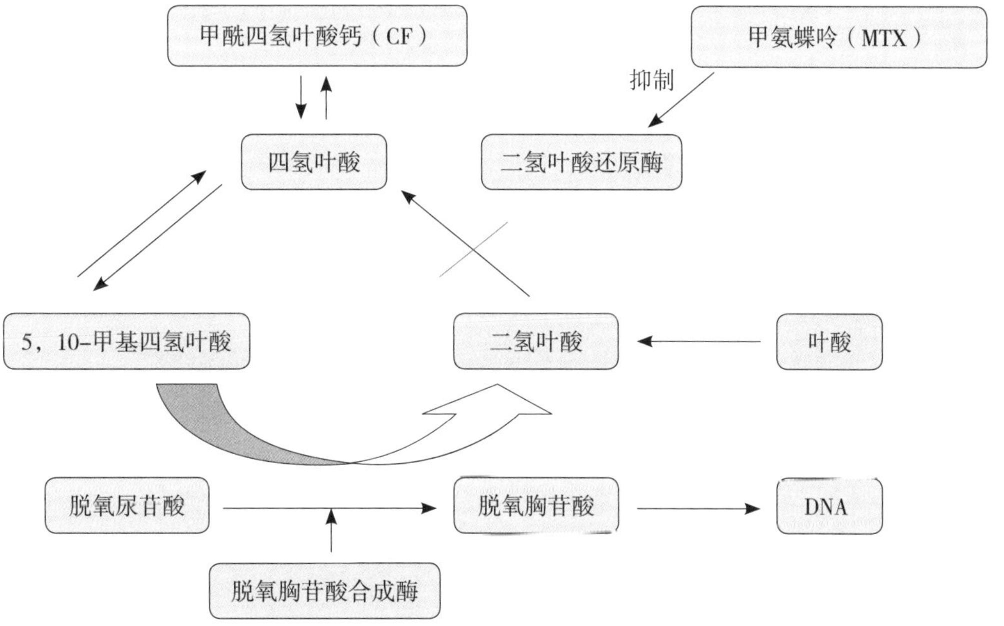

图11-1 甲氨蝶呤阻断DNA合成的作用环节和甲酰四氢叶酸救援机制

HD-MTX长时间作用于肿瘤细胞能克服肿瘤细胞对MTX的耐药而达到治疗目的。HD-MTX一般静脉滴注6h或24h，使短时间内血药浓度达到较高水平，促使MTX进入细胞内的数量增加。血药浓度的增加还可以扩散到血运较差的实体瘤中，并能通过血脑屏障、血-房水屏障和血-睾等生理屏障，对耐药肿瘤细胞和隐蔽部位的肿瘤细胞有强大的杀伤作用，因此大剂量用法较一般常规用药具有更高的疗效。

MTX 抗肿瘤作用强度与肿瘤对MTX的敏感程度相关，与用药后所达到的高血药浓度以及持续在此浓度的时间有关。大剂量的MTX输注可达较高的血清学水平。血清甲氨蝶呤浓度存在一个阈值，当低于1×10^{-7}mol/L（0.1μmol/L）时，既无不良反应，也无治疗作用，反而会造成MTX耐药。国外许多研究者已对HD-MTX 的临床和药代动力学进行了深入研究，认为 MTX剂量为 3～5g/m^2，连续静脉滴注24h，第36h使用CF解救能获得最好的疗效且毒性可耐受。对于急性淋巴细胞白血病和非霍奇金淋巴瘤而言，HD-MTX治疗期间MTX的血药浓度最好在一个较高的范围1×10^{-5} mol/L左右，并维持一段较长的时间（12~36h）。然而，大剂量MTX剂量大于常规剂量的50~100倍，是致死剂量，必须采用CF救援才能安全应用HD-MTX。

二、甲酰四氢叶酸钙（CF）救援机制

甲酰四氢叶酸钙（CF），也称亚叶酸钙，可用于HD-MTX的解救，其解救的作用原理主要是在DNA合成过程中，二氢叶酸还原酶（DHFR）将二氢叶酸（FH2）还原为四氢叶酸（FH4），后者参与了脱氧尿苷酸（dUMP）转变为脱氧胸苷酸（dTMP）等生化合成反应。MTX与叶酸的结构类似，与二氢叶酸还原酶又有高度亲和力，当二者结合后，阻止二氢叶酸还原为四氢叶酸，也就影响了DNA的合成，又因MTX影响氨基酸代谢，使合成蛋白质也发生障碍。CF是四氢叶酸的类似物，进入体内后，转变为亚甲基四氢叶酸和N10-甲烯四氢叶酸，可参与脱氧胸苷酸的合成，所以外源给予CF，可以越过MTX所阻断的部位，使正常的生化反应继续进行，即继续合成DNA及蛋白质，起到解救作用（图11-1）。

MTX与二氢叶酸还原酶的结合是可逆的，如有多余的二氢叶酸存在，就会在未被MTX占据的结合点上发生竞争性结合，并被还原成四氢叶酸。甲酰四氢叶酸（亚叶酸钙）能为增殖中的细胞提供还原叶酸，也能促使MTX从细胞中游离出来，减少细胞内游离的MTX浓度，使DNA和RNA的合成作用得以完成，从而挽救正常细胞和肿瘤细胞。亚叶酸钙是叶酸拮抗剂的解毒剂，预防甲氨蝶呤过量或大剂量治疗后所引起的严重毒性作用，但亚叶酸钙在挽救正常细胞的同时也可能挽救肿瘤细胞。如何正确、安全应用HD-MTX，使患者毒性降到最低，最大限度发挥HD-MTX的疗效值得探索。

大剂量MTX抗肿瘤疗效明显高于低剂量MTX，但毒性更大。在保证CF合理用量、用法的情况下，MTX可以给予更高的剂量。当MTX剂量分别为1g/m^2和5g/m^2时，MTX的血清学浓度分别是MTX剂量为0.5g/m^2时的2倍和10倍，经过足够的碱化水化和CF救援，同样安全。对不同MTX剂量的血药浓度进行比较发现：治疗方案中MTX剂量为 2g/m^2，静脉滴注24h，血药浓度稍高于MTX 1g/m^2，但在42h和48h两种浓度无明显差异。患者血清MTX浓度高，发生毒性的风险也高，应该接受额外的亚叶酸钙直至MTX血药浓度降至正常范围才可以终止亚叶酸钙的解救。对于急性淋巴细胞白血病和非霍奇金淋巴瘤治疗，MTX至少持续输注24h达到治疗剂量1×10^{-5}mol/L以上（10 μmol/L）。需要指出的是，CF过早使用或使用剂量过大会降低MTX的治疗效应，CF使用太晚不利于正常细胞的生存。

HD-MTX所致毒性与输注的时间长度有关，HD-MTX应用超过42h仍然没有用CF解救，将会导致严重的不可逆的毒性发生。CF救援时间不应超过HD-MTX开始输注36~42h。

三、甲酰四氢叶酸钙（CF）用法

CF解救是HD-MTX应用中最重要的一环。只有适当正确地采用CF解救方法，才能安全地应用HD-MTX治疗。CF解救一般在MTX静脉滴注结束后6～18h开始，取决于滴注时间，即：救援开始时间不要

超过MTX开始滴注42h。CF的剂量及用法可因MTX剂量及点滴时间不同而有所不同，应定时监测血清MTX浓度，及时调整CF剂量，防止由于解毒药过量影响抗肿瘤疗效及解毒剂量不足而产生严重毒性反应。MTX高浓度下超过42~48h未给予救援剂，正常细胞的损害将不可逆转。对未处于高危状态下的患者，CF不应过多，持续时间不应过长，否则降低MTX的抗肿瘤作用。建议静脉注射CF，特别对于儿童患者，如果不能口服CF或者不能保证口服CF的剂量，将影响CF救援疗效。一般采用以下原则进行解救：

（1）MTX结束后6～24h开始，取决于滴注时间，例如：MTX滴注24h，则在MTX滴注结束后12h（即：滴注开始后36h）开始CF解救。CF每次15mg/m^2，每6h1次，共7次或者直至血清MTX浓度下降至1×10^{-7}mol/L（0.1μmol/L）以下则停用。

（2）48h血清MTX浓度最重要。如48h血清MTX浓度仍>4.0×10^{-7}mol/L（0.4μmol/L），首先继续水化和碱化尿液，并按以下方法追加每次的CF用量，直至下次MTX血药浓度结果下降至安全范围为止：如MTX浓度为1×10^{-6}mol/L（1μmol/L），则CF用30mg/m^2；如MTX浓度为2×10^{-6}mol/L（2 μmol/L），则CF用45mg/m^2；如MTX浓度为3×10^{-6}mol/L（3 μmol/L），则CF用60mg/m^2……如此递增；如MTX浓度>5×10^{-6}mol/L（5 μmol/L），则CF（mg）=MTX浓度（μmol/L）×体重（kg）。同时追加水化碱化，直至MTX血药浓度正常。

（3）如72h血清MTX浓度仍高于1×10^{-7}mol/L（0.1μmol/L），则应延长CF救援剂量和时间，直至血清MTX浓度降至1×10^{-7}mol/L（0.1μmol/L）以下。

（4）如72h内出现口腔黏膜毒性（黏膜充血发红或黏膜溃疡）和/或弥漫性或痤疮样皮疹，应追加CF 4~6次；加强漱口（CF 3mg/10mL）；用抗真菌或不吸收抗菌素清洗口腔。

（5）MTX的毒性大小与高浓度药物在血中持续时间长短呈正相关，即时间愈长，毒性愈大，因此在MTX的作用时间达到预期目的后，除应用CF解救外，还应采用一些必要的措施，以促进血液中MTX迅速经肾脏排出，这点在用药后第1～2天内尤为重要。措施如下：

1）水化　即给患者足量的液体，如鼓励患者饮水及输液；同时增加尿量，使24h尿量维持在3 000mL/m^{2}以上，促使MTX排出。

2）尿液碱化　即给予静脉输入碳酸氢钠，使尿pH保持在7.0以上，否则易致急性肾功能损伤，甚至肾功能衰竭，如此恶性循环而危及生命。

第三节　大剂量甲氨蝶呤的代谢途径

MTX肌内注射后达血浆峰浓度的时间为0.5～1h，用量<30mg/m^{2}时，口服吸收良好，1～5h血药浓度达最高峰。血浆蛋白结合率约为50%，表观分布容积开始为0.18L/kg，0.4~0.8L/kg达稳定状态。本品常规剂量透过血脑屏障的量甚微，大剂量静脉应用可透过血脑屏障、血睾屏障。MTX部分经肝细胞代谢转化为谷氨酸盐，另有部分通过胃肠道细菌代谢。MTX的半衰期（$t_{1/2}\alpha$）为1h；半衰期（$t_{1/2}\beta$）为二室型：初期为2～3h；终末期为8～10h。对于银屑病、风湿性关节炎和低剂量的抗肿瘤治疗，半衰期为3~10h，对于淋巴瘤、白血病高剂量的治疗，半衰期为8~15h。

MTX主要（40%～90%）经肾脏排泄，90%在用药48h后以原形药排出体外；约10%通过胆汁排泄。少量MTX及其代谢产物可以结合型形式贮存于肾脏和肝脏等组织中，可长达数月，在有胸腔或腹腔积液的情况下，本品的清除速度明显减缓；MTX的清除率个体差异极大，老年患者更甚。

MTX的主要代谢物7-hydroxy-methotrexate（7-OH-MTX）主要贡献于MTX的活性，沉积在肾小管，导致急性肾功能不全。MTX的延迟排泄主要表现为肾毒性，然而MTX的血清水平与肌酐水平无明显相关性。7-OH-MTX 与谷丙转氨酶（ALT）水平明显相关，但是与肌酐水平无明显相关。

影响MTX代谢的因素

（1）肾脏功能减退　MTX主要经肾脏排泄，肾脏功能减退使MTX的清除率下降，血药浓度升高。血MTX浓度升高进一步加重肾脏损害，形成恶性循环，从而导致MTX中毒。故应用HD-MTX之前一定要检测肾功能。

（2）胸腹水　MTX可进入胸腹腔积液中并与血循环相通，大量胸腹水可增加MTX的分布容积，使其终末消除半衰期延长，使MTX清除速度减慢，MTX血药浓度持续维持较高水平，大大增加MTX中毒的风险。

（3）肠梗阻　约10%的MTX通过胆汁排泄。完全或部分肠梗阻使通过胆汁由大便排出的MTX减少，MTX滞留在肠道的时间延长，增加肠道的再吸收，使血药浓度升高。也可导致MTX中毒的风险增加。

（4）脱水或酸中毒　患者水的入量不足或出量过多都会由于尿量过少而使MTX的肾清除率下降。尿液呈酸性时（pH<7），尿液中MTX及其代谢产物未解离状态比率增加，易被再吸收，使血药浓度升高。反之，碱性尿液（pH>9）使MTX呈解离状态，易被清除，是加速MTX消除的重要措施之一。

（5）肝脏功能　肝功能减退对MTX的清除率无明显影响。

（6）年龄　年龄与MTX的代谢相关，HD-MTX治疗患者分析显示，年龄小于4岁的患者有更低的MTX血清浓度水平和脑脊液（CSF）浓度水平，MTX的清除速度更快，患者的年龄越小，MTX的清除越快。反之，年龄越大，对MTX的清除速率越慢。有报道指出，年龄>14岁的患者MTX的血药浓度及毒性发生率更高。因此，临床上儿童患者HD-MTX应用剂量均大于成人患者。

（7）影响MTX代谢的药物　5-氟尿嘧啶（5-FU）、阿糖胞苷（Ara-c）和巯基嘌呤（6-MP）与MTX同时应用都增加MTX的治疗作用和毒性。MTX前24 h 内使用5-FU和MTX后24 h 使用左旋门冬酰胺酶（L-ASP）都能增加MTX的细胞毒作用。非甾体类药物与MTX同时应用会增加MTX的毒性。吲哚美辛影响MTX的药代动力学，从而导致更严重的肾功能损害。有2个病例报道指出，奥美拉唑与MTX同时应用时，奥美拉唑使MTX的清除率下降，导致MTX的血药浓度持续在较高水平。苯并咪唑导致MTX和7-OH-MTX的血药浓度水平较高，增加MTX毒性的发生率，不建议苯并咪唑和HD-MTX同时应用。

（8）全脑照射与MTX的应用顺序　HD-MTX应在全脑照射前应用，全脑照射后再用HD-MTX会导致严重的脑白质病。

第四节　大剂量甲氨蝶呤的用法

HD-MTX治疗的最佳剂量和最佳输注时间取决于不同的治疗方案。儿童NHL采用HD-MTX的常用方案有：儿童淋巴母细胞性淋巴瘤患者巩固治疗中采用HD-MTX 5g/m^2，伯基特淋巴瘤、弥漫大B细胞淋巴瘤、成熟B细胞性急性淋巴细胞白血病、间变大细胞性淋巴瘤和外周T细胞性淋巴瘤中危、高危患者采用5g/m^2，低危患者采用1g/m^2。HD-MTX治疗是一种强烈的化疗方法，处置不当可发生药物相关死亡。目前尽管对如何防止和减轻毒性反应有一套措施，但某些患者病期晚，病情复杂，因此在进行HD-MTX治疗前必须严格选择适应证，建立MTX血药浓度监测措施。治疗期间、治疗后要严密观察毒性反应。伴有肾功能损害的患者禁用，血清肌酐浓度＞1.5mg/dL或肌酐清除率＜25mg/（min・m^2），不建议采用MTX治疗。患有心功能不全、浮肿、胸水、腹水、肝脏损害等患者，可视情况禁用或慎用。应用HD-MTX化疗前，一定要熟知HD-MTX的常规用法，熟知各种可能出现的风险。

一、HD-MTX治疗

1. MTX的用量及用法 根据不同病情需要，按体表面积算出MTX总量。急性淋巴细胞白血病和中高危非霍奇金淋巴瘤患者需要MTX 5g/m^2，维持 24h静脉滴注。MTX总量的1/10在30min内静脉滴注，以达到MTX血清峰浓度，其余9/10在23.5h内滴注，保持MTX血清稳态浓度。骨肉瘤（MTX 8～12g/m^2）或低危非霍奇金淋巴瘤（MTX 1g/m^2），MTX静脉滴注仅6h，MTX总量在6h内滴完即可。

2. 水化碱化 应用HD-MTX需要提前12h水化和碱化尿液，随后72h需要持续水化和碱化。具体操作如下：

（1）d0总液量为1 500mL/m^2，d0的水化在MTX前12h开始，维持至d1 MTX化疗前。d1~3每天总液量为3 000mL/m^2。

（2）d0~3的补液中，5%的碳酸氢钠占总液量的1/10。保证尿pH在7~9。

（3）如d1~3尚有其他化疗药物，占用一部分液体量，这部分液量须扣除，即保证每日总液量为3 000mL/m^2。

（4）小儿肾脏排钠功能未完善，除碳酸氢钠外，其他液体均用5%的葡萄糖。

（5）用于水化碱化的液体须72h持续灌注，切勿于数小时内滴完即止。

3. CF常规解救 见第二节之“三、甲酰四氢叶酸钙（CF）用法”

4. 监测项目

（1）记24h尿量，d0~3。

（2）尿常规，d1~3。

（3）测尿pH值，d0~3，当尿pH＜7或pH＞9时通知医生。

（4）测MTX血药浓度：

MTX静脉滴注24h患者，检测时间点为MTX 0、24h，48h，72h。

MTX静脉滴注6h患者，检测时间点为MTX 0、6h、24h、48h、72h。

MTX静脉滴注12h患者，检测时间点为MTX 0、12h、24h、48h、72h。有条件可每6h检测一次，直至MTX血药浓度降至正常为止。

5. HD-MTX滴注时间及CF救援的几种常用方法

（1）MTX静脉滴注6h，MTX结束后12h或18hCF解救。

（2）MTX静脉滴注12h，MTX结束后6h或12hCF解救。

（3）MTX静脉滴注24h，MTX结束后6h或12hCF解救。

6. 注意事项

（1）HD-MTX必须在肝、肾功能正常后才能使用。血常规需要满足相应化疗方案的要求。有胸腔、心包、腹腔等体腔积液的患者禁用HD-MTX，以免增加毒性。

（2）每天记录观察患者尿量、尿pH值，有无MTX中毒的先兆，如皮疹、口腔黏膜溃疡、腹痛、腹泻等，如有异常，及时查找原因并处理。

（3）如发现尿量减少，须追查尿pH值、MTX血药浓度、尿常规、肾功能等，并予呋塞米利尿和加强水化与碱化。

（4）任何时候发现尿pH＜7，须立即增加碳酸氢钠（口服或静脉滴注均可）。如尿pH＞9则及时调整碳酸氢钠剂量，维持尿pH在7～8。

（5）MTX如在规定时间内未滴完，不管任何原因，均须弃去，不可延长滴注时间，否则毒性增加。

（6）及时追查MTX血药浓度结果，48h的检测结果尤其重要。需要根据MTX血药浓度及时调整CF救援用法和用量。

第五节 大剂量甲氨蝶呤的血药浓度监测

一、MTX血药浓度监测方法

HD-MTX化疗实施需要监测MTX的血药浓度，指导解救药物 CF的合理使用，避免MTX对患者造成严重的毒副作用。目前国内外检测 MTX血药浓度的方法主要有色谱法和免疫法，色谱法主要为高效液相色谱法（high performance liquid chromatography，HPLC），免疫法包含酶增强免疫法（enzyme-multiplied immunoassay technique，EMIT）和荧光偏振免疫法（fluorescence polarization immunoassay，FPIA）。

（一）高效液相色谱法（HPLC）

高效液相色谱法又称“高压液相色谱”“高速液相色谱”“高分离度液相色谱”“近代柱色谱”等。高效液相色谱是色谱法的一个重要分支，以液体为流动相，采用高压输液系统，将具有不同极性的单一溶剂或不同比例的混合溶剂、缓冲液等流动相泵入装有固定相的色谱柱，在柱内各成分被分离后，进入检测器进行检测，从而实现对试样的分析。

（二）酶增强免疫法（EMIT）

酶增强免疫法的基本原理是半抗原与酶结合成酶标半抗原，保留半抗原和酶的活性。当酶标半抗原与抗体结合后，所标的酶与抗体密切接触，使酶的活性中心受到影响而活性被抑制。反应后酶活力大小与标本中的半抗原量呈一定的比例，从酶活力的测定结果就可推算出标本中半抗原的量。

（三）荧光偏振免疫分析法（FPIA）

荧光偏振免疫分析法是一种定量免疫分析技术，其基本原理是荧光物质经单一平面的蓝偏振光（485nm）照射后，吸收光能跃入激发态，随后回复至基态，并发出单一平面的偏振荧光（525nm）。

目前尚无研究同时考察3种测定方法，确定交叉反应引起的偏差大小。当前，国内外检测生物样品中MTX浓度的方法主要有免疫法和高效液相色谱法。HPLC法作为色谱分析法的一种，可将药物与代谢产物以及内源性物质分离，准确测定甲氨蝶呤的浓度，不受代谢物的影响，具有专一性强的特点，HPLC法因成本低、结果准确可靠而受到临床欢迎，是检测MTX血药浓度的金标准，但该法需复杂的前处理过程和较长的测定时间，不适合大样本的快速检测，不适合临床检测所需的操作简便、自动化程度高、测定周期短等要求。免疫法具有快速、易操作的特点，但FPIA是根据荧光偏振原理建立的一种免疫分析方法，EMIT是一种酶放大免疫分析技术，二者均是利用免疫学原理进行特异性分析，测定结果会不同程度地受到甲氨蝶呤2种代谢产物4-氨基-4-脱氧-N-10-甲基蝶酸（APA）和7-羟基甲氨蝶呤（7-OH MTX）的交叉反应而影响。尽管免疫法一定程度上会受到交叉反应的影响，但是其凭借快速、易操作的优点，已逐渐成为监测治疗药物的主要方法。而在MTX的生物药品检测中，酶增强免疫法（EMIT）更是逐渐成为快速检测甲氨蝶呤血药浓度的主要方法，将替代过去常用的荧光偏振免疫分析法（FPIA）。该方法保留了操作简便、自动化程度高、测定周期短等特点，但其说明书中仍提示"该系统在测定 MTX时存在正偏差，MTX的一种代谢产物4-氨基-4-脱氧-N-10-甲基蝶酸（APA）的交叉反应会使测定值被高估"，故有研究推荐高效液相色谱法。总的来讲，这3种方法各有其优缺点，各有所长。

二、MTX血药浓度监测点

根据MTX滴注时间不同，血药浓度监测点不同。目前临床上HD-MTX常用滴注时间为6h、12h或24h。MTX开始输注0h（即MTX滴注前本底浓度）、6h、12h或24h（即MTX滴注结束时治疗浓度，取决于滴注时间）、48h、72h，以此类推等。如果检测条件容许，最好是MTX后每6h进行MTX血药浓度检测。根据血药浓度调整CF的救援剂量和时间。

三、MTX血药浓度检测结果的判读

对于MTX滴注24h而言，结束滴注时有效的血药浓度为1×10^{-5}mol/L。MTX安全血药浓度为：48h ≤0.4μmol/L（4.0×10^{-7}mol/L），72h≤0.25μmol/L（2.5×10^{-7}mol/L）。MTX的中毒血药浓度指：48hMTX血药浓度＞10^{-6}mol/L以及72hMTX血药浓度＞10^{-7}mol/L。MTX血药浓度在10^{-7}mol/L以下，既无疗效，也无明显的毒副作用。已受MTX抑制的细胞，要在MTX血药浓度＜2×10^{-8}mol/L时才能恢复合成DNA的能力。

四、MTX血药浓度检测结果的处理

在应用HD-MTX过程中，一定要进行MTX血药浓度的监测，其中以48hMTX血药浓度最为关键，如果48hMTX血药浓度已降至1×10^{-7}mol/L（0.1μmol/L）以下，可终止解救及水化、碱化。如果48hMTX血药浓度＞10^{-6}mol/L，就需要积极进行CF救援，根据原则增加CF剂量，延长水化、碱化时间，并同时注意尿量、尿pH值，以及有无口腔溃疡、皮疹等症状。如果72h血清MTX浓度仍高于1×10^{-7}mol/L

（0.1μmol/L），则应延长CF给药时间，直至血清MTX浓度降至1×10^{-7}mol/L（0.1μmol/L）以下。若MTX高浓度下延续42~48h未给予救援剂，正常细胞的损害将不可逆转。如72h内出现口腔黏膜毒性（黏膜充血发红或黏膜溃疡）和/或弥漫性或痤疮样皮疹，应追加CF 4~6次；加强漱口（CF 3mg/10mL）；用抗真菌或不吸收抗菌素清洗口腔。

第六节 大剂量甲氨蝶呤的不良反应和中毒处理

甲氨蝶呤为抗代谢类抗肿瘤药，属于细胞周期特异性药物，主要作用于增殖旺盛的细胞周期内细胞，对S期有较强的作用，不影响休止期细胞，呈时程依赖性，但选择性差，在杀灭肿瘤细胞的同时，不可避免地干扰正常细胞的代谢，因而临床表现出不同程度的不良反应，其不良反应的发生率和损害程度与 MTX 的血药浓度和持续时间直接相关，与应用HD-MTX适应证的掌握、治疗期间水化、碱化、CF救援、MTX血药浓度监测和处理是否恰当相关。

HD-MTX毒副作用的范围较大，临床上常见毒性反应有胃肠道反应、口腔黏膜溃疡、骨髓抑制、肝脏损害、肾脏损害、心脏损害、神经毒性、过敏反应及并发感染等，且以消化道反应和皮肤黏膜损害最多见，ALT的升高也比较常见，肝毒性一般比较轻微并且是可逆的。ALT的升高和MTX清除率的下降或MTX血药浓度的高水平相关。HD-MTX应用后数日内会出现血浆转氨酶水平一过性升高，胆红素升高并不多见。严重的毒性反应主要是肾功能衰竭、骨髓抑制、剥脱性皮炎和神经毒性等，必须采取适当的积极预防解救措施。MTX血药浓度监测、足够的CF救援和水化、碱化对于预防严重毒性很有必要。

一、HD-MTX常见不良反应及应对措施

（1）消化道反应 发生率为7%~39%，主要表现为恶心、呕吐、腹泻，予止呕、止泻、补液等对症处理。

（2）消化道黏膜炎 发生率为6%~9%，主要表现为口腔溃疡、胃炎，予加强口腔护理、护胃，必要时用抗生素。

（3）骨髓抑制 发生率为5%~8%，主要表现为全血细胞减少，予升白细胞、升血小板、输血等对症处理。

（4）肝功能损害 发生率为2%~8%，主要表现为一过性转氨酶、胆红素升高，停药后可恢复。

（5）肾功能损害 发生率为1%~7%，主要表现为血肌酐升高，少尿、无尿，予碱化尿液、利尿等。

（6）皮肤异常 发生率为1%~4%，主要表现为红斑性皮疹、痤疮样皮炎、光敏性皮疹、荨麻疹、瘙痒、脱发，予对症治疗。

（7）眼刺激征 发生率约为1%，主要表现为眼烧灼感、痒、视力模糊，予对症处理。

（8）中枢神经损害 发生率约为1%，主要表现为头晕、头痛、抽搐、脑病。急性神经中毒多在给药（剂量1g /m^2）2 ~ 4 h后发生，通常是短暂的，不造成永久性损害，临床症状有精神错乱、定向障碍、急性蛛网膜炎等，国外报道其发生率5.5% ~ 18.4%。慢性神经中毒多发生在大剂量甲氨蝶呤治

疗数月或数年后，最具特征的综合征表现为坏死性脱髓鞘白质脑病，表现为嗜睡、学习障碍、视觉异常、癫痫、共济失调、昏迷甚至死亡。亚急性神经中毒多在应用甲氨蝶呤数周内发生，脑和脊髓受到侵害而导致严重的神经功能紊乱，包括以瘫痪、抽搐、语言及情感障碍为特征的卒中样综合征及以腿痛、感觉异常、截瘫和膀胱功能障碍为特征的脊髓病，主要予对症处理。

二、大剂量MTX中毒的处理

HD-MTX中毒指患者应用HD-MTX后由于MTX的排泄延迟，血清MTX浓度持续升高所致的一系列严重的损害，如：骨髓抑制、黏膜损害、皮炎、肾功能损害等。HD-MTX的中毒需积极进行预防和处理，需要大量碱化、水化及CF解救。常规来讲，MTX 48h的血药浓度>1×10^{-6}mol/L（1 μmol/L）和/或血药浓度超过相应时间点的正常值范围，需要加强亚叶酸钙的解救。积极进行水化、碱化和亚叶酸钙的解救可降低HD-MTX治疗相关死亡率。然而，HD-MTX治疗所致的肾功能损害仍然需要高度关注。尽管经过常规的水化、碱化和血药浓度监测，HD-MTX治疗方案发生肾毒性的概率约为1.8%，致死率约为0.1%，但并发急性肾功能不全患者的死亡率可达4.4%。

大多数白血病患儿应用大剂量MTX 治疗耐受良好，但由于90%的MTX是通过肾脏排泄的，因此，MTX相关肾毒性并不少见，如一过性蛋白尿、血尿、急性肾功能不全等。HD-MTX中毒致急性肾功能不全为非少尿性，并且与过高的MTX血药浓度相关，血肌酐水平多数在1周内达高峰，在1～3周恢复正常。目前认为，大剂量MTX 相关肾毒性是由 MTX 及其代谢产物在肾小管沉积所致，MTX的直接肾小管损害可能也起到一定作用。因此，HD-MTX中毒致急性肾功能不全是白血病化疗中严重的并发症，需积极处理。对于出现急性肾功能损伤的患者，如果血药浓度≤10 μmol/L，通过调整叶酸用量和支持治疗即可治愈。从药理学上来讲，干预HD-MTX中毒的紧急方法包括：大剂量亚叶酸钙、羧肽酶（carboxypeptidase-G2）、胸苷和促使MTX快速排出，包括大量水化、碱化、血液透析、高通量血液透析（high-flux hemodialysis）、活性炭血液灌流（charcoal hemoperfusion）和木炭血液滤过（charcoal hemofiltration），其他的透析技术方法包括血浆置换和腹膜透析。与血浆置换和腹膜透析相比，血液透析为基础的策略证明能够更好地降低MTX血清学药物浓度（从升高50%~70%的水平降至正常），以使肾功能更好地恢复。

（一）MTX血清浓度过高时的解救方法

1. 加强CF救援 如48h MTX血药浓度>0.4μmol/L（ 4.0×10^{-7}mol/L），首先积极采用CF解救，按以下方法追加每次的CF用量，直至下次MTX血药浓度结果下降至安全范围为止：如MTX浓度为1×10^{-6}mol/L，则CF用30mg/m^2；如MTX浓度为2×10^{-6}mol/L，则CF用45mg/m^2；如MTX浓度为3×10^{-6}mol/L，则CF用60mg/m^2……如此递增；如MTX浓度>5×10^{-6}mol/L（假设为$n\times10^{-6}$mol/L），则CF用量为“患者体重（kg）×n”。同时追加水化、碱化，直至MTX血药浓度降至正常。

2. 羧肽酶（Voraxaze，glucarpidase）和胸苷 如果48h MTX血药浓度>10 μmol/L且并发急性肾功能衰竭，继续按常规治疗方法应用CF可能很难起效。目前，最有效的治疗手段尚未达成一致，药物治疗方面主要是应用羧肽酶 G2（CPDG2）。羧肽酶在美国于1993年开始使用，于2012年通过美国FDA（Food and Drug Administration）批准，用于治疗MTX血药浓度高于1 μmol/L（ 1×10^{-6}mol/L）、MTX排泄迟缓导致肾功能损害（特别指肌酐清除率<60mL/min）的患者。羧肽酶的作用机制是水解叶酸及其

类似物的羧基末端谷氨酸残基，使这些分子转换为无活性的代谢物。MTX是由2个无活性的代谢物相互黏着，4-deoxy-4-amino-N-methylpteroic acid（DAMPA）和谷氨酸盐，羧肽酶可以快速将MTX 代谢为无活性的代谢产物，从而降低血清 MTX浓度。CPDG2的毒性很小。胸苷联合羧肽酶和CF，在正常肾功能患者中有效避免了MTX所致毒性，因为胸苷不与MTX竞争进入胞内，并且胸苷的代谢物同样是羧肽酶的基底物。美国国家癌症研究所（National Cancer Institute）、欧洲多个研究均证实羧肽酶有效，羧肽酶可以降低90%或更多的MTX血清学浓度水平，从而以最小的毒性挽救MTX所致的肾功能损害。另一研究也证明，在应用HD-MTX所致肾功能损害的患者中，尽早应用CF和羧肽酶非常有效，若羧肽酶应用推迟，尽管使用胸苷，仍会导致严重毒性甚至死亡。但是由于羧肽酶的成本较高，建议常规的解救治疗无效时再用。

3．血透或血滤 另一种治疗方法为血液透析、腹膜透析、血液灌流、血浆置换及换血治疗等血液净化疗法。由于MTX为小分子物质，分子量454. 45，基本不溶于水，与血浆蛋白结合率为50%～70%，因此，理论上上述血液净化手段都可以实施。研究发现，应用单一血液净化疗法患者中位MTX 的血药浓度下降约为 52%（26%～82%），高流量血液透析能使 MTX 血药浓度在最短时间内降低的幅度最大。血液净化治疗方法的局限性在于治疗后会出现MTX血药浓度反弹，反弹水平可达治疗前血药浓度的90%～100%，并且大量的血浆容量及 MTX 的离子特征在一定程度上限制了血液净化疗法的应用。

4．促使体内MTX尽快排出的方法 MTX毒性大小与高浓度药物在血中持续时间长短呈正相关，即时间愈长，毒性愈大，因此在MTX的作用时间达到预期目的后，除应用CF解救外，还应采用一些必要的措施，以促进血液中MTX迅速经肾脏排出，这点在用药后第1～2天内尤为重要。措施如下：

（1）水化 即给患者足量的液体，如鼓励患者饮水及静脉输液；同时增加尿量，使尿量维持在3 000mL/（m^2·24h）以上，促使MTX排出。

（2）尿液碱化 即给予静脉输入碳酸氢钠，使尿pH值保持在7.0以上，否则易引起急性肾功能损伤，甚至肾功能衰竭，如此恶性循环而危及生命。

（3）活性炭肠道吸附经胆道或肠道排除的MTX，降低MTX从肠道重吸收。

（二）案例分享

患者曹××，男，10岁。诊断为伯基特淋巴瘤Ⅳ期高危。体重29kg，身高126cm，体表面积1.0m^2。化疗前患者肾功能正常，无胸水、腹水。

该患者采用改良BFM-90方案化疗，其中，包含HD-MTX 5g/m^2治疗，静脉输注24h。该患者严格按照HD-MTX的应用原则，化疗前12h开始预水化、碱化，即：d0总液量为1 500mL，其中5%的碳酸氢钠为150mL。化疗d1~3持续水化、碱化，每天总液量为3 000mL，其中5%的碳酸氢钠为300mL。每日记尿量、监测尿pH值，并予CF漱口预防口腔溃疡。MTX输注结束后12h（即：MTX开始治疗36h），CF15mg/m^2静脉注射，每6h1次，监测MTX血药浓度。

该患者每天尿量维持在3 000~3 500mL，尿pH值维持在7~8。化疗期间未出现呕吐、口腔溃疡、皮疹、腹痛、腹泻等不良反应。该患者24hMTX的血药浓度为2.5×10^{-4}mol/L，48hMTX血药浓度为6×10^{-6}mol/L，高于相应时间点的正常值范围（4×10^{-7} mol/L），即更改CF 剂量为180mg，静脉滴注，每6h1次，72hMTX血药浓度为3×10^{-6}mol/L，继续予CF 200mg 静脉滴注，每6h1次，96hMTX血药浓度降至8×10^{-7}mol/L，继续予CF 200mg 静脉滴注，每6h1次，110h MTX血药浓度降至$<1\times10^{-7}$mol/L。

期间该患者持续水化、碱化，未出现呕吐、口腔溃疡、皮疹、腹痛、腹泻、尿少、肾功能损害等不良反应。

此病例由于监测MTX血药浓度，及时发现MTX中毒和积极处理如增加CF剂量和继续水化、碱化，患者最终血清MTX浓度下降至正常，未出现严重不良反应。对于大剂量MTX应用而言，需要监测血药浓度，而且必须及时根据浓度高低进行CF救援调整，保证安全应用HD-MTX.

三、结语

现代儿童非霍奇金淋巴瘤和急性淋巴细胞白血病标准化疗方案常包括大剂量甲氨蝶呤1～5g/m^{2}持续6～24h静脉输注，单药或联合多种化疗药物同时应用。大剂量甲氨蝶呤剂量高于常规剂量50～100倍，需要一整套标准的治疗和救援程序。临床医生需要认真掌握应用大剂量甲氨蝶呤的适应证，充分水化、碱化，CF救援，监测每天尿量、每次尿pH值，监测甲氨蝶呤的血药浓度，及时调整CF救援剂量和次数，仔细观察病情变化，及时处理相关副作用。只有安全有效地应用大剂量甲氨蝶呤才能有助于降低中枢复发率，改善生存率。

（路素英　孙晓非）

参考文献

［1］ Pui C H，Robison L L，Look A T. Acute lymphoblastic leukaemia［J］. Lancet，2008（371）：1030-1043.

［2］ Nathan P C，Whitcomb T，Wolters P L，et al. Very high-dose methotrexate （33.6 g/m^2） as central nervous system preventive therapy for childhood acute lymphoblastic leukemia：results of National Cancer Institute/Children’s Cancer Group trials CCG-191P，CCG-134P and CCG-144P［J］. Leukaemia & Lymphoma，2006（47）：2488-2504.

［3］ Reiter A，S chrappe M ，Parw aresch R，et al. Non-Hodgkin's lymphomas of childhood and adolescence：results of a treatment stratified for biologic subtypes and stage-a report of the Berlin -Frankfurt-Munster Group［J］. J Clin Oncol，1995，13（2）：359-372.

［4］ Schmiegelow K. Advances in individual prediction of methotrexate toxicity：a review［J］. Br J Haematol，2009，146（15）：489-503.

［5］ Walling J. From methotrexate to pemetrexed and beyond. A review of the pharmacodynamic and clinical properties of antifolates［J］. Invest New Drugs，2006，24（1）：37-77.

［6］ Bleyer W A. The clinical pharmacology of methotrexate：new applications of an old drug［J］. Cancer，1978，41：36-51.

[7] Cohen I J, Wolff J E. How long can folinic acid rescue be delayed after high-dose methotrexate without toxicity? [J].Pediatr Blood Cancer, 2014, 61 (1): 7-10.

[8] Alnaim L.Therapeutic drug monitoring of cancer chemotherapy [J]. J Oncol Pharm Pract, 2007, 13 (4): 207-221.

[9] Al-Turkmani M R, Law T, Narla A, et al. Difficulty measuring methotrexate in a patient with high-dose methotrexate-induced nephrotoxicity [J]. Clin Chem, 2010, 56: 1792-1794.

[10] Kagawa Y, Mukohara R, Hori H, Fever as a risk factor causing delayed elimination of methotrexate in pediatric patients receiving high doses of cancer chemotherapy [J]. Cancer Chemother Pharmacol, 2004, 54 (1): 34-38.

[11] Relling M V, Fairclough D, Ayers D, et al. Patient characteristics associated with high-risk methotrexate concentrations and toxicity [J].J Clin Oncol, 1994, 12: 1667-1672.

[12] Stoller R G, Hande K R, Jacobs S A, et al. Use of plasma pharmacokinetics to predict and prevent methotrexate toxicity [J]. N Engl J Med, 1977, 297: 630-634.

[13] Widemann B C, Balis F M, Kempf-Bielack B, et al. High-dose methotrexate-induced nephrotoxicity in patients with osteosarcoma [J], Cancer, 2004, 100 (10): 2222-2232.

[14] Buchen S, Ngampolo D, Melton R G, et al. Carboxypeptidase G2 rescue in patients with meth-otrexate intoxication and renal failure [J].Br J Cancer, 2005 (92): 480-487.

[15] Schwartz S, Borner K, Mü ller K, et al. Glucarpidase (carboxypeptidase G2) intervention in adult and elderly cancer patients with renal dysfunction and delayed methotrexate elimination after high-dose methotrexate therapy [J]. Oncologist, 2007 (12): 1299-1308.

[16] Widemann B C, Balis F M, Murphy R F, et al. Carboxypeptidase G2, thymidine, and leucovorin rescue in cancer patients with methotrexate-induced renal dysfunction [J]. J Clin Oncol, 1997 (15): 2125-2134.

[17] Christensen A M, Pauley J L, Molinelli A R, et al. Resumption of high-dose methotrexate after acute kidney injury and glucarpidase use in pediatric oncology patients [J]. Cancer, 2012, 118: 4321-4330.

[18] Ahmed Y A, Hasan Y. Prevention and management of high-dose methotrexate toxicity [J]. J Cancer Sci Ther, 2013, 5: 106-112.

[19] Phillips M, Smith W, Balan G, et al. Pharmacokinetics of glucarpidase in subjects with normal and impaired renal function [J]. J Clin Pharmacol, 2008, 48: 279-284.

[20] Widemann B C, Balis F M, Kim A. et al. Glucarpidase, Leucovorin, and Thymidine for High-Dose Methotrexate-Induced Renal Dysfunction: Clinical and Pharmacologic Factors Affecting Outcome [J]. J Clin Oncol, 2010, 28 (25): 3979- 3986.

[21] Fermiano M L, Bergsbaken J, Kolesar J M. Glucarpidase for the management of elevated

methotrexate levels in patients with impaired renal function [J].Am J Health Syst Pharm, 2014, 71 (10): 793-798.

[22] Widemann BC, Schwartz S, Jayaprakash N, et al.Efficacy of glucarpidase (carboxypeptidase G2) in patients with acute kidney injury after high-dose methotrexate therapy [J]. Pharmacotherapy, 2014, 34 (5): 427-439.

[23] Moe P J, Seip M, Finne P H. Intermediate dose methotrexate in childhood acute lymphocytic leukemia [J]. Eur Paediatr Haematol Oncol, 1984, 1: 16.

[24] Reiter A, Schrappe M, Tiemann M, et al. Improved treatment results in childhood B-cell neoplasms with tailored intensification of therapy: A report of the Berlin-Frankfurt-Munster Group Trial NHL-BFM 90 [J]. Blood, 1999, 94: 3294-2306.

[25] Brugieres L, Le Deley M C, Rosolen A, et al. Impact of the methotrexate administration dose on the need for intrathecal treatment in children and adolescents with anaplastic large-cell lymphoma: results of a randomized trial of the EICNHL group [J]. J Clin Oncol, 2009 (27): 897.

[26] Woessman W, Seidemann K, Mann G, et al. The impact of the methotrexate administration schedule and dose in the treatment of children and adolescents with B-cell neoplasms: a report of the BFM Group Study NHL-BFM95 [J]. Blood, 2005, 105: 948-958.

[27] Clarke M, Gaynon P, Hann I, et al. CNS-directed therapy for childhood acute lymphoblastic leukemia: Childhood ALL Collaborative Group over-view of 43 randomized trials [J]. J Clin Oncol, 2003 (21): 1798-1809.

[28] Masera G, Gadner H, Kamps WA, et al. The treatment of childhood acute lymphoblastic leukemia.The International BFM study group experience [J]. Int J Pediatr Hematol Oncol, 1998 (5): 141-144.

12

第十二章 儿童淋巴瘤并发症及处理

第一节 上腔静脉综合征

上腔静脉综合征（superior vena caval syndrome，SVCS）是临床上常见的急症，由于上腔静脉或其周围组织（如肺、淋巴结、纵隔结构）病变引起静脉阻塞，导致上腔静脉内血流受阻所引起的一组症候群。上纵隔综合征（superior mediastinal syndrome）包括上腔静脉综合征，指纵隔结构包括气管和大血管被纵隔肿块外压引起的急性或亚急性呼吸困难和面颈部肿胀。儿童上气道直径小且气管软骨发育不完善，儿童SVCS患者中气道受压症状常见，所以SVCS和SMS可定义为统一概念。

一、病因

目前儿童上腔静脉综合征患者中，恶性肿瘤为最常见的原因，其中2/3的患者为急性淋巴细胞白血病（ALL）和非霍奇金淋巴瘤，其次是肉瘤、生殖细胞瘤、神经母细胞瘤、肺母细胞瘤。虽然前纵隔生殖细胞瘤发病率低，但约20%的前纵隔生殖细胞瘤伴有上腔静脉压迫综合征。神经源性肿瘤比如神经母细胞瘤常发生于后纵隔，不常出现压迫气管和上腔静脉的症状。圣裘德儿童医院报道的恶性肿瘤引起儿童上腔静脉压迫综合征的24例患者中，非霍奇金淋巴瘤8例，伴纵隔肿块的急性淋巴母细胞性白血病6例，肉瘤3例，神经母细胞瘤3例，霍奇金病2例，生殖细胞瘤2例。印度的一项回顾性研究显示，21例恶性肿瘤引起的儿童上腔静脉压迫综合征中，57%的患者是急性T淋巴细胞性白血病或T淋巴母细胞淋巴瘤。

二、临床表现

纵隔肿块可压迫上腔静脉，使血流回流受阻，可出现头面部及上肢水肿，鼻腔和咽喉部水肿导致通道狭窄，临床表现为喘鸣、咳嗽、声音嘶哑、吞咽困难。儿童上气道直径小且气管软骨发育不完善，有纵隔肿块的患者中儿童比成人更容易出现上呼吸道（气管和主支气管）受压迫的症状，约2/3的患者出现呼吸困难或端坐呼吸，1/3的患者出现气喘。体位变换可加重气管受压或阻塞，可出现突然窒息、呼吸心跳停止。另外，也可出现头痛、精神症状改变等颅内压升高的症状，严重者可出现循环动力学不稳定。50%的患者还可同时伴有胸腔积液，20%的患者可伴有心包积液，部分患者可出现胸痛。SVCS的症状和体征出现缓急与病变压迫时间、压迫结构的程度及压迫部位有关，起病为急性或亚急性，多数在数日或数月内出现临床症状和体征。肿瘤增长速度快、压迫程度重的患者病情重，严重者可短期内出现呼吸衰竭；肿瘤增长缓慢者，可形成侧支静脉循环，患者临床症状较轻。

上腔静脉综合征的主要体征包括颈静脉扩张，颜面部、颈部、双上肢及上胸部肿胀，上肢静脉扩张，胸壁浅表静脉扩张和发绀等等。

三、诊断

根据典型的临床表现、体征及影像学检查可诊断上腔静脉综合征。常用辅助检查方式如下：

1. 胸片 约97%的患儿胸部平片能显示纵隔肿块，表现为纵隔增宽，可显示气管移位、胸腔积液。但胸片不能清楚显示肿瘤的范围及与周围器官的关系，不能显示气管受压程度。

2. CT CT能清楚显示肿瘤范围、有无淋巴结转移、气管受压程度及与其他重要器官之间的关系。但对于年龄小，检查不配合的患者，镇静及仰卧位可加重气管压迫。俯卧位检查适用于能配合的较大年龄儿童。CT检查费时短，是首选的检查方式。

3. 组织病理学诊断 病理组织的获取需选取创伤最小的方式，最好不要镇静或全麻。纵隔大肿块的患者全麻时儿童比成人有更高的麻醉副作用的发生率及死亡率。全麻时容易发生急性气道阻塞、加重上腔静脉压迫综合征、肺动脉或心脏压迫、急性肺水肿、呼吸循环衰竭等。对于有浅表淋巴结肿大的儿童肿瘤患者，优先选择局麻下浅表淋巴结活检术，这样比纵隔肿物穿刺活检能为病理医生提供更多的组织，能更准确做出诊断。对于局麻仍不能配合的患儿，需要充分权衡患儿年龄、肿瘤位置和体征、经验性治疗的风险和全麻的风险。如果需要全麻，要由有经验的儿科麻醉医师实施，采用吸入性全麻，同时尽量保持患儿的自主呼吸，避免使用肌肉松弛药物。

4. 心脏彩超 可判断有无心包积液、心脏填塞及评估心脏功能。

5. 肺功能检测 最大呼气流速对于临床有一定意义。

6. 骨髓穿刺及骨髓组织活检 在局麻下行骨髓穿刺术，如骨髓有肿瘤侵犯，骨髓活检组织可行免疫组织化学检查明确诊断，可避免全麻下行纵隔肿物穿刺活检。

7. 胸腔积液/心包积液/腹水检查 如患儿有胸腔积液、心包积液或腹水，行胸腔积液、心包积液、腹水穿刺引流术，这也是一种治疗方式。但对于一般情况差、不能通过有创性检查获得肿瘤组织的患者，可通过细胞学检查为诊断提供线索，尤其是对于非霍奇金淋巴瘤患者。

8. 实验室检查 血常规、甲胎蛋白（AFP）、血清人绒毛膜促性腺激素（β-HCG）检查，有助于白血病及生殖细胞瘤的诊断。肝肾功能、电解质、乳酸脱氢酶（LDH）也是常规检查项目。

四、分级

根据临床表现的严重程度，可将上腔静脉压迫综合征进行分级（表12-1）。

表12-1 上腔静脉压迫综合征的分级

分级	程度	定义
0	无症状	影像学上显示上腔静脉受压，无临床症状
1	轻度	头颈部水肿（静脉扩张），发绀，多血症
2	中度	头颈部水肿伴有功能障碍（轻度吞咽困难，咳嗽，轻度的头部、下颌、眼睑运动障碍，眼部水肿导致视觉障碍）
3	重度	轻度或中度脑水肿（头痛、头晕），轻度或中度喉头水肿，心脏储备力减弱（弯腰后晕厥）
4	威胁生命	重度脑水肿（意识障碍），或严重喉头水肿（喘鸣），或严重的血液动力学不稳定（无明显诱因的晕厥、低血压、肾功能不全）
5	死亡	

五、治疗

恶性肿瘤引起的上腔静脉压迫综合征是一种急症，需要尽快治疗。上腔静脉综合征的治疗原则包括尽快明确肿瘤诊断、减轻症状和原发病肿瘤治疗。

（一）一般治疗

诊断上腔静脉综合征后，立即给予支持治疗，包括吸氧、抬高患者头部、使患者处于舒适体位从而减轻肿瘤压迫，从下肢补液，尽量让患者安静。出现急性呼吸、循环功能不全或肿瘤完全压迫气管导致窒息的患者，立即给予心肺复苏，可转入重症监护室，给予气管插管。血流动力学不稳定患者可以给予多巴胺、多巴酚丁胺升压治疗。有心包积液引起心脏填塞的患者可穿刺抽液。

（二）原发病治疗

原发病的治疗需要根据肿瘤的病理组织诊断、病变侵犯范围、分期、预后因素等做出原发病治疗策略。

儿童肿瘤大多数是化疗敏感肿瘤，目前不推荐给予上腔静脉综合征患者放疗。准确的病理类型诊断对于选择最合适的化疗方案有重要意义。明确诊断前给予化疗，有可能使肿瘤获得完全缓解，导致病理科医生无法明确诊断，给后续治疗带来困扰。原发病治疗前，首先对上腔静脉综合征进行分级。0～3级未出现危及生命症状的患者，可在一般治疗减轻症状的同时，采取创伤最小的方式明确肿瘤诊断，肿瘤明确诊断后立即给予化疗。4级出现危及生命的情况，不能获取组织标本时，可根据患者的年龄、体征、辅助检查结果，给予经验性治疗。怀疑淋巴瘤或白血病的患者可给予激素或者激素联合环磷酰胺（CTX）、阿霉素、长春新碱（VCR）等细胞毒性药物治疗。对化疗敏感的肿瘤，化疗起效比较快，可在24~48h内起效。

另外，部分上腔静脉综合征患者可能伴随其他肿瘤引起的急症，如肿瘤溶解综合征、肿瘤溶解综合征导致的肾功能衰竭、白细胞增多症等。这种情况下需慎重选择单独应用激素或激素联合其他化疗药物，避免加重肿瘤溶解综合征或导致急性肾功能衰竭，需要给予适度水化、别嘌呤醇，监测尿量、电解质、肾功能，有条件者可应用拉布立酶，必要时进行血液透析。

（王娟　甄子俊）

第二节　恶性胸腔积液

儿童胸腔积液在临床中比较常见，常是非局限性疾病，而是一种全身性疾病的临床体征，发病原因复杂，临床表现多样。目前感染仍是主要原因（约占96.7%），肿瘤引起的胸腔积液占极少数（约2.6%）。儿童恶性淋巴瘤约占儿童肿瘤的30%，其中2/3的淋巴瘤位于纵隔，侵犯纵隔的淋巴瘤容易伴随胸腔积液和出现呼吸道症状，尤其是非霍奇金淋巴瘤。约33%伴胸腔积液的非霍奇金淋巴瘤患者（尤其是T淋巴母细胞淋巴瘤/白血病）常表现为纵隔大肿块。儿童常见的引起胸腔积液的非霍奇金淋巴瘤包括T淋巴母细胞淋巴瘤、伯基特淋巴瘤、弥漫大B细胞淋巴瘤等。约30%的胸腔霍奇金病伴随胸腔积液。淋巴瘤引起胸腔积液是因肿瘤细胞浸润脏层胸膜，导致在胸腔间隙聚集形成渗出液，对于多器官浸润的晚期淋巴瘤引起的胸腔积液可为漏出液，可能由于静脉受压、充血性心力衰竭、低白蛋白血症或肾功能不全引起。胸腔积液不是淋巴瘤的预后因素，不影响淋巴瘤的治疗缓解率和生存率，患者生存主要与淋巴瘤类型及对化疗的敏感度有关。

一、临床表现

淋巴瘤伴随少量胸腔积液可无症状。大量胸腔积液或纵隔肿块压迫呼吸道时可出现临床症状，约67%伴胸腔积液的淋巴瘤儿童患者出现临床症状，如胸痛、咳嗽、胸闷、气促，活动后或静息时气短、呼吸困难等呼吸道症状，严重者出现端坐呼吸、阵发性夜间呼吸困难、血氧饱和度下降。部分患者出现类似肺炎的症状，包括发热、咳嗽、白细胞升高，部分患者同时伴随上腔静脉压迫综合征。单侧胸腔积液时，患侧卧位时，呼吸困难症状可缓解。常见的体征包括多发浅表淋巴结肿大、肝脾大、发绀、患侧胸廓饱满、积液区叩诊实音、触觉语颤减弱、呼吸音减弱或消失及支气管喘鸣音等。

二、辅助检查

（一）影像学检查

1. X线片 X线片是发现胸腔积液的最常用的影像学检查方法，可明确临床诊断。

2. B超 B超比X线片在诊断胸腔积液方面更敏感，可检测出少量胸腔积液。在发现包裹性积液方面比CT更好。B超还可以为少量或包裹性积液的活检或穿刺定位，可区分胸腔积液的特点，还可为胸腔穿刺抽液术定位，减少穿刺带来的副作用。

3. CT 胸部CT可明确胸部肿瘤位置、侵犯范围及其与周围气管的关系，确定胸腔积液量。腹部CT可发现膈下引起胸水的病变。

（二）诊断性胸腔穿刺

胸腔积液的患者均需进行诊断性胸腔穿刺检查，可在超声引导下行诊断性胸腔穿刺术。抽出的积液需行下列检查：

1. 胸水常规检查 恶性胸腔积液多为血性，少数为淡黄色浆液。胸腔积液常规行生化分析（包括LDH、蛋白定量、葡萄糖、胆固醇、甘油三酯）、细胞计数和分类、微生物学检查和细胞学检查。如果怀疑脓液时可行pH检查。淋巴瘤引起的胸腔积液革兰染色及胸水培养一般阴性，但血清和胸水LDH水平明显升高。

2. 胸水细胞学检查 包括细胞形态学检查、流式细胞学检查、胸水沉渣免疫组织化学染色检查。胸水中的恶性淋巴瘤细胞一般与淋巴结中或血液中的淋巴瘤细胞一致。胸水细胞学检查一旦找到淋巴瘤细胞，可确诊为淋巴瘤。对于初次出现胸腔积液的患者，无论患者是否有恶性肿瘤疾病，均需行胸水细胞学检查。75%～100%的恶性淋巴瘤患者胸腔积液内可找到淋巴瘤细胞，通过胸腔积液明确诊断。对于难以取活检，临床怀疑恶性淋巴瘤时，可行胸水流式细胞检查，胸水沉渣还可行免疫组织化学染色，不仅可以区分T系或B系淋巴细胞，还能明确淋巴细胞的分化程度，最终明确诊断。在血液系统疾病（如急性淋巴细胞白血病或非霍奇金淋巴瘤）的诊断和监测疗效方面，流式细胞学检查是识别血液细胞不同系细胞特异性抗原快速有效的方法。大量研究表明，在非霍奇金淋巴瘤患者的胸腔积液是否浸润肿瘤细胞分析方面，流式细胞术的免疫表型检测比细胞形态学检查更精确，是目前最精确的检测方法。淋巴瘤引起的胸腔积液还可行细胞遗传学检查，比如BCR-ABL、C-myc、Bcl-2、Bcl-6等基因检测，进一步明确诊断。

（三）胸膜活检

对于胸水细胞学检查阴性的患者，可通过胸膜活检确诊。

（四）开胸手术和胸腔镜检查

胸水细胞学检查和胸膜活检均阴性的患者，仍高度怀疑恶性肿瘤的患者，可考虑开胸手术或胸腔镜检查，在直视下取活检，明确诊断。

三、诊断与鉴别诊断

根据临床表现、体征及影像学检查，可诊断为胸腔积液，胸水细胞学检查或流式细胞学检查发现恶性肿瘤细胞，可确诊为恶性胸腔积液，通过影像学检查判断胸腔积液的量。

恶性胸腔积液可通过胸水生化常规、胸水微生物学检查、胸水细胞学检查等与结核性胸腔积液和肺炎伴胸腔积液相鉴别。

四、治疗

淋巴瘤引起的胸腔积液常是非局限性疾病，而是一种全身性疾病的临床表现之一，根本的治疗方法是针对原发淋巴瘤的全身性化疗。淋巴瘤的化疗方案常包括甲氨蝶呤（MTX），伴随胸腔积液的淋巴瘤患者接受MTX化疗，可减慢MTX的清除，加重MTX的毒性，所以开始化疗时应除去MTX。胸腔积液的预后与肿瘤对全身化疗的反应程度有关。胸腔积液不是淋巴瘤的预后因素，其出现的原因、胸腔积液的量对患者生存无影响，患者生存主要与淋巴瘤类型及对化疗的敏感度有关。淋巴瘤是化疗敏感肿瘤，所以儿童胸腔积液相对于成人（尤其是肺癌引起的胸腔积液）预后好。

恶性胸腔积液的治疗选择取决于临床症状，无症状的胸腔积液不需要处理。恶性胸腔积液的干预治疗指征为患者出现呼吸困难等呼吸道症状。胸腔积液治疗不能延长生存，但能改善症状、提高生活质量。某些有创性操作存在一定风险，且花费较大，临床医生需考虑患者和家属的意愿和经济支付能力做出选择。

常用的治疗方法如下：

（一）胸腔穿刺术

胸腔穿刺术具有诊断和治疗作用，该操作快速、简单，适用于非大量胸腔积液或胸腔积液增长缓慢者。但术后胸腔积液容易复发。对于已经开始化疗的儿童，再次出现的胸腔积液如未引起临床症状，一般不需要再次行胸腔穿刺抽液术，非复杂恶性胸腔积液一般在化疗后几周至一个月内可消失。胸腔穿刺术有一定副作用，Faiz等报道该操作可引起1.9%的气胸和1.3%的血胸发生率。胸腔穿刺术后有复张性肺水肿的风险，复张性肺水肿是由于肺毛细血管通透性增加和毛细血管流体静压升高引起。

成人放胸水或放胸腔积气后的复张性肺水肿的发生率约1%，儿童无确切数据。复张性肺水肿发生的危险因素包括：慢性肺萎缩（通常超过72h）；大量胸腔积液（超过1 500mL）；采用高负压瓶放液导致的肺部快速复张；低血氧或存在其他肺部疾病等。复张性肺水肿一般发生于肺复张后的第一个24h，大部分发生于前2h内，死亡率19%～21%。

儿童患者一次抽液不可过多、过快，首次抽液不可超过600mL，以后每次不可超过1 000mL。胸腔穿刺应缓慢放胸水，如患者出现前胸痛或胸腔内压力＜-20mmH_2O，应立即停止放胸水。如果不能检测胸腔内压力，放胸水超过1.5L时应密切观察患者胸部症状，需要权衡放胸水和发生复张性肺水肿的利弊。重复胸腔穿刺术可引起胸膜粘连。随着胸腔置管引流术的出现，胸腔穿刺抽液术的应用逐渐减少。

（二）留置胸腔引流管

对于多数反复出现或大量胸腔积液的患者，留置胸腔引流管是首选治疗方式，其创伤性最小，操作简单，可在门诊进行操作。患者在家时，家属需要学会通过胸腔引流管排放胸水，并且保持导管无菌。留置胸腔引流管能改善89%患者的呼吸困难症状。引流管留置超过2～6周后 50%～70%的患者出现自发性胸膜粘连。

（三）胸膜粘连术

适用于反复出现、难治性恶性胸腔积液患者，估计生存期超过 3个月的患者，且患者希望选用一种有效的治疗方式，不希望长期留置胸腔引流管。胸膜固定术是指通过小胸腔管、胸腔引流管或胸腔镜注入组织硬化剂（化学性胸膜粘连术）或通过胸腔镜或胸腔镜检查时、胸廓切开术时的胸膜磨损（机械性胸膜粘连术）引起胸膜炎症或纤维化，诱导胸膜腔闭塞。对于不能复张的萎陷肺（trapped lung）或因支气管阻塞致肺组织不能复张者禁忌行胸膜粘连术。由于儿童恶性淋巴瘤绝大多数为化疗敏感肿瘤，生存率高，化疗有效后胸水随即消失，因此胸膜粘连术较少用。

临床上常选用化学性胸膜粘连术，因为其比机械性胸膜粘连术创伤小，容易被接受。常用的组织硬化剂包括：滑石粉、博来霉素、多西环素、氮芥等。

化学性胸膜粘连术前先行胸腔置管引流积液至少1天，待24h引流液＜100mL时，组织硬化剂（如滑石粉悬浮液）再通过胸腔引流管注入胸膜腔。滑石粉作为组织硬化剂比其他硬化剂有优势。一项meta分析显示，滑石粉作为组织硬化剂相对于其他组织硬化剂（如博来霉素、四环素、氮芥）或单纯胸腔置管引流术，恶性胸腔积液的复发率低。

滑石粉胸膜粘连术后最常见的不良反应包括：发热（10%～17%）、疼痛、胃肠道反应。全身炎症反应综合征或呼吸窘迫综合征很少见，可通过避免给予过小直径滑石粉颗粒和一次给予滑石粉的量小于5g来避免。研究显示，小颗粒滑石粉相对于大颗粒滑石粉在胸膜粘连术后的第一个7天内，胸腔积液内的促炎症性细胞因子水平和死亡率明显增高。

（四）胸膜粘连术后留置胸腔引流管

这种治疗方式联合了胸膜粘连术的快速有效和留置胸腔引流管的缩短住院时间两种治疗方式的优点。胸腔粘连术后会产生新的胸腔积液，若不及时排出可能影响胸膜粘连。一般在胸膜腔注入组织硬化剂后留置胸腔引流管。夹闭引流管24h后，重新开放引流管引流干净残留胸水，术后第一天引流3次，术后第2天和第3天每天引流2次，以后每天引流1次，直至每天引流液＜150mL。然后复查胸片，判断有无再出现胸腔积液，如无胸腔积液再出现，可拔出胸腔引流管。

（五）胸膜剥离术或胸膜切除术

包括完全或部分胸膜切除术（切除脏层和壁层胸膜）和胸膜剥离术（剥除纤维性胸膜皮），适用于胸膜粘连术失败的恶性胸腔积液，可有效地消除胸膜腔积液、控制恶性胸腔积液。本方法在儿童恶性淋巴瘤极少用。

胸膜剥离术或胸膜切除术是一种手术治疗方式，需要胸廓切开，有一定的死亡风险。不全胸膜切除或胸膜剥离可通过胸腔镜完成。

（六）胸膜腹膜分流

对于肺萎陷、恶性乳糜胸或胸膜粘连术失败的难以控制的大量恶性胸腔积液患者是一种可选择的治疗方法，但在儿童恶性淋巴瘤中极少用。胸膜腹膜分流术需要在全麻下胸腔镜下操作，分流管的一端位于胸腔，另一端位于腹膜腔，分流泵置于肋缘皮下囊袋中。有经验的手术者操作相对安全，但仍有15%的患者出现导管相关并发症。主要的并发症是分流失败，常见原因是堵管和感染。一项回顾性研究显示，160例患者行胸膜腹膜分流术，12例患者出现堵管，7例患者出现感染。

（七）胸膜腔内注入纤维蛋白溶解药

胸膜腔内注入尿激酶或链激酶可溶解纤维性粘连，促进胸水引流，改善恶性胸腔积液患者的临床症状。

（王娟　甄子俊）

第三节　肿瘤溶解综合征

一、引言

肿瘤溶解综合征（tumor lysis syndrome，TLS）是恶性肿瘤患者由于自发或经细胞毒药物治疗后，肿瘤细胞迅速破坏产生的大量电解质和代谢产物超出了机体的代谢能力而导致的并发症，属于肿瘤急症。临床表现包括高尿酸血症、高钾血症、高磷血症及低钙血症等多种代谢异常，严重者可引起急性肾功能衰竭，危及患者生命。如无规范、积极的治疗，死亡率高达20%。本病的临床特点为急性高尿酸血症、高钾血症、高磷血症、低钙血症和急性肾功能衰竭。若能根据发生肿瘤溶解综合征的风险因素鉴定出高危患者并进行积极、有效的预防，能大大减少肿瘤溶解综合征的发生和严重程度。对已发生的肿瘤溶解综合征，如果能尽早诊断、积极治疗并发症，并且有血液透析等技术支持，则可显著减少肿瘤溶解综合征导致的死亡。

二、病因及流行病学

易发生肿瘤溶解的肿瘤通常具备以下3个条件：①肿瘤增殖速率快、倍增时间短；②肿瘤负荷高；③对化疗高度敏感。主要好发于血液系统恶性肿瘤，包括伯基特淋巴瘤、淋巴母细胞淋巴瘤、急性淋巴细胞白血病、弥漫大B细胞淋巴瘤等。不同肿瘤类型肿瘤溶解综合征发生率不同，一项国外的临床研究统计1 791例儿童青少年非霍奇金淋巴瘤，肿瘤溶解综合征发生率为4.4%，而在儿童青少年伯基特淋巴瘤中的发生率为8.4%。急性粒细胞白血病中肿瘤溶解综合征的发病率更高，一项对772例急性粒细胞白血病的研究显示肿瘤溶解综合征的发生率为17%。常发生在开始治疗前或治疗后的7天内，发生率最高是在细胞毒药物治疗后的12~72h。化疗、单克隆抗体、激素制剂、放疗或其他细胞毒制剂均可引起肿瘤溶解综合征。除了全身化疗，化疗药物鞘内注射和局部栓塞治疗也有引起肿瘤溶解综合征的报道。除此之外，增殖迅速的肿瘤亦可自发发生崩解坏死引起肿瘤溶解综合征。肿瘤体积巨大、治疗前血浆乳酸脱氢酶和尿酸水平升高等因素是发生肿瘤溶解综合征的重要预测因子。Coiffier B等报道，治疗前乳酸脱氢酶＞2倍正常值或血清尿酸浓度＞450μmol/L等是发生肿瘤溶解综合征的危险因素（表12-2）。

表12-2 肿瘤溶解综合征的危险因素

特点	危险因素
肿瘤类型	伯基特淋巴瘤；淋巴母细胞淋巴瘤；弥漫大B细胞淋巴瘤；急性淋巴细胞白血病；其他增殖迅速、对化疗敏感的实体瘤
肿瘤负荷	肿瘤体积巨大（＞10cm）；乳酸脱氢酶＞2倍正常值；白细胞＞25×10^9/L
肾功能	化疗前即出现肾功能衰竭；少尿
尿酸	血清尿酸基础值＞450μmol/L
治疗	针对肿瘤类型有效快速的减瘤治疗

三、病理生理学

在细胞毒药物或其他治疗手段的作用下，肿瘤细胞破坏迅速，大量胞内物质进入血液循环，这些细胞内物质超出肾的清除能力和体液的缓冲能力，导致严重代谢紊乱。高钾血症和高磷血症是最早的实验室异常表现。低钙血症是急性高磷血症及随后发生的磷酸钙结晶沉淀所致，急性肾衰竭患者的骨化三醇水平的降低也可引起低钙血症。细胞破坏所释放的核酸嘌呤最终由黄嘌呤氧化酶代谢为尿酸，从而导致高尿酸血症。尿酸是嘌呤代谢的最终产物，pH值为5.4，属弱酸性物质，可溶于血浆，可经肾小球滤过，但在肾小管和集合管中的溶解性差，在高尿酸血症时，可形成尿酸晶体在肾小管内沉积梗阻，最终引起肾功能衰竭。尿酸性肾病是肿瘤溶解综合征患者出现肾功能衰竭的主要原因。但肿瘤溶解综合征时出现的急性高磷血症也可产生磷酸钙晶体，后者在肾脏的沉淀也可导致肿瘤溶解综合征患者的肾功能衰竭。因此医源性过度碱化治疗虽然可减轻尿酸晶体的沉积，却可能加重磷酸钙晶体沉积，从而加重肾功能衰竭。

四、临床表现

临床表现多与体内各种代谢紊乱相关，可出现在化疗前（肿瘤自发性溶解），但更常见的是在细胞毒药物（包括激素）化疗后12~72h内发生，严重者危及生命。主要临床表现有：

1. 高尿酸血症 继发急性尿酸增高性肾病，可出现急性肾功能衰竭，表现为少尿、无尿、血尿、恶心、呕吐、嗜睡、水肿、充血性心力衰竭等。

2. 高钾血症 轻度血钾升高者症状不明显或出现肌肉抽搐、乏力、酸痛及恶心、呕吐、腹泻等；血钾升高明显者出现心律失常，心电图表现为QRS波增宽、T波高尖、室性心律失常甚至心脏骤停。

3. 高磷血症 癫痫发作、嗜睡、呕吐和腹泻，少尿、无尿、急性肾功能衰竭。

4. 低钙血症 手足抽搐，癫痫发作，昏迷，心律失常。

5. 低镁血症 神经肌肉兴奋性增加，手足抽搐。

6. 代谢性酸中毒 呼吸深快、恶心、呕吐，严重者嗜睡、昏迷。

五、诊断与鉴别诊断

按严重程度不同，分别诊断为实验室肿瘤溶解综合征和临床肿瘤溶解综合征。在治疗前3天至治疗开始后的7天内，以下异常指标中同时出现2项可诊断为实验室肿瘤溶解综合征：血尿素氮较基线水平升高25%或>476 mmol/L；血钾较基线水平升高25%或>6mmol/L；血磷较基线水平升高25%，或儿童>2.1 mmol/L，或成人>1.45 mmol/L。出现实验室肿瘤溶解综合征后，如出现以下与肿瘤溶解综合征相关的临床并发症中的1项可诊断为临床肿瘤溶解综合征：肾功能不全；心律失常；抽搐。

肿瘤溶解综合征引起的少尿或肾功能衰竭需与其他原因引起的肾衰竭相鉴别，包括腹泻、呕吐和出血等引起的血容量不足而出现的肾前性肾功能衰竭，或腹腔、盆腔或肾脏肿瘤引起的肾前性或肾后性尿路梗阻所致的肾功能衰竭，以及细胞毒性药物引起的肾功能衰竭等。通过详细的病史询问和实验室检查可做出鉴别判断。

六、危险度分层

根据肿瘤类型和/或肿瘤负荷，可将肿瘤溶解综合征进行危险度分层，见表12-3。

表12-3 肿瘤溶解综合征的危险度分层

肿瘤类型	危险度		
	高	中	低
非霍奇金淋巴瘤	伯基特淋巴瘤 淋巴母细胞淋巴瘤	弥漫大B细胞淋巴瘤	惰性淋巴瘤
急性淋巴细胞白血病	白细胞>100×10⁹/L	白细胞（50~100）×10⁹/L	白细胞<50×10⁹/L
急性粒细胞白血病	白细胞>50×10⁹/L	白细胞（10~50）×10⁹/L	白细胞<10×10⁹/L
其他血液系统恶性肿瘤及实体瘤		增殖迅速，对化疗敏感	其余患者

七、预防和治疗

根据肿瘤类型、肿瘤负荷、血清尿酸浓度及肾功能等情况评估发生肿瘤溶解的危险度高低，并采取不同的防治措施。早期识别肿瘤溶解综合征可以比较容易地处理大多数并发症，而延误诊断和治疗则可危及生命。对于肿瘤溶解综合征高危患者，应由对该病的诊断和治疗具有丰富经验的专业人员进行处理，并由具备危重症病房及血液透析条件的医院进行诊治。对高危患者须进行基础心电图检测及持续心电监测。每天监测生命体征、记录液体摄入量和尿量等进行肾功能和体液状况的评估。对高危肿瘤溶解综合征患者应于开始化疗起持续48~72 h，至少每天2次监测血尿氮、肌酐、尿酸、血钾、血磷、血钙和乳酸脱氢酶。

当出现肿瘤溶解综合征时，控制高尿酸血症是最主要的治疗之一。别嘌呤醇是一种黄嘌呤氧化酶抑制剂，可以减少核酸代谢的中间产物向尿酸的转化，从而预防尿酸性肾病及肾衰竭。因此，高危患者可口服别嘌呤醇以预防或治疗高尿酸血症。别嘌呤醇主要不良反应为轻度至重度皮疹、黄嘌呤石引起的尿路结石、急性间质性肾炎、间质性肺病、发热和嗜酸性粒细胞增多等，肾功能不全者应减量使用。别嘌呤醇可干扰巯基嘌呤、6-硫鸟嘌呤或硫唑嘌呤等药物的代谢，与这些药物联合应用时，别嘌呤醇须减量。尿酸氧化酶（Rasburicase）是一种新型的肿瘤溶解综合征治疗药物，可以促进难溶性尿酸向可溶性尿囊素转化，通过将尿酸转化为水溶性代谢产物而有效降低血浆和尿路的尿酸水平。与别嘌呤醇不同，尿酸氧化酶不增加黄嘌呤和其他代谢产物的产生，因此不会增加这些代谢产物在肾小管内的沉积。尿酸氧化酶可在化疗前24h至化疗后3~5天持续使用，于化疗前静脉滴注。病情较轻时每天1次，病情较重时每天2次，直至肿瘤溶解综合征完全缓解。尿酸氧化酶应用期间可不必进行大量的水化和碱化。治疗期间的尿酸检测须注意，由于血液标本离开人体后尿酸氧化酶会继续分解尿酸，使检测结果不准确，因此采血后将血标本置于冰壶里并尽快送实验室检测，可以减少对结果的影响。

如无条件使用尿酸氧化酶，则须进行常规的水化，以保证足够的尿量和合适的尿酸碱度。血容量不足是肿瘤溶解综合征的主要危险因素之一，必须及时纠正。静脉补液使肾血流量、肾小球滤过率和尿量增加，使远端肾单位和肾髓质微循环浓度下降，从而减少尿酸盐的沉淀。对肿瘤溶解综合征高危患者应于开始抗肿瘤治疗前24~48h即行静脉补液，而且应持续至完成化疗后48~72h。如无心脏负荷过重的情况，静脉补液量应高达2 000 ~3 000mL/m^2。既往推荐采用碳酸氢钠进行尿液碱化可以使尿酸溶解和排出，预防肿瘤溶解相关的急性肾功能损伤。但是很多研究证明在尿少的情况下尽管通过碱化使尿液pH达7.0也无法防止尿酸结晶形成，因此对预防尿酸性肾病是无效的，相反可能通过多种机制导致急性肾功能损伤。尿液碱化可导致肾小管内磷酸钙结晶和黄嘌呤结晶沉积和低钙血症。目前专家共识是碱化仅用于代谢性酸中毒患者，对应用别嘌呤醇患者是否碱化未达成专家共识。对尿液高pH和血磷高的患者不需要碱化，应用拉布立酶患者不需要碱化。

利尿剂可增加患者的尿量，加速代谢产物的排出。但对血容量不足的患者须慎用，因为利尿剂会加重尿酸或磷酸钙在肾小管的沉淀。对血容量正常而尿量较少和/或血钾升高的患者则可应用利尿剂。

肿瘤溶解综合征致死的直接原因常为高钾血症，因此须积极治疗和严密监测高钾血症。立即限制摄入含钾量高的食物以及停止静脉补钾。可静脉输注极化液例如葡萄糖加胰岛素以促进钾的再分布，使钾从细胞外向细胞内转移，降低血钾浓度。当血钾水平＞6.5mmol/L或心电图发生高血钾的特征性改变时，应静脉输注葡萄糖酸钙以保护心脏。静脉补充碱溶液也可增加细胞对钾的吸收。排钾利尿药也可用于治疗高钾血症，但由于这类药物可使血液浓缩而造成尿酸等物质在肾的沉积，因此应慎用。还可使用口服钾交换树脂。如果上述措施欠佳，应立即进行血液透析。高磷血症患者可口服磷酸盐结合剂进行治疗，也可如控制高钾血症那样应用葡萄糖加胰岛素进行治疗。高磷血症可导致低钙血症，但这种情况可随高磷血症的纠正而随之好转。出现低钙血症和/或手足搐搦时，如无威胁生命的情况出现则无须补钙，因为补充钙剂会增加磷酸钙结晶的产生，使病情加重。

如果上述治疗方法均未能奏效，则应尽早开始透析治疗，以避免不可逆性肾衰竭和其他危及生命的并发症的发生。在清除磷酸盐和尿酸方面，血液透析优于腹膜透析。持续性血液滤过也可有效地纠正电解质紊乱和液体超负荷。由于首次透析后高钾血症可能反复出现以及某些肿瘤溶解综合征患者的高磷血症可能加重，因此如有必要须反复进行透析。

八、预后

尽管经过积极水化与别嘌呤醇治疗，仍有14%～25%的高危患者最终发生肾功能衰竭。而肾功能衰竭的主要原因为肿瘤溶解释放出大量的尿酸超过了肾脏的清除能力，在肾小管、肾盏、肾盂中形成结晶、沉淀和结石。因此，如果条件允许，肿瘤溶解高危患者应尽早使用尿酸氧化酶预防与治疗。法国的一项研究表明，伯基特淋巴瘤患者采用尿酸氧化酶及利尿剂预防肿瘤溶解综合征，只有极少数患者需要血液透析（1.7%），大大降低了死亡率。

（孙斐斐　甄子俊）

第四节　化疗相关心脏毒性

一、引言

近年来，由于治疗方法的进步使大部分儿童、青少年淋巴瘤患者获得了长期生存。但在存活者中，治疗相关疾病的发病率不容忽视，严重影响了其生存质量及生存时间。其中，心脏毒性是最显著的并发症之一。据报道，心血管事件为儿童青少年肿瘤存活者非肿瘤死亡的首要原因，风险为同龄人的7倍，而且发生率随着治疗后时间的推移而升高。

二、病因及流行病学

美国的一项大样本回顾性研究发现，儿童、青少年淋巴瘤存活者与其兄弟姐妹相比，发生充血性心力衰竭、心肌梗死、心包疾病、血管异常等心脏事件的风险显著增加，发生率随着治疗后时间的推移而升高。治疗后发生心脏事件的高危因素有：女性、发病年龄<10岁、蒽环类药物累积剂量超过250mg/m^{2}以及胸腔放射剂量高于1 500cGY。在蒽环类药物累积剂量相同的情况下，纵隔放疗进一步增加发生心脏事件的风险。

蒽环类药物是引起心脏毒性的主要化疗药物。蒽环类药物导致的心脏毒性按照其出现的时间，可分成急性、慢性和迟发性。急性心脏毒性通常在化疗后短时间内发生心肌损伤，大多数患者无临床症状，具有可逆性。而蒽环类药物的慢性和迟发性心脏毒性与其累积剂量呈正相关。在对儿童恶性肿瘤患者使用蒽环类药物化疗后的长期随访中发现，在随访时间小于10年的患者中出现心脏功能异常的占18%，在随访时间超过10年的患者中上升到38%；在治疗后10年以上阿霉素累积剂量>500mg/m^{2}的患者中，心脏损伤的比例达到63%；20%的存活者在治疗15~20年后出现扩张性心肌病、心律不齐及进行性心律紊乱。但即使接受低剂量蒽环类药物治疗，在长期随访时也有发现心功能异常的病例。蒽环类药物对心脏的器质性损害可能从第一次应用时就已经出现，进行性加重，且不可逆。因此，蒽环类药物使用无绝对的安全剂量，患者的个体差异（如代谢基因等）导致其对蒽环类药物的耐受能力不同。

目前，蒽环类药物引起心脏毒性的机制尚不十分明确。但大量研究证据表明，蒽环类药物螯合铁离子后触发氧自由基的生成，导致心肌细胞膜脂质过氧化和心肌线粒体的损伤。因此，铁的螯合物（如右丙亚胺）可以抑制由自由基触发的心脏毒性反应，已在临床广泛应用。此外，其他损伤心肌机制包括抑制心肌核苷酸及蛋白合成、诱导心肌细胞凋亡、导致心肌细胞内钙超载、损伤呼吸链蛋白以及引起心肌相关基因的改变等。

三、临床表现

蒽环类药物导致的心脏毒性按照其出现的时间，可分成急性、慢性和迟发性。急性心脏毒性在给药后数小时或数天内发生，较常见，可表现为胸闷、心悸、呼吸困难等。但由于儿童、青少年心脏基础情况好、患病卧床运动量少，可无临床症状或体征，极少数发生急性左心衰、急性心包炎甚至猝死。心电图可表现为各种形式的心律失常，如窦性心动过速、非特异性ST-T改变、QT间期延长、QRS波低电压等。实验室检查可发现血浆肌钙蛋白I、脑利钠肽等升高；超声心动图发现心室射血分数下降。慢性心脏毒性在化疗的1年内发生，可表现出左心室功能下降的症状，最终可导致心力衰竭。而迟发性心脏毒性在化疗后数年发生，可表现为心律失常、扩张性心肌病、充血性心力衰竭、心肌梗死、心包疾病等多种形式。药物性心脏毒性临床症状及体征无特异性，主要通过临床症状结合心电图、超声心动图等检查进行诊断。

四、辅助检查

因为蒽环类药物导致的心脏毒性在用药早期就可能出现、逐渐累积且不可逆性，因此早期监测、及时发现并干预尤为重要。监测方法分为侵入性的和非侵入性的，以非侵入性的为常用方法。

1. 心电图 心电图改变呈多样化，包括窦性心动过速、ST-T改变、QRS低电压、QT间期延长、房性期前收缩、室性期前收缩等，但特异性不高。

2. 超声心动图 是目前测量心功能最主要的检测方法。目前常用左心室短轴缩短分数（LVEF）和射血分数（FS）等。有研究显示，曾经接受过蒽环类化疗的患儿中，50% 的患儿发生左心室结构和功能的亚临床改变。超声心动图提示多个参数的异常，如左室舒张末期内径减小、左室收缩末期内径增大，左室短轴缩短分数、射血分数和心排出量较正常减低等，提示这些患儿存在亚临床的心功能减弱。蒽环类累积剂量超过210mg/m^{2}的患儿出现左室扩大和心功能减退的风险增大。但目前认为这些指标评估对早期的亚临床心脏损伤的检测并不敏感，因为只有当心脏损伤较严重时才会出现LVEF、FS等值的下降。

3. 心肌肌钙蛋白 主要有心肌肌钙蛋白I、心肌肌钙蛋白T，可检出微小的心脏损伤，敏感性高于肌酸磷酸激酶（CK-MB），已被多数研究证明能够早期检测到蒽环类药物所致心脏毒性，但对未来发生心力衰竭的预测作用还有待验证。

4. 脑利钠肽是判定心力衰竭及其严重程度的客观指标 研究发现，两次检测患者的脑钠素水平>100 pg/mL就预示其发生心力衰竭、心律失常和其他心血管并发症的风险增加18倍。

5. 心肌酶谱 如肌酸磷酸激酶，作为心脏损伤的常规检测方法，敏感度不如肌钙蛋白，且特异性较低。

6. 磁共振成像 可观察到心脏形态、功能、代谢以及组织学等多方面的改变，是一种较为理想的检测急性心脏损伤的手段，但因小儿行核磁共振检查需使用镇静剂，且依从性差，无法作为常规检查。

7. 放射性核素血管造影 可很好地评估心脏毒性引起的左室收缩和舒张功能改变，敏感性高，但由于患者需接受辐射，应用受到限制。

8. 心内膜心肌活检 敏感度和特异度高，主要表现为心肌纤维消失和/或胞质空泡化。但其最大的缺点是有创伤性，且操作困难、患者难以接受，因此无法成为临床的常规检查。

五、诊断及鉴别诊断

诊断主要包括以下3个步骤：

（一）药物性心脏毒性的诊断

有化疗药物（特别是蒽环类药物）使用史，并符合以下一项或多项表现，但不包含使用早期发生的亚临床心血管损伤：①左心室射血分数（LVEF）降低的心肌病，表现为整体功能降低或室间隔运动明显降低；②充血性心力衰竭（CHF）相关的症状；③ CHF相关的体征，如第3心音奔马律、心动过速，或两者皆有；④ LVEF较基线降低至少5%至绝对值<55%，伴随CHF的症状或体征；或LVEF降低至少10%至绝对值<55%，不伴有症状或体征。

（二）心脏不良事件的种类及分级评估

根据美国国际癌症机构（National Cancer Institute，NCI）制定的国际肿瘤化疗药物毒副反应评定标准（NCI CTC AE 4.0）进行心脏毒性种类及分级的评定。

（三）心脏功能的评估

根据美国纽约心脏病协会（NYHA）心功能分级对患者进行心功能的分级评估，分级标准具体如下：

Ⅰ级：患者有心脏病，但日常活动量不受限制，一般体力活动不引起过度疲劳、心悸、气喘或心绞痛。

Ⅱ级：心脏病患者的体力活动轻度受限制。休息时无自觉症状，一般体力活动引起过度疲劳、心悸、气喘或心绞痛。

Ⅲ级：患者有心脏病，以致体力活动明显受限制。休息时无症状，但小于一般体力活动即可引起过度疲劳、心悸、气喘或心绞痛。

Ⅳ级：心脏病患者不能从事任何体力活动，休息状态下也出现心力衰竭症状，体力活动后加重。

化疗相关心脏毒性需与原发性心脏疾病鉴别。对于近年内曾接受蒽环类药物化疗和/或纵隔放疗的患者出现心律失常或心功能不全可考虑为肿瘤治疗相关毒性，但有些患者肿瘤已治愈多年，则需排除其他原发性心脏疾病（如冠心病、心肌炎、心包疾病等）。如鉴别困难，则需行心内膜心肌活检，但因其为有创检查，常不易被患儿及其家属接受。

六、预防与治疗

蒽环类所致心肌损伤一旦出现就不可逆，任何治疗方法都只能减缓症状，无法治愈，因此应以预防为主。

蒽环类药物使用后心脏毒性的预防尤为重要，特别是对那些预期可被治愈、能够长期生存的恶性肿瘤患儿。可试图减少蒽环类心脏毒性的措施有：①通过修改化疗方案，降低蒽环类药物的使用剂量；②尽量选择心脏毒性相对较小的蒽环类药物，如吡喃阿霉素（THP）、表阿霉素（EPI）等阿霉素类似物，按照与阿霉素骨髓毒性相当的量给出；③在蒽环类药物化疗同时施用心脏保护剂，以减少蒽环类药物的心脏损伤，如铁螯合剂右丙亚胺，可减少蒽环类药物所致的氧自由基损伤。在成人患者中的循证医学证据表明：右丙亚胺有预防蒽环类药物所致心脏毒性的作用，推荐使用在接受阿霉素治疗累积量达300mg/m^{2}的患者，与阿霉素的剂量比为10：1，本品用0.167mol/L乳酸钠配成10mg/mL溶液，用0.9%的氯化钠或5%的葡萄糖注射液稀释成1.3～5.0mg/mL的溶液快速静脉滴注30min，随后即刻给予阿霉素。其他心脏保护剂，包括辅酶Q10、N-乙酰半胱氨酸、抗氧化剂（如维生素C、维生素E等），在已经出现蒽环类慢性心脏毒性的患者中，有一定的心脏保护效果，但临床研究均未显示足够证据。④使用脂质体蒽环类抗生素等新药，因其具特定器官靶向，可产生较少的全身毒性和心脏毒性。已有临床证据表明，在儿童白血病患者初始治疗中，使用比标准剂量更强烈的以蒽环类脂质体为基础的化疗时，能获得更高的存活率而不会造成附加的心脏毒性。在其他儿童青少年肿瘤中还需更多的临床数据。

在蒽环类药物化疗期间应监测心电图和超声心动图，当左室射血分数下降15%或低于50%时，应停用蒽环类药物，或可换成脂质体阿霉素或脂质体柔红霉素，以避免药物对心肌的进一步损害。

若已出现心力衰竭，治疗方法可参照美国成人慢性心力衰竭诊断治疗指南，除了对症治疗，还应常规应用3类药物：血管紧张素转化酶抑制剂（ACEI）、血管紧张素受体拮抗剂（ARB）和β-受体阻滞剂。血管紧张素转化酶抑制剂被证明可短暂改善左室结构和功能；而伴有快速性心律失常的心力衰竭通常使用β-受体阻滞剂治疗。

七、预后

蒽环类药物的心脏毒性一旦出现临床症状，将逐渐进展为慢性心力衰竭，预后不良，缺乏有效治疗方法，已成为存活者中非肿瘤死亡的首要原因。

八、展望

需建立更好的早期预测发生心力衰竭危险度的方法，例如某些代谢基因的多态性对心脏毒性的预测。开发更有效的心肌保护剂来对抗化疗的毒性。

（孙斐斐　甄子俊）

第五节　化疗相关骨髓抑制

一、引言

儿童淋巴瘤多采用短程、高强度重复化疗，骨髓抑制是主要的化疗不良反应。造血功能抑制并发严重感染、贫血与出血，如不及时处理，易引发治疗相关死亡。严重的血液学毒性可导致威胁生命的感染、降低化疗剂量和延误化疗的时机，均会影响治疗结果。因此，预防和治疗化疗后骨髓抑制期并发症成为降低儿童淋巴瘤治疗相关死亡、提高疗效的关键。

二、病因及流行病学

化疗杀伤肿瘤细胞的同时，也杀伤正常造血干细胞的增生，表现为外周血白细胞与粒细胞的减少、贫血以及血小板减少。骨髓涂片细胞学检查提示骨髓增生功能低下。粒细胞的减少始于化疗后约1周，至化疗后10~14天达到最低点，在低水平维持数天后缓慢回升，至第21~28天恢复正常。血小板降低比粒细胞降低出现稍晚，也在2周左右下降到最低值，其下降较迅速。而红细胞下降出现的时间更晚，且受化疗影响较小。

抗肿瘤化疗药物中除左旋门冬酰胺酶（L-ASP）、长春新碱（VCR）外，淋巴瘤治疗中使用的其他化疗药物如柔红霉素（DNR）/阿霉素（ADM）、阿糖胞苷（Ara-C）、依托泊苷（VP16）、甲氨蝶呤（MTX）、环磷酰胺（CTX ）等均对造血细胞有不同程度的抑制作用。化疗剂量增加1倍，骨髓抑制程度增加10倍。化疗药物对骨髓各系抑制作用的快慢与血细胞的半衰期有关；粒细胞的半衰期最短，为6～8h，故粒细胞减少出现最早；血小板的半衰期为5～7天，故血小板减少相对较晚；红细胞的寿命长达120天，因此受化疗影响最小，但大部分肿瘤患者本身均有轻重不等的贫血。

三、化疗后骨髓抑制的分度

化疗后骨髓抑制的分度见表12-4。Ⅲ度及以上骨髓抑制，即中性粒细胞绝对值$<1\times10^9$/L或血小板计数$<50\times10^9$/L，容易出现并发症。中性粒细胞减少的程度和持续时间预示感染发生的风险；而血小板越低，发生出血的风险越大。

表12-4 化疗后骨髓抑制的分度

	0	I	II	III	IV
血红蛋白/g·L^{-1}	≥110	109~95	94~80	79~65	<65
白细胞/10^{9}·L^{-1}	≥4.0	3.9~3.0	2.9~2.0	1.9~1.0	<1.0
粒细胞/10^{9}·L^{-1}	≥2.0	1.9~1.5	1.4~1.0	0.9~0.5	<0.5
血小板/10^{9}·L^{-1}	≥100	99~75	74~50	49~25	<25

四、临床表现

（一）白细胞及中性粒细胞减少

外周血白细胞<4×10^{9}/L称为白细胞减少症。中性粒细胞绝对计数<2×10^{9}/L为中性粒细胞减少症；中性粒细胞绝对计数<0.5×10^{9}/L，称中性粒细胞缺乏症。感染的严重程度与粒细胞减少程度相关：中性粒细胞<0.5×10^{9}/L 时发生院内感染发生率为65.4%；而中性粒细胞<0.1×10^{9}/L或中性粒细胞减少持续时间>7天是发生严重感染的高危因素。

常见的症状有：发热（伴或不伴寒战）、皮疹、口腔疼痛、咽痛、腹痛、腹泻、肛周疼痛、排尿疼痛或烧灼感、咳嗽、呼吸急促以及在身体的任何部位发生疼痛、发红、皮温升高、肿胀、排脓或排水等。中性粒细胞减少症患者单次口腔温度>38.3℃或>38.0℃的持续时间超过1h即可诊断为中性粒细胞减少性发热。超过半数患者发热是唯一症状和体征。感染以菌血症最为多见，其他常见感染部位有呼吸道、口腔、肠道、肛周、尿道、耳道以及各导管、引流管放置处等。感染的病原体可为细菌、真菌、病毒或卡氏肺囊虫等。菌血症最常见的革兰阴性杆菌为大肠杆菌、肺炎克雷伯菌与铜绿假单胞菌，革兰阳性球菌为葡萄球菌、链球菌与肠球菌。广泛使用有效抗生素后，病原体逐渐从高致命性的革兰阴性杆菌转移为更为惰性的革兰阳性菌和真菌。

中性粒细胞缺乏性发热（简称粒缺性发热）的定义：中性粒细胞绝对计数<0.5×10^{9}/L，单次口腔温度>38.3℃或>38.0℃的持续时间超过1h（粒缺时避免测定直肠温度）。粒缺性发热的患者，建议首选亚胺培南、美罗培南、头孢吡肟或哌拉西林/三唑巴坦治疗等广谱抗生素。

（二）血小板减少

血小板<100×10^{9}/L可诊断为血小板减少症。血小板<50×10^{9}/L时，存在出血的危险性，可有皮肤、黏膜出血；<20×10^{9}/L时，有自发性出血的高度危险性；<10×10^{9}/L则有极高度危险。表现为身体各部位的出血症状，如皮肤易擦伤、瘀点、瘀斑，口腔或牙龈出血，鼻腔出血，血尿，呕血或黑便，咯血，月经过多，甚至脑出血出现视物模糊、头痛、意识改变、昏迷等。

（三）贫血

可出现疲劳，皮肤、嘴唇和指甲床苍白，头晕，呼吸急促，心率加快等；重度贫血可导致心力衰竭。

五、预防和治疗

（一）积极防治感染、预防出血

应置于层流病床保护性隔离以避免发生感染，与患儿接触的人及物品应做好清洁与消毒。病房应每天进行紫外线及消毒剂消毒。注意口腔及肛周的护理。血小板降低时，减少患者的活动水平以避免创伤，避免肌内注射，静脉注射、静脉穿刺和骨髓穿刺后应用压力绷带按压至少5min，避免使用影响血小板功能或凝血功能的药物，例如阿司匹林等非甾体类抗炎药物、抗凝剂、头孢曲松钠等可引起血小板减少的抗生素以及活血化瘀的中草药等。

（二）造血生长因子的应用

对于无感染症状的Ⅰ度和Ⅱ度粒细胞减少，可予观察或酌情使用。而对于Ⅲ度和Ⅳ度粒细胞减少，必须使用重组人粒细胞集落刺激因子（recombinant human granulocyte colony-stimulating factor，rhG-CSF）或重组人粒细胞-巨噬细胞集落刺激因子（granulocyte-macrophage colony stimulating factor，rhGM-CSF）。预期发生Ⅳ度骨髓抑制的患者，从化疗结束24h开始预防性使用G-CSF。rhG-CSF或rhGM-CSF对化疗后骨髓抑制、粒细胞缺乏有明显疗效，可刺激骨髓粒系干（祖）细胞的增殖、分化、成熟与释放，缩短粒细胞减少的时间，控制感染，并减少化疗的延误。rhG-CSF或rhGM-CSF的应用时机：预防性使用于化疗结束后24h即可开始应用。儿童化疗后rhG-CSF或rhGM-CSF的使用剂量：5～10g/（kg·d），皮下注射，每天1次，连用数天，至少用至连续2次中性粒细胞＞2.0×10^{9}/L时方可停药。应用的疗程时间与骨髓抑制的严重程度有关，轻、中度骨髓抑制一般3～5天，重度骨髓抑制常需7~10天甚至更长。文献报道，在儿童恶性肿瘤治疗中预防性使用rhG-CSF使发热性中性粒细胞减少的速度降低了20%，住院时间减少约2天，感染的发生减少22%，两性霉素B的使用减少50%。

前一疗程化疗后发生Ⅲ度、Ⅳ度血小板减少症的患者，化疗后24~48h或发生血小板减少症后可皮下注射重组人白介素-11或重组人白介素-11衍生物，以减少患者因血小板减少引起的出血和对血小板输注的依赖性。重组人白介素-11或重组人白介素-11衍生物是应用基因重组技术生产的一种促血小板生长因子，可直接刺激造血干细胞和巨核祖细胞的增殖，诱导巨核细胞的成熟分化，增加体内血小板的生成，增加外周血小板数目。重组人白介素-11衍生物相较重组人白介素-11而言，起效更快，且使用剂量更小，对凝血功能影响等副作用较轻。

（三）抗生素应用

一旦发生感染，应尽早经验性或根据病原学结果选用针对性的抗生素足量、足疗程治疗。

1. 细菌性感染 常见皮肤、扁桃体、呼吸道、消化道、肛周等部位，但50%仅表现为菌血症。可根据临床经验或体液或分泌物细菌培养药敏试验选用抗生素，建议选用广谱、高效的抗生素，通常选用2种以上的抗生素联合、足量、足疗程使用。

2. 病毒性感染 选用利巴韦林、阿昔洛韦、更昔洛韦等治疗。病毒复制具有自限性，一般3~7天便可痊愈。

3. 真菌感染 真菌感染的发病率逐年上升。常见的真菌病原体有念珠菌、白假丝酵母菌、曲霉菌、隐球菌、结合菌（主要是毛霉）和孢子菌等。同一体内可有2种或2种以上的真菌感染。其中，念珠菌中常见依次为白色念珠菌、热带念珠菌、近平滑念珠菌、克柔念珠菌。近年来，念珠菌感染比例下降，而致死率较高的曲霉菌、隐球菌感染率上升，耐药菌比例亦上升。常见感染部位为肺、口腔、咽部、消化道、血液、皮肤、肌肉、骨髓等，少见部位有肝、脾、脑、肾等。真菌检出率低，常难以确定病原学，常通过综合考虑易感因素、临床表现、影像学、实验室检查等进行经验性治疗。

真菌感染最常见部位为肺部。肺部真菌感染侵袭性强，临床表现重，发展迅速，病死率高；主要病原菌依次为念珠菌、曲霉菌、隐球菌、毛霉和肺孢子菌。念珠菌可根据其抗菌谱选用氟康唑、伏立康唑、卡泊酚净、两性霉素B（或脂质体制剂）。肺曲霉菌病的病死率最高，包括气道侵袭性肺曲霉菌病和血管侵袭性肺曲霉菌病。血管侵袭性肺曲霉菌病可出现肺血栓、出血性梗死等。患者可无症状，或表现为高热、咳嗽、胸痛、咯血、呼吸困难等。侵袭性肺曲霉菌病可选用两性霉素B（或脂质体制剂）联合氟胞嘧啶或氟康唑，非脑膜炎亦可选择伊曲康唑。肺毛霉病目前唯一有效药物为两性霉素B（或脂质体制剂），或联合氟胞嘧啶。肺孢子菌病选用复方新诺明治疗。真菌的第二常见感染部位为口腔，表现为口腔溃疡，常上覆白膜，可用制霉菌素粉末涂患处、碳酸氢钠漱口碱化口腔。两性霉素B因其副反应大，近年来已被脂质体两性霉素B替代。

4. 卡氏肺囊虫肺炎 选用复方新诺明口服。Ⅳ度骨髓抑制、粒细胞缺少时，亦可用复方新诺明口服预防。

（四）积极处理感染并发症

粒缺伴发热患者应每天检查足背动脉搏动并监测血压，以防出现感染性休克。一旦发生，积极处理感染性休克、心肺或其他脏器功能衰竭等并发症。

（五）成分输血

1. 血小板输注 血小板＜20×10^9/L，或血小板＜50×10^9/L伴有出血表现时应输注同型血小板。血小板输注明显降低了因化疗后骨髓抑制血小板减少引发的严重出血及其死亡率。

2. 贫血 血红蛋白＜70g/L时可输注同型红细胞，可明显改善头晕、胸闷、乏力等症状，减少心力衰竭的发生率。

（六）应用静脉输注丙种球蛋白

严重感染者可输注丙种球蛋白200～400mg/（kg·次），连用2～4 天，有助于感染的控制和缩短感染病程。

（孙斐斐　甄子俊）

第六节　化疗的其他毒性

一、呕吐

（一）机制

1. 化疗药物损伤胃肠道黏膜、刺激胃肠道嗜铬细胞释放5羟色胺（5-HT），5-HT与迷走神经受体结合产生神经冲动，传入呕吐中枢导致呕吐；化疗导致的急性呕吐常与此机制相关，通常在治疗后5~6h达到高峰。

2. 化疗药物或其代谢产物直接刺激中枢的催吐化学感受区（又称最后区，位于第四脑室底尾端），在此处，血脑屏障较薄弱。

3. 精神因素导致呕吐　多见于预期性呕吐。

（二）分类

1. 急性呕吐 用药后数分钟到数小时内出现，一般用药后5~6h达最高峰，于24h内缓解。

2. 迟发性呕吐 用药后24h后出现的呕吐。淋巴瘤治疗中引起迟发性呕吐最常见的化疗药物为环磷酰胺。

3. 预期性呕吐 属条件反射，在前一次化疗中出现恶心或呕吐的患者，在下一次化疗开始前就出现恶心或呕吐。常以恶心为主，年轻人发生率高于老年人。

4. 突破性呕吐 指在给予预防性止吐治疗后仍出现的且需解救治疗的呕吐。

5. 难治性呕吐 指预防性和解救性止吐治疗均失败的呕吐。

（三）化疗药物的致吐风险等级

NCCN镇吐指南根据化疗药物致吐风险的高低将其分为高度、中度、低度和极低度致吐4个等级，见表12-5、表12-6。

表12-5 致吐风险等级及其呕吐发生率

致吐风险等级	发生呕吐风险
高度致吐风险	＞90%
中度致吐风险	30%~90%
低度致吐风险	10%~30%
极低度致吐风险	＜10%

表12-6 淋巴瘤中常用药物的致吐风险等级

高度致吐风险	中度致吐风险	轻度致吐风险	轻微致吐风险
蒽环类+环磷酰胺 氮烯咪胺	阿霉素/柔红霉素 环磷酰胺≤1 500 mg/m^2 异环磷酰胺 阿糖胞苷＞ 1 g/m^2 依托泊苷（口服） 甲氨蝶呤250~1 000 mg/m^2	依托泊苷 阿糖胞苷 100~200 mg/m^2	长春新碱 长春瑞滨 门冬酰胺酶 奈拉滨 氟达拉滨 克拉屈滨 巯基嘌呤（口服）

（四）止吐药物预处理应用方案

儿童淋巴瘤化疗方案为多药物多日联合化疗，由于药物致吐的叠加效应，大都具有中度或高度致吐风险。NCCN指南关于儿童肿瘤患者化疗止吐的推荐：接受高、中致吐风险药物化疗的儿童在化疗前应联合应用5-HT3受体拮抗剂和皮质类固醇激素。儿童每千克体重所需5-HT3受体拮抗剂剂量大于成人。多巴胺受体拮抗剂（特别是多天连续应用时）会增加急性肌张力障碍发生危险，因此，需接受多天治疗的患儿不宜选用该类药物。

（五）儿童肿瘤化疗常用止吐药物种类及用法

1. 5-HT3受体拮抗剂 昂丹司琼半衰期为4h。对于高度致吐化疗，化疗前静脉注射以0.15mg/kg或5mg/m^2（体表面积）的剂量，4h或8h后重复给药；对于中度致吐化疗，化疗前静脉注射以0.15mg/kg

或5mg/m²（体表面积）的剂量，12h后再口服给药。托烷司琼和格拉司琼半衰期为8h，2岁以上儿童托烷司琼剂量0.1mg/kg，最高可达5mg/d。2~16岁儿童格拉司琼推荐剂量10μg/kg。帕洛诺司琼是长效镇吐剂，半衰期为40h，控制延迟性呕吐疗效优于其他5-HT受体拮抗剂。儿童建议剂量20μg/kg，是FDA唯一批准用于1~6个月儿童急性化疗相关性呕吐的药物。

2. 地塞米松 地塞米松0.25~0.5mg/kg静脉滴注，与5-HT3受体拮抗剂合用可明显改善呕吐症状，化疗后使用对延迟性呕吐亦有效。

3. H1受体阻断药（抗组胺药） 常用苯海拉明0.5~1mg/kg，肌内注射；或盐酸异丙嗪0.25~0.5mg/kg，肌内注射。

4. 镇静剂 镇静剂有助于减轻难治性呕吐的症状。

5. 多巴胺受体阻断药 甲氧氯普胺（胃复安），由于其有效剂量在儿童中具有较高的锥体外系副作用，因此在儿童不推荐使用。

6. NK1受体拮抗剂 阿瑞吡坦，在成人中用于预防和治疗高度致吐化疗引起的呕吐，效果较好，在部分国内医院的儿童患者中已有应用，但尚未见详细的临床试验数据。

二、肝脏毒性

（一）机制

化疗药物对肝脏的损伤可分为直接肝损伤和间接肝损伤。直接肝损伤主要由药物对肝细胞的细胞毒作用导致肝细胞凋亡或坏死：产生过氧化物使膜磷脂结构改变，使膜离子梯度消失，细胞肿胀、溶解；导致细胞DNA链断裂、抑制细胞DNA与RNA合成；损伤细胞线粒体，影响能量合成，或损伤线粒体膜引发细胞凋亡或坏死。间接肝损伤指药物通过其他途径引起肝细胞损伤：如与细胞的某些蛋白共价结合形成免疫复合物，诱发抗体介导的细胞毒作用和T细胞介导的细胞毒作用，引起肝细胞炎症和细胞凋亡；激活肝脏中的免疫细胞如kupffer细胞、巨噬细胞等，加重肝脏损伤，并导致肝脏纤维化和肉芽肿形成；损伤肝脏的静脉窦细胞，引起静脉闭塞；损伤胆管细胞引起胆管阻塞、淤胆。此外，特殊体质者可出现过敏反应导致的肝损伤，此类肝损伤的特点是伴有发热、皮疹和嗜酸性粒细胞增多。对于病毒性肝炎患者，化疗药物可加快病毒复制，加重肝炎症状甚至出现爆发性肝炎。药物引起肝损伤的肝活检细胞学病理表现常类似于病毒性肝炎，可有肝细胞变性、小叶或区域性坏死，有时伴有胆汁淤积。

（二）临床表现

抗肿瘤药物引起的肝脏损伤在出现临床症状前常有5~90天不等（多数为1~4周）的潜伏期，时间视药物的种类、剂量、给药途径及患者个体代谢差异等因素而定，一般来讲静脉给药较口服给药的潜伏期短。临床表现因肝损伤的类型和程度不同而表现出极大的个体差异。大多数患者没有自觉症状，仅表现为转氨酶升高或血清胆红素升高等实验室酶学异常。以肝细胞损伤为主型可表现出类似病毒性肝炎的症状，如食欲不振、恶心、呕吐、乏力、黄疸，肝脏轻度肿大伴触痛、叩击痛；严重者可出现重症肝炎样表现，如腹水、肝性脑病等。以淤胆为主型则有发热、畏寒、恶心、腹痛和皮疹等前驱症状，随后出现茶色尿、黄疸、瘙痒、粪色浅和肝大伴有压痛等。

长期应用对肝脏损伤较大的化疗药物，可引起慢性肝病，表现为慢性肝炎、肝脂肪变、肝纤维化和肝硬化症状。

（三）诊断标准

诊断参照药物性肝损害的标准，即：

（1）在应用化疗药物后出现肝损伤症状。

（2）血清转氨酶、碱性磷酸酶等升高；胆红素升高，以直接胆红素升高为主。

（3）肝炎病毒标志物阴性，或用药前肝功能正常，用药后出现异常且排除其他原因者。

（4）再次化疗时重复出现肝损伤。

（5）初发症状可能有发热、皮疹、瘙痒等过敏现象。

（6）外周血中嗜酸性粒细胞>6%。

（7）肝活检有淤胆或肝细胞损害的病理改变。

凡具备上述（1）加上（2）～（7）中任意两项即可考虑诊断为药物性肝损害。

根据国际共识会议意见，损伤类型分为3种类型：①肝细胞损伤型，为丙氨酸转氨酶（ALT）>2倍正常值上限（ULN）或丙氨酸转氨酶/碱性磷酸酶（ALP）≥5；②胆汁淤积型，为碱性磷酸酶>2倍正常值上限（ULN）且ALT/ALP≤2；③混合型，为ALT和ALP均>2倍正常值上限（ULN）且ALT/ALP介于2～5。损伤程度分为轻、中、重3种：ALT达2～5倍正常值上限（ULN），总胆红素（TBIL）正常者为轻度肝损伤；单项ALT上升达5～10倍正常值上限（ULN）或ALT<5倍正常值上限（ULN），但TBIL达2～5倍正常值上限（ULN），为中度肝损伤；ALT>5倍正常值上限（ULN），TBIL>5倍正常值上限（ULN），为重度肝损伤。

（四）儿童淋巴瘤中引起肝损伤的化疗药物

1. 甲氨蝶呤（MTX） MTX引起的肝损伤有以下特点：

（1）小剂量长期口服比大剂量间歇用药的发生率更高，主要表现为肝脏纤维化。

（2）MTX的单次用量越大，发生肝损害的概率就越高；使用累积量越大，肝脏损害程度越重。

（3）肝损伤与MTX的静脉输注时间相关，24h输注较6h输注的肝脏毒性发生率高。

（4）既往肝功能不良的患者，肝损伤的发生率较高。

2. 氮烯咪胺（DTIC） 少数患者可出现过敏性肝栓塞性静脉炎，其发生率很低，可出现广泛性肝坏死和肝静脉血栓形成，因急性肝衰竭死亡。

3. 环磷酰胺（CTX） 常规剂量很少引起肝脏毒性，而骨髓移植下高剂量应用，易导致弥漫性肝细胞损害、坏死。

4. 其他药物 如门冬酰胺酶、吡柔比星、依托泊苷、长春地辛、阿糖胞苷、氮烯咪胺等均有出现肝损伤的报道，表现为转氨酶或碱性磷酸酶伴或不伴胆红素升高，停药常可恢复。

（五）预防

化疗前需评估肝功能，特别注意有无病毒性肝炎等基础肝脏疾病；若为乙型肝炎患者，因化疗可引起HBV的再激活，应在化疗前开始口服抗病毒药物，并一直服用至化疗结束后至少半年以上，同时监测HBV拷贝数和肝功能，减药或停药需咨询传染病专科医师。对于前次出现药物性肝损害的患者，化疗同时预防应用护肝药物。若曾出现严重肝损害，而需再次应用同一药物时，需考虑有无其他药物替代治疗。

（六）治疗

一旦肝损害出现，应积极使用护肝药物，治疗药物性肝脏损伤常用的药物有：

（1）磷脂类　为肝细胞再生提供磷脂原料，稳定细胞膜功能，如多烯磷脂。

（2）抗炎类药物　主要为甘草甜素制剂，如复方甘草甜素、甘草酸二胺等。

（3）还原类药物　减轻化疗的氧自由基损害，保护细胞中含巯基的酶和蛋白，如还原型谷胱甘肽；又如门冬氨酸鸟氨酸：鸟氨酸参与氨的解毒，门冬氨酸参与肝细胞内核酸的合成以及能量代谢，帮助修复被损伤的肝细胞。

（4）利胆类药物　如腺苷蛋氨酸和熊去氧胆酸等。

（5）降酶药物　为合成维生素C的中间体，可诱导细胞色素P450酶活性增强肝脏解毒功能，如联苯双脂等。

（6）中草药　如五味子、茵陈等药物以及方剂茵栀黄均有明显保肝降酶功效，中成药有五脂片等。

三、肾脏毒性

（一）常见致肾脏毒性的化疗药物

在儿童淋巴瘤化疗中，由化疗药物直接引起肾损害的临床症状或实验室指标改变的情况非常少见。引发肿瘤崩解造成尿酸性肾病可引发严重肾衰竭，详见本章第三节。

1. 甲氨蝶呤（MTX）　MTX的原型及主要代谢产物7–羟基甲氨蝶呤均通过肾脏代谢排出，在生理pH值范围内MTX完全离子化，但是在酸性环境中会形成沉淀，沉积于肾小管，引起肾功能不全。因此，通过水化和碱化尿液可较大程度地减少药物沉积于肾小管，减轻肾脏损害。

2. 环磷酰胺（CTX）和异环磷酰胺（IFO）　环磷酰胺（CTX）和异环磷酰胺（IFO）均经肾脏代谢，产生的毒性产物丙烯醛可引起急性出血性膀胱炎和慢性膀胱纤维化。急性出血性膀胱炎在儿童多见，表现为膀胱黏膜充血和溃疡，临床表现为血尿，病变呈可逆性，大多在停药后2～3 周内恢复。慢性病变为膀胱纤维化，部分患者可出现膀胱挛缩，严重者可导致尿路梗阻和缓慢进展性肾盂积水，亦可诱发膀胱癌和肾盂癌。IFO 的膀胱毒性较CTX大。IFO还可引起近曲小管损伤，出现一过性的蛋白尿，偶可发生范科尼综合征、严重的低血钾及肾功能不全。毒性与单次剂量和累积剂量呈正相关，停药后肾小管功能大多可恢复。

（二）防治

1. CTX和IFO泌尿系毒性的防治

（1）分次应用　分次连续用药，可减少肾脏和膀胱的毒性。

（2）补充液体与利尿。

（3）化学保护剂的应用　美司钠在尿液中可与丙烯醛结合，形成非毒性产物，由尿中迅速排泄。用法为：当CTX单次剂量≥1g/m^{2}时，美司钠单次剂量为CTX用量的33%（<1g/m^{2}可不用）；而IFO无论剂量大小均需使用美司钠解毒，单次剂量为IFO用量的20%；均为与化疗药同时和用药后第4h、第8h共3次应用。

2. MTX肾毒性的防治

（1）补充液体与利尿　要确保足够的尿量，一般要求每天尿量3 000mL或每小时100mL/m^{2}以上。

（2）碱化尿液　使尿液pH值保持在7~9。

（3）四氢叶酸解救　详见本书第五章“大剂量MTX在儿童淋巴瘤中的应用”。

四、神经毒性

（一）长春碱类（VCR）

长春碱类抑制神经轴突的微管功能，产生神经毒性，尤其是长春新碱，神经毒性是其限制性毒性，包括中枢神经损害、周围神经损害和自主神经损害。

1. 中枢神经损害 可有癫痫发作、眼肌麻痹、一过性失明、面瘫等，鞘内误注导致广泛神经脱髓鞘可致死。

2. 周围神经损害 最常见为感觉消失/感觉异常、肌无力、肌肉疼痛等，体检发现深/浅反射减弱、消失，神经电位分析提示脱髓鞘病变，数天后自行消退。严重者可出现口唇、四肢麻木，全身抽搐、震颤等症状。

3. 自主神经损害 表现为便秘、排尿困难，严重者可出现麻痹性肠梗阻、尿潴留。

治疗:目前尚无有效治疗方法，停药后症状可逐渐改善。

（二）阿糖胞苷（Ara-C）

阿糖胞苷静脉注射、滴注或鞘内注射，均可能产生神经毒性。阿糖胞苷剂量＞$1g/m^2$时，神经毒性发生率15%~37%。常见小脑功能紊乱，如眼球震颤、轮替运动和共济失调等，伴有头痛、嗜睡、淡漠和注意力不集中等。大剂量静脉滴注亦有报道出现头痛、精神萎靡不振、伸手及握物颤抖等症状，均于停药数天后症状消失。对Ara-C导致的神经毒性目前尚无有效的治疗方法，停药后数天症状可改善。

（三）异环磷酰胺（IFO）

异环磷酰胺引起中枢神经毒性的发生率为5%~30%，大剂量使用时可达10% ~ 40%。表现有幻觉、幻听、多梦、精神错乱、人格改变、焦虑、烦躁、小脑及颅神经功能紊乱、轻度偏瘫、癫痫发作、昏迷等，停药后2~3天可恢复。出现IFO所致的神经毒性后，立即停药，静脉用亚甲基蓝有一定的治疗效果。

（四）甲氨蝶呤（MTX）

MTX引起的神经毒性表现为脑膜刺激征、急性和亚急性脑病、迟发性脑白质病等。

（1）MTX鞘内给药可引起脑膜刺激征出现头痛、恶心、呕吐、嗜睡、颈项强直以及短暂性下肢轻瘫、颅神经麻痹和小脑共济失调等症状。若发生坏死性脑白质病，表现为癫痫发作、记忆力下降、痴呆等。

（2）MTX静脉大剂量给药24h后可发生急性和亚急性脑病，出现神经轴索变性、脱髓鞘、少突胶质细胞缺失、脑白质坏死等病变，症状与鞘内给药相似。

（3）化疗数月后亦可出现迟发性脑白质病，同时加颅脑放疗时更易发生，偶见横贯性脊髓病。治疗详见本书第十一章“大剂量MTX在儿童淋巴瘤中的应用”。

（孙斐斐　甄子俊）

第七节　化疗及靶向治疗相关乙型肝炎病毒激活

一、引言

淋巴瘤的诊治近几年取得了显著的进展，但是，与靶向治疗和免疫化学治疗相关的特殊并发症也日益凸显，影响临床医生的治疗抉择。乙型肝炎病毒（HBV）再激活就是其中比较突出的问题。

非霍奇金淋巴瘤（NHL）患者乙型肝炎病毒（HBV）的感染率高于一般人群，尤其是在亚洲国家。我国是乙型肝炎发病大国，普通人群的感染率为8%~20%。尽管多项研究报告的数据差别较大，但是通常认为非霍奇金淋巴瘤患者化疗后HBV的激活率为20%~70%，特别是使用利妥昔单抗的患者，HBV激活率可能高达70%，激活后不经治疗者死亡率为13%。因此，在《NCCN非霍奇金淋巴瘤治疗指南》中，特别设有“利妥昔单抗导致HBV再激活的预防及治疗”章节，建议对HBsAg和/或HBcAb阳性的患者，在接受利妥昔单抗治疗和化疗时，应加大对HBV再激活的关注程度，及时预防性给予抗HBV治疗。

二、化疗及靶向治疗相关乙型肝炎病毒激活的定义

淋巴瘤是与免疫异常相关的疾病，乙型肝炎病毒（HBV）感染可以引起免疫异常；淋巴瘤的治疗会引起免疫抑制，而免疫抑制可能引起病毒再激活。随着利妥昔单抗和骨髓移植的应用，与治疗相关的特殊并发症也日益增多。乙型肝炎病毒激活是指非活动性或已缓解的HBV感染患者失去对体内HBV的免疫控制，临床上主要表现为血清中的HBV病毒载量骤升或重新出现乙肝DNA。对于乙肝恢复患者可表现为乙肝表面抗原（HBsAg）反向血清转换。乙型肝炎病毒激活会引起肝炎活动，在排除其他疾病或治疗引起的因素外，血清谷丙转氨酶（ALT）上升3倍超过正常值区间或其绝对值达到100U/L以上即可定义为乙肝病毒再激活引起的肝炎。肝炎活动可能会导致严重的后果，在接受化疗和/或利妥昔单抗治疗的患者均存在乙肝病毒再激活的风险。乙肝病毒再激活可导致急性重型肝炎、肝衰竭甚至死亡。

三、乙型肝炎病毒激活的机制

HBV病毒携带者淋巴瘤患者在接受化疗前，病毒复制受到HBV特异性的免疫B细胞和T细胞的抑制。病毒载量和病毒DNA都极低或无法检测，而ALT水平则处于正常范围。此时患者无明显临床表现，但病毒已经以共价闭合环状DNA（cccDNA）潜伏在肝细胞核内。当化疗开始时，机体免疫功能受到抑制，曾经受到抑制的病毒以cccDNA作为复制模板开始转录并大量复制，产生病毒颗粒释放入血。由于肝损伤主要都是免疫系统介导的，因此这一阶段的炎性反应处于较低水平，ALT也可能依然处于正常水平。此时只能检测出HBV DNA载量增加以及反向血清转换。然而，在化疗结束后，机体免疫功能重建，HBV感染的肝细胞受到攻击。此时病毒载量虽然会降低，但肝损害引起ALT大量升高，并且

即使开始使用抗病毒治疗也无法避免一些严重肝炎或死亡。因此，对于HBsAg阳性的患者，在接受化疗前应开始预防性抗病毒治疗。

四、乙型肝炎病毒激活的临床表现

传统的细胞毒性药物以蒽环类和皮质类固醇类药物与HBV再激活相关性最强。由于淋巴瘤本身具有免疫抑制现象，而化疗药物也具有较强的免疫抑制作用，而皮质类固醇类药物能够作用于HBV基因组中的皮质激素应答元件，直接促进HBV复制。患者在化疗期间无明显肝炎活动的表现，肝功能指标也常正常，容易被忽视而失去治疗的时机。当化疗结束后患者处于严重的骨髓抑制，此时HBV复制更为活跃，可能会造成严重的肝炎及肝功能损伤。

已有研究显示，利妥昔单抗引起的HBV再激活表现为时间上的延迟和严重的肝炎，反向血清转换中位发生时间在最后疗程完成后98天，而中位谷丙转氨酶（ALT）峰值为809 U/L，中位胆红素峰值为3.8 g/dL，即使存在HBsAb和HBcAb也可能引起HBV再激活。另外随着骨髓移植的应用，进一步增加了乙肝病毒再激活的风险，有报道最高达75%的骨髓移植HBsAg阳性患者发生了乙肝病毒再激活，其中10%进一步发展为肝硬化。而HBcAb阳性患者则常见发生反向血清转换。在骨髓移植过程中，捐献者的HBV状态很重要，天然免疫（HBsAb、HBcAb）可能令接受者清除HBsAg，而免疫接种（HBsAb）可能有保护作用。

HBV再激活与淋巴瘤的预后也有着密切关系。合并HBV感染的淋巴瘤患者发展至Ⅲ～Ⅳ期的比例明显增多，同时HBV持续复制能够降低淋巴瘤患者免疫化疗的疗效，HBV再激活患者的病死率显著增高。因此，HBV感染的淋巴瘤患者治疗前需要充分了解HBV的感染状态，并给予积极的抗病毒预防和治疗，对于淋巴瘤患者顺利化疗及靶向治疗的疗效和预后均具有重要意义。

五、合并乙肝感染的淋巴瘤患者的实验室和临床监测

所有淋巴瘤患者在化疗及靶向治疗前必须检查HBV相关标志物，包括乙型肝炎血清免疫学标志物和HBV DNA。乙型肝炎血清免疫学标志物，包括HBV表面抗原（HBsAg）、HBV表面抗体（抗HBs）、HBV e抗原（HBeAg）、HBV e抗体（抗HBe）和HBV核心抗体（抗HBc），其临床意义见表12-7。HBV DNA定量检测可以反映HBV复制水平，主要用于判断病情和评估抗病毒疗效。同时，治疗前及治疗期间还应检查肝功能状态，包括转氨酶、白蛋白、胆红素等。在化疗期间应该每个化疗周期检测一次乙型肝炎血清标志物、HBV DNA和肝功能。在结束治疗后仍应每3个月复查一次HBV DNA和ALT，预防延迟性乙肝病毒激活。在停药后每月进行一次HBV DNA和ALT的监测，预防停药所致的爆发性肝炎。

表12-7　乙型肝炎血清免疫学标志物的检测内容和临床意义

免疫学标志物	临床意义
HBV表面抗原	见于急性乙肝的潜伏期、急性期及慢性乙肝病毒感染状态
HBV表面抗体	保护性抗体，表明患者曾感染过乙肝病毒或注射过乙肝疫苗。HBsAg突变，乙肝病毒可发生免疫逃逸，抗原检测时出现假阴性结果或抗原、抗体并存

（续表）

免疫学标志物	临床意义
HBV e抗原	与乙肝病毒的复制情况及传染性的强弱成正相关，但当与其表达有关的前C区或C区发生启动子/终止密码突变，可表现为HBeAg阴性
HBV e抗体	出现于急性乙肝恢复期，持续时间较长。慢性乙型肝炎时，HbeAg、抗-HBe转换表示复制减少，传染性变弱。但抗HBe阳性不等于无复制和良好预后
HBV核心抗体	见于急性期，恢复后可持续数月至数年，滴度渐降；慢性乙型肝炎患者抗-HBc持续阳性

六、化疗及靶向治疗相关乙型肝炎病毒激活的预防和治疗

（一）乙型肝炎病毒激活的预防

目前，对于合并乙肝感染的淋巴瘤化疗及靶向治疗患者开始抗病毒的时机和疗程尚不统一。美国肝病学会（AASLD）、欧洲肝脏研究学会（EASL）和亚太肝脏研究学会（APASL）对标准化疗患者有不同的指南，见表12-8。对于乙肝表面抗原阳性的淋巴瘤患者，均主张化疗前预防性抗病毒治疗。原则上应尽早给予抗病毒治疗，至少在启动化疗同时给予抗病毒治疗，国外已有多项研究表明，最迟应在化疗前1周开始使用抗病毒药物。终止抗病毒治疗的时机应该在化疗及靶向治疗结束后，根据患者乙型肝炎血清免疫学标志物检查和HBV DNA水平来决定，如果基线HBV DNA ＜ 2 000 U/mL，建议持续抗病毒治疗到化疗结束6~12个月。如果基线HBV DNA ＞ 2 000 U/mL，是停药后出现病毒爆发的高危因素，需要参照《慢性乙型肝炎防治指南》（2010年版）持续用药，或咨询传染病专科医师共同商讨停药时机。

表12-8 三大肝病学会对标准化疗患者的推荐

	AASLD	EASL	APASL
治疗前筛查	HBsAg	HBsAg和HBcAb	HBsAg
阳性患者的预防	需治疗	需治疗	需治疗
何时启动抗病毒	开始化疗前	开始化疗前	开始化疗前
何时结束抗病毒	HBV DNA＜2 000U / mL：化疗完成后6个月 HBV DNA＞2 000 U/mL： 达到慢性乙肝治疗终点	完成化疗后12个月	完成化疗后至少6个月
抗病毒药物	若疗程长首选恩替卡韦或替诺福韦	基线病毒载量高和/或化疗疗程长时首选恩替卡韦或替诺福韦	恩替卡韦
HBsAg-/HBcAb+	无推荐	若能检测到病毒载量则必需治疗	无推荐

注：AASLD=美国肝病学会；EASL=欧洲肝脏研究学会；APASL=亚太肝脏研究学会。

（二）乙型肝炎病毒激活的治疗

目前慢性乙型肝炎抗病毒治疗主要有2大类药物，分别是α-干扰素和核苷类似物，其中α-干扰素具有多种严重不良反应，特别是骨髓抑制尤其明显，因此不适合用于合并乙肝感染的淋巴瘤患者。核苷类似物包括拉米夫定、恩替卡韦、替比夫定、阿德福韦酯和替诺福韦，具体用法用量见表12-9，其中儿童患者使用的安全性和有效性数据尚未建立，可尝试性用药，应注意观察药物不良反应。最新的

国内外指南都推荐恩替卡韦和替诺福韦作为慢性乙型肝炎治疗的一线抗病毒药物，但是替诺福韦目前在我国获得批准的适应证为艾滋病，尚未获批准用于乙型肝炎。

表12-9 国内上市的核苷类似物抗病毒药物用法用量

名称	用法用量
恩替卡韦*	16岁以上成人每次0.5mg，每天1次，应空腹服用（餐前或餐后至少2h）
拉米夫定	成人：每次100mg，每天1次，饭前、饭后服用均可 儿童：3mg/kg，每天1次；12岁后，须用成人剂量100mg，每天2次
替比夫定*	每次600mg，每天1次，饭前或饭后口服均可
阿德福韦酯*	每次10mg，每天1次，饭前或饭后口服均可

注：*儿童患者使用的安全性和有效性数据尚未建立。

拉米夫定是首个被批准用于慢性乙型肝炎治疗的核苷类似物，但由于拉米夫定长期治疗容易产生耐药性，有报道指出，1年的累积耐药发生率为16%~24%，5年耐药发生率高达70%。肝炎病毒突变使得肝炎再发作乃至肝功能失代偿，尤其在化疗及靶向治疗过程中，由于免疫抑制，乙肝病毒耐药无法及时检测，大大提高了化疗后延迟性病毒再激活的可能，影响到淋巴瘤的预后，各个慢性乙型肝炎诊疗指南均已不再推荐拉米夫定为一线抗病毒药物了。2014版《NCCN非霍奇金淋巴瘤临床实践指南》中明确指出"避免使用拉米夫定，因为存在耐药风险"。对于拉米夫定已经耐药的患者，应在传染病专科医师指导下，进行核苷类似物耐药的挽救治疗。

恩替卡韦是新一代核苷类似物，能有效抑制HBV DNA 复制，耐药发生率低，疗效优于拉米夫定，已成为各国慢性乙型肝炎诊疗指南推荐的一线抗病毒药物。中山大学附属肿瘤防治中心的一项研究比较了恩替卡韦或拉米夫定在预防HBV再激活中的疗效，结果显示在共入组123例HBsAg阳性淋巴瘤患者中，恩替卡韦组无论在肝炎复发率（5.9% vs. 27.0%，*P*=0.007）和乙肝病毒再激活率（0 vs. 12.4%，*P*=0.024）均优于拉米夫定组。此项研究针对HBsAg阳性的初治弥漫大B细胞淋巴瘤（DLBCL）患者，在接受R-CHOP方案化疗的同时使用恩替卡韦和拉米夫定，比较预防乙型肝炎激活的疗效，探索预防性抗病毒治疗的最佳持续时间，探讨HBV激活的高危因素。经过4年的试验观察后，研究结果证实在弥漫大B细胞淋巴瘤合并HBV的患者中，恩替卡韦比拉米夫定显著减少乙型肝炎激活的发生，预防性抗病毒治疗用药是HBV激活和乙型肝炎激活发生的独立预测因素，预防性使用恩替卡韦患者HBV激活和乙型肝炎激活风险显著降低。因此，为了预防淋巴瘤化疗及靶向治疗相关乙型肝炎病毒激活，目前应该优先选择恩替卡韦进行预防性抗病毒治疗。

替比夫定类似于拉米夫定，也有一定的耐药率发生，因此不适用于长期用药。阿德福韦酯抗病毒疗效较差，但与其他核苷类似物药物有协同作用，可作为挽救治疗药物选择。替诺福韦已在多个指南中推荐为一线治疗慢性乙型肝炎药物，但我国尚未批准用于乙型肝炎适应证，尚需要进一步临床研究探讨其疗效。

综上所述，对于预防淋巴瘤化疗及靶向治疗相关乙型肝炎病毒激活的核苷类似物药物选择上，应优先选取强效、低耐药的恩替卡韦作为一线治疗；在将来替诺福韦获得我国批准乙型肝炎适应证后也可作为一线抗病毒药物。对于核苷类似物耐药患者应在传染病专科医师共同商讨下进行挽救药物治疗，见表12-10。

表12-10　国内上市的核苷类似物抗病毒药物耐药的挽救治疗方法

耐药药物	挽救药物选择
拉米夫定或替比夫定	加用阿德福韦酯
阿德福韦酯	加用或换用恩替卡韦
恩替卡韦	加用阿德福韦酯

（三）乙型肝炎病毒再激活后的处理

在化疗及靶向治疗期间或治疗结束后，乙型肝炎病毒再激活一旦发生，应及时请肝病或传染病专科医师会诊，如发生肝炎活动，必要时需要暂停化疗减轻肝脏负担，尽快积极进行抗炎护肝治疗，甘草酸制剂、水飞蓟素类等制剂活性成分比较明确，有不同程度的抗炎、抗氧化、保护肝细胞膜及细胞器等作用，临床应用这些制剂可改善肝脏生化指标。联苯双酯和双环醇等也可降低血清氨基转移酶特别是ALT 水平。但应注意抗炎保肝治疗不能替代抗病毒治疗。

（黄俊廷　夏忠军）

参考文献

[1] Rachna Seth，Abdus Sami Bhat. Management of Common Oncologic Emergencies [J]. Indian J Pediatr，2011，78（6）：709-717.

[2] Clara Cesana，Catherine Klersy，Barbara Scarpati，et al. Flow cytometry vs cytomorphology for the detection of hematologic malignancy in body cavity fluids [J]. Leukemia Research，2010（34）：1027-1034.

[3] Faiz SA，Bashoura L，Lei X，et al. Pleural effusions in patients with acute leukemia and myclodysplastic syndrome [J]. Leuk Lymphoma，2013（54）：329-335.

[4] Antonio Lucas L，Rodrigues，Carlos Eduardo Lopes，et al. Reexpansion pulmonary edema in children [J]. Rev Paul Pediatr，2013（31）：411-515.

[5] Davies H E，Lee Y C. Management of malignant pleural effusions：questions that need answers [J]. Curr Opin Pulm Med，2013（19）：374.

[6] Arellano-Orden E，Romero-Falcon A，Juan J M，et al. Small particle-size talc is associated with poor outcome and increased inflammation in thoracoscopic pleurodesis [J]. Respiration，2013（86）：201.

[7] Pession A，Masetti R，Gaidano G，et al. Risk evaluation，prophylaxis，and treatment of tumor lysis syndrome：consensus of an Italian expert panel [J]. Adv Ther，2011，28（8）：684-697.

[8] Howard S C，Jones D P，Pui C H. The tumor lysis syndrome [J]. The New England Journal of Medicine，2011（364）：1844-1854.

[9] Swain S M, Whaley F S, Ewer M S, et al. Congestive heart failure in patients treated with doxorubicin: a retrospective analysis of three trials [J]. Cancer, 2003, 97 (11): 2869–2879.

[10] Creutzig U, Zimmermann M, Bourquin J P. Randomized trial comparing liposomal daunorubicin with idarubicin in induction for pediatric acute myeloid leukemia: results from Study AML–BFM 2004 [J]. Blood, 2013, 122 (1): 37–43.

[11] Aapro M S, Bohlius J, Cameron D A, et al. 2010 update of EORTC guidelines for the use of granulocytecolony stimulating factor to reduce the incidence of chemotherapy–induced febrile neutropenia in adult patients with lymphoproliferative disorders and solid tumours [J]. European Journal of Cancer, 2011, 47: 8–32.

[12] JIN Y, SUN W, GU D, et al. Comparative efficacy and safety of palonosetron with the first 5–HT3 receptor antagonists for the chemotherapy–induced nausea and vomiting: a meta–analysis [J]. European Journal of Cancer Care, 2013, 22 (1): 41–50.

[13] Neife A G D S, Maria A C R, Nadia M M. Cisplatin–induced nephrotoxicity and targets of nephroprotection: an update [J]. Archives of Toxicology, 2012, 86 (8): 1233–1250.

[14] Ameet V T, Nicholas A, Christopher B O, et al. Chemotherapy–Induced Hepatotoxicity [J]. Clinics in Liver Disease, 2013, 17 (4): 671–686.

[15] Mukund J, Kuldip S S, Rajesh P, et al. Cancer chemotherapy and hepatotoxicity: an update [J]. Periodical of Indo American Journal of Pharmaceutical Research, 2014, 4 (6): 2976–2984.

[16] Andreas A A, Jordi B, Paola M, et al. Chemotherapy–induced peripheral neurotoxicity (CIPN): an update [J]. Critical Reviews in Oncology/Hematology, 2012, 82 (1): 51–77.

[17] Susanna B P, David Goldstein FRACP, Arun V KF, et al. Chemotherapy–induced peripheral neurotoxicity: a critical analysis [J]. CA: A Cancer Journal for Clinicians, 2013, 63 (6): 419–437.

[18] Huang Y H, Lin H C, Lee S D. Management of chemotherapy–induced hepatitis B virus reactivation [J]. J Chin Med Assoc, 2012, 75 (8): 359–362.

[19] Zelenetz A D, Gordon L I, Wierda W G, et al. Non–Hodgkin's lymphomas, version 4. 2014 [J]. J Natl Compr Canc Netw, 2014, 12 (9): 1282–1303.

[20] Li H R, Huang J J, Guo H Q, et al. Comparison of entecavir and lamivudine in preventing hepatitis B reactivation in lymphoma patients during chemotherapy [J]. J Viral Hepat, 2011, 18 (12): 877–883.

[21] Huang H, Li X, Zhu J, et al. Entecavir vs lamivudine for prevention of hepatitis B virus reactivation among patients with untreated diffuse large B–cell lymphoma receiving R–CHOP chemotherapy: a randomized clinical trial [J]. JAMA, 2014, 312 (23): 2521–2530.

13 第十三章

儿童淋巴瘤常用临床操作规范

第一节 骨髓穿刺术

骨髓穿刺术（bone marrow puncture）是采取骨髓液的一种常用诊断技术，是儿童恶性淋巴瘤诊断、鉴别诊断和疗效评估的重要检查方法之一。儿童淋巴母细胞淋巴瘤容易侵犯骨髓，其他类型例如伯基特淋巴瘤、弥漫大B细胞淋巴瘤、间变性大细胞淋巴瘤和霍奇金病等也可有骨髓浸润。一旦有骨髓受累，即为晚期，因此骨髓穿刺检查在淋巴瘤分期中有重要意义。由于恶性淋巴瘤侵犯骨髓时，可为局灶性的，建议常规行双侧或者多点穿刺骨髓检查，以提高淋巴瘤骨髓侵犯的检出率。部分淋巴瘤亚型病理组织学诊断难以确定时，如骨髓有肿瘤侵犯，可行骨髓细胞学检查和/或骨髓流式细胞学检查以协助诊断。对于骨髓有肿瘤侵犯的淋巴瘤患者，在化疗后疗效评价或随访监测时，骨髓穿刺检查也是重要的检查内容。

（一）骨髓检查的适应证

淋巴瘤很多临床表现非特异性，骨髓检查有助于与淋巴瘤以外的疾病鉴别。

1. 必须行骨髓细胞形态学检查才能确诊的疾病

（1）各类型白血病

（2）再生障碍性贫血

（3）多发性骨髓瘤

（4）骨髓增生异常综合征及骨髓增殖性疾病（真性红细胞增多症）等

（5）巨幼细胞型贫血

（6）恶性组织细胞病

（7）脂肪贮积病（如戈谢病、尼曼-匹克病等）

2. 骨髓细胞形态学检查可提供重要诊断依据的疾病

（1）恶性淋巴瘤

（2）溶血性贫血

（2）缺铁性贫血

（3）原发性血小板减少性紫癜（排除白血病和再生障碍性贫血）

（4）脾功能亢进

（5）慢性放射病

（6）神经母细胞瘤的骨髓浸润

（7）朗格汉斯组织细胞增生症的骨髓浸润

（8）骨髓转移癌

（9）骨髓纤维化

（10）寄生虫病（如黑热病、疟疾等）

3. 临床及血常规可疑血液病

（1）不明原因的全血细胞减少

（2）原因不明的肝、脾、淋巴结肿大

（3）长期不明原因的发热伴血常规改变者

（4）血涂片中出现可疑细胞

4. 提高某些疾病的诊断率

（1）红斑狼疮细胞（LE）细胞及细菌培养

（2）染色体培养

（3）造血干细胞培养

5. 观察治疗反应，指导制定治疗措施

（1）各类白血病

（2）再生障碍性贫血

（3）巨幼细胞型贫血

骨髓检查对患者有一定的痛苦，故应严格掌握适应证范围。一次骨髓检查只能代表该区的骨髓情况，而不能反映全身骨髓的功能状态，故欲了解疾病的全部过程与骨髓情况，需作多部位的穿刺检查才较全面可靠。

（二）骨髓检查的禁忌证

骨髓穿刺的绝对禁忌证少见，遇到下列情况要注意：

（1）严重出血的血友病禁忌做骨髓穿刺。血小板极低、有出血倾向或凝血时间明显延长者不宜做骨髓穿刺，但为明确诊断疾病也可做，穿刺后必须局部压迫止血5~10min。

（2）晚期妊娠的妇女慎做骨髓穿刺，小儿不合作者慎做胸骨穿刺。

（三）术前准备

（1）了解、熟悉患者病情。

（2）与患者及其家属谈话，交代检查目的、检查过程及可能发生情况，并签字。

（3）器械准备　无菌骨髓穿刺包、75%乙醇、2%碘酒或碘伏、2%利多卡因、治疗盘、无菌棉签、手套、洞巾、注射器、纱布以及胶布。

（4）操作者熟悉操作步骤，戴口罩、帽子。

（四）骨髓标本的采集

骨髓标本大都应用穿刺法采集，临床上常用的部位有胸骨、棘突、髂骨等处。2~3岁以下的婴幼儿可选取穿刺胫骨头部内侧。此外尚有定位穿刺，即直接穿刺有症状部位骨髓，如疼痛部位、骨质松软部位及X线下的可疑病灶部位等，常用于骨髓瘤、骨髓炎等。

1. 操作方法

（1）髂后上棘穿刺术

1）穿刺部位选择　位于第一骶椎旁3~4cm处，骶椎两侧、臀部上方骨性突出部位。此处骨皮质薄，骨髓腔大，容易穿刺，且骨髓液丰富，很少被血液稀释，多被选用。

2）体位　患者取俯卧位或侧卧屈腿位。

3）消毒、铺巾、局麻　常规用碘酒局部消毒皮肤，术者戴无菌手套、铺消毒洞巾，孔巾孔口对准穿刺部位。用2%利多卡因作局部浸润麻醉局部皮肤、皮下组织、并深至骨膜，揉摩注射处，使药液扩大麻醉范围。

4）将骨髓穿刺针固定器固定在适当长度上（髂骨穿刺约1.5cm，肥胖者可适当放长，胸骨柄穿刺约1.0cm，儿童根据不同年龄、胖瘦适当调整），以左手拇指、示指将穿刺部位皮肤压紧固定，右手持穿刺针于骨面垂直刺入，当穿刺针接触到骨质后则左右旋转，缓缓钻刺骨质，当感到阻力消失，且穿刺针已固定在骨内时，表示已进入骨髓腔，达骨髓腔时有空松感，深度约为针尖达骨膜后再刺入1cm左右。

5）用干燥的5mL注射器，将内栓退出1cm形成负压，拔出针芯，接上注射器，用适当力度缓慢抽吸，可见少量红色骨髓液进入注射器内，骨髓液抽吸量以0.1～0.2mL为宜，取下注射器，将骨髓液推于载玻片上，由助手迅速制作涂片5～6张，送检细胞形态学及细胞化学染色检查。如需行流式细胞学检查、有核细胞计数或骨髓培养等其他检查，再接上注射器，抽吸骨髓液0.5～3.0mL注入抗凝管或培养液内。

6）如未能抽得骨髓液，可能是针腔被皮肤、皮下组织或骨片填塞，也可能是进针太深或太浅，针尖未在髓腔内，此时应重新插上针芯，稍加旋转或再钻入少许或再退出少许，拔出针芯，如见针芯上带有血迹，再行抽吸可望获得骨髓液。

7）抽吸完毕，插入针芯，轻微转动拔出穿刺针，随后将消毒纱布盖在针孔上，稍加按压，用碘酒消毒伤口，敷以敷贴。

（2）髂前上棘穿刺术

1）穿刺部位选择　髂前上棘后顶端后0.5～1cm处作为穿刺点，骶椎两侧、臀部上方骨性突出部位，此处骨面较平，容易固定，操作方便安全。

2）体位　患者取仰卧位。

3）其他步骤同髂后上嵴穿刺术。

（3）胸骨穿刺术

1）穿刺部位选择　位于胸骨正中线，相当于1、2肋间隙的水平，胸骨体上端为穿刺点。

2）体位　患者取仰卧位，背上部稍垫高，暴露胸骨部位。

3）常规用碘酒局部消毒皮肤，术者戴无菌手套。右手持5mL注射器或5mL注射器接头皮针，穿刺针面向上，针向头部75°角或垂直进针，缓缓转动刺入，至有穿透骨质落空感为止，进针深度0.1~0.5cm，视年龄大小不等。

4）余步骤同髂后上嵴穿刺术。

5）此处骨髓含量丰富，但胸骨骨板菲薄，髓腔狭小，仅适用于婴幼儿和儿童。因胸骨下方是大动脉及心脏，故胸骨穿刺术必须慎重，不可用力过猛，以防穿透内侧骨板发生意外。

（4）胫骨穿刺术

1）穿刺部位选择　位于胫骨粗隆上端内侧骨面最宽处为穿刺点。

2）体位　患者取仰卧位。

3）常规用碘酒局部消毒皮肤，术者戴无菌手套。右手持10mL注射器或10mL注射器接头皮针，垂直进针，缓缓转动刺入，进针约1cm，至有穿透骨质落空感为止。

4）余步骤同髂后上嵴穿刺术。

5）此处穿刺仅适于年龄$<$3岁婴幼儿。

（5）脊柱棘突穿刺术

1）穿刺部位选择　取第3或第4腰椎棘突为穿刺点。

2）体位　患者取侧卧位或反坐于椅上，弯腰弓背，暴露棘突部位。

3）常规用碘酒局部消毒皮肤，术者戴无菌手套。右手持10mL注射器或10mL注射器接头皮针，垂直进针，缓缓转动刺入，进针约1.5cm，至有穿透骨质落空感为止。

4）余步骤同髂后上嵴穿刺术。

2. 注意事项

（1）穿刺术必须严格无菌操作，严防骨髓感染。

（2）初诊患者宜在治疗前作骨髓穿刺，死亡病例应在死亡后半小时内进行骨髓穿刺。

（3）穿刺针进入骨质后避免摆动过大，以免折断。

（4）抽吸骨髓液的动作要缓慢，抽取量不宜过多，一般应少于0.2mL。动作过快、抽取量过多都会使骨髓液被血液稀释，若有明显外周血稀释，应将载玻片面上的多量血液用针头吸取或将玻面倾斜并用滤纸吸取血液，再将沉淀物部分制片。

（5）骨髓液离体后易凝固（含纤维蛋白原），故涂片时动作要迅速，片子要涂得薄而均匀。

（6）"干抽"的意义　干抽是指多部位穿刺均抽不出骨髓液。常见于骨髓转移癌、白血病、淋巴瘤、骨髓纤维化、大理石病等。此时建议作骨髓活检，以协助诊断。

（7）注射器与穿刺针必须干燥，以免发生溶血。

（8）术前应行出、凝血时间、血小板等检查。

3. 术后处理

（1）术后应嘱患者静卧休息，同时做好标记并送检骨髓片，清洁穿刺场所，做好穿刺记录。

（2）需同时做外周血涂片，以做对照。

4. 术后护理　骨髓穿刺虽为有创性检查，但因操作简单、骨髓液抽取少、患者痛苦小，故对机体无大的损害，不需要特殊护理。对于体质弱、有出血倾向者，检查后应采取下列措施。

（1）止血　一般以压迫止血为主。

（2）卧床休息　检查后，穿刺局部会有轻微的疼痛。患者可卧床休息1天。

（3）限制肢体活动，即可恢复正常。

（4）防止感染　穿刺时，局部组织经过严格消毒。保持穿刺局部皮肤的清洁、干燥，穿刺后伤口要保持干燥，覆盖的纱布被血或汗打湿后，要及时更换。针孔出现红、肿、热、痛时，可用2%碘酊或0.5%碘伏等涂搽局部，每天3~4次。若伴有全身发热，则应与医生联系，根据病情适当选用抗生素。

5. 骨髓取材满意的指征

（1）在抽取骨髓的瞬间，患者有特殊痛感。

（2）吸出骨髓液含多量骨髓小粒，涂片上可见小粒或脂肪粒，粗糙，成磨砂玻璃感。

（3）瑞氏染色后镜下观察，可见骨髓特有细胞，如巨核细胞、幼红细胞、幼稚粒细胞、浆细胞、网状细胞、组织嗜碱细胞等。

（4）中性杆状粒及分叶核的比值大于外周血。

第二节 骨髓活检术

骨髓活体组织检查术简称骨髓活检，就是用一个特制的穿刺针取一小块0.5～1cm长的圆柱形骨髓组织来做病理学检查。操作方法与骨髓穿刺术完全相同，取出的材料保持了完整的骨髓组织结构。虽然骨髓穿刺检查在大部分患者是能够成功的，但在部分病例骨髓穿刺术常不易成功。而骨髓穿刺活检能够弥补骨髓穿刺检查的不足，对骨髓纤维化症及恶性肿瘤累及骨髓者不仅阳性检出率优于骨髓穿刺，而且活检取材多，能够保持骨髓结构，能了解骨髓细胞的成分及原始细胞分布状况，而且能观察细胞形态，便于做出病理诊断，对再生障碍性贫血、骨髓异常增生症、霍奇金病等的诊断具有重要意义。另外对骨髓坏死、骨髓脂肪变也具诊断意义。

（一）骨髓活检术的适应证

（1）多次骨髓穿刺均为“干抽”，或取材不满意者。

（2）为正确判定血细胞减少症患者骨髓增生程度及其病因。

（3）可疑罹患恶性淋巴瘤、骨髓纤维化、真性红细胞增多症、原发性血小板增多症、骨髓增生异常综合征、多发性骨髓瘤、淀粉样变性、肉芽肿病、转移瘤、石骨症和再生障碍性贫血的患者。

（4）骨髓活检对急性粒细胞白血病的诊断以及化疗是否达到真正完全缓解的判断有意义。凡涂片已达完全缓解，但一步法双标本取材之活检切片内仍可检出白血病原始细胞簇，就应继续给予巩固化疗，直至切片内此种异常定位的白血病原始细胞簇消失为止。

（5）在急性粒细胞白血病的缓解后化疗及长期无病生存期间，应定期作骨髓一步法双标本取材，倘若涂片细胞计数未达复发标准，而切片内出现了异常原始细胞簇，提示已进入早期复发，应及时作再诱导处理。

（6）慢性粒细胞白血病慢性期应常规作骨髓活检，以测定患者属何种组织学亚型。

（7）未正确判断骨髓铁贮存，尤其疑为贮铁降低或缺铁时，在骨髓活检切片上作铁染色较涂片为优。

（8）对骨病本身和某些骨髓疾患，例如囊状纤维性骨炎、骨纤维发育异常症、变应性骨炎（Paget病）、骨软化症、骨质疏松症和骨髓腔真菌感染等的诊断，骨髓活检也能提供有意义的资料。

（二）骨髓活检术的禁忌证

除血友病外，骨髓活检目前尚无绝对的禁忌证，即使在血小板减少和其他许多出血性疾患时，进行此项操作也比较安全，患者一般均能乐意接收。

（三）操作方法

1. 穿刺部位选择

（1）髂前上棘　常取髂前上棘后上方1～2cm处作为穿刺点，此处骨面较平，容易固定，操作方便安全。

（2）髂后上棘　位于骶椎两侧、臀部上方骨性突出部位。

（3）胸骨柄　此处骨髓含量丰富，当上述部位穿刺失败时，可作胸骨柄穿刺，但此处骨质较薄，其后有心房及大血管，严防穿透发生危险，极少选用。

（4）腰椎棘突 位于腰椎棘突突出处，极少选用。

2. 体位 胸骨及髂前上棘穿刺时取仰卧位，前者还需用枕头垫于背后，以使胸部稍突出。髂后上棘穿刺时应取侧卧位。腰椎棘突穿刺时取坐位或侧卧位。

3. 操作步骤 常规消毒皮肤，戴无菌手套、铺消毒洞巾，用2%利多卡因作局部浸润麻醉直至骨膜。

4. 操作方法

（1）环切针活检法 切针套针顶端有一缺口，即为针螺旋形侧刀，装在针芯上，待穿入骨质后，拔出针芯，再装上延长器，插入针芯，顺时针方向向下旋转，转入1～1.5cm后，再以顺时针方向向上旋转而拔出穿刺针。拔出针芯，将探针从套针的末端进入，小心将标本推至10%福尔马林固定液中送检。

（2）环锯针活检法 骨髓活检针穿入骨质后即拔出针芯，将环锯套针顺时针方向向下旋转，即将骨髓组织旋进套针内，一般深入1～1.5cm即可缓慢拔出环锯针，用探针将骨髓组织取出固定。

（3）穿刺后，局部按压数分钟止血，用碘酒消毒伤口，敷以敷贴。

（四）注意事项

（1）穿刺前应做血常规及凝血时间测定，对有出血倾向的患者操作应谨慎小心。

（2）术前须检查穿刺针是否牢固，穿刺针进入骨质后避免摆动过大，以防折断。

（3）穿刺针针尖刺入方向必须与骨髓腔平行，才能既有利于取出骨髓组织，又避免穿透骨质，伤及邻近组织器官。

（4）如果穿刺针刺入骨髓腔阻力较大，应换上针芯改变方向及深度后再试穿，以免针尖弯曲或折断。

（5）取骨髓标本时，动作力求轻巧，以免组织受压。

第三节 腰椎穿刺术

腰椎穿刺术（lumbar puncture）是儿童肿瘤科、血液肿瘤科、神经内科、神经外科临床常用的检查方法之一，也是恶性淋巴瘤诊治中常用的基本临床操作技能之一，对神经系统疾病的诊断和治疗也有重要价值，简便易行，亦比较安全；但如适应证掌握不当，轻者可加重原有病情，重者甚至危及患者安全。

（一）腰椎穿刺术的适应证

（1）肿瘤性疾病的诊断与治疗 用于诊断脑膜白血病或淋巴瘤中枢浸润，并通过腰椎穿刺鞘内注射化疗药物治疗。

（2）中枢神经系统炎症性疾病的诊断与鉴别诊断 包括化脓性脑膜炎、结核性脑膜炎、病毒性脑膜炎、霉菌性脑膜炎、乙型脑炎等。

（3）脑血管意外的诊断与鉴别诊断 包括脑溢血、脑梗死、蛛网膜下腔出血等。

（4）测定颅内压力和了解蛛网膜下腔是否阻塞等。

（二）腰椎穿刺术的禁忌证

（1）可疑颅内高压、脑疝者。

（2）可疑颅内占位病变，尤其是后颅窝占位性病变。

（3）休克、衰竭等危重患者。

（4）腰椎穿刺处局部感染或脊柱病变。

（5）有严重的凝血功能障碍患者，如血友病患者等。

（三）操作方法

（1）操作准备　腰椎穿刺包、脑压表、消毒剂、2%利多卡因、无菌棉签、手套、洞巾、注射器、纱布以及胶布。

（2）穿刺前心理护理　向患者解释腰椎穿刺的必要性和大致过程，消除患者的恐惧心理，消除患者的顾虑；交代可能出现的并发症，签署穿刺同意书等。

（3）嘱患者侧卧于硬板床上，背部与床面垂直，头向前胸部屈曲，两手抱膝紧贴腹部，使躯干呈弓形；或由助手在术者对面用一手抱住患者头部，另一手挽住双下肢腘窝处并用力抱紧，使脊柱尽量后凸以增宽椎间隙，便于进针。

（4）确定穿刺点，以髂后上棘连线与后正中线的交会处为穿刺点，一般取第3~4腰椎棘突间隙，有时也可在上一或下一腰椎间隙进行。

（5）常规消毒皮肤后戴无菌手套与铺洞巾，用2%利多卡因自皮肤到椎间韧带做局部麻醉。

（6）术者用左手固定穿刺点皮肤，右手持穿刺针以垂直背部的方向缓慢刺入，进针过程中针尖遇到骨质时，应将针退至皮下待纠正角度后再进行穿刺。成人进针深度为4~6cm，儿童则为2~4cm。当针头穿过韧带与硬脑膜时，可感到阻力突然消失有落空感。此时可将针芯慢慢抽出（以防脑脊液迅速流出，造成脑疝），即可见脑脊液流出。

（7）在放液前先接上测压管测量压力。正常脑脊液压力0.69~1.764kPa（70~180mmH_2O）或每分钟40~50滴。若初压超过2.94kPa（300mmH_2O）时则不宜放液，仅取测压管内的脑脊液送细胞计数及蛋白定量即可。若了解蛛网膜下腔有无阻塞，可做Queckenstedt试验。即在测定初压后，由助手先压迫一侧颈静脉约10s，然后再压另一侧，最后同时按压双侧颈静脉；正常时压迫颈静脉后，脑脊液压力立即迅速升高1倍左右，解除压迫后10~20s，迅速降至原来水平，称为梗阻试验阴性，示蛛网膜下腔通畅。若压迫颈静脉后，不能使脑脊液压力升高，则为梗阻试验阳性，示蛛网膜下腔完全阻塞；若施压后压力缓慢上升，放松后又缓慢下降，示有不完全阻塞。凡颅内压增高者，禁做此试验。

（8）撤去测压管，收集脑脊液2~5mL送检；如需作培养时，应用无菌操作法留标本。如需鞘内注射化疗时，放出等量脑脊液，缓慢注入需要的化疗药物。

（9）术毕，将针芯插入后一起拔出穿刺针，局部消毒皮肤，覆盖无菌纱敷贴。

（10）术后患者去枕俯卧（如有困难则平卧）4~6h，以免引起术后低颅压头痛。

（四）并发症防治

（1）低颅压综合征　指侧卧位脑脊液压力在0.58~0.78kPa（60~80mmH_2O）以下，较为常见。多因穿刺针过粗，穿刺技术不熟练或术后起床过早，使脑脊液自脊膜穿刺孔不断外流所致患者于坐起后头痛明显加剧，严重者伴有恶心、呕吐或眩晕、昏厥，平卧或头低位时头痛等即可减轻或缓解。少数尚可出现意识障碍、精神症状、脑膜刺激征等，持续1天至数天。故应使用细针穿刺，术后去枕平卧（最好俯卧）4~6h，并多饮开水（忌饮浓茶、糖水）常可预防之，如已发生，除嘱患者继续平卧和多饮开水外，还可酌情静脉注射蒸馏水10~15mL或静脉注射5%葡萄糖盐水500~1 000mL，1~2次/天，数天常可治愈。也可再次腰穿在椎管内或硬脊膜外注入生理盐水20~30mL，消除硬脊膜外间隙的负压以阻止脑脊液继续漏出。

（2）脑疝形成 在颅内压增高（特别是后颅窝和颞叶占位性病变）时，当腰穿放液过多过快时，可在穿刺当时或术后数小时内发生脑疝，故应严加注意和预防。必要时，可在腰穿前先快速静脉输入20%甘露醇液250mL等脱水剂后，以细针穿刺，缓慢滴出数滴脑脊液进行化验检查。如不幸一旦出现，应立即采取相应抢救措施，如静脉注射20%甘露醇200~400mL和高渗利尿脱水剂等，必要时还可自脑室穿刺放液和自椎管内快速推注生理盐水40~80mL，但一般较难奏效。

（3）原有脊髓、脊神经根症状的突然加重 多见于脊髓压迫症，因腰穿放液后由于压力的改变，导致椎管内脊髓、神经根、脑脊液和病变之间的压力平衡改变所致。可使神经根性疼痛、截瘫及大小便障碍等症状加重，在高颈段脊髓压迫症则可发生呼吸困难与骤停，上述症状不严重者，可先向椎管注入生理盐水30~50mL；疗效不佳时应急请外科考虑手术处理。

（4）穿刺不当发生颅内感染和马尾部的神经根损伤等，较少见。

（五）注意事项

（1）严格掌握禁忌证，凡疑有颅内压升高者必须先做眼底检查，如有明显视乳头水肿或有脑疝先兆者，禁忌穿刺。凡患者处于休克、衰竭或濒危状态以及局部皮肤有炎症、颅后窝有占位性病变者均禁忌穿刺。

（2）穿刺时患者如出现呼吸、脉搏、面色异常等症状时，应立即停止操作，并做相应处理。

（3）鞘内给药时，应先放出等量脑脊液，然后再等量转换性注入药液。

第四节 胸腔穿刺引流术

胸膜腔穿刺术（thoracentesis），简称胸穿，是指对有胸腔积液（或气胸）的患者，为了诊断和治疗疾病的需要而通过胸腔穿刺抽取积液或气体的一种技术。

（一）胸膜腔穿刺术的主要作用

（1）取胸腔积液进行一般性状检测、化学检测、显微镜监测和细菌学检测，明确积液的性质，寻找引起积液的病因。

（2）抽出胸膜腔的积液和积气，减轻液体和气体对肺组织的压迫，使肺组织复张，缓解患者的呼吸困难等症状。

（3）抽吸胸膜腔的脓液，进行胸腔冲洗，治疗脓胸。

（4）胸膜腔给药，可胸腔注入抗生素或者抗癌药物。

（二）胸膜腔穿刺术的适应证

（1）诊断性 原因未明的胸腔积液，可作诊断性穿刺，作胸水涂片、培养、细胞学和生化检查以明确病因，并可检查肺部情况。对于原发病灶较隐匿而无法取得病理活检的淋巴瘤患者，如伴有胸腔积液，也可通过胸水沉渣细胞进行形态学、免疫组织化学及流式细胞学等检查，以明确诊断。

（2）治疗性 通过抽液、抽气或胸腔减压治疗单侧或双侧胸腔大量积液、积气产生的压迫、呼吸困难等症状；向胸腔内注射药物（抗肿瘤药或促进胸膜粘连药物等）。

（三）胸膜腔穿刺术的禁忌证

（1）体质衰弱、病情危重难以耐受穿刺术者。

（2）麻醉药物过敏。

（3）凝血功能障碍，严重出血倾向，患者在未纠正前不宜穿刺。

（4）有精神疾病或不合作者。

（5）疑为胸腔包虫病患者，穿刺可引起感染扩散，不宜穿刺。

（6）穿刺部位或附近有感染。

（四）术前准备

（1）了解、熟悉患者病情。

（2）与患者家属谈话，交代检查目的、大致过程、可能出现的并发症等，并签署知情同意书。

（3）器械准备　胸腔穿刺包、无菌胸腔引流管及引流瓶、皮肤消毒剂、麻醉药、无菌棉球、手套、洞巾、注射器、纱布及胶布。

（五）操作步骤

1. 体位　患者取坐位面向背椅，两前臂置于椅背上，前额伏于前臂上。不能起床患者可取半坐位，患者前臂上举抱于枕部。

2. 选择穿刺点　选在胸部叩诊实音最明显部位进行，胸液较多时一般常取肩胛线或腋后线第7~8肋间；有时也选腋中线第6~7肋间或腋前线第5肋间为穿刺点。包裹性积液可结合X线或超声检查确定，穿刺点用蘸甲紫（龙胆紫）的棉签或其他标记笔在皮肤上标记。

3. 操作程序

（1）常规消毒皮肤　以穿刺点为中心进行消毒，直径15cm左右，消毒2次。

（2）打开一次性使用胸腔穿刺包，戴无菌手套，覆盖消毒洞巾，检查胸腔穿刺包内物品，注意胸穿针与抽液用注射器连接后检查是否通畅，同时检查是否有漏气情况。

（3）助手协助检查并打开2%利多卡因安瓿，术者以5mL注射器抽取2%利多卡因2~3mL，在穿刺部位由表皮至胸膜壁层进行局部浸润麻醉。如穿刺点为肩胛线或腋后线，肋间沿下位肋骨上缘进麻醉针，如穿刺点位于腋中线或腋前线则取两肋之间进针。

（4）将胸穿针与抽液用注射器连接，并关闭两者之间的开关保证闭合紧密不漏气。术者以一手示指与中指固定穿刺部位皮肤，另一只手持穿刺针沿麻醉处缓缓刺入，当针锋抵抗感突感消失时，打开开关使其与胸腔相通，进行抽液。助手用止血钳（或胸穿包的备用钳）协助固定穿刺针，以防刺入过深损伤肺组织。注射器抽满后，关闭开关（有的胸穿包内抽液用注射器前端为单向活瓣设计，也可以不关闭开关，视具体情况而定）排出液体至引流袋内，记录抽液量。

（5）抽液结束拔出穿刺针，局部消毒，覆盖无菌纱布，稍用力压迫片刻，用胶布固定。

（六）术后处理

（1）术后嘱患者卧位或半卧位休息半小时，测血压并观察有无病情变化。

（2）根据临床需要填写检验单，分送标本。

（3）清洁器械及操作场所。

（4）做好穿刺记录。

（七）注意事项

（1）操作前应向患者说明穿刺目的，消除顾虑，同时签好知情同意书；对精神紧张者，可于术前半小时给地西泮10mg或可待因0.03g以镇静止痛，儿童根据情况可选用10%水合氯醛或苯巴比妥等镇静。

（2）局部麻醉应充分，固定好穿刺针，避免刺破肺组织。夹紧乳胶管避免气体进入胸腔。

（3）操作中应密切观察患者的反应，如有患者头晕、面色苍白、出汗、心悸、胸部压迫感或剧痛、晕厥等胸膜过敏反应；或出现连续性咳嗽、气短、咳泡沫痰等现象时，立即停止抽液，并皮下注射0.1%肾上腺素0.01mg/kg，或进行其他对症处理。

（4）一次抽液不应过多、过快。诊断性抽液，50~100mL即可。减压抽液，首次不超过600mL，以后每次不超过1 000mL。如为脓胸，每次尽量抽尽，疑有化脓性感染时，助手用无菌试管留取标本，行涂片革兰染色镜检、细菌培养及药敏试验。检查瘤细胞，至少需要100mL，并应立即送检，以免细胞自溶。

（5）严格无菌操作，操作中要始终保持胸膜负压，防止空气进入胸腔。

（6）应避免在第9肋间以下穿刺，以免穿透膈肌损伤腹腔脏器。

（7）操作前、后测量患者生命体征，操作后嘱患者卧位休息30min。必要时复查胸透，观察有无气胸并发症。

（8）对于恶性胸腔积液，可注射抗肿瘤药物或硬化剂诱发化学性胸膜炎，促使脏层与壁层胸膜粘连，闭合胸腔，防止胸液重新积聚。具体操作：于抽液500~1 200mL后，将药物（如米诺环素500mg）加生理盐水20~30mL稀释后注入。推入药物后回抽胸液，再推入，反复2~3次后，嘱患者卧床2~4h，并不断变换体位，使药物在胸腔内均匀涂布。如注入的药物刺激性强，可致胸痛，应在药物前给布桂嗪或哌替啶等镇痛剂。

（八）并发症和处理原则

1. 气胸 胸腔穿刺抽液时气胸发生率3%～20%。产生原因一种为气体从外界进入，如接头漏气、更换穿刺针或三通活栓使用不当。这种情况一般不需处理，预后良好。另一种为穿刺过程中误伤脏层胸膜和肺脏所致。无症状者应严密观察，拍片随访。如有症状，则需行胸腔闭式引流术。

2. 出血，血胸 可能因穿刺部位不正确，刺破肋间动静脉所致，穿刺针刺伤可引起肺内、胸腔内或胸壁出血，有时原因不明。处理：①少量出血多见于胸壁皮下出血，一般无须处理。如抽胸水过程中发现胸膜腔出血，应停止抽胸水，需立即止血，抽出胸腔内积血。肺损伤可引起咯血，小量咯血可自止，较严重者按咯血常规处理。②向病侧卧。③观察患者脉搏、血压，每小时1~2次，如4h后无变化，即可延长观察时间。④以后仍可继续抽胸水。⑤穿刺口出血：用消毒纱布按压及胶布固定即可。

3. 膈肌损伤，肝脏等腹腔脏器损伤 穿刺部位过低可引起膈肌损伤，肝脏等腹腔脏器损伤。

4. 胸膜反应 部分患者穿刺过程中出现头昏、面色苍白、出汗、心悸、胸部压迫感或剧痛、昏厥等症状，称为胸膜反应。多见于精神紧张患者，为血管迷走神经反射增强所致。此时应停止穿刺，嘱患者平卧、吸氧，必要时皮下注射0.1%肾上腺素0.01mg/kg。

5. 胸腔内感染 胸腔内感染是一种严重的并发症，主要见于反复多次胸腔穿刺者。为操作者无菌观念不强，操作过程中引起胸膜腔感染所致。一旦发生应全身使用抗菌药物，并进行胸腔局部处理，形成脓胸者应行胸腔闭式引流术，必要时外科处理。

6. 复张性肺水肿 多见于较长时间胸腔积液者经大量抽液或气胸患者。由于抽气过快，肺组织快速复张引起单侧肺水肿，患者出现不同程度的低氧血症和低血压。大多发生于肺复张后即刻或1h内，一般不超过24h。患者表现为剧烈咳嗽、呼吸困难、胸痛、烦躁、心悸等，继而出现咳大量白色或粉红色泡沫痰，有时伴发热、恶心及呕吐，甚至出现休克及昏迷。处理措施包括纠正低氧血症，稳定血流动力学，必要时给予机械通气。

（九）胸腔穿刺术安全指引

1. 穿刺前 了解患者的心理状态，向患者讲明穿刺的目的，介绍操作方法，交代注意事项，消除患者的思想顾虑。对于精神紧张的患者，通过说服、示范、诱导等方法，给予精神安慰，消除紧张、恐惧心理，与患者亲切交谈，鼓励患者深呼吸，让患者学会放松；协助患者取舒适坐位或高枕侧卧位，避免患者看到手术器械和胸腔积液，转移其注意力。

2. 穿刺中 胸穿时咳嗽易引起肺膨胀，穿刺针易损伤肺组织，嘱患者穿刺过程中切勿咳嗽、深呼吸或说话，必要时以手示意通知手术医生，患者欲咳嗽时即喝凉开水，可缓解咳嗽，咳嗽前将针退至皮下，剧烈咳嗽者应拔针停止操作。胸穿术中，应密切观察患者脉搏、呼吸、血压等生命体征变化，以防患者过度紧张，出现休克、呼吸困难等症状；密切观察患者有无头晕、心悸、胸闷、面色苍白、出汗、刺激性干咳、甚至晕倒等胸膜反应。如果患者有上述症状时立即停止抽液，拔出穿刺针，用无菌纱布按压穿刺部位，并协助患者平卧，给予低流量吸氧2~5L/min，必要时给予心电监护。血压下降休克表现者，遵医嘱给予0.1%肾上腺素0.5mg皮下注射，儿童按0.01mg/kg剂量给予，并给予激素、补液等处理。控制抽液、抽气速度，可避免发生复张性肺水肿及低血压。第一次抽气、抽液不要超过800 ~ 1 000mL（交通性、张力性气胸除外），抽液时间至少应控制在1h以内。对心功能较差的患者，首次抽气、抽液量宜更小，600mL内更安全。如患者在减压期间出现干咳、呛咳提示为复张性肺水肿的早期征象，应立即停止减压，一般不至于发生复张性肺水肿和低血压。一旦发生肺水肿，应立即停止操作，准备相应抢救。肺水肿患者应给予酒精湿化吸氧，遵医嘱静脉注射氨茶碱、强心剂和呋塞米。及时治疗肺水肿，避免加重原发病导致意外发生。如考虑液体、气体较多时应尽量作胸腔闭式引流术，以减少并发症的发生。当活检针从胸膜腔内拔出时，要立即用一手拇指堵住活检孔，并按压15min，有助于减少气胸的发生。

3. 穿刺后 穿刺完毕，协助患者俯卧于病床，嘱其卧床休息2h左右，密切观察患者的生命体征、胸部体征的变化，尤其是体温和呼吸的变化，听取患者主诉，及早发现各种并发症。注意穿刺点有无渗血及液体漏出，患者若神态自如，呼吸平稳，再指导其离床活动。对于术中发生晕厥者，术毕后，应协助患者卧床休息并继续观察30min；对于胸穿术中发生低血压的患者，术后应继续给予吸氧、补液治疗。对于胸穿术中发生气胸、出血以及肝脏损伤的患者，应在术后采取相应的治疗、护理，密切观察患者的病情变化。及时向患者通报穿刺结果，注意患者的思想、心态，主动关心他们，鼓励他们勇敢地面对现实，适应生活，消除心理负担，以积极的心态治疗疾病，争取早日康复。

（十）方法改进

1. 胸膜腔穿刺负压引流装置 对于包裹性积液或中小量积液、肥胖或胸膜肥厚的患者，采用传统胸膜腔穿刺方法，穿刺成功率不高，且容易出现并发症。有文献报道利用中心负压吸引装置，持续吸引，抽取真空，自制真空瓶，应用于胸膜腔穿刺术，取得较好临床效果。

使用方法：

（1）负压吸引瓶一端接中心负压吸引，另一端接灭菌消毒的密闭空玻璃瓶，调节负压不超过0.03~0.04mPa，持续吸引抽取真空，制作真空瓶。

（2）按传统胸腔穿刺术的准备工作，预定穿刺点皮肤常规消毒局部麻醉。

（3）用手夹住橡皮管一端，另一端插入已制作成的真空瓶，此时橡皮管内呈负压。

（4）按预定进针方向缓慢进针，当呈负压的瘪橡皮管突然复张并有液体或气体流入真空瓶，说明针尖已进入胸膜腔，即可停止进针，固定好穿刺针即可。

原理主要是利用中心负压持续吸引，抽取真空，使灭菌消毒的空玻璃瓶处于真空（负压）状态。而当各种原因引起的胸膜腔内积液时，其潜在性空腔不复存在，腔内负压亦随之消失，当呈负压的穿刺针一旦进入胸膜腔时，其内的气体或液体便会流向呈负压的真空瓶，此指标可帮助判断穿刺针是否已进入胸膜腔内，避免穿刺针过深引起脏器的损伤。

优点：可以单人独立操作，节省人力。操作过程完全处于密闭状态，无须用注射器反复抽吸，减少了胸膜腔污染的可能。对判断胸穿针是否进入胸膜腔有一客观指标，克服了传统胸穿针只凭术者经验和手感来判断，避免了穿刺针因进入过深导致脏器损伤，提高了穿刺成功率和穿刺的安全性。中心负压调节一般不超过0.04mPa，负压适中，引流通畅，流速恒定，不良反应少。

2. 套管针在胸膜腔穿刺术中的应用 使用方法：用介入治疗用的套管针。穿刺时，将套管针刺入胸膜腔，拔出穿刺针，使套管留在胸膜腔内，然后经套管注药或引流。

应用套管针行胸膜腔穿刺术，非常安全可靠。当穿刺针进入胸膜腔后，拔出针，套管留在胸膜腔内，有较大范围的移动。特别适合胸水少、位置低，离膈肌、肝脏等脏器近的患者。本方法成功率高，可减少副损伤给患者带来的痛苦，值得临床推广。

3. 引流管在胸膜腔穿刺术中的应用 改良方法为：把胸腔穿刺针（或较粗的长针头针座后的胶皮管）直接与引流管相通，穿刺针进入胸腔后，利用胸腔积液的压力差（流体静压）直接引流。为防止外界空气进入胸膜腔，引流管要弯曲成“U”形，以密闭引流管。引流出的积液，要直接引流到有刻度的容器内，以准确判断引流液量。

4. 中心静脉导管的应用 用中心静脉导管穿刺针作胸膜腔穿刺，抽到胸腔积液后，将导丝经穿刺针导入胸腔，拔出穿刺针，把中心静脉导管沿导丝送入胸腔约12cm，抽出导丝，接注射器抽液，确认引流通畅后用贴膜固定于胸壁，外端经胶管与引流袋相接，在患者可耐受情况下，让胸液自然流出，首次引流不大于1 000mL，夹管，第2天再引流；直至24h无胸液流出。此方法操作的难度不大，便于掌握，穿刺后进入体腔的中心静脉导管质地非常柔软，进入体腔较长，中心静脉导管较细，创伤小，不需要缝针，固定牢固，患者痛苦少，无后遗症，患者易于接受。与静脉留置针相比不会脱落或扭曲，不受体位的限制，针芯较粗，引流较通畅；而且由于输血器和引流袋的管路较长，患者活动方便。也避免了以前长金属针头易误伤脏器的危险，在气胸患者当肺内气体排除后肺部复张，导管还可随复张的肺被顶到肺尖部，使气体继续排出。操作时间较短，易于固定，值得注意的是，对顽固的结核性及恶性胸腔积液患者采用该法可持续引流积液的同时，亦可注入抗结核药物或化疗药物，操作方便。可根据患者的情况随时调节放液的速度和注药后关闭开关。保持药物在体腔内一定时间，有利于药物发挥其作用，同时还可以随时观察引流液的颜色、性质和量。但中心静脉导管置入胸腔后无法控制其在胸腔内的位置，对充分引流造成了一定的限制。中心静脉导管引流技术不仅“微创”，而且具有可留置、反复引流或注药、不易折断或阻塞等优点，虽耗材的价格较昂贵，但材料来源充足，值得提倡使用。值得一提的是，如胸腔积液性质黏稠或为脓液时，使用细针或细导管易阻塞，应尽早放置10~14F胸腔导管行水封瓶行闭式引流，并可于胸腔内注入抗生素及用0.9%氯化钠溶液冲洗导管防止堵塞，排尽脓液，促使肺早日复张。

第五节 腹膜腔穿刺引流术

腹膜腔穿刺术（abdominocentesis）是借助穿刺针直接从腹前壁刺入腹膜腔的一项诊疗技术，简称腹穿。

（一）目的

（1）明确腹腔积液的性质，找出病原，协助诊断。

（2）适量地抽出腹水，以减轻患者腹腔内的压力，缓解腹胀、胸闷、气急、呼吸困难等症状，减少静脉回流阻力，改善血液循环。

（3）向腹膜腔内注入药物。

（4）注入一定量的空气（人工气扳）以增加腹压，使膈肌上升，间接压迫两肺，减小肺活动，促进肺空洞的愈合，在肺结核空洞大出血时，人工气腹可作为一项止血措施。

（5）施行腹水浓缩回输术。

（6）诊断性（如腹部创伤时）或治疗性（如重症急性胰腺炎时）腹腔灌洗。

（二）适应证

（1）腹水原因不明，或疑有内出血者。

（2）大量腹水引起难以忍受的呼吸困难及腹胀者。

（3）需腹腔内注药或腹水浓缩再输入者。

（三）禁忌证

（1）广泛腹膜粘连者。

（2）有肝性脑病先兆、包虫病及巨大卵巢囊肿者。

（3）大量腹水伴有严重电解质紊乱者禁忌大量放腹水。

（4）精神异常或不能配合者。

（5）妊娠。

（四）术前指导

（1）穿刺前排空小便，以免穿刺时损伤膀胱。腹穿一般无特殊不良反应。

（2）穿刺时根据患者情况采取适当体位，如坐位、半坐卧位、平卧位、侧卧位，根据体位选择适宜穿刺点。

（3）向患者解释一次放液量过多可导致水、电解质代谢紊乱及诱发肝昏迷，因此要慎重。大量放液后需束以多头腹带，以防腹压骤降、内脏血管扩张而引起休克。放液前后遵医嘱测体重、量腹围，以便观察病情变化。

（4）在操作过程中若感头晕、恶心、心悸、呼吸困难，应及时告知医护人员，以便及时处理。

（五）术前准备

（1）操作室消毒。

（2）核对患者姓名，查阅病历、腹部平片及相关辅助检查资料。

（3）清洁双手（双手喷涂消毒液或洗手）。

（4）做好患者的思想工作，向患者说明穿刺的目的和大致过程，消除患者顾虑，争取充分合作。

（5）测血压、脉搏，量腹围，检查腹部体征。

（6）术前嘱患者排尿，以防刺伤膀胱。

（7）准备好腹腔穿刺包、无菌手套、口罩、帽子、2%利多卡因、5mL注射器、20mL注射器、50mL注射器、消毒用品、胶布、盛器、量杯、弯盘、500mL生理盐水、腹腔内注射所需药品、无菌试管数只（留取常规、生化、细菌、病理标本）、多头腹带、靠背椅等。

（8）戴好帽子、口罩。

（9）引导患者进入操作室。

（六）操作方法

1. 部位选择

（1）脐与耻骨联合上缘间连线的中点上方1cm、偏左或右1～2cm，此处无重要器官，穿刺较安全，且容易愈合。

（2）左下腹部穿刺点　脐与左髂前上棘连线的中1/3与外1/3交界处，此处可避免损伤腹壁下动脉，肠管较游离不易损伤。放腹水时通常选用左侧穿刺点，此处不易损伤腹壁动脉。

（3）侧卧位穿刺点　脐平面与腋前线或腋中线交点处。此处穿刺多适用于腹膜腔内少量积液的诊断性穿刺。

（4）少量积液，尤其有包裹性分隔时，须在B超指导下定位穿刺。

2. 体位　根据病情和需要可取坐位、半卧位、平卧位，并尽量使患者舒服，以便能够耐受较长的操作时间。对疑为腹腔内出血或腹水量少者行实验性穿刺，取侧卧位为宜。

3. 穿刺层次

（1）下腹部正中旁穿刺点层次　皮肤、浅筋膜、腹白线或腹直肌内缘（如旁开2cm，也有可能涉及腹直肌鞘前层、腹直肌）、腹横筋膜、腹膜外脂肪、壁腹膜，进入腹膜腔。

（2）左下腹部穿刺点层次　皮肤、浅筋膜、腹外斜肌、腹内斜肌、腹横肌、腹横筋膜、腹膜外脂肪、壁腹膜，进入腹膜腔。

（3）侧卧位穿刺点层次　同左下腹部穿刺点层次。

4. 操作步骤

（1）消毒、铺巾

1）用碘伏在穿刺部位自内向外进行皮肤消毒，消毒范围直径约15cm，待碘伏晾干后，再重复消毒一次。

2）解开腹穿包包扎带，戴无菌手套，打开腹穿包（助手），铺无菌孔巾，并用无菌敷料覆盖孔巾有孔部位。

3）术前检查腹腔穿刺包物品是否齐全：8号或9号带有乳胶管的腹腔穿刺针、小镊子、止血钳、输液夹子、纱布、孔巾。

（2）局部麻醉　术者核对麻药名称及药物浓度，助手撕开一次性使用注射器包装，术者取出无菌注射器，助手掰开麻药安瓿，术者以5mL注射器抽取麻药2mL，自皮肤至腹膜壁层以2%利多卡因作局部麻醉。麻醉皮肤局部应有皮丘，注药前应回抽，观察无血液、腹水后，方可推注麻醉药。

（3）穿刺　术者左手固定穿刺部皮肤，右手持针经麻醉处垂直刺入腹壁，待针锋抵抗感突然消失时，示针尖已穿过腹膜壁层，助手戴手套后，用消毒血管钳协助固定针头，术者抽取腹水，并留样送检。诊断性穿刺，可直接用20mL或50mL注射器及适当针头进行。大量放液时，可用8号或9号针头，并于针座接一橡皮管，以输液夹子调整速度，将腹水引入容器中记量并送化验检查。

（4）术后处理　抽液完毕，拔出穿刺针，穿刺点用碘伏消毒后，覆盖无菌纱布，稍用力压迫穿刺部位数分钟，用胶布固定，测量腹围、脉搏、血压，检查腹部体征。如无异常情况，送患者回病房.嘱患者卧床休息。观察术后反应。书写穿刺记录。

5. 进针技术与失误防范

（1）对诊断性穿刺及腹膜腔内药物注射，选好穿刺点后，穿刺针垂直刺入即可。但对腹水量多者的放液，穿刺针自穿刺点斜行方向刺入皮下，然后再使穿刺针与腹壁呈垂直方向刺入腹膜腔，以防腹水自穿刺点漏出。

（2）一定要准确，左下腹穿刺点不可偏内，避开腹壁下血管，但又不可过于偏外，以免伤及髂血管。

（3）进针速度不宜过快，以免刺破漂浮在腹水中的乙状结肠、空肠和回肠，术前嘱患者排尿，以防损伤膀胱。进针深度视患者具体情况而定。

（4）放腹水速度不宜过快，量不宜过大。初次放腹水者，一般不要超过3 000mL（但有腹水浓缩回输设备者不限此量），并在2h以上的时间内缓慢放出，放液中逐渐紧缩已置于腹部的多头腹带。

（5）注意观察患者的面色、呼吸、脉搏及血压变化，必要时停止放液并及时处理。

（6）术后卧床休息24h，以免引起穿刺伤口腹水外渗。

（七）注意事项

（1）术中密切观察患者，如有头晕、心悸、恶心、气短、脉搏增快及面色苍白等，应立即停止操作，并进行适当处理。

（2）放液不宜过快、过多，肝硬化患者一次放液一般不超过3 000mL，过多放液可诱发肝性脑病和电解质紊乱。但在维持大量输入白蛋白基础上，也可大量放液。放液过程中要注意腹水的颜色变化。

（3）放腹水时若流出不畅，可将穿刺针稍作移动或稍变换体位。

（4）术后嘱患者平卧，并使穿刺孔位于上方以免腹水继续漏出；对腹水量较多者，为防止漏出，在穿刺时即应注意勿使自皮肤到腹膜壁层的针眼位于一条直线上，方法是当针尖通过皮肤到达皮下后，即在另一手协助下，稍向周围移动一下穿刺针头，然后再向腹腔刺入。如遇穿刺孔继续有腹水渗漏时，可用蝶形胶布或火棉胶粘贴。大量放液后，需束以多头腹带，以防腹压骤降；内脏血管扩张引起血压下降或休克。

（5）注意无菌操作，以防止腹腔感染。

（6）放液前后均应测量腹围、脉搏、血压，检查腹部体征，以视察病情变化。

（7）腹水为血性者于取得标本后，应停止抽吸或放液。

第六节 外周中心静脉导管置管术

经外周静脉穿刺中心静脉置管，是利用导管从外周手臂的静脉进行穿刺，导管直达靠近心脏的大静脉，避免化疗药物与手臂静脉的直接接触，加上大静脉的血流速度很快，可以迅速冲稀化疗药物，防治药物对血管的刺激，因此能够有效保护上肢静脉，减少静脉炎的发生，减轻患者的疼痛，提高患者的生命质量。

（一）PICC

患者使用PICC后，在使用期间要注意手臂活动幅度不能过大或太剧烈，防止导管脱落或断裂；另外，每星期进行一次冲管和换膜（由护士完成），洗澡尽量使用淋浴，薄膜松动要及时更换，以防止导管阻塞或置管处皮肤血管的感染。如果PICC维护得好的话，一般可以使用长达1年以上，足够维持到化疗结束。

1. 静脉选择 PICC置管通常在患者肘窝部的贵要静脉、肘正中静脉、头静脉中任选一条，导管直接插入到上腔静脉。需要选择弹性及显露性好的血管。

2. PICC置管的适应证

（1）需要长期静脉输液，但外周浅静脉条件差，不易穿刺成功者。

（2）需反复输入刺激性药物，如化疗药物。

（3）长期输入高渗透性或黏稠度较高的药物，如高糖、脂肪乳、氨基酸等。

（4）需要使用压力或加压泵快速输液者，如输液泵。

（5）需要反复输入血液制品，如全血、血浆、血小板等。

（6）需要每天多次静脉抽血检查者。

3. PICC置管的禁忌证

（1）患者身体条件不能承受插管操作，如凝血机制障碍、免疫抑制者慎用。

（2）已知或怀疑患者对导管所含成分过敏者。

（3）既往在预定插管部位有放疗史。

（4）既往在预定插管部位有静脉炎和静脉血栓形成史、外伤史、血管外科手术史。

（5）局部组织因素，影响导管稳定性或通畅者。

4. 操作方法 患者取仰卧位，用皮尺测量患者从穿刺部位至上腔静脉的长度，成人一般为45~48cm，儿童根据年龄大小而不同。选择好穿刺部位后，扎止血带，常规消毒，按说明进行PICC导管静脉穿刺，根据患者的情况保留导管长度，穿刺完毕后进行X线片检查，确定在上腔静脉后即可使用。

5. PICC的优点

（1）PICC置管时因穿刺点在外周表浅静脉，不会出现血气胸、大血管穿孔、感染、空气栓塞等威胁生命的并发症，且血管的选择范围较大，穿刺成功率高，穿刺部位肢体的活动不受限制。

（2）可减少因反复静脉穿刺给患者带来的痛苦，操作方法简捷易行，不受时间地点限制，可直接在病房操作。

（3）PICC导管材料由特殊聚氨酯制成，有良好的组织相容性和顺应性，导管非常柔软，不宜折断，在体内可留置6~12个月，置管后的患者生活习惯基本不会受到影响。

（4）因导管可直接进入上腔静脉，此处血流量大，可迅速降低液体渗透压或化疗药物造成的局部组织疼痛、坏死、静脉炎等。

早期进行置管的患者在化疗过程中基本不会出现静脉损伤，确保化疗过程中能有良好的静脉通道，顺利完成化疗。目前已成为危重病和化疗患者长期静脉营养支持及用药的一条方便、安全、快捷、有效的静脉通路。

6. 堵塞的处置 如若PICC管道不慎发生阻塞，可利用负压技术将稀释的尿激酶5 000U/mL、0.5mL注入PICC管腔内，停留15~20min后用注射器回抽，有血液抽出即表明溶栓成功。如无血液抽出则可反复重复上述操作，使尿激酶在导管内停留一定时间，直至有血液抽出。要注意的是尿激酶的总量不宜超过15 000U。导管通畅后，回抽5mL血液以确保抽回所有药物和凝块。

7. 一般维护 第一个24h必须换药。以后伤口愈合良好，无感染、渗血时，每7天更换敷料一次。如伤口敷料松开、潮湿时，随时更换。如穿刺部位有红肿、皮疹、渗出、过敏等异常情况，可缩短更换敷料时间，并要连续观察局部变化情况。每次更换敷料时应严格执行无菌操作，贴膜要自下向上撕取，并注意固定导管，防止脱管。更换后记录日期。患儿洗澡时要用保鲜膜包裹穿刺部位，洗澡后要更换敷料。

在使用PICC输液前应用碘伏棉签擦拭肝素帽30s，静脉治疗前后要用不小于10mL的注射器抽取生理盐水冲洗管腔。在输血制品、营养液等高浓度液体后，用20mL生理盐水进行脉冲式冲管。如输液速度较慢或时间较长时，应在使用中用生理盐水冲管，以防止堵管。

（二）植入式静脉输液港

1. 植入式输液港优点

（1）感染风险低 因其操作简单，且为皮下埋植，从而降低了感染的风险。

（2）方便患者 无插入蝶翼针可洗浴及游泳，埋植于皮下不易被别人注意。

（3）减少穿刺血管的次数，保护血管，减少药物外渗的机会。

（4）维护简单，治疗间歇期4周维护一次即可。

（5）使用期限长 按穿刺隔膜能让19G的无损伤穿刺针穿刺1 000次，蝶翼针连续使用7天来计算，输液港可使用19年。

2. 植入式输液港护理

（1）护士戴口罩，彻底洗手，戴无菌手套。用络合碘棉球以输液港为圆心，向外用螺旋方式擦拭，其半径10~12cm，重复上述步骤3次。将无损伤针用 10mL以上一次性空针的生理盐水排气，夹闭延长管。

（2）触诊定位穿刺隔 用非主力手的拇指、示指与中指做成三角形，将输液港固定，确定此三指的中点。轻柔地从输液港中点处垂直插入穿刺隔，直达储液槽的底部。打开延长管的夹子，抽回血，以确定针头位置无误，用生理盐水脉冲方式冲洗输液港后，夹注延长管并分离注射器，用无菌敷料覆盖。输液时，将输液器连接延长管，放开夹子，缓慢注入药物。同时密切观察注射部位有无渗液现象。发现异常，则立即停止注射并采取相应的措施。

（3）治疗结束后，用20mL生理盐水脉冲式冲管、正压封管，夹闭延长管。

（4）输液期间每7天更换一次输液港无损伤针。如果发生堵管现象，可利用负压技术将稀释的尿激酶5 000U/mL、0.5mL注入PICC管腔内，停留15～20min后用注射器回抽，有血液抽出即表明溶栓成功。如无血液抽出则可反复重复上述操作，使尿激酶在导管内停留一定时间，直至有血液抽出。要注意的是尿激酶的总量不宜超过15 000U。导管通畅后，回抽5mL血液以确保抽回所有药物和凝块。

（路素英 甄子俊）

参考文献

[1] 黄绍良. 小儿血液病临床手册［M］. 2版. 北京：人民卫生出版社，1999：26-32.

[2] Lee S H，Erber W N，Porwit A，et al. ICSH guidelines for the standardization of bone marrow specimens and reports［J］. Int J Lab Hematol，2008，30（5）：349-364.

[3] Daniels C E，Ryu J H. Improving the safety of thoracentesis［J］. Curr Opin Pulm Med，2011，17（4）：232-236.

[4] Sokolowski J W Jr，Burgher L W，Jones F L Jr，et al. Guidelines for thoracentesis and needle biopsy of the pleura. This position paper of the American Thoracic Society was adopted by the ATS Board of Directors，June 1988［J］. Am Rev Respir Dis，1989，140（1）：257-258.

[5] Knue M，Doellman D，Jacobs B R，et al. Peripherally inserted central catheters in children：a survey of practice patterns［J］. J Infus Nurs，2006，29（1）：28-33.

[6] Ober S，Craven G. Infusion nursing standards of practice influences the boards of registration in nursing on advisory rulings regarding peripherally inserted central catheters［J］. J Infus Nurs，2012，35（2）：81-82.

[7] Yeste Sánchez L，Galbis Caravajal J M，Fuster Diana C A，et al. Protocol for the implantation of a venous access device （Port-A-Cath System）. The complications and solutions found in 560 cases［J］. Clin Transl Oncol，2006，8（10）：735-741.

14 第十四章 儿童淋巴瘤患者的护理

儿童淋巴瘤患者是一个特殊的群体，年龄跨度比较大，包括年幼儿（0～3岁）、儿童（3～15岁）和青少年（15～18岁），理解能力、自我控制能力和语言表达能力不一致，治疗期间给予照顾者的护理显得尤为重要，儿童淋巴瘤患者在护理上更需要护士高超的静脉穿刺技术、病情观察能力、急症的处理能力、与照顾者的沟通能力，护士更多的爱心与耐心。本章主要阐述儿童恶性淋巴瘤的护理评估、护理问题及护理措施。

第一节 护理评估

一、病史采集

患儿大多数无法自述病史，需要由监护人或照顾者代述，所以病史采集过程中要认真听，重点问。初次就诊疑是淋巴瘤的患儿，应询问就诊原因及主要表现，如是否在患儿耳后、颈部、腋窝、腹股沟和腹部等地方摸到肿物，凡浅表淋巴结出现无痛性、进行性肿大为淋巴瘤的早期信号。是否有全身不适症状如低热、乏力和盗汗。还应了解患儿的日常活动、饮食及睡眠情况，了解患儿生长发育情况，评估患儿服药史、过敏史、家族遗传史等等。

二、体格检查

儿童淋巴瘤患者常见症状有淋巴结肿大、腹部肿块和纵隔肿块。常伴有腹胀尿少（腹部肿块）和咳嗽、气促、呼吸困难、面部浮肿、声音嘶哑（纵隔肿块）、发热、盗汗、消瘦等。重点体查以上症状和全身淋巴结，特别是浅表淋巴结的大小、质地、表面是否光滑、有无压痛等。

三、心理状态及社会支持系统的评估

评估患儿及监护人或照顾者的心理状态，必要时请心理舒缓专科会诊。评估家庭经济能力及家属、亲友、社会的支持能力。本院儿童肿瘤科长期合作的社会支持爱心机构为广州金丝带和广青启智童心童路患儿服务分队，无论在情感方面、疾病知识获取方面，甚至在经济方面都能很好地帮助患儿家庭。特别是开展的家长分享会、每周电影节、童心童画、愿望成真等活动深受照顾者的好评，这些活动既能让照顾者互相学习照顾知识，舒缓患儿及照顾者的心情，更能改善医患关系，提高满意度。

四、辅助检查

主要了解患儿看病的过程，检查的结果，有助于护士作业准确的护理诊断和护理措施，更好地提供优质护理。

第二节　存在的护理问题

（一）有感染的危险

放疗、化疗的毒副作用致中性粒细胞减少，免疫力下降；恶性肿瘤对骨髓的浸润等因素使患儿处于感染的风险之中。

（二）体温过高

感染、肿瘤进展或者肿瘤坏死物吸收或浸润可导致发热。

（三）活动无耐力

肿瘤本身或者手术、化疗和放疗等治疗因素可导致全身性虚弱；发热消耗、休息/睡眠时间不足；血红蛋白低等。患儿表现为疲倦、活动力下降。

（四）疼痛

肿瘤浸润和压迫可导致疼痛。疼痛部位取决于肿瘤侵犯和浸润部位，有头痛、腹痛、背部疼痛和肢体疼痛等。

（五）营养失调

手术、放疗和化疗所致的不良反应，如无味、食欲减退，恶心、呕吐，口腔黏膜炎症溃疡和腹泻等。

（六）出血

化疗的不良反应如血小板低、纤维蛋白原低；恶性肿瘤对骨髓的浸润导致血小板下降均可导致出血，如皮下出血、鼻腔出血和消化道出血等。

（七）消化系统不良反应

肿瘤本身或者化疗、放疗可导致患儿出现恶心、呕吐、腹泻、口腔黏膜炎等消化道症状。

（八）肿瘤急症

纵隔淋巴母细胞淋巴瘤压迫上腔静脉可导致上腔静脉压迫综合征。伯基特淋巴瘤常在治疗初期出现肿瘤溶解综合征，这些肿瘤急症可导致患者死亡。

（九）静脉炎

化疗药物注射期间可因化疗药物渗漏或刺激导致外周静脉炎症。

（十）监护人或照顾角色紧张

患儿父母或监护人缺乏疾病全程信息，对肿瘤的恐惧以及治疗所引起的经济困难等因素可导致紧张。

第三节 护理措施及依据

一、有感染的危险

1. 评估增加感染的易感因素，做好保护性隔离 医护人员接触患儿前必须洗手；各种治疗操作严格遵守无菌技术原则；做好患儿卫生，教导照顾者学会七步洗手法，提供免洗速干洗手液；留一名健康陪护，有感染征兆时勿接触患儿，适当地限制探视；与已经感染的患儿分室居住，避免交叉感染；督促患儿每天多次漱口，尤其是进食前后、晨起、晚睡前，以便清除食物残渣；观察口腔黏膜、牙龈有无异常，及时处理；保持肛周皮肤及会阴部卫生，每次便后用温水清洗，棉巾吸干。保持大便通畅，预防便秘和肛裂；当中性粒细胞绝对值≤0, 5×10^9/L，最好入住简易层流病床。

2. 减低个体对感染的易感性 鼓励和维持饮食中蛋白质和热量的摄入；定时监测血常规结果；准确使用抗生素；尽量缩短住院时间。

3. 观察感染的征兆，及时通知医护人员 告知患儿和照顾者感染的症状和体征，如精神不振、喂养困难、呕吐、肤色轻微的改变、咳嗽、咽痛、发烧、排尿疼痛、尿液混浊等以便得到及时处理。

二、体温过高

1. 降温处理 根据患者的具体情况选择合适的降温方法，如实测量体温并记录。保持室温在22～25℃，湿度在50%～60%，室内空气新鲜，每天开窗通风2次，每次15~30min，并注意保暖。护士给予患儿冰敷额头及全身大血管处，温水擦浴等，忌用乙醇擦浴。冰敷时注意交接班，多巡视防止冻伤，保持手足温暖，防止微循环障碍。

2. 饮食指导 高热患者唾液分泌减少，有利于细菌生长，给予口腔护理，多漱口。指导给予清淡易消化的高能量、高蛋白质的饮食。出汗后及时擦干汗水，随时更换汗湿的衣、被服；清洁全身皮肤，给予患儿多喂水，尤其是补充糖盐水，预防脱水而发生低血容量性休克。

3. 预防并发症 每4h监测生命体征一次，高热时每30min测量一次体温并卧床休息，减少活动，保持病房安静，以免发生高热惊厥。必要时给予氧气吸入。

三、活动无耐力

1. 观察有无活动后头晕、气促等贫血症状 评估患儿活动耐受力。先测量静息时的生命体征作为对照，测量活动后生命体征，记录患儿出现有反应时的活动强度、活动时间、具体的不良反应等作为制定具体活动方案的依据。

2. 保证患儿充足的休息和睡眠时间 减少干扰因素，如噪音、探视者。

3. 避免患儿情绪波动过大 给予有效的止痛措施、舒适的体位、安静的环境等。各种护理及治疗时间应集中，首选中心静脉导管。

4. 循序渐进地增加活动 根据患儿的贫血程度、化疗的进程和活动后的不良反应，与家属共同制定合理的休息与活动计划。轻中度贫血的患儿，活动量以不感到疲劳，不出现头晕、气促等症状为宜，根据血红蛋白上升情况逐渐增加活动量；重度贫血患儿伴显著缺氧，应绝对卧床休息，协助完成一切日常生活，给予氧气吸入，改善组织缺氧，指导患者全身放松，如深呼吸、听音乐；指导照顾者帮助患儿在床上被动活动，协助变换体位，预防压疮；提供安全并具有挑战性的适合儿童年龄段的游戏和活动，如讲故事、制作拼图等。

5. 讲授活动时保存体能的方法 活动中间要休息，照顾者要全程陪同，预防跌倒；活动时以患儿自我感觉为主，如果出现疲乏、呼吸困难、头晕、气促等缺氧征兆应及时停止活动。

6. 饮食指导 详见营养失调。

7. 输血的护理 按照医嘱输注成分血，注意无菌操作，严格执行核对制度，观察输血不良反应，及时记录并处理。

四、疼痛

（1）药物治疗 原发疾病的治疗可以缓解由肿瘤浸润引起的疼痛，配合使用止痛药物如奥施康定、吗啡、多瑞吉等。使用止痛药物期间注意观察呼吸情况、排便情况，可以进食粗纤维，多喝水，适量运动，预防便秘，必要时使用通便药物。

（2）选择中心静脉导管可缓解穿刺带来的疼痛，合理安排腰椎穿刺、骨髓穿刺，提高操作技术可缓解治疗检查带来的疼痛。

（3）心理护理 详见第十五章“儿童淋巴瘤患者心理问题的处理”。

五、营养失调：低于机体需要量

（1）解释充足营养的重要性，定时监测体重和生化结果，了解营养状况。及时采用住院患者营养风险筛查评分表，评分≥3分，表示患者处在营养风险中，应及时转介营养专科护士，开始实施营养治疗；评分＜3分者，虽没有营养风险，但应每周进行营养的再评估，进行预防性的营养治疗。共同制定营养菜单，定下每餐或者加餐的目标，达到目标予以表扬。

（2）患儿化疗后恶心、呕吐最严重期间，适当使用止呕药。创造良好的进餐环境。鼓励几位患儿一起进餐，尝试进行小比赛，给予表扬和奖励。

（3）制定合理的治疗计划，避免在进食时进行操作。指导照顾者提供营养丰富且易消化的可口食物，可使用调味品和香料（如柠檬汁、百合、肉桂、酱油等），减少某些食物容易引起呕吐的味道。在饮食方面做到“五忌四要”。

“五忌”：一忌使用甜、腻、辣、炸、烤食品；二忌乙醇；三忌食品有浓烈气味如臭豆腐等；四忌某些含有5-HT丰富的食品如香蕉、茄子等；五忌餐后立即躺下，以免反流引起恶心、呕吐。

“四要”：一要少量多餐；二要选择碱性或固体食物，可于化疗前吃一点饼干或烤面包等干且温和的食物；三要限制餐前1h的饮水量，尽量不饮水；四要多吃薄荷类食物及低温食物，必要时要素饮食或者全胃肠外营养。

六、出血

（一）观察临床表现

观察患儿皮肤黏膜有无出血点及瘀斑，有无牙龈、鼻腔出血，有无呕血、黑便等消化道出血症状，有无头晕、头痛、呕吐等颅内出血征兆，有无血压下降、脉率增快等出血性休克症状。

（二）鼻出血的预防与护理

1. 保持鼻腔黏膜的湿润 病房湿度保持在50%~60%，嘱患儿多饮水，鼻腔干燥时可用清鱼肝油外涂。

2. 防止外伤 指导患儿勿用力抠鼻子、擤鼻涕。

3. 鼻出血的处理 少量出血时可用1∶1 000的肾上腺素或者凝血酶原棉塞子填塞，局部冷敷。大量出血不止时：①通知医师，建立大静脉双通路维持有效循环，即查血常规，根据失血程度输血。②清理呼吸道，开放气道，吸痰。配合气管插管或气管切开术，予呼吸囊辅助呼吸。③取半坐卧位，冰敷双侧颈部，若出血凶猛，出血量大，将患者保持低头侧卧位，不宜随意搬动患者。④止血：配合后鼻孔填塞术，术后保持湿润，加强口腔护理。

（三）消化道出血的预防与护理

少量出血者，可进稍凉的流质饮食。大量出血时：①通知医生。②协助患者卧床，头偏向一侧。③保持呼吸道通畅：随时清理呼吸道，吸痰，吸氧。④建立静脉通路，尽快补液。同时配血输血，输血量及速度可依据出血的程度而定。⑤留置胃管，保留性抽吸。⑥使用止血药。⑦观察生命体征，准确记录24h出入量。⑧呕血、恶心、呕吐和休克的情况下应禁食。

（四）颅内出血的预防与护理

当血小板≤50×10^{9}/L时，减少患儿活动时间，避免剧烈咳嗽，用力排便，剧烈呕吐、哭闹等，警惕颅内出血。当患儿突然出现激烈疼痛、尖叫、喷射性呕吐、烦躁不安甚至昏迷，提示可能发生颅内出血，此时需：

（1）马上通知医生，给予去枕平卧位头侧一边。

（2）立即清理口腔内呕吐物及分泌物，保持呼吸道通畅。

（3）患儿躁动不安时，给予镇静、吸氧。

（4）按医嘱给予甘露醇、呋塞米等脱水利尿剂；按医嘱给予地塞米松减轻炎性渗出以减低颅内压和止血等药物。

（5）注意观察患儿的生命体征、意识状态，准确记录24h出入量。

七、消化道反应

1. 消化道反应的预防与护理 化疗后可出现恶心、呕吐等症状，严重者可出现水、电解质及酸碱平衡紊乱。

（1）化疗前预防性给予止呕药；当患者呕吐时，及时清除呕吐物，保持口腔清洁。严重者可根据药物的半衰期6~8h重复给予止吐药。

（2）饮食指导 咨询营养专家。

2. 口腔黏膜并发症的预防与护理 化疗后可出现程度不同的口腔炎，采用五级法对口腔黏膜、牙龈及舌苔进行评估和处理。表14–1为口腔黏膜损伤分级标准。

（1）化疗时每天采用口腔黏膜损伤分级来评估，根据不同的分度指导。

（2）避免进食刺激性、粗糙、有骨刺的食物。

（3）口腔黏膜损伤评级为1度时要多漱口，预防性用贯新克外喷。

（4）出现溃疡时按医嘱在溃疡面做细菌培养，根据培养结果和口腔黏膜情况涂药。如溃疡用贯新克、冰硼散；真菌感染用制霉菌素、1%～4%碳酸氢钠溶液；厌氧菌感染用甲硝唑等。溃疡疼痛者可用0.5%普鲁卡因或2%利多卡因局部止痛后再进食。

（5）口腔溃疡确实无法进餐者，应制定静脉营养计划。

表14–1 口腔黏膜损伤分级

评级		临床表现
0度	正常	口腔黏膜呈粉红色且湿润，无破损，无痂皮，无牙垢。牙龈呈粉红色且质地平滑
1度	早期	口腔黏膜及牙龈是红色且发亮的，并可能有白斑存在。牙龈可能表现为红肿。此期有无痛性溃疡的存在。舌表现为红肿、干燥，并有舌苔
2度	中度	口腔黏膜及牙龈表现同1度描述，但此期有痛性溃疡存在。患儿此期能够进食，但已受疼痛的影响
3度	重度	严重的红斑及溃疡或有严重的白色斑点存在。患儿主诉有严重的疼痛并不能进食
4度	极重度	患儿需要胃肠道外的营养或肠道营养支持

八、静脉炎的预防与护理

（一）静脉炎的预防

建议首选中心静脉导管，如静脉输液港、PICC等可有效预防静脉炎；如无条件留置中心静脉导管，必须采用外周静脉留置针进行化疗，并确保回血好，在血管内。

（二）静脉炎护理

如不可避免出现静脉炎，早期可用呋喃西林或地塞米松湿敷，喜疗妥或者赛肤润外涂。若疑有或发生化疗药物外渗，应立即停止注射，局部使用相应的拮抗剂处理或用地塞米松5mg+2%利多卡因2mL+0.9%生理盐水8mL局部封闭，范围需大于渗漏的区域，中山大学肿瘤防治中心儿童肿瘤科采取连续局部封闭3天，外涂喜疗妥药膏，临睡前一次涂上喜疗妥药膏后用保鲜膜覆盖，取得良好的疗效。及时上报不良事件，进行根本原因分析（roof cause analysrs，RCA）。

九、肿瘤急症

（一）上腔静脉压迫综合征

重点在于解除压迫。床边吸氧，建议尽快采用股静脉置管或者股静脉留置输液港，保证静脉通路。取半坐卧位，适当抬高双下肢以缓解颜面及上身躯体水肿。严格计算钠盐和液体的摄入，根据病情控制补液速度，适当使用利尿剂、镇静剂和止痛剂。用少量激素或化疗药物进行诱导治疗时应密切观察生命体征，记录尿量，观察电解质的变化，警惕肿瘤溶解综合征的发生。

（二）肿瘤溶解综合征

关键在于预防。对有肿瘤溶解综合征危险因素的患者，即肿瘤负荷大，增殖比率高而对化疗敏感，在化疗或放疗前，均需采取充分水化、利尿及预防性使用别嘌呤醇或拉布立酶以控制溶解尿酸等措施，以防止或减少肿瘤溶解综合征发病的可能性。给予心电监护，每天观察体重和尿量的变化，严格记录出入量，监测肾功能、电解质直到正常。注意观察诱导化疗的不良反应，必要时采取血液透析。

十、监护人或照顾者角色紧张

（1）评估监护人或照顾者紧张的问题，确定需要哪些帮助。

（2）与监护人或照顾者沟通，确认患儿及照顾者对疾病知识了解程度和对疾病、未来生活的顾虑、情感支持情况、家庭结构、经济情况等，并给予清楚的解释和说明。运用通俗易懂的语言介绍疾病的病因、临床表现、治疗方案、家居照护等。

（3）允许和鼓励患者及照顾者自学有关知识，提供疾病相关的学习资料比如《儿童肿瘤科就医指南》《家长手册》等。鼓励家属积极参与中山大学附属肿瘤医院儿童肿瘤科与广州金丝带举办的家长分享会，听取相同经历家长的体会与照护经验，创造相互尊重、信任和合作的氛围，认真听取家属提出的问题，并耐心给予解答。

（4）饮食及活动指导　咨询相关专业人士。

（5）协助找出所有能给予志愿帮助的资源　家庭、亲戚朋友、社会爱心机构或者团体。

（6）出院指导　鼓励参与社会支持系统，保持良好的心态，适量的活动，均衡饮食，按时按量服药，按时复查，化疗期间注意避免预防接种疫苗。

（蔡瑞卿）

参考文献

［1］ 方建培，陈纯，金润铭．儿童白血病的诊断和治疗［M］．北京：人民卫生出版社，2008.

［2］ 沈南平．儿科护理技术［M］．北京：人民卫生出版社，2011.

［3］ Lynda Juall Carpenito-Moyet．护理诊断手册［M］．景曜，译．美国：世界图书出版社，2008：39-317.

［4］ 缪景霞，周小平．肿瘤科护理细节问答全书［M］．北京：化学工业出版社，2013.

［5］ 林桐榆，朱军，高子芬．恶性淋巴瘤诊断治疗学［M］．北京：人民卫生出版社，2013.

15 第十五章

儿童淋巴瘤患者心理问题的处理

儿童正处于生长发育期，人生才刚刚起步，如晨曦朝阳般凝聚了父母和其他亲友的希望与宠爱。儿童罹患癌症，对于孩子或者家长，乃至整个家庭都是莫大的打击，需面临诸多生活改变。在获知诊断、经历治疗的过程当中，无论是孩子本人，还是父母或其他家人，都可能出现种种情绪和重重压力，感到身心俱疲，信心殆尽。

第一节 儿童肿瘤患者的心理特点与常见心理变化

由于儿童、青少年生理和心理发展的特殊性，不同年龄阶段的孩子对于疾病的认知与理解会有不同（表15-1），对自身患病和治疗可能出现的行为反应和心理需要也会有所不同，医护人员和父母或主要照顾者应根据孩子的不同年龄、生理发育特点、心智成熟程度、性格、生活经历、家庭养育环境，向孩子适当地解释病情和即将面临的情况，了解孩子的内心世界，充分聆听与积极沟通，鼓励并陪伴孩子积极面对疾病与治疗，减轻癌症治疗经历对孩子心理发育和人格发展的不良影响。

表15-1 不同年龄段儿童对疾病的认知理解和心理行为反应

儿童年龄段	儿童对疾病的认知和理解	儿童可能出现的反应	父母 / 照顾者可以给予的回应
新生儿/婴儿/幼儿期	• 对疾病的了解相当有限或者几乎没有概念 • 婴儿能够感知父母透过身体或面部表情表达的情感，包括焦虑、恐惧、愤怒、悲伤 • 能够感受到与父母分离的时间 • 当父母不在身边时，情绪会受到影响，并可能以躯体症状为表现形式，如呕吐、腹痛等	• 情绪不稳、挑剔易怒 • 哭闹 • 黏人 • 睡眠或饮食习惯改变 • 腹痛 • 轻度皮肤过敏、皮疹 • 幼儿：比平常易发脾气，出现退行性行为，如吸吮手指、尿床、呀呀自语等婴儿期表现	• 给予如常的生活照顾，尽量保持孩子原有生活作息规律 • 给予充足的身体接触和皮肤触摸，如轻拍、拥抱和轻吻 • 观察孩子在游戏玩耍时的状态，了解其能否调整并适应情况 • 让孩子在日常生活接触中感受到安全感，及时回应孩子的生理需求 • 运用节奏轻柔的音乐、轻松有趣的幼儿动画片、图画书或图片、大自然景象，或者为婴幼儿按摩抚触，帮助孩子慢慢平静与放松

（续表）

儿童年龄段	儿童对疾病的认知和理解	儿童可能出现的反应	父母 / 照顾者可以给予的回应
学龄前期（3~5岁）	• 对疾病具有初步的感知和理解能力 • 认知具有明显的内指向特点，此阶段儿童倾向于认为父母的躯体不适、负性情感或家庭成员间的争吵是由于自己引起的 • 认为自己是全世界的轴心和焦点（自我为中心），周遭的人和事物均与之相关 • 认为疾病以及治疗是对自己的惩罚（如不听话、做错事、心生恶念等）	• 吸吮手指 • 尿床 • 口吃 • 呀呀自语 • 恐惧黑暗、怪物、怪兽、动物、陌生人、陌生环境、昏暗阴郁环境，以及不确定的未知事物 • 噩梦 • 梦呓或梦游 • 过度活跃 • 冷漠 • 害怕与亲人分离（特别是睡觉前） • 有攻击性行为，如打人、咬人或伤害自己	• 运用图片、画册、故事书、洋娃娃、毛绒玩具、布偶，与孩子谈及疾病；也可以使用儿童绘本向孩子解释疾病和身体不适症状 • 允许孩子提问，用简单、清晰、能被孩子理解的词汇和语言，给予必要的解释；必要时重复这些解释 • 解释将来日常生活中可能出现的变化（如暂时不上幼儿园、定期去医院看病） • 对孩子承诺父母的爱，保证孩子会得到照顾与陪伴 • 向孩子讲述一个关于“噩梦”的故事，让孩子明白噩梦不是真实存在的事物 • 肯定地告诉孩子：疾病与他/她的行为或想法无关；必要时重复告知及解释 • 保证孩子每天有一定的嬉戏玩耍时间，为孩子安排一些有趣的活动或游戏；如条件允许，多带孩子到户外或大自然中活动，或者参与同龄孩子的游戏 • 解读并理解孩子的情绪和行为可能代表的意义 • 不要过度管制孩子或者过分迁就孩子，保持家庭中一贯的规矩与管教；同时允许孩子有发泄情绪的渠道和时间 • 根据孩子的身体状况与兴趣，为孩子选择适量的体力活动或体育锻炼，消耗过剩的精力，以免转移成焦虑情绪 • 尽量保持如常的生活作息规律与饮食喜好
学龄期（6~12岁）	• 对复杂的词汇与言语拥有更好的理解能力，能够理解关于“什么是癌细胞”与疾病诊断的全面解释 • 能够逐渐理解“死亡”的含义，明白“人是会死的” • 此年龄阶段的儿童同样可能认为疾病以及治疗是对自己的惩罚（如不听话、做错事、心生恶念等）	• 情绪不稳、急躁易怒 • 悲伤难过、哭泣流泪 • 焦虑、内疚、嫉妒 • 出现生理症状：头痛、胃痛、腹痛 • 对与父母分离感到焦虑 • 对父母、主要照顾者或者医护人员感到愤怒，出现攻击性言语或行为 • 注意力不能集中，或者相反地，注意力过分集中于自己的身体与疾病 • 社交退缩或自我孤立，害怕见到陌生人，不愿意与人交往或参加群体活动 • 性格较前有明显改变，如异常安静、沉默不语、敏感紧张、暴躁易怒 • 难以适应改变，即使一些生活上的细微改变 • 担心被惩罚，害怕陌生环境和陌生人，自我防御心理明显增强	• 运用儿童绘本向孩子解释什么是癌症、治疗、副作用以及期望的治疗结果等等 • 肯定地告诉孩子：疾病与他/她的行为或想法无关；必要时重复告知及解释 • 对孩子承诺父母的爱，保证孩子会得到照顾与陪伴 • 保证孩子每天有一定的自由时间，允许孩子自我安排一些娱乐活动或趣味游戏；如条件允许，多带孩子到户外或大自然中活动，或者参与同龄孩子的游戏 • 尽量保持如常的生活作息规律，在一定范围内给予孩子自我选择权（如选择电视频道、食物饮料、衣服颜色、书籍玩具等） • 尊重孩子，鼓励表达内心感受，每天留出一点时间与孩子谈心，聆听他/她的想法，让孩子知道父母关心他/她的感受与想法 • 即使孩子没有提出对死亡的担心和忧虑，但不代表孩子没有这方面的疑问。父母可以选择一个合适的时机与孩子谈论死亡的话题，回答疑问，减轻恐惧与忧虑；也可以运用一些相关的图书作为引导展开生死教育

（续表）

儿童年龄段	儿童对疾病的认知和理解	儿童可能出现的反应	父母 / 照顾者可以给予的回应
青春期（13~18岁）	• 思维方式和理解能力已经接近成人水平 • 具备抽象思维能力，能够思考自身没有经历过的事情 • 可以理解疾病与症状的原因 • 能够明白人有时是脆弱的 • 能够明白事件当中的复杂关联与人际关系 • 为避免与他人讨论或引起家人担心，孩子会倾向于否认自身的恐惧与忧虑	• 希望自己能更加独立，渴望能跟成年人一样受到尊重和同等对待 • 感到愤怒、急躁 • 出现叛逆行为 • 可能会批评父母处理事情的方式和疾病治疗的相关决定 • 抑郁 • 焦虑 • 担心自己与别人不一样 • 判断能力不足 • 社交退缩或自我封闭 • 冷漠，不关心他人 • 出现躯体症状：恶心、胃痛、头痛、皮疹等 • 性格变得内向，隐藏情感、情绪	• 鼓励孩子倾诉内心感受。此年龄阶段的孩子或许更愿意与同学、好朋友等同龄人以及老师、其他值得信任的人交谈，而非父母、长辈。如孩子不愿与父母交谈，可鼓励孩子向其他信任的成年人交谈 • 给予充分的身体和皮肤接触，运用身体语言和口头言语，向孩子表达爱意和关心 • 提供更多有关疾病的科学知识和正确信息的了解途径，适当解释病情 • 假如孩子有需要，给予一定的空间和时间，尊重其隐私 • 鼓励孩子保持日常活动和同龄人的友谊 • 设定合理的规矩与限制，避免过度溺爱、放纵 • 避免责怪、训斥、命令孩子，对孩子的叛逆行为在不违反原则的情况下尽量宽容对待 • 尊重孩子的沉默，同时向孩子表示自己愿意等待，希望与其分享内心情感

注：上表中的内容和信息也适用于儿童和青少年的祖父母、主要照顾者、家庭其他成员、监护人、老师以及需要经常接触儿童患者的医务人员。

每个孩子都是独特的个体，尽管同一年龄阶段的孩子会有相似之处或相近的特点，但是他们仍然有各自不同的性格特征、不同的心理感受与情感需要，同时每个家庭的情况以及亲子沟通方式都不一样。因此，表15-1内容只是一般性的，旨在描述不同年龄阶段儿童和青少年的行为、情绪和心理特点，帮助了解、辨析孩子的需要，向父母或主要照顾者提出参考建议，但医护人员和父母家人应根据孩子的实际情况给予个体化的支持与照顾。

第二节　儿童肿瘤患者的心理支持与沟通技巧

一、儿童肿瘤患者的心理支持

儿童获知患上癌症的消息后出现震惊、愤怒、悲伤、无奈，以及在治疗阶段出现情绪低落、惶恐不安、忧郁敏感、沉默退缩，都是正常的反应。只要孩子得到家人理解爱护、医护人员体谅支持，他们的心理痛苦会慢慢得到舒缓，学会释放和调节负性情绪，储备心理能量应付疾病的挑战。

（一）向孩子心中注入阳光希望

成年人看待疾病和困难的态度，尤其是父母的情绪、态度及行为，对孩子能否接受生活轨迹改变、勇敢面对癌症治疗有特别重要的影响。面对孩子的疾病，假如父母能够保持情绪相对稳定，心怀希望和信心，并在孩子面前表现出坦诚、乐观、坚毅的态度，那么父母的正面情绪会通过言传身教不知不觉传递渗透给孩子，有助于孩子有效应对眼前的疾病困难，提高安全感，增强心理功能，促进自我成长。

如果家长和医护人员只是机械地告诉孩子“要有信心”“要坚强”，往往会让孩子感到迷茫、委屈甚至愤怒，不了解家长的期望，也不知道如何才能做到家长要求的“勇敢”“坚强”，感到不被爱和不被成人理解。

对于年纪小的孩子，可以参考电影《美丽人生》里父亲的做法：第二次世界大战时期，意大利一对犹太父子被送进了纳粹集中营。父亲Guido Orefice不忍年仅5岁的儿子饱受惊恐，不希望痛苦的经历让孩子留下心理阴影，于是天性幽默的父亲利用自己丰富的想象力故意编造故事，告诉儿子集中营里发生的一切都只是一个游戏，只要不违反游戏规则，就能换得分数赢取最后大奖——只要谁先能得到1 000分就能得到一部真的坦克。尽管集中营里的生活异常恐怖，但是孩子却快乐地生存了下来，直至获救，心中依然充满爱与希望。父母可根据孩子的理解能力与个人兴趣，创作有趣的童话故事，加入一些现实的情节，引导孩子发挥想象并代入故事当中，让孩子在有趣的想象中完成枯燥的抗癌治疗。

年龄稍长的孩子，大多不愿意接受成年人说教式的鼓励，因此可以向孩子介绍一些励志的书籍、电影、名人传记，或者邀请青少年癌症康复者现身说法，透过同龄人自身的真实经历和生动感受，鼓励孩子积极面对疾病，勇敢接受治疗。

（二）了解孩子的真实心理需要

儿童面对疾病的心理反应不一，有外显的，也有隐藏或压抑的。无论是哪种形态的心理反应，由于孩子对医院或疾病的惧怕、排斥或抗拒；语言的掌握能力有限；认知发展的成熟度尚低，如果要他们具体地说出自己的想法、需求和感觉，有时是相当困难的。

因此，家长或医护人员应尽量平静地倾听孩子的诉说，鼓励他们说出心里的感觉。明确告诉孩子“流泪哭泣不代表自己没有能力面对困难”“向信任的人袒露心扉是安全并且有益身心健康的”。不宜打断或阻止孩子宣泄情绪，也不应对他们的想法和表现妄加评论或指责，同时可以向孩子承诺“父母任何时候都爱你，如果你有需要，父母愿意倾听与陪伴”。除了日常生活和疾病治疗的照顾以外，父母和医护人员应该注意观察和留心聆听孩子的心理需要，例如父母的陪伴、朋友同学的关怀、校园的生活、参加游戏活动、继续学习的愿望等等，常常鼓励孩子表达自己的想法，在可能的范围内尽量帮助孩子实现一些心愿。

（三）运用趣味游戏分散注意力

爱玩是孩子的天性，游戏和玩耍对于孩子的成长和心理有重要的作用。每天保证孩子有一定的游戏和活动时间，尽量保存孩子的童心童真，让孩子即使患病也可以天真烂漫地成长，减轻疾病带来的心理创伤，有助于将来的全面康复。音乐、书籍、拼图、棋类、猜谜、手工艺、拼装游戏、智力游戏、电视、电子游戏等都是不错的选择，能够帮助孩子将注意力从医疗过程转移到趣味游戏中，抛去烦恼，重拾欢笑。在治疗期间家长可以把孩子喜欢的玩具和图书带到医院，但是要控制好游戏的时间。

（四）保留家庭的亲子欢乐时光

尽量保持孩子平日的生活作息规律，避免孩子的生活习惯因为疾病和住院有太大的改变。保留平常家庭生活中一些愉快的家庭时间，例如晚餐后与家人玩游戏、做手工、捏橡皮泥；与孩子一起绘画、唱歌、朗诵诗词、分享生活趣闻乐事；听父母讲睡前故事、拥抱轻吻；周末与祖父母共进午餐等快乐的家庭生活时光，让孩子即使在住院治疗过程中也能感受到家庭的温暖与生活的美好，体验到喜悦平安的感觉。

（五）明确行为规则与适当管教

接受孩子的情绪并不代表任意纵容孩子的过错，满足孩子的不合理要求。明确行为规则，适当进行管教，反而能够帮助孩子清楚理解成年人的要求，清晰明白家庭、学校或医院的规定，理智思考自己的行为是否正确和合理。孩子因为痛楚、伤心而哭闹生气时，家长和医护人员应当接受孩子是因为难过才如此，可以提供他们发泄情绪的通道和机会，给予温暖，接纳情绪，重视他们的想法。大多数孩子在疾病治疗结束后会逐渐康复，最终回归到正常的家庭和校园生活中，因此家长不要过度宠爱孩子、有求必应、骄纵溺爱，这些都不利于孩子的成长和身心康复。适当管教可以更有力地帮助孩子面对未来，避免影响其心理发展和人格形成，这对于正处青春期或是单亲家庭的孩子尤显重要。管教孩子要适时适度，既不放纵也不过度限制，注意保护孩子的自尊心，用温和而肯定的态度告诉孩子“亲人理解和关心他们，但是不能够接受他们的不合理行为”，并指出什么是合理正确的行为，陈述家长或医院的要求与期望，赞赏值得鼓励的行为。

二、儿童肿瘤患者常见心理问题的处理

对于孩子而言，患病不仅仅是失去健康的身体，还意味着失去了以前拥有的正常家庭生活、校园学习、游戏活动、老师同学、朋友伙伴，失去了昔日欢乐的生活时光。在这种情况下，儿童肿瘤患者面临的生活改变和心理压力其实毫不逊于父母，甚至由于年幼、压力应对能力有限，无法排解负面心理情绪而出现一系列的认知、心理和行为问题。儿童肿瘤患者常见的心理问题包括：

（一）恐惧和焦虑

患病治疗会使儿童肿瘤患者的生活轨迹发生巨大改变。住院对于孩子来说可能是一种全新的经历，突然面对生活环境改变、每天需要接受检查或治疗、身体出现不适症状等，都会使孩子感到恐慌紧张。

年幼的孩子都会恐惧在陌生环境中、制动状况下接受抽血、注射、穿刺、CT扫描等。稍年长的孩子往往害怕自己无法应对这些诊断和治疗，担忧“这些治疗将会在我身上做些什么呢？”“会疼吗？”“治疗会使我看起来很可怕或是跟别人不一样吗？”“我的朋友会怎样看待我的改变？”“我会死吗？”等问题。同时，当孩子看见父母亲友为自己担忧、伤心流泪时也会感到异常难过、心里愧疚。

有时候孩子未必会说出自己的疑惑、恐惧和焦虑，家长也未必能时时察觉孩子的内心世界，因此医护人员可以采取主动的态度，在检查和治疗前先向孩子自我介绍，解释治疗过程，询问有无疑问，简要解答问题，关心孩子在治疗中的感受，治疗后肯定孩子的勇气和努力，这都能帮助孩子减轻恐惧、缓解焦虑、降低抗拒。

（二）愤怒和内疚

愤怒是正常的心理反应。孩子会问“为什么我会患病而我的好朋友不会？这不公平！”。他们对

于所有不得不做（或被迫要做）的医疗项目感到生气：抽血打针、与陌生人交谈、躺在外观恐惧的医疗仪器里、在医生护士面前暴露身体等等。

负疚感也是很常见的。有的孩子会问“是否我做错了什么事情，所以上天要惩罚我生病？”。儿童通常担心患上癌症是因为自己做错了事或者某方面做得不好所致。他们认为自己曾经所做的事情（如说谎、打人、贪玩、不爱学习、考试作弊、吸烟、早恋等），甚至曾经冒出过的坏念头（如希望同桌考试失利、想偷父母的钱买玩具等），都可能使得他们患上癌症，由此产生挥之不去的内疚愧悔。患癌导致的家庭危机（如父母关系紧张、家里经济困难、父母忧虑悲伤），同样会令儿童肿瘤患者产生愧疚感，他们觉得自己让家人感到担心、带来了麻烦。特别是孩子的父母之间出现矛盾、互相埋怨、吵架、家庭暴力、离婚以及有其他严重问题或压力时，孩子的内疚感尤甚。

（三）悲伤和抑郁

感到悲伤和忧郁是常见的儿童肿瘤患者心理。孩子可能意识到将在很长一段时间内，不能进行某些对他们来说非常重要的事情，例如跳舞、运动、上学。当孩子意识到自己现在与同龄人有所不同时将会感到难过。当孩子想到接下来数月的治疗可能妨碍到他们的生活，患儿可能感到压抑。每想到肿瘤及抗肿瘤治疗将会如何改变他们的躯体和样貌，以及他们的朋友对此会有什么想法时，孩子往往容易忧郁消沉。有的孩子可能会担心治疗无效，或者对治疗效果不理想感到无助和哀伤。

（四）特殊心理问题

一般来说，孩子比较在意身边亲人、老师、同伴的心情与看法，尤其是父母。有时候孩子不太愿意或不想谈论自己的恐惧、紧张、内疚和悲伤，但有可能通过他们的肢体语言和行为动作表达出来。如果孩子看上去有异常情绪或行为，那么可能意味着孩子已经出现了一系列超出正常心理反应范围的严重心理问题，而非一般面对肿瘤疾病所出现的正常难过情绪，这需要医护人员和家长的细心观察和及时帮助。

假如儿童出现了不同寻常的情绪行为，医生和家长需要引起高度关注：

- 情绪行为较平常明显改变
- 整天感到伤心或者持续的忧郁，经常流泪、哭泣
- 难以安抚，异常烦躁，易怒、易激惹、情绪迅变
- 有自杀、自伤或伤人的想法
- 自我退缩或自我封闭
- 食欲明显改变（并非肿瘤治疗所致）
- 失眠、易醒、多梦、噩梦
- 容易疲乏、精神萎靡，无法集中精神，注意力涣散
- 对平日感兴趣的事物缺乏兴趣
- 情绪问题持续，症状日趋严重

如果孩子出现以上症状，儿童肿瘤科医师可以请专业的儿童心理学家会诊或转介到儿童精神心理科寻求帮助。儿童心理专业人员通过会谈对话、游戏观察、心理测量等方法，评估儿童的心理状况，确定是否需要进一步心理辅导或治疗。

三、与儿童肿瘤患者沟通的技巧

（一）如何向孩子告知患病实情，解释疾病和治疗

儿童罹患肿瘤，父母往往会选择向孩子隐瞒真实病情，希望保护孩子，避免引起恐慌伤心。然而，学龄期的儿童常常通过观察父母的行为和情绪、亲友的语气和态度以及不同寻常的家庭气氛，感觉出自己疾病的严重程度。有相关研究显示：通常5岁以上的孩子都能够敏锐地感知到自己得了重病，可是他们明白父母不希望自己知道真相，因此为了不让父母伤心，孩子会假装不知情以保护父母。父母善意的隐瞒与欺骗，可能会使孩子认为自己不被家人所爱、感到孤立无助、缺乏安全感、害怕被父母遗弃、亲子沟通受阻，并且因为对未知的恐惧和对现实的猜疑，孩子会不断运用儿童独有的丰富想象力对自身病情进行夸大想象、猜测编造，从而承受更深的惊惶担忧。

焦虑，大多是因为对未来不确定所引起的。知道基本的实情，是让孩子得到安慰的源头。孩子往往比成人有更强的内心能量来面对现实，只要成人提供足够的信息，可以化解孩子的悲伤。

一般认为，向孩子告知疾病、解释治疗的最佳时机是明确疾病诊断确立后、治疗正式开始前。家长和医护人员需要向孩子解释的内容包括：身体哪个部位患上了什么疾病、到哪里治疗、如何治疗、有没有副作用、治疗后的身体变化、治疗过程中家庭生活的暂时改变、完成治疗后如何促进身体康复等等。

父母是最合适的告知者。但如果孩子自幼不在父母身边成长，与父母的关系和感情不密切，那么孩子的主要照顾者或者孩子最亲密、最信任的人（如祖父母、外祖父母、成年的哥哥姐姐、老师等）则是最恰当的告知者人选。除了家长以外，也可以邀请一位孩子信任的亲友或者专业医护人员参与告知过程。

向孩子告知和解释前，告知者首先需处理自己的心情，平复情绪。然后，选择一个适合的告知环境和适当的告知时机。如果是在医院，可选择安静独立的空间，减少干扰，便于沟通和情感释放；如果在家里，选择熟悉舒适的环境，有利于减轻儿童的紧张情绪。告知过程中，告知者可以哭泣，看到父母亲人哭，孩子往往也会哭。适当地流露悲伤、释放情绪有利于孩子明白表达情绪是可被父母接纳的，因此家长不需要过分压抑自己的感受，但要注意适当控制情绪，避免有激烈的情绪起伏。

告知后，家长尽可能陪伴在孩子身边，通过拥抱、抚摸等身体接触增加安全感，减轻恐惧和焦虑。不要让孩子感到孤独，留意近期心理和行为变化，允许释放愤怒、忧伤等情绪。

由于孩子的年龄和发展的程度不同，向孩子解释疾病和治疗时，使用孩子能够理解的语言很重要。为了能让孩子清楚明白成人要表达的信息，告知者的解释必须包括这些要点：①告诉孩子发生了什么事；②解释下一步可能的发展；③即使家长异常难过悲伤，也要让孩子知道凡事都需抱持希望；④经常告诉孩子：亲人的爱和关怀会永远陪伴在旁；⑤聆听孩子的话，了解孩子是否理解告知内容；⑥鼓励提问，简单明确回答问题；⑦给予机会让孩子表达自己的感受；⑧如果孩子有偏差行为或错误认知，应立刻纠正。

不要一次告诉孩子大量信息。家长和医护人员可以采取“分次告知、少量信息、循序渐进、适当重复、答疑解惑”的告知策略，建立与孩子之间有效的沟通通道：每次只告诉孩子一小部分的信息；对于重要的或者不易理解的内容适当重复；鼓励孩子随时提问或询问孩子是否有问题想问，持诚实与

开放的态度充分回答孩子的问题，如果不知道如何回答，可以告诉孩子查阅资料、思考后再作答，即使他们提出难以解答的问题也不要支吾以对或顾左右而言他，逃避问题反而会引起孩子不必要的猜疑和担心，加重儿童的心理负担。

向孩子解释疾病和治疗时，应当根据儿童的理解能力使用儿童熟悉、可以理解的语言，在讲述中加入生动的比喻或者拟人化、讲故事的方式将大大有助孩子更好地理解成年人的表述。

（二）儿童肿瘤科常用医学词汇对于不同年龄段儿童的解释

对儿童而言，疾病是复杂及抽象的概念。孩子常常对医生护士与父母对话中出现的医学用语感到迷惘。医护人员和家长可以向儿童解释遇到的一些医学词汇，帮助孩子了解自己所经历或即将经历的医疗过程，减轻对未知事物的恐惧感（见表15-2）。不同年龄的孩子对事情的理解及反应不尽相同，不要期待所有的孩子能够完全了解或有相同的反应。解释的过程中，要经常问问孩子是否明白，如果孩子未能立刻理解，可以尝试以不同的方法再次仔细解释。

表15-2 儿童肿瘤科对于不同年龄段儿童常用医学词汇的解释

常用医学词汇	对年幼儿童的解释	对青少年或较年长儿童的解释
肿瘤	身体出现了一些不应该有的肿块	细胞不受控生长而引致的肿块。这些肿瘤有良性和恶性之分
良性肿瘤	身体出现的肿块，但暂时不会对身体构成危险	良性肿瘤并不是癌症，不会像恶性肿瘤般无法控制地生长及扩散到身体其他部位而威胁生命
恶性肿瘤（癌症）	恶性肿瘤（癌症）是身体里的一些坏细胞，它们会制造麻烦，妨碍正常细胞工作。而这些坏细胞会不停生长变成肿块，并且可能会扩散到身体的其他部位	癌症的种类超过100种，主要是由于不正常的细胞增长或急速分裂所引致。这些细胞通常会发展成肿块，甚至扩散到身体其他部位
细胞	人体是由数以百万计微小的东西组成，这些东西叫作细胞。每个细胞都有自己的工作，维持身体正常运作	细胞是构成身体的基本单元，而我们的身体会不断制造新的细胞，取代旧细胞及修复受损的细胞。
免疫系统	身体其中一部分，负责帮助身体维持健康，对抗疾病。假如身体受到病菌袭击，免疫系统便会发挥作用，打败病菌	免疫系统是保护细胞及组织的网络，可以保护身体，免受病毒及细菌的入侵，降低患病机会
症状	身体不适时出现的反应，例如感到疼痛、瘙痒、拉肚子，或看见身体出现红及肿的情况	因为疾病令身体出现不适的情况，例如疼痛、疲倦、出疹、腹泻、肿胀等。这些症状有助于医生确定疾病，找出原因
血常规检查	从手指或者血管抽取一点点血，检查体内血液是否健康	抽取一点血液样本，检查血液内不同的细胞数量，了解血液是否健康
骨髓穿刺	从骨头里抽取一点点红色液体，检查身体内的细胞是否健康	骨髓是人体生产血细胞的组织，位于身体的许多骨骼内。医生通过抽取红色的骨髓液，检查骨髓内的细胞数量和细胞形态，了解骨髓细胞是否健康
超声波检查（B超）	超声波是一种人类耳朵听不到的声音。医生通过仪器使这种声音进入身体内，形成图像，可以看到身体里面有没有不正常	超声波检查是一种影像诊断方法，超声波进入体内形成反射，机器接收反射信号，并转变为图像，可以帮助医生观察体内器官的情况，找出肿瘤的位置及大小
CT检查	是一种医学检查方法，帮助医生透过图像看看身体里面出现了什么毛病	检查期间，仪器会拍出三维（3D）图片，通过图片成像，协助医生判断体内有没有异常或病变

（续表）

常用医学词汇	对年幼儿童的解释	对青少年或较年长儿童的解释
病理检查	当医生想了解身体内部是否健康，会抽取一小块组织，放在显微镜下放大观察，检查里面的细胞是否正常	是诊断癌症的其中一个方法。医生会从身体抽取一小部分组织，做成玻片，透过显微镜下放大观察，检查当中的细胞有否出现变异
化学治疗	通过往身体里注入能够杀灭坏细胞的药物，杀死体内的坏细胞，击败疾病	通过注射或口服能够杀灭癌细胞或者减慢癌细胞生长的特效药，破坏或控制体内的癌细胞
放射治疗	使用一些我们人类看不到的光线透过你的身体，杀死身体内的坏细胞或者令他们的数量减少	使用X线或高能射线将癌细胞杀死或破坏，令癌细胞无法分裂生长。不过这类射线与平时照片的X线检查不一样，虽然能杀死癌细胞，但是也会对正常组织有一定损伤
外科手术	由医生进行手术将肿瘤切除	外科手术医生通过手术过程将肿瘤切除
静脉注射	静脉是身体内血液流动的管道，血液可以通过静脉到达身体的每一个部位。将药水注入静脉，可以把药物随着血液输送到体内有病的地方，帮助身体战胜坏细胞	是一种医疗方法，把血液、药液、营养液等液体注射到静脉中，输送到身体各处。静脉注射也可以抽取血液
麻醉	在手术期间使用一些药物，麻醉了以后，人就好像睡着了一样，不会有任何感觉，感觉不到疼痛	在手术期间使用一些药物，使身体不会感到疼痛。全身麻醉使人好像睡着了一样，局部麻醉只是令身体某一部分不会感到疼痛，但人能保持清醒
副作用	治疗后身体可能会感到不舒服或疲累，甚至会出现脱发的情况，这些便是副作用。因为治疗会令身体里的坏细胞和正常细胞都停止生长或者受到破坏	副作用是化学治疗或放射治疗引起的不适情况，例如恶心、呕吐、脱发、疲劳、虚弱等
癌症转移	坏细胞从身体某个地方游走到其他地方	癌症出现扩散，由原来的某一部位扩散到身体另一个部位
复发	假如身体里的坏细胞未能全部清除，它们可能会再次长起来，身体会再次出现肿块	假若治疗未能将癌细胞彻底消灭或有效控制，癌症有可能会再次出现，危害身体和威胁生命
缓解	治疗后癌细胞暂时消失	治疗后癌细胞及症状消失或减退，但缓解并不代表癌症已经被彻底医治，只是癌症已经受到暂时控制

（黄　薇）

参考文献

[1] James D. Duffy, Alan D. Valentine, MD Anderson Manual of Psychosocial Oncology [M]. New York: McGraw-Hill, 2011: 235-250.

[2] Jimmie C. Holland, Mitch Golant, Donna B. Greenberg, et al. Psycho-Oncology: A Quick Reference on the Psychosocial Dimensions of Cancer Symptom Management [M]. New York: Oxford University Press, 2015: 123-126.

16 第十六章

儿童恶性淋巴瘤典型病例分享

第一节 淋巴母细胞淋巴瘤

一、病历摘要

患儿为男性，11岁。因咳嗽、呼吸困难20余天于2004年7月入院。20余天前出现咳嗽、呼吸困难、胸痛、左侧手臂痛，逐渐加重，不能平卧。无发热、盗汗和体重下降。外院胸部CT检查显示前中上纵隔占位病变。入院时体格检查：T：36.8℃；R：25次/分；HR：95次/分；BP：93/65mmHg；Ht：142cm；Wt：30kg；体表面积：1.08m^2。颌下可扪及一大小约0.5cm×0.5cm的淋巴结，双侧腹股沟可扪及数粒直径大小0.5~0.8cm的淋巴结。前胸壁隆起，胸壁静脉曲张，左下肺呼吸音减弱，叩诊浊音。其余检查无特殊。

二、辅助检查

1. 胸片 前中纵隔可见巨大软组织肿块影凸向两侧肺野，最大横径约18cm，密度均匀，边界较清，气管受压向后移位，左第8后肋水平以下均匀致密影，边界模糊。诊断：①纵隔肿物，考虑恶性淋巴瘤。②左侧胸腔积液。

2. CT 左侧纵隔见一巨大肿物影，累及前中后纵隔，以前纵隔为主，边界不清，密度尚均匀，大小约为10.5cm×11cm，增强后见强化，病灶压迫左侧主支气管和上腔静脉，左肺实质萎陷，左侧胸膜不均匀结节状增厚，左侧胸腔为水样密度影充填。诊断：①左侧纵隔恶性肿瘤，考虑来源于生殖源性肿瘤，累及左侧胸壁、胸膜。②左侧胸腔积液、左肺压缩性肺不张。

3. 骨髓 增生明显活跃。淋巴细胞比例及形态无异常。涂片未见恶性肿瘤细胞。

4. 生化常规 LDH 689U/L，BUN 3.33mmol/L，Cr 50μmol/L，UA 163μmol/L

5. 肿瘤标记物 AFP 0.733ng/mL，β-HCG $<$0.1mU/mL，NSE $>$303.4ng/mL

6. 腹部彩超 肝、胆、胰脾未见明显异常。腹主动脉旁未见明显淋巴结肿大。

7. 心脏彩超 心包腔中量积液。

三、诊断和鉴别诊断

1. 诊断 T淋巴母细胞淋巴瘤ⅢA期

诊断难点及经过：病理确诊必须要取肿瘤组织活检。患者无淋巴结肿大，骨髓正常。仅表现为纵隔巨大肿块。伴随上腔静脉和气管受压，不能平卧，这种情况下取纵隔肿块活检较困难。鉴于患者有大量胸腔积液，遂经B超定位后行胸腔穿刺术，试图通过胸水沉渣获取肿瘤细胞进行诊断。

患儿取端坐位，暴露背部B超穿刺点，以穿刺点处附近后肋骨上缘进针，待有落空感后，拔出针芯，见引流出泡沫较多血性胸水，送常规、生化检查；接负压引流瓶，第1天引流出胸水600mL后夹闭引流管。将留置胸水的负压引流瓶送检，行细胞沉渣找肿瘤细胞、沉渣细胞行流式细胞学检查。

胸水常规：胸水橙红、混浊状。WBC 58.5×10^9/L，LYM 90%，Pro阳性

胸水生化：乳酸脱氢酶 1 179U/L，总胆固醇 1.49 mmol/L，甘油三酯0.19 mmol/L，淀粉酶 19U/L

胸水细胞形态学：胸水沉淀涂片见大量异型淋巴细胞，细胞体积较小，胞浆稀少，核膜有皱褶，核染色质粗糙，核分裂易见，考虑为淋巴瘤细胞。

胸水细胞流式细胞学检查：$CD3^+$ $CD7^+$ $CD56^+$ TdT^+ $CD5^+$ $CD20^-$ $CD19^-$ $CD10^-$ $CD33^-$ $CD13^-$ MPO^- $HLA\text{-}DR^-$。

诊断依据：鉴于胸水细胞形态学为大量异形淋巴细胞，核分裂易见。流式细胞术免疫分型为T细胞标记阳性（$CD3^+CD7^+CD5^+$）和早期标记TdT阳性。结合巨大前中纵隔肿块，可以诊断为T淋巴母细胞淋巴瘤。此病例通过胸水细胞形态学和流式细胞学检查获得确诊。

诊断：T淋巴母细胞淋巴瘤。

2. 鉴别诊断

（1） 神经母细胞瘤　多见于学龄前儿童。纵隔神经母细胞瘤以后纵隔为主。神经元特异性烯醇化酶（NSE）和尿儿茶酚胺代谢产物香草扁桃酸VMA、HVA升高。易转移至骨髓、骨。骨髓形态学肿瘤细胞呈假菊花团样特点，有纤维丝相连。

（2） 胸腺瘤　多位于前上纵隔或前中纵隔。30%为恶性，30%为良性，40%为潜在或低度恶性。良性者常无症状。恶性胸腺瘤易侵犯周围组织，可发生不同程度的胸骨后痛和气急。晚期可产生血管、神经受压症状。

（3）纵隔-生殖细胞瘤　好发于青少年和年轻成人。组织学上均是胚胎发生的异常或畸形。恶变为实质性混合瘤，由外、中、内3个胚层组织构成。X线检查见肿瘤位于前纵隔，心脏和主动脉弓交界处。多向一侧纵隔凸出，少数可向两侧膨出，巨大者可凸入后纵隔，甚至占满一侧胸腔。圆形或椭圆形，边缘清楚，囊壁钙化较常见。畸胎瘤有时可见特征性的牙齿和碎骨阴影。内胚窦病或胚胎瘤可伴AFP升高，绒癌可伴HCG升高。

四、治疗

1. 初始处理　入院时尿量少，24h尿量1 100mL，不能平卧，呼吸困难。因纵隔肿瘤压迫上腔静脉，采取下肢补液。为防肿瘤溶解综合征，予碱化尿液，补液张力1/4~1/3张。口服别嘌呤醇。尿量少，予呋塞米利尿，维持出入量平衡。为减轻胸水压迫，行胸腔穿刺术，引出血性胸水，泡沫多，无纤维絮状沉淀。胸腔积液行常规、生化、沉渣找肿瘤细胞、流式细胞仪等检查。因纵隔肿物压迫症状明显，应予糖皮质激素泼尼松60mg/（m^2・d）减瘤，以减轻压迫症状，但患儿一般情况差，换算为地塞米松［9 mg/（m^2・d）］静脉滴注。入院第3天呼吸困难明显缓解，可平卧。第4天胸腔引流管无胸腔积液流出。第5天呼吸困难已缓解，拔除胸腔引流管。

2. 化疗及注意事项　按NHL-BFM-90的淋巴母细胞淋巴瘤方案行诱导、巩固、再诱导和维持化疗。

诱导化疗期间：定期监测血常规和生化常规。前两次阿霉素和长春新碱化疗，因骨髓毒性不大，可隔天监测一次血常规。两次阿霉素和长春新碱化疗后，骨髓抑制明显，必要时需每天监测血常规。每周复查生化常规。诱导Ⅰa化疗期间，需要应用4次阿霉素，因阿霉素有心脏毒性，两次阿霉素化疗

后，复查心电图，动态监测心功能有无异常。门冬酰胺酶可引起出凝血功能障碍，至少每3天监测血浆纤维蛋白原。笔者的经验是血浆纤维蛋白原<0.7g/L，则补充人纤维蛋白原0.5~1g，尽可能使血浆纤维蛋白不低于0.7g/L。在诱导缓解第33天，即结束4次阿霉素和长春新碱、8次门冬酰胺酶后，需全面复查，评价疗效。本例患者诱导化疗期间，症状明显改善，第33天复查CT，肿瘤缩小>70%，判断为中危型患者。继续诱导Ⅰb化疗，诱导Ⅰb化疗期间密切监测血常规，结束后评估，肿瘤继续缩小，疗效未完全确定的完全缓解。因本阶段化疗密集，尽量不用G-CSF，除非骨髓抑制较重，已达不到本方案化疗的最低血常规要求和/或并发感染。

巩固化疗：按照中危型淋巴母细胞淋巴瘤方案进行，包括口服巯基嘌呤共56天以及每2周返院行大剂量甲氨蝶呤化疗和鞘内注射。巩固化疗期间维持中性粒细胞>0.5×10^9/L。大剂量甲氨蝶呤化疗注意事项详见前章节所述。巩固化疗后全面复查，评价疗效。本例持续完全缓解。

再诱导化疗：方案同诱导化疗类似。不同之处在于门冬酰胺酶只用4次，再诱导Ⅱa不做鞘内注射。再诱导Ⅱb阶段CAM只化疗一程，注意事项同诱导阶段。

维持化疗：包括口服巯基嘌呤和甲氨蝶呤化疗，定期复查血常规和肝、肾功能。服药初期每周查血常规，血常规稳定后改为每2~4周一次，每1~2个月查肝功能。根据白细胞和中性粒细胞数及谷丙转氨酶和总胆红素调整药物用量。控制白细胞在（2~3）$\times10^9$/L，中性粒细胞>1×10^9/L，血红蛋白>70g/L，血小板>50×10^9/L。服药期间如果白细胞<2×10^9/L，中性粒细胞<1×10^9/L，巯基嘌呤/甲氨蝶呤可能剂量过大，需减量；相反如果白细胞>3.0×10^9/L，则可能巯基嘌呤/甲氨蝶呤的剂量过小，需加量。如中性粒细胞<0.5×10^9/L，或者血小板<50×10^9/L；谷丙转氨酶>400U/L，或者总胆红素>51.3μmol/L，则停止口服化疗药。从诱导化疗开始到维持化疗结束，总疗程2年。WBC维持在（1~2）$\times10^9$/L，巯基嘌呤/甲氨蝶呤减量至标准量的50%，WBC<1×10^9/L，巯基嘌呤/甲氨蝶呤则停药；WBC>3×10^9/L，巯基嘌呤/甲氨蝶呤加量，最大至标准量的150%。

五、疗效

疗效评价方法详见疗效评价标准见附录三。本例化疗第33天时胸部CT检查显示前上纵隔见一不规则软组织肿物，大小约2.0cm×3.0cm（治疗前10.5cm×11cm），缩小超过70%。符合中危型淋巴母细胞淋巴瘤标准。诱导Ⅰb结束后胸部CT检查显示前上纵隔见一不规则软组织肿物，边界不清，强化不均匀，大小约1.5cm×1.0cm，较治疗前CT片好转。疗效评价为未确定的完全缓解。巩固化疗后和维持化疗期间复查均达完全缓解。

六、预后

随访期间情况良好，肿瘤情况持续完全缓解。至今已无瘤生存10年。

七、点评

淋巴母细胞淋巴瘤多以前纵隔肿块起病。40%~60%前纵隔肿块患者有呼吸压迫症状，如端坐呼吸、不能平卧。经活检穿刺的病理检查是诊断的金标准。年龄较小的患者因不配合，活检穿刺需全身麻醉。全身麻醉可导致气管平滑肌松弛，前纵隔肿块因重力后压气管导致窒息。有文献报道，气管受压超过50%，风险更大。儿童前纵隔淋巴母细胞淋巴瘤初诊时常伴有胸水，评估全麻下穿刺活检取纵隔组织做病理检查存在很大风险的情况下，通过胸水沉渣细胞作病理、免疫组织化学和流式细胞检测有助于诊断。本病例就是通过胸水细胞形态学和流式细胞术获得诊断。

本例为纵隔淋巴母细胞淋巴瘤，起病时肿瘤负荷大，有气管压迫和上腔静脉压迫综合征，采取下肢补液。泼尼松减瘤期间，监测尿量、电解质和肾功能，防止肿瘤溶解综合征。泼尼松口服减瘤7天内，待临床症状明显缓解，尽早进入诱导化疗。

淋巴母细胞淋巴瘤是高度恶性淋巴瘤，生物学行为与急性淋巴细胞白血病类似。治疗手段为全身化疗，化疗采取急性淋巴细胞白血病方案，包括诱导缓解、巩固治疗、再诱导缓解、中枢预防和维持化疗，总疗程2年。中山大学肿瘤防治中心从1998年起采用改良NHL-BFM-90方案治疗儿童青少年淋巴母细胞淋巴瘤，总生存率提高到现在的75%以上。中危患者生存率达80%以上。详细化疗方案见淋巴母细胞淋巴瘤章节。

抗肿瘤药物在清除肿瘤的同时，也会不可避免损害机体正常组织和细胞。淋巴母细胞淋巴瘤化疗期间，常见的毒副反应有骨髓抑制、黏膜损伤、消化道反应、肝肾功能损害、出凝血功能障碍、感染。常见毒副反应防治原则如下：

（1）骨髓抑制并感染　化疗后引起的骨髓抑制，表现为外周血白细胞、红细胞和血小板减少。如出现粒细胞缺乏所致的严重感染，应暂缓化疗。体温＞38.5℃，查血培养或者感染灶病原体培养，明确感染灶和病原体。因院内感染以革兰阴性耐药菌为主，尽早予碳青酶烯类抗生素或加用糖肽类联合抗感染。根据培养结果调整抗生素。对长时间粒细胞缺乏所致的发热，广谱抗生素无效的患者，再次评估，有必要行胸片或胸部CT检查、G试验、GM试验、降钙素原（PCT）检测，经验性抗真菌治疗。可选择脂质体两性霉素B、卡泊芬净、伏立康唑、伊曲康唑。脂质体两性霉素B因有肾毒性和低钾血症副作用，注意避免与其他有肾毒性的药物合用，同时监测电解质，静脉或口服补钾。白细胞和中性粒细胞减少，可根据减少程度，酌情予粒细胞集落刺激因子5~10μg/kg，皮下注射。

（2）消化道毒性防治　化疗引起的消化道反应为恶心、呕吐。化疗前予5-H_3受体阻断剂防治呕吐。对常规止呕药反应欠佳的患者，可联合使用地塞米松或NK-1受体阻滞剂阿瑞匹坦。

（3）心脏毒性防治　化疗前后常规行心电图、超声心动图和心肌酶检查。对有心脏毒性的蒽环类药物，化疗前30min可予螯合剂右丙亚胺，以减轻自由基带来的心脏毒性，推荐剂量为阿霉素的10倍。此外，还可适当应用其他保护心脏的药物，如维生素C、维生素E、谷胱甘肽、三磷腺酸苷、辅酶Q10等。

（4）肝脏毒性防治　化疗前应详细了解患儿有无肝炎或其他肝病史、长期用药史。化疗期间每周复查肝功酶学，密切观察有无肝功能受损的临床表现及体征，如黄疸、腹水、恶心、呕吐等，如出现肝功能受损，给予护肝药物；如化疗前就存在乙肝等肝炎病毒感染，化疗前即予抗病毒药物口服。

（5）过敏反应防治　化疗药物中易引起过敏反应的药物有门冬酰胺酶。门冬酰胺酶化疗前，需作皮试，待皮试显示阴性时才能使用。过敏反应可在多次使用后出现，应立即停用，可考虑更换剂型。可采用培门冬酰胺酶取代。

（6）神经毒性防治　化疗前详细了解患者有无神经精神病史。常见的能引起神经毒性的化疗药物有长春新碱。常见表现为四肢麻木、腹胀、张口受限。若出现神经毒性，立即停药，可给予VitB_6等神经营养药物、促药物排泄药物。神经毒性多数为可逆的。

（7）维持化疗期间因是院外治疗，如出现感染，应立即就诊，予抗感染及对症治疗。如出现水痘、带状疱疹、腮腺炎、麻疹、猩红热、结核等传染病，除需要立即停药外，尽快返院治疗。

本例患者为中危型淋巴母细胞淋巴瘤，从诊断到化疗结束，总疗程2年。化疗反应敏感，无严重并发症。肿瘤持续完全缓解，获得长期生存。

（朱　佳）

第二节　伯基特淋巴瘤

一、病历摘要

患者为3岁男性患儿。因“恶心、呕吐20余天”于2010年1月入院。20余天前患儿出现恶心、呕吐、腹胀，并进行性加重，于当地医院就诊，行腹部CT检查示腹部占位性病变。后就诊于中山大学肿瘤防治中心，行腹部肿物穿刺活检，病理诊断为伯基特淋巴瘤。起病以来患儿有盗汗、消瘦，无发热，体重较起病时减轻约5kg。

入院时体格检查：KPS 80分。双侧腋窝分别可扪及一肿大淋巴结，较大者约1cm×2cm，质硬，无压痛，活动度欠佳，边界欠清，余浅表淋巴结未扪及肿大。气促，呼吸约30次/分，双侧胸廓对称，无畸形，活动度正常，左侧触觉语颤减弱，叩诊呈浊音，左侧呼吸音减弱，右侧触觉语颤正常，右肺呼吸音正常。心音有力，律齐，未闻及杂音。腹部明显膨隆，腹壁静脉曲张，下腹部可扪及一约8cm×10cm的质硬包块，边界欠清，无明显压痛，肝、脾触诊不满意，移动性浊音阴性。其余检查无特殊。

二、辅助检查

1. 血常规　WBC 12.0×10^9/L，HB 109g/L，PLT 512×10^9/L。

2. 生化　LDH 1 346.4U/L，UA：623μmol/L，余无明显异常。

3. 胸部、腹部、盆腔CT平扫+增强　腹腔、腹膜后、纵隔、腋窝多发结节，考虑肿大淋巴结，考虑淋巴瘤，侵犯肝门区。腹膜广泛增厚，肠管肿胀，可疑受侵。右肺近纵隔处肺不张。左肺斑片影，炎症性改变？浸润？双侧胸腔积液，右侧胸膜增厚。双肾皮质片状低密度灶，考虑肿瘤浸润可能性大。双侧髂血管旁、腹股沟小淋巴结。

4. 颅脑MR平扫+增强　未见明显异常。

5. 腹腔肿物穿刺组织病理

免疫组织化学：LCA^+，$L26^+$，$CD79a^+$，$CD10^+$，Ki-67（>90%），$Bcl\text{-}6^+$，$Bcl\text{-}2^{+/-}$，TdT^-，Vim^+，$CD3^-$，$CD5^-$，$UCHL1^-$，$CyclinD1^-$，$CD23^-$，$CD99^-$，$CD117^-$，$CD34^-$，$CD43^-$，CK^-。

FISH：IgH/MYC t（8；14）（q24；q32）染色体易位阳性（计数200个细胞70%出现融合信号）。

IgH/Bcl-2 t（14；18）（q32；q21）染色体易位阴性（计数200个肿瘤细胞未见融合信号）。

结合免疫组织化学及FISH结果，诊断为Burkitt淋巴瘤。

6. 骨髓细胞学检查 增生明显活跃，各系统未见明显异常。

7. 全身骨扫描 未见异常。

8. 胸水涂片检查 见大量淋巴瘤细胞。

9. 脑脊液检查 因患者病情重，不能平卧位，初诊时未做腰穿。

三、诊断和鉴别诊断

1. 入院诊断 Burkitt淋巴瘤Ⅳ期，高危型。诊断为高危依据：患者为Ⅳ期，伴乳酸脱氢酶>1 000U/L。

2. 鉴别诊断 患儿年龄3岁，主要表现为腹部包块，胸部、腹部、盆腔CT病灶表现为：腹腔、腹膜后、纵隔、腋窝多发淋巴结，侵犯肝门区。腹膜广泛增厚，肠管肿胀，可疑受侵。左肺斑片影，炎症性改变？浸润？双侧胸腔积液，右侧胸膜增厚。双肾皮质浸润。这些表现均为非特异性，需与淋巴母细胞性淋巴瘤、弥漫大B细胞性淋巴瘤、神经母细胞瘤、横纹肌肉瘤等相鉴别。

四、治疗

入院后患儿气促、尿少。为了防治肿瘤溶解综合征，予以吸氧、记24h出入量，监测尿常规、尿酸碱度、电解质、肾功能等，予呋塞米利尿。拉布立酶0.2mg/（kg·d） 分2次，12h1次，化疗前后各1次。予水化，约1 000mL/m^2。为解除胸水压迫，予胸腔穿刺并留置胸腔引流管。经过第1天的胸水引流、水化、利尿、拉布立酶、吸氧等对症处理后患者病情尚稳定，出入量基本平衡，尿量约1 150mL。

第2天开始予NHL-BFM-95方案的Ⅴ方案进行减瘤。患儿尿液混浊，电解质检查显示血［K^+］为5.4mmol/L。尿常规见未分类结晶，肾功能无明显异常，患儿无抽搐等不适，尿量可，继续予拉布立酶、水化、利尿等对症处理。减瘤第4天，尿液变清，血［K^+］降至4.7mmol/L，尿常规未见结晶。经过减瘤治疗后，气促缓解，双腋窝肿大淋巴结消失，胸水较前吸收、减少，予拔出胸腔引流管。腹胀明显好转，腹部肿块明显缩小，包块已扪不清。

经Ⅴ方案减瘤，病情好转后于开始减瘤第6天继续按计划予NHL-BFM-95-AA方案化疗。因患儿仍有少量胸水，本疗程暂不用大剂量甲氨蝶呤。入院时患儿病情重，不能平卧，不适宜行腰穿及鞘内注射治疗，现患儿病情好转，于AA方案化疗前行腰穿及鞘内注射。并继续保持适当的水化，总量约1 000mL/m^2，继续监测尿常规、尿酸碱度、电解质、肾功能，拉布立酶预防肿瘤溶解综合征，根据尿量情况适当予呋塞米。脑脊液检查结果显示：脑脊液涂片见个别淋巴细胞，脑脊液常规见白细胞 2×10^6/L。该患者行Ⅴ-AA（不含大剂量甲氨蝶呤）治疗，第15天 出现Ⅳ度白细胞下降，Ⅱ度血红蛋白下降，Ⅱ度血小板下降，无发热，常规予层流洁净病房护理，予升白细胞、升血小板治疗后血常规逐渐恢复。

第2疗程按计划予NHL-BFM-95-BB方案化疗，并在化疗前常规行腰穿及鞘内注射。脑脊液细胞学检查：涂片见少量核膜厚且不规则的细胞，考虑为淋巴瘤细胞。脑脊液常规：白细胞 44×10^6/L。考虑患者治疗过程中出现肿瘤侵犯中枢，后连续4周每周行腰穿及鞘内注射，脑脊液检查均未见肿瘤细胞。

第3~6疗程的化疗继续按NHL-BFM-95方案的CC、AA、BB、CC方案化疗，过程顺利，无特殊，脑脊液检查均未见肿瘤细胞。

五、疗效

每2个疗程复查CT评价疗效，疗效评价方法采用WHO肿瘤化疗疗效评价标准。2个疗程后复查胸部、腹部、盆腔CT：纵隔及双侧腋窝小淋巴结较前明显缩小，双肺、腹部、盆腔均未见明显异常，疗效临床完全缓解。4个疗程后复查胸部、腹部、盆腔CT：纵隔及双侧腋窝小淋巴结较前缩小，双肺、腹部、盆腔均未见明显异常，疗效临床完全缓解。6个疗程后复查胸部、腹部、盆腔CT：纵隔及双侧腋窝小淋巴结较前缩小，最大约5mm × 8mm，双肺、腹部、盆腔均未见明显异常，疗效完全缓解。

六、预后

停止治疗第1年内每3个月复查血常规、生化常规、心电图、胸部、腹部、盆腔CT。第2年每6个月复查血常规、生化常规、心电图、胸部、腹部、盆腔CT。第3~5年每年复查血常规、生化常规、心电图、胸部、腹部、盆腔CT。该患者至目前停止治疗4年半，未见复发。目前尚无心功能异常、第二肿瘤等远期毒副作用。

七、点评

1. 肿瘤溶解综合征（tumor lysis syndrome，TLS） 伯基特淋巴瘤是一种对化疗高度敏感的肿瘤，在肿瘤负荷大的情况下，化疗初期特别容易发生肿瘤溶解综合征，死亡率较高。乳酸脱氢酶水平是标记肿瘤负荷的主要指标之一。该患者乳酸脱氢酶1 346.4U/L，尿酸623μmol/L，肿瘤广泛，并且侵犯双肾，具备发生肿瘤溶解综合征的高危因素。

肿瘤溶解综合征重在预防，目前用于减低尿酸水平的药物主要有别嘌呤醇和拉布立酶（Rasburicase，重组尿酸氧化酶）。别嘌呤醇是黄嘌呤酶抑制剂，其可抑制黄嘌呤转化为尿酸，但由此可造成黄嘌呤的堆积，形成嘌呤结晶沉积于肾脏，堵塞肾小管，引起肾功能损伤。拉布立酶可把尿酸氧化成可溶性更高的尿囊素（Allantoin），随尿液排出体外，降低尿酸水平，预防和治疗尿酸性肾炎。高危（具有2个以上发生肿瘤溶解综合征的危险因素）患者在入院后应立即给予水化和拉布立酶治疗。尚不建议拉布立酶和别嘌呤醇同时使用。拉布立酶的禁忌证为：高铁血红蛋白血症，葡萄糖-6-磷酸脱氢酶（Glucose-6-Phosphate Dehydrogenase，G-6-PD）缺乏者，或其他可引起溶血性贫血的代谢性疾病。这些患者可选择口服别嘌呤醇。

拉布立酶治疗期间，血标本的采集和存储方法在临床上非常重要。拉布立酶可以在体外继续降解血标本内的尿酸，导致实验室检测肿瘤溶解综合征患者出现低尿酸水平的假象。正确方法是采集血标本试管预冷放在冰浴中，采集后放在冰浴中马上检测尿酸（不超过4h）。

抗肿瘤治疗前至少48h应给予水化，但由于拉布立酶其可迅速降解尿酸，若病情需要可提前给予化疗。需保持高尿量，>100mL/（m^2·h）。以往认为使用碳酸氢钠碱化尿液可增加尿酸的溶解度，但同时会明显降低黄嘌呤及次黄嘌呤的溶解度（最适pH为6.5），特别是在使用别嘌呤醇后更易引起黄嘌呤结晶，引起肾脏损伤。另外碱化尿液还会促使钙盐沉积，引起磷酸钙性肾炎。碱化尿液正逐渐被废止，特别是在应用拉布立酶后，更不建议碱化尿液。尿液碱化可导致肾小管内磷酸钙结晶和黄嘌呤结晶沉积和低钙血症。应用拉布立酶患者不需要碱化。应用别嘌呤醇患者是否需要碱化，未达成专家共识。对高pH值和血磷高的患者不需要碱化。

肿瘤溶解综合征患者出现持续高钾血症、严重的代谢性酸中毒，血容量超负荷且对利尿剂治疗无反应，出现明显的尿毒症症状，如心包炎、肾性脑病等可进行透析治疗。若有严重的高磷血症（>6mg/dL）及严重低钙血症，即使未发生尿毒症，也可预防性给予透析治疗，建议每天进行透析。另外，肿瘤溶解综合征患者连续肾替代治疗（continuous renal replacement therapies，CRRT）还可用于肺水肿、保持体液平衡、改善急性呼吸窘迫综合征患者的气体交换、清除脓毒血症及多器官衰竭患者的炎症介质。高钾、高磷、低钙血症的治疗可遵循以往治疗方法。血液透析的适应证：难以控制的高磷血症、高钾血症、高尿酸血症、低钙血症、水容量过多、严重酸中毒、伴中枢系统毒性的严重尿毒症。关于尿酸清除，血液透析优于腹膜透析，腹膜透析优于血液过滤。

对于有发生肿瘤溶解综合征高危因素的患者，在化疗初期，需密切监测尿量、电解质、肾功能，并予适当的水化、利尿。因肿瘤溶解综合征易导致高钾，切记不可补钾。需密切观察患儿有无抽搐（包括手足搐搦等）、观察尿液颜色是否澄清等。

该患者入院第1天（减瘤治疗前一天）即给予拉布立酶预防高尿酸血症，没有同时应用别嘌呤醇，没有给予碱化，给予适当水化、利尿。拉布立酶应用24h后，尿酸降至较低水平，减瘤治疗第2天患儿尿液混浊，尿常规可见未分类结晶，［K^+］：5.4mmol/L，尿量可，继续予拉布立酶、水化、利尿等对症处理。至减瘤第4天，尿液变清，尿常规：未见结晶，［K^+］降至4.7mmol/L。

2. 肿瘤侵犯中枢的处理 根据中枢神经系统白血病（central nervous systemleukemia，CNSL）的诊断，符合以下任何一项，并排除其他原因引起的中枢神经系统病变时，可诊断CNSL：

（1）在诊断时或治疗过程中以及停药后脑脊液中白细胞计数≥5×10^6个/L，并在脑脊液离心制片中存在形态学明确的白血病细胞。

（2）有颅神经麻痹症状。

（3）影像学检查（CT/MRI）显示脑或脑膜病变、脊膜病变。该患者V方案减瘤时因病情较重，未行腰穿及鞘内注射。行第1疗程AA方案化疗时腰穿检查脑脊液未发现异常，因有胸腹水未行大剂量甲氨蝶呤治疗，常规行三联鞘内注射预防中枢侵犯。第2疗程BB方案化疗前腰穿脑脊液沉渣发现淋巴瘤细胞，脑脊液白细胞数高，考虑治疗中出现伯基特淋巴瘤侵犯中枢，予加强腰穿及鞘内注射，直至脑脊液转阴至少5次。BFM-95方案已包含中枢预防和治疗，包括大剂量甲氨蝶呤以及三联鞘内注射治疗，不需要中枢放疗，该患者未行放疗，至目前随访4年余，无病生存，无中枢复发。

3. 合并大量胸腹水的处理 静脉或淋巴管阻塞或两者皆有，引起液体向第三间隙聚集的倾向，包括严重的积液（腹腔或胸腔积液）或肢体水肿。对于这种患者给予强有力的水化，会使体重增加而尿量减少，问题更加复杂化。处理：谨慎使用利尿剂，仔细检查中心静脉压，如不能维持预计的尿量，马上血液透析。有气促等症状时，需要及时引流胸水缓解症状。原则上无明显腹部压迫症状一般不行腹腔穿刺引流胸水。该患者双侧胸腔积液，气促，入院后即予胸腔穿刺引流缓解症状。考虑到有胸腹水时应用甲氨蝶呤会增加甲氨蝶呤中毒的风险，该患者第1疗程时未使用大剂量甲氨蝶呤。

4. 骨髓抑制 Ⅳ期高危的伯基特淋巴瘤患者，病初给予减瘤V联合AA方案化疗后，即使未使用大剂量甲氨蝶呤，也基本均会出现Ⅳ度骨髓抑制。后续每程化疗均极可能出现Ⅳ度骨髓抑制。化疗后应密切监测血常规，积极给予升白细胞、升血小板、层流床护理、成分输血支持治疗。必要时可于化疗结束24h起预防性升白细胞、升血小板治疗。该患者出现Ⅳ度骨髓抑制，予升白细胞、升血小板治疗后血常规恢复。

5. 粒细胞缺乏性发热 Ⅳ期高危的伯基特淋巴瘤患者采用BFM-95-V-AA、BB、CC、AA、BB、CC方案化疗，化疗强度大，每个疗程基本均会出现Ⅳ度骨髓抑制。特别是病初采用V-AA方案化疗，强度更大，加上患者病初一般情况差，耐受性差，发生感染的风险极高。骨髓抑制期应仔细查体，注意检查口腔、双肺、肛周、皮肤、深静脉置管等部位有无感染。应常规层流洁净病房护理、漱口、坐浴、监测血压。一旦发热即开始给予广谱抗生素如亚胺培南、美罗培南等，并予抽取血培养，必要时联合万古霉素及抗真菌治疗。并密切监测血压等生命体征，注意休克的早期表现。该患者V-AA方案未合并感染，但是第三程CC化疗后合并感染，予泰能抗感染后好转。

6. 大剂量甲氨蝶呤中毒 详见第十一章大剂量甲氨蝶呤在儿童淋巴瘤中的应用。该患者在使用大剂量甲氨蝶呤时未发生皮疹、口腔溃疡、肾毒性等毒性表现，MTX血药浓度均能降至正常范围。

7. 诊断方法 对于以腹部包块起病的患儿，若影像学表现为腹部弥漫性肠管扩张，外科无法行穿刺活检明确诊断时，如果有胸腔积液，可考虑行胸水沉渣涂片加做免疫组织化学明确诊断，尽量不选择开腹取活检。

（路素英）

第三节 弥漫大B细胞淋巴瘤

一、病历摘要

患者女，12岁，因“发现腹部肿块1月余”于2005年5月入院。1月余前患儿无意中触及腹部一核桃大小肿块，无腹痛、腹胀，无恶心、呕吐等，就诊于当地医院，查腹部彩超示：腹部巨大实质性包块。查腹部CT示：卵巢癌，大小12cm×6.5cm×17cm，左髂内动脉供血，盆腔、腹腔、腹膜、腹膜后、肾上腺区、胰腺、膈下、纵隔、心缘前左方、右腹股沟、右颈前多发转移，胸腹水，右心房见癌栓。随后行局麻下左胸壁、右腹股沟及右颈肿物活检，病理经我院会诊后确诊为：弥漫大B细胞性非霍奇金淋巴瘤。活检术后患儿腹部及胸壁肿块明显增大，偶有腹痛，剑突下为主，伴恶心，为进一步诊治前来我院。起病以来无咳嗽、咳痰，无发热、盗汗、胸闷、气促等不适，大小便无特殊，体重无明显变化，门诊拟“弥漫大B细胞性非霍奇金淋巴瘤，Ⅳ期”收住入院。

体格检查：T 36.8℃；R 20次/分；HR 92次/分；BP 112/80mmHg； Ht 154cm；Wt 38.5kg；BSA1.32m^2；KPS 90分。颜面浮肿，皮肤无黄染、出血等，双侧扁桃体1度肿大。右腹股沟可触及一直径约3.5cm肿大淋巴结，质硬，活动度差，无压痛，余浅表淋巴结未触及肿大。胸廓无畸形，右前胸壁可触及一直径约3cm肿物，左前胸壁近乳房处可触及一直径约1.5cm肿物，质硬，活动度差，无压痛，皮肤无红肿破溃。双下肺叩诊浊音，双下肺呼吸音减弱；余肺呼吸音清，未闻及明显干湿啰音。心率90次/分，律齐，各瓣膜听诊区未闻及杂音。腹平软，腹壁及腹内部可触及多发皮下肿块，大小为2.0~4.5cm不等，质硬，活动度差，部分肿块边界不清。全腹无压痛、反跳痛，肝脾肋下未触及，肠鸣音3次/分。

二、辅助检查

1. 腹部CT 卵巢肿块大小12cm × 6.5cm × 17cm，左髂内动脉供血，盆腔、腹腔、腹膜、腹膜后、肾上腺区、胰腺、膈下、纵隔、心缘前左方、右腹股沟、右颈前多发转移，胸腹水，右心房见癌栓。

2. 病理 当地医院局麻下行左胸壁、右腹股沟及右颈肿块活检，病理经我院会诊: 形态符合非霍奇金淋巴瘤，弥漫大B细胞性。免疫组织化学：LCA$^+$，CD20$^+$，CD79$^+$，CD3$^-$，UCHL1$^-$。我院确诊为：弥漫大B细胞性非霍奇金淋巴瘤。

3. 肿瘤标记物 CA199、NSE、CEA、CA125、CA153、HCG、AFP等均为阴性。

4. 骨髓检查 双侧髂后上棘骨髓穿刺涂片及活检均未见肿瘤侵犯骨髓。

5. 血常规 WBC 2.7×10^9/L，NE 1.6×10^9/L，Hb 113g/L，PLT 115×10^9/L。

6. 生化常规 肝、肾功能无异常，LDH 851U/L，UA612μmol/L。

三、入院诊断和鉴别诊断

1. 入院诊断 弥漫大B细胞性非霍奇金淋巴瘤，Ⅳ期。患儿病变广泛、乳酸脱氢酶值高于正常，按照BFM-90危险度评定标准评定为高危。

2. 鉴别诊断 患儿全身弥漫性多发肿物、短时间内增大迅速，根据年龄、发病部位及肿瘤增长迅速的生物学特点，首先考虑高侵袭性淋巴瘤，如淋巴母细胞性淋巴瘤、弥漫大B细胞淋巴瘤、伯基特淋巴瘤和NK-T细胞淋巴瘤等。左胸壁、右腹股沟及右颈肿物活检病理组织学诊断明确为弥漫大B细胞性非霍奇金淋巴瘤。

四、治疗

1. 预防肿瘤溶解综合征 患儿入院后尿量正常，肌酐、尿素氮在正常范围内，但乳酸脱氢酶及尿酸均高于正常，且肿瘤负荷较大，有发生肿瘤溶解综合征的高危因素，予水化，液体张力为1/4~1/3张，口服别嘌呤醇，监测血电解质、尿量、尿常规、尿酸碱度等。

2. 化疗 明确诊断后，按NHL-BFM-95方案化疗。首先予V方案减瘤化疗并行腰穿+鞘内注射术。化疗同时监测尿量、肾功能及电解质等均未出现异常，化疗过程中患儿未出现明显不适。脑脊液细胞学检查未见肿瘤细胞。V方案化疗结束后，患儿体表肿物可见明显缩小、变软，但复查彩超示胸腔、腹腔仍有少量积液，考虑到胸水、腹水会影响大剂量甲氨蝶呤的代谢及消除，故第1程AA方案中的大剂量甲氨蝶呤暂不使用，执行AA方案其余药物化疗，后每3周化疗1程，行V-AA、BB、CC、AA、BB

共5程化疗，5程化疗结束后3周补充第1程AA方案中未执行的大剂量甲氨蝶呤化疗。化疗过程均顺利。每程大剂量甲氨蝶呤化疗监测甲氨蝶呤浓度均按时下降至正常。

五、化疗毒副反应及处理

患儿每程化疗后均出现Ⅲ~Ⅳ度骨髓抑制，并出现发热、口腔黏膜溃疡、臀部疖肿化脓等多次感染征象，经静脉广谱抗细菌及抗真菌药物治疗，局部予口腔护理、臀部脓肿切排等治疗后感染好转。予粒细胞集落刺激因子、白介素11支持及同型血小板输注，后血常规恢复正常。口腔溃疡予局部抗真菌口腔护理，如制霉素磨成粉末外涂、碳酸氢钠漱口及口腔清洁护理后口腔溃疡好转愈合。未出现其余严重化疗并发症。

六、疗效

每2个疗程复查CT评价疗效。2个疗程化疗后评价为完全缓解，4个疗程化疗后评价为持续完全缓解。

七、预后

化疗结束后予门诊随访，第1年每3个月复诊，第2年每6个月复诊，第3~5年每年复诊。每次复诊均复查血常规、生化常规、心电图、心脏彩超及全身CT等。该患者目前已随访11年余，未见明显肿瘤复发迹象。患儿生长发育良好，正常上学、生活，体力及生活质量佳，未出现明显化疗远期毒副反应。

八、点评

该患儿组织病理诊断为弥漫大B细胞性非霍奇金淋巴瘤。2005年尚未有GCB分型、C-MYC癌基因和其他免疫组织化学指标等检测与伯基特淋巴瘤相鉴别，仅从形态学和部分免疫组织化学结果诊断为弥漫大B细胞淋巴瘤。此患儿病灶广泛，分布全身，并有右心房癌栓，这在弥漫大B细胞性非霍奇金淋巴瘤中较为少见，病情较为危急。考虑到肿瘤负荷较大，且有血清乳酸脱氢酶及尿酸升高，有肿瘤崩解的高危因素，入院时即予水化、碱化和口服别嘌呤醇预防肿瘤溶解综合征，患儿顺利度过化疗。

患儿对化疗敏感，V方案化疗后肿瘤已明显缩小，2个疗程化疗后疗效评价为完全缓解，4个疗程后评价为持续完全缓解。化疗主要不良反应为Ⅲ~Ⅳ度骨髓抑制和口腔黏膜毒性，并出现臀部疖肿等皮肤软组织感染，经粒细胞集落刺激因子及抗感染等对症支持后好转。该患儿治疗后长期随访未见肿瘤复发、未见明显化疗远期并发症，现生活质量良好。

本病属于广泛期（晚期）弥漫大B细胞淋巴瘤，采用与伯基特淋巴瘤相似的治疗策略和方案（NHL-BFM-90），即：短疗程、高强度、多药联合结合中枢预防获得极好的疗效。本例经验证实晚期弥漫大B细胞淋巴瘤采用高强度化疗可改善生存。

（孙斐斐）

第四节 间变性大细胞淋巴瘤

一、病历摘要

患者为男性，9岁，因“发现右耳下、右颈部肿块2月余”于2007年6月入院。2月余前家属无意中发现患者右耳下出现一肿物，约2cm×2cm，并进行性增大，伴局部疼痛、皮肤发红、发热，多为间歇热，热峰39.0℃，无畏寒、寒战，无咳嗽、咳痰，无咽喉痛。于当地医院按“淋巴结炎”予抗感染治疗，效果欠佳。随后出现右侧锁骨上肿块，逐渐增大至约5cm×5cm，质硬，表面欠光滑，无红肿、疼痛，于外院行右耳垂下肿物活检及右侧锁骨上肿物活检术，术后病理示：骨外尤文氏肉瘤/原始神经外胚层肿瘤。未治疗，后逐渐出现右锁骨上肿块局部溃烂、渗液。后转中山大学肿瘤防治中心儿童肿瘤科就诊。起病后无盗汗，无体重下降。

入院时体格检查：Wt：34kg，Ht：115cm，BSA：1.0m^2，KPS：90分。右耳下可扪及一约6cm×6cm的肿物，质硬，有压痛，局部皮肤呈红色，无破溃，边界欠清。右侧锁骨上可扪及类似肿块，约5cm×5cm，局部皮肤发红，可见一约2cm×3cm的溃烂灶，局部渗液，少量脓性分泌物。余浅表淋巴结未扪及肿大，心、肺无特殊，腹软，腹部无压痛及反跳痛，无腹肌紧张，肝、脾未扪及。

二、辅助检查

1. **血常规** WBC 10.8×10^9/L，NE 7.9×10^9/L，Hb 127g/L，PLT 312×10^9/L。

2. **生化常规** LDH 178U/L，UA 22.3U/L。

3. **我院病理结果** 间变性大细胞淋巴瘤，CD30$^+$，ALK$^+$，TIA$^+$，EMA$^+$，CD43$^+$，Ki-67约90%细胞阳性，CD15$^-$，PAX-5$^{+/-}$，CD68$^-$，Bcl-2$^-$，CK$^-$，CD20$^-$，CD79a$^-$，CD3$^+$，LCA$^+$，UCHL-1$^+$，TDT$^-$，CD117$^-$，CD34$^-$。

4. **颈、胸腔、腹腔、盆腔CT示** 右颈部一约4.1cm×5.1cm肿块，双侧腋窝、右锁骨上、纵隔、肠系膜区及腹膜后数个小淋巴结，大小为0.4cm×0.6cm至0.6cm×1.2cm。

5. **全身骨扫描** 右侧眶骨、双侧骶髂关节代谢较活跃。

6. **骨髓细胞学检查** 骨髓增生活跃，未见淋巴瘤侵犯骨髓。

三、诊断及鉴别诊断

1. **诊断** 间变性大细胞淋巴瘤ⅢB期中危组。

2. **鉴别诊断** 本病需要与儿童发生于颈部的常见感染性疾病及其他恶性肿瘤鉴别，如传染性单核细胞增多症、霍奇金病、横纹肌肉瘤、尤文氏肉瘤、淋巴组织增生性疾病等相鉴别。

四、治疗

给予NHL-BFM-95中危组方案化疗，包括V-AA-BB-CC-AA-BB-CC等。详见第六章。

1. V方案减瘤 给予V方案减瘤，同时给予别嘌呤醇，适量水化、碱化。患者右锁骨上肿块溃烂，考虑存在感染，给予青霉素感染治疗，局部消毒、换药处理。化疗当天患者出现右侧颈部及右锁骨上肿物出血，量约20mL，给予酚磺乙胺止血治疗，出血停止。V方案化疗结束后右耳下及右锁骨上肿块较前稍缩小，发热较前好转。化疗期间患者未出现明显呕吐，无小便痛，未出现骨髓抑制。

2. 第1程化疗 AA方案化疗，第1天行腰穿+鞘内注射化疗药物。化疗期间常规给予止呕、护胃处理，同时第1天给予腰穿+鞘内注射药物，预防中枢侵犯。化疗药物中有大剂量甲氨蝶呤，化疗前12h至化疗开始后3天给予水化、碱化，甲氨蝶呤结束后12h起给予亚叶酸钙解救（15mg/m^2，1次/6h，共7次），同时给予亚叶酸钙漱口及监测甲氨蝶呤浓度。化疗第3天，该患者48h甲氨蝶呤浓度降至正常范围。足叶乙甙：0.9%生理盐水≥1：4。患儿化疗期间补液量大，注意控制补液速度及张力。

化疗第4天患者出现便秘、腹胀明显，无腹痛、呕吐，考虑与止呕药及长春新碱有关，给予维生素B$_1$、思连康、西甲硅油口服及开塞露外用，患者腹胀、便秘好转。化疗结束后24h给予预防性升白细胞治疗。患者后续出现Ⅳ度白细胞下降、Ⅱ度血小板下降、轻度贫血、中性粒细胞缺乏性发热、Ⅱ度肝功能损害、Ⅱ度口腔溃疡、口腔念珠菌感染、低钾血症，经升白细胞、升血小板、抗感染、护肝、纠正电解质紊乱、漱口、制霉素涂口腔及对症支持治疗后好转。化疗第7天患者出现头面部、颈部、前胸及后背、双上肢红色皮疹，伴瘙痒，无水疱，考虑为MTX引起的皮疹，给予炉甘石外涂、开瑞坦口服等处理后，皮疹逐渐消退。

该程化疗后右耳下及右锁骨上肿块缩小至2cm×1cm，局部疼痛消失，右锁骨上皮肤溃烂愈合，皮肤发红明显好转。

3. 第2程化疗 BB方案化疗，第1天行腰穿+鞘内注射化疗药物。完善化疗前血常规、生化常规、心电图等检查，无化疗禁忌，行BB方案。化疗过程顺利，48h甲氨蝶呤浓度降至正常范围。化疗后右耳下及右锁骨上肿块较前继续缩小。化疗期间出现Ⅰ度胃肠道反应，化疗后出现Ⅳ度白细胞下降、中度贫血、Ⅱ度血小板下降、Ⅰ度口腔溃疡、口腔念珠菌感染、中性粒细胞缺乏性发热，经升白细胞、升血小板、泰能抗感染、碳酸氢钠漱口、制霉素涂口腔及对症支持治疗后恢复。

4. 第3程化疗 CC方案化疗，第5天行腰穿+鞘内注射化疗药物。完善化疗前血常规、生化常规、心电图等检查，无化疗禁忌，行CC方案。化疗过程顺利。化疗后出现Ⅱ度胃肠道反应、Ⅳ度白细胞下降、Ⅳ度血小板下降、重度贫血、肺部感染，经升白细胞、升血小板、输血小板、输红细胞、泰能及稳可信抗感染治疗后，血常规恢复，肺炎治愈。

5. 第4程化疗 AA方案化疗，第1天行腰穿+鞘内注射化疗药物。完善化疗前血常规、生化常规、心电图等检查，无化疗禁忌，行AA方案。化疗过程顺利。48h甲氨蝶呤浓度降至正常范围。化疗后患者出现Ⅱ度胃肠道反应、Ⅳ度白细胞下降、Ⅳ度血小板下降、Ⅱ度口腔溃疡、口腔念珠菌感染、重度贫血、中性粒细胞缺乏性发热，经升白细胞、升血小板、输血小板、输红细胞、泰能及氟康唑抗感染、漱口、制霉素涂口腔及对症支持治疗后恢复。

6. 第5程化疗 BB方案化疗，第1天行腰穿+鞘内注射化疗药物。完善化疗前血常规、生化常规、心电图等检查，无化疗禁忌，行BB方案。化疗过程顺利。48h甲氨蝶呤浓度降至正常范围。化疗后患者出现Ⅰ度胃肠道反应、Ⅳ度白细胞下降、Ⅲ度血小板下降、Ⅰ度口腔溃疡、口腔念珠菌感染、中度贫血，未出现发热，经升白细胞、升血小板、碳酸氢钠漱口、制霉素涂口腔及对症治疗后恢复。

五、疗效评价

1. 第2程化疗后疗效评价 复查颈、胸腔、腹腔、盆腔CT示右下颈部肿块较前明显缩小，约1.0cm × 2.5cm，双侧锁骨上窝、纵隔数个小淋巴结，部分较前缩小，大小为（0.5cm × 0.6cm）~（1.0cm × 1.4cm）。腹主动脉旁及肠系膜区数个小淋巴结，大小为（0.3cm × 0.4cm）~（0.6cm × 1.0cm）。按WHO疗效评价标准为部分缓解。

2. 第5程化疗后疗效评价 患者右耳下及右锁骨上仅见疤痕，未扪及明显肿块。化疗结束后3周复查PET/CT示：右腮腺区小结节样影代谢活跃，SUV7.3，考虑肿瘤残留。全身其余部位未见肿瘤。为了明确残留病灶是否有活性肿瘤，患者接受右腮腺区残留小结节穿刺活检术。术后病理示：结缔组织中见大量组织细胞、淋巴细胞等炎症细胞浸润，未见肿瘤。考虑右腮腺区代谢活跃的小结节样影不是肿瘤残留。最终评价疗效完全缓解。

六、预后

定期复查至2015年5月，已无病生存7年。目前身体一般情况可，生长发育正常，已上学，学习成绩优良。

七、点评

间变性大细胞淋巴瘤容易误诊。儿童患者颈部包块的常见原因包括炎症、恶性肿瘤。儿童颈部肿块伴皮肤发红、发热时，炎症还是肿瘤难在肿块形态上鉴别。可以抗感染治疗，同时行肿块穿刺活检来明确诊断，以免延误病情。常见恶性肿瘤包括霍奇金病、尤文氏肉瘤、横纹肌肉瘤、非霍奇金淋巴瘤、转移瘤等，在形态上难以区分，容易误诊，需要有经验的病理科医生做出正确诊断，以免误治。本例患者在当地医院诊断为尤文氏肉瘤/原始神经外胚叶瘤，而中山大学肿瘤医院病理会诊加做免疫组织化学检测，最终确诊为间变性大细胞淋巴瘤。两种肿瘤的治疗方法相差很远，预后也不同。所以恶性肿瘤治疗前明确诊断至关重要。

该患者经过NHL-BFM-95中危组方案高强度化疗5程后，采用PET/CT评价疗效，结果显示原肿瘤区可见代谢活跃的结节样影。该局部结节是否有活性是下一步治疗的关键。患者起病时原发肿瘤巨大，化疗后肿瘤明显缩小，已扪不清，仅见局部质硬疤痕，此种情况下建议谨慎判断结节的性质。如仅根据PET/CT结果认为肿瘤残留，给予局部放疗，则为过度治疗，并有可能导致患者面部发育畸形、腮腺功能异常、第二肿瘤发生等放疗毒副作用，对患者的生活质量产生远期不良影响。此种情况建议行残余结节穿刺活检术或手术切除术，病理诊断明确后再决定下一步治疗。该患者最后行右颈部结节穿刺活检术，术后病理结果显示：炎症细胞浸润，未见肿瘤，疗效完全缓解。明确了患者残余结节性质，可准确评价患者化疗疗效，及避免过度治疗或治疗不足情况。该病例对我们的提示是，对最终PET/CT评价疗效结果有疑义时，需要靠病理来明确病变性质，准确判定治疗疗效，以做出正确治疗策略。

（王　娟）

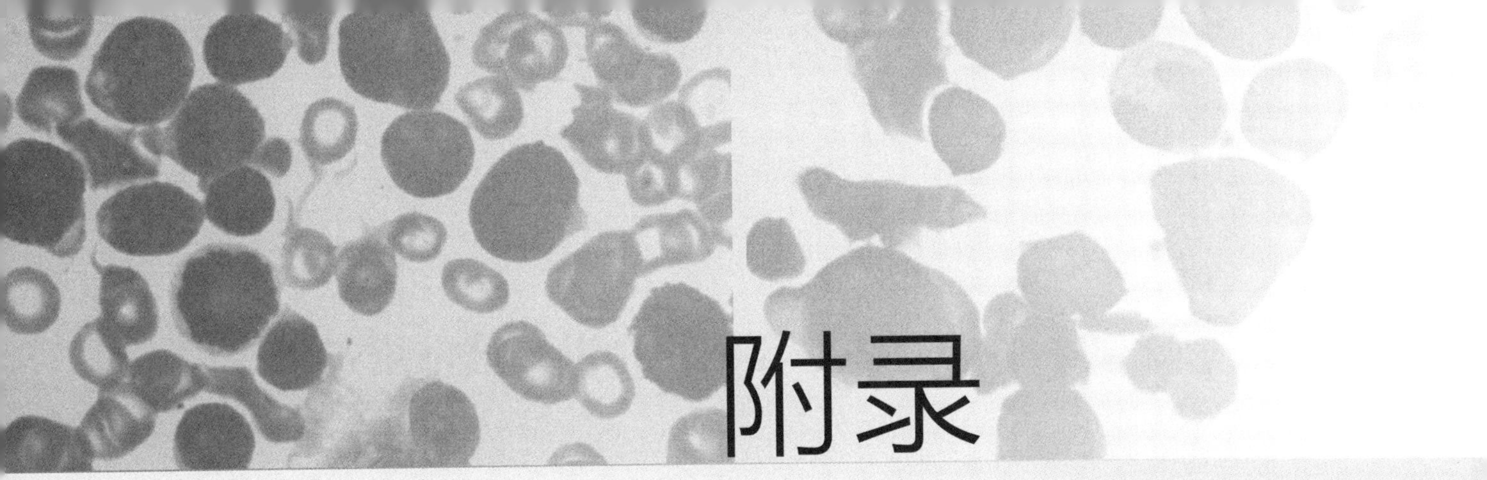

附录

附录一 儿童、青少年霍奇金淋巴瘤常用方案

表1 ABVD方案

药物	剂量	给药途径	给药时间	给药间隔
阿霉素（ADM）	25mg/m^2	静脉推注	d1，d15	每4周重复
博来霉素（BLM）	10 mg /m^2	静脉推注	d1，d15	
长春花碱（VLB）	6mg/m^2	静脉推注	d1，d15	
达卡巴嗪（DTIC）	375mg/m^2	静脉滴注	d1，d15	

表2 COPP方案

药物	剂量	给药途径	给药时间	给药间隔
环磷酰胺（CTX）	650mg/m^2	静脉推注	d1，d8	每4周重复
长春新碱（VCR）	1.5mg/ m^2（最大2mg）	静脉推注	d1，d8	
甲基苄肼（PCZ）	100mg/m^2	分3次口服	d1~15	
泼尼松（Pred）	40mg/m^2	分3次口服	d1~15	

表3 COPP/ABV杂交方案

药物	剂量	给药途径	给药时间	给药间隔
环磷酰胺（CTX）	600mg/m^2	静脉推注	d1	每4周重复
长春新碱（VCR）	1.4mg/ m^2（最大2mg）	静脉推注	d1	
甲基苄肼（PCZ）	100mg/m^2	分3次口服	d1~7	
泼尼松龙（Pred）	40mg/m^2	分3次口服	d1~14	
阿霉素（ADM）	35mg/m^2	静脉推注	d8	
博来霉素（BLM）	10 U /m^2	静脉推注	d8	
长春花碱（VLB）	6mg/ m^2	静脉推注	d8	

表4 OEPA方案

药物	剂量	给药途径	给药时间	给药间隔
长春新碱（VCR）	1.5mg/ m^2（最大2mg）	静脉推注	d1，d8，d15	每4周重复
依托泊苷（VP16）	125mg/m^2	静脉滴注	d3~6	
泼尼松龙（Pred）	60mg/m^2	分3次口服	d1~15	
阿霉素（ADM）	40mg/m^2	静脉推注	d1，15	

表5 COPDAC方案

药物	剂量	给药途径	给药时间	给药间隔
环磷酰胺（CTX）	650mg/m^2	静脉推注	d1，d8	每4周重复
长春新碱（VCR）	1.5mg/ m^2（最大2mg）	静脉推注	d1，d8	
达卡巴嗪（DTIC）	250mg/m^2	静脉滴注	d1~ 3	
泼尼松龙（Pred）	40mg/m^2	分3次口服	d1~15	

表6 OPPA方案

药物	剂量	给药途径	给药时间	给药间隔
长春新碱（VCR）	1.5mg/ m^2（最大2mg）	静脉推注	d1，d8，d15	每4周重复
甲基苄肼（PCZ）	100mg/m^2	分3次口服	d1~ 15	
泼尼松龙（Pred）	60mg/m^2	分3次口服	d1~ 15	
阿霉素（ADM）	40mg/m^2	静脉推注	d1，d15	

表7 VAMP方案

药物	剂量	给药途径	给药时间	给药间隔
长春花碱（VLB）	6mg/ m^2	静脉推注	d1，d15	每4周重复
阿霉素（ADM）	25mg/m^2	静脉推注	d1，d15	
甲氨蝶呤（MTX）	20mg/m^2	静脉推注	d1，d15	
泼尼松龙（Pred）	40mg/m^2	分3次口服	d1~14	

表8 ABVE方案

药物	剂量	给药途径	给药时间	给药间隔
阿霉素（ADM）	25mg/m^2	静脉推注	d1，d15	每4周重复
博来霉素（BLM）	10 U /m^2	静脉推注	d1，d15	
长春新碱（VCR）	1.5mg/ m^2（最大2mg）	静脉推注	d1，d15	
依托泊苷（VP16）	100mg/m^2	静脉滴注	d1 ~ 5	

表9 ABVE-PC方案

药物	剂量	给药途径	给药时间	给药间隔
阿霉素（ADM）	30mg/m^2	静脉推注	d1~ 2	每3周重复
博来霉素（BLM）	10 U /m^2	静脉推注	d1，d8	
长春新碱（VCR）	1.4mg/ m^2（最大2mg）	静脉推注	d1，d8	
依托泊苷（VP16）	75mg/m^2	静脉滴注	d1~d5	
泼尼松龙（Pred）	40mg/m^2	口服	d1~10	
环磷酰胺（CTX）	800mg/m^2	静脉推注	d1	

表10 升高剂量BEACOPP方案

药物	剂量	给药途径	给药时间	给药间隔
环磷酰胺（CTX）	1 200mg/m^2	静脉推注	d1	每3周重复。需粒细胞刺激因子支持
阿霉素（ADM）	35 mg/m^2	静脉推注	d1	
依托泊苷（VP16）	200mg/m^2	静脉滴注	d1~3	
甲基苄肼（PCZ）	100mg/m^2	口服	d1~7	
泼尼松龙（Pred）	40mg/m^2	口服	d1~ 14	
长春新碱（VCR）	2mg/ m^2（最大2mg）	静脉推注	d8	
博来霉素（BLM）	10 U /m^2	静脉推注	d8	

表11 CVP方案

药物	剂量	给药途径	给药时间	给药间隔
环磷酰胺（CTX）	500mg/m^2	静脉推注	d1	每3周重复
长春花碱（VLB）	6mg/ m^2	静脉推注	d1，d8	
泼尼松龙（Pred）	40mg/m^2	口服	d1~8	

附录二 儿童、青少年非霍奇金淋巴瘤常用方案

一、淋巴母细胞淋巴瘤方案

1. 低危组（总治疗时间2年）

表12 NHL-BFM-90/95方案（淋巴母细胞淋巴瘤低危组）

药物	剂量和用法	应用时间
诱导缓解 I		
泼尼松龙	60 mg/m^2 po	d1~28后每3天减半，9天减停
长春新碱	1.5 mg/m^2（最大 2 mg） iv	d8，d15，d22，d29
柔红霉素	30 mg/m^2 iv	d8，d15，d22，d29
左旋门冬酰胺酶	5 000 ~ 10 000U/m^2 ivgtt	d12，d15，d18，d21，d24，d27，d30，d33
环磷酰胺	1 000 mg/m^2 iv	d36，d64
阿糖胞苷	75 mg/m^2 ivgtt	d38~41，d45~48，d52~55，d59~62
6-巯基嘌呤	60 mg/m^2 po	d36-63
甲氨蝶呤②	按年龄选择剂量 it	d1，d15，d29，d45，d59
方案 M		
6-巯基嘌呤	25 mg/m^2 po	d1~56
甲氨蝶呤①	5 g/m^2 civ 24h	d8，d22，d36，d50
甲氨蝶呤②	按年龄选择剂量 it	d8，d22，d36，d50

（续表）

药物	剂量和用法	应用时间
维持治疗		
6-巯基嘌呤	50 mg/m^2 po	每天1次，直至2年
甲氨蝶呤	20mg/m^2 po	每周1次，直至2年

注：① HD-MTX 5g/m^2，总剂量的10%在0.5h内静脉滴注，其余90%在23.5内静脉滴注，42h CF15mg/m^2 iv解救，根据血清MTX浓度调节CF用量（中山大学肿瘤医院则是MTX开始静脉滴注36h CF15mg/m^{2}解救，6h1次，共7次，根据MTX血药浓度调整CF剂量和次数）。

②按年龄调整鞘内注射剂量:＜ 1岁：MTX 6mg，DEX 2mg；1～3岁 ：MTX 9mg，DEX 2mg；＞9岁：MTX 12mg，DEX 5mg。

po，口服；iv，静脉注射；ivgtt，静脉滴注；it，鞘内注射；civ，持续静脉滴注。

2. 中危组（总治疗时间2年）

表13 NHL-BFM-90/95方案（淋巴母细胞淋巴瘤中危组）

药物	剂量和用法	应用时间
诱导缓解 I		
泼尼松龙	60 mg/m^2 po	d1~28后每3天减半，9天减停
长春新碱	1.5 mg/m^2（最大 2 mg） iv	d8，d15，d22，d29
柔红霉素	30 mg/m^2 iv	d8，d15，d22，d29
左旋门冬酰胺酶	5 000 ~ 10 000 U/m^2 ivgtt	d12，d15，d18，d21，d24，d27，d30，d33
环磷酰胺	1 000 mg/m^2 ivgtt	d36，d64
阿糖胞苷	75 mg/m^2 ivgtt	d38~41，d45~48，d52~55，d59~62
6-巯基嘌呤	60 mg/m^2 po	d36~63
甲氨蝶呤②	按年龄选择剂量 it	d1，d15，d29，d45，d59
方案 M		
6-巯基嘌呤	25 mg/m^2 po	d1~56
甲氨蝶呤①	5 g/m^2 civ 24h	d8，d22，d36，d50
甲氨蝶呤②	按年龄选择剂量 it	d8，d22，d36，d50
再诱导 II		
地塞米松	10 mg/m^2 po	d1~21后每3天减半，9天减停
长春新碱	1.5 mg/m^2（最大 2mg） iv	d8，d15，d22，d29
阿霉素	30 mg/m^2 iv	d8，d15，d22，d29
左旋门冬酰胺酶	10 000U/m^2 ivgtt	d8，d11，d15，d18
环磷酰胺	1 000 mg/m^2 ivgtt	d36
阿糖胞苷	75 mg/m^2 ivgtt	d38~41，d45~48
6-硫鸟嘌呤	60 mg/m^2 po	d36~49
甲氨蝶呤②	按年龄选择剂量 it	d38，d45
维持治疗		
6-巯基嘌呤	50 mg/m^2 po	每天1次，直至2年
甲氨蝶呤	20mg/m^2 po	每周1次，直至2年

注：① HD-MTX 5g/m^2，总剂量的10%在0.5h内静脉滴注，其余90%在23.5h内静脉滴注，42h CF15mg/m^2 iv解救，根据血清MTX浓度调节CF用量。（中山大学肿瘤医院则是MTX开始静脉滴注36h CF15mg/m^{2}解救，6h1次，共7次，根据MTX血药浓度调整CF剂量和次数）。

②按年龄调整鞘内注射剂量:＜ 1岁：MTX 6mg，DEX 2mg；1～3岁 ：MTX 9mg，DEX 2mg；＞9岁：MTX 12mg，DEX 5mg。

po，口服；iv，静脉注射；ivgtt，静脉滴注；it，鞘内注射；civ，持续静脉滴注。

3. 高危组（总治疗时间2年）

表14 ALL-BFM-2002方案（淋巴母细胞瘤高危组）

药物	剂量和用法	应用时间
诱导缓解Ⅰ		
泼尼松龙	60 mg/m^2 po	d1~28后每3天减半，9天减停
长春新碱	1.5 mg/m^2（最大 2 mg） iv	d8，d15，d22，d29
柔红霉素	30 mg/m^2 iv	d8，d15，d22，d29
左旋门冬酰胺酶	5 000 ~ 10 000 U/m^2 ivgtt	d12，d15，d18，d21，d24，d27，d30，d33
环磷酰胺	1 000 mg/m^2 ivgtt	d36，d64
阿糖胞苷	75 mg/m^2 ivgtt	d38~41，d45~48，d52~55，d59~62
6-巯基嘌呤	60 mg/m^2 po	d36~63
甲氨蝶呤②	按年龄选择剂量 it	d1，d15，d29，d45，d59
巩固Block1		
地塞米松	20 mg/m^2 po/iv	d1~5
长春新碱	1.5 mg/m^2（最大 2 mg） iv	d1，d6
甲氨蝶呤①	5 g/m^2 civ 24h	d1
环磷酰胺	200 mg/m^2 iv	d1~5
阿糖胞苷	2 000 mg/m^2 ivgtt 12h1次	d5
左旋门冬酰胺酶	25 000 U/m^2 ivgtt	d6，d11
MTX+Ara-C+DEX	按年龄选择剂量 it	d1
巩固Block 2		
地塞米松	20 mg/m^2 po/iv	d1~5
长春酰胺	3 mg/m^2（最大 5 mg） iv	d1，d6
甲氨蝶呤	5 000mg/m^2 civ 24h	d1
异环磷酰胺	800mg/m^2 ivgtt	d1~5
阿霉素	30 mg/m^2 iv	d5
左旋门冬酰胺酶	25 000 U/m^2 ivgtt	d6，d11
MTX+Ara-C+DEX	按年龄选择剂量 it	d1
巩固Block 3		
地塞米松	20 mg/m^2 po/iv	d1~5
阿糖胞苷	2 000mg/m^2 ivgtt 12h1次	d1~2
依托泊苷	100 mg/m^2 ivgtt	d1~5
左旋门冬酰胺酶	25 000 U/m^2 ivgtt	d6，d11
MTX+Ara-C+DEX	按年龄选择剂量 it	d1
重复一次Block 1，Block 2和Block 3。6个疗程Block巩固治疗后进入再诱导Ⅱ。 如果有合适供者进行异基因造血干细胞移植，则仅3个Block后进入移植。		

（续表）

药物	剂量和用法	应用时间
再诱导Ⅱ		
地塞米松	10 mg/m^2 po	1~21天后每3天减半，9天后减停
长春新碱	1.5 mg/m^2（最大 2mg） iv	d8，d15，d22，d29
阿霉素	30 mg/m^2 iv	d8，d15，d22，d29
左旋门冬酰胺酶	10 000 U/m^2 ivgtt	d8，d11，d15，d18
环磷酰胺	1 000 mg/m^2 ivgtt	d36
阿糖胞苷	75 mg/m^2 ivgtt	d38~41，d45~48
6-硫鸟嘌呤	60 mg/m^2 po	d36~49
甲氨蝶呤②	12 mg it	d38，d45
维持治疗		
6-巯基嘌呤	50 mg/m^2 po	每天1次，直至2年
甲氨蝶呤	20mg/m^2 po	每周1次，直至2年

注：①HD-MTX 5g/m^2，总剂量的10%在0.5h内静脉滴注，其余90%在23.5h内静脉滴注，42h CF15mg/m^2 iv解救，根据血清MTX浓度调节CF用量（中山大学肿瘤医院则是MTX开始静脉滴注36h CF15mg/m^{2}解救，6h1次，共7次，根据MTX血药浓度调整CF剂量和次数）。

②鞘内注射剂量：＜1岁，甲氨蝶呤6mg，阿糖胞苷12mg，地塞米松2mg；1~3 岁，甲氨蝶呤9mg，阿糖胞苷18mg，地塞米松2mg；3~9岁，甲氨蝶呤12mg，阿糖胞苷24mg，地塞米松4mg；＞9岁，甲氨蝶呤15mg，阿糖胞苷30mg，地塞米松4mg.

po，口服；iv，静脉注射；ivgtt，静脉滴注；it，鞘内注射；civ，持续静脉滴注。

二、伯基特淋巴瘤和弥漫大B细胞淋巴瘤（成熟B-NHL）化疗方案

1. 低危组化疗方案

（1）NHL-BFM-95方案（成熟B-NHL极低危组和低危组）

表15 NHL-BFM-95方案（成熟B-NHL极低危组和低危组）

方案	药物	剂量和用法	应用时间
减瘤期（V）①	泼尼松龙（Pred）	30mg/m^2 po/iv	d1~5
	环磷酰胺（CTX）	200 mg/m^2 iv	d1~2
	甲氨蝶呤（MTX）（12mg）+阿糖胞苷（Ara-C）（30mg）+泼尼松龙（10mg）it③		d1
疗程A	地塞米松（DXM）	10mg/m^2 po/iv	d1~5
	异环磷酰胺（IFO）	800mg/m^2 ivgtt	d1~5
	甲氨蝶呤②	1g/m^2 civ 4h	d1
	长春新碱（VCR）	1.5mg/m^2（最大2mg） iv	d1
	阿糖胞苷	150mg/m^2 ivgtt 12h1次	d4，d5
	依托泊苷（VP16）	100mg/m^2 ivgtt	d4，d5
	甲氨蝶呤（12mg）+阿糖胞苷（30mg）+泼尼松龙（10mg）it③		d1
疗程B	地塞米松	10mg/m^2 po/iv	d1~5
	环磷酰胺	200mg/m^2 iv	d1~5
	长春新碱	1.5mg/m^2（最大2mg） iv	d1
	甲氨蝶呤②	1g/m^2 civ 4h	d1
	阿霉素（ADM）	25mg/m^2 iv	d4，d5
	甲氨蝶呤（12mg）+阿糖胞苷（30mg）+泼尼松龙（10mg）it③		d1

注：①V为减瘤期，不计算疗程数。V与A无需间隔。即减瘤期（V）第5天后紧接第6天A疗程化疗。其他疗程间隔天数为18~21天。如肿瘤负荷低，可不用V疗程，直接进入A疗程。极低危组2个疗程（A-B），低危组4个疗程（A-B-A-B）。

②HD-MTX 1g/m^2, civ4h ，24h CF15mg/m^2 iv解救，根据血清MTX浓度调节CF用量（中山大学肿瘤医院则是HD-MTX 1g/m^2, civ6h, MTX静滴18h开始CF15mg/m^{2}解救，每6h1次，共4次，根据血清MTX浓度调整CF剂量和次数。

③按年龄调整鞘内注射剂量:<1岁：MTX 6mg，Ara-C 12mg，DEX 2mg；1～3岁：MTX 9mg，Ara-C 18mg，DEX 2mg；3～9岁：MTX 12mg，Ara-C 24mg，DEX 4mg；>9岁：MTX 15mg，Ara-C 30mg，DEX 4mg。

po，口服；iv，静脉注射；ivgtt，静脉滴注；it，鞘内注射；civ，持续静脉滴注。

（2）FAB/LMB-96方案（成熟B-NHL低危组）

表16 FAB/LMB-96方案（成熟B-NHL低危组）

COPAD方案	剂量	用法	应用时间
环磷酰胺（CTX）	500mg/m^2	iv 250mg/m^2 2次/天	d1~3
长春新碱（VCR）	1.5 mg/m^2（最大2mg）	iv	d1，d6
泼尼松龙（Pred）	60 mg/m^2	po 30mg/m^2 2次/天	d1~6
阿霉素（ADR）	60 mg/m^2	iv	d1

注：COPAD方案适用于儿童成熟B-NHL低危患者（手术完全切除Ⅰ期和腹部Ⅱ期），类似于CHOP方案。每疗程间隔21天，共化疗2个疗程，不需要行鞘内注射化疗。

iv，静脉注射；po，口服。

2. 中危组化疗方案

（1）NHL-BFM-95方案（成熟B-NHL中危组）

表17 NHL-BFM-95方案（成熟B-NHL中危组）

方案	药物	剂量和用法	应用时间
减瘤期（V）③	泼尼松龙（Pred）	30mg/m^2 po/iv	d1~5
	环磷酰胺（CTX）	200 mg/m^2 iv	d1~2
	甲氨蝶呤（MTX）（12mg）+阿糖胞苷（Ara-C）（30mg）+泼尼松龙（10mg）it②		d1
疗程AA	地塞米松（DXM）	10mg/m^2 po/iv	d1~5
	异环磷酰胺（IFO）	800mg/m^2 ivgtt	d1~5
	长春新碱（VCR）	1.5mg/m^2（最大2mg）iv	d1
	甲氨蝶呤①	5g/m^2 civ 24h	d1
	阿糖胞苷	150mg/m^2 ivgtt 12h1次	d4，d5
	依托泊苷（VP16）	100mg/m^2 ivgtt	d4，d5
	甲氨蝶呤（6mg）+阿糖胞苷（15mg）+泼尼松龙（5mg）it②		d1，d5
疗程BB	地塞米松	10mg/m^2 po/iv	d1~5
	环磷酰胺	200mg/m^2 iv	d1~5
	长春新碱	1.5mg/m^2（最大2mg）iv	d1
	甲氨蝶呤①	5g/m^2 civ 24h	d1
	阿霉素（ADM）	25mg/m^2 iv	d4，d5
	甲氨蝶呤（6mg）+阿糖胞苷（15mg）+泼尼松龙（5mg）it②		d1，d5
疗程CC	地塞米松	10mg/m^2 po/iv	d1~5
	长春酰胺	3mg/m^2（最大5mg）iv	d1
	阿糖胞苷	2g/m^2 ivgtt 12h1次	d1，d2
	依托泊苷	150mg/m^2 ivgtt	d3，d4，d5
	甲氨蝶呤（12mg）+阿糖胞苷（30mg）+泼尼松龙（10mg）it②		d5

注：①HD-MTX 5g/m²，总剂量的10%在0.5h内静脉滴注，其余90%在23.5h内静脉滴注，42h CF15mg/m² iv解救，根据血清MTX浓度调节CF用量（中山大学肿瘤医院则是36h CF15mg/m²解救，6h1次，共6次，根据MTX血药浓度调整CF剂量和次数）。

②中山大学肿瘤医院每疗程仅做一次鞘内注射，按年龄调整鞘内注射剂量:<1岁：MTX 6mg，Ara-C 12mg，DEX 2mg；1～3岁：MTX 9mg，Ara-C 18mg，DEX 2mg；3～9岁：MTX 12mg，Ara-C 24mg，DEX 4mg；>9岁：MTX 15mg，Ara-C 30mg，DEX 4mg。

③ V为减瘤期，不计入疗程数。V与AA无需间隔。即减瘤期（V）第5天后紧接第6天AA疗程化疗。其他疗程间隔天数为18~21天。共化疗5个疗程（V-AA-BB-CC-AA-BB）。

po，口服；iv，静脉注射；it，鞘内注射；civ，持续静脉滴注；ivgtt，静脉滴注。

（2）FAB/LMB-96方案（成熟B-NHL中危组）

表18 FAB/LMB-96方案（成熟B-NHL中危组）

方案	药物	剂量和用法	应用时间
COP	环磷酰胺（CTX）	300 mg/m² iv	d1
	长春新碱（VCR）	1 mg/m² iv	d1
	泼尼松龙（Pred）	60mg/m² po	d1~7
	甲氨蝶呤（MTX）（8～15mg）+氢化可的松（8～15mg）it		d1
COPADM	环磷酰胺	250mg/m² iv 12h1次	d2~4
	长春新碱	2mg/m²（最大2mg）iv	d1
	泼尼松龙	60mg/m² po	d1~5
	阿霉素（ADR）	60 mg/m² iv	d1
	甲氨蝶呤	3g/m² civ 3h	d1
	甲氨蝶呤（8～15mg）+氢化可的松（8～15mg）it		d2，d6
CYM	阿糖胞苷（Ara-C）	100mg/m² civ 24h	d2~6
	甲氨蝶呤	3g/m² civ 3h	d1
	甲氨蝶呤（8～15mg）+氢化可的松（8～15mg）it		d2
	阿糖胞苷（15～30mg）+氢化可的松（8～15mg）it		d6

注：本方案适用于儿童成熟B细胞淋巴瘤中危组。COP，2个疗程COPADM，2个疗程CYM，共化疗5个疗程。鞘内注射剂量按年龄计算。iv，静脉注射；po，口服；it，鞘内注射；civ，持续静脉滴注。

3. 高危组化疗方案

（1）NHL-BFM-95方案（成熟B-NHL高危组）

表19 NHL-BFM-95方案（成熟B-NHL高危组）

方案	药物	剂量和用法	应用时间
减瘤期（V）③	泼尼松龙（Pred）	30mg/m² po/iv	d1~5
	环磷酰胺（CTX）	200 mg/m² iv	d1~2
	甲氨蝶呤（MTX）（12mg）+阿糖胞苷（Ara-C）（30mg）+泼尼松龙（10mg）it②		d1
疗程AA	地塞米松（DEX）	10mg/m² po/iv	d1~5
	异环磷酰胺（IFO）	800mg/m² ivgtt	d1~5
	长春新碱（VCR）	1.5mg/m²（最大2mg）iv	d1
	甲氨蝶呤①	5g/m² 24h iv	d1
	阿糖胞苷	150mg/m² ivgtt 12h1次	d4，d5
	依托泊苷（VP16）	100mg/m² ivgtt	d4，d5
	甲氨蝶呤（6mg）+阿糖胞苷（15mg）+泼尼松龙（5mg）it②		d1，d5

（续表）

方案	药物	剂量和用法	应用时间
疗程BB	地塞米松	10mg/m² po/iv	d1~5
	环磷酰胺	200mg/m² iv	d1~5
	长春新碱	1.5mg/m²（最大2mg）iv	d1
	甲氨蝶呤①	5g/m² civ 24h	d1
	阿霉素（ADR）	25mg/m² iv	d4，d5
	甲氨蝶呤（6mg）+阿糖胞苷（15mg）+泼尼松龙（5mg）it②		d1，d5
疗程CC	地塞米松	10mg/m² po/iv	d1~5
	长春酰胺	3mg/m²（最大5mg）iv	d1
	阿糖胞苷	2g/m² ivgtt 12h1次	d1，d2
	依托泊苷	150mg/m² ivgtt	d3，d4，d5
	甲氨蝶呤（12mg）+阿糖胞苷（30mg）+泼尼松龙（10mg）it②		d5

注：①HD-MTX 5g/m²，总剂量的10%在0.5h内静脉滴注，其余90%在23.5h内静脉滴注，42h CF15mg/m² iv解救，根据血清MTX浓度调节CF用量（中山大学肿瘤医院则是36h CF15mg/m²解救，6h1次，共6次，根据MTX血药浓度调整CF剂量和次数）。

②中山大学肿瘤医院每疗程仅做一次鞘内注射，按年龄调整鞘内注射剂量:<1岁：MTX 6mg，Ara-C 12mg，DEX 2mg；1~3岁：MTX 9mg，Ara-C 18mg，DEX 2mg；3~9岁：MTX 12mg，Ara-C 24mg，DEX 4mg；>9mqu：MTX 15mg，Ara-C 30mg，DEX 4mg。

③V为减瘤期，不计入疗程数。V与AA无须间隔。即减瘤期（V）第5天后紧接第6天AA疗程化疗。其他疗程间隔天数为18~21天。共化疗6个疗程（V-AA-BB-CC-AA-BB-CC），每疗程前可加利妥昔单抗。

po，口服；iv，静脉注射；it，鞘内注射；ivgtt，静脉滴注；civ，持续静脉滴注。

（2）FAB/LMB-96方案（成熟B-NHL高危组）

表20 FAB/LMB-96方案（成熟B-NHL高危组）

方案	药物	剂量和用法	应用时间
COP	环磷酰胺（CTX）	300 mg/m² iv	d1
	长春新碱（VCR）	1 mg/m² iv	d1
	泼尼松龙（Pred）	60mg/m² po	d1~7
	甲氨蝶呤（MTX）（8~15mg）+阿糖胞苷（Ara-C）（15~30mg）+氢化可的松（8~15mg）it		d1，d3，d5
COPADM1	环磷酰胺	250mg/m² iv 12h1次	d2~4
	长春新碱	2mg/m²（最大2mg）iv	d1
	泼尼松龙	60mg/m² po	d1~5
	阿霉素（ADR）	60 mg/m² iv	d2
	甲氨蝶呤	8g/m² civ 4h（CF救援）	d1
	甲氨蝶呤（8~15mg）it		d1，d3，d5
	阿糖胞苷（15~30mg）+氢化可的松（8~15mg）it		d2，d4，d6
COPADM2	环磷酰胺	500mg/m² iv 12h1次	d2~4
	长春新碱	2mg/m²（最大2mg）iv	d1
	泼尼松龙	60mg/m² po	d1~5
	阿霉素	60 mg/m² iv	d2
	甲氨蝶呤	8g/m² civ 4h（CF救援）	d1
	甲氨蝶呤（8~15mg）it		d1，d3，d5
	阿糖胞苷（15~30mg）+氢化可的松（8~15mg）it		d2，d4，d6
CYVE1，2（CNS-）	阿糖胞苷	50mg/m² iv	d1~5
	阿糖胞苷	3g/m² ivgtt	d2~5
	依托泊苷	200 mg/m² ivgtt	d2~5

（续表）

方案	药物	剂量和用法	应用时间
CYVE1，2（CNS+）	阿糖胞苷	50mg/m^2 iv	d1~5
	阿糖胞苷	3g/m^2 ivgtt	d2~5
	依托泊苷	200 mg/m^2 ivgtt	d2~5
	甲氨蝶呤	8g/m^2 civ 4h（CF救援）	d18
	甲氨蝶呤（8~15mg）+氢化可的松（8~15mg）it		d1
	甲氨蝶呤（8~15mg）+阿糖胞苷（15~30mg）+氢化可的松（8~15mg）it		d19
M1	环磷酰胺	500mg/m^2 iv 12h1次	d2~3
	长春新碱	2mg/m^2（最大2mg） iv	d1
	泼尼松龙	60mg/m^2 po	d1~5
	阿霉素	60 mg/m^2 iv	d2
	甲氨蝶呤	8g/m^2 civ 4h（CF救援）	d1
	甲氨蝶呤（8~15mg）+阿糖胞苷（15~30mg）+氢化可的松（8~15mg）it		d2
M2	阿糖胞苷	50mg/m^2 sc 12h1次	d1~5
	依托泊苷	150 mg/m^2 ivgtt	d1~3
M3	环磷酰胺	500mg/m^2 iv 12h1次	d1~2
	长春新碱	2mg/m^2（最大2mg） iv	d1
	泼尼松龙	60mg/m^2 po	d1~5
	阿霉素	60mg/m^2 iv	d1
M4	阿糖胞苷	50mg/m^2 sc 12h1次	d1~5
	依托泊苷	150 mg/m^2 ivgtt	d1~3

注：本方案适用于儿童成熟B细胞淋巴瘤高危组。COP、COPADM1、COPADM2、CYVE1、CYVE2、M1、M2、M3、M4，共化疗9个疗程。鞘内注射剂量按年龄计算。

iv，静脉注射；po，口服；it，鞘内注射；civ，持续静脉滴注；ivgtt，静脉滴注；sc，皮下注射。

三、原发纵隔弥漫大B细胞淋巴瘤化疗方案

表21 R-EPOCH方案

药物	剂量和用法	应用时间
利妥昔单卡（rituximab）	375mg/m^2 iv	d1
依托泊苷（VP16）	50 mg/m^2 civ	d1，d2，d3，d4（96h）
阿霉素（ADR）	10 mg/m^2 civ	d1，d2，d3，d4（96h）
长春新碱（VCR）	0.4 mg/m^2 civ	d1，d2，d3，d4（96h）
环磷酰胺（CTX）	750 mg/m^2 iv	d5
泼尼松龙（Pred）	60mg/m^2 po 2次/天	d1，d2，d3，d4，d5

注：需要粒细胞刺激因子支持。

iv，静脉注射；civ，持续静脉滴注；po，口服。

四、间变性大细胞淋巴瘤方案

1. 低危组治疗方案

（1）CHOP方案

表22 CHOP方案

药物	剂量和用法	应用时间	间隔
阿霉素（ADR）	50 mg/m^2 iv	d1	每21天重复
长春新碱（VCR）	1.5mg/m^2 iv	d1	
环磷酰胺（CTX）	750 mg/m^2 iv	d1	
泼尼松龙（Pred）	60 mg/m^2 po	d1，d2，d3，d4，d5	

注：iv，静脉注射；po，口服。

（2）NH-BFM-90方案（间变性大细胞淋巴瘤低危组）

表23 标准NHL-BFM-90（间变性大细胞淋巴瘤低危组）

方案	药物	剂量和用法	应用时间
减瘤期（V）	泼尼松龙（Pred）	30mg/m^2 po/iv	d1~5
	环磷酰胺（CTX）	200 mg/m^2 iv	d1~2
	甲氨蝶呤（MTX）（12mg）+阿糖胞苷（Ara-C）（30mg）+泼尼松龙（10mg）it		d1
疗程A	地塞米松（DEX）	10mg/m^2 po/iv	d1~5
	异环磷酰胺（IFO）	800mg/m^2 ivgtt	d1~5
	甲氨蝶呤	0.5g/m^2 civ 24h	d1
	阿糖胞苷	150mg/m^2 iv 12h1次	d4，d5
	依托泊苷（VP16）	100mg/m^2 ivgtt	d4，d5
	甲氨蝶呤（12mg）+阿糖胞苷（30mg）+泼尼松龙（10mg）it		d1
疗程B	地塞米松	10mg/m^2 po/iv	d1~5
	环磷酰胺	200mg/m^2 iv	d1~5
	甲氨蝶呤	0.5g/m^2 civ 24h	d1
	阿霉素（ADR）	25mg/m^2 iv	d4，d5
	甲氨蝶呤（MTX）（12mg）+阿糖胞苷（Ara-C）（30mg）+泼尼松龙（10mg）it		d1

注：HD-MTX 0.5g/m^2，总剂量的10%在0.5h内静脉滴注，其余90%在23.5h内静脉滴注，42h CF15mg/m^2 iv解救，根据血清MTX浓度调节CF用量。Ⅰ期和可手术切除的Ⅱ期间变性大细胞淋巴瘤低危患者A-B化疗2个疗程，化疗间隔期21天。

po，口服；iv，静脉注射；it，鞘内注射；civ，持续静脉滴注；ivgtt，静脉滴注。

表24 改良NHL-BFM-90（间变性大细胞淋巴瘤低危组）

方案	药物	剂量和用法	应用时间
减瘤期③（V）	泼尼松龙（Pred）	30mg/m^2 po/iv	d1~5
	环磷酰胺（CTX）	200 mg/m^2 iv	d1~2
	甲氨蝶呤（MTX）+阿糖胞苷（Ara-C）+地塞米松（DEX）（按年龄）it②		d1
疗程A	地塞米松	10mg/m^2 po/iv	d1~5
	异环磷酰胺（IFO）	800mg/m^2 ivgtt	d1~5
	甲氨蝶呤①	1g/m^2 civ 6h	d1
	长春新碱（VCR）	1.5mg/m^2（最大2mg）iv	d1
	阿糖胞苷	150mg/m^2 ivgtt 12h1次	d4，d5
	依托泊苷（VP16）	100mg/m^2 ivgtt	d4，d5
	甲氨蝶呤+阿糖胞苷+地塞米松（按年龄）it②		d1

（续表）

方案	药物	剂量和用法	应用时间
疗程B	地塞米松	10mg/m^2 po/iv	d1~5
	环磷酰胺	200mg/m^2 iv	d1~5
	长春新碱	1.5mg/m^2（最大2mg）iv	d1
	甲氨蝶呤①	1g/m^2 civ 6h	d1
	阿霉素（ADR）	25mg/m^2 iv	d4，d5
	甲氨蝶呤+阿糖胞苷+地塞米松（按年龄）it②		d1

注：①HD-MTX 1g/m^2，静脉滴注6h，18h CF15mg/m^2解救，6h1次，共6次，根据MTX血药浓度调整CF剂量和次数。

②按年龄调整鞘内注射剂量:<1岁：MTX 6mg，Ara-C 12mg，DEX 2mg；1～3岁：MTX 9mg，Ara-C 18mg，DEX 2mg；3～9岁：MTX 12mg，Ara-C 24mg，DEX 4mg；>9岁：MTX 15mg，Ara-C 30mg，DEX 4mg。大剂量MTX 1g/m^2 civ 6h。

③肿瘤负荷低，减瘤（V）可不用。V与后面A方案不需要间隔。A和B疗程间隔为21天（疗程间隔指两个疗程第1天间隔的时间）。中山大学肿瘤医院采用此改良方案，Ⅰ期和Ⅱ期儿童间变性大细胞淋巴瘤化疗4程（A-B-A-B），每疗程间隔21天，2012年后低危儿童间变性大细胞淋巴瘤取消鞘内注射。

po，口服；iv，静脉注射；it，鞘内注射；civ，持续静脉滴注；ivgtt，静脉滴注。

2. 中危组治疗方案

（1）NHL-BFM-90方案（间变性大细胞淋巴瘤中危组）

表25 标准NHL-BFM-90方案（间变性大细胞淋巴瘤中危组）

方案	药物	剂量和用法	应用时间
减瘤期（V）	泼尼松龙（Pred）	30mg/m^2 po/iv	d1~5
	环磷酰胺（CTX）	200 mg/m^2 iv	d1~2
	甲氨蝶呤（MTX）（12mg）+阿糖胞苷（Ara-C）（30mg）+泼尼松龙（10mg）it		d1
疗程A	地塞米松（DEX）	10mg/m^2 po/iv	d1~5
	异环磷酰胺（IFO）	800mg/m^2 ivgtt	d1~5
	甲氨蝶呤	0.5g/m^2 civ 24h	d1
	阿糖胞苷	150mg/m^2 ivgtt 12h1次	d4，d5
	依托泊苷（VP16）	100mg/m^2 ivgtt	d4，d5
	甲氨蝶呤（12mg）+阿糖胞苷（30mg）+泼尼松龙（10mg）it		d1
疗程B	地塞米松	10mg/m^2 po/iv	d1~5
	环磷酰胺	200mg/m^2 iv	d1~5
	甲氨蝶呤	0.5g/m^2 civ 24h	d1
	阿霉素（ADR）	25mg/m^2 iv	d4，d5
	甲氨蝶呤（12mg）+阿糖胞苷（30mg）+泼尼松龙（10mg）it		d1

注：HD-MTX 0.5g/m^2，总剂量的10%在0.5h内静脉滴注，其余90%在23.5h内静脉滴注，42h CF15mg/m^2 iv解救，根据血清MTX浓度调节CF用量。V为减瘤，不计算疗程数。V与A无须间隔。手术不可切除Ⅱ期和Ⅲ期儿童ALCL，化疗6个疗程（V-A-B-A-B-A-B），每疗程间隔21天。

po，口服；iv，静脉注射；it，鞘内注射；civ，持续静脉滴注；ivgtt，静脉滴注。

表26 改良NHL-BFM-90方案（间变性大细胞淋巴瘤中危组）

方案	药物	剂量和用法	应用时间
减瘤期（V）③	泼尼松龙（Pred）	30mg/m^2 po/iv	d1~5
	环磷酰胺（CTX）	200 mg/m^2 iv	d1~2
	甲氨蝶呤（MTX）+阿糖胞苷（Ara-C）+地塞米松（DEX）（按年龄）it②		d1

（续表）

方案	药物	剂量和用法	应用时间
疗程AA	地塞米松	10mg/m^2 po/iv	d1~5
	异环磷酰胺（IFO）	800mg/m^2 ivgtt	d1~5
	长春新碱（VCR）	1.5mg/m^2（最大2mg）iv	d1
	甲氨蝶呤	5g/m^2 civ 24h	d1
	阿糖胞苷	150mg/m^2 ivgtt 12h1次	d4，d5
	依托泊苷（VP16）	100mg/m^2 ivgtt	d4，d5
	甲氨蝶呤+阿糖胞苷+地塞米松（按年龄）it②		d1
疗程BB	地塞米松	10mg/m^2 po/iv	d1~5
	环磷酰胺	200mg/m^2 iv	d1~5
	长春新碱	1.5mg/m^2（最大2mg）iv	d1
	甲氨蝶呤①	5g/m^2 civ 24h	d1
	阿霉素	25mg/m^2 iv	d4，d5
	甲氨蝶呤+阿糖胞苷+地塞米松（按年龄）it②		d1

注：①HD-MTX 5g/m^2，总剂量的10%在0.5h内静脉滴注，其余90%在23.5h内静脉滴注，36 h CF15mg/m^{2}解救，每6h1次，共6次，根据MTX血药浓度调整CF剂量和次数。

②按年龄调整鞘内注射剂量 ＜1岁：MTX 6mg，Ara-C 12mg，DEX 2mg；1～3岁：MTX 9mg，Ara-C 18mg，DEX 2mg；3～9岁：MTX 12mg，Ara-C 24mg，DEX 4mg；＞9岁：MTX 15mg，Ara-C 30mg，DEX 4mg。大剂量MTX 1g/m^2 civ 6h。

③V为减瘤，不计算疗程数。V与后面AA方案不需要间隔。AA和BB疗程间隔为21天（疗程间隔指两个疗程第1天间隔的时间）。中山大学肿瘤医院采用此改良方案治疗Ⅲ期间变性大细胞淋巴瘤患者，化疗6个疗程（V-AA-BB-AA-BB-AA-BB），每疗程间隔18~21天。

po，口服；iv，静脉注射；it，鞘内注射；ivgtt，静脉滴注；civ，持续静脉滴注。

（2）ALCL-99方案（间变性大细胞淋巴瘤中危组）

表27 ACLC-99方案（间变性大细胞淋巴瘤中危组）

方案	药物	剂量和用法	应用时间
减瘤期（V）	地塞米松（DEX）	5mg/m^2 po/iv	d1~2
		10 mg/m^2 po/iv	d3~5
	环磷酰胺（CTX）	200 mg/m^2 iv	d1~2
	甲氨蝶呤（MTX）（12mg）+阿糖胞苷（Ara-C）（30mg）+泼尼松龙（10mg）it		d1
疗程A	地塞米松	10mg/m^2 po/iv	d1~5
	异环磷酰胺（IFO）	800mg/m^2 ivgtt	d1~5
	甲氨蝶呤*	3g/m^2 civ 3h	d1
	阿糖胞苷	150mg/m^2 iv 12h1次	d4，d5
	依托泊苷（VP16）	100mg/m^2 ivgtt	d4，d5
疗程B	地塞米松	10mg/m^2 po/iv	d1~5
	环磷酰胺	200mg/m^2 iv	d1~5
	甲氨蝶呤*	3g/m^2 civ 3h	d1
	阿霉素（ADR）	25mg/m^2 iv	d4，d5

注：*HD-MTX 3g/m^2，静脉滴注3h，24h CF15mg/m^2 iv解救，每6h1次，直至血清MTX浓度降至＜0.15 mmoL/L。化疗6个疗程（V-A-B-A-B-A-B），每疗程间隔21天。

po，口服；iv，静脉注射；it，鞘内注射；ivgtt，静脉滴注；civ，持续静脉滴注。

（3）APO方案（ALCL中危组）

表28 APO方案（间变性大细胞淋巴瘤中危组）

方案	药物	剂量和用法	应用时间
诱导化疗	阿霉素（ADR）	75mg/m² iv	d1，d22
	长春新碱（VCR）	1.5mg/m²（最大2mg） iv	d1，d22
	泼尼松龙（Pred）	40mg/m² po	d1~28
	甲氨蝶呤（MTX）	剂量按年龄 鞘内注射 中枢侵犯增加鞘内注射天数	d1，d8，d22 d15，d29，d36
维持化疗 每21天重复	阿霉素	30mg/m² iv（累积达300 mg/m²后换甲氨蝶呤）	d1
	甲氨蝶呤	60mg/m² iv （ADR足量后用）	d1
	长春新碱	1.5mg/m²（最大2mg） iv	d1，d22
	泼尼松龙	120mg/m² po	d1~5
	巯基嘌呤	225 mg/m² po	d1~5
	甲氨蝶呤	剂量按年龄 鞘内注射 中枢侵犯增加鞘内注射疗程数	d1，疗程1、3、5 d1，疗程2、4

注：化疗12个月（17个疗程）。每21天重复。
iv，静脉注射；po，口服。

3. 高危组治疗方案

（1）NHL-BFM-90方案（间变性大细胞淋巴瘤高危组）

表29 NHL-BFM-90方案（间变性大细胞淋巴瘤高危组）

方案	药物	剂量和用法	应用时间
减瘤期（V）③	泼尼松龙（Pred）	30mg/m² po/iv	d1~5
	环磷酰胺（CTX）	200 mg/m² iv	d1~2
	甲氨蝶呤（MTX）（12mg）+阿糖胞苷（Ara-C）（30mg）+泼尼松龙（10mg）it②		d1
疗程AA	地塞米松（DEX）	10mg/m² po/iv	d1~5
	异环磷酰胺（IFO）	800mg/m² ivgtt	d1~5
	长春新碱（VCR）	1.5mg/m²（最大2mg） iv	d1
	甲氨蝶呤	5g/m² civ 24h	d1
	阿糖胞苷	150mg/m² ivgtt 12h1次	d4，d5
	依托泊苷（VP16）	100mg/m² ivgtt	d4，d5
	甲氨蝶呤（6mg）+阿糖胞苷（15mg）+泼尼松龙（5mg）it②		d1，d5
疗程BB	地塞米松	10mg/m² po/iv	d1~5
	环磷酰胺	200mg/m² iv 24h	d1~5
	长春新碱	1.5mg/m²（最大2mg） iv	d1
	甲氨蝶呤①	5g/m² civ 24h	d1
	阿霉素（ADR）	25mg/m² iv	d4，d5
	甲氨蝶呤（6mg）+阿糖胞苷（15mg）+泼尼松龙（5mg）it		d1，d5

（续表）

方案	药物	剂量和用法	应用时间
疗程CC	地塞米松	10mg/m^2 po/iv	d1~5
	长春酰胺	3mg/m^2（最大5mg）iv	d1
	阿糖胞苷	2g/m^2 ivgtt 12h1次	d1，d2
	依托泊苷	150mg/m^2 ivgtt	d3，d4，d5
	甲氨蝶呤（12mg）+阿糖胞苷（30mg）+泼尼松龙（10mg）鞘内注射②		d5

注：①HD-MTX 5g/m^2，总剂量的10%在0.5h内静脉滴注，其余90%在23.5h内静脉滴注，42h CF15mg/m^2 iv解救，根据血清MTX浓度调节CF用量。中山大学肿瘤医院则是36 h CF15mg/m^2解救，6h1次，共6次，根据MTX血药浓度调整CF剂量和次数。

②中山大学肿瘤医院每疗程仅做一次鞘内注射，按年龄调整鞘内注射剂量:<1岁：MTX 6mg，Ara-C 12mg，DEX 2mg；1～3岁：MTX 9mg，Ara-C 18mg，DEX 2mg；3～9岁：MTX 12mg，Ara-C 24mg，DEX 4mg；>9岁：MTX 15mg，Ara-C 30mg，DEX 4mg。

③V为减瘤，不计入疗程数。V与AA无须间隔，V第5天后紧接第6天A或AA疗程化疗。其他疗程间隔天数为18~21天。共化疗6个疗程（V-AA-BB-CC-AA-BB-CC）。

po，口服；iv，静脉注射；it，鞘内注射；ivgtt，静脉滴注；civ，持续静脉滴注。

（2）ACLC-99方案（间变性大细胞淋巴瘤高危组）

表30 ACLC-99方案（间变性大细胞淋巴瘤高危组）

方案	药物	剂量和用法	应用时间
减瘤期（V）	地塞米松（DEX）	5mg/m^2 po/iv	d1~2
		10 mg/m^2 po/iv	d3~5
	环磷酰胺（CTX）	200 mg/m^2 iv	d1~2
	甲氨蝶呤（MTX）（12mg）+阿糖胞苷（Ara-C）（30mg）+泼尼松龙（10mg）it		d1
疗程A	地塞米松	10mg/m^2 po/iv	d1~5
	异环磷酰胺（IFO）	800mg/m^2 ivgtt	d1~5
	长春新碱（VCR）	1.5mg/m^2（最大2mg）iv	d1
	甲氨蝶呤*	3g/m^2 civ 3h	d1
	阿糖胞苷	150mg/m^2 ivgtt 12h1次	d4，d5
	依托泊苷	100mg/m^2 ivgtt	d4，d5
疗程B	地塞米松	10mg/m^2 po/iv	d1~5
	环磷酰胺	200mg/m^2 iv 24h	d1~5
	长春新碱	1.5mg/m^2（最大2mg）iv	d1
	甲氨蝶呤	3g/m^2 civ 3h	d1
	阿霉素（ADR）	25mg/m^2 iv	d4，d5

注：* HD-MTX 3g/m^2，静脉滴注3h，24h CF15mg/m^2 iv解救，6h1次，直至血清MTX浓度降至<0.15mmol/L。化疗6个疗程（V-A-B-A-B-A-B），每疗程间隔21天。

po，口服；iv，静脉注射；it，鞘内注射；ivgtt，静脉滴注；civ，持续静脉滴注。

（3）APO方案（间变性大细胞淋巴瘤高危组）

表31 APO方案（间变性大细胞淋巴瘤高危组）

方案	药物	剂量和用法	用药天数
诱导化疗	阿霉素（ADR）	75mg/m^2 iv	d1，d22
	长春新碱（VCR）	1.5mg/m^2（最大2mg）iv	d1，d22
	泼尼松龙（Pred）	40mg/m^2 po	d1~28
	甲氨蝶呤（MTX）	按年龄选择剂量，鞘内注射 脑脊液阳性，增加鞘内注射天数	d1，d8，d22 d15，d29，d36
维持化疗 每21天重复	阿霉素	30mg/m^2 iv（累积达300 mg/m^{2}后换甲氨蝶呤）	d1
	甲氨蝶呤	60mg/m^2 iv（ADR足量后用）	d1
	长春新碱	1.5mg/m^2（最大2mg）iv	d1，d22
	泼尼松	120mg/m^2 po	d1~5
	巯基嘌呤	225 mg/m^2 po	d1~5
	甲氨蝶呤	按年龄选择剂量，鞘内注射 脑脊液阳性，增加鞘内注射疗程数	d1，疗程1、3、5 d1，疗程2、4

注：化疗12个月（17个疗程）。每21天重复。
iv，静脉注射；po，口服。

（孙晓非）

附录三 淋巴瘤疗效评估标准

表32 修订后的疗效评价标准（2014）

治疗反应及部位	PET/CT为基础的评估	CT为基础的评估
完全缓解	完全代谢缓解	完全影像学缓解（包括以下所有项）
淋巴结和结外病灶	根据5PS$^+$评分为1分、2分或3分*伴或不伴病灶残留。 需要意识到，韦氏环和结外病灶存在生理摄取高，接受化疗或粒细胞集落刺激因子后脾脏、骨髓活跃，评估疗效时FDG摄取可能比正常纵隔或肝脏高。如果起病时累及的病灶在评估时尽管生理性摄取值高，但不高于周围正常组织，这种情况下仍考虑为完全代谢缓解	靶病灶最长横径缩小至≤1.5cm； 无结外病灶
不可评估病灶	不适用	无
器官肿大	不适用	缩小至正常
新病灶	无	无
骨髓	骨髓内未见FDG高摄取病灶	骨髓细胞形态学正常，如不确定，行骨髓活检，IHC未见肿瘤
部分缓解	部分代谢反应	部分缓解（包括以下所有项）

（续表）

治疗反应及部位	PET/CT为基础的评估	CT为基础的评估
淋巴结和结外病灶	评分4分或5分，但与治疗基线相比FDG摄取下降，不论残留灶大小。 治疗中该反应代表肿瘤对治疗有反应； 治疗结束时该反应代表病灶残留。	6个可测量的靶淋巴结和结外病灶的SPD缩小≥50% 如果病灶缩小至CT难以测量，则指定5mm×5mm为默认值； 如果病灶消失，则定为0mm×0mm； 如果淋巴结>5mm×5mm，但比正常淋巴结小，则按实际测量值来计算
无法测量病灶	不适用	消失/正常，好转，但无加重
器官增大	不适用	超过正常脾脏的长度必须缩小超过>50%
新病灶	无	无
骨髓	残留灶FDG摄取高于正常骨髓，但与基线相比FDG摄取下降（允许与化疗后的反应性改变类似的弥漫性摄取增高）。如果在淋巴结对治疗有反应的情况下，骨髓持续存在灶性改变，需要考虑进一步行MRI或骨髓活检或间隔一段时间复查	不适用
无反应或疾病稳定	无代谢反应	疾病稳定（包括以下所有项）
靶区淋巴结/结节病灶，结外病变	治疗中间或结束时评分4分或5分，与基线FDG摄取相比无明显变化	与基线SPD相比，6个可测量的靶淋巴结和结外病灶的SPD缩小<50%；达不到疾病进展的标准
无法测量病灶	不适用	无增加至疾病进展的标准
器官增大	不适用	无增加至疾病进展的标准
新病灶	无	无
骨髓	与基线相比无变化	不适用
疾病进展	代谢反应进展	疾病进展（要求以下至少一项）
孤立靶区淋巴结/结节病灶，结外病变	治疗期间或治疗结束时，评分4分或5分且与基线相比FDG摄取增高和/或符合淋巴瘤的FDG高摄取病灶	PPD进展： LDi>1.5cm的孤立的淋巴结/病灶：从最小PPD增大≥50%；<2cm的病灶的LDi或SDi从最小值增加0.5cm；>2cm的病灶的LDi或SDi从最小值增加1.0cm。 脾脏：起病时脾大的患者，脾脏长度增加程度超过前次评估时脾脏超过正常脾脏长度的50%（如15cm的脾脏必须增加至>16cm）；如果起病时无脾大，脾脏长度增加必须超过基线2cm。 新出现脾大或脾大缩小至正常后再出现脾大

（续表）

治疗反应及部位	PET/CT为基础的评估	CT为基础的评估
无法测量病灶	无	新出现不可测量病灶或以前存在的不可测量病灶出现明确进展
新病灶	在排除其他原因（如感染、炎症）情况下，出现符合淋巴瘤的高FDG代谢病灶；如果新病灶的原因不明确，可考虑活检或间隔一段时间再次复查	已经缓解的病灶再增长 新出现淋巴结任何轴径＞1.5cm 新结外病灶任何轴径＞1.0cm，如果＜1.0cm，则病灶的存在必须明确，且归因于淋巴瘤 新出现明确归因于淋巴瘤的任何大小的可评估的病灶
骨髓	骨髓内新出现病灶或FDG高摄取病灶复发	骨髓内新出现病灶或病灶复发

注：5PS：5分量表；CT：计算机断层扫描；FDG：氟脱氧葡萄糖；IHC：免疫组织化学染色；LDi：病灶的最长横径；MRI：磁共振成像；PET：正电子发射断层成像；PPD：最长横径和垂直直径的乘积；SDi：LDi的垂直最短轴；SPD：多个病灶的最大垂直径乘积之和。

*多数患者接受标准治疗后评分3分提示预后良好，尤其是在治疗期间时评估，但在一些临床试验中，更倾向于考虑3分为治疗后反应不足够的表现（避免治疗不足）。在主要测量病灶：选择最大的主要淋巴结、结节性肿块和结外病灶中的6个用来明确测量2个直径。位于身体不同区域的淋巴结（如位于纵隔、腹膜后的淋巴结）优先选择。非结节性病灶包括位于实质器官（如肝、脾、肾、肺）、胃肠道、皮肤或通过触诊发现的病灶。不可测量病灶：任何不选择作为主要测量病灶和实际用来评估疗效的病灶应该认为是不可测量病灶，包括不被选择作为主要测量病灶或不符合测量的要求但仍然考虑为异常的淋巴结、结节性病灶或结外病变；也包括位于身体任何部位且怀疑为肿瘤且真正应该评估的病灶，但难以定量测量，包括胸水、腹水、骨病灶、软脑膜病灶、腹腔和其他不能通过影像学确定的病灶。在韦氏环或结外病灶（如胃肠道、肝、骨髓），在疗效完全缓解情况下FDG摄取值有可能比正常纵隔高，但应不高于周围正常生理性摄取（如化疗或应用粒细胞集落刺激因子后的骨髓摄取增加）。

+ PET 5PS：①病灶摄取不高于背景摄取；②病灶摄取≤纵隔摄取；③纵隔摄取≤病灶摄取≤肝脏摄取；④病灶摄取中度大于肝脏摄取；⑤病灶摄取明显大于肝脏摄取和/或出现新高摄取病灶；X：与淋巴瘤无关的新摄取病灶。

表33　国际儿童非霍奇金淋巴瘤疗效评价标准

标准	定义
CR	所有病灶均消失
CR	CT或MRI无病灶残留或无新病灶出现 切除残留病灶病理学检查（形态学）阴性［采用更灵敏的检测技术，检测结果作为辅助性数据（见表34）］ BM和CSF细胞形态学检查阴性［采用更灵敏的检测技术，检测结果作为辅助性数据（见表34）］
CRb	采用细针或局限性穿刺活检残留病灶，细胞形态学阴性［采用更灵敏的检测技术，检测结果作为辅助性数据（见表1-21）］，影像学检查无新病灶BM和CSF细胞形态学检查阴性［采用更灵敏的检测技术，检测结果作为辅助性数据（见表34）］ 其他部位无新发病灶和/或疾病进展
CRu	FDG-PET检查显示残留病灶阴性；影像学检查无新病灶 BM和CSF细胞形态学阴性［采用更灵敏的检测技术，检测结果作为辅助性数据（见表34）］ 其他部位无新发病灶和/或疾病进展
PR	CT或MRI检查SPD缩小≥50%；FDG-PET可阳性（多维尔评分4分或5分，但与基础值相比病灶摄取值下降）；其他部位无新发病灶和/或疾病进展；如果初诊时BM或CSF细胞形态学检查阳性［采用更灵敏的检测技术，检测结果作为辅助性数据（见表1-21）］，可持续存在形态学阳性淋巴瘤细胞，但淋巴瘤细胞比例减少≥50%

（续表）

标准	定义
MR	CT或MRI检查SPD减少＞25%，但＜50%；无新发病灶和/或PD；如果初诊时BM或CSF细胞形态学检查阳性［采用更灵敏的检测技术，检测结果作为辅助性数据（见表34）］，可持续存在形态学阳性淋巴瘤细胞，但淋巴瘤细胞比例减少25%~50%
NR	疗效未达到CR、PR、MR或PD
PD	CT或MRI检查SPD灶增大＞25%；FDG-PET多维尔评分为4分或5分，同时残留病灶FDG摄取值比基础值升高；出现新发病灶；初诊时BM或CSF细胞形态学阴性，治疗期间BM或CSF新出现细胞形态学阳性的淋巴瘤细胞

注：BM，骨髓；CR，完全缓解；CRb，活检阴性的完全缓解；CRu，不能确定的完全缓解；PR，部分缓解；CT，计算机断层扫描；FDG，18-氟脱氧葡萄糖；MR，微效；NR，无效；PD，疾病进展；MRI，核磁共振成像；NHL，非霍奇金淋巴瘤；PET，正电子发射断层成像；SPD，最大垂直径的总和。

表34　国际儿童非霍奇金淋巴瘤疗效评价标准的辅助性数据

辅助性信息	描述
BM侵犯	目前淋巴瘤细胞的细胞形态学阳性结果定义为骨髓侵犯；适用于所有组织学亚型；骨髓侵犯的类型和程度必须分类标出※
BMm	骨髓细胞形态学检测阳性（标出淋巴瘤细胞比例）
BMi	骨髓免疫表型方法检测阳性（免疫组织化学或流式细胞学检查方法；需标出淋巴瘤细胞比例）
BMc	骨髓细胞遗传学或FISH检测阳性（标出淋巴瘤细胞比例）
BMmol	骨髓分子学检测技术检测阳性
CNS侵犯	
CSF状态	细胞形态学检测到淋巴瘤细胞定义为CSF阳性；CSF中发现任何数目的淋巴瘤细胞即考虑CSF侵犯；CSF状态不清楚；与BM一样，尽可能描述CSF的侵犯类型
CSFm	CSF细胞形态学检测阳性（标出每微升CSF的幼稚淋巴细胞数目）
CSFi	CSF免疫表型方法检测阳性（免疫组织化学或流式细胞术检查方法；需标出淋巴瘤细胞百分比）
CSFc	CSF细胞遗传学或FISH检测阳性（标出淋巴瘤细胞百分比）
CSFmol	CSF分子学检测技术检测阳性
RM	
RMm	采用标准细胞形态学评估检测到肿瘤
RMi	采用免疫表型方法检测到肿瘤（分子学检测技术阳性）
RMc	采用细胞遗传学或FISH检测方法检测到肿瘤
RMmol	采用分子学技术检测到肿瘤

注：BM，骨髓；FISH，荧光原位杂交技术；NHL，非霍奇金淋巴瘤；PB，外周血；RM，残留病灶。

※一些方法可以用来检测外周血是否侵犯（比如PBm、PBi、PBc、PBmol）。

（王　娟）

附录四 化疗药物不良反应评价标准

表35-1 NCI-CTC 常见毒性分级标准3.0（1）

毒性	分数/分				
	0	1	2	3	4
WBC	≥4.0	3.0~3.9	2.0~2.9	1.0~1.9	＜1.0
PLT	正常范围内	75.0~正常	50.0~74.9	25.0~49.9	＜25.0
Hb	正常范围内	10.0~正常	8.0~9.9	6.5~7.9	＜6.5
粒细胞	≥2.0	1.5~1.9	1.0~1.4	0.5~0.9	＜0.5
出血（临床）	无	轻度、无须输血	明显，每次需输血小板1~2单位	明显，每次需输血小板3~4单位	大量，每次需输血小板4单位
感染	无	轻度	中度	严重	危及生命
恶心	无	能吃，食欲正常	食欲明显下降但能进食	不能明显进食	—
呕吐	无	1次/24h	2~5次/24h	6~10次/24h	＞10次/24h需胃肠支持治疗
腹泻	无	大便次数增加，2~3次/天	大便每天增加，4~6次/天或夜间大便或中度腹痛	大便每天增加，7~9次/天或大便失禁或严重腹痛	大便每天增加，＞10次/天，或明显血性腹泻或需胃肠外支持治疗
口腔黏膜炎	无	无痛性溃疡，红斑或有轻度疼痛	疼痛性红斑水肿或溃疡，但能进食	疼痛性红斑水肿或溃疡，不能进食	需胃肠外或胃肠支持治疗
胆红素	正常	—	＜1.5×N	1.5~3.0×N	＞3.0×N
转氨酶（AST/ALT）	正常	≤2.5×N	（2.6~5.0）×N	（5.1~20.0）×N	＞20.0×N
AKP或5-核苷酸酶	正常	≤2.5×N	（2.6~5.0）×N	（5.1~20.0）×N	＞20.0×N
肝功能（临床）	与治疗前比无变化	—	—	肝性昏迷前状态	肝性昏迷
肌酐	正常	＜1.5×N	（1.5~3.0）×N	＞（3.1~6.0）×N	＞6.0×N
蛋白尿	无变化	＋ 或＜3g/L	++ ~ +++ 或3~10g/L	++++ 或＞10g/L	肾病综合征
血尿	阴性	镜下血尿	肉眼血尿无血块	肉眼血尿＋血块	需输血
脱发	无	轻度	显著或完全脱发	—	—
肺	无	无症状，但有肺功能异常	用力活动后呼吸困难	一般活动后呼吸困难	休息时呼吸困难
疼痛	正常	轻度疼痛：不影响功能	中度疼痛：疼痛或用止痛药，影响功能，不影响日常活动	严重疼痛：疼痛或用止痛药，严重影响日常活动	病残

注：N=正常值。

表35-2 NCI-CTC 常见毒性分级标准3.0（2）

毒性	分数/分				
	0	1	2	3	4
心律失常	无	无症状，一过性不需治疗	经常发生或持久的，但不需治疗	需治疗	需监护，或低血压，或室性心动过速或颤动
心功能	无	无症状，静息时LVEF比化疗前降低<20%	无症状，静息时LVEF比化疗前降低≥20%	轻度慢性心功能衰竭治疗有效	严重或难治性慢性心功能衰竭
心肌缺血/心肌梗死	无	非特异性T波变平	无症状，ST及T波改变提示缺血	心绞痛，但无心肌梗死证据	急性心肌梗死
高血压	无或无变化	无症状，舒张压一过性升高>20mmHg，既往正常血压升至>150/100mmHg，不需治疗	经常出现或持续出现或有症状，舒张压升高>20mmHg，或既往正常，血压>150/100mmHg，不需治疗	需治疗	高血压危象
心包炎	无	无症状性积液不需治疗	心包炎（肋骨、胸痛ECG改变）	有症状的积液需抽水	心包填塞急需抽液
低血压	无或无变化	血压降低不需治疗（包括一过性体位性低血压）	需扩容治疗或其他治疗，但不需住院	需治疗或住院，但48h内好转	停药后需治疗或住院>48h
神经-感觉	无或无变化	轻度感觉异常，深腱反射消失	轻度或中度客观感觉消失或中度感觉异常	严重的客观感觉消失或感觉异常，影响功能	—
神经-运动	无或无变化	主观感觉异常但常规检查无异	轻度无力，无明显功能障碍	检查肌无力伴功能障碍	麻痹
神经-皮质	无	轻度嗜睡或躁动	中度嗜睡或躁动	严重嗜睡，躁动定位障碍，幻觉	昏迷，发作性精神失常
神经-小脑	无	轻度共济运动失调或轮替运动障碍	意向性震颤，辨距障碍，口齿不清，眼球震颤	共济失调	小脑坏死
神经-情绪	无变化	轻度焦虑或抑郁	中度焦虑或抑郁	严重焦虑或抑郁	自杀意向
神经性头痛	无	轻度	中度或严重但一过性	严重且持续	—
神经-便秘	无或无变化	轻度	中度	严重	肠梗阻>96h
神经-听力	无或无变化	无症状，听力测定时有丧失	耳鸣	听力下降需助听器	耳聋，不可纠正

表35-3 NCI-CTC 常见毒性分级标准3.0（3）

毒性	分数/分				
	0	1	2	3	4
神经-视力	无或无变化	—	—	有症状，视力不全丧失	失明
皮肤	无或无变化	散在斑疹、丘疹、红斑，但无症状	散在斑疹、丘疹、红斑，伴瘙痒或其他相关症状	有症状的全身性斑疹、丘疹或疱疹	剥脱性皮炎或溃疡性皮炎
过敏（包括药物热）	无	一过性皮疹，药物性发热<38℃	荨麻疹，药物性发热≥38℃，轻度支气管痉挛	血清病支气管痉挛需治疗（静脉）	过敏反应
非感染性发热	无	37.1~38.0℃	38.1~40.0℃	>40.0℃，不超过24h	>40.0℃，超过24h，或发热伴低血压
局部	无	疼痛	疼痛、肿胀 静脉炎	溃疡	需整形术
体重增加/减轻	<5.0%	5.0%~9.9%	10.0%~19.9%	≥20.0%	—
高血糖	正常	>ULN~8.9mmol/L	>8.9~13.9mmol/L	>13.9~27.8mmol/L	>27.8mmol/L或酮症酸中毒
低血糖	正常	<LLN - 3.0mmol/L	2.2-<3.0mmol/L	1.7-<2.2mmol/L	<1.7mmol/L
淀粉酶	正常	<1.5×N	（1.5~2.0）×N	（2.1~5.0）×N	≥5.1×N
高钙血症	正常	>ULN~2.9mmol/L	>2.9~3.1mmol/L	>3.1~3.4mmol/L	>3.4mmol/L
低钙血症	正常	<LLN-2.0mmol/L	1.75~<2.0mmol/L	1.5~<1.75mmol/L	<1.5mmol/L
高钾血症	正常	>ULN-5.5mmol/L	>5.5-6.0mmol/L	>6.0-7.0mmol/L	>7.0mmol/L
低钾血症	正常	<LLN-3.0mmol/L	—	2.5-<3.0mmol/L	<2.5mmol/L
高钠血症	正常	>ULN-150mmol/L	>150-155mmol/L	>155-160mmol/L	>160mmol/L
低钠血症	正常	<LLN-130mmol/L	—	120-<130mmol/L	<120mmol/L
低磷血症	正常	<LLN-0.8mmol/L	0.6-<0.8mmol/L	0.3-<0.6mmol/L	<0.3mmol/L
疲劳	无	比化疗前加重，但不影响正常活动	中度（如KPS评分下降大于20%）或致日常活动困难	严重（如KPS评分下降大于40%）或不能进行日常活动	卧床或病残
指（趾）甲变化	无	变色或凹甲	部分或完全缺失或甲床疼痛	—	—

注：ULN = 正常值高限，LLN = 正常值低限，N=正常值。

（郭晓芳　孙晓菲）